内分泌与免疫药理学

Endocrine & Immune Pharmacology

主　编　库宝善

编　委　(按姓氏笔画为序)

刘树林　高晓明　唐军民　虞冠锋

北京大学医学出版社

图书在版编目（CIP）数据

内分泌与免疫药理学/库宝善主编．—北京：北京大学医学出版社，2009

ISBN 978-7-81116-203-5

Ⅰ．内… Ⅱ．库… Ⅲ．①内分泌学 ②免疫学：药理学 Ⅳ．R58 R967

中国版本图书馆 CIP 数据核字（2008）第 139816 号

内分泌与免疫药理学

主　　编：库宝善
出版发行：北京大学医学出版社（电话：010-82802230）
地　　址：（100191）北京市海淀区学院路 38 号 北京大学医学部院内
网　　址：http：//www. pumpress. com. cn
E - mail：booksale@bjmu. edu. cn
印　　刷：北京佳信达欣艺术印刷有限公司
经　　销：新华书店
责任编辑：江　宁　　**责任校对**：金彤文　　**责任印制**：张京生
开　　本：787mm×1092mm　1/16　　**印张**：33.75　　**插页**：8　　**字数**：855 千字
版　　次：2009 年 2 月第 1 版　2009 年 2 月第 1 次印刷　　**印数**：1 - 2000 册
书　　号：ISBN 978-7-81116-203-5
定　　价：115.00 元

本书由
北京大学医学部科学出版基金
资助出版

作 者 名 单

主　编　库宝善

编　委（按姓氏笔画为序）

刘树林　高晓明　唐军民　虞冠锋

编　者（以章节先后为序）

库宝善（北京大学基础医学院药理学系）
唐军民（北京大学基础医学院解剖学与组织胚胎学系）
高晓明（北京大学基础医学院免疫学系）
石京山（遵义医学院药理学教研室）
陈崇宏（福建医科大学药理学系）
陈建国（华中科技大学同济医学院药理系）
李卫东（北京大学基础医学院药理学系）
孙建宁（北京中医药大学）
陈　忠（浙江大学医学院药理教研室）
张开镐（北京大学中国药物依赖性研究所）
苏瑞斌（军事医学科学院毒物药物研究所）
梁建辉（北京大学中国药物依赖性研究所）
殷　明（上海交通大学药学院）
刘景根（中国科学院药物研究所）
潘建春（温州医学院药学院）
虞冠锋（温州医学院附属第一医院器官移植中心）
刘树林（北京大学基础医学院病原生物学系）
王月丹（北京大学基础医学院免疫学系）

协编者（以章节先后为序）

龚其海　陈少雅　谢　娜　胡壮丽
陈红霞　张　敏

主编秘书　姚海燕

前 言

2006年《神经精神药理学》出版后受到多方面读者，特别是神经精神药理专业委员会教授们的鼓励，同时提出神经－精神－内分泌－免疫是一个完整的生物学网络，与生理功能和疾病过程的调节密不可分，希望其姊妹篇《内分泌与免疫药理学》能早日面世。在专家教授们的共同努力下，总算完成了此心愿。本书内容面向基础和临床，可作为医疗、教学和科研工作者的参考书。

本书有如下五大特点：

1. 免疫学家和解剖组织学家撰写免疫学和内分泌学基础部分。
2. 病原生物学家和免疫学家编写疫苗和免疫球蛋白部分。
3. 临床专家介绍实体器官移植用药和内分泌免疫疾病综合征。
4. 中医学专家介绍免疫抑制剂与免疫调节作用中药。
5. 图文并茂，有助于读者加深理解。

书名虽叫做药理学，实际是多学科协作的结晶。本书得以顺利出版，首先感谢各位作者的积极参与，特别是高晓明、唐军民两位教授精心绘制大量精美的插图，为本书添彩。承蒙北京大学医学部科学出版基金的及时资助。感谢庄鸿娟老师、姚海燕老师和药理学系的老师们全力协助。

正值北京29届奥运会召开期间，此书就权作是我们的一份献礼。

库宝善

2008年8月12日

目 录

1 药理学总论

General Principle of Pharmacology

2 内分泌学基础（内分泌腺的结构与功能）

The Endocrinological Basis（Structure and Function of Endocrine Glands）

3 免疫学基础

Fundaments of Immunology

4 内分泌药理学
Endocrine Pharmacology

5 免疫抑制剂与免疫调节中药
Immunosupressants and Immunoregulation Chinese Medicines

6 体内活性物质
Autocoids

7 细胞因子
Cytokines

1 药理学总论

General Principle of Pharmacology

1.1 药理学的定义及任务

Definition and role of pharmacology

药理学（pharmacology）是研究药物与机体之间相互作用的科学，一方面研究机体如何对药物进行处置，称作药物代谢动力学（pharmacokinetics）简称药动学，另一方面研究药物如何对机体发挥作用，称作药物效应动力学（pharmacodynamics）简称药效学。二者的关系见图 1－1。

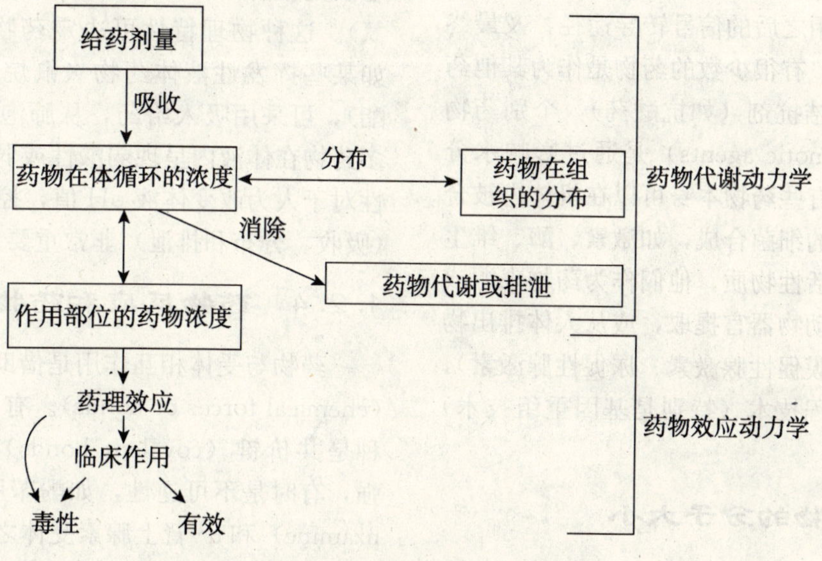

图 1－1 药动学和药效学关系示意图

药理学的主要任务是阐明药物作用机制、提高药物的疗效、减少不良反应的发生，开发新药、发现药物新用途，并为探索生理、生化及病理过程提供实验资料。

药理学是建立在实验基础上的科学，在整体、器官、组织、细胞和分子水平，观察药物的作用及其作用原理。所以在药理作用及机制的介绍中，要涉及这些方面的研究进展。

临床药理学是以临床病人为研究对象，研究药物的药效学、药动学和药物的不良反应，并对药物的疗效和安全性进行评价，以确保合理用药。

内分泌与免疫药理学（endocrine and immune pharmacology）是在一般药理学基础上，侧重于深入介绍作用于内分泌系统和免疫系统，诊断、预防和治疗相关疾病的药物和与此有关的基本知识。但是作为药物，其与机体之间的相互作用规律与其他药物是相似的。

1.2 药物的相关知识

Information about drugs

1.2.1 药物的本质

从广泛意义上讲，凡是通过其作用使机体生理或生化功能发生变化，用于预防、诊断和治疗疾病，安全有效并且质量可控的物质，都可称作药物。多数情况下，药物分子是与机体的特定分子之间相互作用来发挥调节作用的，这种特定分子叫做受体（receptor）。在介绍药物作用机制时，要着重于药物及其受体之间的相互作用，作用之后的信号转导途径，及最终如何引起效应。有很少数的药物是作为其他药物的直接化学拮抗剂（如抗酸药），个别药物如渗透剂（osmotic agents）是通过影响水分子发挥作用。有些药物本身可以在机体内被合成，或被共生的细菌合成，如激素、酶、维生素和某些自身活性物质，他们作为药物来源或者通过从其他动物器官提取，或从人体排出物提取（如绒毛膜促性腺激素、尿促性腺激素），或利用生物工程技术（特别是基因重组技术）来制造。

1.2.2 药物的分子大小

药物分子要与受体分子相互作用，从给药部位到达靶器官的作用位点，就需要有适当的分子大小、形状、电荷和原子构成等条件。首先说，分子大小对药物作用有影响。非常小的药物分子如碳酸锂中锂离子（lithium ion）分子量是7，非常大的蛋白质类药物如阿替普酶（alteplase）MW是59 050。绝大多数药物的分子量是在100到1000之间，这可能是与受体匹配所需要的。分子量的上限是由药物在体内移动需要所决定的，大于1000则不利于药物在体内房室之间（compartments of the body）进行扩散。因此，大分子的蛋白质药物（如阿替普酶），需要直接给到作用部位（血管内注射），才得以发挥作用。

1.2.3 药物的物理性质

药物在常温下可以是固体（如阿司匹林），可以是液体（如乙醇）或气体（如一氧化二氮）。这种物理特性可决定药物的给药途径。如某些挥发性液体药物（氟烷、亚硝酸异戊酯），可采用吸入给药，从肺泡快速吸收。许多药物在体液内呈现弱酸性或弱碱性，这种特性对于人为改变体液pH值，控制药物的动向（吸收、分布和排泄）非常重要。

1.2.4 药物反应和药物-受体键

药物与受体相互作用是借助于化学力或键（chemical forces or bonds）。有3种化学键，1种是共价键（covalent bonds），结合力非常强，有时是不可逆性，如酚苄明（phenoxybenzamine）和α-肾上腺素受体之间结合力就是共价键，血中自由药物已经消失，但结合依然存在，直到被结合的受体破坏新的受体再生为止，时间大约48h。共价键结合另一类例子，就是治疗肿瘤的DNA-烷化剂（DNA-alkylating agents）。第2种化学键是静电键（electrostatic bonds），也是比较常见的结合方式，通过静电吸引使药物与受体结合。静电结合力强弱不等，既有比较强且持久的离子间引力，也有较弱的氢键引力和更弱的van der Waal

键。第 3 种是疏水键（hydrophobic bonds），结合力很弱，其意义在于高脂溶性药物，跨越细胞膜与受体相互作用时这种力能发挥作用。化学键的特点决定了药物与受体间的选择性，如很弱的结合力，只有在药物与受体结构之间特别匹配的时候才能起作用。

1.2.5 药物的形状

药物与受体间关系，也就是通常形容的“锁与钥”的关系。早期描述药物经常用旋光性，即药物晶体使平面偏振光的振动面发生旋转，右旋性表示法用符号“d”或“+”；左旋性表示法用符号“l”或“—”。通常是左旋药物作用强，右旋药物作用弱，消旋作用相当于左旋药物作用强度的一半，但也有相反的情况，如右旋筒箭毒碱。从药物结构看，分子的手性（chirality）决定于是否有手性中心、手性平面和手性轴。相当于在此处放一面镜子，其镜中的对映体，就是其手性药的另一个。命名法：如果手性碳原子所连接的 4 个基团顺序（按大小等规律排顺）a、b、c、d 是顺时针方向，则为 R（Rectus，缩写 R，右）；如为逆时针方向则为 S（Sinister，缩写 S，左）（见图 1－2）。含手性碳原子越多，手性化合物也多（2^n，n 为手性碳原子数）。

手性和旋光性决定着药物的作用性质、强弱和长短等。如吸入性麻醉药异氟烷（isoflurane）：（S）（+）异氟烷增强 GABA－cl^- 作用明显强于（R）（-）异氟烷；（R）（+）异氟烷能明显降低大鼠某种反射，而（R）（-）异氟烷则作用很弱。再如（S）（+）甲胆碱的拟胆碱作用比（R）（-）甲胆碱强 250 倍。

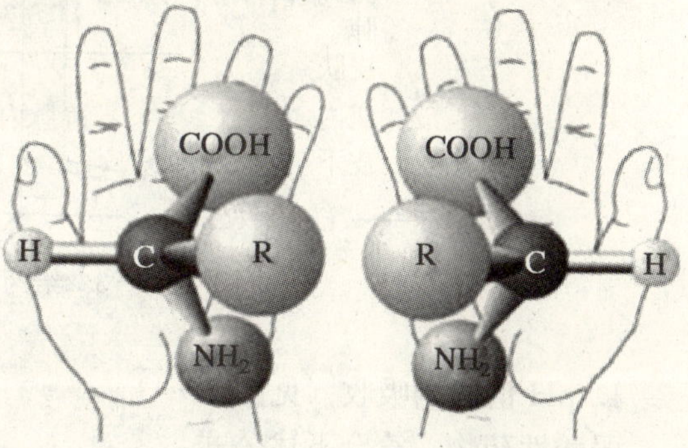

图 1－2 手性结构示意图

1.3 药物的处置 Drug disposition

药物的体内过程亦称药物处置（drug disposition）过程，包括：吸收、分布、代谢和排泄。药物从用药部位进入体循环的过程称为吸收（absorption）；吸收后的药物随着血液循环进入各器官、组织及细胞内的过程称为分布（distribution）；药物在体内经受药酶作用发生结构变化，生成多种代谢物的过程称为代谢（metabolism）或生物转化（biotransformation）；药物以原形或代谢物的形式排出体外的过程称为排泄（excretion）。生物转化和排泄两大过程主要反映药物从循环或体内的消失，统称为消除（elimination）。

药物代谢动力学（pharmacokinetics）是应用动力学（kinetics）原理，研究药物在体内吸收、分布和消除过程的动态变化，并运用数学方程定量描绘。

1.3.1 吸收

吸收是指药物从用药部位向血液循环转运的过程，大多数药物通过被动转运方式吸收入血。药物的吸收速度和程度直接影响到作用起始时间和作用强弱。影响药物吸收的因素有多种，如药物的理化性质，给药途径和药物剂型等（见图 1－3）。

药物的理化性质，如药物的脂溶性、解离度和分子大小等决定药物的吸收速度和程度。药物的脂溶性越高越容易吸收，也越容易透过血脑屏障（blood brain barrier，BBB）进入中枢神经系统发挥治疗作用。最容易影响药物脂溶性的方法是调节用药部位的 pH 值，这样就可以影响到药物的解离度，解离度越低脂溶性越高，反之亦然。

大多数的药物不是弱酸性就是弱碱性，真正属于中性的药物如氯化钠等比较少，因此适当调整用药部位的 pH 值就可以明显改变药物的脂溶性和吸收度。其解离特性以 pKa 表示，这种特性及其影响可用 Handerson－Hasselbalch 公式说明。公式中弱酸性药物为（HA），弱碱性药物为（B），Ka 为解离常数。

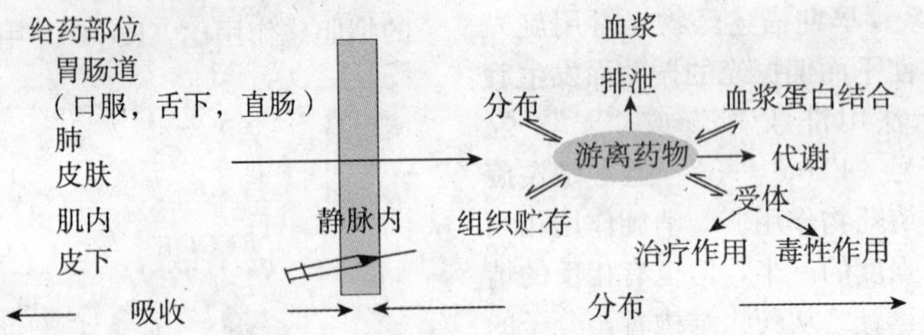

图 1－3　给药部位和药物的吸收分布

1. pH 值影响吸收（见图 1－4）

弱酸性药物：符合下述公式：

$$pH-pKa=\log(A^-)/(HA)$$

公式中的 pH 是指药物所在环境（溶液）的酸碱度，pKa 是该药物固有的解离特性，数值相当于 50%解离时溶液的 pH 值。HA 为原型药，A^- 为解离型药物。当 pH 值降低 1，则脂溶性会增大 10 倍。

弱碱性药物：符合下述公式：

$$pKa-pH=\log(BH^+)/(B)$$

B 为原型药，BH^+ 为解离型药物。当 pH 值增加 1，则脂溶性会增大 10 倍。

2. 给药途径影响药物吸收

常用给药途径有口服（oral administration，per os，p. o），舌下（sublingual），直肠（per rectum），皮肤，黏膜给药（per cutaneous or mucosal administration），包括皮肤、眼睛、阴道及鼻黏膜给药；吸入（inhalation）；肌内和皮下注射（intramuscular and subcutaneous injection）；静脉注射（intravenous injection）和椎管注射（intrathecal injection）等（见图 1－3）。除静脉注射和椎管注射外，其他给药途径都存在不同程度的吸收过程。通常认为吸入、舌下、黏膜给药、肌内

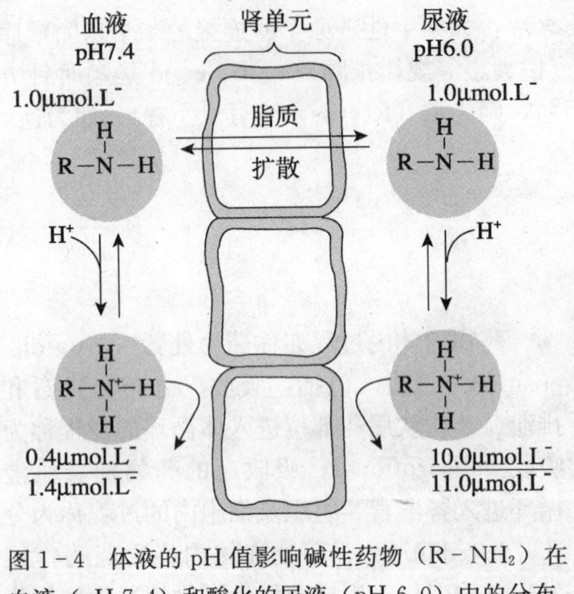

图 1－4　体液的 pH 值影响碱性药物（R－NH_2）在血液（pH 7.4）和酸化的尿液（pH 6.0）中的分布。结果药物大量从尿中排出。

和皮下注射时，药物均可通过不同部位毛细血管进入血液循环，药物吸收较快且较完全。口服次之，皮肤吸收较差。

口服后的药物首先通过胃和肠道黏膜吸收，然后通过门静脉和肝进入体循环。某些药物在通过胃肠道和肝时可被肠道内的酶和肝细胞内各种药物代谢酶催化进行生物转化，使原形药进入体循环的量明显下降，此过程称为“首关效应”（first-pass effect）（见图 1-5）。舌下、直肠给药及其他非肠道给药途径，其吸收过程均不经过门静脉和肝，避免首关效应，可提高药物生物利用度。

3. 药物剂型和制剂影响吸收

常用的药物剂型有片剂、胶囊剂、注射剂等；外用剂型有软膏剂、霜剂、滴眼剂等；特殊剂型有速释、缓释、控释和脂质体制剂等。它们均可不同程度地改变药物的吸收速度和程度，如控释剂可按一定比例在消化道释放出药物，使血药有效浓度维持时间延长，减少服药次数，降低不良反应的发生率。

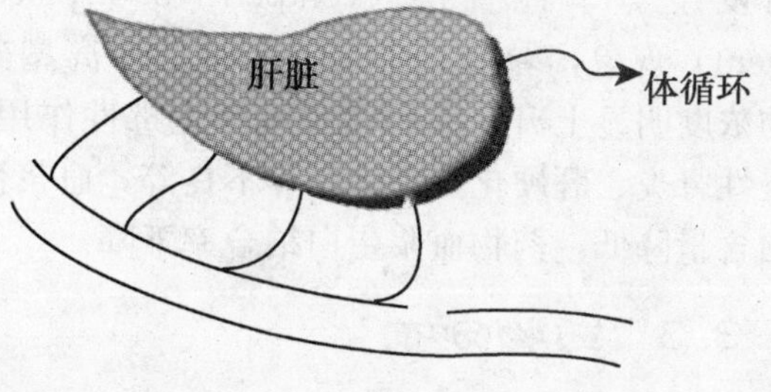

图 1-5 药物的首关效应

4. 生物利用度（bioavailability）

生物利用度是指药物吸收进入体循环的相对分量和速度，通常用吸收百分率表示。实际测定口服给药的生物利用度（F）可用图 1-6 的公式。

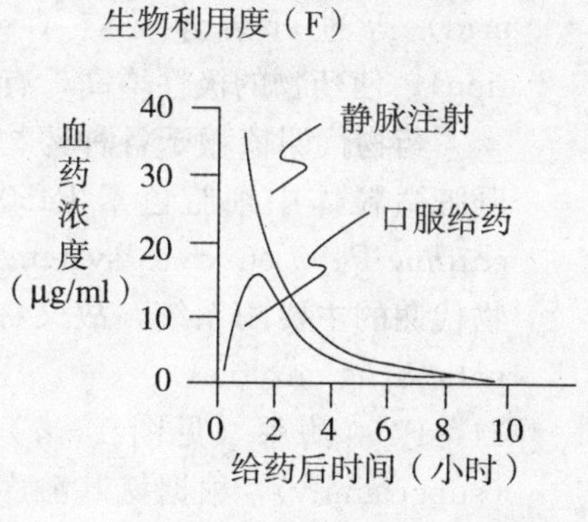

测定F

AUC=血药浓度 × 时间 = μg·hr·ml^{-1}

1.测定静脉注射AUC

2.测定口服给药AUC

$$F = \frac{\text{AUC（口服给药）}}{\text{AUC（静脉注射）}} \times 100(\%)$$

图 1-6 口服给药的生物利用度测定

1.3.2 药物血浆蛋白结合

药物进入血液循环后可与血浆蛋白质结合（plasma protein binding），成为结合型药物（bound drug），未与蛋白质结合的药物则称为游离型药物（free drug）。

血浆中只有游离型药物能够被代谢、排泄、透过生物膜分布到各器官组织、到达靶部位（受体）发挥其药理作用。药物血浆蛋白结合率对药物在体内的转运过程和药理效应有很大的影响（见图 1-3）。

血浆白蛋白主要与弱酸性药物结合，有 3 个结合位点与不同药物结合，分别称为华法林、吲哚及苯二氮䓬结合位点。α_1-酸性糖蛋白主要与碱性药物结合，仅具有 1 个结合位点。由于血浆中蛋白质含量及与药物结合部位均有限量（capacity - limited protein binding），使药物和血浆蛋白结合具有饱和性（saturation）。一旦达到饱和，继续增加用药剂量则可使血中游离药物浓度明显增加，引起药理效应增强或毒性产生。

有些药物的血浆蛋白结合率可高达99%左右如苯妥英、华法林等，如将高蛋白结合率，且是同一结合点的药物联合应用，药物间可发生竞争性置换（competitive displacement）现象，导致其中某一药物的游离型药物浓度明显上升，作用增强或产生毒性作用。慢性肾炎、肝硬化及高度营养不良等，血浆蛋白含量降低，药物血浆蛋白结合率下降。

1.3.3 药物分布

药物吸收入血后要进入器官和组织，存在于细胞外液或细胞内液。决定于药物分布范围和多少的因素：药物的特性、体液 pH 值、器官血流量、组织结合和各种屏障等。

体液 pH 值对药物分布影响明显，生理情况下细胞内液 pH 值为 7.0，血液和细胞间液 pH 值为 7.4。根据前面提到的公式，弱酸性药，在细胞间液解离型药物多，不容易进入细胞内，但如果降低血液和细胞间液的 pH 值，则药物容易进入细胞内，反之升高其 pH 值则促使细胞内药回流到细胞外。血液和尿液的关系也如此，碱化尿液促使弱酸性药（如巴比妥类中毒）加速从尿中排泄。为了减缓某些药物排泄，延长作用时间，可根据此原则，弱酸性药酸化尿液，弱碱性药碱化尿液，减少药物解离提高脂溶性，有利于肾小管重吸收。

血流量会影响药物分布，肝、脑、肾、肺等器官高血流灌注，药物分布快，而脂肪、肌肉、皮肤和黏膜等则分布较慢。如高脂溶性的硫喷妥钠，静脉注射后快速进入脑发挥麻醉作用，然后转移到血流量少的脂肪组织贮存起来，作用很快消失。

组织细胞结合影响药物的分布，如碘在甲状腺组织的浓度是其他组织浓度的 10 000 倍，所以用放射性碘可以治疗毒性甲状腺肿，很少影响其他器官。氯喹在肝内浓度比血液浓度高 700 倍，用于治疗阿米巴性肝脓疡。

体内屏障影响药物分布，如血脑屏障（blood - brain barrier，BBB），主要是由致密连接的血管内皮、血管和神经细胞之间星形胶质细胞的隔离和 P -糖蛋白的外排作用所构成。胎盘屏障（placental barrier）和血-眼屏障（blood - eye barrier），高度解离药物和大分子药物不容易透过，但其屏障作用不如 BBB，用药时应多加注意。

1.3.4 药物代谢

药物在体内代谢或称为生物转化（biotransformation），可分为两个时相：第一时相为氧化（oxidation）、还原（reduction）或水解（hydrolysis）代谢，产生相应的代谢物。经过一相代谢可使大多数原形药的活性丧失、毒性减弱，但也能使少数药物反而活性（如可的松）或毒性增加。第二时相为药物或代谢物在结合酶的催化下与体内某些化合物，如葡糖醛酸（glucuronic acid）和硫酸（sulfate acid）等进行结合反应（conjugation reaction），使药物的极性增高，有利于排出体外。

药物代谢依赖于各种药物代谢酶的催化。肝脏微粒体中细胞色素 P450 酶系统（cytochrome P450 enzymes system）是机体催化药物代谢的主要酶系统，故又称为肝药酶（hepatic drug enzymes）。

P450 酶系（见图 1 - 7）是一个超家族（superfamily），根据氨基酸序列的同源程度，其成员依次分为家族、亚家族和酶个体三级。细胞色素 P450 酶可缩写为 CYP，其中家族以阿拉伯数表示，亚家族以大写英文字母表示，酶个体仍以阿拉伯数字表示，如 CYP2D6 可代谢可待因、丙咪嗪、右美沙芬、美托洛尔等。

遗传多态性（genetic polymorphism）可造成药酶活性和水平呈现明显的个体差异，从而在药动学及药效学上出现明显的差别。例如，CYP2D6 基因的突变（gene mutation）使 CYP2D6 酶缺失，可造成被该酶催化的几十种药物发生代谢障碍。

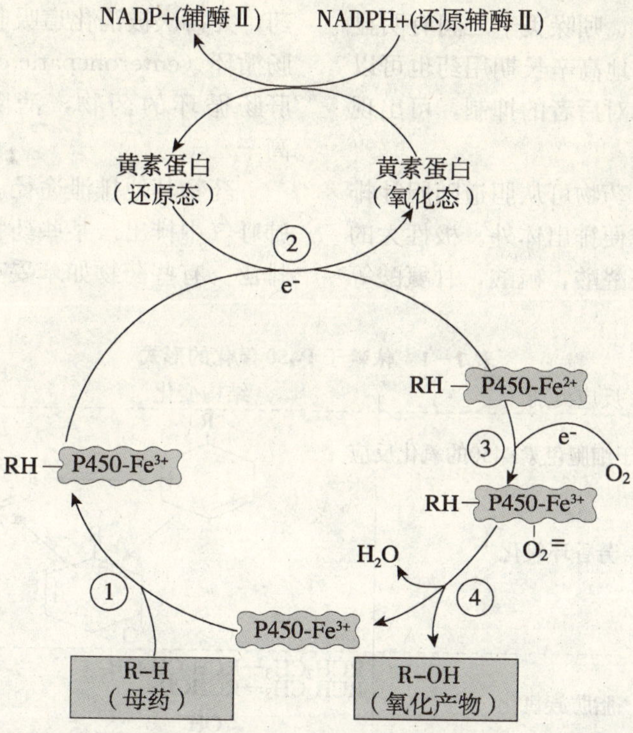

图 1-7 P450 代谢药物过程

图中 NADPH 还原型辅酶 II，R-H 母药，R-OH 氧化后药

某些药物可使肝药酶活性增强或减弱。凡能使药酶活性增强的药物称为药酶诱导剂（enzyme inductors）如苯巴比妥、利福平和苯妥英等。凡能使药物活性抑制的药物称为药酶抑制剂（enzyme inhibitors）如氯霉素、西咪替丁等。药酶诱导和抑制作用是药物相互作用的重要机制之一。

依赖于 P450 药物氧化的形式（见表 1-1）：芳香环氧化、脂肪族氧化、环氧化作用、N-脱烷基、氧化脱烷基、S-脱烷基、伯胺氧化、仲胺氧化、叔胺氧化、S-氧化、脱氨基氧化和脱 S 氧化。

1.3.5 排泄

药物最终是以原形药或代谢物通过各种途径排出体外，大多数药物的排泄过程属于被动转运，少数药物则为主动转运过程。药物的排泄途径有：经肾从尿中排出，经肠道从粪便排出，从胆汁排出，经肺呼出，尚可经乳腺、唾液腺等从腺体排出。

肾是药物和代谢物的最重要排泄器官，其排泄过程有肾小球过滤（renal glomerular filtration）和肾小管分泌（renal tubular secretion）两种。药物通过肾小球过滤后，经肾小管重吸收，将剩余的药物随尿液排出体外。改变肾小管腔内原尿的 pH，则可改变药物解离度，从而改变药物重吸收程度，借以达到加速或延缓药物排泄目的（见图 1-8）。

肾小管分泌过程属药物主动转运。肾的近曲小管中存在弱酸性和弱碱性药物的两种独立的、相对非选择性载体系统（two independent and relative non-selective carrier system）。酸性药物转运载体主要转运有机酸如尿酸、青霉素、水杨酸和呋塞米等；碱性药物转运载体主要转运有机碱如吗啡、多巴胺、哌替啶等。分泌相同的药物之间可发生竞争性抑制，如丙磺舒和青霉素、吲哚美辛之间有明显竞争性抑制。螺内酯和地高辛长期用药也可以互相抑制，特别是前者对后者的抑制，可出现地高辛中毒。

药物经胆汁排泄。药物可从胆道随胆汁排至十二指肠，然后随粪便排出体外。极性大的结合代谢物（与葡萄糖醛酸，硫酸，甘氨酸等结合），在小肠部位可被酶催化下水解出原形药，并再次被消化道吸收入血，此过程称为肝肠循环（enterohepatic circulation）。具有明显肝肠循环的药物，消除半衰期较长，如地高辛。

药物其他排泄途径。吸入性麻醉剂，可从肺呼气中排出。某些药物如甲巯咪唑可从乳腺排泌。有些药物如苯妥英钠可从唾液中排泄。

表 1-1　依赖于 P450 氧化的形式

反应类别	结构变化
依赖于细胞色素P450的氧化反应	
芳香环氧化	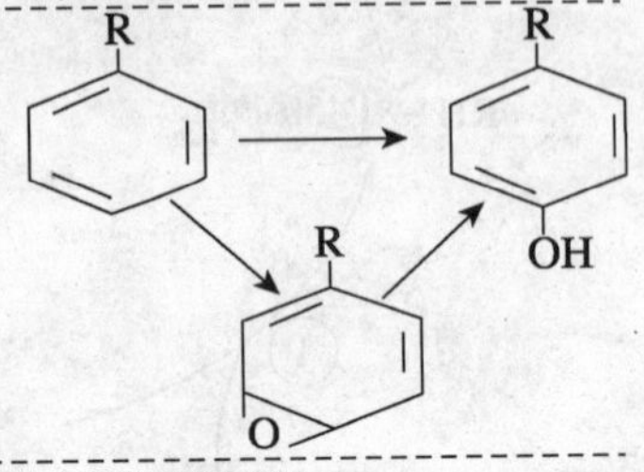
脂肪族氧化	$RCH_2CH_3 \rightarrow RCH_2CH_2OH$ $RCH_2CH_3 \rightarrow RCH(OH)CH_3$
环氧化作用	$RCH{=}CHR \rightarrow R{-}\overset{H}{C}{-}O{-}\overset{H}{C}{-}R$（环氧化物）
N- 脱烷基	$RNHCH_3 \rightarrow RNH_2 + CH_2O$
氧化脱烷基	$ROCH_3 \rightarrow ROH + CH_2O$
S- 脱烷基	$RSCH_3 \rightarrow RSH + CH_2O$
伯胺氧化	$RNH_2 \rightarrow RNHOH$
仲胺氧化	$(R_1)(R_2)NH \rightarrow (R_1)(R_2)N{-}OH$
叔胺氧化	$(R_1)(R_2)(R_3)N \rightarrow (R_1)(R_2)(R_3)N \rightarrow O$
S- 氧化	$(R_1)(R_2)S \rightarrow (R_1)(R_2)S{=}O$
脱氨基氧化	$RCH(NH_2)CH_3 \rightarrow R{-}C(OH)(NH_2){-}CH_3 \rightarrow R{-}C({=}O)CH_3 + NH_3$

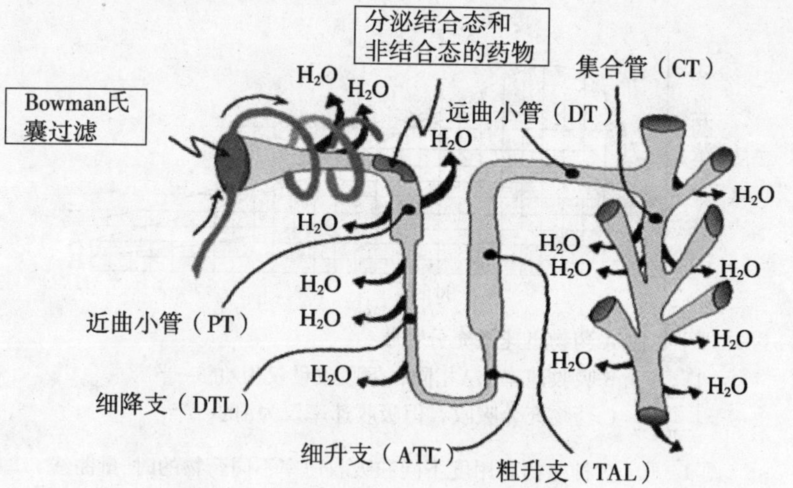

图 1-8 药物的肾小球过滤和肾小管分泌

Bowman's capsule Bowman 氏囊，proximal tubule 近曲小管，descending thin limb（袢）细降支，ascending thin limb（袢）细升支，distal tubule 远曲小管，thick ascending limb（袢）粗升支，secretion 分泌，bound and unbound drug 结合和非结合药物，collecting tubule 集合管。

1.4 药物代谢动力学 Pharmacokinetics

药物代谢动力学是研究药物在体内转运和代谢的动力学规律，研究药物吸收入血、分布和自血中消除的速率，并按其规律将机体模拟为数学模型等，然后计算出一系列反映药物体内过程的药代动力学参数（pharmacokinetic parameters）。利用这些参数设计或调整给药方案。

1.4.1 时-量曲线 time-concentration curve

图 1-9 显示的这四种药物的吸收和排泄的相对比率不同（从血药峰值的高低顺序依次为 10、1、0.1 和 0.01），血药浓度的曲线（时-量曲线）形状也不同。从每条曲线可以初步估计到该药物口服后的吸收分布过程，代谢排泄过程，达峰时间，有效作用维持时间和药物在体内存留时间等。

吸收速率和生物利用度也会影响时-量曲线（见图 1-10）。

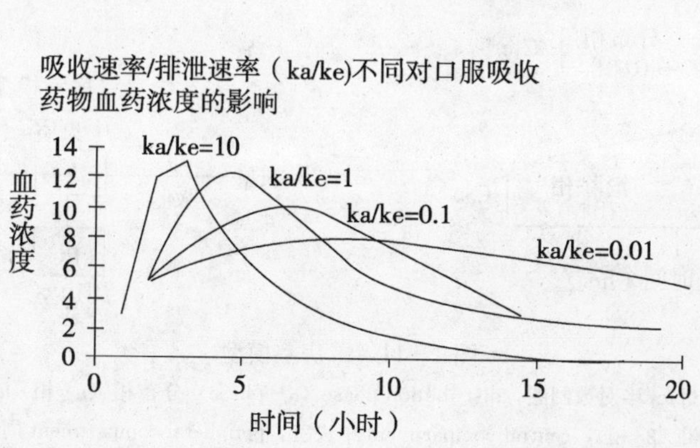

图 1-9 四种药物口服（吸收常数/排泄常数=0.01～10）给药的时-量曲线

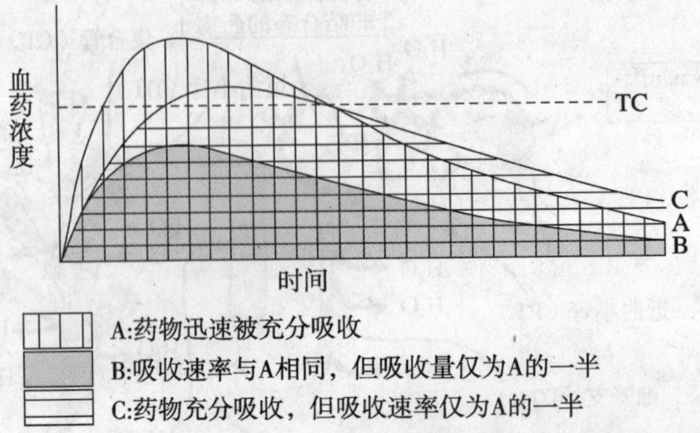

图 1－10　3 种生物利用度不同和吸收速率不同药物的时-量曲线

1.4.2　房室模型

为预测药物在体内的动力学过程，需要把机体概念化为若干房室（compartments），根据房室数组成不同的房室模型，在此仅介绍一房室开放模型和二房室开放模型。

一房室开放模型（one open－compartment model），即静脉注射的药物，迅速分布到机体各部位，并达到动力平衡，同时进行药物消除使血药浓度下降，其下降的速率始终一致，对于该药来说机体就像是相同成分组成的均一整体，时-量曲线表现为一直线。

二房室开放模型（two open－compartment model），多数药物自血液循环向全身的分布较为迅速，而体内消除（代谢和排泄）的速率则较缓慢，时-量曲线表现为非线性。通过数学计算可将该曲线分解为分布相（phase of distribution）和消除相（phase of elimination）。这样，可把机体视为两个房室，即中央室（central compartment）和周边室（peripheral compartment）。该药物在体内动力学属于二房室模型（见图 1－11）。多数药物属于此模型，药代动力学参数能较客观地阐明药物进入和离开机体的动力学规律。

$$C=C_1e^{-k_1t}+C_2e^{-k_2t}$$

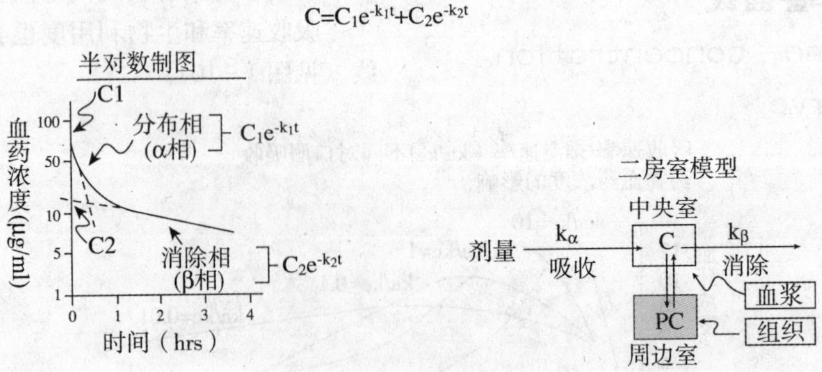

图 1－11　二房室模型

Semi－logarithmic plot 半对数制图，distribution phase（α－phase）分布相（α－相），elimination phase（β－phase）消除相（β－相），central compartment 中央室，peripheral compartment 周边室。

1.4.3 表观分布容积 apparent volume of distribution，V_d

表观分布容积是指体内药物量与血药浓度的比值。V_d = A（mg）/C（mg/L），V_d是理论上药物应占有的体液容积，以 L 为单位。由于各组织中的药物浓度各不相同，V_d仅说明体内药物按血浆相同浓度分布所需的体液总容积。根据V_d可推断药物在体内的分布情况，如V_d为 5L，此值与血浆容量相似，表示药物主要存在于血浆中（血浆蛋白结合率非常高的药物）；10～20L，此值与细胞外液的容量相近，表示药物主要分布于细胞外液中；40L，此值与细胞内、外液的总容量相近，表示药物均匀分布于全身体液中；＞100L，则表示药物大量分布于某些器官（如碘主要存在于甲状腺组织，硫喷妥主要溶于脂肪组织）。

在疾病情况下，V_d结果可能有偏差，如老年人肌肉明显萎缩，地高辛（digoxin）结合于肌纤维蛋白，可能V_d值就变小；肥胖病人应用脂溶性高的药物，所计算的V_d值就变大；体内有大量积水、积液时，所获得的V_d值也会偏大。对于V_d值应该进行具体分析，做出正确的判断。

1.4.4 半衰期

半衰期（half-life，$t_{1/2}$），根据药物的体内过程，半衰期可分为吸收半衰期、分布半衰期（half life of distribution，$t_{1/2}$）和消除半衰期（half life of elimination，$t_{1/2}$），其中消除半衰期对于了解体内含药量最为重要。

消除半衰期系指血药浓度下降一半所需的时间。绝大多数药物在治疗剂量范围内，其消除过程属于一级消除动力学（药物的体内浓度较低，完全在机体消除能力控制之下），其半衰期是固定比值，即 $t_{1/2}=0.693/k$，不受血药浓度高低的影响（k 为消除速率常数）。

当药物的消除属于零级消除动力学（体内药物浓度过高，超过机体消除能力，只能按照单位时间内恒定的量来消除）时，其消除 $t_{1/2}$ 随着血药浓度高低而改变，$t_{1/2}=0.5C_0/k$（C_0为血药浓度，k 为消除速率常数）。

1.4.5 清除率

清除率（clearance，CL）系指单位时间内有多少分布容积中的药物被清除，表示药物从血中清除的速率，其单位为 ml/min 表示。计算公式：$CL=V_d \cdot k$。大多数药物在体内主要通过肝代谢和肾排泄消除，因此，药物的总清除率（total clearance，Cl_{total}）大体相当于肝清除率（hepatic clearance，CL_h）和肾清除率（renal clearance，CL_r）的总和。有特殊排泄途径的药物，如从肺呼出或从汗腺分泌等，应该在计算 CL 时考虑这些因素。

如果药物是按一级消除动力学和房室模型，清除率、半衰期和表观分布容积之间有下述关系：

$t_{1/2}=0.7\times V_d/CL$ 公式中的 0.7 是 2 的自然对数值。

1.4.6 多次给药时-量曲线

临床治疗需要多次用药，属于一级消除动力学的药物均匀静脉滴注，或以半衰期相近的间隔时间给药，一般经过 5 个半衰期，给药速度和药物消除速度达到平衡，血药浓度稳定在（静脉滴注）或波动在（分次给药）一定水平，此血药浓度称为稳态浓度（steady-state concentration，C_{ss}）（见图 1-12）。

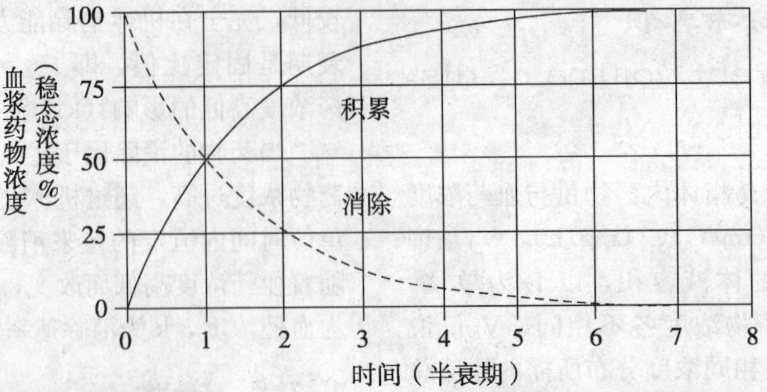

图 1－12　静脉点滴血药浓度蓄积（实线）和在稳态浓度时停止点滴时的时量曲线变化（虚线）

图 1－12 显示按照一个半衰期给一定量，匀速静脉点滴，经过 5 个半衰期达到稳态浓度（实线）；此时停止静脉点滴，血药浓度就会匀速下降，5 个半衰期时间接近消除完（虚线）。

图 1－13 显示量效关系相似的三种药物，每间隔相同时间静脉给予相同剂量，区别在于三者的 $t_{1/2}$ 不同。间隔时间远小于其半衰期者（A），5 次给药后血药浓度达到中毒水平；间隔时间远大于其 5 个半衰期者（B），5 次给药血药浓度只是波动在无效范围；仅相当于一个半衰期给一次药者（C），经过 5 次给药达到了具有疗效的稳态浓度。说明，欲达到有效治疗浓度，应该首先设计出合理的给药间隔、给药途径和给药剂量。

图 1－14 显示氨茶碱（$t_{1/2}$，8h）为达到人体内 10mg/L 的稳态浓度，给药频度与血药浓度波动的关系。当匀速静脉点滴时（A），平均 28mg/h，40h 平稳地达到稳态浓度。当静脉注射 224mg/8h（B），40h 后较小的波动在稳态浓度（10mg/L）上下。当静脉注射 672mg/24h（C），40h 后较大的波动在稳态浓度（10mg/L）上下。由此可以看出，一定时间（最好是 1 个 $t_{1/2}$）给予一定的量，5 个 $t_{1/2}$ 时间可达稳态浓度，给药次数多则波动小，匀速静脉点滴则没有波动。首次加倍量给药可加速达到稳态浓度。每次均加量则达到稳态浓度的时间不变，变化的是浓度波动加大，稳态浓度的水平提高。

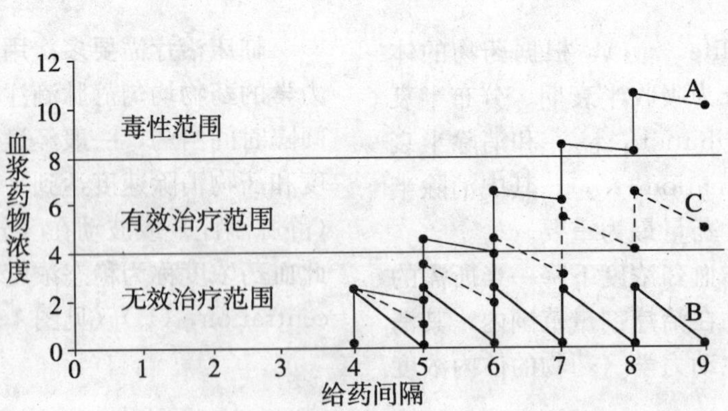

图 1－13　多次给药的时-量曲线（A、B、C 不同 $t_{1/2}$ 的三药）

A. 药物 $t_{1/2}$ 长 5 次给药在一个 $t_{1/2}$ 内。B. 药物 $t_{1/2}$ 太短每 1 给药间隔超过 5 个 $t_{1/2}$。C. 药相当于 1 个 $t_{1/2}$ 给一次药，药量合适。

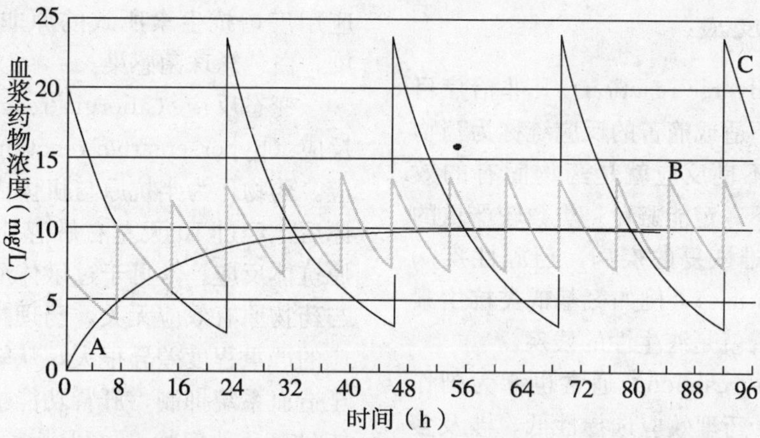

图 1-14 氨茶碱一定间隔给一定剂量，给药次数不同对稳态浓度影响
A 为匀速静脉点滴，B 为每 8hr 给一次药，C 为每 24hr 给一次药。

1.5 药物效应动力学

Pharmacodynamics

1.5.1 药物作用与药理效应

药物作用（drug action）是指药物对机体细胞的初始作用，分子反应机制。药理效应（pharmacological effect）是药物作用后的结果，是机体反应的表现。药理效应引起机体器官原有功能水平的改变，功能增强现象称为兴奋，功能减弱现象称为抑制，恢复功能紊乱称为调节（regulation）。

药物作用的特异性（specificity）是指一类药物能与特定的靶位（受体、通道、复合物的位点）结合，而此靶位只对此类药物起反应。药物作用的选择性（selectivity），有些药物可影响机体的多种功能，有些药物只影响少数或某种功能，前者选择性低，后者选择性高。药物作用的选择性与其结构的特异性有关。药物作用特异性高并不意味着选择性也高，二者不一定平行。例如阿托品特异性阻断M-胆碱受体，但其药理效应的选择性并不高，对心脏、血管、平滑肌、腺体及中枢神经功能都有影响。作用选择性高的药物应用时针对性较强，反之，效应广泛的药物副作用较多。

1.5.2 治疗效果

治疗效果（therapeutic effect），是指药物作用的结果有利于改变病人的生理、生化功能或病变过程，使患病的机体恢复正常。治疗效果可分为：

对因治疗（etiological treatment）用药目的在于消除原发致病因子，彻底治愈疾病，如抗生素消除体内致病菌。

对症治疗（symptomatic treatment）用药目的在于改善症状，称为对症治疗。对症治疗在诊断或病因未明时，是必不可少的治疗。某些危急症状如高热、惊厥、休克、心力衰竭、剧痛等，不及时处理常会使疾病进一步恶化，甚至危及生命。

补充治疗（supplement therapy）也称替代治疗，补充机体缺乏的营养物质或内源性活性物质，如维生素、激素、微量元素、免疫活性物质等。补充治疗虽然也是一种对因治疗，但还应寻找引起缺乏症的真正病因。

1.5.3 不良反应

不良反应（adverse reaction）凡非治疗目的，给病人带来不适或痛苦的反应统称为药物不良反应。多数不良反应就是药物固有的效应，可以预知但不一定能避免。少数较严重的不良反应成为较难恢复的疾病，药源性疾病（drug induced disease），例如氨基甙类抗生素引起的神经性耳聋就是终生性的残疾。

副反应（side reaction）通常也称为副作用（side effect）。药理效应选择性低，涉及多个效应器官，当某一效应用作治疗目的时，其他效应就成为副反应。例如阿托品用于解除胃肠痉挛时，其引起口干、心悸、便秘、散瞳等就是副反应。副反应是在常用剂量下发生的，一般不太严重但难以避免。

毒性反应（toxic reaction）是指剂量过大或蓄积过多时发生的危害性反应，一般比较严重，但可以预知，是应该避免的不良反应。急性毒性多损害循环、呼吸及神经系统功能，慢性毒性多损害肝、肾、骨髓、内分泌等功能。致癌（carcinogenesis）、致畸胎（teratogenesis）、致突变（mutagenesis）反应，就是通常所说的“三致”，也属于慢性毒性范畴。

后遗效应（residual effect）后遗效应是指停药后，血药浓度已降至阈浓度以下时，仍残留的药理效应。如服用巴比妥类催眠药后，次晨出现的乏力、困倦现象；长期应用肾上腺皮质激素，停药后肾上腺皮质功能一段时间内低下的现象。

停药反应（withdrawal reaction）指突然停药后原有疾病加剧，又称反跳反应（rebound reaction），如长期服用普萘洛尔用于降血压，突然停药后血压急剧回升。

继发反应（secondary reaction）是继发于药物的治疗作用而产生的一种反应，是药物治疗作用的不良后果，也称做治疗矛盾。如长期应用广谱抗生素所致的原非致病菌继发性感染，白色念珠菌感染。

变态反应（allergic reaction），也称过敏反应（hypersensitive reaction）是一类免疫反应。药物作为半抗原与机体内的蛋白结合为抗原后，经过10天左右敏感化期，而发生的抗原抗体反应。常见于过敏体质病人。反应性质与药物原有效应无关，药理拮抗解救无效。反应的严重程度差异很大，从轻微的皮疹、发热至造血系统抑制，肝肾功能损害、休克等。可能只有一种症状，也可能多种症状同时出现。停药后反应逐渐消失，再用时可能再发。有过敏体质者临床用药前应做皮肤过敏试验，但有少数假阳性或假阴性反应。

特异质反应（idiosyncrasy）病人对某些药物反应特别敏感，反应性质不是免疫反应，而是与药理作用基本一致，反应严重程度与剂量成比例，药理拮抗救治可能有效。现在知道这是一类药理遗传异常所致的反应，如对骨骼肌松弛药司可林的特异质反应，是由于先天性血浆胆碱酯酶缺乏所致。

1.5.4 药物的量效关系

药理效应与剂量在一定范围内成比例，这就是剂量-效应关系。由于药理效应与血药浓度的关系较为密切，故也常用浓度-效应关系（concentration - effect relationship）。

1. 量反应的量效曲线　量反应（graded response）反应强度是以数量来表示，如血压（mmHg）、体温（℃）、体重（kg）、酶活性（IU）等。

用效应强度为纵坐标，药物浓度为横坐标作图得双曲线（长尾S型曲线），如将药物浓度改用对数值作图，则呈典型的对称S型曲线，这就是通常所讲的剂量-效应曲线（见图1－15）。

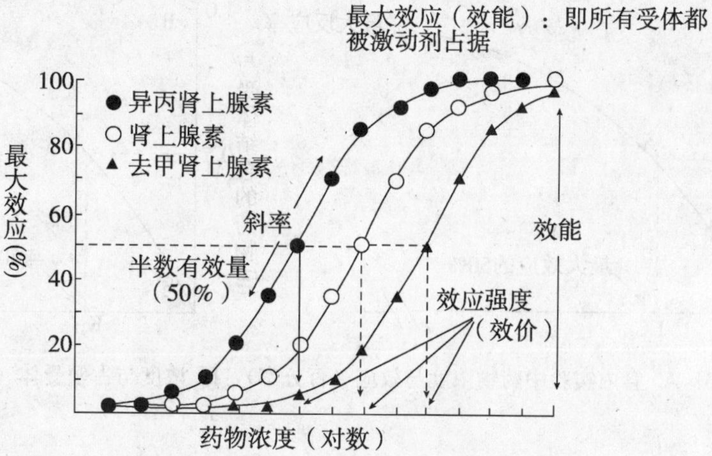

图 1-15　三个β受体激动剂的量-效曲线

Biological effect 生物效应，noncompetitive antagonist 非竞争性拮抗剂，competitive antagonist 竞争性拮抗剂，effective dose 有效剂量，drug concentration 药物浓度，curve 曲线

从图 1-15 这一实验可以看到三个作用相似药物（β受体激动剂），随着用药剂量（log 剂量）增加反应增强，曲线呈对称S型，最终都能达到100%最大反应。

从这三条剂量-效应曲线上能得到如下概念：如果给出有效反应量（如最大反应的30%），就可得到每个药物的最小有效浓度（minimal effective concentration），并可以比较3个药的效价强度，相当于最大效应50%的浓度（median concentration of the maximal effect）（应该叫 EC_{50}，用 mol/L 浓度表示）。最大效应（maximal effect）也叫效能（efficacy），此3个药的效能是一样的，如果不一样还可以比较之间效能的大小。

药物的效能有较大实际意义，不区分最大效能与效价强度，只讲某药较另一药强若干倍，没有意义。

图 1-16 是管内实验，测定药物浓度与反应率之间关系（A），这种量反应的量（浓度）效（反应率）曲线中，最大反应率50%所对应的浓度叫做 EC_{50}；相当于按照受体占领学说，有50%的受体被激动剂占领（B），此时的浓度（mol. L^{-1} 浓度）叫 K_D。求 EC_{50} 时，因为药物分子直接可以接触靶细胞，很容易与受体相互作用，反应稳定，重复性好，进行小样本实验即可。

2. 质反应的剂量-效应曲线　质反应（quantal response）是以性质的变化来判断药物的效应，只有两种状态供选择，如“有效和无效”、“死和活”、“有毒性和无毒性”、“变和不变”、“降压和无降压”、“减肥和无减肥”等。当然指标需根据实际意义来预先设定，如死亡限定在某时间范围内，降压超过多少毫米汞柱才算有作用等。量反应在设定范围或程度后，就可以变成质反应，如说到某药一定剂量范围内有效率80%，就意味着在大量受试者中，有80%的人达到所希望的效果。

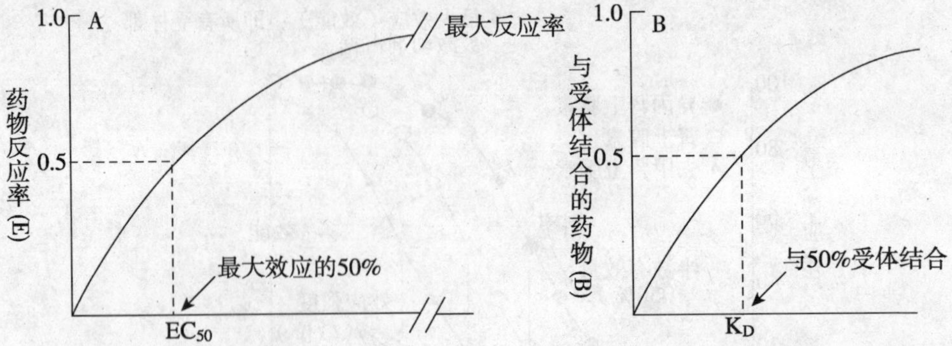

图 1-16 A. 管内实验中药物浓度与效应（百分率），B. 浓度与占领受体（百分率）

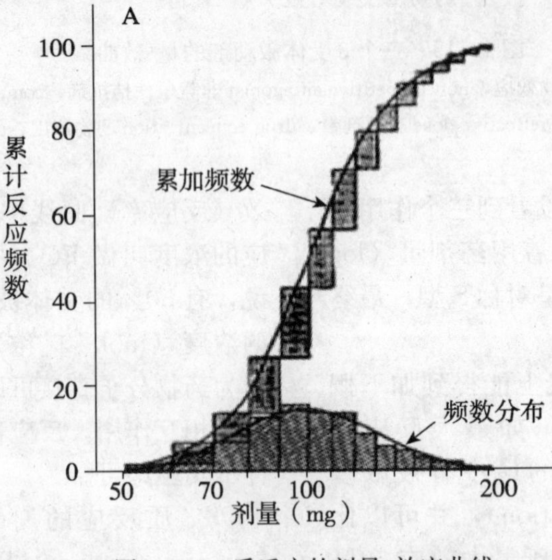

图 1-17 质反应的剂量-效应曲线

图 1-17 为质反应的剂量-效应曲线，横坐标为剂量，纵坐标为累计反应频数。如果剂量用对数剂量，反应用百分率表示，此曲线就变成对称性 S 型曲线。如果反应是以动物死亡为指标，则可以求出半数死亡剂量（LD_{50}）；如果反应是以效应为指标，则可以求出半数有效量（ED_{50}）。在此类对称型 S 曲线中，只有中点部分最灵敏，最能反映出药物剂量微小变化时效应的变化，用 LD_{50} 或 ED_{50} 来进行药物间的比较，才能反映真实的差异。

LD_{50}/ED_{50} 的比值称为治疗指数（therapeutic index，TI)，是药物安全性指标（见图 1-18）。在动物实验中常用 TI 来反映药物的安全范围（margin of safety），一般情况下其值越大越安全。也有人以 1％致死量（LD_1）与 99％有效量（ED_{99}）的比值或以 5％致死量（LD_5）与 95％有效量（ED_{95}）的比值来衡量药物的安全性。目的是避免最大效应尚未到，而毒性或死亡现象已经发生。TI 也可以用半数中毒量比上半数有效量（TD_{50}/ED_{50}），或 TD_5/ED_{95} 等来表示。这更适用于临床研究，因为临床不能用死亡为指标，但可以用某药的某种代表性不良反应来代替。

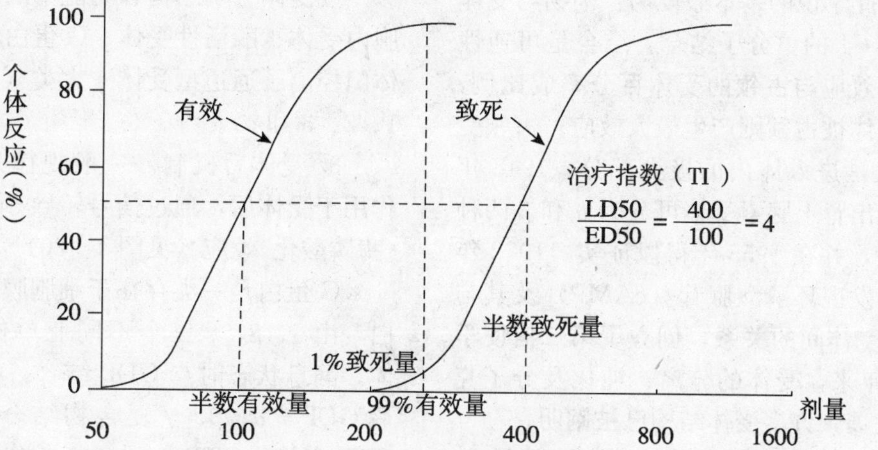

图 1-18　药物的 ED_{50}、LD50 和 TI

1.6　药物受体和作用机制

Receptors and action mechanism of drugs

1.6.1　药物的作用机制

作用机制（mechanism of action）是研究药理效应在何处产生及怎样产生的。通常药物发挥效应，涉及下述机制。

理化反应　抗酸药中和胃酸以治疗溃疡病，甘露醇在肾小管内提高渗透压而利尿等，是通过简单的化学反应及物理作用而产生的药理效应。

参与或干扰细胞代谢　如胰岛素治疗糖尿病，抗代谢药 5-氟尿嘧啶结构与尿嘧啶相似，掺入癌细胞 DNA 及 RNA 中干扰蛋白合成而发挥抗癌作用。

影响生理物质转运　如利尿药抑制肾小管 Na^+-K^+、Na^+-H^+ 交换而发挥排钠利尿作用。

对酶的影响　如新斯的明竞争性抑制胆碱酯酶，具有拟胆碱作用；奥美拉唑抑制胃黏膜 H^+-K^+-ATP 酶，抑制胃酸分泌。

作用于离子通道　如钙拮抗剂可阻断细胞膜的钙离子通道，降低细胞内 Ca^{2+} 浓度，而产生降压和抗心律失常等药理效应。

影响核酸代谢　许多抗生素（包括喹诺酮类）通过影响细菌核酸代谢而发挥抑菌或杀菌效应。

药物与受体相互作用，以下重点讲述此内容。

1.6.2　药物、受体和受体后机制

1. 受体研究的简史　1905 年 Langlay 在观察烟碱与箭毒对骨骼肌的兴奋和抑制作用时，认为两药既不影响神经传导，也不是作用于整个骨骼肌细胞，而是作用于神经与效应细胞之间的某种物质，称之为接受物质（receptive substance）。1908 年 Ehrlich 首先提出受体（receptor）概念，指出受体具有两个基本特点：一是特异性识别配体（ligand）或药物，二是药物-受体复合物可引起生物效应，类似锁与钥的关系。此后，出现了有关受体与药物相互作用的几种假说，如占领学说（occupation theory）、速率学说（rate theory）、二态模型（two model theory）等。其中，受体占领学说比较能够反映受体与药物之间的动

力学过程，此学说的基本假设为：药物与受体的结合是1∶1的单分子结合，结合是可逆性的；药物的效应与占领的受体百分率成比例，如果全部受体被占领则产生最大效应；占领受体的药物仅是进入体内的极少部分。1948年Ahlguist提出肾上腺素受体可分为α和β两种类型的假设，并在1955年得以证实。1972年Sutherland发现环磷酸腺苷（cAMP）及其与β肾上腺素受体间的关系，创立了第二信使学说。近20年来，受体的分离、纯化及分子克隆技术的发展，许多受体结构已被阐明。

2. 受体的概念　受体是一类功能蛋白质，能识别周围环境中配体或药物并与之结合，通过信号转导系统，触发后续的生理生化反应。受体有其内源性配体，如神经递质、激素、细胞因子等。受体可由一个或数个亚基组成，其分子上的某些立体构型能准确的识别及结合其配体，称为受点（receptor site）。受体和配体有高度亲和力，多数配体在1～10 nmol/L的浓度即可引起细胞效应；受体和配体的结合具有饱和性，即结合达最大值后，再增加配体浓度，结合不再增加；受体和配体的结合还具有可逆性，即配体与受体复合物可以解离，也可被其他配体置换。

按受体分子结构和功能不同，可将其分为胞内受体、酶活性受体、G蛋白耦联受体和配体门控离子通道型受体4大类（见图1-19中1、2、3和4）。

3. 受体后机制　一般规律是，第1信使作用于受体后，通过信号转导-第2信使-激酶-酶磷酸化-效应（见图1-20）。

G蛋白是一类存在于细胞膜内侧的调节蛋白，由α、β、γ三个不同亚单位组成的三聚体。静息状态时与GDP结合。相应受体激活后GDP-α、β、γ复合物结合中的GDP与GTP交换，GTP-α与β、γ分离与效应靶标结合。配体与受体分离，同时α亚单位内在的GTP酶激活将GTP水解为GDP，恢复静息状态（图1-21）。G_S激活腺苷酸环化酶（AC），使cAMP增加。Gi抑制AC，使cAMP减少，G-蛋白还激活磷脂酶C（PLC），调节Ca^{2+}、K^+等离子通道。对鸟苷酸环化酶也有激活作用，作用非常广泛，介导多种效应。近来发现G-蛋白还介导激活磷脂酶A_2（PLA_2）而游离出花生四烯酸（AA），后者是各种前列腺素及白三烯的前体（见图1-22）。受体耦联G蛋白-激活腺苷酸环化酶的例子如图1-21所示。

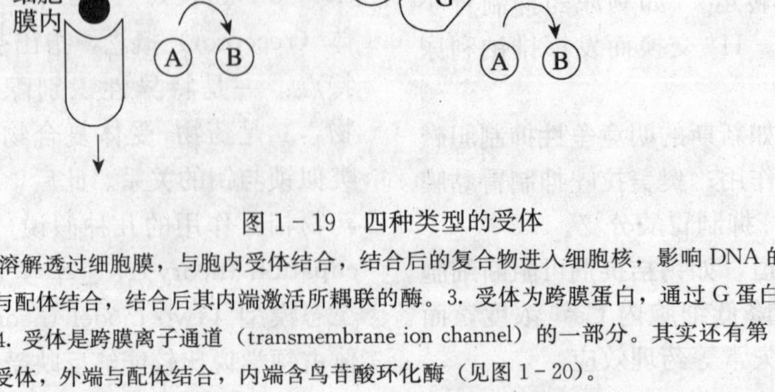

图1-19　四种类型的受体

1. 高脂溶性药物通过溶解透过细胞膜，与胞内受体结合，结合后的复合物进入细胞核，影响DNA的复制。2. 受体为跨膜蛋白，其细胞膜外端与配体结合，结合后其内端激活所耦联的酶。3. 受体为跨膜蛋白，通过G蛋白与酶（腺苷酸环化酶、磷脂酶C等）耦联。4. 受体是跨膜离子通道（transmembrane ion channel）的一部分。其实还有第5种受体，就是像胰岛素受体，是一种跨膜受体，外端与配体结合，内端含鸟苷酸环化酶（见图1-20）。

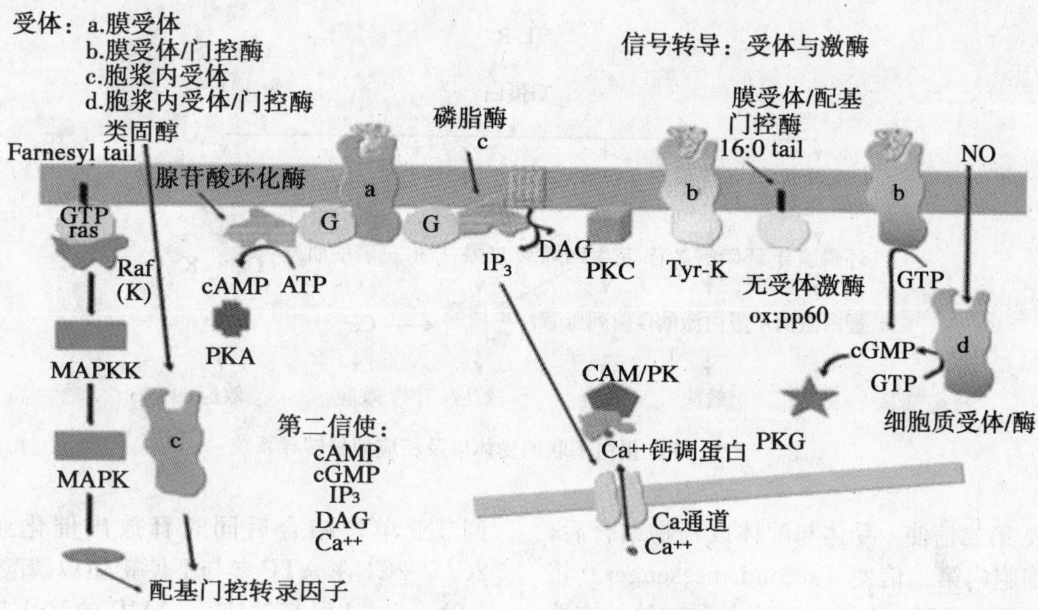

图 1－20　受体激活-第二信使-激酶

a. 膜受体，b. 膜受体/门控酶，c. 胞浆内受体，d. 胞浆内受体/门控酶，IP_3作用于内质网，开放 Ca^{2+}的受体。显示出 5 种第二信使：cAMP、cGMP、IP_3、DAG、Ca^{2+}；显示 8 种蛋白激酶（protein kinase，PK）：PKA、PKC、PKG、Tyr－K（酪氨酸激酶）、Raf、MAPKK、MAPK（分裂素激活蛋白激酶，mitogen－activated protein kinase）、CAM/PK。图中有 1 个 G 蛋白的变异体是蛋白 ras，哺乳动物有 3 种 ras，即 H、K 和 N；它们均结合于 GDP/GTP 具有 GTPase 活性，结合于 GAP 蛋白后叫做 Raf，然后依次激活 Raf－MAPKK－MAPK。分裂素是一种外部化学信号，可引起细胞分裂。

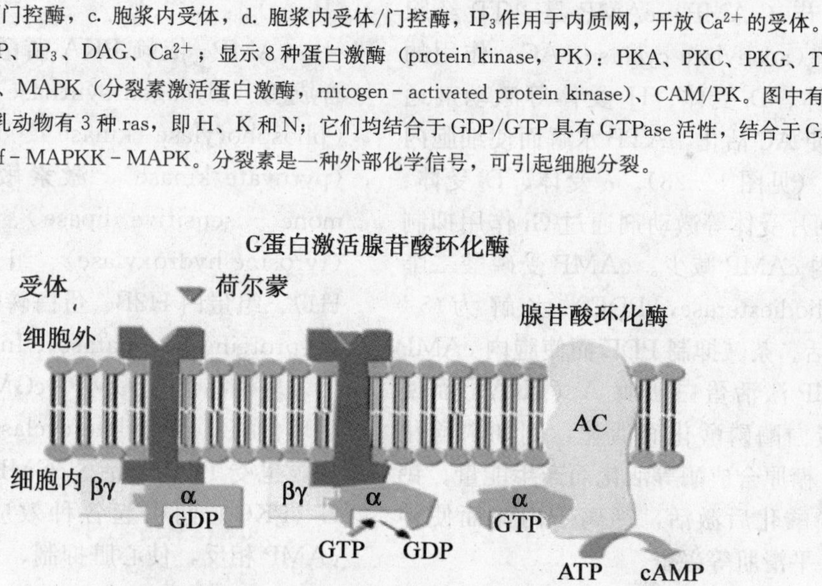

图 1－21　G 蛋白耦联受体激活 AC，生成 cAMP 作为第二信使起作用

图中所指的激素（配体）有：促肾上腺皮质激素、多巴胺、肾上腺素（β 受体激动剂）、促卵泡激素、胰高血糖素、气味、味道、前列腺素 E1、E2 等。G 蛋白有 3 个亚单位组成（βγα），α 亚单位结合 GDP（α・GDP），配体与受体结合后，激活 G 蛋白，GTP 代替 GDP 生成 α・GTP，α・GTP 与 AC 结合并激活 AC，使 ATP 变成 cAMP。

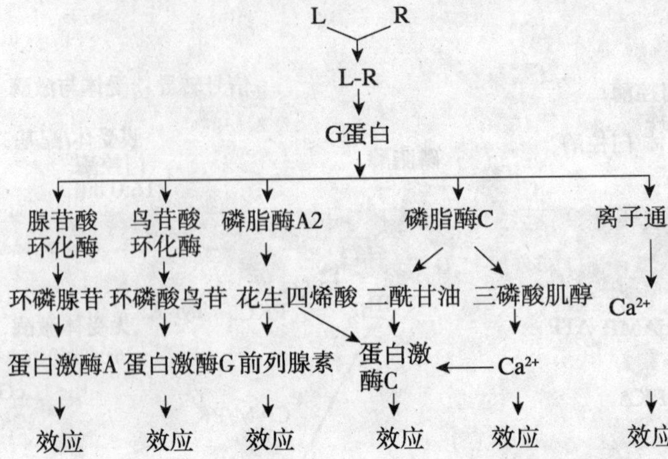

图 1-22 与G蛋白耦联的受体以及相应信号转导系统

4. 第二信使 受体与配体或药物结合后，通过细胞内第二信使（second messenger）将获得的信息增强、分化、整合并传递给效应器产生其特定效应。介绍几种常见的第二信使。

环磷腺苷（cAMP）cAMP 是 ATP 经腺苷酸环化酶（adenylate cyclase，AC）作用的产物。β受体、D_1受体、H_2受体等激动剂通过 Gs 作用使 AC 活化，ATP 水解而使细胞内 cAMP 增加（见图 1-23）。α受体、D_2受体、M_2受体、阿片受体等激动剂通过 Gi 作用抑制 AC，细胞内 cAMP 减少。cAMP 受磷酸二酯酶（phosphodiesterase，PDE）水解为 5’AMP 后灭活。茶碱抑制 PDE 而使胞内 cAMP 增多。cAMP 激活蛋白激酶 A（PKA）而使胞内许多蛋白酶磷酸化而活化，例如磷酸化酶、酯酶、糖原合成酶等活化而产生能量。钙离子通道磷酸化后激活，钙离子内流而使神经、心肌、平滑肌等兴奋。

激动剂作用于受体，通过 Gs 兴奋 Ac，促使 ATP 变成 cAMP，cAMP 作用于 R_2C_2，与调节亚单位结合后同时释放出催化亚单位 $2C^*$，$2C^*$ 在 ATP 参与下使靶蛋白磷酸化（S-P），S-P 引起效应。cAMP 的终止靠磷酸二酯酶（PDE），S-P 终止靠磷酸酶（P’ase）。

cAMP-依赖 PKA 磷酸化的酶有：糖原合成酶（glycogen synthase）、磷酸化酶激酶（phosphorylase kinase）、丙酮酸酯激酶（pyruvate kinase）、激素敏感的脂酶（hormone-sensitive lipase）、酪氨酸羟化酶（tyrosine hydroxylase）、组蛋白 H1（histone H1）、组蛋白 H2B、蛋白磷酸化酶 1 抑制因子 1（protein phosphatase 1 Inhibitor 1）等。

环磷鸟苷（cGMP）cGMP 是 GTP 经鸟苷酸环化酶（guanylate cyclase，GC）作用的产物，也受 PDE 灭活。cGMP 可激活蛋白激酶 G（PKG）而引起各种效应。cGMP 作用与 cAMP 相反，使心脏抑制、血管舒张、肠腺分泌等。

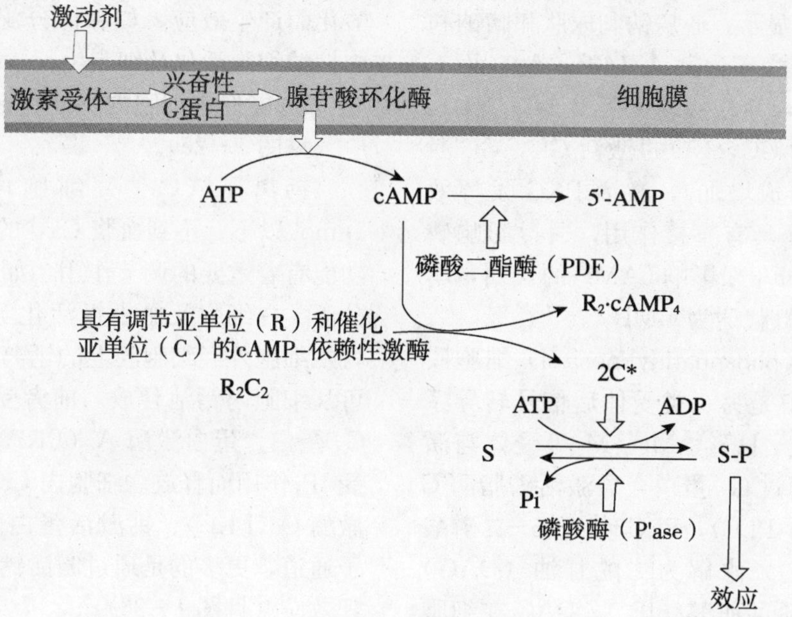

图 1－23　cAMP 转导通路

常用中英文及缩写：Rec 激素受体（hormone receptors）、Gs，兴奋性 G 蛋白（stimulatory G protein）、AC 腺苷酸环化酶（adenylate cyclase）、PDE 磷酸二酯酶（phosphodiesterases）、R_2C_2 具有调节亚单位（R）和催化亚单位（C）的 cAMP－依赖性激酶、S 和 S－P 分别为激酶和磷酸酶（P'ase）作用的蛋白底物、空心箭头代表调节效应。* 为激活态。

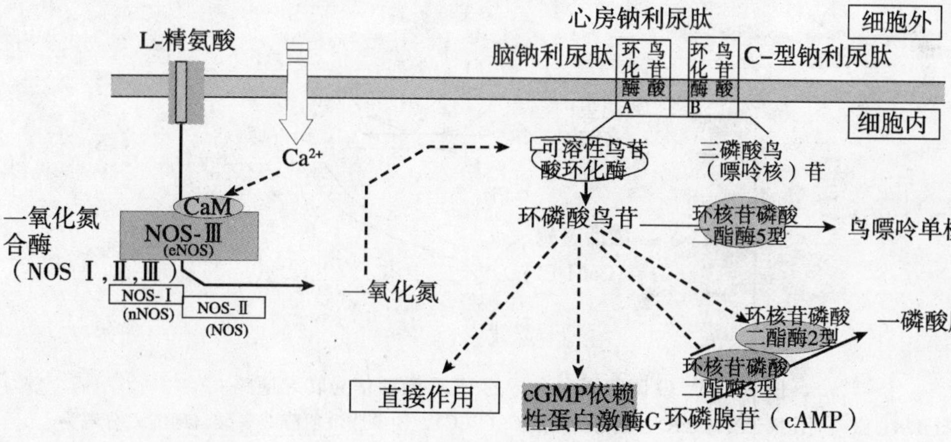

图 1－24　cGMP 转导通路

图中，cGMP 通路常用中英文及缩写。实线代表真实的化学转化，虚线代表与靶蛋白相互作用，箭头代表激活，短线代表抑制。图 1－24 中的缩写：ANP 心房钠利尿肽（atrial natriuretic peptide）、Arg L－精氨酸（L－arginine）、BNP 脑钠利尿肽（brain natriuretic peptide）、CaM 钙调蛋白（calmodulin）；cGMP 环 1 磷酸鸟苷（cyclic GMP）；CNP C－型钠利尿肽（C－type natriuretic peptide）、GC－A（GC－B）鸟苷酸环化酶 A 或 B（guanylyl cyclase type A or type B）、PDE2 PDE3 and PDE5 环核苷磷酸二酯酶 2、3、5 型（cyclic nucleotide phosphodiesterases type 2，type 3 and type 5）、PKG cGMP 依赖蛋白激酶 G（cyclic GMP－dependent protein kinase G）、sGC，可溶性鸟苷酸环化酶（soluble guanylyl cyclase）。NO 一氧化氮、NOS 一氧化氮合酶。

图 1-24 中显示，心房钠利尿肽和脑钠利尿肽结合到鸟苷酸环化酶 A（GC-A），而 C-型钠利尿肽结合鸟苷酸环化酶 B（GC-B），分别激活这两种 GC，NO 也激活 GC，GC 激活后（cGMP 合成增加），激活 PKG 发挥效应，另外 cGMP 具有直接作用，通过影响磷酸二酯酶 E2 和 E3 来影响 cAMP 的代谢，本身可被磷脂酶 E5 代谢为 GMP。

肌醇磷脂（phosphatidylinositol）细胞膜肌醇磷脂的水解是另一类受体后信号转导系统。α_1、H_1、5-HT_2、M_1、M_3 等受体与激动剂结合后，通过 G-蛋白介导激活磷脂酶 C（phospholipase，PLC），PLC 使 4，5-二磷酸肌醇磷脂（PIP_2）水解为二酰甘油（DAG）及 1，4，5-三磷酸肌醇（IP_3）。DAG 在细胞膜激活蛋白激酶 C（PKC），使许多靶蛋白磷酸化而产生效应，如腺体分泌，血小板聚集，中性粒细胞活化及细胞生长、代谢、分化等效应。IP_3 能促进细胞内钙池释放 Ca^{2+}，发挥效应（见图 1-25）。

钙离子（Ca^{2+}）细胞内 Ca^{2+} 浓度在 1μmol 以下，不到血浆 Ca^{2+} 的 0.1%，对细胞功能有着重要的调节作用，如肌肉收缩、腺体分泌、白细胞及血小板活化等。细胞内 Ca^{2+} 可从细胞外经细胞膜上的钙离子通道流入，也可从细胞内钙池释放。前者受膜电位、受体、G-蛋白，蛋白激酶 A（PKA）等调控，后者受 IP_3 作用而释放。细胞内 Ca^{2+} 直接激活蛋白激酶 C（PKC）、钙激活蛋白酶、钙调节的离子通道，更多的是通过激活钙调蛋白发挥其药理效应（见图 1-26）。

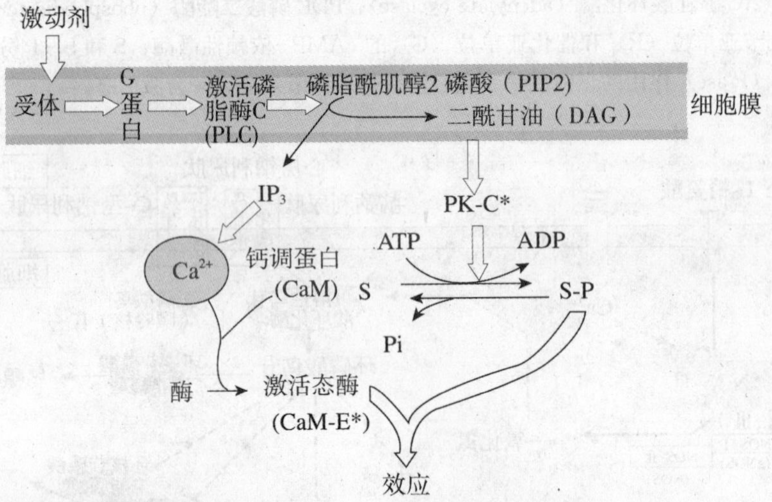

图 1-25 G 调节蛋白介导的 PLC 激活信号转导通路

图显示：激动剂作用于受体（R），激活磷脂酶 C（PLC），使磷脂酰肌醇 2 磷酸（PIP_2）分解为 IP_3→促使内质网释放→Ca^{2+}→促进钙调蛋白（CaM）与酶结合使之成为激活态酶（CaM-E*）→发挥效应；另外分解为二酰甘油（DAG）→激活 PKC*→在 ATP 参与下使靶蛋白（S）磷酸化→生成 S-P→发挥效应。

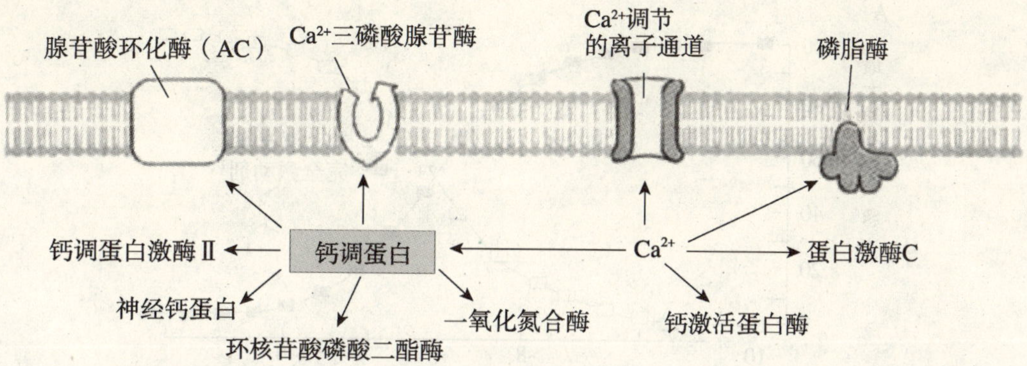

图 1-26 细胞内钙离子的调节作用

5. 受体调节　受体并不是固定不变的，而经常处于动态平衡状态，其数量、亲和力及效应强度，经常受到各种因素的影响。连续用药后药效递减，需要加量才能达到原来效应强度，药理学称之为耐受性（tolerance）。由于受体原因产生的耐受性称为受体脱敏（receptor desensitization）。N_2型乙酰胆碱受体在连续应用受体激动剂后，快速发生脱敏现象，是因为受体蛋白构象改变，钠离子通道不再开放。β-肾上腺素受体脱敏是因为受体与G-蛋白亲和力降低，不能激活AC，或cAMP上升后引起磷酸二酯酶活性增加所致。具有酪氨酸激酶活性的受体可因细胞内吞（endocytosis）而致数目向下调节（down regulation）。受体与不可逆拮抗药结合后可失去一部分受体，引起耐受。与此相反，在连续应用拮抗药后受体会向上调节（up regulation），反应敏化。例如长期应用β-肾上腺素受体拮抗药后，由于受体向上调节，突然停药时会出现反跳反应。

1.6.3 作用于受体的药物分类

1. 受体与药物的相互作用　药物与受体的相互作用，可用以下公式表达。

$$D+R=DR\rightarrow E \cdots\cdots (1)$$

式中D代表药物（指激动剂），R代表受体，E代表效应。

当反应达平衡时，解离常数K_D，可用下式表示（式中［］表示摩尔浓度）。

$$K_D=\frac{[D][R]}{[DR]} \cdots\cdots (2)$$

K_D也反映药物与受体的亲和力（affinity），K_D越大时，药物与受体的亲和力越小，即二者成反比，而与$\frac{1}{K_D}$成正比。表示亲和力通常用亲和力指数（pD_2），$pD_2=\log\frac{1}{K_D}=-\log K_D$，$pD_2$与亲和力成正比。

药物与受体结合产生效应（effect）不仅要有亲和力，而且还要有内在活性（intrinsic activity），后者用α表示，通常$0<\alpha<100\%$。

2. 激动剂与部分激动剂　根据药物与受体结合后所产生效应的不同，作用于受体的药物分为：激动剂和拮抗剂。激动剂（agonist）既有亲和力又有内在活性，能与受体结合并激动受体产生效应的药物。依其内在活性大小又可分为完全激动剂（full agonist）（$\alpha=1$）和部分激动剂（partial agonist）（$\alpha<1$）。前者与受体结合具有较强的激动效应；后者仅产生较弱的激动效应，与强激动剂并用还可产生弱拮抗效果，如对于阿片受体，吗啡为完全激动剂，而喷他佐辛则为部分激动剂（见图1-27和图1-28）。

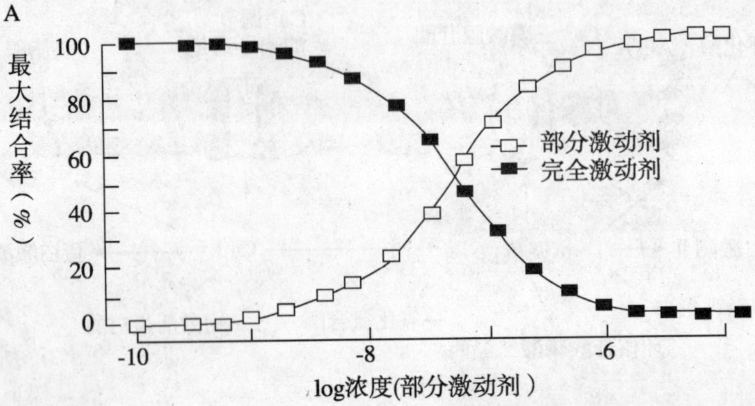

图 1-27　部分激动剂剂量增加（log）对完全激动剂受体结合的影响

图显示，一个完全激动剂（实心）能够占据（结合）100%受体的最低单一浓度，在同时加入浓度不断增加的部分激动剂（空心）时，由于竞争受体结合，完全激动剂的受体结合曲线呈S型降低，恰与部分激动剂的受体结合S型曲线相对映。说明完全激动剂和部分激动剂，对于所结合的受体具有相同的亲和力，二者间具有竞争性结合的关系。

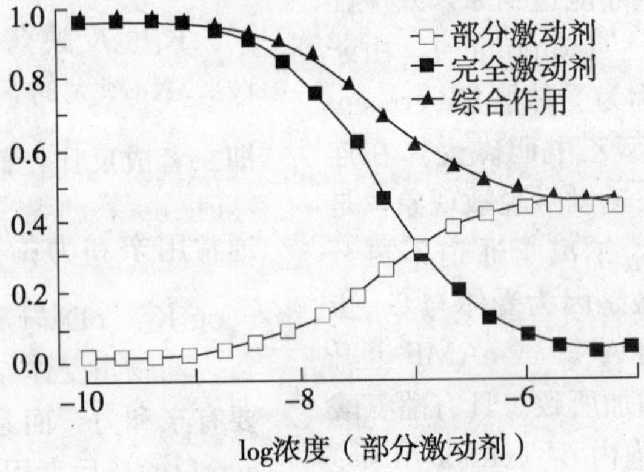

图 1-28　同时应用单一完全激动剂和浓度增加的部分激动剂时的药理反应

图显示的是，同时应用单一浓度的完全激动剂（实心方形）和浓度逐渐增加的部分激动剂（空心方形），可以分解出各自（虚拟）的反应曲线，方向相反但斜率不等的S型曲线，及二者实际引起的综合反应曲线（实心三角）。实际结果是部分激动剂对于完全型激动剂，起到的是拮抗作用，最后反应不会是零，而是相当于单独应用部分激动剂时所能达到的最大效应。

3. 拮抗剂（antagonist）　能与受体结合，具有较强亲和力而无内在活性（α=0）的药物。拮抗剂本身不产生作用，但可拮抗激动剂的效应，如普萘洛尔。少数拮抗剂同时有较弱的内在活性（0<α<1），如β受体拮抗剂氧烯洛尔。

竞争性拮抗剂（competitive antagonist）与激动剂并用时，能与激动剂互相竞争与受体结合，降低激动剂的亲和力，而不降低其内在活性，故可使激动剂的量效曲线平行右移，但最大效应（效能）不变，增加激动剂的剂量，仍可使药理效应保持在原来单用时的水平。可用拮抗参数（pA_2）表示竞争性拮抗剂的作用强度。pA_2定义为当激动剂与拮抗剂并用时，使加倍（×2）浓度的激动剂仅引起原浓度激动剂的反应水平，此时，拮抗剂的摩尔浓度的负对数值即为PA_2。PA_2越大，拮抗作用越强（见图1-29）。

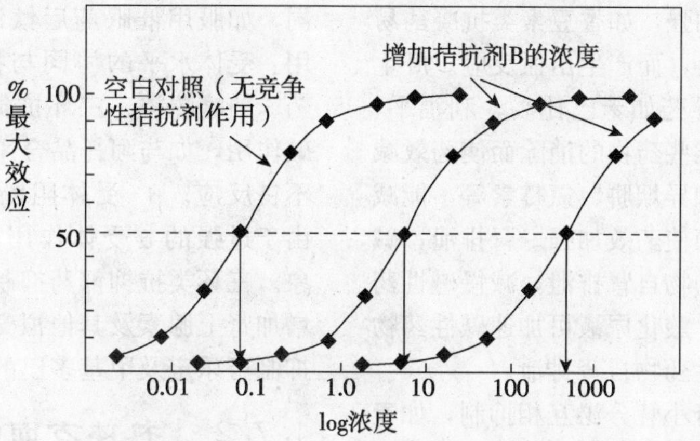

图1-29 完全激动剂的量（log）效（%最大效应）曲线，在加用两种浓度的竞争性拮抗剂（B）后激动剂的量效曲线（右侧两条曲线）右移。

1.7 影响药物效应的因素

Influencing factors on effects of drugs

同一药物在不同患者不一定能达到相等的血药浓度，即使能够达到也不一定能达到相同的治疗效果。用药的结果差异可能很大，甚至有质的差异，有时非但无效甚至有害，这属于个体差异。个体差异产生的原因可以存在于药物产生效应的任何环节，如药物剂型、药动学、药效学及疾病本身等因素。充分了解这些因素，个体化、合理化及随时调整用药方案等，才能达到疗效好和不良反应少的治疗目的。

1.7.1 药物因素

1. 药物剂型　药物不同剂型适用于不同给药途径，因此吸收速度不同。一般规律是静脉注射＞吸入＞肌内注射＞皮下注射＞口服＞肛门给药＞贴皮。不同药剂所含的药量虽然相等，药效强度不相等。因此需要用生物当量，即药物不同制剂能达到相同血药浓度的剂量比值，作为比较标准。为达到治疗浓度，硝酸甘油静脉注射5～10μg，舌下含锭0.2～0.4mg，口服2.5～5mg，贴皮10mg，剂量相差很大。

近年来出现许多新的剂型：缓释制剂利用无药理活性的基质阻止药物迅速溶出，以达到比较稳定而持久的疗效，口服一次可维持有效血药浓度一天。控释制剂可以控制药物恒速释放，恒速吸收，如子宫内避孕剂每年只需放置一次。

2. 联合用药及药物相互作用　联合应用两种或两种以上药物，合理联合用药目的是利用物间的协同作用以增加疗效或减少不良反应。不合理的联合用药则结果事与愿违，使疗效降低或出现明显不良反应。复方制剂虽然应用方便，但较难解决个体差异问题。静脉滴注时尤应注意配伍禁忌问题。

3. 药代动力学的相互作用　吸收，空腹服药吸收较快，饭后服药吸收较平稳，促进胃排空的药加速药物吸收，抑制胃排空药如抗M胆碱作用药物能延缓药物吸收。注意药物间相互作用影响，如四环素和 Fe^{2+}、Ca^{2+} 等因络合作用影响吸收。血浆蛋白结合，与血浆蛋白结合率高的药物易受其他药物置换与血浆蛋白结合而致作用加强，如香豆素类抗凝药易受阿司匹林等药置换，而产生出血反应。肝生物转化，肝药酶诱导药如苯巴比妥、利福平、苯妥英等，能加快某些药物的消除而使药效减弱。肝药酶抑制药如异烟肼、氯霉素等，能减慢某些药物的消除而使药效加强。肾排泄，碱化尿液可加速酸性药物自肾排泄，减慢碱性药物自肾排泄；反之，酸化尿液可加速碱性药物自肾排泄，减慢酸性药物自肾排泄。

有机阴离子的肾小管分泌互相抑制，如青霉素、丙磺舒、消炎痛之间互有影响。

4. 药物剂量影响　药物剂量对疗效影响很大，一般规律是在治疗范围内，随剂量增加疗效增加，但增加到一定程度就要权衡治疗效应与不良反应关系，有些药物随着剂量增加依次出现不同效应，如巴比妥类，可依次出现镇静、催眠、抗惊厥、麻醉等效应。药典对一些毒性较大的药物规定了极量，超过此量可能产生毒性，特殊需要超量使用时要有根据并经上级医生批准。特别注意剂量的个体化和使用过程中调整剂量，注意是否产生药物耐受和敏化等。有些药物撤药时有特殊规定，如抗癫痫药、糖皮质激素、β受体拮抗剂等要缓慢减量。

5. 药效学的相互作用　生理性拮抗或协同，如服用催眠药后饮酒会加重中枢抑制作用。受体水平的协同与拮抗，如许多抗组胺药、酚噻嗪类、三环抗抑郁药类都有抗M胆碱作用，如与阿托品合用可能引起记忆损害等不良反应。β-受体阻断药与肾上腺素合用，由于过强的α受体作用，可能导致高血压危象。三环类抗抑郁药抑制儿茶酚胺再摄取，可增加肾上腺素及其他拟交感胺的升压效应，而抑制可乐定及甲基多巴的中枢降压作用。

1.7.2 机体方面的因素

1. 年龄因素　小儿处于发育阶段，易受药物影响对药物较敏感。大多数药物未在婴幼儿人群进行过评价，按照体重或体表面积推算的剂量（表1-2）只能供参考，尤其是未成熟的婴幼儿，避免发生像“灰婴综合征”和“核黄疸”等恶性不良反应。老年人的器官功能降低，代谢排泄缓慢，含水量减少20%左右，因而表观分布容积减少，对药物敏感性增高（见图1-30，图1-31）。所以临床用药，儿童和老年人要注意调整剂量。

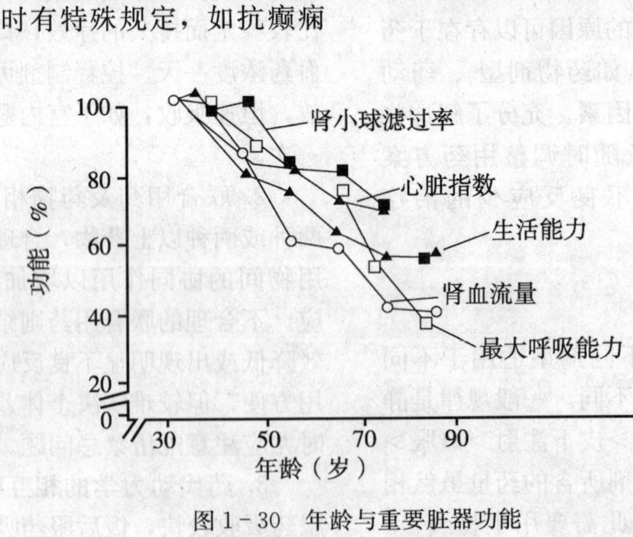

图1-30　年龄与重要脏器功能

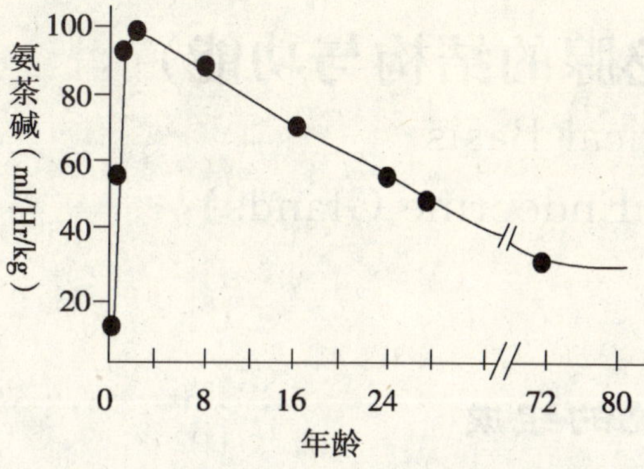

图 1-31 氨茶碱清除率的年龄差异

表 1-2 小儿一般药物药量参考表

年龄	新生儿、未熟儿	0.5 岁	1 岁	3 岁	7.5 岁	12 岁	成人
用量	1/20～1/10	1/5	1/4	1/3	1/2	2/3	1

2. 性别因素　药物反应和药物代谢酶活性有性别差异。酒精在女性代谢较男性慢（女性更易发生中毒反应）。女性对激素反应与男性不同。女性对药物的清除能力一般比男性弱，如女性的利眠宁 $t_{1/2}$ 为男性的 2 倍。女性用药特别要注意妊娠、分娩和哺乳等特殊阶段，注意药物可能给胎儿、婴儿和幼儿带来的不良反应。

3. 体重（肥胖或消瘦）影响脂溶性药物的分布容积和清除率。

4. 肝肾疾病　肝是药物最重要的代谢器官，肾是药物最重要的排泄器官，肝肾疾病直接影响药物的吸收、分布、代谢和排泄，明显影响药物效果和不良反应的发生。此类患者的用药应该引起高度注意。原则是既要充分发挥疗效，减少不良反应，又不加重肝肾脏器负担。

5. 安慰剂效应　安慰剂效应也体现在安慰效应，即患者的精神、情绪直接或间接影响到药物效果，这是因为在药物效应当中，除了生物效应外还有心理和社会效应，药物效应是受神经-精神-内分泌-免疫网络调控和影响。医生对病人的心理影响；有效性高达 30%以上。本书“内分泌与免疫药理学”所涉及药物，参与这一网络调节。

6. 过敏体质和特异质反应　过敏体质和先天性缺乏某种代谢酶所致（见前有关内容）。

7. 遗传因素　遗传是药物反应的决定因素，可影响药效学和药代动力学。如进行药物代谢遗传研究最常应用的药物是异喹胍的羟化代谢，明显分为广泛代谢型和困难代谢型。不同种族某些代谢酶的数量和活性也有差异，给予同样剂量，效果具有明显区别。所以外国的临床用药资料不能直接运到中国人身上。

参考文献

1. 库宝善主编．神经精神药理学．北京：北京大学医学出版社，2006. 3-14
2. Katzung BG. Basic and Clinical Pharmacology. 10th ed. Boston：Mc Graw Hill，2007. 1-73
3. Brunton LL，Lazo JS，Parker KL. Goodman-Gilman's The Pharmacological Basis of Therapeutics. 11th ed. New York ：McGRAW-HILL，2006. 1-91
4. 杨藻宸主编．医用药理学．第 4 版．北京：人民卫生出版社，2005. 7-67
5. 库宝善主编．药理学．北京：北京大学医学出版社，2004. 41-4
6. 周宏灏主编．药理学．北京：科学出版社，2003.
7. 徐叔云主编．中华临床药物学．北京：人民卫生出版社，2003. 45-60
8. 陈新谦，金有豫，汤光主编．新编药物学．北京：人民卫生出版社，2003. 13-26
9. 三木直正主编．薬理学電子教科書（上）．大阪大・院・医・情報薬理学，Basic Principles.，（http：//www. yahoo. co. jp）2004

（库宝善）

2　内分泌学基础（内分泌腺的结构与功能）

The Endocrinological Basis (Structure and Function of Endocrine Glands)

2.1　内分泌系统的组成

Organization of endocrine system

内分泌系统（endocrine system）由一些独立的内分泌腺（如下丘脑、垂体、松果体、甲状腺、甲状旁腺、肾上腺）（彩图 2-1）和散在分布于其他器官内（如胰腺、生殖腺、胸腺、心脏、胃肠道和呼吸系统）的内分泌细胞团或内分泌细胞构成。散在分布于胃肠道、呼吸系统等器官内的内分泌细胞与下丘脑的神经内分泌细胞共同构成弥散神经内分泌系统。

内分泌腺的一般结构特点是：无排放分泌物的导管，腺细胞排列成团状、索状或围成滤泡状，腺细胞周围毛细血管丰富。内分泌细胞的分泌物称为激素（hormone），它直接进入血液或淋巴液，通过血液循环而周流全身，作用于含相应激素受体的靶器官（target organ）或靶细胞（target cell），进而调节机体的功能状态。有的腺细胞分泌的激素直接作用于邻近细胞，称为旁分泌（paracrine）（彩图 2-2）。靶细胞具有特异性受体，当激素与相应受体结合，则产生一定的生理效应。

内分泌系统与神经系统、免疫系统通过激素、神经递质、细胞因子相互作用，形成神经-内分泌-免疫调节网络，共同维持机体内环境的稳定。因而，内分泌系统是机体重要的调节系统。

2.2　激　素

Hormones

2.2.1　激素的分类

Classification of hormones

内分泌腺细胞分泌的激素种类繁多，分类多样（表 2-1）。目前按其化学性质分为类固醇激素和非类固醇激素两大类。

1. 非类固醇激素

非类固醇激素包括蛋白质、糖蛋白、肽类、氨基酸衍生物和胺类激素。①体内大多数内分泌细胞分泌的是蛋白质、糖蛋白、肽类或氨基酸衍生物激素。该类激素分别由 3 个氨基酸到小分子蛋白质组成，主要包括下丘脑调节肽、胰岛素、降钙素、胃肠激素、腺垂体及神经垂体激素、甲状旁腺激素等。②胺类激素，主要为酪氨酸衍生物，包括甲状腺和肾上腺髓质激素。非类固醇激素分泌细胞的电镜结构特点是：细胞质内含有与激素合成相关的丰富的粗面内质网，发达的高尔基复合体，大量单位膜包裹的分泌颗粒（彩图 2-3）。细胞通过胞吐作用释放激素。

2. 类固醇激素

类固醇激素由类固醇激素细胞分泌。肾上腺皮质激素和性激素均属此类。细胞的电镜结构特点是：细胞质内含有与激素合成相关的丰富的滑面内质网、管状嵴线粒体（这两种细胞器含有合成类固醇激素所必需的酶）及较多的脂滴（内含的胆固醇是合成激素的原料）（彩图 2-4）。此类细胞合成的激素不形成分泌颗粒，激素是以扩散方式透过细胞膜而释放。另外，胆固醇的衍生物-1，25-二羟维生素 D_3 也被归为类固醇激素。

此外，前列腺素广泛存在于各种组织中，由花生四烯酸转化而成，称为脂肪酸衍生物激素。

表 2-1 各种内分泌腺分泌的激素、作用和化学性质

内分泌腺	激素名称（英文缩写）	作用	化学性质
下丘脑	促甲状腺激素释放激素（TRH）	促进 TSH 和 LTH 的分泌	3 肽
	促肾上腺皮质激素释放激素（CRH）	促进 ACTH 的释放	41 肽
	生长激素释放激素（GHRH）	促进生长激素的释放	44 肽
	生长激素释放抑制激素（GHIH）	抑制生长激素的释放	14 肽
	催乳激素释放激素（PRH）	促进 LTH 的释放	肽类
	催乳激素释放抑制激素（PIH）	抑制 LTH 的释放	多巴胺?
	促黑素细胞激素释放因子（MRF）	促进 MSH 的释放	肽类
	促黑素细胞激素释放抑制因子（MIF）	抑制 MSH 的释放	肽类
	促性腺激素释放激素（GnRH）	促进 LH 和 FSH 的释放	10 肽
腺垂体	生长激素（GH）	促进蛋白质合成和全身大部分组织细胞生长	蛋白质
	促甲状腺激素（TSH）	促进甲状腺激素的合成释放	糖蛋白
	促肾上腺皮质激素（ACTH）	促进肾上腺皮质激素合成释放	39 肽
	催乳素（PRL）	促进女性乳房发育和泌乳	蛋白质
	促卵泡激素（FSH）	促进卵泡生长和精子成熟	糖蛋白
	黄体生成素（LH）	促进睾酮合成、黄体生成和雌、孕激素分泌	糖蛋白
	促黑素细胞激素（MSH）	作用于黑素细胞、促进黑色素生成	18 肽
神经垂体	抗利尿激素（ADH）（又称血管加压素 VP）	促进肾对水的重吸收、血管收缩、升高血压	9 肽
	催产素（OXT）	引起射乳反射、妊娠子宫收缩	9 肽
甲状腺	甲状腺激素（T4，T3）	增加机体组织细胞代谢率	胺类
	降钙素（CT）	促进骨钙沉积、降低细胞外液 Ca^{2+} 浓度	32 肽
甲状旁腺	甲状旁腺激素（PTH）	增加肠、肾对 Ca^{2+} 的吸收，促进骨钙释放，调控血浆 Ca^{2+} 浓度	蛋白质
肾上腺皮质	糖皮质激素（皮质醇）	调节糖、蛋白质、脂代谢，抗炎、抗过敏等作用	类固醇

续表

内分泌腺	激素名称（英文缩写）	作用	化学性质
	盐皮质激素（醛固酮）	增加肾对 Na^+ 的重吸收，促进 K^+、H^+ 的分泌	类固醇
肾上腺髓质	肾上腺素、去甲肾上腺素	类交感效应	胺类
胰岛	胰岛素	降低血糖、促进蛋白质、脂肪的合成	蛋白质
	胰高血糖素	促进肝糖原分解、糖异生、升高血糖	29 肽
睾丸	睾酮	促进男性生殖系统发育，促进、维持男性第二性征	类固醇
卵巢	雌激素	促进女性生殖系统、乳房发育，促进、维持女性第二性征	类固醇
胎盘	人绒毛膜促性腺激素（HCG）	促进黄体生成和分泌雌、孕激素	糖蛋白
肾	1，25-二羟维生素 D_3	增加小肠对钙的吸收	类固醇
心	心房钠利尿肽（ANP）	增加肾脏 Na^+ 的排泄、降低血压	21 肽
胃肠	胃泌素	刺激胃酸分泌	17 肽
	胰泌素	刺激胰腺细胞分泌 HCO_3^- 和水	27 肽
	胆囊收缩素（CCK）	促进胆汁浓缩和胰酶释放	33 肽

2.2.2 激素作用的一般原理 General principles of hormone action

激素只有与靶器官或靶细胞的特异性受体结合，才能产生一系列生物学效应。含氮激素的受体位于靶细胞的细胞膜上，类固醇激素的受体一般位于靶细胞的细胞质内。

激素对靶细胞的调节作用包括 3 个基本环节：即激素受体的活化与调节、激素-受体复合物的信号转导和靶细胞的生物效应。

1. 激素受体的活化与调节

(1) 激素受体的活化

激素受体（hormone receptor）是指在靶细胞中能识别并特异性结合某种激素，引起各种生物学效应的功能蛋白质。各种激素都有其相应的特异性受体，而且同一细胞上可有多种激素受体。激素和受体结合形成的激素-受体复合物（hormone-receptor complex）所引起的受体本身构型改变，称为受体活化（receptor activation）。活化后的受体可直接通过影响细胞膜上的离子通道、酶活性以及效应蛋白而启动激素的作用。

(2) 激素受体的调节

指某些生理或病理因素对激素受体数量，以及受体与激素亲和力的影响。受体数量减少及亲和力降低称为受体下调（down-regulation），反之，为上调（up-regulation）。激素受体经常处于不断合成和降解的动态平衡之中，这使受体的数量与激素的量相适应，从而调节靶器官或靶细胞对激素的敏感性和反应强度。当受体上调时，靶器官或靶细胞对激素反应的敏感性和强度增高；而下调时靶器官或靶细胞对激素反应的敏感性和强度降低。以上是在受体水平发生的局部负反馈调节机制，对于维持激素-受体-反应之间动态平衡起重要作用。例如，胰岛素具有刺激靶细胞吸收葡萄糖的能力，但当血液中胰岛素持续偏高时，又可使其受体下调，降低胰岛素刺激细胞吸收葡萄糖的能力，从而维持血糖相对稳定。

2. 激素受体介导的细胞信号转导

一旦激素与靶细胞上的受体结合，便启动细胞信号转导机制，从而引起生物学效应。细胞信号转导过程（signal transduction processes）是指从激素受体活化到细胞产生效应之间所发生的一系列复杂反应。根据激素受体在细胞中的定位，将其分为细胞膜受体（plasma - membrane receptor）和细胞内受体（intracellular receptor），它们分别通过不同的途径完成信号转导并产生效应。

（1）细胞膜受体的信号转导

G-蛋白耦联受体途径　除甲状腺激素以外的其他蛋白质和肽类激素，以及胺类和前列腺激素属于非脂溶性物质，通过与膜受体结合而发挥作用。膜受体一般为跨膜糖蛋白，与激素结合后，必须通过细胞膜中G-蛋白介导，调节效应器酶（effector enzyme）的活性，从而活化细胞内第二信使实现其调节效应。G-蛋白在膜受体和效应器酶之间发挥信息传递作用。所以，这类激素受体称为G-蛋白耦联受体（G - protein - coupled receptor）。这是目前所发现的作用最广泛的细胞膜受体，它涉及机体的各个组织器官。G-蛋白重要的效应器酶有腺苷酸环化酶（adenylate cyclase，AC）、磷脂酶C（PLC）、磷酸二酯酶（PDE）和磷脂酶A2（PLA2）等。

酪氨酸蛋白激酶受体途径　胰岛素、生长激素、红细胞生成素等激素受体本身具有酪氨酸蛋白激酶（protein tyrosine kinase，PTK）活性，当激素与受体结合后，可使位于膜内区段上的PTK激活，进而使自身肽链和膜内蛋白底物中的酪氨酸残基磷酸化，经细胞内一系列信息传递的级联反应，最后作用于细胞核内的转录因子，调控基因转录以及细胞内相应的生物学效应。

（2）细胞内受体介导的信号转导

细胞内受体分为细胞质受体与核受体。细胞质受体是存在于靶细胞的细胞质中的特殊可溶性蛋白质，能特异性地与相应的激素结合，形成激素-受体复合物，然后使激素由细胞质转移至细胞核内发挥作用。核受体是存在于细胞核内能与相应激素结合，并对转录过程发挥调节作用的蛋白质。类固醇激素分子量小，呈脂溶性，能透过细胞膜进入细胞，其中糖皮质激素受体主要位于细胞质；性激素受体分布于细胞质及细胞核；甲状腺激素与维生素D_3受体定位于细胞核内。细胞内受体信号转导机制的基本过程是：激素进入细胞，在细胞质内与受体结合形成激素-受体复合物，受体蛋白发生构型的改变，将激素转移到细胞核；然后，激素与核受体结合形成激素-核受体复合物后，附着于DNA上，加强基因转录，促进新的mRNA和蛋白质表达，引起细胞相应的生物学效应。

研究发现上述细胞信号转导途径之间在一个或多个水平上存在着相互交叉现象，即cAMP信号通路中的活化分子参与调控基因转录过程，而类固醇激素也可以作用到细胞膜引起非基因效应。

2.3 下丘脑与垂体

Hypothalamus and pituitary gland

下丘脑和垂体在发生、结构与功能上关系密切，因而被称为神经内分泌下丘脑-垂体系统（neuroendocrine hypothalamo - hypophyseal system，NHS）（彩图2-5）。垂体分为腺垂体和神经垂体两大部分，这两部分的胚胎发生、结构、功能和调控机制均完全不同。下丘脑一是通过垂体门静脉系统，将下丘脑漏斗核等神经元产生的激素转运至腺垂体，调控腺垂体激素的合成与释放；二是下丘脑-垂体束的神经纤维直接进入神经垂体，在神经垂体内将下丘脑的激素释放入血中，作用于机体相应的靶器官。下丘脑-垂体束中的部分纤维或侧支还终止于正中隆起和腺垂体中间部附近，影响腺垂体。

2.3.1 下丘脑 Hypothalamus

1. 下丘脑的发生

下丘脑属于间脑，最初仅有室管膜层。此层细胞不断分裂增生并向外迁移，构成许多纵区，即为将来的下丘脑。该区域的一些神经元逐渐集中在一起，形成下丘脑的核团。如视上核（supraoptic nucleus）、室旁核（paraventricular nucleus）与弓状核（arcuate nucleus）等。

2. 下丘脑的结构

下丘脑位于丘脑的腹下方，被第 3 脑室分为左右两半。哺乳动物下丘脑大多是两侧对称的。下丘脑构成第 3 脑室侧壁的下部及底部。侧壁为大脑基底核、底丘脑和视束；底部从前到后有视交叉、灰结节、正中隆起、漏斗柄、乳头体和后穿质，上界为下丘脑沟（彩图 2-5）。

成人下丘脑的体积约 4cm^3，重量为脑的 1/300。传统上将下丘脑从内侧向外侧纵向分为室周带、内侧带和外侧带 3 个带。下丘脑从头侧至尾侧横向分成 4 个区，即视前区、视上区、结节区和乳头体区。各部分又由不同的神经细胞群（神经核团）组成（表 2-2）（彩图 2-6）。

表 2-2 下丘脑 3 带 4 区的主要神经核团

视前区	视上区	结节区	乳头体区
室周带 室周核	视交叉上核	漏斗核（弓状核）	
内侧带 视前内侧区	下丘脑前区	下丘脑背侧区	乳头核
	室旁核	下丘脑背内侧核	下丘脑后区
	视上核	下丘脑腹内侧核	
	↓		
	↓		
外侧带 视前外侧区	下丘脑外侧区	结节核	

引自张培林：神经解剖学（1987）

下丘脑内的神经元分为非神经分泌神经元和神经分泌神经元两种类型。非神经分泌神经元与体温调节、摄食、心血管活动以及行为有关。下丘脑大部分细胞群内的神经元可以产生肽类物质，并将其释放入血，称之为神经分泌神经元（neurosecretory neuron），它们兼有神经元和腺上皮细胞的结构特征。细胞质内除含有丰富的粗面内质网（rER）、游离核糖体及发达的高尔基复合体外，还含有神经分泌颗粒。下丘脑的神经分泌神经元也属于弥散神经内分泌细胞系统。

神经分泌神经元又分为大细胞神经分泌系（magnocellular neurosecretory system）和小细胞神经分泌系（parvocellular neurosecretory system）两种。大细胞神经分泌系的神经元主要集中在视上核和室旁核，它们的轴突形成无髓神经纤维，走向漏斗柄。其主干组成下丘脑垂体束，终止于神经垂体，由主干发出的侧支终止于正中隆起。小细胞神经分泌系的神经元散在分布于下丘脑，主要位于室旁核小细胞部以及构成弓状核，细胞所分布的区域称为促垂体区（hypophysiotrophic area，HTA）。小细胞神经分泌系的神经元轴突构成无髓神经纤维，通向正中隆起的外层，终止于此处的垂体门脉系统的毛细血管附近。这些神经元分泌的肽类激素，经垂体门脉系统到达腺垂体，促进或抑制腺垂体细胞释放激素。而这些神经内分泌细胞本身又受到高级中枢神经的支配。正中隆起（median eminence）是下丘脑的一个特殊区域，不含有神经分泌神经元，人的正中隆起位于漏斗的背侧，第 3 脑室漏斗隐窝的周围，构成神经系统和内分泌系统最终的共同通路。下丘脑，腺垂体及其靶器官共同构成下丘脑-垂体-肾上腺轴、下丘脑-垂体-性腺轴等神经内分泌轴系。

3. 下丘脑的功能

下丘脑的主要功能是调控内分泌系统，它又是内脏调控低级中枢。

（1）调控内分泌系统　下丘脑产生若干释放激素和释放抑制激素（也称因子）。这些激素通过调控腺垂体细胞合成和释放激素（表 2－3），借此调控机体的生理活动与行为等。下丘脑还产生神经垂体激素（催产素和加压素）直接进入漏斗和神经垂体的血液中。在交媾、分娩、哺乳时，催产素的分泌可引起子宫平滑肌和乳腺肌上皮细胞的收缩；乳头和外生殖器受刺激时，能增强催产素的释放。加压素作用于肾小管，调节肾小管重吸收水的功能。

（2）调节食物和水的摄取　实验显示内侧和外侧下丘脑区具有相反的作用。部分切除内侧区可引起进食过多，导致肥胖；而部分切除外侧区则引起食欲下降或者拒食，因此，将下丘脑内侧区称为饱食中枢（satiety center），外侧区称为摄食中枢（feeding center）。一般认为，下丘脑外侧区也是饮水中枢，刺激该区可引起大量饮水，而毁损此区则饮水显著减少。近年研究证实，下丘脑内的神经肽 Y（neuropeptide Y，NPY）参与摄食的调控。

（3）体温调节　下丘脑对体温具有中枢性调节作用。一般认为，下丘脑前区（包括视前区）存在着较密集的热敏神经元和少数冷敏神经元，神经元上有温度受体；下丘脑后部则可能是整合部位。

（4）调节机体的昼夜节律　哺乳动物的组织和器官的功能活动大多显示 24 小时周期性变化，如温度、若干血浆成分的浓度、肾上腺皮质分泌活性、肾尿液的分泌、胃酸的形成、肝分解酒精的能力等均呈昼夜节律（circadian rhythms）变化。脑的其他部位受损伤对生物时间节律无影响，而下丘脑受损伤则可引起严重的节律性失调。

下丘脑与情绪反应相关，如畏惧、愤怒、厌恶、兴奋等。下丘脑中的一些核团还可能参与痛觉的调控。此外，下丘脑还参与免疫功能的调节，下丘脑室旁核被认为是神经内分泌免疫调节的整合中心。

2.3.2　垂体

垂体（hypophysis，pituitary gland）在脑的底部、下丘脑下方，位于蝶骨的垂体窝内，借助垂体柄悬吊于下丘脑的下方。垂体的体积很小，呈椭圆形，直径 0.8～1cm。新生儿的垂体重 0.1g 左右，随着年龄增长其体积与重量逐渐增加，成年男性垂体重 0.5～0.7g，女性稍重，妊娠时更重，经产妇的垂体可达 1.5g。

垂体的表面包被有结缔组织被膜，实质由腺垂体（adenohypophysis）和神经垂体（neurohypophysis）两部分组成（表 2－4，彩图 2－7）。腺垂体来自原始口腔，由远侧部、结节部和中间部组成。神经垂体来自神经管，由正中隆起、漏斗柄和神经部（或漏斗突）组成。远侧部又称为前叶，中间部和神经部（或漏斗突）又称为后叶。

表 2-3　下丘脑激素、功能、结构及主要细胞组成

激素名称	功能	结构	主要分泌细胞
促甲状腺激素释放激素（TRH，TRF）	刺激腺垂体促甲状腺素细胞分泌 TSH，在有的动物还刺激 LTH 释放	3 肽	
促肾上腺皮质激素释放激素（CRH，CRF）	刺激腺垂体促肾上腺皮质激素细胞分泌 ACTH，也促进一些细胞分泌 β 内啡肽	41 氨基酸多肽	室旁核小细胞部 视前内侧区
生长激素释放激素（GHRH，SRF）	刺激腺垂体生长激素细胞分泌 GH（STH）	44 氨基酸多肽	室旁核小细胞部
促性腺激素释放激素（GnRH），（主要为黄体生成素释放激素，LHRH）	促进腺垂体促性腺激素细胞分泌 LH 和 FSH 释放	10 氨基酸多肽	弓状核 腹内侧核
催乳激素释放激素（PRH）	刺激腺垂体催乳激素细胞分泌 PRL 或 LTH	可能为 3 肽	弓状核 视前内侧区
催乳激素释放抑制激素（PIH）	阻抑 PRL 或 LTH 分泌	多巴胺（DA）可能具有 PIH 功能	室旁核 视前内侧区
生长抑素或称生长激素释放抑制激素（SRIF，GIF，SOM）	阻抑腺垂体生长激素细胞分泌 GH（STH），还可调控一些细胞分泌胃泌素、胰岛素、高血糖素	环 14 肽	弓状核
促黑素细胞激素释放因子（MRF）	刺激垂体促黑素细胞激素细胞分泌 MSH	化学本质尚不清	室旁核 室周带 弓状核
促黑素细胞激素释放抑制因子（MIF）	阻抑促黑素细胞激素细胞分泌 MSH（大鼠，蛙）	3 肽（大鼠，蛙），人的 MIF 化学本质尚不清楚	弓状核
加压素（VP）		环 9 肽	视上核 室旁核
催产素（OT）		环 9 肽	视上核 室旁核

表 2-4　垂体的分部

- 腺垂体
  - 远侧部（前叶）
  - 结节部（前叶）
  - 中间部（后叶）
- 神经垂体
  - 神经部（或漏斗突）（后叶）
  - 漏斗
    - 正中隆起
    - 漏斗柄

1. 腺垂体的发生

垂体来源于原始口腔的外胚层和间脑的神经外胚层，前者分化为腺垂体，后者分化为神经垂体。

人胚发育第 4 周初（4～5mm 顶臀长），原始口腔顶部口咽膜前方的外胚层上皮细胞增生，向顶端背侧（间脑底壁外）突出一囊状结构，称拉特克囊（Rathke pouch）。人胚发育第 5 周，拉特克囊的头部膨大变圆，并向间脑底部方向（即神经垂体起始部）伸展，其与原始口腔顶部上皮的连接逐渐伸长变细形成一细

柄。于人胚发育第7～8周时，拉特克囊的柄部萎缩，与原始口腔间的通道封闭。拉特克囊的远侧端逐渐增大，前壁细胞增殖旺盛，增厚，分化成腺垂体的远侧部；拉特克囊的后壁形成腺垂体的中间部。拉特克囊的腔则逐渐完全封闭或遗留一窄缝隙；人胚胎发育第3月末，拉特克囊的背侧分围绕垂体漏斗部，形成腺垂体结节部（彩图2-8）。

2. 神经垂体的发生

与拉特克囊发育的同时，在间脑底部（即第3脑室底）的神经外胚层向腹侧突出，形成一漏斗状结构，称神经垂体芽（neurohypophyseal bud），即为神经垂体原基（彩图2-8）。人胚胎发育第10～11周时，神经垂体芽的远端由于神经上皮细胞增生而很快增大，逐渐向腹侧伸展，与拉特克囊后壁相邻接的部分分化成神经部（后叶），内含有与神经胶质细胞相似的垂体细胞和从丘脑下部神经细胞发出的神经纤维。与下丘脑相连部分形成正中隆起和漏斗柄。下丘脑神经元（主要是视上核和室旁核）的轴突自人胚胎发育第10周进入漏斗，第12周末到达垂体神经部。人胚胎发育第4个月时，垂体各部分已基本形成。

3. 腺垂体的结构和功能

腺垂体（adenohypophysis）是垂体最大的部分，约占垂体总体积的75%。腺细胞大多排列成团状、索状、或连成网状，中间部则可见小滤泡。细胞间有丰富的窦样毛细血管，结缔组织较少，除较大的血管周有结缔组织外，在腺细胞和窦样毛细血管周围一般仅围以少量网状纤维。腺垂体由远侧部、结节部和中间部组成（表2-2，彩图2-7）。

（1）远侧部

远侧部（pars distalis）是腺垂体的主要部分，约占垂体体积的75%，腺细胞排列成团状或索状，其间有丰富的血窦和少量网状纤维。远侧部的细胞主要分为嗜色细胞和嫌色细胞（彩图2-9，彩图2-10），前者又分为嗜酸性细胞和嗜碱性细胞两种类型。人垂体远侧部细胞的数量和比例因个体、生理状况和年龄的不同而有很大差异。一般嫌色细胞约占50%，嗜酸性细胞占40%，嗜碱性细胞占10%。嗜色细胞均具有分泌含氮激素细胞的电镜结构特征，腺细胞的细胞质内含有大量分泌颗粒，颗粒的形态结构、数量及大小存在差异（彩图2-11）。用免疫电镜细胞化学法可区分出分泌不同激素的细胞。各种细胞通常以其所分泌的激素来命名。

嗜酸性细胞　人的嗜酸性细胞（acidophilic）大多分布于远侧部的后外侧部，数量较多，细胞轮廓清楚，较嫌色细胞大，比嗜碱性细胞小，直径14～19μm，呈三角形、圆形或卵圆形。细胞核为圆形或卵圆形，位于细胞的一侧，染色深浅不一，有1～2个核仁。细胞质内含有发达的高尔基复合体、小的杆状线粒体和丰富的内质网。Munn染色标本，光镜下可分辨细胞质内的嗜酸性颗粒（彩图2-9，彩图2-10），颗粒的数量、分布、大小与染色深浅均不完全一致。

许多哺乳动物的嗜酸性细胞，根据细胞质内颗粒的大小及免疫组织化学的反应，分为两种类型。

生长激素细胞　生长激素细胞（somatotropic cell，STH cell）数量较多，约占嗜色细胞总数的50%以上，常聚集成群，沿窦样毛细血管排列，细胞质内充满大量的嗜酸性颗粒。电镜下，生长激素细胞的细胞体呈球形、卵圆形，细胞核为球形位于中央，细胞质的电子密度较低，内含的粗面内质网及高尔基复合体的数量等随细胞功能状态而异。分泌活跃的生长激素细胞一般较小，有丰富的、板层状的粗面内质网及发达的高尔基复合体。不太活跃的生长激素细胞具有贮存激素的功能，其细胞质内的粗面内质网及高尔基复合体发育均较差，细胞质中充满球形、高电子密度的、直径为250～600nm的分泌颗粒（大鼠此颗粒直径为300～400nm）（彩图2-12）。生长激素细胞分泌生长激素（growth hormore，

GH；或 somatotropic hormone，STH；或 somato-tropin)，其作用是促进机体的生长发育和物质代谢，对机体各个器官与各种组织均有影响，尤其对骨骼、骺软骨有特殊的刺激生长作用，促使骨的增长。若 STH 分泌过多，在幼年引起巨人症，在成人则发生肢端肥大症；若幼年时 STH 分泌不足可导致垂体性侏儒症，患者形体矮小，但智力发育正常。

催乳激素细胞　催乳激素细胞（mammotropic cell，prolactin cell）占嗜色细胞总数的 15%～20%，较生长激素细胞略大，在垂体前叶分布是随机的，常单个分布于细胞索内，但在后侧部偏多。常规染色即可见到催乳激素细胞内的嗜酸性颗粒。根据细胞化学及电镜技术又将催乳激素细胞分为两型：①浓密颗粒贮存型　细胞多位于毛细血管附近，细胞体大，呈多角形或长形，细胞质内充满颗粒。电镜下，细胞质内充满大量的大分泌颗粒，颗粒直径为 500～650nm，甚至可达 700nm。有时可见到较小的颗粒，直径约为 200nm。颗粒呈球形、卵圆形或不规则形，中心部电子密度均匀（彩图 2－13)。细胞质内可见粗面内质网及高尔基复合体。②稀疏颗粒或活跃分泌型　细胞体小或中等大，呈多角形、有长的突起。电镜下，细胞质内含有不成熟的分泌颗粒、丰富的粗面内质网和发达的高尔基复合体。催乳激素细胞的大小、形态及细胞器的变化与妊娠、授乳等生殖周期密切相关。在不授乳时，细胞内粗面内质网不多，高尔基复合体小。在妊娠期和哺乳期，细胞增多变大，粗面内质网增多，高尔基复合体发达，分泌颗粒显著增多，并含中等数量溶酶体。在哺乳期，可见分泌物先在粗面内质网合成，然后转入高尔基复合体，集聚、浓缩为成熟分泌颗粒，在靠近细胞基膜的表面逐渐排出（彩图 2－14)。断乳后，细胞内溶酶体增多，分解过剩的分泌颗粒和粗面内质网，细胞趋于不活动状态。催乳激素细胞分泌催乳激素（prolactin，PRL；或 lactotropic hormone，LTH；或 mammotropin)。PRL 能促进乳腺发育和乳汁分泌。在妊娠时和哺乳期，此种细胞数量增多，体积增大。

嗜碱性细胞　嗜碱性细胞（basophil）体积较大，但大小不等，直径 15～25μm，多分布于远侧部的中心部或头侧部。嗜碱性细胞呈圆形、卵圆形或多角形。细胞轮廓清楚，细胞质内含有嗜碱性颗粒，颗粒大小不一，一般比嗜酸性颗粒少（彩图 2－11)，颗粒内含大量黏多糖和核糖核酸。电镜下，细胞质内还含有许多线粒体，粗面内质网较丰富，高尔基复合体也较发达。细胞核着色深，染色质呈粒状。根据细胞质内颗粒的大小及免疫组织化学的反应，嗜碱性细胞分为 3 种。

促甲状腺激素细胞　促甲状腺激素细胞（thyrotroph 或 thyroid stimulating hormone cell，TSH cell）约占嗜色细胞总数的 5%。多分布于远侧部的前内侧，近中心，细胞排列成团。虽然细胞位于毛细血管周围，但不直接与其相接触。细胞中等大小，呈细长或多角形。电镜下，可见细胞周边的细胞质内含少量较小的分泌颗粒，直径 100～150nm，颗粒密度稍低，轮廓稍不规则（彩图 2－15)。免疫电镜技术显示，此种细胞分泌促甲状腺激素（thyroid stimulating hormone，TSH)。TSH 可促进甲状腺的发育及调控甲状腺滤泡上皮细胞合成和释放甲状腺激素。

促性腺激素细胞　促性腺激素细胞（gonadotroph）约占嗜色细胞总数的 10%，分布于远侧部周边的窦样毛细血管附近，也散在于整个前叶。细胞体积较大，呈球形或卵圆形；细胞质内含大量嗜碱性分泌颗粒。电镜下，促性腺激素细胞呈球形，细胞核偏位；细胞质内含大量的线粒体、丰富的粗面内质网和发达的高尔基复合体，大量中等大小、球形的分泌颗粒，直径 200～400nm（彩图 2－16)。促性腺激素细胞分泌卵泡刺激素（follicle stimulating hormone，FSH）和黄体生成素（luteinizing hormone，LH)。FSH 在女性可促进卵巢内卵泡的发育和卵泡细胞分泌雌激素，并在LH协同作用下，促进卵泡成熟，排卵和形成黄体。FSH在男性则刺激生精小管支持细胞合成雄激素结合蛋白，促进生精细胞的分裂及精子的形成，刺激睾丸间质细胞分泌睾酮，故又称为间质细胞刺激素（interstitial cell stimulating hormone，ICSH）。

促肾上腺皮质激素细胞　促肾上腺皮质激素细胞（corticotroph），又可称为ACTH细胞（ACTH cell），占嗜色细胞总数的15%～20%，多散在分布于远侧部中心偏头侧，也见于结节部和中间部。细胞数量较少，体积较小，呈圆形或椭圆形，有细长突起至毛细血管附近，有时围绕邻近的细胞。电镜下，细胞质内粗面内质网和分泌颗粒均较少；颗粒直径150～250nm，常沿细胞膜排列，电子致密度不一，常常是几种不同致密度的颗粒共存于细胞内（彩图2-17）。ACTH细胞分泌促肾上腺皮质激素（adrenocorticotropic hormone，ACTH）、促脂激素（lipotropic hormone，LPH）、β-内啡肽（β-endorphin，β-END）和β黑素细胞刺激素。ACTH可促进肾上腺皮质的发育，对肾上腺糖皮质激素、性激素的分泌有明显的影响，而对盐皮质激素影响甚小；LPH可作用于脂肪细胞，促使其三酰甘油分解产生脂肪酸；β-内啡肽有轻度镇痛效应；β黑素细胞刺激素可促进黑素细胞形成黑素颗粒。

嫌色细胞　嫌色细胞（chromophobe cell）数量多，约占腺垂体远侧部细胞总数的50%（彩图2-9，彩图2-10）。光镜下，嫌色细胞的体积较小，呈圆形或多角形，着色淡，细胞界限不清；细胞质少，部分嫌色细胞内有少量分泌颗粒，可能是脱颗粒的嗜酸性细胞或嗜碱性细胞，少数细胞未见内含分泌颗粒，故认为它是未分化的贮备细胞（reserve cell），能分化为其他各种腺细胞。电镜下，远侧部仅有少量嫌色细胞无分泌颗粒，而绝大多数的嫌色细胞均含少量颗粒（见表2-5）。

表2-5　腺垂体内细胞类型、分泌的激素、染色特点及分泌颗粒直径

细胞类型	分泌激素	染色反应		分泌颗粒直径（nm，大鼠）
		常规染色	PAS反应	
生长激素细胞	生长激素（GH或STH）	嗜酸	－（蛋白质）	300～400
催乳激素细胞	催乳激素（LTH）	嗜酸	－（蛋白质）	500～600
促甲状腺激素细胞	促甲状腺激素（TSH）	嗜碱	＋（糖蛋白）	100～150
促性腺激素细胞	卵泡刺激素（FSH）黄体生成素（LH）	嗜碱	＋（糖蛋白）	200～400
促肾上腺皮质激素细胞	促肾上腺皮质激素（ACTH）促脂激素（LPH）	嗜碱或嫌色	－，＋（蛋白质）	150～250
嗜酸性嫌色细胞		嫌色		
嗜碱性嫌色细胞		嫌色		
无颗粒（嫌色）细胞		嫌色		

滤泡细胞　滤泡细胞（follicular cell）又称星形细胞（stellate cell），是腺垂体内的非分泌性的无颗粒细胞，因此一些学者将它归于嫌色细胞，但有的又将它单列为一类。滤泡细胞呈长形，具有星状突起，突起互相连成网，网眼内充满胶体物质。电镜下，可见滤泡细胞面向胶体的一面有微绒毛，偶见纤毛；细胞质内的细胞器少，几乎无分泌颗粒（图 2-18）。此种细胞相当于神经胶质细胞，具有支持、营养和保护作用。滤泡细胞突起间以缝隙连接传递信息，它们之间的网络结构可能是构成腺垂体整个功能的重要结构基础。滤泡细胞还分泌多种生长因子和白细胞介素-6。

新近研究报道，腺垂体内还有许多树突状细胞，其功能不仅是具有抗原呈递作用，而且还可能与调节生长发育、调节激素分泌及反馈作用等有关。

（2）结节部

结节部（pars tuberalis）是垂体前叶向背侧伸展的部分，借薄层结缔组织与漏斗柄相分隔（彩图 2-9）。此部厚 25～60μm，在漏斗柄前方的部分最厚，后方则较薄或缺如。结节部具有丰富的毛细血管和门微静脉。腺细胞沿血管呈索状排列，包括未分化的细胞及少量较小的嗜酸性细胞和嗜碱性细胞。结节部主要功能是下丘脑与远侧部之间通过门静脉传递物质的通道。有人认为结节部的细胞也具有分泌功能，是对远侧部功能的调节与补充。免疫组织化学的研究指出，结节部细胞的颗粒内含有 ACTH、LH、TSH 和小量的 LTH，详情有待进一步探讨。

（3）中间部

中间部（pars intermedia）是位于远侧部与神经部之间的狭窄部分。人的中间部不发达，约占垂体体积的 2%。该部有一些大小不等的滤泡，由立方或柱状细胞围成，腔内含少量胶质（彩图 2-19）。滤泡周围有一些嫌色细胞和嗜碱性细胞。嗜碱性细胞为黑素细胞刺激素细胞（melanotroph），主要分泌 α-黑素细胞刺激素（α-melanocyte stimulating hormone，α-MSH）。细胞体积较大，呈多边形，细胞质含丰富的线粒体，具有发育良好的粗面内质网和高尔基复合体，还有许多直径 200～300nm 的分泌颗粒，颗粒的电子致密度不一。α-MSH 能促进黑素细胞合成黑色素。

（4）垂体的血管分布

垂体的动脉　垂体的动脉有垂体上动脉和垂体下动脉。

腺垂体的血液供应主要依靠颈内动脉和大脑基底动脉环发出的垂体上动脉。垂体上动脉在正中隆起和漏斗柄处形成窦状毛细血管网，称为初级毛细血管网，这些毛细血管网汇集形成数条（12～15 条）较大的垂体门微静脉，经漏斗柄和结节部下行至远侧部再次形成窦状毛细血管网，称为次级毛细血管网，由此构成垂体门静脉系统（hypophyseal portal system）。远侧部的毛细血管最后汇集成静脉进入垂体周围的静脉窦（彩图 2-21）。来自左、右颈内动脉的垂体下动脉进入神经部形成毛细血管网，有分支与远侧部毛细血管吻合。神经部的毛细血管最后也汇入垂体周围的静脉窦（彩图 2-21）。电镜下，初级毛细血管网和次级毛细血管网的血管内皮均为有孔型，有明显的血管周间隙。来自下丘脑的神经末梢靠近毛细血管，利于激素释放入血。下丘脑促垂体区的分泌神经元产生的激素，由其轴突运送至正中隆起，释放入初级毛细血管内，再经门静脉送至远侧部的次级毛细血管，从而调节远侧部各种腺细胞的分泌活动。

腺垂体的血液供应的另一个来源是颈内动脉经过海绵窦后部时，发出的垂体下动脉，主要供应垂体神经部，并有分支经中间部与远侧部的窦样毛细血管相连。

在中间部及漏斗下 1/3 处，垂体上、下动脉所属的毛细血管在此有吻合。下丘脑、结节部及正中隆起等之间也有毛细血管吻合。

垂体的静脉　垂体前叶毛细血管汇集成小

静脉，由小支合并为大干进入海绵窦。

目前有研究表明，下丘脑、腺垂体和神经垂体之间存在着血液环流模式，即血液可从远侧部流向神经部、漏斗柄、再至漏斗，又返回至远侧部。研究还发现，离开垂体的血管，其数量与口径的总和远远小于进入血管的数量及口径的总和，故认为垂体内的血流可能存在逆流。关于垂体激素到达脑的途径，除了通过毛血管网的吻合联系外，认为在一定情况下可通过颈内动脉反流，通过伸长细胞摄取送至脑室，通过垂体的分泌性神经元的轴突逆行运输回到下丘脑等途径。

4. 腺垂体与下丘脑的关系

下丘脑弓状核等处的一些神经元具有内分泌功能，称为神经内分泌细胞。这些小神经内分泌细胞的轴突伸至漏斗，构成结节漏斗束（tuberoinfundibular tract）。这些神经内分泌细胞能合成多种激素，沿轴突运送至漏斗并释入该处的初级毛细血管内，激素再经垂体门脉系统输送到远侧部的次级毛细血管网，从而调节远侧部各种腺细胞的分泌活动（彩图 2-21）。

小神经内分泌细胞分泌两大类激素：一类对腺垂体细胞分泌起促进作用的激素，称为释放激素（releasing hormone，RH）；另一类对腺细胞分泌起抑制作用的激素，称为释放抑制激素（release inhibiting hormone，RIH）。由此可见，下丘脑与腺垂体在结构上虽无直接联系，但可通过下丘脑促垂体区的小神经内分泌细胞所产生的释放激素和释放抑制激素，经垂体门脉系统调节腺垂体内各种细胞的分泌活动，反之，腺垂体细胞产生的激素又可通过血液循环，反馈影响促垂体区小神经内分泌细胞的功能活动，使下丘脑和腺垂体形成一个功能整体，故将此称为下丘脑-腺垂体系。

目前已知下丘脑神经内分泌细胞分泌的释放激素有：生长激素释放激素（GRH）、催乳激素释放激素（PRH）、促甲状腺激素释放激素（TRH）、促肾上腺皮质激素释放激素（CRH）、促性腺激素释放激素（GnRH）、黑素细胞刺激素释放激素（MSRH）等。分泌的释放抑制激素有：生长激素释放抑制激素（或称为生长抑素，SOM），催乳激素释放抑制激素（PIH），黑素细胞刺激素释放抑制激素（MSIH）等。

5. 神经垂体的结构和功能及其与下丘脑的关系

神经垂体包括正中隆起、漏斗柄和神经部，主要由大量无髓神经纤维和神经胶质细胞构成，其间有少量结缔组织和较丰富的窦状毛细血管（彩图 2-20）。

无髓神经纤维来自下丘脑视上核和室旁核的大神经内分泌细胞，这些细胞的特点是细胞体内含有许多直径 100～200 nm 的球形分泌颗粒，其轴突经漏斗伸达神经部，构成神经部的下丘脑垂体束（hypothalamo-hypophyseal tract）（彩图 2-21）。细胞内的分泌颗粒沿轴突运输至神经部，以胞吐方式将颗粒内的激素释入窦状毛细血管。分泌颗粒在轴突沿途或在轴突终末聚集成团，形成轴突沿途串珠样膨大，光镜下呈现为大小不等的嗜酸性团块，称为赫林体（Herring body）（彩图 2-22）。

神经部的神经胶质细胞又称为垂体细胞（pituicyte），是神经垂体内的主要细胞成分，占神经垂体体积的 25%～30%，分布在神经纤维之间。银浸法显示垂体细胞形态各异、大小不等，常有数个突起。相邻垂体细胞的突起彼此相连成网，电镜观察可见突起间有缝隙连接和中间连接。下丘脑垂体束的神经纤维和轴突终末位于垂体细胞突起之间。细胞质内含有脂滴和棕色的色素颗粒。垂体细胞除具有一般神经胶质细胞的支持和营养作用外，还有吞噬和保护作用，并对神经分泌物的释放起调节作用。

视上核和室旁核的神经内分泌细胞合成抗利尿激素（antidiuretic hormone，ADH）和催产素（oxytocin，OT）。抗利尿激素的主要作用是促进肾小管和集合小管重吸收水，使尿量减少；抗利尿激素分泌超过生理剂量时，可导致小动脉平滑肌收缩，血压升高，故又称为加压素（vassopressin）。催产素能使子宫平滑肌收缩，并促进乳腺分泌。

由此可见，神经垂体只是储存和释放下丘脑神经内分泌细胞所产生激素的部位。神经垂体与下丘脑直接相连，是结构和功能的统一体，两者之间的神经纤维构成下丘脑-神经垂体束。

6. 下丘脑和垂体与其他内分泌腺的相互关系

内分泌腺的分泌活动，除受神经系统的调控外，某些内分泌腺之间的相互协调是很重要的，其中下丘脑和垂体与其他几种腺体之间的相互调节最为重要。一方面，下丘脑弓状核等处的神经内分泌细胞分泌的释放激素和释放抑制激素，通过垂体门脉系统调节腺垂体各种腺细胞的分泌活动；腺垂体分泌的各种激素又调节相应的靶器官和靶细胞的分泌活动。另一方面，靶细胞的分泌物或某种物质（如血糖、血钙等）的浓度变化，反过来又可影响相应内分泌腺的分泌活动，这种调节称为反馈。反馈调节是机体生理活动最重要的调节方式。例如，下丘脑的神经内分泌细胞分泌的促甲状腺激素释放激素，作用于腺垂体远侧部的促甲状腺激素细胞，使其分泌促甲状腺激素，进而促甲状腺激素又促使甲状腺滤泡上皮细胞合成和分泌甲状腺激素，此过程为正反馈调节；当血液中的甲状腺激素达到一定水平时，则抑制下丘脑或腺垂体相应激素的分泌，使血液中甲状腺激素水平下降，此为负反馈调节。当血液中甲状腺激素下降到一定水平时，再以正反馈调节使激素分泌增多（彩图 2-23）。

2.4 松果体
Pineal gland

松果体（pineal body），又称松果腺（pineal gland）或脑上体（epiphysis），属于神经内分泌系统。

2.4.1 松果体的发生

人胚发育第 6 周初（约第 36 天），由间脑顶板第 3 脑室正中线末端向外突起形成松果体原基（epiphyseal primordium）。在人胚发育第 7 周时，松果体原基明显向外突起，先形成小囊，以后细胞增殖变厚发育成实心器官，只在基部保留一小腔，即为隐窝（彩图 2-24）。松果体与间脑相连处形成松果体柄。至人胚胎发育第 5 个月，神经上皮细胞开始分化出松果体细胞（主细胞）和神经胶质细胞。两种细胞呈镶嵌排列，排列成索或滤泡，但在胚胎和幼年时期，以松果体细胞为主。位于松果体原基外的间充质组织长入松果体细胞之间，形成小梁，将腺体分隔成不规则的小叶，丘脑上部神经细胞发出的神经纤维穿入，其中还有来自神经嵴的神经膜细胞。至人胚胎发育后期，滤泡消失，小叶边界清晰。松果体细胞体积增大，而神经胶质细胞数量渐增多。出生后，松果体继续发育，3～5 年后接近成人松果体的重量，7～8 年后松果体发育达到高峰，以后逐渐减慢，青春期后松果体细胞明显退化，结缔组织增生，使得松果体的小叶间隔随年龄而增宽，神经胶质细胞相对增多。50 岁时，松果体重量可达 150～160mg，60 岁后重量开始减轻。

2.4.2 松果体的结构

人的松果体呈扁锥形，灰红色，长 5～8mm，宽 3～5mm，重 120～200mg，位于间脑顶端后上方，以柄与间脑相连，第 3 脑室凸向柄内形成松果体隐窝。松果体表面被覆有结缔组织构成的被膜。被膜下为松果体的实质和间质。松果体被膜形成许多小隔伸入实质，将其分隔成许多不规则小叶，薄壁血管和无髓神经纤维分布于不规则小叶之间。间质的结缔组织中网状纤维和胶原纤维较多，弹性纤维较少。在间质内可见成纤维细胞、淋巴细胞、浆细胞、巨噬细胞、肥大细胞及黑素细胞等。松果体实质主要由松果体细胞和神经胶质细胞构成（彩图 2－25）。

1. 松果体细胞

松果体细胞（pinealocyte）约占全部实质细胞的 90%，也称为主细胞（彩图 2－25）。在 HE 染色切片中，松果体细胞浅染，排列成上皮样细胞索，银浸法可显示细胞有两个或多个突起，常规染色难显示。细胞突起较长而弯曲，有的突起行于细胞间，终止于小叶内，有的呈辐射状伸向结缔组织间隔和松果体隐窝的室管膜。突起末端以球形膨大终止于血管和室管膜附近，或附着于血管壁上。松果体细胞的细胞核大而圆，有的呈不规则的凹陷或分叶状，有一个或多个核仁。细胞质呈弱嗜碱性，常含有脂滴。

电镜下，松果体细胞的细胞核直径 7～10nm，电子密度类似神经细胞，染色质多位于核周边，靠近核膜（彩图 2－26，彩图 2－27）。在近细胞核凹陷处的细胞质内有时可见丰富的粗面内质网和核糖体、发达的高尔基复合体，大量的圆形线粒体，偶尔也有呈杆状的线粒体；还可见溶酶体、脂滴、中心粒和微管束形成的小区。细胞体和细胞突起内含有大量微管和一种散在或成群分布含电子密度较高的颗粒状物质的小泡、凝结体（grumose），或称为密体（dense body）。松果体细胞的细胞质内还含有突触样微泡（synaptic like microvesicle，SLMV），电子密度低，在结构和功能上类似于神经元的突触小泡，能够聚集并分泌单胺类或乙酰胆碱类神经递质，介导松果体细胞间通信。

松果体细胞内除含有一般的细胞器外，还含有一种特殊的异生细胞器（heterogeneous organelle），即突触带和突触球（图 2－28）。突触带（synaptic ribbon，SR）由电子致密中心及周围小泡构成。这些细胞器多位于细胞接触界面处。突触带数目有昼夜节律变化，并与褪黑素产生的节律变化有平行关系。突触带的数量可因动物接受连续光照而改变，也可因吲哚生物合成的药物作用而改变。

松果体细胞间有中间连接、桥粒和缝隙连接等连接结构。缝隙连接使相邻细胞沟通信号，从而使松果体保持整体性的一致活动。

2. 神经胶质细胞

神经胶质细胞分布于血管及松果体的细胞索之间，占松果体实质细胞总数的 5%，主要为星型胶质细胞，很少见到小胶质细胞和少突胶质细胞。在 HE 染色切片中，星型胶质细胞的细胞核呈长椭圆形，着色比松果体细胞的细胞核深，细胞质嗜碱性，可见细胞突起伸至毛细血管间隙形成致密胶质网，或分布在松果体细胞之间（彩图 2－25）。电镜下，星型胶质细胞的细胞质内可见粗面内质网及大量游离核糖体，偶见糖原颗粒和微管，较多的微丝。微丝直径 5～10nm，长度不等，在细胞内成束或散在分布，在突起内则成束平行排列（彩图 2－26）。根据胶质细胞与松果体细胞的密切关系，有人认为它除有支持和营养作用外，还可能起中介作用，协调松果体细胞的分泌。随年龄的增长，胶质细胞增生形成胶质瘢痕。

在松果体隐窝腔面覆有一层柱状的室管膜细胞，有人认为它可产生精氨酸催产素。

3. 脑砂

脑砂（brain sand，corpora arenacea）为钙化的颗粒状结构，位于松果体实质细胞间和间质中，有时也可见于细胞内（彩图 2－25）。通常在 10 岁前后，由于松果体基质的钙化，其内开始出现大小不等的脑砂，并随年龄的增加而增多。脑砂为圆形或葡萄状，呈同心圆板状结构，直径 0.8～1.0mm。电镜下，脑砂具有两种形态，一种为不规则型，呈同心圆板层；一种是结晶型，含有针形结晶。组织化学研究表明，脑砂主要成分为矿物质。人脑砂的矿物质成分主要为磷酸钙和碳酸钙，以羟基磷灰石结晶形式存在，含有镁、锌、铁、锰等微量元素。目前认为脑砂是松果体分泌活动的结果，而非病理产物。当松果体细胞的小泡释放激素载体复合物后，复合物即解体，载体蛋白与钙离子结合为钙载体复合物形成脑砂。现在有人认为脑砂随年龄增长而增多，与衰老有关，是松果体退化的结果。人从6岁至7岁起即可见松果体脑砂，30岁时，80%的人在X线或CT检查中均可见脑砂。46～50岁时达高峰，这可能与更年期性激素水平下降有关。

4. 松果体的血液供应

松果体的血液供应十分丰富，脑脉络膜动脉的许多小动脉分支均可供应松果体。微动脉穿过松果体被膜，在实质细胞间分支形成毛细血管网，毛细血管内皮为有孔型，但近年有人观察猫的松果体，发现其毛细血管内皮为无孔型。在毛细血管内皮基膜外有血管周间隙（perivascular space），交感神经末梢和松果体细胞突起的终末在血管周间隙内常相互靠近。松果体的静脉血通过被膜下的微静脉进入邻近的脑膜，最后导入脑静脉或临近的硬膜静脉窦。

5. 松果体的神经

人松果体的神经支配较为复杂，它与缰连合、后连合保持着神经联系，又接受来自下丘脑的一些核团（室旁核等）发出的神经纤维。狐猴松果体的中心部可见神经节细胞。在雄性豚鼠松果体内观察到大量无髓神经纤维和少量有髓神经纤维。前者大多成小束分布于小血管及毛细血管附近，也有单独地散在于松果体细胞之间者；后者多分散于深部血管附近，偶尔也见于松果体细胞之间。它们的末梢（或膨体）内含有不同类型突触小泡。有人将突触小泡分3种类型：第1类含有圆形清亮突触小泡（直径为40nm）和致密核芯小泡（直径为45nm），此类神经末梢最多；第2类仅含圆形清亮小泡（直径为45nm），此类末梢较少；第3类含有圆形清亮小泡与较大的致密核芯小泡（直径90～130nm），此类末梢最少。上述神经末梢与松果体细胞紧密相贴，局部电子密度增高，但未见典型的突触结构。若切除双侧颈上神经节，无髓纤维几乎全部消失，第1类末梢也全部不见，而第2、3类末梢不消失。按照突触小泡形态特点推断，第2类末梢可能为胆碱能神经纤维，第3类可能是肽能神经纤维。

哺乳动物松果体细胞的分泌活动受光周期的影响，这条通路是从视网膜开始，经视交叉，终止于视交叉上核（suprachiasmatic nucleus，SCN），这一传导束称为视网膜下丘脑束。视交叉上核向下丘脑的室周区和结节区发出纤维，经后脑顶盖背侧进入脊髓的胸段；由胸段发出节前神经与颈上神经节的节后神经元发生突触。节后交感神经可与供应松果体的血管伴行进入松果体，但并不与松果体细胞形成突触，而是分布在松果体各类细胞之间或毛细血管周间隙，因此节后纤维末梢释放的去甲肾上腺素是通过渗透方式作用到松果体细胞的。光照刺激可抑制去甲肾上腺素的释放；相反，黑暗可促进其释放。

2.4.3 松果体的功能

松果体的功能较复杂，至今尚未充分了解。低等脊椎动物的松果体为光感受器，直接感受光的刺激，通过神经传入脑。哺乳动物的松果体是一个内分泌器官，或称为神经内分泌转换器（neuroendocrine transducer），它受多种神经支配，分泌多种活性物质。哺乳动物松果体分泌物的主要作用是对下丘脑-垂体-性腺轴的调节，参与生物节律，抑制生殖，调节体温，对许多器官的功能具有高度的整合调节作用。松果体生成多种生物胺和肽类物质，其中以褪黑素最多。另外，松果体还含有神经递质γ氨基丁酸（GABA）及精氨酸催产素等。松果体分泌的某些物质呈明显的节律性变化。

2.4.4 松果体的节律活动

松果体的分泌活动表现明显的昼夜节律(circadian)、月节律和年节律现象。

1. 昼夜节律

松果体细胞内脂类含量、糖原颗粒含量、细胞器的数量与分布及摄取放射性磷标记物的代谢均有昼夜周期性的节律，尤以松果体的主要产物褪黑素和它的前身物质5-羟色胺（5-HT）的昼夜节律更明显。5-HT和褪黑素的昼夜节律呈负相关，5-HT白天多，夜间减少，而褪黑素白天几乎没有，夜间显著增多。应用荧光组织化学技术观察胺类物质的昼夜变化，结果表明，白天的松果体细胞和交感神经纤维内均呈5-HT黄色荧光；夜间的松果细胞内5-HT荧光明显减少，交感神经纤维内的5-HT荧光消失，而代之以绿色的儿茶酚胺的荧光。在模拟昼夜的光照条件下（明、暗环境各12h）饲养小鼠，不同时刻取松果体，荧光显微镜下观察测定松果体细胞5-HT的荧光强度，呈现出午后1时最高、半夜1时最低的昼夜节律，这与生物化学的研究结果基本一致。松果体激素的分泌及松果体细胞内酶活性也有昼夜节律变化，如白天5-HT升高，5-羟色胺-N-乙酰转移酶（serotonin-N-acetyltransferase，NAT）活性低；而夜晚5-HT减少，NAT活性增强，N-乙酰-5-羟色胺升高，但羟基吲哚-氧-甲基转移酶(hydroxyindole-O-methyltransferase，HIOMT）活性变化不明显，这可能是由于HIOMT对光照的反应较慢的缘故。大量研究表明，动物血液、尿和脑脊液中的褪黑素含量也在夜间达高峰，而且与动物是在夜间活动或白天活动的生活习性无关。体液中褪黑素节律变化与松果体内NAT活性节律变化是一致的。

影响松果体褪黑素昼夜节律变化的主要生理因素是光照，但明和（或）暗周期并不是松果体昼夜节律变化的真正原因。如将动物眼球剜去，或将动物或人处于封闭无声室内，并给予持续光照或持续黑暗的条件下，松果体昼夜节律变化依然存在，但与自然界的昼夜节律失去同步，成为“自由运行（free running)”节律。松果体这种节律的频率变化与动物的种属、个体的自然状态（年龄等）及其他因素有关。当松果体的“自由运行”节律受到光照变化（昼夜交替）的影响时，就与明和（或）暗周期紧密合拍。松果体昼夜节律是与睡眠和（或）清醒的周期紧密合拍的，因此，夜间活动的动物松果体内源性节律与白天活动的动物大约有12小时的位相差。目前认为下丘脑视交叉上核（SCN）是控制昼夜节律的神经核团之一，或是节律活动的调节器，它具有内源性节律和独立而又耦联的生物钟作用，视交叉上核始终与来自内外环境的神经冲动保持同步。若切断视网膜与视交叉上核之间的联系，则昼夜节律变为“自由运行”节律；破坏成年啮齿动物视交叉上核，松果体的许多昼夜节律变化消失。大鼠出生后3周内破坏其视上核，则松果体的大部分昼夜节律不形成。视交叉上核为一对由小神经元构成的椭圆形核团，其神经元大多与视网膜联系。它的神经元可能有两种类型：一种为“光兴奋细胞（light activated cell)”，细胞受光刺激后电活动增强；另一种数量较少，为“光抑制细胞（light-suppressed cell)”，对光照不敏感，但受长期亮光照射可致细胞损害。

2. 月节律

主要表现在女性，血液中褪黑素含量变化与月经周期有关。血液LH在排卵前达高峰时，褪黑素水平降到最低点；月经来潮时，血液褪黑素含量升高至排卵前的5倍左右。

3. 年节律

哺乳动物生殖活动年周期与垂体-性腺系统的活动周期直接有关，季节性日照期长短可能通过松果体而影响生殖系统的功能。光照变化对人生殖活动的影响较小，但在芬兰北部冬季日照期很短，夏季则相当长，有人连续四年观察该地区妇女的怀孕率，发现6～8月份的怀孕率最高，1月份最低。爱斯基摩妇女一年中在光照最少的4个月内几乎没有月经出现。还有报道提出生活在温带的妇女怀孕率与生活在寒带的妇女怀孕率确有差别。以上现象提示，人松果体受短日照的影响可能与生育能力的受抑制相关。褪黑素的合成受光照影响，强阳光照射可抑制褪黑素合成，在冬季尤为明显。幼年失明的女孩，青春期往往提前，这可能是由于失明后褪黑素长期保持在高水平，最终导致性腺对褪黑素的抑制作用敏感性丧失。上述现象说明人的松果体对生殖活动可能有一定抑制作用。人松果体在年内光照时间的不同时期，分泌褪黑素的量也有差别，对性腺器官就产生不同的影响，使人类的生殖能力高潮呈现一定的规律。

2.5 甲状腺
Thyroid gland

甲状腺位于颈前部，是根据其后面的甲状软骨而命名（彩图2-29）。甲状腺分左右两个侧叶，位居于气管的两侧，右叶常大于左叶。两侧叶以峡部相连，约1/3的人由峡部向上伸出锥体叶。新生儿甲状腺重1.5g，10岁至成人的甲状腺重10～40g，老年人的甲状腺渐趋萎缩，重量也减轻。

2.5.1 甲状腺的发生

甲状腺起源于人胚胎发生过程中的内胚层，是胚胎内分泌腺中出现最早的腺体。人胚发育第4周初（3～5mm CR），在原始咽底正中处，相当于第1咽囊平面的奇结节尾侧的内胚层细胞增生为甲状腺原基（thyroid primordium）。此原基的细胞向尾侧生长，在第1、2咽囊平面处分为2个芽突。约在人胚发育第4周末，芽突继续向颈下方生长，其根部仅借细长的甲状舌管（thyroglossal duct）与原始咽底壁相连。这一细管在人胚发育第6周开始萎缩退化，在舌根部留有一痕迹，称为盲孔。随着原基的进一步发育和分化，左、右芽突的末端细胞增生，形成左、右两个细胞团，以后演变成为甲状腺的两个侧叶，其中间部成为峡部。有人认为，后鳃体也参与甲状腺的构成。到人胚发育第7周时，甲状腺抵达其最后位置（彩图2-30）。

2.5.2 甲状腺滤泡旁细胞的发生

滤泡旁细胞（parafollicular cell），首先由Baker（1877）所描述，又称之为C细胞、亮细胞、富含线粒体细胞及后鳃体细胞等。在人胚胎发育时，滤泡旁细胞来自最后一对咽囊形成的后鳃体（ultimobranchial body），以后并入甲状腺，分化形成甲状腺的第二类上皮细胞——滤泡旁细胞。也有人认为，滤泡旁细胞来自神经嵴。神经嵴细胞在向尾侧迁移时，部分细胞迁入最后一对咽囊的腹侧分，在哺乳类再转移到甲状腺内形成滤泡旁细胞。

2.5.3 甲状腺的结构

甲状腺表面有薄层结缔组织被膜，结缔组织伴随血管和神经伸入甲状腺实质内，将实质分为界限不清、大小不等的小叶。甲状腺实质主要由许多滤泡（follicle）组成，每个小叶内有20～40个滤泡。人的甲状腺约有3 000 000个滤泡。滤泡间的结缔组织内有丰富的有孔毛细血管。滤泡呈不规则球形或卵圆形，大小不一，直径0.2～0.9mm，以小滤泡居多数。新生儿和儿童的甲状腺滤泡大小较均匀，多为圆形；随年龄的增长，滤泡的形状和大小差别也逐渐增大。成人可见散在的大滤泡，有的用肉眼即可分辨。

甲状腺滤泡壁由单层滤泡上皮细胞（follicular epithelial cell）围成，基底面有薄的基板，外包纤细的网状纤维。上皮细胞间有少量滤泡旁细胞。滤泡腔内充满嗜酸性的胶质（彩图 2－31）。

1. 甲状腺滤泡上皮细胞

结构　甲状腺滤泡上皮细胞是组成滤泡的主要细胞，一般呈立方形，但细胞高度可随功能状态不同而变化。功能活跃时，细胞增高呈矮柱状，可高达 18μm，滤泡腔内胶质减少；反之，细胞呈扁平状，高仅 2μm，滤泡腔内胶质增多。滤泡上皮细胞的细胞核呈圆形，位居细胞中央或靠近基底部，染色质呈颗粒状，有 1～2 个核仁。细胞质呈嗜碱性。滤泡腔内的胶质是滤泡上皮细胞的分泌物，主要成分为碘化的甲状腺球蛋白，属糖蛋白。扫描电镜下，滤泡上皮细胞的腔面呈五角形或六角形，内表面有短而不规则的微绒毛，有时可见伪足样细胞突起，偶见单根纤毛（彩图 2－32）。透射电镜下，滤泡上皮细胞顶部相邻面有连接复合体封闭滤泡腔，使具有抗原性的甲状腺球蛋白不致泄出。紧密连接的下方有桥粒，桥粒绕细胞侧面排成环状，向细胞底部逐渐稀疏散在。功能活跃的滤泡上皮细胞，既具有分泌细胞也具有吸收细胞所常见的电镜结构特点，即细胞质内含轻度扩张的粗面内质网，细杆状的线粒体，富于小泡的高尔基复合体，在顶部细胞质近高尔基复合体处有微丝和微管（彩图 2－33）。粗面内质网面向高尔基复合体附近，以及顶部细胞质中可见 3 种小泡。第 1 种为直径 150～200nm，电子不甚致密的分泌小泡，内含新合成的甲状腺球蛋白，称为顶部小泡。第 2 种为直径400～1 000nm 的胶质小滴，电子密度与滤泡腔内的胶质相同，已确认它是滤泡上皮细胞从滤泡腔重吸收的物质。第 3 种为直径 100～300nm，电子密度高，呈酸性磷酸酶和酯酶阳性的初级溶酶体。

功能　甲状腺滤泡上皮细胞具有双相的分泌活动，此过程历经甲状腺的聚碘（I^-）作用及 I^- 的活化、甲状腺球蛋白的合成、碘化、贮存、重吸收和分解以及甲状腺激素释放入血等步骤（彩图 2－34）。

（1）甲状腺的聚碘作用及 I^- 的活化　甲状腺激素是含碘激素，机体中 80%的碘在甲状腺内。滤泡上皮细胞具有很强的摄碘能力。在细胞底面的细胞膜上有依赖于 Na^+－K^+－ATP 酶的碘泵。甲状腺内的 I^- 浓度高于血浆 20～50 倍。在正常生理情况下，甲状腺聚 I^- 能力受垂体分泌的 TSH 调节。临床上常用摄取放射性碘的能力来检查和判断甲状腺的功能状态。

I^- 被摄入滤泡上皮细胞的顶面后，在过氧化酶的作用下被细胞内的 H_2O_2 氧化为有活性的 I^2（或 I^0），它是碘的活化型。活化型碘可与甲状腺球蛋白中酪氨酸残基结合。

（2）甲状腺球蛋白的合成　氨基酸通过血液进入滤泡上皮细胞后，在粗面内质网形成甲状腺球蛋白（thyroglobulin，TG）前体。随后，甲状腺球蛋白在粗面内质网内被甘露糖和 N－乙酰葡糖胺初步糖化，然后经运输小泡转运至高尔基复合体进一步糖化和硫化，浓缩形成直径 150～200nm 的球形，内含甲状腺球蛋白的分泌颗粒。

（3）甲状腺球蛋白的碘化与贮存　在滤泡上皮细胞微绒毛与滤泡腔交界处，甲状腺球蛋白酪氨酸残基上的氢原子被活化型碘所取代，形成碘化甲状腺球蛋白。碘化甲状腺球蛋白以胶质的形式贮存在滤泡腔内（彩图 2－36）。

（4）滤泡上皮细胞的重吸收　在垂体分泌的促甲状腺激素的作用下，滤泡上皮细胞以胞饮和吞噬两种方式将滤泡腔内的碘化甲状腺球蛋白重吸收入细胞质，形成圆形或不规则形的胶质小泡，并可互相融合，形成直径 400～1 000nm 大泡（彩图 2－32）。

（5）甲状腺球蛋白的水解和 T_4、T_3 的释放　在滤泡上皮细胞的细胞质内，胶质小泡与溶酶体融合形成内容物不均质的次级溶酶体。溶酶体内的蛋白水解酶将碘化甲状腺球蛋白分解，然后形成甲状腺素（thyroxin），即约占总量的90%以上四碘甲腺原氨酸（tetraiodothyronine，T4）和少量的，但生物活性约比T_4高5倍的三碘甲腺原氨酸（triiodothyronine，T3）（彩图2-34）。T4、T3在滤泡上皮细胞的底部通过质膜释入结缔组织，进入血液循环。

（6）甲状腺激素的功能　甲状腺激素的功能是促进机体的新陈代谢，提高神经兴奋性，促进生长发育，尤其是对婴幼儿的骨骼发育和中枢神经系统的发育影响很大。一般认为T3是一级甲状腺激素（primary thyroid hormone），T4在结缔组织中脱碘成为T3。目前认为，T4不仅作为T3的激素原，而且其本身也具有激素作用，占全部甲状腺激素作用的35%左右。

甲状腺激素对细胞的一些主要生化过程影响　甲状腺激素对诸如细胞的分化成熟，能量代谢，热量生成，蛋白质、脂类和糖的代谢，酶的激活等都具有十分重要的影响。甲状腺激素对垂体激素，尤其是促甲状腺激素（TSH）的分泌有反馈调节作用，对生长激素和催乳激素等也有促进或调节作用。甲状腺功能紊乱常严重影响心血管、神经、消化等系统的功能。

甲状腺激素的热量生成作用（calorigenication）　甲状腺激素可增加细胞内的氧化速率，使许多组织代谢增强，耗氧量和产热量都增加。对蛋白质的代谢作用是双向的，一般剂量可促进蛋白质合成，大剂量可加速蛋白质分解，特别可加速骨骼肌蛋白质分解，故甲亢时可出现肌肉消瘦和乏力。但若在成年人，甲状腺激素分泌不足时，蛋白质合成减少，而组织间的黏蛋白增多，可结合大量的阳离子和水分子，患者表现出神情冷漠、毛发稀少、黏液性水肿（myxedema）等症状（彩图2-35）。一般情况下，甲状腺激素可增加消化道对糖的吸收和增强糖的酵解，对脂肪细胞主要是增强其细胞膜腺苷酸环化酶的活性，促进脂肪分解代谢。

甲状腺激素维持机体正常发育的作用和生长激素有促进和协同作用。机体神经系统的正常发育和分化需要甲状腺激素、性激素和肾上腺皮质激素的调节，其中以甲状腺激素尤为显著，它对神经元的发育分化、某些酶合成及神经髓鞘生长均有影响。当甲状腺功能过高时，大脑皮质兴奋性增加，可导致甲状腺功能亢进症（彩图2-35）。甲状腺功能低下时中枢神经系统处于压抑状态。人体胚胎发育时期或婴幼儿发育时期，若甲状腺激素缺乏，则可导致患者不仅身材矮小，而且脑发育障碍，造成聋哑呆小症（克汀病，cretinism）。

2. 甲状腺滤泡旁细胞

结构　光镜下，成人甲状腺滤泡旁细胞分布不均，主要集中在甲状腺两侧叶的上1/3和中1/3区的交界部，常单个嵌在滤泡上皮细胞间或成群散布于滤泡间的结缔组织内。滤泡旁细胞通常比滤泡上皮细胞大，呈卵圆形、多边形或梭形，HE染色时细胞质着色较浅，故又称亮细胞（彩图2-36）。用银染法或铬盐染色，可显示细胞质内含有嗜银颗粒或嗜铬颗粒（彩图2-37）。电镜下，位于滤泡上皮细胞之间的滤泡旁细胞的顶部由相邻滤泡上皮细胞所形成的拱状突起所覆盖，不直接与滤泡腔接触（彩图2-38）。滤泡旁细胞的细胞质含有丰富的线粒体和粗面内质网，发达的高尔基复合体和很多细小的分泌颗粒。分泌颗粒有两型：Ⅰ型颗粒平均直径280nm，基质为中等电子密度，外包紧密相贴的界膜；Ⅱ型颗粒平均直径130nm，有致密芯，芯与界膜间为一窄的晕环（彩图2-36）。

功能　甲状腺滤泡旁细胞合成和分泌降钙素，此外还产生、贮存和分泌其他几种活性物质。

降钙素（calcitonin，CT）　是滤泡旁细胞分泌的主要激素。滤泡旁细胞以胞吐方式释放出颗粒内的降钙素，它能增强成骨细胞的活性，使骨盐沉积、血钙降低。对肾和胃肠道也有一定作用。降钙素可抑制破骨细胞的活动，并抑制肾和胃肠道对钙和磷的直接或间接吸收，使血钙和血磷降低。

降钙素基因相关肽（calcitonin gene - related peptide，CGRP）　CGRP 是机体内广泛分布的一种由 37 个氨基酸组成的生物活性多肽，因与降钙素来自一个共同的基因，故名 CGRP。CGRP 主要在神经系统内产生，甲状腺滤泡旁细胞也能合成和分泌 CGRP。CGRP 几乎参与机体各种调节机制，特别是对心脑血管系统。它能使心肌收缩力加强，对小血管有强烈的扩张作用，被认为是迄今为止体内最强的舒血管物质。

生长抑素　此外，滤泡旁细胞的分泌颗粒内还含有生长抑素，可通过旁分泌和自分泌方式抑制甲状腺激素和降钙素的分泌。

2.5.4　甲状腺的间质

1. 血管和淋巴管　在血管铸型扫描电镜下，可见每个甲状腺滤泡均被密集的有孔毛细血管网所包绕，网眼甚小，相邻血管网之间偶见吻合支。Shimada（1981）在扫描电镜下观察，毛细淋巴管在甲状腺滤泡间形成疏松的网，在一个毛细淋巴管的网眼中含有 1～6 个滤泡。甲状腺引流的淋巴液内，其激素浓度百倍于静脉血。

2. 神经支配　甲状腺的神经纤维数量不多，有交感、副交感和肽能神经纤维。

（1）交感神经纤维　由颈上和颈中交感神经节发出的节后交感神经纤维终止于血管壁，也终止于滤泡上皮细胞。在人甲状腺中，交感神经终末穿过基板紧贴于滤泡上皮细胞和血管的平滑肌细胞。

（2）副交感神经纤维　节前副交感神经纤维是来自迷走神经，少量分布于甲状腺滤泡间结缔组织中，其终末含有清亮小泡。可见神经末梢穿过基板与滤泡细胞和血管平滑肌紧密相连。

（3）肽能神经纤维　免疫组织化学法显示，甲状腺间质中含有血管活性肠肽（VIP）、P 物质、神经肽 Y 等肽能神经纤维。VIP 可加强甲状腺分泌。Uchiyama 等（1985）发现含有扁而大膜被小泡（直径 95nm）的神经终末直接与滤泡上皮细胞接触，认为这些是肽能神经纤维。每个滤泡有 1～2 个神经终末。

总之，滤泡上皮细胞分泌 T4 和 T3，主要受下丘脑-垂体-甲状腺轴的激素调节，神经调节不占重要地位。

3. 肥大细胞　甲状腺滤泡间结缔组织中有肥大细胞。肥大细胞释放的 5 - HT 等生物胺可导致血流量和毛细血管通透性增高，为甲状腺激素合成提供更多原料。5 - HT 也可加强 TSH 的作用，TSH 对甲状腺的作用可能部分是通过肥大细胞释放 5 - HT 来实现的。5 - HT 还可直接刺激甲状腺激素的合成和分泌。

2.6　甲状旁腺
Parathyroid gland

2.6.1　甲状旁腺的发生

从两栖类到哺乳类的所有脊椎动物均有甲状旁腺（parathyroid gland），它们的结构基本相同。甲状旁腺的数量 2～8 个，人一般有 4 个甲状旁腺，分为上下两对，分别来源于人胚发育过程中的第 4 和第 3 对咽囊。甲状旁腺原基出现于人胚发育第 5 周（10mm CR）。第 3 对咽囊的背侧壁细胞增生，形成细胞团，最初与胸腺原基相接，于人胚发育第 7 周脱离咽壁随其腹侧胸腺下移，而下降至甲状腺的下端背面，发育为下一对甲状旁腺（inferior parathyroid gland)。与此同时，第4咽囊背壁的细胞增生，并随甲状腺下移，附着在甲状腺的上端背面，发育为上一对甲状旁腺（superior parathyroid gland），其移动距离较下一对甲状旁腺短。原来这2对原基起始部位的上、下关系，经迁移后发生了颠倒，其发育分化过程基本相同（彩图2-30）。人胚胎发育前3个月，甲状旁腺发育缓慢，3个月以后则迅速发育。

人甲状旁腺的数量和位置差异很大。2%～5%的个体，甲状旁腺多于4个，但少于4个的情况则很少见。少数腺体可分布在甲状旁腺正常位置以外的部位。在人类，估计每10个腺体中约有1个呈异位分布，它们可能降至纵隔内，或位于喉-食管沟内或食管后。

2.6.2 甲状旁腺的结构

人的甲状旁腺位于甲状腺左右两侧叶的后面，或者与甲状腺完全分离并贴附在其表面，或者埋入甲状腺的实质内（彩图2-39）。每个甲状旁腺呈表面包被有薄层结缔组织被膜的黄褐色扁椭圆形小体，6mm×4mm×2mm大小，每个重40～60mg。女性的甲状旁腺一般比男性的大。甲状旁腺的腺细胞呈团索状排列，其间有少量结缔组织和丰富的有孔毛细血管，还含有较多的脂肪细胞。甲状旁腺的结构随年龄的增长而有一定变化，如后述的嗜酸性细胞逐渐增多，至青春期以后数量甚多。此外，结缔组织和脂肪组织也渐增多，老年时的脂肪组织可占腺体积的60%～70%。腺细胞主要有主细胞和嗜酸性细胞两种（彩图2-40、彩图2-41、彩图2-42）。

1. 主细胞

主细胞（chief cell）数量较多，构成腺实质的主体。光镜下，细胞体积较小，直径4～8μm，呈圆形或多边形，细胞核圆形，位于细胞中央（彩图2-43）。细胞质较少，浅染，呈弱嗜酸性，含有脂褐质颗粒和较多的糖原；银染法显示细胞质内含有小的嗜银性分泌颗粒。电镜下，主细胞具有活跃合成蛋白质的细胞电镜结构特点（彩图2-43），即含有丰富的粗面内质网，发达的高尔基复合体及分泌颗粒。

还有一类主细胞，含有少量粗面内质网和一个小的高尔基复合体，几乎看不到分泌颗粒，但含有丰富的糖原和脂褐素颗粒。这些细胞被认为是不活跃或静止的主细胞。

2. 嗜酸性细胞

人10岁前的甲状旁腺内开始出现嗜酸性细胞（oxyphilic cell），此后数量随年龄的增长而增加。光镜下，嗜酸性细胞常单个或成群散布于主细胞间。细胞体积较主细胞大，呈多边形，直径约10μm。细胞核较小而着色深；细胞质内充满嗜酸性颗粒（彩图2-44）。电镜下，这些嗜酸性颗粒乃是密集的线粒体，高尔基复合体和内质网不发达，无分泌颗粒，糖原颗粒较多，散布在线粒体间（彩图2-43）。嗜酸性细胞的功能不详，有人认为在甲状旁腺增生或发生腺瘤时，该细胞可合成和分泌甲状旁腺激素。

2.6.3 甲状旁腺的功能

甲状旁腺主细胞合成并以胞吐方式释放甲状旁腺激素（parathyroid hormone，PTH）。PTH是调节血Ca^{2+}的最重要激素，通过对骨、肾和肠3个靶器官中钙运转过程的调节，使血钙升高，与降钙素、维生素D的协调作用，维持血钙的恒定。

1. 对骨的作用

甲状旁腺激素动员骨钙、磷释放入血的效应可分为两个时相。(1) 快速反应时相：PTH作用后几分钟内即可迅速引起骨细胞性溶骨作用，使骨细胞膜通透性提高，细胞膜上的钙泵活动增强，将钙离子转运到细胞外。(2) 延缓反应时相：PTH作用12～14h后才出现，几天甚至几周后达到高峰，这一效应是通过刺激破骨细胞而实现的。一方面PTH能促进破骨细胞生成，使破骨细胞数量增加，另一方面PTH能增强破骨细胞的溶骨活动，破骨细胞皱褶缘表面积增大，细胞内溶酶体活性增强，细胞分泌酸性物质增多，加快了骨盐的溶解过程，钙、磷大量入血，使血钙浓度长时间增高。如果 PTH 持续作用，则继发地刺激成骨细胞数量增加，成骨活动增强。

2. 对肾的作用

甲状旁腺激素能增高 α-羟化酶的活性，因而促进 25 $(OH)_2D_3$转化为具有更强活性的 1，25 $(OH)_2D_3$，后者能显著提高肠道对钙的吸收。除上述重要作用外，PTH 能抑制肾近端小管对磷的重吸收，从而增加肾对磷的排泄，致使血磷下降；PTH 能增强肾远端小管对钙的重吸收，因而进一步升高血钙。

3. 对肠道的作用

甲状旁腺激素通过控制肾产生 1，25 $(OH)_2D_3$ 而间接地促进肠道对钙的吸收。1，25 $(OH)_2D_3$ 进入小肠黏膜上皮细胞内，与细胞质受体结合后进入细胞核，促进转录过程，生成一种与钙有很高亲和力的钙结合蛋白（calcium - binding protein），参与钙的运转而促进钙的吸收。

4. 对其他组织的作用

此外，PTH 对其他组织还有不同的生物效应，如对胃肠道、气管、子宫和输卵管的平滑肌均有舒张作用。

2.6.4 甲状旁腺的血液供应及神经分布

甲状旁腺的血液供应丰富，主要来自甲状腺下动脉，部分来自甲状腺上动脉。甲状旁腺内虽有交感神经纤维分布，但未证实神经纤维支配腺细胞分泌。

2.7 肾上腺

Adrenal gland

2.7.1 肾上腺的位置、形态与毗邻

肾上腺（suprarenal gland，adrenal gland）是人体重要的内分泌腺之一。呈黄色，前后扁平，左、右各一。成人每个肾上腺约长 5mm，宽 3cm，前后径 1cm，重约 5g。左肾上腺近似半月形，右肾上腺呈三角形（彩图 2-45），它们分别位于左、右肾上极的上内方，包裹在肾前、后筋膜围成的肾旁间隙内。但肾上腺有独立的纤维囊和脂肪囊。

右肾上腺前方为下腔静脉，外侧为肝右叶后部，后上为右肾上极，内侧为右膈肌脚。左肾上腺内侧为左膈肌脚，后外为左肾上极，前面的毗邻较为复杂，80%的左肾上腺前面为胰、脾动脉、脾静脉，其余 20%为胃、网膜囊、脾（彩图 2-45）。

2.7.2 肾上腺的发生和演变

人胚胎及新生儿的肾上腺明显大。在人胚胎发育第 3 个月，肾上腺和肾同大，出生时重 6～7g，占体重的 0.2%，此时的相对体积比成人的肾上腺约大 20 倍。胎儿肾上腺皮质特别大，髓质比较小。出生后，胎儿肾上腺皮质迅速萎缩，在 1 岁内可降至 3～4g。出生后肾上腺存在着一个发育停滞的阶段，直到青春期才恢复到出生时的重量。一般来说，出生后肾上腺皮质大小改变较大，髓质的改变小。男性肾上腺皮质的体积小于女性。

1. 肾上腺皮质的发生

肾上腺皮质开始出现于人胚发育第 5 周。在中肾发育过程中，其头端与肠系膜根部之间的腹膜上皮增生并深入其下方的间充质内形成肾上腺原基。人胚发育第 7 周时，肾上腺原基

逐渐与腹膜上皮分离并由被膜包绕，细胞排列成索状，细胞索之间出现窦状间隙。人胚发育第8周时，肾上腺原基细胞开始分化为嗜酸性细胞，形成了肾上腺的胎儿皮质（fetal cortex），即原始皮质（彩图2-46）。嗜酸性细胞的细胞体大，呈多边形，细胞核大、核仁明显。人胚胎发育第3月时，肾上腺的胎儿皮质表面的腹膜上皮细胞再次增生，包绕在其外表面。此时的细胞呈嗜碱性，细胞体较小，排列紧密，是构成永久皮质（次级皮质）的生发细胞（彩图2-46）。胎儿皮质在出生后1～2周内迅速退化，出生后1岁时，几乎全部消失。与此同时，永久皮质迅速增生，并逐渐分化成明显的3条区带，即被膜下方的球状带，向内依次为束状带和网状带。网状带要在胎儿出生3年后才分化成明显的细胞层，4年后达到成体期的组织分化状态。

2. 肾上腺髓质的发生

在人类，肾上腺髓质的出现比皮质稍晚。人胚发育第7周，起源于外胚层神经嵴的一小群细胞迁移到肾上腺皮质原基内侧，称为原始交感神经细胞，起初为散在，随后向皮质中心集中而形成肾上腺髓质原基（suprarenal medullary primordium）。第18～24对体节水平的神经嵴细胞迁入肾上腺皮质原基而分化为肾上腺嗜铬细胞。在人胚胎发育第3月时，细胞内出现了含有儿茶酚胺的嗜铬性颗粒。在胎儿期，该细胞仅能合成和分泌去甲肾上腺素，直至分娩前不久才合成肾上腺素。人胚发育第8周，髓质中部出现中央静脉，并发出3～4个主支。在整个胚胎发育过程中，始终存在不同发育阶段的中间型细胞，并有部分未分化的原始交感神经细胞。

肾上腺表面包被有结缔组织被膜，少量结缔组织伴随血管和神经伸入腺实质，形成小梁。腺实质分皮质和髓质两部分（彩图2-47）。新鲜肾上腺的皮质含大量脂类，故呈黄色；髓质则显棕褐色。皮质和髓质的结构与功能是不同的，但两者关系密切。

2.7.3 肾上腺皮质的结构与功能

肾上腺皮质（adrenal cortex）占肾上腺体积的80%～90%。根据皮质细胞的形态结构和排列方式不同，由外向内依次将皮质分为球状带、束状带和网状带3个区带（彩图2-48）。人的球状带占皮质体积的15%，束状带占78%，网状带为7%。

1. 球状带

球状带（zona glomerulosa）紧贴被膜下，较薄。光镜下，腺细胞排列成团状，细胞团之间有血窦。细胞体积较小，呈卵圆形或柱状；细胞核小、呈球形，染色深，含1～2个核仁；细胞质较少，一般呈嗜酸性，含一些散在的嗜碱性物质，少量脂滴（彩图2-49）。电镜下，相邻细胞的细胞膜呈交错相接，邻近毛细血管的细胞表面有微绒毛（彩图2-50）。细胞质内的线粒体多，呈长形，嵴为板状或管状；高尔基复合体明显，位于细胞核附近；滑面内质网互连成网，分散在整个细胞质内；粗面内质网则很少；大量的多聚核糖体主要位于脂滴附近；还有大颗粒糖原，溶酶体较少。

2. 束状带

束状带（zona fasciculata）位于球状带深面，是皮质中最厚的部分。人肾上腺有的区域缺乏球状带，故此处的束状带可紧贴被膜。光镜下，腺细胞排列成单行或双行的细胞索，索间有纵行的血窦和少量结缔组织。细胞体积较大，呈多边形；细胞核较大、着色浅；细胞质着色浅，呈泡沫状，也含有嗜碱性物质，特别在该带的外周部更多，常见丰富的大脂滴。在常规染色标本上，脂类被溶解，细胞内呈现许多明亮的空泡（彩图2-51）。电镜下，腺细胞表面有许多微绒毛和小凹，相邻细胞间有紧密连接。细胞质中滑面内质网丰富，占细胞体积40%～45%，常分布在线粒体和脂滴周围，有时见到滑面内质网小管与线粒体外膜直接连接，或开口于细胞外间隙。粗面内质网也较发达，游离核糖体的数量中等。线粒体也很多，占细胞体积26%～36%，呈长形，嵴为管泡状。高尔基复合体发达，有溶酶体（彩图2-52）。有人将束状带细胞分为两型：Ⅰ型细胞位于束状带外2/3，细胞内线粒体为球形，嵴为板状或管泡，溶酶体少，脂滴较多较大，偶见微绒毛；Ⅱ型细胞靠近网状带，线粒体大小不一，嵴多为管泡状，溶酶体多，脂滴较小，较少，微绒毛较多。

3. 网状带

网状带（zona reticularis）位于皮质最深层，较薄，与髓质交界处常参差不齐。腺细胞排列成团索状，细胞索之间有血窦和少量结缔组织。光镜下，网状带细胞比球状带和束状带细胞小，细胞质内的脂滴小而少，染色较深（彩图2-53）。靠近髓质的网状带细胞有明细胞和暗细胞之分（彩图2-54）。明细胞较大，细胞核也大，染色淡，线粒体和溶酶体少，脂褐素少，有较多的滑面内质网和脂滴。暗细胞较小，铁苏木精染色的细胞质和细胞核着色均较深，故又称嗜铁细胞（siderophil cell）。细胞质内含有大量线粒体，嵴多为管状，脂滴很少，也有大量溶酶体和丰富的脂褐素，并随年龄而增多。有人认为，明细胞是功能活跃的细胞，暗细胞处于静止期，当细胞质内的脂类物质增多时，暗细胞又可变为明细胞，可能还有中间型细胞。电镜下，网状带细胞内富含滑面内质网和线粒体。

肾上腺皮质3个区带的细胞所分泌的激素均属于类固醇激素，因此这些细胞都具有分泌类固醇激素细胞的电镜结构特征，即细胞内含有丰富的滑面内质网、管状嵴线粒体和大量的脂滴（彩图2-4）。其中以束状带细胞的结构最为典型。

4. 皮质环区

人的肾上腺皮质除存在于被膜和髓质之间外，还有一些皮质组织环绕中央静脉及其主要分支，形成皮质环区（cortical cuff）。它将髓质与中央静脉隔开，在静脉离开肾上腺处，皮质环区与皮质相续。在皮质环区内，同样可分辨出3个带，成团状的球状带细胞靠近中央静脉，而网状带细胞贴近髓质。

5. 肾上腺皮质激素的合成与功能

人肾上腺皮质合成甾体激素所需的胆固醇，70%以上是来自低密度脂蛋白（LDL）。LDL与受体结合进入细胞，经溶酶体的作用，其中的胆固醇进入线粒体，经羟化酶和裂解酶的作用，转变成孕烯醇酮。孕烯醇酮离开线粒体，进入滑面内质网，经3β-羟甾脱氢酶的作用，形成孕酮。孕酮在滑面内质网上，经17α-羟化酶作用，转变成17α-羟孕酮，再经21β-羟化酶作用，生成11-脱氧皮质醇。后者经线粒体内膜的11β-羟化酶的作用，转变成皮质醇。孕酮经滑面内质网的21-羟化酶作用，形成11-脱氧皮质酮，再经线粒体内膜的11β-羟化酶的作用，转变成皮质酮。孕烯醇酮经滑面内质网的17α-羟化酶作用，形成17α-羟孕烯醇酮。后者是皮质醇、雄激素、雌二醇的前体。

球状带细胞线粒体内膜上含有18α-羟化酶和18α-脱氧酶。皮质酮经18α-羟化酶作用，形成18α-羟皮质酮。后者再经18α-脱氧酶的作用，进一步转变成盐皮质激素（mineral corticoid），即醛固酮（aldosterone）。醛固酮可促进肾远端小管和集合小管对Na^+的主动重吸收，也影响肾小管排出K^+和H^+。同时醛固酮也促进胃肠黏膜、唾液腺分泌管和汗腺导管吸收Na^+，使血Na^+浓度升高而血K^+浓度降低，从而增加机体重吸收水。球状带细胞的分泌活动受肾素-血管紧张素系统的调节。

肾上腺束状带细胞分泌糖皮质激素（glucocorticoid），如皮质醇（cortisol）和皮质酮（corticosterone）。糖皮质激素的作用非常广泛，几乎对所有的器官、组织、细胞都有影响。主要促进蛋白质和脂肪分解并转变为糖，即所谓的糖异生。药理剂量有抑制免疫应答和抗炎症作用。当机体受到有害刺激，如感染、缺氧、饥饿和寒冷等精神紧张时，糖皮质激素分泌增多，机体发生一系列反应，以提高机体的应激能力。束状带细胞的分泌活动受垂体分泌的促肾上腺皮质激素的调节。

肾上腺皮质网状带细胞分泌极少量的性激素，以脱氢表雄酮为主，其活性只有睾酮的1/5。雄激素可促进女性青春期骨骼发育生长及阴毛、腋毛的出现；分泌过多可出现多毛症和男性化。另外网状带细胞也分泌少量糖皮质激素，故也受促肾上腺皮质激素的调节。

2.7.4 肾上腺髓质的结构与功能

肾上腺髓质（adrenal medulla）主要由髓质细胞，即嗜铬细胞（chromaffin cell）组成，另外，还有少量交感神经节细胞。人的肾上腺网状带与髓质交界处不规则，皮质细胞可伸入髓质内（彩图 2-55）。

1. 肾上腺髓质细胞

光镜下，肾上腺髓质细胞的体积较大，呈多边形；细胞核呈圆形，着色浅；细胞质嗜碱性。肾上腺髓质细胞若用铬盐处理后，其细胞质内可见细小颗粒被染成棕色，称此为嗜铬反应（chromaffin reaction），这是颗粒中含有的儿茶酚胺经氧化和聚合作用的结果。具有嗜铬反应的颗粒称为嗜铬颗粒（chromaffin granule），含有嗜铬颗粒的髓质细胞称为嗜铬细胞。嗜铬细胞体积较大，呈卵圆形和多边形，排列成团块状或索状，其间有结缔组织、血管和神经（彩图 2-56）。用组织化学的方法可将嗜铬细胞分为两大类：一类为去甲肾上腺素细胞，显自发荧光，有嗜银性，对碘酸钾有反应，对偶氮卡红亲和力低，酸性磷酸酶阴性；另一类为肾上腺素细胞，不显自发荧光，酸性磷酸酶阳性，对碘酸钾无反应，对偶氮卡红亲和力高。电镜下，嗜铬细胞的细胞质内含有大量的膜包被电子致密颗粒（嗜铬颗粒），直径150～350nm。嗜铬颗粒内含有许多物质，如，儿茶酚胺、多巴胺、β-羟化酶、脑啡呔、嗜铬粒蛋白、核苷酸、某些磷脂及ATP、ATP酶、Ca^{2+}和Mg^{2+}等。电镜下，嗜铬细胞表面有少量微绒毛，相邻细胞间常见有桥粒。细胞质内含线粒体，少量粗面内质网，发达的高尔基复合体，数量不等的溶酶体，多泡小体以及过氧化物酶体和微管等。另外，电镜下也可区别两型细胞，即去甲肾上腺素细胞分泌颗粒的致密核芯电子密度高，常偏一侧，紧贴界膜（彩图 2-57）；肾上腺素细胞分泌颗粒中的致密核芯电子密度低（彩图 2-58）。每个嗜铬细胞都由胆碱能节前交感神经支配，两者之间具有突触。

2. 肾上腺髓质激素的生物合成和功能

肾上腺髓质嗜铬细胞分泌胺类激素-肾上腺素和去甲肾上腺素。嗜铬细胞首先从血液内摄取酪氨酸，经细胞内的酪氨酸羟化酶作用，生成多巴，后者经多巴脱羧酶催化，转变成多巴胺。多巴胺进入嗜铬颗粒，在多巴胺β-羟化酶作用下，形成去甲肾上腺素。去甲肾上腺素进入细胞质，经苯乙醇胺甲基转移酶的作用，形成肾上腺素，再贮存于嗜铬颗粒内。也有人认为，多巴胺在细胞质内生成后，在苯乙醇胺甲基转移酶作用下，甲基化成为N-甲基多巴胺进入颗粒，经多巴胺β-羟化酶作用，生成肾上腺素就地贮存。

静止状态时，嗜铬细胞的分泌量较少，分泌物的95%为肾上腺素，主要促进糖、脂代谢，使血糖升高，而对心血管的作用较小。在恐惧和紧张等应激状态下，嗜铬细胞的分泌量剧增，其中去甲肾上腺素增多，主要作用是使外周阻力血管收缩，致血压升高。

2.7.5 肾上腺的血管

供应肾上腺的动脉有来自膈下动脉的肾上腺上动脉、来自主动脉的肾上腺中动脉及来自肾动脉的肾上腺下动脉。这些动脉进入被膜，在此形成被膜丛。由此发出供应被膜的被膜动脉和皮质动脉及髓质动脉。皮质动脉在皮质细胞周围分支形成吻合的窦状毛细血管网，在皮质与髓质交界处汇入集合静脉。皮质内一般无静脉。髓质动脉直接穿过皮质的结缔组织小梁，进入髓质，在此反复分支，形成丰富的毛细血管网，围绕髓质的嗜铬细胞。髓质的毛细血管汇合成小静脉，再由多条小静脉汇入一条大的静脉，即中央静脉。中央静脉经肾上腺静脉离开肾上腺。皮质和髓质的毛细血管均属窦状毛细血管。髓质有双重血液供应。一是来自髓质动脉，血液内含氧量高；二是来自皮质窦状毛细血管汇集而成的集合静脉，血液内含有高浓度的糖皮质激素。糖皮质激素可增强髓质嗜铬细胞内的苯乙醇胺甲基转移酶活性，使嗜铬细胞内的去甲肾上腺素迅速甲基化，转变成肾上腺素。中央静脉的管腔较大且腔不规则，管壁有厚薄不均的纵行平滑肌束，其收缩有助于激素的运送。

2.7.6 肾上腺的神经支配

肾上腺的神经非常丰富，来自胸段的交感神经节前纤维，经内脏大神经和内脏小神经抵达肾上腺，在被膜处形成丰富的神经丛。被膜神经丛的神经纤维穿过皮质，进入髓质，终止在嗜铬细胞，与其形成突触。突触前膜和突触后膜之间的突触间隙为150～200nm。神经末梢中有电子密集颗粒成分的突触小泡，一般认为只有无髓神经纤维分布至嗜铬细胞。刺激内脏神经，可引起嗜铬细胞释放儿茶酚胺；如切断该神经，则阻止嗜铬细胞的分泌。在肾上腺髓质内有少量的交感神经节细胞，一些节前无髓神经纤维与其形成突触。

2.8 胰 岛

Pancreatic islets

胰岛（pancreatic islets）是 Paul Langerhans 于 1869 年首先在胰腺腺泡之间发现的小岛样细胞团，故又称为朗格汉斯胰岛（Langerhans islets）。

2.8.1 胰岛的发生

一般认为胰岛与胰腺的外分泌部有着共同的来源。在人胚胎发育第 10～11 周（第 3 个月）时，发育中的胰腺一部分腺泡完全与胰腺导管脱离，并增殖分化形成大小不一、散在分布的细胞团，即为胰岛，故胰岛是由内分泌细胞组成的球形细胞团，分布于腺泡之间。人胚胎发育的第 4 个月，胰岛体积已占全胰腺的 1/3，第 20～24 周后所占比例更大。但出生后，由于外分泌腺泡增生很快，胰岛则相对减少。胰岛素的分泌大约开始于胚胎发生的第 5 个月，高血糖素细胞和生长激素细胞也发生于胰腺的间充质细胞。

2.8.2 胰岛的结构

成人胰腺内约有 100 万个胰岛，约占胰腺体积的 1.5%，胰尾的胰岛较多。胰岛细胞呈团索状分布，细胞间有丰富的有孔毛细血管（彩图 2-59）。HE 染色标本，胰岛染色浅，不易区分各种类型细胞，目前多用免疫组织化学方法鉴别。人的胰岛细胞主要分为 A 细胞、B 细胞、D 细胞和 PP 细胞。

1. A 细胞

A 细胞约占胰岛细胞总数的 20%，细胞体积大，多分布于胰岛周边（彩图 2-60）。电镜下，细胞质内的分泌颗粒较大，呈圆形或卵圆形，颗粒的膜与致密核芯间可见新月型间隙，致密核芯有时偏于一侧（彩图 2-61，彩图 2-62）。A 细胞分泌胰高血糖素（glucagon），其作用与胰岛素相反，能促进肝细胞内糖原分解为葡萄糖和抑制糖原的合成，使血糖升高。

2. B细胞

B细胞占胰岛细胞总数的60%～75%，主要分布于胰岛的中央部（彩图2-59）。电镜下，B细胞内的分泌颗粒内常见杆状或不规则的致密核芯，膜与核芯间有较宽的间隙（彩图2-61，彩图2-62）。B细胞分泌胰岛素（insulin），其作用十分广泛，主要作用是降低血糖，促进糖的利用和脂肪、蛋白的合成储存。另外，它对氨基酸及电解质转运、多种酶和组织生长，以及能量储存也发挥独特的作用。若胰岛素分泌不足或胰岛素受体减少，可致血糖升高并从尿排出，即为糖尿病。若胰岛素过多，可导致低血糖。1965年我国首先成功地获得了高生物活性的牛胰岛素结晶，开创了人类历史上人工合成生命物质的新创举。

3. D细胞

D细胞数量少，约占胰岛细胞总数的5%。D细胞分布于A、B细胞之间（彩图2-58，彩图2-59），与A、B细胞紧密相贴，细胞间有缝隙连接。电镜下，分泌颗粒较大，呈圆形或卵圆形，内容物呈细颗粒状，电子密度低（彩图2-61，彩图2-62）。D细胞分泌生长抑素（somatostatin），以旁分泌的方式或经缝隙连接作用于邻近的A、B细胞和PP细胞，抑制这些细胞的分泌活动。

4. PP细胞

PP细胞数量很少，除分布于胰岛内，还可见于胰腺外分泌部的导管上皮和腺泡细胞间。PP细胞分泌胰多肽（pancreatic polypeptide），抑制胃肠运动、胰液分泌和胆囊的收缩。

除以上细胞外，在人的胰岛还有少量分泌血管活性肠肽（VIP）的细胞，可抑制胃酶的分泌，而刺激胰腺腺泡和胰岛素、胰高血糖素的分泌。在某些动物的胰岛内存在少量不含分泌颗粒的细胞，可能是未分化的细胞。

2.9 生殖腺

Gonads

生殖腺（gonads）包括男性生殖腺睾丸，女性生殖腺卵巢。另外，胎盘是妊娠期间母体和胎儿体组织共同形成的一个特殊内分泌器官。每一种性腺具有不同的结构和产生不同的激素。

2.9.1 睾丸

睾丸（testis）是一对椭圆形的器官，位于阴囊（scrotum）中，表面被覆以睾丸被膜。睾丸主要由产生精子的生精小管和分布于生精小管之间疏松结缔组织内，具有内分泌功能的间质细胞（interstitial cell），又称Leydig细胞（彩图2-63）组成。间质细胞常三五成群分布，体积较大，呈圆形或多边形；细胞核圆形，核仁明显；细胞质嗜酸性，具有分泌类固醇激素细胞的光、电镜结构特点（见彩图2-4）。间质细胞的主要功能是分泌睾酮（testosterone），即雄激素（androgen），它可促进精子的发生，促进男性生殖管道和附属腺的发育与分化，以及激发男性第二性征和维持性功能等作用。雄激素的分泌主要受血液中促性腺激素（特别是黄体生成素）的调控。

2.9.2 卵巢

卵巢（ovary）是一对略扁的椭圆形器官，借卵巢系膜附着在子宫阔韧带的后叶上。卵巢表面被覆有单层扁平或单层立方细胞构成的表面上皮，上皮下为薄层致密结缔组织构成的白膜（彩图2-64）。卵巢可以产生如下多种性激素：

1. 雌激素

雌激素（estrogens）包括类固醇激素雌

二醇（estradiol）和雌酮（estrone），由卵泡的膜细胞（theca cell）、黄体的膜黄体细胞和间质腺分泌。雌激素具有维持女性特征的作用。与其他激素共同影响乳腺的发育和调节女性生殖周期（月经周期）。

2. 孕酮和松弛素

孕酮（progesterone）和松弛素由排卵后形成的黄体（corpus luteum）的颗粒黄体细胞（granulosa lutein cell）分泌。孕酮的主要功能是与雌激素共同维持妊娠。松弛素有抑制子宫平滑肌的收缩作用。

3. 雄激素

雄激素由位于卵巢门近系膜处基质中的一种上皮样细胞-门细胞（hilus cell）分泌。门细胞结构与睾丸间质细胞相似，在妊娠和绝经期时，门细胞特别明显。若门细胞增生或发生肿瘤时患者可出现男性化症状。

卵巢分泌激素的调节十分复杂，但是基本受下丘脑-腺垂体的卵泡刺激素（FSH）和LH（gonadotropins）分泌变化的影响。

2.9.3 胎盘

胎盘（placenta）是由胎儿的丛密绒毛膜与母体的基蜕膜共同组成的圆盘形结构。胎盘除了对胚胎起保护、营养、呼吸、造血和排泄等作用外，还可分泌多种激素，主要有：①绒毛膜促性腺激素（human chorionic gonadotropin，HCG），其作用与黄体生成素类似，能促进黄体的生长发育，以维持妊娠。②绒毛膜促乳腺生长激素（human chorionic somatomammotropin，HCS），能促使母体乳腺生长发育。③孕激素和雌激素，孕妇的妊娠黄体退化后，这两种激素起着继续维持妊娠的作用。

2.10 胸 腺
Thymus

胸腺（thymus）位于胸骨柄后方和上纵隔前部。上端可突入颈根部，特别是小儿的胸腺。下端伸入前纵隔，贴于心包的前面。胸腺分为左右两叶，每叶呈扁平状或锥体形。两叶借结缔组织相连。胸腺的实质由皮质（cortex）和髓质构成，由胸腺上皮细胞、密集的胸腺细胞、少量的巨噬细胞和毛细血管组成（彩图 2-65）。

胸腺是一个中枢淋巴器官，兼有内分泌的功能，其胸腺上皮细胞可分泌多种胸腺激素，即胸腺生成素（thymopoietin）、胸腺素（thymosin）、胸腺体液因子等，参与构成 T 细胞增殖、分化和成熟的微环境。

2.10.1 胸腺素

Goldstein（1966）首先获得一种胸腺抽提物，命名为胸腺素（thymosin）。1979 年纯化出第一种成分胸腺素 α 1（thymosin α 1），是由被膜下上皮细胞和胸腺小体周围的上皮细胞分泌，下丘脑的弓状核和正中隆起也可能产生胸腺素 α 1。胸腺素 α 1 具有诱导皮质胸腺细胞分化，调节细胞表达末端脱氧核苷酸转移酶（terminal deoxynucleotidyl - transferase，TdT），刺激淋巴细胞对丝裂原（mitogen）的应答，增强产生干扰素和巨噬细胞迁移抑制因子（macrophage migration inhibitory factor）等功能。胸腺素还可刺激下丘脑生成黄体生成素释放激素（LH - RH）。中枢神经系统也存在胸腺素，故认为它具有神经免疫调制作用（neuroimmunomodulation）。

2.10.2 胸腺生成素

胸腺生成素（thymopoietin）由胸腺上皮细胞产生，具有诱导早期 T 细胞分化和调节

T 细胞功能的作用。

2.10.3 血清胸腺因子

血清胸腺因子（serum thymic factor，FTS胸腺素，thymulin）1976 年从猪血清中分离出，无种属特异性，由被膜下和髓质上皮细胞产生，在血液内与载体结合。该因子与早期胸腺细胞的受体有高亲和力，可诱导未成熟的 T 细胞表达特异性标志，也可影响成熟 T 细胞，特别是 $CD8^+$ T 细胞亚群的功能。免疫缺陷患者血中的 FTS 活性降低，正常人随年龄的增长其活性也降低。

2.10.4 胸腺体液因子

胸腺体液因子（thymic humoral factor，THF）可诱导 T 细胞亚群的克隆增殖、细胞的分化成熟，还可增进 T 细胞功能。临床上应用 THF 治疗严重病毒感染、恶性肿瘤化疗后及某些自身免疫疾病，以协助恢复 $CD4^+$/$CD8^+$T 细胞的正常比值。

2.11 其他内分泌腺 Other endocrine glands

其他内分泌腺（other endocrine glands）包括心脏的内分泌细胞、胃肠道的内分泌细胞，以及呼吸系统的内分泌细胞。

2.11.1 心脏内分泌

心脏不仅是一个血液循环的动力器官，也是一个重要的内分泌器官，它可以产生和分泌多种激素和生物活性物质，包括心钠素、脑钠素、抗心律失常肽、内源性类洋地黄素、肾素-血管紧张素、心肌生长因子等。

1. 心钠素

心钠素（cardionatrin）也称心房利钠因子或多肽（atrial natriuretic factor/poly peptide，ANF/ANP）或心房肽（atripeptide）。Kisch（1955）在电镜下观察到心房肌细胞内含有一些特殊的分泌颗粒，称为致密体（dense body），以后 Iamieson 和 Palade（1964）研究证明，分泌颗粒主要分布在哺乳动物的心房肌细胞内，故称为心房特殊颗粒。1979 年，Debuld 发现这种颗粒与动物盐负荷有密切关系，摄取高盐的动物，心房特殊颗粒减少，反之增多。人心钠素具有 α、β、γ 3 种形式。应用放射免疫测定法表明，在许多器官如脑、肺、下颌下腺、甲状腺、垂体、肾上腺和生殖器官等均有心钠素存在，但以心脏含量最高，心房含量约为心室含量的 100 倍，右心房高于左心房，约为左心房的 2 倍。此外，近心外膜的肌细胞含量，较近心内膜的肌细胞含量为高。在心肌细胞内，含心钠素的心房特殊颗粒主要分布在细胞核的周围，在细胞核的两端尤为密集（彩图 2-66）。

心钠素具有强大的利尿、利钠效应，是目前已知最强大的利钠、利尿剂之一。

除了心钠素以外，最近从心脏又分离纯化出一些新的活性多肽，它们在结构上与 ANP 相似，或是 ANP 前体分子中的活性片段，主要有脑钠素（brain natriuretic peptide，BNP），醛固酮分泌抑制因子（aldosterone secretion inhibitory factor，ASIF），异心钠素（Iso-ANP），尿钠素（urodilatin）和利尿激素（diuretic hormone，DH）等，它们多数和 ANP 一样具有利尿、利钠、舒张血管和降低血压的作用。

2. 抗心律失常肽

抗心律失常肽（antiarrhythmic peptide，AAP）是由 Gordon 和 Wide 首先发现，可使心肌细胞的收缩性和传导性增强。后来，日本学者 Aonuma 等从牛心中分离出一种生物活性多肽，能减慢心律，延长心电图 Q－T 间期，并可对抗高钙、低钾和哇巴因所引起的心律失常，因而命名为抗心律失常肽。AAP 在全身各组织均有分布，但以心脏含量最高。心房的 AAP 含量随年龄而异，年龄越小，含量越低。随年龄的增长含量渐增至成年水平。AAP 除可抗心律失常外，还具有强大的抗血栓形成作用。

3. 内源性类洋地黄素

内源性类洋地黄素（endogenous digitalis－like factor，EDLF），又称内洋地黄素（endodigin）。内洋地黄素可由不同的组织提取，从心脏分离出的类洋地黄因子又称心洋地黄素。内洋地黄素广泛分布于脑、心、肝、肺、肾、肌肉、下丘脑和肾上腺等组织中，具有强心、利尿、利钠和缩血管作用。在高血压、慢性心功能不全、慢性肾功能不全和醛固酮增多症等疾病，血浆中内洋地黄素水平均增高。

4. 肾素-血管紧张素系统

近来的研究证明，心脏不仅含有肾素，也含有血管紧张素（ANG），故称之为肾素-血管紧张素系统（renin－angiotensin system，RAS）。其中以右心房的含量最高，左心室的含量最低。研究还表明，RAS 可以作为自分泌和旁分泌激素，具有调节冠状循环，引起冠状血管紧张性收缩，可以增强心肌细胞的收缩力，促进心内交感神经末梢释放儿茶酚胺等功能。

2.11.2 胃肠道内分泌

在胃、肠的上皮和腺体中散在着许多种内分泌细胞（表 2－6），尤以胃幽门部和十二指肠上段为多。由于胃肠道黏膜面积巨大，致使这些细胞的总数超过了其他内分泌腺腺细胞的总和。因此，在某种意义上可以说胃肠是体内最大、内分泌物最多的内分泌器官，其所分泌的激素通称为胃肠激素（gut hormone）。已知的胃肠激素有 30 余种，其中已明确组织学定位的有 10 余种。胃肠激素除主要协调胃肠道自身的消化吸收和分泌功能外，也参与调节其他器官的生理活动。

胃肠内分泌细胞大多单个夹于其他上皮细胞之间，呈不规则的锥体形；基底部附于基膜，并可有基底侧突与邻近细胞相接触。细胞质中含有粗面内质网和高尔基复合体。细胞最显著的形态特点是底部细胞质中含有大量的分泌颗粒，故又称为基底颗粒细胞（basal granular cell）。分泌颗粒含肽和（或）胺类激素，颗粒的大小、形状和电子密度依细胞种类而异。绝大多数细胞游离面伸达管腔并有微绒毛伸出，称为开放型（open type）（彩图 2－67），对管腔内食物的刺激和 pH 变化等化学信息较敏感，从而引起其内分泌活动的变化。少数细胞被相邻细胞覆盖，未暴露于管腔，称为封闭型（closed type）（彩图 2－67），主要受胃肠运动的机械刺激或其他激素的调节而改变其内分泌状态。内分泌细胞分泌的激素大多从细胞基底面释出，经血循环运送并作用于靶细胞；少数激素，如生长抑素，以旁分泌方式直接作用于邻近细胞；还有一些激素，如胃泌素、胆囊收缩素、血管活性肽和 P 物质等，其一部分经细胞间隙进入胃肠腔，调节靶细胞的生理功能，这种分泌途径称为腔分泌（luminal secretion）。在 HE 染色切片上，胃肠内分泌细胞不易辨认，部分细胞的分泌颗粒对银盐或铬盐有亲和性，可用银盐或铬盐浸染的方法加以显示，但目前主要用免疫组织化学方法显示和鉴别各种内分泌细胞（彩图 2－68）。

2.11.3 呼吸系统内分泌

呼吸系统除了具有呼吸功能，参与多种物质的代谢和转化外，还具有神经内分泌功能。因为，肺还能合成、释放或代谢多种生物活性物质。

表 2-6 胃肠的主要内分泌细胞、分布、分泌物及主要功能

细胞名称	分布部位	分泌物	主要功能
D细胞或生长抑素细胞（Somatostatin cell）	胃、肠	生长抑素（somatostatin）	抑制胃酸、胰液及胰岛A、B细胞分泌
D1细胞或血管活性肠多肽细胞（vasoactive intestinal polypeptide cell）	胃、肠	血管活性肠多肽（vasoactive intestinal polypeptide，VIP）	扩张血管、促进离子和水分泌
EC细胞或肠嗜铬细胞（enterochromaffin cell）	胃、肠	5-羟色胺、P物质（5-hydroxytryptamine，5-HT；substance P）	增加胃肠运动、抑制胃酸分泌、扩张血管
ECL细胞或组胺细胞（histamine cell）	胃底	组胺（histamine）	刺激壁细胞分泌盐酸
G细胞或胃泌素细胞（gastrin cell）	幽门、十二指肠	胃泌素（gastrin）	刺激壁细胞分泌盐酸
I细胞或缩胆囊素细胞（cholecystokinin cell）	十二指肠、空肠	胆囊收缩素-促胰液素（cholecystokinin-pancreozymin，CCK-PZ）	促使胆汁和胰酶分泌
K细胞或抑胃多肽细胞（gastrin inhibitory polypeptide cell）	空肠、回肠	抑胃多肽（gastric inhibitory polypeptide，GIP）	抑制胃酸分泌、促进胰岛素分泌
L细胞或肠高血糖素细胞（enteroglucagon cell）	小肠、大肠	肠高血糖素（enteroglucagon）	促进肌层缓慢运动
促胰液素细胞（secretin cell）	十二指肠、空肠	促胰液素（secretin）	刺激胰液分泌、抑制胃泌素释放和胃酸分泌

1. 神经内分泌细胞

神经内分泌细胞（neuroendocrine cell），又称小颗粒细胞（small granulated cell），散在分布于整个呼吸道的黏膜上皮内，包括喉、气管和支气管的各级分支。细胞呈锥体或卵圆形，基部位于基膜上，顶端狭窄，形成尖形突向管腔。有些细胞顶端常有短微绒毛。神经内分泌细胞与相邻细胞以紧密连接和桥粒形式相连接。用镀银法可显示在神经内分泌细胞的细胞体和突起内均有细小的嗜银颗粒，电镜下表现为致密核芯颗粒，外包单位膜，中心电子密度较大，与单位膜之间有明显的晕。在不同动物的不同发育阶段，颗粒的大小有很大的差异。成人肺内小支气管的神经内分泌细胞的分泌颗粒直径为100～150nm。在人胎儿发育过程中，根据颗粒的大小，可将肺内神经内分泌细胞分为3种类型：P1细胞的颗粒较小，直径100～110nm；P2细胞的颗粒平均直径约135nm；P3细胞的颗粒最大，平均直径约180nm，颗粒中心的电子密度深而均匀。至发育成熟时，气管和支气管的神经内分泌细胞分泌颗粒的大小基本相似，直径约120nm。细胞质内尚有高尔基复合体、线粒体、少量粗面内质网和分散的核糖体，还有微管和微丝束。尚未发现神经末梢与神经内分泌细胞之间有连接的现象。用甲醛诱发荧光法能显示人肺内神经内分泌细胞呈黄色荧光，表明细胞内有胺；若先用胺前体处理，可使黄色荧光增强。胎兔

和新生兔肺的神经内分泌细胞荧光反应较强。用免疫组织化学法证实，大鼠、羊、猴、胎兔和新生兔等动物肺的神经内分泌细胞分泌颗粒含有5-HT。人肺的神经内分泌细胞分别含铃蟾肽（bornbesin）、降钙素、脑啡肽和胃泌素，还有组胺和缓激肽等，其中某些介质如铃瞻肽等，可引起支气管痉挛、血管收缩，并可吸引单核细胞聚集。一般认为，气管、支气管和肺内的神经内分泌细胞属于摄取胺前体脱羧系统（amine precursor uptake and decarboxylation system，APUD系统）。

2. K细胞

K细胞（Kultschizky cell），又称为嗜铬细胞和（或）嗜银细胞或Feyrter细胞，具有特殊的分泌功能，属神经内分泌细胞。K细胞主要分布在肺细支气管上皮内，细胞质内有密集的致密核芯小泡。新生儿的K细胞数量较少，细胞质内含有降钙素（CT）免疫反应阳性颗粒；正常成人肺中则较难见到K细胞。

已知某些肺癌细胞起源于神经内分泌细胞，患者常伴有高CT血症。组织病理学研究认为，K细胞可发展成肺支气管癌和肺小细胞癌；肺小细胞癌具有神经内分泌特征，细胞内可见致密核芯颗粒，内含嗜铬粒蛋白A、L-多巴脱羧酶、糖酵解酶、神经元特异性烯醇化酶（NSE）以及CT等神经多肽。从肺腺癌和鳞癌组织内检测到的某些抗原，也存在于神经内分泌细胞内。

在人肺的发育过程中，神经内分泌细胞呈离心型分化现象，即从支气管逐渐向周围分支发展变化。人胚胎发育第5～12周，即肺分化早期（腺管期），肺内支气管呈单层柱状或立方上皮，上皮细胞内出现致密核芯颗粒，主要为P1型。人胚胎发育第16周，支气管树完全形成时，肺的神经内分泌细胞除P1型外，又出现P2型和P3型。至人胚胎发育第18～25周，即相当于囊状肺泡期以后，在细支气管末端部分均有神经内分泌细胞存在，细胞有较长的突起，有些细胞靠近基膜下方的毛细血管或平滑肌。兔支气管上皮的神经内分泌细胞占上皮细胞总量的1%～2%，在人胚胎发育时数量较多，出生时减少，此后又略有上升。

肺神经内分泌细胞随胎龄的增长而数量增多，在人胚胎发育第20周时，细胞数量达最大值，此时细胞已发育成熟，能分泌多种胺类与肽类物质。至出生后1个月，细胞数量开始下降，成人时维持在最低水平。在胎肺中，神经内分泌细胞分泌的5-HT可维持肺内动脉的紧张性。妊娠动物子宫缺氧时，胎儿肺的神经内分泌细胞增多，肺动脉收缩，动脉壁相对增厚，血流量减少，表明肺神经内分泌细胞参与肺动脉收缩和维持动脉紧张性活动。肺神经内分泌细胞还有旁分泌作用，能调节周围上皮细胞的分化和分泌作用。

肺的神经内分泌细胞有72%分布在支气管分支的上皮内，24%分布在细支气管上皮，而且几乎完全分布在细支气管末段上皮内，仅约4%分布在肺泡管上皮。正常情况下肺内神经内分泌细胞的分布不随年龄增长而改变。经常接触烟雾者的肺内神经内分泌细胞增多，分泌的神经肽也增多，营养不良者的肺内神经内分泌细胞数量增多。产前经常接触烟雾或尼古丁者，其子代的肺内神经内分泌细胞数量增多；新生儿期的小支气管发育异常及气道中巨噬细胞浸润，也与肺内神经内分泌细胞增多有关。

3. 神经上皮小体

神经上皮小体（neuroepithelial body，NEB）是分布在肺呼吸道上皮内的神经内分泌细胞群。NFB在支气管远端各级分支的上皮内较多，常位于管道分叉处。神经上皮小体呈球形或卵圆形，直径30～100μm，由4～10个平行排列的无纤毛柱状上皮细胞组成，胎儿及新生儿可由10～30个细胞组成。细胞位于基膜上，顶端突入管腔，小鼠NEB的顶端常被其他上皮细胞所覆盖。在HE染色切片中，NEB细胞的细胞核呈卵圆形，细胞质染色较浅，与周围其他上皮细胞有明显不同。镀银法可显示NEB细胞内的嗜银颗粒。扫描电镜显示NEB细胞表面隆起，周围有一圈克拉拉细胞（clara细胞）包围。相邻细胞之间有紧密连接、中间连接或桥粒。细胞游离面有短微绒毛，表面覆以糖衣，细胞质内有粗面内质网、高尔基复合体和线粒体。细胞的基部有两种不同类型的致密核芯颗粒。Ⅰ型颗粒约占70%，形态不一，中心电子密度较大，与单位膜之间有较窄的间隙；甲醛诱发荧光术显示颗粒呈黄色荧光，表明其内含5-HT。Ⅱ型颗粒圆而小，中心电子密度中等，与单位膜之间的间隙较宽，颗粒内不含5-HT。免疫组织化学法显示，在胎儿和新生儿的肺NFB细胞内有铃蟾肽和降钙素。用胶原酶分离的第29天胎兔支气管分支的NEB，其结构与在体NEB基本相同，表明NEB是一种独立的结构。电镜显示胎兔及新生兔肺NEB上有2种神经末梢分布，一种是传入神经末梢，内含较多的小线粒体、微管和少量小泡。另一种是传出神经末梢，内含较多微管和小泡，几乎无线粒体。用乙酰胆碱酯酶法和甲醛诱发荧光法也能显示兔肺NEB上分布的这两种神经末梢。根据NEB的分布特点，推测其可能是一种与肺内含氧量变化有关的化学感受器，如将新生兔置于短期的缺氧环境中，可引起NEB的分泌颗粒释放分泌物，神经上皮小体的荧光也相应减弱。推测神经上皮小体在感受到肺内缺氧的刺激时，有可能对气道平滑肌产生直接作用，或释放5-HT等肽类物质，通过血循环或旁分泌形式调节血管平滑肌。

4. 其他细胞因子或激素

（1）5-HT　肺导气部上皮内的神经内分泌细胞能分泌5-HT、降钙素或铃蟾肽等胺肽类物质。5-HT可引起血管和支气管收缩，增强肺血管的通透性，并刺激肺呼吸。肺血管内皮细胞含有单胺氧化酶，能降解并灭活被摄取的5-HT等胺类物质。因此肺对5-HT类物质的灭活率高达约65%，是体内5-HT类物质灭活的主要场所。

（2）血管活性肠肽　血管活性肠肽（vasoactive intestine peptide，VIP）主要存在于呼吸道和血管平滑肌及呼吸道腺体周围的神经元和神经末梢内，VIP可使支气管和血管的平滑肌舒张。

（3）前列腺素　肺是合成和降解前列腺素（prostaglandin，PG）的重要器官。从人和某些动物的肺内分离出的前列腺素主要为PGE1、PGE2、PGF2a和PGI2等。肺内含有的脂类物质以磷脂为主，磷脂中含有必需脂肪酸，因此肺组织和肺泡表面活性物质（PS）内含有的微量花生四烯酸是合成前列腺素的前体。肺内巨噬细胞含有前列腺素合成酶，可合成前列腺素，Ca^{2+}在此合成过程中起重要作用。肺毛细血管内皮中含有前列腺素脱氢酶，它能使肺局部产生的和血中PGE和PGF的80%～95%降解并灭活。前列腺素可促进肺血管收缩，如PGF2a可使犬的肺动脉压升高，心输出量增大。外源性PGF2a还具有很强的支气管收缩作用，而PGE1和PGE2，则对支气管平滑肌有舒张作用。

（4）心房肽　肺也是产生心房肽（atriopeptide），或称心房利钠多肽（atrial natriuretic peptide，ANP）的重要场所之一，利用放射免疫法发现，ANP在肺内广泛存在，以右肺上叶含量最高。用免疫组织化学方法显示，ANP主要分布于肺呼吸道上皮细胞和较大肺静脉的平滑肌细胞的分泌颗粒内。用^{125}I-ANP抗体放射自显影方法显示，Ⅱ型肺泡细胞、血管内皮细胞和平滑肌细胞内ANP阳性。肺ANP的生理作用主要有3个方面：①排钠利尿作用。②扩张肺动脉和支气管。③使Ⅱ型肺泡细胞分泌肺泡表面活性物质（pulmonary surfactant，PS）。

（5）表皮生长因子　人胎肺的Ⅰ型细胞、支气管和气管上皮细胞表达表皮生长因子

(epidermal growth factor，EGF）和EGF受体，表明EGF能通过自分泌和（或）旁分泌调节肺的正常发育。EGF与Ⅱ型肺泡细胞膜受体结合，调控细胞合成PS。此外，EGF能刺激成纤维细胞产生一种促PS合成的生物活性物质，称为成纤维细胞-肺细胞因子（fibroblast-alveolar cell factor)。EGF可抑制肺巨噬细胞迁移，减少病变区肺巨噬细胞聚集，降低炎症反应，防止发生过强的免疫反应。

（6）一氧化氮　肺可产生大量一氧化氮（NO）衍生物过氧亚硝基阴离子（peroxynitrite anion)，即$OONO^-$。呼吸道组织内存在两种一氧化氮合酶（NOS)，即组织型（又称固有型）合酶（constitutive，cNOS）和诱导型合酶（iNOS)。在肺巨噬细胞、呼吸道和肺泡上皮内均有NOS分布。支气管上皮还可释放一种上皮衍化生长因子（epithelial derived growth factor，EpDGF)，具有调节呼吸道张力的作用。

参考文献

1. Thibodeau GA，Patton KT. Anatomy & physiology. 6th ed. MOSBY 2007
2. Junqueira LC，Carneiro J. Basic Histology. 11th ed，McGraw-Hill，2005
3. Kierszenbaum AL：Histology and Cell Biology. Mosby，St. Louis，2002
4. Rhoades R and Pflanzer R. Human Physiology. Saunders College Publishing，a Divison of Holt. Rinehart and Winson Inc. Philadelphia，1989
5. Sadler TW. Langman's Medical Embryology 9th ed，Lippincott Williams & Wilkins，2004
6. Richard L Drake，Wayne Vogl，Adam WM Mitchell. 格氏解剖学教学版 GRAY'S Anatomy for Students. 北京：北京大学医学出版社，2006
7. 成令忠，钟翠平，蔡文琴．现代组织学．上海：上海科技文献出版社，2004
8. 刘斌，高英茂．人体胚胎学．北京：人民卫生出版社，1996
9. 唐军民，李英，卫兰，等．组织学与胚胎学彩色图谱．北京：北京大学医学出版社，2000
10. 郭志坤．正常心脏组织学图谱．北京：人民军医出版社，2005
11. William K. Ovalle and Patrick C. Nahirney. Netter's Essential Histology. Saunders Elsevier 1st ed Philadelphia PA USA 2008
12. Keith L. Moore and T. V. N Persaud. The Developing Human. Saunders Elsevier 8th ed Philadelphia PA USA 2008

（唐军民）

3 免疫学基础

Fundaments of immunology

3.1 免疫学概要

Essential concepts

微生物（microbe）是地球上最早的生命形式，在动物尚未开始进化之前的几亿年时间里，它们一直是这个星球的主宰。动物进化过程中的永恒主题之一就是如何避免成为微生物们的养分基地和美味佳肴。对动物王国里所有大大小小的成员们来说，它们的机体永远是微生物们的征服对象。辅佐动物进化的功臣就是免疫系统（immune system）。如果机体是国家，它是国家的军队。毫不夸张地说，如果没有免疫系统，动物进化的进程早就被微生物所扼杀。

免疫系统的进化经历了 4 亿年的历程，可以分为两个主要的进化阶段。第一阶段产生固有免疫系统（innate immune system），又称为天然免疫系统（natural immunity system），第二阶段产生了适应性免疫系统（adaptive immune system）。前者存在于无脊椎动物以上的所有动物种属，而后者只见于鸟类以上的脊椎动物。

从应答时效性来看，固有免疫系统是第一线的，为机体提供迅速但基本的保护，无须事先激活就能够随时应对微生物的入侵。如果固有免疫不足以清除入侵者的话，适应性免疫系统将被启动，产生一系列特异性应答，协同固有免疫系统消灭入侵者。适应性免疫系统被激活后伴有免疫记忆的形成，保证机体再次遇到同一病原体时做出更为迅速有效的应答。适应性免疫使宿主能够更好地适应自然环境，以获得进一步进化的机会。在脊椎动物以上的动物免疫系统中固有免疫系统和适应性免疫系统作为一个有机的整体，密切合作以实现对机体的保护。

3.1.1 免疫细胞、组织与器官

免疫系统由免疫器官、免疫细胞和免疫分子组成。骨髓和位于胸骨后面核桃样大小的胸腺是免疫细胞发育、成熟的组织部位。遍布全身的淋巴结和脾脏是执行免疫功能的主要器官。淋巴结由与血管平行分布的淋巴管相连，构成淋巴循环系统，主司免疫细胞的运输和组织液的回收与过滤（图 3-1）。

参与免疫应答的细胞被统称为免疫细胞，包括肥大细胞、单核-巨噬细胞、天然杀伤（NK）细胞、中性粒细胞以及 T 和 B 淋巴细胞（lymphocyte）。这些免疫细胞好比“免疫军队的士兵”，在免疫系统应战入侵微生物的过程中相互协作，发起多方位的立体攻击，限制微生物在体内的繁殖，直至将其彻底消灭、清除。

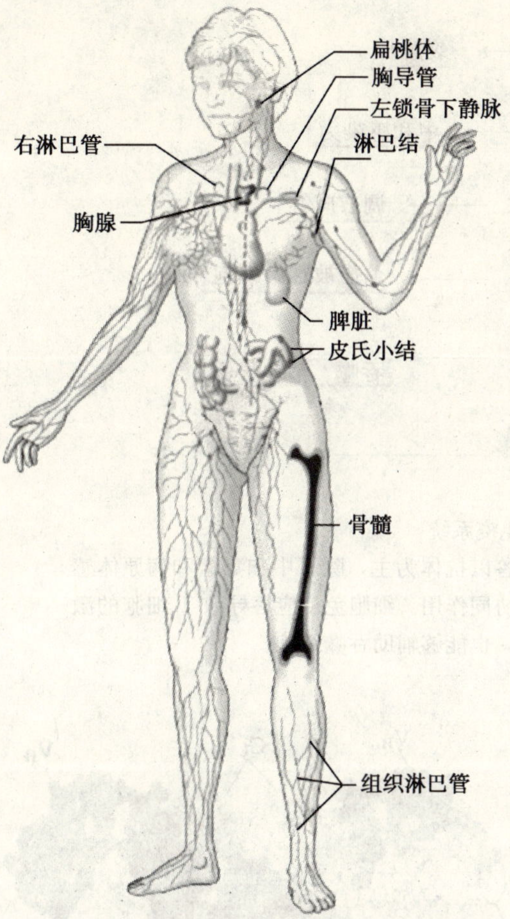

图 3-1 免疫系统组成

胸腺和骨髓是中枢免疫器官，淋巴结、黏膜下淋巴组织和脾脏是外周免疫器官。外周免疫器官之间由淋巴循环网络相连，淋巴系统利用淋巴网络和血液循环系统在体内循环。

3.1.2 固有免疫系统

从参与应答的成分来看，免疫应答可以分为体液介导的应答和细胞介导的应答两种。人类固有免疫系统的体液成分以补体（complement）为主，固有免疫细胞则以吞噬细胞（phagocytes）为主。由数十种血清蛋白组成的补体系统能够直接造成微生物的外膜穿孔，还能对它们进行“标记”，使之更容易地被吞噬细胞识别。吞噬细胞包括巨噬细胞和中性粒细胞，它们具有吞噬和消化微生物能力。巨噬细胞是机体各种组织中的“常驻边防部队”，是微生物穿过体表之后所遇到的第一道主要防线。占外周血白细胞总数 2/3 的中性粒细胞是不停地随血液循环巡逻机体的“野战部队”，当机体受到微生物攻击时能够穿出血管壁、迅速抵达发生感染的组织部位，执行吞噬与消化微生物（或其他异物）的功能。固有免疫细胞还包括 NK 细胞、嗜碱粒细胞（basophil）和肥大细胞（mast cell）。其中 NK 细胞能够杀伤被感染的宿主细胞。

3.1.3 适应性免疫系统

适应性免疫系统是在固有免疫系统基础之上的一次进化飞跃。“适应性”是指免疫系统在接受了环境中微生物或者其他外来物质的刺激之后其本身的状态发生了变化，获得了针对该种微生物或者抗原的特异而持久的免疫力，能够更为有效地完成防御的使命。适应性免疫系统因此也被称为获得性免疫系统（acquired immune system）。由于适应性免疫系统能够区分不同抗原之间的微细差异，因此又被称做特异性免疫系统（specific immune system）。它使免疫系统更为精确地识别抗原并且具有了记忆的能力（图 3-2）。

适应性免疫系统的形成有赖于 T 和 B 淋巴细胞的出现。它们是获得性免疫系统的“主力军”，既是抗原特异性识别的细胞，也是免疫记忆细胞。人体内淋巴细胞的总数与脑细胞或者肝细胞的数量相当。它们以淋巴结为驻扎“营地”，在血液和淋巴系统之间不断循环。T 细胞和 B 细胞通过各自表达的 T 细胞受体（T cell receptors，TCR）和 B 细胞受体（B cell receptors，BCR）识别抗原。TCR 和 BCR 是适应性免疫识别的关键分子。它们的独特性在于其多样性（diversity），人体所携带的基因不过 3～5 万个，而 T 和 B 淋巴细胞却能表达无数的 TCR 和 BCR，使得适应性免疫系统能够十分特异地识别抗原。

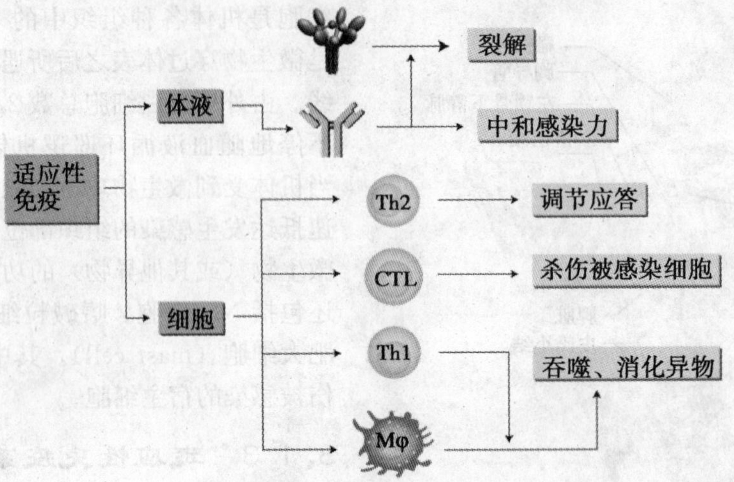

图 3-2 适应性免疫系统

适应性免疫应答分为体液应答和细胞应答。体液应答以抗体为主，除了中和毒素和病原体感染能力外，还能与固有免疫系统的补体和吞噬细胞协同作用。细胞免疫应答导致 T 细胞的激活，它们既能够直接杀伤被病原体感染的宿主细胞，也能够辅助吞噬细胞。

抗体（antibody，Ab）又称免疫球蛋白（immunoglobulin，Ig），是适应性免疫应答的主要体液分子，由活化后的 B 淋巴细胞（浆细胞，plasma cells）产生。抗体分子以膜型和可溶型两种形式存在，前者是 BCR 的识别单位，后者存在于体液中。同一个 B 细胞克隆所表达的膜型和分泌型抗体分子具有相同的抗原特异性。抗体分子具有两条重链和两条轻链组成的四肽链基本结构，形成“Y”型（图 3-3)。抗体分子的顶端（Fab 段）是其抗原识别部位，下半部（Fc 段）为其功能区。抗体分子与微生物结合之后至少可以发挥 3 个方面的作用：（1）阻止微生物继续感染其他细胞；（2）激活补体直接杀伤微生物；（3）通过抗体分子 Fc 段与吞噬细胞结合，使复合物被捕捉和清除。

适应性细胞免疫应答主要由 T 淋巴细胞介导，分为 $CD4^+$ 和 $CD8^+$ 两大类。$CD4^+$ T 细胞为辅助性 T 细胞（T helper cells，Th)，是免疫应答的“指挥官”，通过膜表面分子和所分泌的细胞因子（cytokines）辅助 B 细胞和巨噬细胞活化。$CD8^+$ T 细胞为杀伤细胞，能够直接杀伤被微生物感染的宿主细胞。

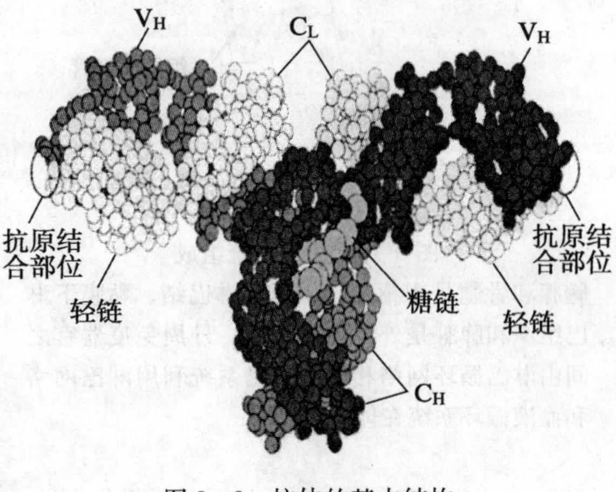

图 3-3 抗体的基本结构

与 BCR 不同，TCR 不能与游离的抗原直接结合，而只能识别被主要组织相容性（MHC）分子递呈的短肽，因此 T 细胞对抗原的识别和应答具有 MHC 限制性（MHC restriction)。MHC 分子是一类跨膜糖蛋白大分子，由 α 和 β 链非共价结合而成。表达于细胞表面的 MHC 分子与 9～17 个氨基酸的短肽相结合，这些短肽能够维持 MHC 分子的稳定，使其能够顺利地表达于细胞表面。被巨噬细胞吞噬的微生物或者异物抗原被消化后产生的肽段以及在胞浆中合成的病毒蛋白质大分子的降解片段均能与 MHC 分子结合。这些递呈外来抗原肽的 MHC 分子能够较长时间驻留于细胞表面，为 T 细胞识别外来抗原提供条件和基础。MHC 分子是在 TCR、BCR 之外适应性免疫识别所必须的第三类分子。

3.1.4 免疫记忆

脊椎动物经历了某种病原微生物（如麻疹病毒）感染之后短时间内一般不会再次被同一种微生物感染。这种现象称为免疫记忆，是由记忆性 T 和 B 淋巴细胞所介导的。被抗原活化的 T 和 B 细胞除分化为效应细胞外，少数分化为记忆细胞长期在体内循环。当同一种抗原再次进入体内，这些记忆细胞将迅速被活化，并分化为新的效应细胞和记忆细胞。用灭活的病原微生物或者其组分对机体进行疫苗接种可以人为地诱导免疫记忆，起到预防传染性疾病的作用。人类利用疫苗大面积免疫成功控制了多种传染性疾病的流行。最为成功的例子就是通过全球性长期的牛痘苗接种，在 20 世纪 90 年代初彻底消灭了天花。卡介苗（BCG）的大面积接种也使曾经猖獗一时的结核病得到了有效的控制。

3.1.5 免疫相关疾病

免疫系统能够区别“自我（self）”和“非我（non-self）”，只对“非我”（指外来抗原）发生有效的免疫应答，对“自我”（指宿主自身抗原）则处于免疫耐受（self-tolerance）状态，而且对外来抗原的应答必须被控制适当的强度范围之内。

在某些情况下免疫系统对自身抗原发生免疫反应，“误伤”自身组织和器官，导致各种自身免疫性疾病（autoimmune disease），如类风湿性关节炎、全身性红斑狼疮、I 型糖尿病和自身免疫性甲状腺炎等。

免疫系统针对外来抗原做出免疫应答的同时经常伴有局部组织的炎症反应，有时甚至造成较为严重的病理损伤，即为超敏反应（hypersensitivity）。免疫系统还必须对环境中的常见抗原处于耐受状态（如花粉、食物中的抗原），如果此种耐受被打破，导致过敏反应甚至过敏性疾病，也属超敏反应的范畴。

免疫系统因先天或者后天因素造成的功能紊乱或者功能不全可导致免疫缺陷（immunodeficiency），其主要临床表现是反复发生且难以控制的各种微生物感染。T、B 细胞联合免疫缺陷的患者，一般在婴幼儿期就因不可控制的细菌或者真菌感染而致命。成年人免疫系统的后天损伤同样有严重的后果。例如，人免疫缺陷病毒（HIV）通过 CD4 分子感染 Th 细胞，逐步地摧毁免疫系统，造成以并发各种微生物反复不可控制感染，为主要特征的获得性免疫缺陷综合征，即艾滋病（AIDS）。

免疫系统不仅能够识别外来的微生物，对来自他人或者动物的组织或者器官也有很强的排斥反应（transplantation rejection）。免疫应答因此成为器官移植的主要障碍。如何控制免疫排斥反应是移植免疫学的主要研究内容。此外，如何诱导免疫系统的抗肿瘤免疫应答也是近年来的研究热点之一。

3.2 补体系统

The complement system

补体是固有免疫系统最为重要的体液分子，构成机体内部免疫防御的第一道防线，其最主要的功能是裂解、杀伤进入机体的病原微生物。补体系统是一种生物级联反应体系，是由生物大分子组成的、连续而又分级的应激反应系统，其本质是功能上相互关联的蛋白质分子之间的连续酶促反应。被活化的第一个酶所催化的酶解产物能够催化第二个酶解反应，该反应产物又催化第三级反应，级联反应依此不断放大并以几何速度迅速进行，最终被活化的分子执行一定的生物学功能，如凝血或者攻击靶细胞膜等。生物级联反应的中间产物含量极低且半衰期非常短，一般很容易被抑制或者灭活，这也是此类反应能够十分有效地加以调控的基础。生物级联反应体系在完成了特定的生理功能之后很快恢复自稳状态。

3.2.1 补体系统的组成

补体系统由固有补体分子、补体调节蛋白和补体受体等 30 余种糖蛋白组成。固有成分是指体表分泌液以及血浆和其他体液中能够识别或攻击微生物或者其他外来物质的可溶性分子。补体调节蛋白则有可溶性和膜型两种。补体系统，具有持续紧张、随时可发、精密调控等特点。

表 3-1 补体系统的组成成分

名称	分子量（kDa）	血清浓度（μg/ml）	肽链数目
经典途径			
C1q	460	80	18
C1r	83	50	1
C1s	83	50	1
C4	200	500	3
C2	102	20	1
C3	185	1300	2
替代途径			
D因子	24	1	1
B因子	90	210	1
凝集素途径			
MBP	30×3	1	9
MASP-1			?
MASP-2			?
终端成分			
C5	204	70	2
C6	120	65	2
C7	120	55	1
C8	160	55	3
C9	70	60	1
调节因子			
C1-INH	105	200	1
C4-bp	550	250	10
H	150	460	
I			2
P	220		4
CD55 或 DAF（膜）			1
CD46（膜）			1
CD59（膜）			1

血清中至少 19 种蛋白属于补体固有成分以及可溶性补体调节蛋白（表 3-1），占血清球蛋白总量的 10%左右。补体固有成分大多按其被发现的先后命名为 C1-C9，少数被称为"因子（factor）"，如 B 因子、D 因子等。补体固有成分在活化过程中的裂解产物用英文小写字母表示，如 C3a、C3b、C5a 和 C5b 等，其中小分段为 a，大分段为 b。具有酶活性的补体分子复合物在其符号上加一横线表示；被灭活补体片段在其符号前加小写 i 表示，如 iC3b。有些补体调节蛋白分子根据其功能特点而命名，如 C4 结合蛋白（C4-binding protein，C4-bp）和 C1 抑制因子（C1-inhibitor，C1-INH）等。

补体分子的分子量从 24 kD（D 因子）至 460 kDa（C1q）不等，血清浓度在 20 μg/ml（C2）至 1300 μg/ml（C3）之间。体内多种组织细胞能够合成补体成分。C3、C6、C8 以及 B 因子主要在肝脏中合成，C2、C3、C4、C5、B、D、P 以及 I 因子主要来源于巨噬细胞。C3 是由一条 α 链和一条 β 链共价组成的球蛋白（图 3-4）。C3 分子不仅血清浓度最高，也是功能上最为重要的补体成分之一。

在生理情况下，体内的补体固有成分通常以前体酶的形式存在。只有在某些活化物（如某些抗原-抗体复合物以及进入体内的微生物和寄生虫等）的作用下，补体成分才依次被激活并最终发挥生物学效应。补体系统发生反应的过程可分为"级联放大"和"攻膜效应"两个阶段，以 C5 转化酶的产生为分水岭。补体被活化后经 C5b 所启动的攻膜效应（terminal pathway）导致靶细胞的胞膜损伤，实现补体系统的裂解效应。激活补体系统的关键步骤是 C3 转化酶的生成，共有三条途径：替代途径（alternative pathway，又译为旁路途径）、MBP 途径（MBP pathway）和经典途径（classical pathway）。

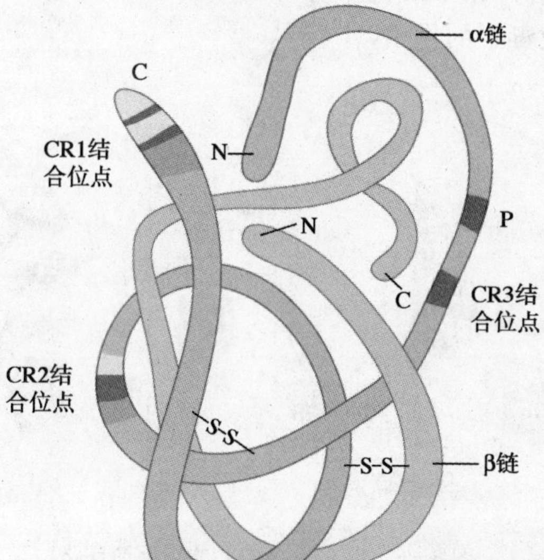

图 3-4　C3 分子立体结构及其受体结合部位

C3 是由一条 120 kDa 的 α 链和一条 70 kDa 的 β 链共价组成的异二聚体型 β 球蛋白。深色线段代表 C3b 与 CR1、CR2 和 CR3 等补体受体的结合位点。

3.2.2 补体系统激活的替代途径

补体活化的替代途径始于 C3 分子的自发裂解。体液中少数 C3 分子在生理条件下自发裂解为 C3a（C3 α 链 N 端 6 kD 肽段）和 C3b 两个分段。C3b 在血清中的半衰期仅为 0.1 毫秒左右，只有即刻与其他大分子结合才能免于淬灭。B 因子是补体固有成分中的关键酶原分子，能够与 C3b 结合为 C3bB 复合物。该复合物在 D 因子的作用下转化为具有 C3 转化酶活性的 C3bBb。P 因子（备解素）与 C3bBb 结合后使之稳定。C3bBbP 将更多的 C3 分子水解为 C3a 和 C3b，形成依赖于 C3b 的正反馈环路（图 3 - 5）。

C3bBb 还能够与其他 C3b 分子结合，形成具有 C5 转换酶活性的 C3bnBb（即两个以上的 C3b 与 Bb 形成的复合物）。另外，结合于细菌或者细胞表面的 C3b 除了能够与 B 因子结合外，还能与 C5 结合，形成 C3bC5 复合物。该复合物在 C3bnBb 的催化下裂解出 C5a（C5α 链 N 末端 74 个氨基酸）和 C5b 两个分段。C5a 进入液相发挥过敏毒素的作用，C5b 则启动补体活化的效应途径。

3.2.3 补体系统激活的经典途径

由于历史原因，进化上最为“现代的”由免疫复合物激活补体的途径被称做经典途径。该途径始于免疫复合物中 IgM 和 IgG 抗体分子与补体 C1q 的结合。IgG1 和 IgG2 的 CH_2 以及 IgM 分子的 CH_3 结构域含有补体 C1q 结合位点（又称 C1q 活化位点）。如图 3 - 6 所示，这些抗体分子与抗原结合后构象发生改变，使原本被 Fab 段遮蔽的 C1q 结合位点得以暴露，能够与 C1q 结合。

补体分子 C1 是由 C1q、C1r 和 C1s 三种蛋白质分子共同组成的复合大分子。其中 C1q 是由 3 种共 18 条（A、B 和 C 链各 6 条）25 kD 的肽链组成的“六脚支架”样的复合分子，A、B 和 C 三条肽链相互缠绕形成三螺旋结构组成，其顶端是抗体分子结合位点（图 3 - 6）。两对 C1r 和 C1s 多肽链与 C1q 由钙离子依赖的化学键结合在一起。

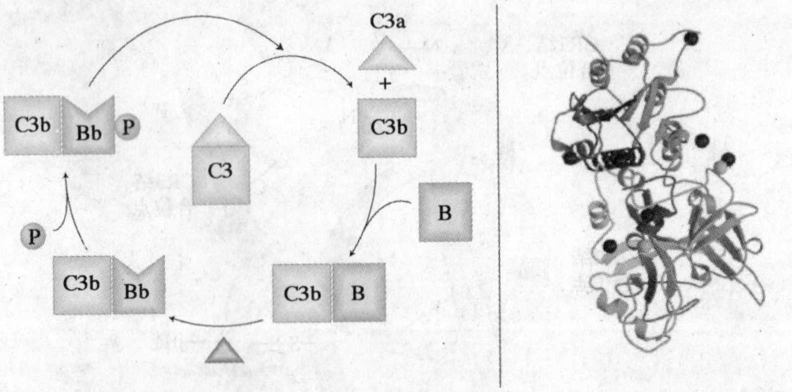

图 3 - 5 以 C3b 为中心的正反馈环路

替代途径和 MBP 途径激活补体的关键步骤是以 C3b 为中心的正反馈环路的形成。C3 裂解产物 C3b 与 B 因子结合为 C3bB 复合物，在 D 因子的作用下成为 C3 转化酶 C3bBb。C3bBb 作用于 C3，产生大量的 C3b，C3b 的生成又导致更多的 C3bBb 和 C3bnBb 的产生，形成迅速放大的正反馈环路。右图为 C3b 分子的 X 射线晶体衍射三维结构。

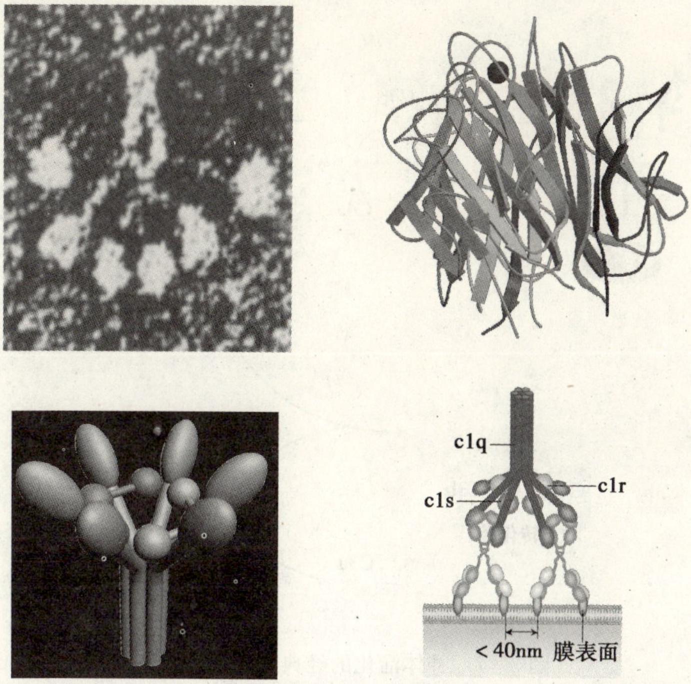

图 3-6 C1 分子

C1 复合大分子的"六角支架"样结构可以通过电子显微镜观察到（左上）。C1 复合大分子由一个 C1q、两个 C1r 和两个 C1s 分子共同组成（左下），其头部的 X 射线晶体衍射三维结构显示于右上。C1q 分子如果同时与两个以上的 Fc 段结合将造成其构象的变化，从而使 C1r 和 C1s 相继被活化，启动补体活化的经典途径（右下）。

C1q 分子必须同时与两个以上的活化位点相结合才能被激活。IgM 是由 5 个 IgM 单体分子构成的多聚体大分子，故一个 IgM 大分子就可激活补体。以单体形式存在的 IgG 分子只有当两个以上的分子处于非常接近的位置上才能起到活化补体的作用（图 3-6）。与 C1q 结合的 C1r 和 C1s 一方面维持 C1q 的结构稳定性，另一方面也是重要的蛋白水解酶。C1q 分子与抗体分子的结合导致其构象变化，暴露了 C1r 的蛋白水解酶活性部位，使其催化 C1s 由酶原转变为 C4/C2 转换酶。

补体分子 C4 的前体是一条 200 余 kD 的多肽链，被纤维蛋白溶酶裂解为 α（93 kD）、β（78 kD）和 γ（33 kD）三段后，三者共同组成 C4 糖蛋白复合分子。被活化 C1s 将 C4a（C4α 链 N 末端 9 kD 小分段）切除之后，导致其余部分（即 C4b）的构象变化，使其能够与细胞膜或其他补体活化表面结合。

补体分子 C2 是一个分子量为 102 kD 的单链糖蛋白，能够与 C4b 结合而形成 C4bC2 复合体。C2 在 C1s 的作用下产生具有 C3 转化酶活性的 C4b2b。一个 C4b2b 复合物能够在极短的时间内裂解大约 200 个 C3 分子。所产生的 C3b 进入 C3b 依赖的补体活化正反馈环路，使反应迅速放大。另外 C3b 能够与 C4b2b 结合，生成 C5 转化酶 C4b2b3b。后者将 C5 裂解为 C5a 和 C5b，启动补体活化的终末途径（图 3-7）。

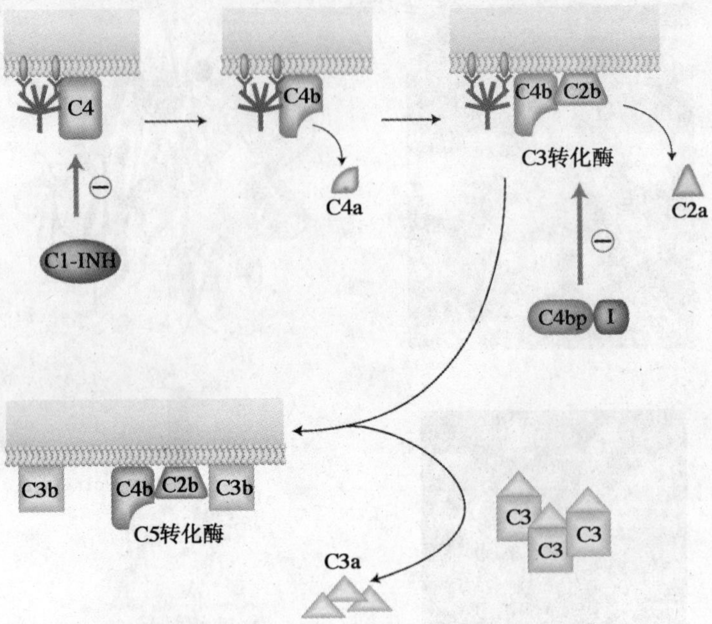

图 3-7 补体活化的经典途径及其调节

IgG 和 IgM 与抗原所形成的复合物与 C1 复合分子中的 C1q 结合，导致 C1r 和 C1s 的活化。被活化的 C1s 作用于 C4 和 C2，形成具有 C3 转化酶活性的 C4b2b，并进而形成 C5 转化酶 C4b2b3b。后者作用于黏附于病原体表面的 C5，导致 C5b 的产生，由此诱导 MACs 的生成。在此过程中 C1－INH 和 C4BP 等因子起抑制调节作用。

3.2.4 补体系统激活的 MBP 途径

甘露糖结合蛋白（mannose-binding protein，MBP）是动物血清中一种能够与甘露糖苷特异结合的钙离子依赖凝集素分子，故又称甘露糖结合凝集素（mannose-binding lectin，MBL）。MBP 的立体构象类似于 C1q 分子的基本组成单位，由 3 条多肽链组成，其氨基端的 21 个氨基酸组成球形结构域，随后是 60 个氨基酸残基组成的胶原样区。C 末端的 148 个氨基酸形成多糖结合部位。

MBP 在血清中主要以三聚体的形式存在。MBP 在血浆中与丝氨酸（serine）蛋白酶原（MBP-associated serine protease，MASP）形成复合体。MASP 与 C1 复合分子中 C1r 和 C1s 的氨基酸序列具有 40%的同源性和相同的生物学活性。甘露糖苷主要存在于真菌、病毒和不同种属的细菌（包括伤寒杆菌、淋球菌、链球菌）以及寄生虫的表面，因此 MBP 对这些病原体具有较强的亲和力。MBP 与甘露糖苷结合后，复合体中的 MASP 即被活化成为 C4 和 C2 转化酶，具有与 C1s 同样的酶活性。

3.2.5 补体应答的终末阶段

补体活化的三条途径均导致 C5 转化酶（C4b2b3b 或 C3bnBb）的产生。该酶完成补体效应过程中最后一个酶促反应，既将与 C3b 结合的 C5 分子小分段（C5a）剪除，产生 C3b5b。C3b5b 复合物再与补体固有成分 C6、C7 和 C8 依次结合，在补体活化表面形成 C5b678 复合物。该复合物诱发血清中的 12～16 个 C9 分子在细胞膜表面共聚，形成膜表面通道结构，即攻膜单位（membrane attack complexes，MACs）（图 3-8）。插入细胞膜脂质双层的攻膜单位造成靶细胞的溶解、破裂。攻膜单位是补体系统攻击微生物或者其他靶细胞的主要武器。

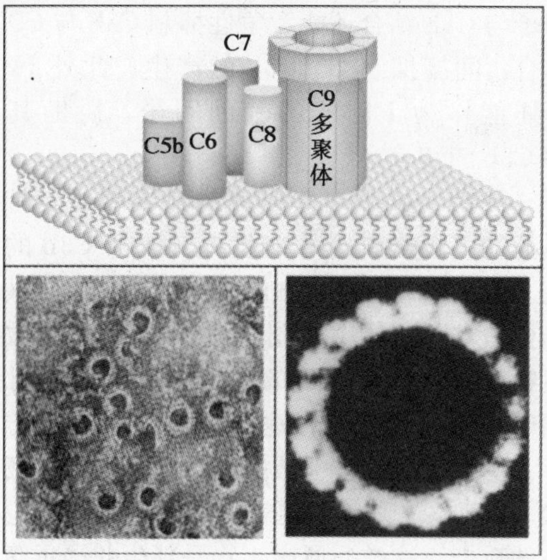

图 3-8 攻膜单位（MACs）

细胞膜表面的 C3b5b 与 C6、C7、C8 依次结合形成 C5b678 复合物，继而诱发 12～16 个 C9 分子在细胞膜表面共聚，形成膜表面的通道结构 MACs（上）。左下和右下图为补体造成靶细胞膜穿孔的电镜照片。

3.2.6 补体系统的其他生物学功能

补体系统的主要生物学效应是通过酶解激活级联反应、装配并激活某些蛋白酶，生成攻膜复合体，损伤靶细胞膜。此外，补体应答产生的一些活性分段发挥多种免疫功能。例如，一些补体蛋白的小分段引起或者参与炎症反应。C3a、C4a 和 C5a 能够诱发肥大细胞脱颗粒，释放炎症介质，在炎症和过敏性休克过程中发挥重要作用，因此又被称作过敏毒素（anaphylaxin），三者中 C5a 作用最强，C3a 次之，C4a 最弱。此外，C5a 是巨噬细胞和中性粒细胞的强效趋化介质。C3b 的裂解产物 iC3b 虽然不能继续参与补体系统的活化，但却是重要的调理素（opsonin）。补体裂解产物通过与细胞表面的补体受体的结合，介导其免疫生物学功能。

迄今为止已经发现的补体受体共有近 20 种，其中以各种 C3 分段（包括 iC3b、C3dg 和 C3c 等）的受体最多，包括 CR1，CR2，CR3，CR4 等至少 5 种膜表面受体。CR1，即 CD35，为单链膜蛋白，能够与 C3b 和 C4b 结合，故又称为 C3b/C4b 受体（C3b/C4bR）。CR1 在体内分布广泛，表达于除嗜碱粒细胞和肥大细胞之外所有的免疫细胞。CR1 具有至少如下四个方面的功能：（1）与 C3b 和 C4b 结合后抑制补体激活；（2）吞噬细胞通过 CR1 间接识别被 C3b 或 C4b 致敏的微生物；（3）红细胞通过 CR1 结合被 C3b 致敏的免疫复合物并将其清除。虽然每个红细胞表面 CR1 的数量仅有数百个，但是单位容积血液中红细胞的总数大于白细胞的 3 个数量级；（4）CR1 和 CR2 与补体片段的结合有助于 B 细胞的活化。

CR2，即 CD21，由 1082 个氨基酸残基组成，与 CR1 同源，可与 iC3b 以及 iC3b 裂解产生的更小分段 C3d、C3dg 等结合。CR2 主要表达于 B 细胞和滤泡树突细胞（FDC）表面。例如，淋巴滤泡中的 FDC 利用 CR2 捕捉被补体裂解片段致敏的外来抗原。另外，CR2 是 EB 病毒感染人 B 细胞的受体。

CR3 和 CR4 均为 β2 整合素（integrin）分子，能够与 iC3b 特异结合，故又称为 iC3bR，主要表达于中性粒细胞、单核-巨噬细胞、肥大细胞和 NK 细胞。iC3b 通过与 CR3 的结合促进吞噬细胞的吞噬作用和 NK 细胞的杀伤能力。静息细胞表面的 CR3 与配体的亲和力较低，但在被激活后 CR3 构象发生变化，与 iC3b 的亲和力明显增加。

C5a 受体（C5aR，又为 CD88）属于 7 次穿膜受体超家族，分布于中性粒细胞、嗜碱粒细胞、嗜酸粒细胞、肥大细胞、内皮细胞、单核-巨噬细胞，但不表达于红细胞。C5aR 是中性粒细胞所表达的最为重要的一种趋化因子受体。C5a 与吞噬细胞表面的 C5aR 结合后显著增强其吞噬能力。C5a 还能通过 C5aR 介导嗜碱粒细胞、肥大细胞和嗜酸粒细胞的脱颗粒反应。

3.2.7 补体系统的调节

补体系统具有严格、准确而且有效的自我调节机制。补体系统一旦被激活，系统的“能量”突然暴发，活化与抑制两方面暂时失去平衡。此后，抑制性调节机制使补体系统逐渐恢复自稳状态，以避免对宿主机体组织过分严重的损伤。

经典和凝集素途径的调控主要发生在与C1s、MASP和C4b2b相关的步骤上（图3-7）。血清中的C1抑制因子（C1-INH）能够与处于活化状态的C1r、C1s以及MASP结合，阻止它们发挥生物学效应。C1-INH缺陷的患者常出现补体活性失控的表现（如黏膜水肿），说明该分子具有重要的维持补体系统稳定的作用。

可溶性以及膜型调节蛋白能够单独或者协同完成对C4b2b的调控。例如，I因子（Factor I）能够将游离的或者复合物中的C3b和C4b裂解为多个小分段，使其丧失形成C3/C5转化酶的可能。可溶性C4结合蛋白（C4-bp）、膜分子CD46、CD55（补体衰变加速因子，decay accelerating factor，DAF）和补体受体CR1等不仅对C4b2b的生成有抑制作用，还能协同I因子加快其分解。

H因子是替代途径的主要抑制因子，与C3b的亲和力是B因子的100倍以上，可同B因子竞争结合C3b，阻止C3bBb的生成。H因子与C3b结合还能竞争性抑制C3b与C5的结合，间接抑制C3bC5b的产生。此外H因子还能作为I因子的辅助因子，协助其降解C3b。

H因子必须与膜表面的唾液酸或者带阴电荷的多糖类结合才能发挥其灭活C3b的作用。大多数哺乳动物细胞膜表面都带有唾液酸糖蛋白，因而能够吸附H因子，而大多数微生物表面都没有丰富的唾液酸，不能吸附H因子，因此成为替代途径活化补体的攻击目标。少数带有丰富唾液酸的细菌，比如大肠杆菌K1菌株，则能够通过吸附H因子逃避补体的攻击。这类病原微生物是新生儿严重腹泻的常见病因之一。

CD59是由103个氨基酸残基（富含半胱氨酸）组成（分子量18～25kDa）的糖蛋白，分布广泛，能够抑制补体活化的效应途径。CD59首先与细胞膜表面的C5b与C6和C7的复合物C5b67结合，再与其周围的C8结合，从而干扰C5b678的生成，还可通过与C9分子直接结合而阻断MACs的组装。此外，膜分子C8结合蛋白（C8-bp）也能通过与细胞膜表面C8的结合阻断MACs的生成。

3.3 固有免疫细胞及其应答

Cells of innate immunity and innate immune response

抵御微生物或其他异物侵入机体的首要屏障是人体的表皮层和黏膜层。随呼吸进入呼吸系统的细菌和病毒将被上呼吸道和肺泡黏膜绒毛的上排运动所清除。进入尿道的病毒可能随尿液排出，汗液中的溶菌酶对皮肤表面的病毒和细菌有破坏和抑菌作用。体表分泌液中所含有的蛋白酶等物质也具有消化、破坏黏附于体表的微生物的作用。这些均属于“固有免疫（innate immunity）”的范畴，但是免疫学上固有免疫的概念更多是指微生物进入机体内部之后所遇到的由免疫细胞和体液分子介导的一线（即刻）应答。

固有免疫系统由具有免疫防御功能的体液分子和固有免疫细胞组成。固有免疫系统的体液成分包括补体、血清急性期蛋白、抗菌肽等。固有免疫系统的细胞应答以吞噬细胞与

NK 细胞为核心，前者能够吞噬、消化病原体与异物抗原，后者则能够杀伤被病原体感染的宿主细胞，消灭它们赖以藏身的堡垒和加工厂。此外固有免疫细胞尚包括 NKT 细胞、树突细胞和肥大细胞等。

3.3.1 固有免疫应答

固有免疫应答（innate immune response）指固有体液免疫分子和固有免疫细胞在遇到病原体或者其组分时，即刻被激活并发挥生物学效应，将外来异物清除或者启动由 T 或者 B 淋巴细胞介导的适应性免疫应答的过程。固有免疫应答的主要效应成分是补体、吞噬细胞和 NK 细胞。应答的过程围绕着这三个系统的激活和靶向锁定。固有免疫系统对病原微生物所共有的一些特征分子（如 LPS 和甘露聚糖等）的“危险信号（danger signal）”的识别是相当特异的。

虽然脊椎动物除了固有免疫系统之外尚拥有适应性免疫系统，但是固有免疫系统在抗感染免疫的过程中拌有不可或缺的角色。适应性免疫系统在受到外来抗原刺激之后一般需要5～7天方能发挥效应。这期间只有依靠固有免疫系统的保护作用，限制微生物在体内迅速扩散的作用。假设一个细菌在适当的培养环境下每 20 分钟分裂一次，24 小时之内即可增殖至 10^7个，足以使 100 升的培养基变得浑浊不清。可以想象，人体若是只能依靠获得性免疫系统来抵御微生物感染，侵入机体的细菌或者病毒等微生物在没有任何免疫防御的情况下自由繁殖两天就足以将被感染宿主置于死地。

3.3.2 NK 细胞

末梢血淋巴细胞有 10%～15%不表达 T、B 细胞所特有的膜表面分子（如 TCR、BCR、CD3 等）但能够直接杀伤被病毒感染的自身细胞或肿瘤细胞的淋巴细胞。这些细胞被称做天然杀伤细胞（natural killer cells），即 NK 细胞。NK 细胞虽然是淋巴细胞的一种，但它们与单核-巨噬细胞在形态学上有许多类似之处。其体积较大（直径 10～16μm），胞浆中含有较为粗大的嗜苯胺细胞颗粒。NK 细胞表面的标志分子多为其他免疫细胞所共有，目前常用于检测人 NK 细胞的标志是：CD16（即 FcγRIII），CD56 和 CD57 等。

一般在病毒感染后 2～3 天 NK 细胞就可以在趋化因子作用下聚集于感染灶，杀伤被感染细胞。同时 NK 细胞分泌 IFN－γ 和 TNF－α 等细胞因子，一方面干扰病毒复制，另外激活巨噬细胞，增强机体抗感染能力。NK 细胞的这种作用发生于获得性免疫应答能够发挥效应之前，故在机体针对病毒感染免疫过程的早期发挥重要作用，是抗病毒免疫应答不可或缺的“前锋细胞”。

NK 细胞具有重要的抗肿瘤免疫功能。其杀瘤谱较广，通过与肿瘤细胞密切接触，直接杀伤同系、同种或异种的瘤细胞。裸鼠缺乏 T 及 B 淋巴细胞，不能进行获得性免疫应答，但是它们发生肿瘤的几率并非明显地高于健康小鼠。它们的 NK 细胞发挥了重要的作用。

NK 细胞在功能上又像 $CD4^+$ 辅助性 T 细胞（Th）和 $CD8^+$ 杀伤 T 细胞（CTL）的杂交细胞，因为 NK 细胞能够像 CTL 一样利用穿孔素和 Fas 配体（FasL）杀伤靶细胞，甚至能够直接杀伤寄生虫。还能与 Th 细胞一样分泌大量的细胞因子（NK 细胞是组织中 IFN－γ 的主要来源之一），发挥免疫调节作用。

NK 细胞在抗原识别上也具有类似吞噬细胞和 T、B 淋巴细胞的双重特点。它们既表达能够识别 MHC 分子的受体，又表达能够直接或间接识别靶抗原的受体。与 T 和 B 淋巴细胞相比，NK 细胞的活化过程要迅速得多。它们在趋化介质的作用下离开血液循环系统进入到外周组织部位，受来自细菌的 LPS 和微环境中（其他组织细胞产生的）IFNα/β 的刺激后即被激活。NK 细胞表达 IL－2Rα 链，能够被 IL－2 直接活化。由于它们使用相对非特异

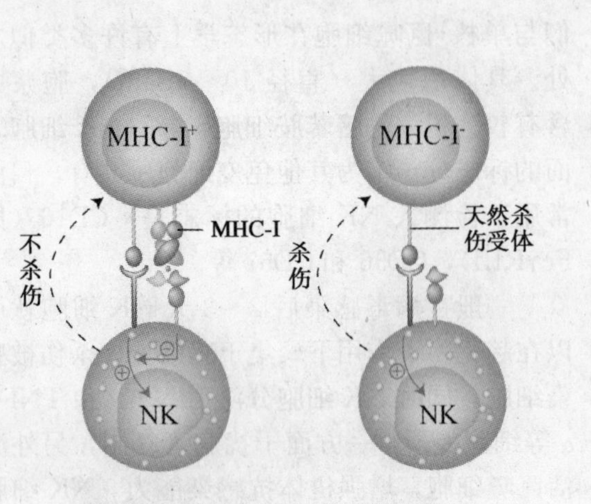

图 3-9 NK 细胞识别靶细胞

NK 细胞通过活化型和抑制型两类受体识别靶细胞。活化型受体向胞内转导杀伤信号，而抑制型受体 KIR 转导杀伤抑制信号。在没有杀伤抑制信号的情况下 NK 细胞才能杀伤靶细胞。KIR 的识别对象是靶细胞表面的 MHC-I 分子。

的识别受体，无须进行克隆扩增就可以发挥显著的免疫效应，因此在急性感染的早期具有控制微生物在体内迅速扩散的作用。

NK 细胞可杀伤病毒感染细胞和肿瘤细胞，而对机体正常自身细胞无胞毒作用，表明它们具有能够识别正常和异常组织细胞的能力。已知 NK 细胞表面的 CD2、CD16（FcγRIII）和 CD69 等分子均与细胞活化有关。例如，NK 细胞通过 CD16 间接识别被 IgG 致敏的靶细胞，发挥抗体依赖的细胞毒（antibody - dependent cytotoxicity，ADCC）作用。

近年研究证实 NK 细胞尚表达直接识别受体（NK receptor，NKCR），迄今为止已经发现的 NKCR 有数十种之多。从功能上来看，NKCR 可分为两大类受体：能够激发 NK 细胞杀伤作用的活化受体（killer activation receptor，KAR）和能够抑制 NK 细胞杀伤作用的抑制受体。从生化特性上来看，它们也分为两大类（图 3-9）：分别属于 Ig 超家族（killer cell immunoglobulin - like receptor，KIR）和 C 型（钙离子依赖型）凝集素超家族的受体（每一类中又包含抑制性受体和活化性受体）。

目前已发现的 KAR 包括 NKp30、NKp44、NKp46 和 NKR - P1 等，前三者均是 Ig 超家族的成员，分别与 CD3ξ、FcεRIγ 和 DAP - 12 分子相结合（图 3 - 10）。NKp46 和 NKp30 表达于所有 NK 细胞（包括成熟、未成熟、静止和活化 NK 细胞）表面，而 NKp44 仅表达于活化的 NK 细胞表面，是活化 NK 细胞的特异性标志。KAR 借助含有免疫受体酪胺酸活化基序（ITAM）的跨膜蛋白转导活化信号。

NKR - P1 是人类 NK 细胞表面的 KAR，为属于 C 型凝集素家族的Ⅱ型跨膜糖蛋白。其胞外区域有糖蛋白识别受体，胞浆内含有 ITAM。NKR - P1 与相应糖类配体（如病毒感染细胞或某些肿瘤细胞）的结合导致 NK 细胞活化和杀伤作用。小鼠的 NK1.1 与人 NKR - P1 高度同源。

人凝集素样抑制性受体的典型代表是 CD94 和 NKG2 家族两种，它们以共价的方式组成共二聚体或者 CD94 - NKG2 异二聚体。每条肽链的胞外区均含有多糖识别区，能够与糖蛋白和脂多糖中的某些寡糖基团特异结合。CD94 与 NKG2C 以及 NKG2D 形成的受体转导活化信号，而 CD94 与 NKG2A 形成的受体则转道抑制信号。NKG2D 还表达于 γδ - T 细胞表面，能够与胞浆区含 ITAM 基序的DAP - 10 同源二聚体非共价结合，而获得转导活化信号的功能。

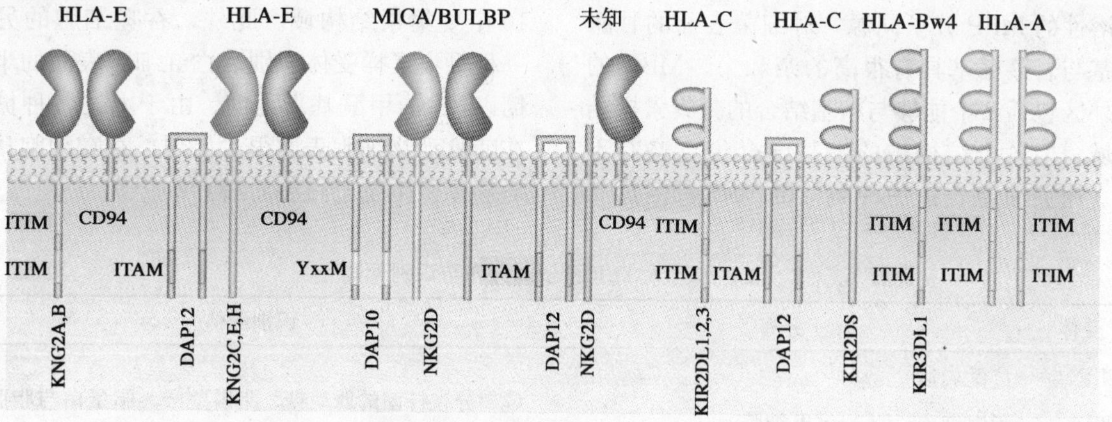

图 3-10　NK 细胞表面的杀伤抑制受体与活化受体，NK 细胞表面的活化受体包括信号转导肽链

NK 细胞的抑制性受体主要识别Ⅰ类 MHC 分子，包括 HLA-A，B 和 E 分子肽槽顶部 α 螺旋羧基端第 74～83 位的氨基酸残基。此类受体与配体结合后转导杀伤抑制信号，阻止 NK 细胞对靶细胞的杀伤，它们是 NK 细胞对正常组织细胞耐受的重要保障。有些病毒感染细胞和肿瘤细胞的 MHC 分子表达下调，成为 NK 细胞的杀伤对象。大多数抑制性识别受体的胞浆区较长，含有 ITIM（immunoreceptor tyrosine-based inhibitory motifs）基序。

3.3.3　吞噬细胞

体内的巨噬细胞（macrophage）和中性粒细胞（neutrophil）具有很强的吞噬与消化异物的能力，被统称为吞噬细胞（phagocytes），是固有免疫系统的主要效应细胞。占血液中白细胞总数 70% 的中性粒细胞具有很强的变形运动和穿越毛细血管壁的能力，是炎症反应的"急先锋"和清除致炎因子的主力军。巨噬细胞则是常住全身各种组织的"边防部队"，微生物无论通过何种途径进入体内都将遇到巨噬细胞的阻击。例如，通过血液途径感染机体的微生物遇到肝窦枯否（Kupffer）细胞和脾脏巨噬细胞；通过肺脏进入机体的病原微生物将遇到肺泡表面的巨噬细胞；进入到神经系统的病原微生物将遇到小神经胶质细胞（microglial cells）。

1. 吞噬细胞的直接识别受体

固有免疫系统又被称为非特异免疫系统（non-specific immune system），但这并非一个贴切的称谓，因为固有免疫系统能够区别"自我"与"非我"，具有识别外来异物尤其是病原体的能力。吞噬细胞主要识别病原体所共有的一些模式分子（PAMPs），包括 LPS，非甲基化 CpG 基序和 G^+ 菌的肽聚糖等。吞噬细胞所表达的直接识别 PAMPs 的受体被称为模式识别受体（pattern recognition receptor，PRR）。已经发现的 PRR 至少有如下三大类：（1）Toll 样受体（Toll like receptors，TLR）；（2）凝集素样受体（lectin-like receptor）；（3）清杂受体（scavenger receptor）。

Toll 是果蝇防御系统中的一个重要分子，人及其他哺乳动物的 TLRs 与果蝇的 Toll 分子同源，同样具有免疫识别的功能。目前已经发现的人 TLR 家族有 10 个成员，分别被命名为 TLR1-TLR10，皆为Ⅰ型跨膜受体，它们有不同的表达谱和识别谱（表 3-2）。TLR4 对 LPS 的识别需要 LPS 结合蛋白（LPS-binding protein，LBP）、可溶性 CD14 以及 MD2 的辅助。

巨噬细胞所表达的甘露糖受体（mannose-binding receptor，MBR）是凝集素样受体的典型代表。它主要识别不同细菌、真菌以及衰老细胞所表达的寡糖结构。MBR 与可溶性的MBP分子同源，对细菌表面的甘露糖基与岩藻糖基具有很高的亲和力。MBR的胞外区包括8个能够与糖基结合的凝集素样结构域，但各个结构域的糖基结合位点略有不同。树突细胞表达一种类似的PRR，但具有10个凝集素结构域。此外，吞噬细胞的另外一种凝集素样受体识别衰亡红细胞表面的半乳糖以及N-甲酰基半乳糖。由于上述各种糖基在哺乳动物细胞表面很少出现，吞噬细胞藉此对病原微生物进行相对特异的识别。

表3-2 人TLR分子的分布与识别配体

受体	分布	识别配体
TLR1	广泛表达	
TLR2	吞噬细胞，DC，淋巴细胞	G^+/分枝杆菌的肽聚糖、脂磷壁酸、脂蛋白与脂肽，酵母菌和支原体的某些成分
TLR6	B、NK和单核细胞	
TLR3	NK细胞，DC	双链病毒RNA，polyI：C
TLR4	吞噬细胞，DC	LPS，类脂A及其衍生物
TLR5	NK、T和单核细胞，未成熟DC	细菌鞭毛蛋白
TLR7	B细胞和某些DC亚群	双链RNA
TLR8	单核、NK和T细胞	不详
TLR9	广泛表达	CpG DNA
TLR10	B细胞，某些DC亚群	不详

巨噬细胞表达的清杂受体多种多样，所识别的主要对象为细菌脂多糖以及衰老或者凋亡细胞所特有的氧化脂蛋白、阴离子多糖等（凋亡细胞的表面出现阴离子磷脂，而这种物质在正常细胞仅存在于胞浆与胞内膜）。

2. 吞噬细胞的间接识别受体

吞噬细胞表达能够与MBP、LBP（LPS-binding protein）、sCD14（soluble CD14）、iC3b和IgG等可溶性分子特异结合的膜表面受体。这些可溶性分子均能够特异（或准特异）地与微生物结合，“标记”它们，使其更容易地被吞噬细胞捕获和吞噬，又被称为致敏因子或调理素（opsonin）。调理素分子与微生物结合后发生构象变化，其另一端与吞噬细胞表面的调理素受体结合。中性粒细胞与巨噬细胞表达的间接识别受体有所不同。例如，粒细胞表面IgG受体的表达量是巨噬细胞的20倍左右。

3. 吞噬细胞的吞噬、杀伤、消化被吞噬物的机制

吞噬细胞对侵入机体的微生物或者其他异物的应答可以分为三个阶段：识别、吞噬和消化（图3-11）。前面两个阶段均为受体依赖的主动过程。吞噬细胞通过直接或者间接途径对靶物质的识别将启动其吞噬的过程。吞噬是个需要能量的主动过程，迅速隆起的胞膜将被捕获的异物包裹、内吞，最终在胞内形成吞噬小体。随着形态的改变吞噬细胞的代谢也发生了一系列变化：氧耗激增20～100倍，糖原分解增多，葡萄糖通过己糖酸单磷酸盐旁路进行氧化的代谢途径加强并产生活性氧代谢产物。

正常情况下组织中的巨噬细胞处于不活跃的静息状态（resting state）。巨噬细胞受到LPS（或者C3b）和IFN-γ刺激之后进入活化状态（activated state），能够更加活跃地吞噬异物抗原，II类MHC分子表达水平上调，

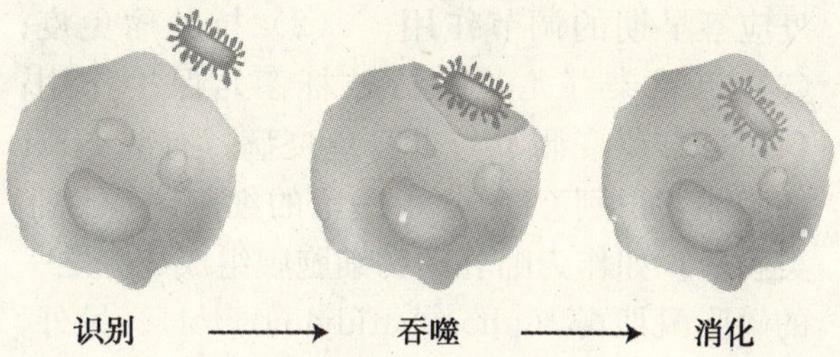

图 3-11 吞噬细胞应答

吞噬细胞对细菌的应答包括识别、吞噬和消化三个阶段。

并分泌一些调节与效应分子（如 IL-1、IL-6 等）。它们的体积变得更大，胞浆内线粒体（mitochondria）、溶酶体（lysosome）以及核糖体（ribosome）和高尔基体增多，吞噬异物的速度和频率显著加快，蛋白质合成增多，ATP 含量提高，耗氧显著增多，各种细胞酶类的活性增高，产生大量的活性氧分子。吞噬细胞吞噬异物抗原之后，吞噬小体中的异物将遭到至少 4 种不同胞内杀伤机制的攻击和消化。

进入细胞吞噬小体内的细菌起初仍能继续生存、代谢，但是代谢过程所产生的乳酸很快使微环境中的 pH 值下降至 4.0 以下。许多微生物因难以适应酸性环境而死亡。中性粒细胞及巨噬细胞的溶酶体（lysosome）富含蛋白水解酶和防卫素（defensin）。通过 PRR 转导的信号使吞噬小体与溶酶体融合，成为吞噬溶酶体（phagolysosome）。吞噬溶酶体内的酸性环境导致各种酸性蛋白水解酶（acid hydrolases）的活化，与防卫素（defensin）一起裂解、消化被吞噬的微生物或其他异物。

吞噬细胞在吞异物之后出现有氧代谢活跃、氧耗激增的现象被称为呼吸暴发（respiratory burst）。此过程所产生的活性氧和氮氧化物是消灭被吞噬微生物的最重要武器之一。分布于细胞表面的还原型辅酶 I（NADH）氧化酶和还原型辅酶 II（NADPH）氧化酶具有传输电子的功能，使氧分子（O_2）还原为超氧阴离子（O_2^-）。超氧阴离子在超氧化物歧化酶（superoxide dismutase，SOD）的作用下转变为过氧化氢（hydrogen peroxide，H_2O_2）（图 3-12）。在细胞内吞的过程中，NADPH 氧化酶就位于吞噬小体的内膜面，因此所产生的活性氧代谢产物全部释放于吞噬小体之内，有效地杀伤被吞噬的微生物（见图 3-12）。慢性肉芽肿病（chronic granuloma disease，CGD）就是呼吸链代谢障碍的结果，临床表现以难以治愈的反复化脓性细菌感染为主。

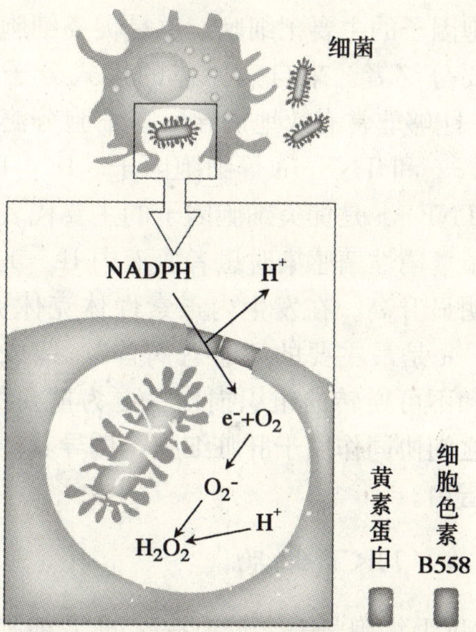

图 3-12 吞噬细胞内过氧化氢的产生

“呼吸暴发”过程中产生大量过氧化氢及其他活性离子，是吞噬细胞消化被吞噬微生物或其他异物的主要武器。参与该过程的辅酶Ⅱ（NADPH）氧化酶体由黄素蛋白和细胞色素 b558 组成。

在金属离子和髓过氧化物酶（myeloperoxidase，MPO）的参与下，有氧呼吸暴发产生次级氧代谢活性产物，如羟自由基（OH^-）、次氯酸（hydroclorous acid，HOCl）和有机胺（RNCl）等。H_2O_2-MPO-Cl 系统的杀菌效应比单独的 H_2O_2 强 50～100 倍，而且对真菌、病毒及支原体均有杀伤作用。

吞噬细胞表达可诱导型一氧化氮（nitric

oxide，NO）合成酶（inducible NO synthase，iNOS）。iNOS利用L-精氨酸（L-arginine）和氧分子合成NO，NO自发转变为具有杀菌活性的氮代谢物。

在上述几种机制的共同作用下，微生物或者其他异物在细胞内被消化并降解为氨基酸、糖、脂和核苷等，这些物质穿过吞噬溶酶体膜进入胞浆被重新利用。不能被重新利用的残余物质可能被外排或者残留在细胞内，直至细胞死亡后随之被排出体外。

4. 巨噬细胞的其他作用

巨噬细胞是炎症反应的主要参与者，是促炎细胞因子的主要靶细胞，也是促炎细胞因子的主要分泌者。来自病原体的模式分子（如LPS）能够非常有效地诱导巨噬细胞分泌IL-1，IL-6和TNF-α等细胞因子。IL-1、IL-6、TNF-α是促炎细胞因子的主要代表。在发生革兰阴性菌感染时患者血液中IL-1的水平有明显升高。在发生内毒素性休克休克时，TNF-α是最主要的"罪魁祸首"，造成漫性血栓和不可逆转的组织损伤。更为重要的是，三者之间协同作用于肝脏细胞，诱导其产生急性期蛋白。

3.3.4 NKT细胞

NKT细胞是一个较为特殊的T细胞亚群（subset），因表达NK细胞表面标志分子而得名，无论从形态学上还是从功能上都可以将它们看做是T细胞和NK细胞的杂交细胞。它们占肝脏和骨髓中T细胞总数的20%～30%，脾细胞总数的1%。NK T细胞所表达的TCR-α链仅有一个，即Vα24-JαQ（小鼠为Vα14-Jα281），而且其TCR-β链的多样性也十分有限。NKT细胞能够识别CD1d分子及其所递呈的糖脂（glycolipid）以及磷脂（phospolipid）抗原。NKT细胞通过TCR识别CD1/脂抗原后迅速分泌大量的IL-4及其他细胞因子。它们的功能可能有如下4个方面：(1) 免疫应答早期的调节作用；(2) 抗肿瘤免疫；(3) 抗感染（尤其是分枝杆菌）保护作用；(4) 自身免疫调节与自身免疫病。有些NKT细胞能够识别CD1分子递呈的细胞内源性脂类物质，如作为哺乳动物细胞膜组成成分之一的磷脂酰肌醇（phosphatidylinositol）。另外，来自海绵（marine sponge，一种海洋动物）的半乳糖苷神经酰胺（galactosyl ceramide）能够被CD1递呈并被几乎所有的NKT细胞识别，也许是由于半乳糖苷神经酰胺与某种内源性脂类物质结构相似或者相同的缘故。

3.3.5 固有免疫应答调节

固有免疫系统的各种可溶性分子和免疫细胞之间存在着复杂的相互调节关系，以维持系统的稳态平衡，仅以如下几例举证：(1) NK和巨噬细胞之间的正反馈环路。在LPS和IFN-γ的共同作用之下组织中的巨噬细胞进入亢奋状态并产生大量的TNF和IL-12。TNF和IL-12两者协同作用于NK细胞，使其活化并产生更多的IFN-γ，形成正反馈环路。(2) 巨噬细胞与补体。巨噬细胞被活化后分泌C1、C2、C3、C4、C5、B因子和C1-INH等补体固有分子或调节分子，这些是血清补体的重要补充。巨噬细胞表达至少5种补体受体，能够间接识别被补体片段（如C3b）致敏的微生物和其他抗原。另外，C3b是十分有效的巨噬细胞活化因子，其作用不亚于LPS。这一点对机体抵御没有LPS的革兰阳性细菌和病毒感染具有重要意义。

固有免疫系统与适应性免疫系统之间存在着紧密的合作和相互调节关系，固有免疫系统和适应性免疫系统是两个不同进化阶段的产物，其组成和应答机制完全不同，但两者并非相互独立的系统，在应战病原微生物的过程中它们互补短长，为捍卫机体的健康提供双保险。这一点将在下面的章节中反复加以强调和说明。

3.4 T与B淋巴细胞
T and B lymphocytes

淋巴细胞由造血干细胞经淋巴干细胞分化而成。淋巴干细胞在骨髓中分化为B祖细胞（Pro-B）和T祖细胞（Pro-T），它们分别在骨髓和胸腺中发育为成熟淋巴细胞之后进入外周。T和B淋巴细胞的发育过程与其抗原识别受体的生成与表达密切相关，伴随着识别受体多样性的产生以及免疫活性细胞的筛选，以及自身反应性淋巴细胞的清除。

3.4.1 淋巴器官与淋巴细胞循环

骨髓和胸腺分别是B和T淋巴细胞发育成熟的组织部位，被称做中枢免疫器官。脾脏、淋巴结、扁桃体、黏膜相关淋巴组织（mucosal associated lymphoid tissue，MALT）等则属外周免疫器官，是启动免疫应答的主要场所。

1. 骨髓

骨髓是骨腔中绵软、鲜红的组织，是成年人各种血液细胞再生的场所。骨髓中的基质（网状）细胞和毛细血管网络组成海绵状介质，多能干细胞散布于其中。骨髓基质细胞表达并且分泌各种干细胞增殖、分化所必需的几种生长因子。

2. 胸腺

胸腺（thymus）是一个扁平的位于胸骨后面的双叶器官，是T细胞成熟发育的主要器官。如果摘除新生动物的胸腺，宿主成年之后淋巴结的副皮质和髓质区以及淋巴结和脾脏中生发中心周围区域的淋巴细胞缺乏（故这些区域又称为胸腺依赖区或T细胞依赖区），而且丧失细胞免疫应答的能力。人的胸腺出现于胚胎第9周，在胚胎晚期和初产期，胸腺的体积相对较大，出生后胸腺的生长速度逐渐减慢，性成熟期胸腺达到其发育的顶峰。此后随着身体的进一步发育，胸腺与周围其他器官的比例遂逐渐减小。进入成年期后胸腺开始萎缩，胸腺内的脂肪和纤维逐渐增多，功能亦逐渐衰退，即胸腺退缩。胸腺中的细胞分为基质细胞和胸腺细胞（thymocytes，即未成熟T细胞）两大类。前者包括上皮细胞、树突细胞和巨噬细胞等，它们交错连接形成三维网络，为胸腺细胞的发育提供微环境。胸腺基质细胞分泌数种胸腺细胞发育成熟所必不可少的激素和细胞因子，如胸腺素、胸腺生成素（thymopoietin）、IL-7和胸腺肽（thymolin）等（图3-13）。

3. 淋巴结

淋巴结（Lymph nodes）是蚕豆状、直径约1 cm的结节器官，由致密的结缔组织被膜包被（见图3-14）。淋巴结遍布全身各处，并通过淋巴管串联，组织回收液经过多级淋巴结的过滤后才能回到血液循环。被膜外侧有数条输入淋巴管进入，输出淋巴管由淋巴结的门部离开，通过数个次级淋巴结最终汇入胸导管。直接接受引流外周组织输入淋巴管的淋巴结被称为引流淋巴结或者初级淋巴结。将来自其他淋巴结的输出淋巴管作为输入淋巴管的淋巴结则称为次级淋巴结。

淋巴结的实质分为靠近被膜的皮质区和内侧的髓质区。随输入淋巴管进入淋巴结内的淋巴液和淋巴细胞经过被膜下淋巴窦进入皮质区，然后穿过副皮质区进入髓窦，最终随输出淋巴管离开淋巴结。淋巴结的主要功能是过滤淋巴液、捕捉外源性物质，并且为T和B淋巴细胞的活化与应答提供微环境。淋巴细胞经输出淋巴管转移到上一级淋巴结，最终经淋巴导管回到血液循环。

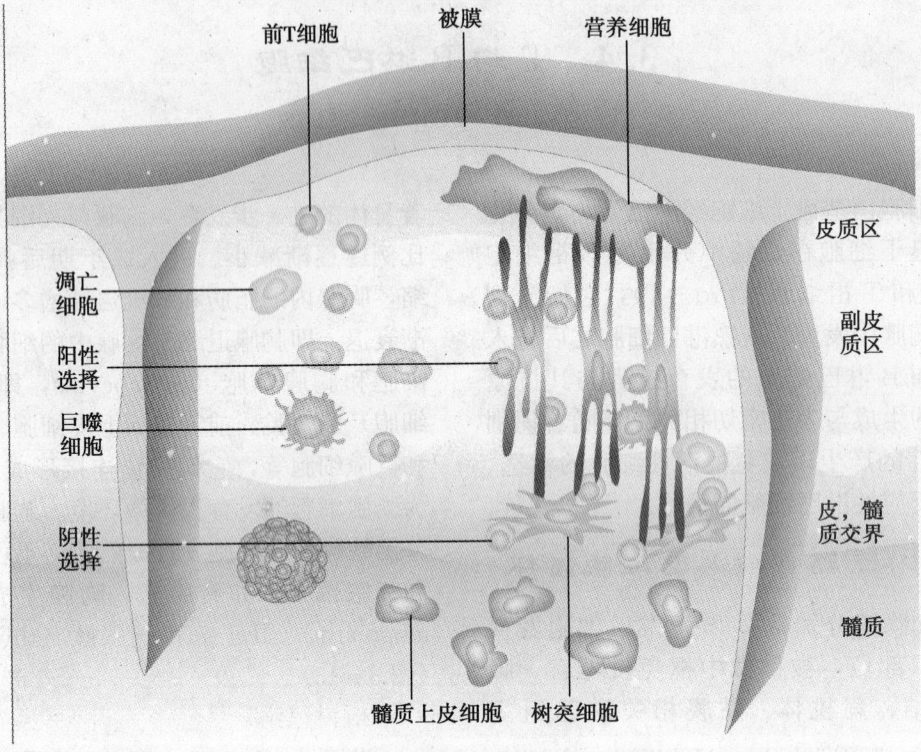

图 3-13　T 细胞在胸腺中的发育

胸腺细胞的顺利发育在很大程度上取决于其所表达的 TCR 与胸腺基质细胞的相互作用。能够利用其 αβ-TCR 识别基质细胞所表达 MHC 分子的胸腺细胞将避免凋亡的命运。经过阳性选择的胸腺细胞迁移至胸腺髓质区内，如果其 TCR 与 APC 表面自身 MHC/抗原肽的亲和力过高，也将被淘汰。只有表达对自身 MHC 分子有适度亲和力的 TCR 细胞，能够分化为 CD4 或者 CD8 单阳性 T 细胞。

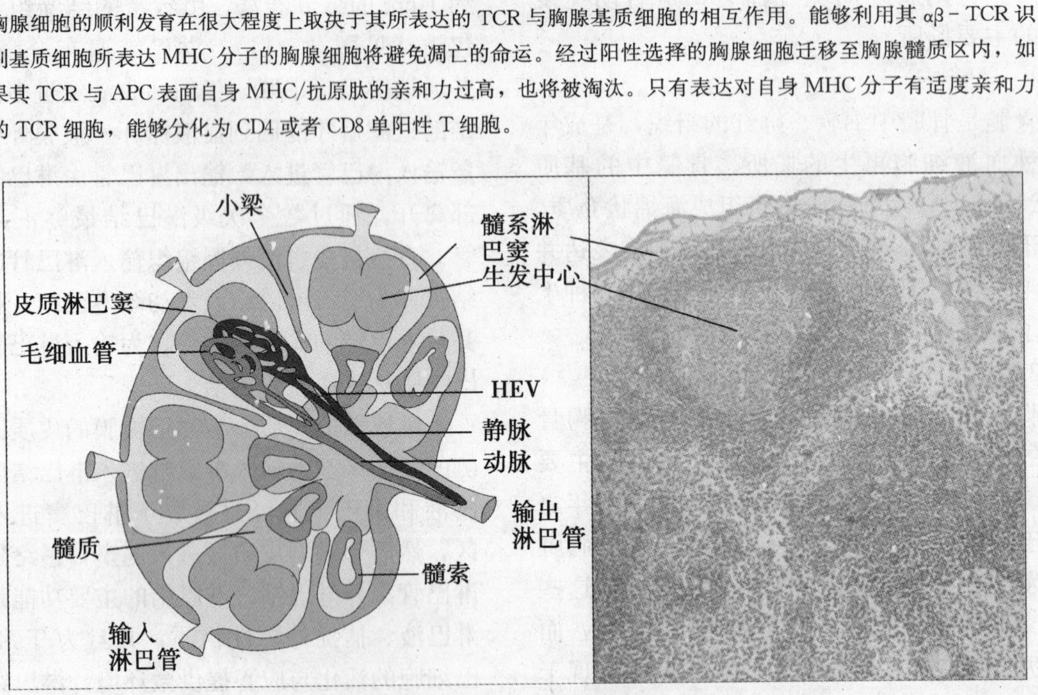

图 3-14　淋巴结的组织结构

淋巴结被膜外侧有数条输入淋巴管，门处有动、静脉和输出淋巴管。实质分为皮质和髓质。靠近被膜的浅层皮质区有生发中心（左）。右图显示生发中心的显微结构（HE 染色）。

在外周淋巴器官中，B细胞聚集在由FDC交错构成的网络结构之中，形成细胞相对密集的区域，称为初级淋巴小结或淋巴滤泡（primary follicle）。FDC不表达II类MHC分子，没有活化T细胞的能力，但是它们大量表达Fc受体和补体受体，因此能够与输入淋巴液中的抗原/抗体复合物以及被补体致敏的外来抗原相结合，进而将这些被捕获并且浓缩的抗原传递给B细胞。B细胞（在T细胞的帮助下）被激活后开始分裂、增殖，淋巴滤泡亦随之变大，成为增生活跃的次级淋巴滤泡，又称生发中心（germinal center）。淋巴结、脾脏和MALT受到外来抗原刺激之后几天内会出现多个生发中心。除了脾脏以外所有的次级淋巴器官共有一个解剖学上的重要特征，即高内皮毛细血管后微静脉（High endothelial venule，HEV）。HEV高柱状血管内皮细胞之间的连接不十分紧密，淋巴细胞可以从它们之间的缝隙穿出，是它们进入次级淋巴器官主要通道。

4. 脾脏

脾脏位于腹腔左上方，是血液的主要滤器，也是体内最大的免疫器官。淋巴细胞通过血液循环直接进入脾脏，因此脾脏没有输入淋巴管和淋巴窦。脾脏按解剖结构分为红髓和白髓。中央小动脉被大量T细胞和并指状树突细胞（IDC）包围，呈灰白色，称为动脉周围淋巴鞘（PALS）。其外侧（即PALS和边缘血窦之间）为边缘区，主要含有大量B细胞。B细胞聚集区内可见初级淋巴滤泡和生发中心。

脾脏中红髓的含量远大于白髓，分为髓索和脾血窦（图3-15）。脾血窦的内面布满了巨噬细胞，能够吞噬血液中的细胞碎片以及外源性物质，并将抗原肽递呈给循环至该部位的T淋巴细胞。被激活的T细胞迁入邻近的淋巴滤泡，帮助B细胞活化。

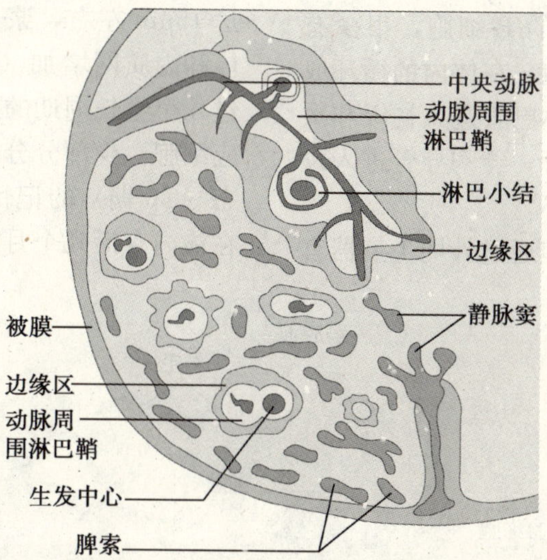

图3-15　脾脏的组织结构示意图

经血液循环进入脾脏的T细胞分布于PALS的内侧，而B细胞则分布于PALS的边缘区。B细胞聚集的区域可见淋巴滤泡和生发中心。脾血窦的周边布满了巨噬细胞，它们能够吞噬血液中的细胞碎片以及外来微生物或者其他抗原。

5. 黏膜免疫系统

黏膜免疫系统是广泛分布于黏膜固有层的淋巴组织，在肠黏膜、呼吸道黏膜和生殖道黏膜以及扁桃体和阑尾等部位均可见，是全身免疫系统的重要组成部分。黏膜免疫系统是产生IgA的主要淋巴组织，对黏膜表面的防卫具有十分重要的作用。小肠黏膜层绒毛细胞之下散在分布着一团团的小细胞，称之为皮氏小结(Peyer's patches)，是黏膜系统识别外来抗原的主要场所。皮氏小结仅有输出淋巴管相连，没有输入淋巴管。皮氏小结利用HEV收集血液供应中的T和B细胞，并且提供淋巴细胞活化的微环境。肠黏膜固有层的皮氏小结往往聚集或融合成片，成为集合淋巴组织（见图3-16）。

6. 淋巴细胞循环

外周淋巴器官由淋巴管相连，形成遍布全身的淋巴管网络，其主要生理功能是回收经毛细血管网络渗入组织的体液（淋巴液）、蛋白质、外来抗原以及少量树突细胞，并使淋巴细胞（以T细胞为主，少量的B细胞，很少有粒细胞、单核细胞和红细胞）在体内的循环成为可能。淋巴液通过引流淋巴管进入初级和次级淋巴结之后汇入主淋巴管，经胸导管进入颈大静脉，继之进入血液循环。

血液循环中的淋巴细胞通过外周免疫器官（如淋巴结）中的HEV进入淋巴网络系统。如果淋巴细胞在一个淋巴结中没有被活化，它们将进入下一级淋巴结，直至胸导管进入血液循环，并随血液循环进入其他的淋巴结，大约24小时在体内循环1周。虽然血液和淋巴网络中的细胞只占全身免疫细胞的少数，但所有的免疫细胞都必须通过这两个循环系统才能参与完成免疫巡视的功能或者到达目的地。

3.4.2 淋巴细胞

淋巴细胞属于体积较小、没有吞噬能力的细胞，主要存在于外周淋巴器官或组织中，外周血液循环中的淋巴细胞占白细胞总数的30%左右。人体当中淋巴细胞总数约10^{12}个。健康人血液循环中的淋巴细胞大多为未活化淋巴细胞（naive lymphocyte），它们处于细胞生长周期的G0期，直径6～10 μm，浆/核比例很小，胞浆中细胞器很少。淋巴细胞被激活之后从G0期进入G1、S、G2及M期，成为淋巴母细胞（lymphoblast）。淋巴母细胞直径可达15μm左右，浆/核比例上升，胞浆中线粒体和内质网增加（图3-17）。淋巴母细胞经过几个生长周期的扩增之后，一部分分化为效应细胞。少部分分化为体积较小、进入静息状态（G0期）的记忆细胞。这些记忆细胞能够在体内存活几个月甚至数年。

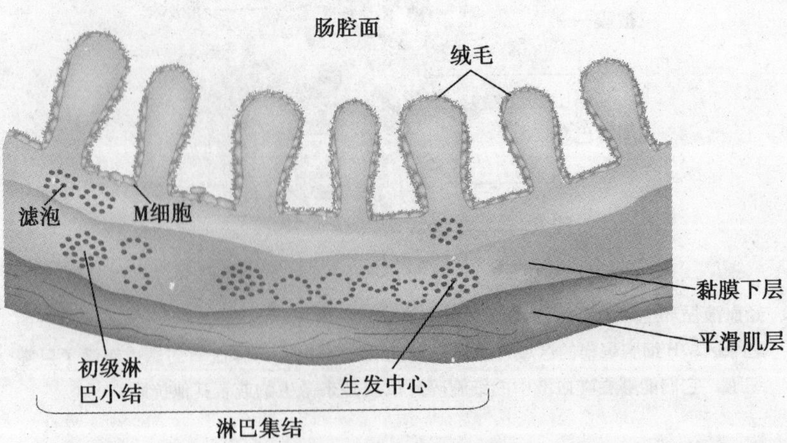

图3-16 肠道黏膜系统

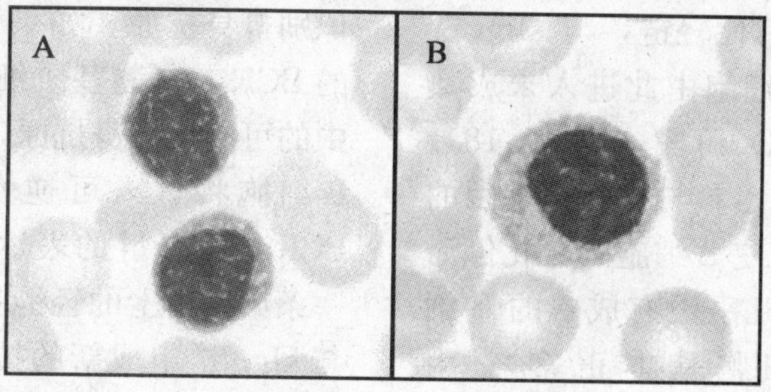

图 3-17 淋巴细胞

未活化淋巴细胞直径 6～10μm，浆/核比例很小（A），激活之后成为淋巴母细胞，体积变大，浆/核比例上升（B）。

根据细胞的功能以及膜表面的标志将淋巴细胞分为 3 群：T 细胞、B 细胞和 NK 细胞。T 细胞占外周血淋巴细胞总数的 60％左右，它们表达 Thy-1、TCR、CD2 和 CD3 等膜分子。绝大多数 T 细胞表达 CD4 或 CD8 分子。$CD4^+$ T 细胞具有辅助 B 细胞和巨噬细胞活化的功能，而 $CD8^+$ T 细胞通过杀伤靶细胞发挥其免疫生物学效应。外周的 $CD4^+$ T 细胞约是 $CD8^+$ T 细胞的两倍。

B 细胞的主要功能是合成抗原特异性抗体分子，B220 和膜型 IgM 分子（sIgM）和膜型 IgD 分子（sIgD）是 B 细胞的主要表面标志分子。B 细胞占外周血淋巴细胞总数的 30％左右。

NK 细胞不表达 T、B 细胞所特有的膜表面分子（如 TCR、sIgM 和 CD3 等），其主要表面标记是 $CD56^+$、$CD3^-$、$CD16^+$。NK 细胞占淋巴细胞总数的 10％～15％，它们具有杀伤被病毒感染细胞或者肿瘤细胞的能力。

3.4.3 B 细胞发育

人类的 B 祖细胞最早出现于妊娠第 8 周的胚肝中，正值造血干细胞（hematopoietic stem cells）由卵黄囊（yolk sac）向肝脏迁移之际。妊娠中期以后，B 祖细胞在骨髓中完成其发育成熟的全过程。

1. 前 B 细胞

B 细胞在骨髓中的发育过程共经历前 B（Pre-B）、未成熟（immature）和成熟（mature）等几个阶段。在此过程中它们对 Ig 基因进行重排和表达，细胞表面 BCR 的组成以及表达水平随着 B 细胞的发育阶段不同而变化。

B 祖细胞首先对一条染色体上的 IGH 基因进行重排，如果成功，另一条染色体上的 IGH 基因将被抑制而失活，此即等位排斥（allelic exclusion）现象。如果第一条染色体上的 *IGH* 基因重排失败，另一条染色体的 *IGH* 开始重排。在 IGH 基因成功重排之后，细胞开始表达膜型 Igμ 链，标示着 B 祖细胞已经发育为前 B 细胞。

Pre-B 细胞以表达 Pre-BCR 为主要特点。早期阶段的 Pre-B 细胞体积较大并处于活跃分裂状态，其所合成的 Igμ 链主要滞留于胞浆内。随后替代轻链（surrogate light chain）IgLL（与小鼠 Vλ5 同源）和 VpreB 以及 Igα/Igβ 多肽链开始表达，它们与 Igμ 链共同组成 Pre-BCR 表达于细胞表面。Pre-BCR 没有抗原识别功能。

2. 未成熟 B 细胞

前 B 细胞重链基因的成功重排与表达将启动轻链基因的重排。一般情况下编码 Igκ 链的基因（*IGK*）首先重排，如果不成功，编码 Igλ 链的基因（*IGL*）将被重排。如果两条轻链的基因重排均告失败，该细胞不能继续发育成熟而遭淘汰。晚期前 B 细胞（late Pre-B）

所表达的 κ 或 λ 链取代替代轻链，与 sIgμ 链配对成为膜型 sIgM，B 细胞由此进入未成熟 B 细胞（immature B cell）阶段（图 3 - 18）。Bruton 酪氨酸激酶（Btk）参与是轻链基因的重排过程。Btk 基因突变使 B 细胞的分化停滞于前 B 阶段，患者外周几乎没有成熟的 B 细胞（骨髓中的前 B 细胞基本正常），为 Bruton 病。

未成熟 B 细胞的受体重编辑（receptor editing）是剔除自身反应性 B 细胞的重要机制之一。sIgM 的产生具有独立性和随机性的特点，因此，有些未成熟 B 细胞不可避免地会识别自身抗原。如果骨髓中的未成熟 B 细胞的 BCR 与骨髓基质细胞的表面抗原或者骨髓中的可溶性自身抗原以较高的亲和力结合，该 B 细胞将进入可逆性分化暂停状态。此时 BCR 原有轻链的表达水平下调，同时重排另一条染色体上的轻链基因、合成新的轻链，并与 sIgμ 链组成新的抗体分子。如果该分子不再与自身抗原结合，B 细胞将继续发育成为成熟 B 细胞。如果 B 细胞不能合成新的轻链或者新表达的抗体分子仍与自身抗原结合，该细胞将被清除（凋亡）。

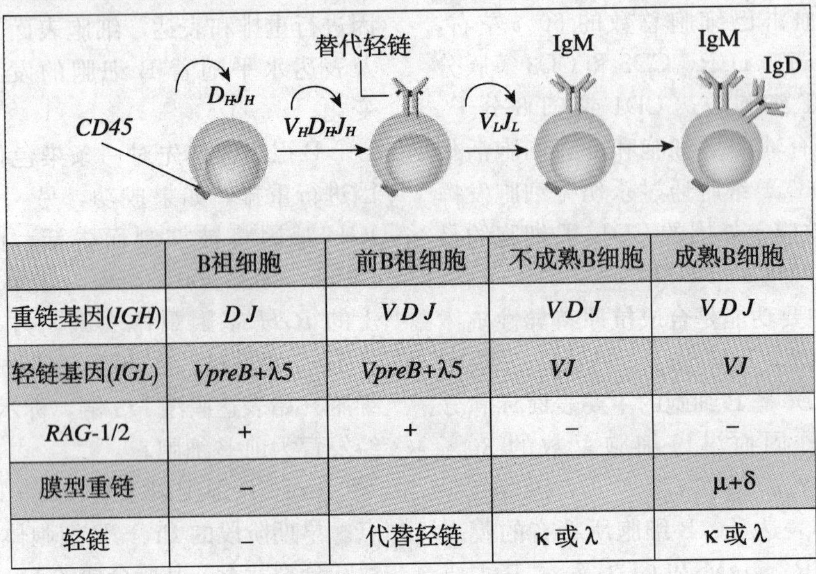

	B祖细胞	前B祖细胞	不成熟B细胞	成熟B细胞
重链基因(*IGH*)	*D J*	*V D J*	*V D J*	*V D J*
轻链基因(*IGL*)	*VpreB*+λ5	*VpreB*+λ5	*VJ*	*VJ*
RAG-1/2	+	+	−	−
膜型重链	−			μ+δ
轻链	−	代替轻链	κ 或 λ	κ 或 λ

图 3 - 18 B 细胞发育过程中轻链基因的活化与重排顺序

B 祖细胞在骨髓中经历前 B 细胞、未成熟 B 细胞和成熟 B 细胞等几个阶段。在此过程中膜表面 BCR 分子发生一系列的变化，成为不同细胞发育阶段的标志。表达 sIgM 是未成熟 B 细胞（Immature B cells expressing sIgM）的标志。

3. 成熟 B 细胞

B 细胞的最终成熟有待于 sIgD 的表达。如上所述，IgM 和 IgD 膜型重链同时表达是 $VDJ-C\mu-C\delta$ 基因的 RNA 转录本替代剪切的结果。成功表达 sIgM 和 sIgD 两种分子的 B 细胞发育为 $IgM^{hi}IgD^{lo}$ 的成熟 B 细胞（mature B cells）。同一个 B 细胞表面的 sIgM 和 sIgD 分子具有同样的抗原识别位点，而且均与 Igα 和 Igβ 结合。这些 B 细胞离开骨髓后进入脾脏。新生成的 B 细胞进入脾脏后如果能够与自身抗原以较高的亲和力相结合，将被诱导凋亡。此时脾脏发挥类似胸腺对胸腺细胞的筛选作用。由于成熟 B 细胞被活化后还会发生抗体分子的高频突变，记忆 B 细胞也会经历类似的阴性选择过程。

4. 骨髓基质细胞和 IL－7 在 B 细胞发育过程中发挥重要作用

B 细胞必须与骨髓基质细胞（bone marrow stromal cells）直接接触并且得到骨髓微环境（microenvironment）中各种可溶性因子的帮助才能顺利发育成熟。B 祖细胞通过细胞表面黏附分子（如 VLA－4 和 VCAM－1）与基质细胞发生紧密接触之后，在膜型干细胞因子（stem cell factor，SCF）的诱导下开始表达 IL－7 受体。此时基质细胞通过其所分泌的 IL－7 促进 B 细胞的分化与扩增。此后前 B 细胞膜表面黏附分子下调，使其能够顺利离开基质细胞并进一步发育。如果用针对 IL－7 的抗体阻断 IL－7 的生物学活性，实验动物体内的前 B 和成熟 B 细胞将完全缺无，说明 IL－7 在 B 细胞正常发育过程中是必需的一种细胞因子。LT－α 也是淋巴器官发育必须的一种细胞因子。LT－α 基因敲除小鼠 B 细胞区域不发育，不能形成淋巴滤泡。

3.4.4 T 细胞发育

造血干细胞在骨髓内经淋巴干细胞（lymphoid stem cell）分化为 B 祖细胞和 T 祖（Pro－T）细胞。后者由胸腺皮、髓质交界处进入胸腺，随后转移至被膜下的皮质区（cortical zone），开始其向成熟 T 细胞的发育过程。在胸腺中处于不同发育阶段的未成熟 T 细胞统称为胸腺细胞（thymocytes），其不同发育阶段以膜表面 TCR、CD4 和 CD8 等分子的变化为主要标志。

1. 三阴细胞

进入胸腺皮质区的 T 祖细胞不表达 CD4、CD8 或 TCR 分子，又被称为“三阴细胞（triple negative cells）”。它们首先开始编码 TCR γ 链的 *TCRG* 基因的重排，如果成功，将启动 *TCRD* 基因（编码 TCR δ 链）的重排。如果 TCR γ 和 δ 链均得以顺利表达，细胞将作为 γδ－T 细胞离开胸腺。γδ－T 细胞仅占成人胸腺细胞总数的 0.5%～1%，这说明绝大多数胸腺细胞不能顺利重排并表达 *TCRG* 和 *TCRD* 基因。

2. 双阴细胞

如果 *TCRG* 和 *TCRD* 基因不能顺利重排，编码 TCR－β 链的 *TCRB* 基因将开始重排。*TCRB* 基因重排成功之后将通过等位基因排斥作用抑制另一条染色体上 *TCRB* 基因的重排。新合成的 TCR－β 链与 pre－Tα 链以及 CD3 复合分子共同组成 pre－TCR，表达于细胞表面，细胞进入 CD4 和 CD8 双阴性（double negative）阶段（图 3－19）。表达 pre－TCR 的双阴细胞没有抗原识别功能。

3. 双阳性细胞

pre－TCR 在胸腺细胞中的表达将激活 CD4 与 CD8 基因，使其成为同时表达 CD4 和 CD8 分子的双阳细胞（double positive cells）。它们在表达 CD4 和 CD8 分子之后即进入一个快速增殖期。在双阳细胞停止扩增之后，*TCRA* 基因开始重排与表达。新表达的 TCR－α 链取代 pre－Tα 后与 TCR－β 链以及 CD3 分子共同组成具有识别功能的 αβ－TCR。*TCRA* 与 *TCRB* 基因在重排和表达上的时间差使得同一种 TCR β 链可以分别在多个 T 细胞克隆内与不同的 TCR α 链配对，增加了 TCR 的多样性。如果两条染色体上的 *TCRA* 基因重排和表达均告失利，细胞将很快夭折。胸腺细胞大多数为双阳细胞。

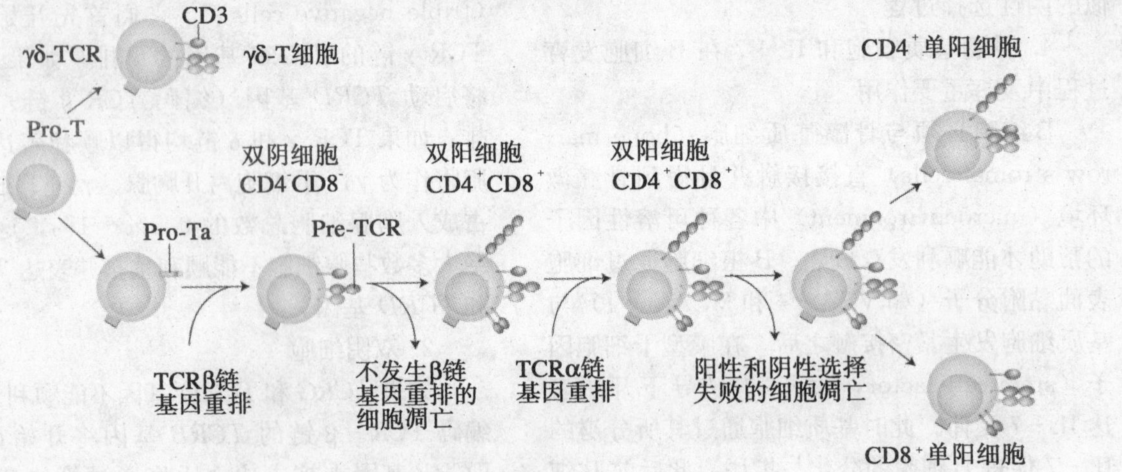

图 3-19 T 细胞在胸腺中的发育成熟过程

T 祖细胞进入胸腺后首先开始 *TCRG* 和 *TCRD* 基因的重排，成功表达 γδ-TCR 者离开胸腺进入外周。其他细胞则进行 *TCRB* 基因的重排和表达，进而发育为 CD4/CD8 双阳性细胞。双阳性细胞经历阳性和阴性选择之后发育为 CD4 或者 CD8 单阳性的成熟 T 细胞。

4. 胸腺细胞的阳性选择和阴性选择

每个胸腺细胞的 TCR 基因重排是一个完全随机而又独立的过程。在此过程中，既没有任何机制防止对自身抗原特异性 TCR 的形成，也不能保证所形成的受体肯定能够识别 MHC 分子。重排基因所编码的产物既可能对 MHC 分子有较高的亲和力，也可能根本不能与 MHC 分子结合，或者介于两者之间。如果将那些不能识别 MHC 分子或者与自身 MHC 分子亲和力过高的 TCR 比作"残次品"的话，胸腺细胞的阳性选择（positive selection）和阴性选择（negative selection）就是剔除那些"残次品"的质控步骤。胸腺细胞 90%以上因为通不过阳性和阴性选择而凋亡。

胸腺细胞的阳性选择确保 TCR 具有识别 MHC 分子的功能。胸腺皮质区内表达 TCR-αβ 的 CD4/CD8 双阳细胞寿命短暂，容易夭折。许多因素，比如糖皮质激素（cortical steroids）和生长因子（growth factors）缺乏等，均能导致胸腺细胞的迅速凋亡（apoptosis）。挽救这些脆弱细胞的惟一途径就是它们的 TCR 与胸腺基质细胞（胸腺上皮细胞和树突细胞）膜表面的 MHC 分子相结合。在 TCR 与 MHC 分子结合的同时（由此所转导的信号阻止细胞凋亡），CD4 和 CD8 分子也得到试用。如果胸腺细胞所表达的 TCR 根本不能与 MHC 分子结合，该胸腺细胞将难逃凋亡的命运。少数"幸运儿"通过阳性选择之后得以继续发育和分化、成熟。

胸腺细胞的阴性选择是剔除自身反应性 T 细胞的关键步骤。经过阳性选择的双阳细胞离开胸腺皮质之后向皮、髓质交界处迁移，并在此与胸腺巨噬细胞和树突细胞相遇。如果双阳细胞的 TCR 能够以较高的亲和力与细胞表面的 MHC/抗原肽相结合，它们将被诱导凋亡，反之则顺利地穿过胸腺髓质并发育为 CD4 或者 CD8 单阳性的成熟 T 细胞。胸腺细胞的阴性选择是实现自身免疫耐受的关键步骤之一。

根据阴性选择的基本原理可以推断，胸腺内移植物不仅不会被排斥，还可能引起能够识别移植物的 T 细胞被清除。Andrew Posselt 等人将同种异型胰岛细胞直接植入大鼠胸腺。被移植的胰岛细胞可长期在大鼠胸腺内存活，此后如果用供者品系的胰岛细胞在受体大鼠胸腺外的其他部位做再次移植，新移植的胰岛细胞同样也能成活。在这个实验中，受体大鼠的胸腺细胞在带有外来 MHC 的环境中发育成熟，对该 MHC 分子特异的 T 细胞无疑遭到了克隆清除的命运。这些免疫耐受动物没有其他免疫功能异常的表现。

5. CD4 或 CD8 单阳性细胞

经过阳性和阴性选择的胸腺细胞发育成熟为 CD4 单阳性细胞（占胸腺细胞总数的 10%左右）或者 CD8 单阳性细胞（占胸腺细胞总数的 5%左右），随后迁出胸腺进入外周。TCR 表达水平与胸腺细胞的成熟程度成正比。双阴性细胞的 TCR 表达水平最低，双阳性阶段稍晚期达到中等水平，单阳性阶段表达水平最高。T 细胞的发育过程更倾向于形成 $CD4^+$ T 细胞，在胸腺中以及在外周的 $CD4^+$ 是 $CD8^+$ T 细胞的两倍。经过胸腺“教育”之后的 T 细胞获得两方面的功能特征：（1）αβ-TCR 以 MHC 分子为其主要识别配体（即 MHC 限制性）；（2）对自身 MHC/抗原肽的亲和力较低（即天然免疫耐受）。

3.5 免疫球蛋白 Immunoglobulin

抗体（antibody，Ab）主要存在于血清，也存在于其他体液中，如呼吸道黏膜液、小肠黏膜液、唾液以及乳汁中。用凝胶电泳法可以将血清蛋白分为白蛋白以及 α1、α2、β 和 γ 球蛋白等 5 个主要条带，其中白蛋白靠近阳极，α1 条带距白蛋白最近，γ 球蛋白（又称丙种球蛋白）靠近阴极。血清中的绝大多数抗体分子存在于 γ 球蛋白条带内（但是并非所有的 γ 球蛋白都是抗体分子），因此免疫球蛋白（immunoglobulin，Ig）被用做抗体的代名词。抗体是一个包括许多成员的糖蛋白分子大家族，它们能够与各种生物大分子（抗原）特异结合，是体液免疫应答的主要效应分子。抗体分子是一类神奇的生物大分子，它们具有功能与结构的独特性（可变区与恒定区），无限的多样性（抗原识别部位）。一百多年来抗体相关的研究成果曾 7 次获得诺贝尔医学与生理学奖。

3.5.1 抗体分子的多样性及其结构

抗体分子的基本单位为四肽链基本结构，由两条相同的重链（heavy chain，IgH）和两条相同的轻链（light chain，IgL）组成。两条轻链分别与两条重链共价相连，两条重链之间也以共价键相结合（图 3-20）。轻链由 214 个氨基酸残基组成，折叠为两个结构域。重链包括 445～550 个氨基酸残基，分为 4～5 个结构域。每个结构域由 100～110 个氨基酸残基组成，相对保守的数个链内二硫键维持抗体分子二级结构的稳定。

对来自不同 B 细胞克隆的抗体分子肽链的氨基酸序列进行比较，N 端结构域差异非常明显，称之为可变区（V 区），其余部分为恒定区（C 区）。重、轻链的可变区分别缩写为 V_H 和 V_L，恒定区为 C_H 或 C_L。轻链只有一个 C_L，而重链则有 3 或 4 个 C_H，按照从 N 至 C 端的次序，依次命名为 C_H1，C_H2，C_H3 或 C_H4 等（图 3-20）。

抗体分子的整体结构呈中线对称的“Y”型，以 IgH 链的 C_H1 和 C_H2 之间的铰链区为中心。铰链区由十余个氨基酸残基组成（包括脯氨酸及其他亲水性的氨基酸残基），与 Ig 分子的其他结构域之间没有明显的同源性，而且不同类别的抗体分子铰链区亦各不相同。IgH 链之间的二硫键位于铰链区内。电子显微镜观察结果显示，“Y”型的 IgG 分子上、下部之间仿佛由一条灵活的铰链连在一起，上半部能够以分子的中心为基轴自由转动或折叠。

铰链区的亲水性使其暴露于液相并成为蛋白水解酶的酶切位点。木瓜蛋白酶能够将 IgG 分子裂解为分子量基本相等的 3 个片段。其中两个片段完全相同，具有结合抗原的能力，被称作 Fab 段（antigen - binding fragment）。另外一个片段不能结合抗原，但是能够与细胞表面的抗体受体相结合。该片段能够较容易地形成蛋白质分子结晶，故称做 Fc 段。胃蛋白酶能够将抗体分子裂解为一个较大片段和一些小片段，前者是由二硫键相连接的两个 Fab 段，以 F（ab'）2 来表示。

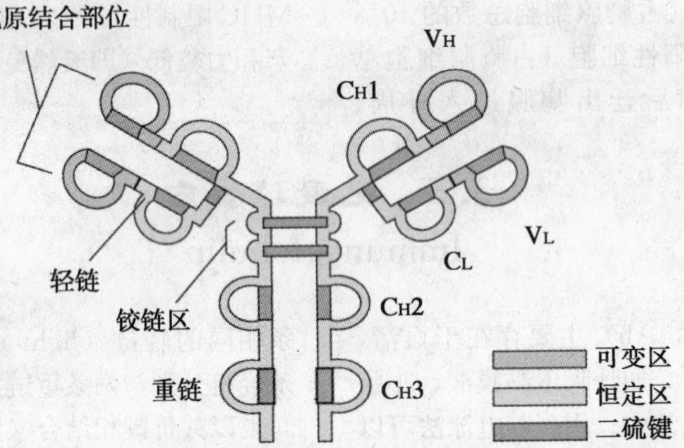

图 3 - 20 抗体分子基本结构

IgG 分子由两条 H 链和两条 L 链共价结合而成。轻链包括 V_L 和 C_L 两个结构域，重链含有 1 个 V_H 和 3 个 C_H 结构域。V_H 和 V_L 共同组成抗原结合部位。Ig 分子中线对称，具有两个相同的抗原结合部位。

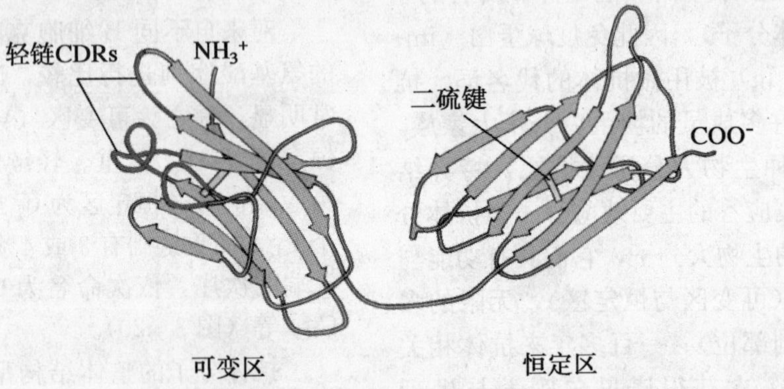

图 3 - 21 IgL 链三维结构

Igλ 链的两个结构域分别由两组 β 片层折叠成“三明治”样结构。靠近 V_L 顶端的 3 个折叠环相应于 Igλ 链的 CDR1、CDR2 和 CDR3。它们与来自 V_H 链的另外 3 个高可变区共同组成抗体分子的抗原结合部位。

X 射线晶体衍射分析结果显示，Ig 结构域具有“三明治样”立体结构：两组 β 片层（分别由 3 和 4 个折叠袢组成）通过分子内二硫键连接（图 3 - 21）。β 片层折叠袢上的亲水与疏水氨基酸残基交替排列，疏水的残基侧链朝向“三明治”的内部，而亲水的氨基酸侧链则朝向

"三明治"的外部。分子内二硫键处于两组β片层的中间，因此不易被蛋白水解酶破坏。

来自不同B细胞克隆的IgL链和IgH链V区的差异主要集中在3个由6～10个氨基酸残基组成的狭区内。这3个区域又被称做高变区，其余相对比较保守的部分称作框架区。这3个高变区恰好形成V_L或者V_H结构域的3个折叠环，三者在空间结构上相邻。抗体分子的抗原接合部位于Fab段顶部，由分别来自V_H和V_L的6个高变区围成。因此，抗体分子的高变区又被称做互补决定区（CDR），每条链上的3个高变区按顺序分别被命名为CDR1、CDR2和CDR3。

3.5.2 五类抗体分子的主要特点

抗体分子重链（IgH链）的C区亦存在明显的异质性，可以分为α、μ、δ、ε和γ等五类，其分子量和等电点均有所不同，由它们参与组成的抗体分子分别被命名为IgM、IgD、IgG、IgA和IgE（见表3-3）。另外α和γ链分别又包括2和4种亚型。根据C区的异同将轻链分为λ和κ两种。五种类别的抗体分子无论是在结构上、理化特性上还是功能上均有所不同，下面分别对其加以介绍。

1. IgG

IgG（Immunoglobulin G）是血液中含量最高（约10mg/ml）、半衰期最长（23天）的一类抗体分子，在体液免疫应答过程中占有举足轻重的地位。因其体积较小（分子量约为156 kD），IgG能够穿过血管壁，参与组织中和黏膜层的抗感染免疫应答。IgG还能够穿过胎盘屏障进入胎儿的血液循环，为新生儿提供被动免疫保护。

IgG的重链是Igγ链。人Igγ链共有γ1、γ2、γ3和γ4四个亚型，其氨基酸序列同源性在95%以上，分别参与IgG1、IgG2、IgG3和IgG4的组成。四种Igγ链的铰链区差异明显，IgG3的铰链区最长，IgG1次之，故它们的Fab段可以灵活转动。IgG2的铰链区很短，基本上不能自由折叠。IgG4铰链区的灵活性介于IgG1和IgG2之间。四种亚型的IgG分子在血清中的含量不同（IgG1最多，IgG4最少），生物活性也不一样。IgG1和IgG3具有较强的补体激活能力（C_H2为其C1结合位点），IgG2次之，而IgG4没有此能力。

表3-3 人抗体分子的特性

	IgG	IgA	IgM	IgD	IgE
重链类别	γ	α	μ	δ	ε
重链亚型	γ1，γ2，γ3，γ4	α1，α2			
轻链类别	κ和λ	κ和λ	κ和λ	κ和λ	κ和λ
分子式	$\gamma_2\lambda_2$、 或$\lambda_2\kappa_2$	$\alpha_2\lambda_2$ 或 $(\alpha_2\lambda_2)_5$SCJ $\alpha_2\kappa_2$ 或 $(\alpha_2\kappa_2)_5$SCJ	$(\mu_2\lambda_2)_5$J 或 $(\mu_2\lambda_2)_5$J	$\delta_2\lambda_2$ 或$\delta_2\lambda_2$	$\varepsilon_2\lambda_2$ 或$\varepsilon_2\lambda_2$
分子量（kD）	156	150或400	900	180	190
固定补体能力	＋	0	＋＋＋＋	0	0
血清浓度（mg/100ml）	1000	200	120	3	0.05
血清半衰期（天）	23	6	5	3	2
穿过胎盘	＋	0	0	0	0
肥大、嗜碱细胞脱颗粒	?	0	0	0	＋＋＋＋
裂解细菌能力	＋	＋	＋＋＋	?	?
抗病毒能力	＋	＋＋＋	＋	?	?

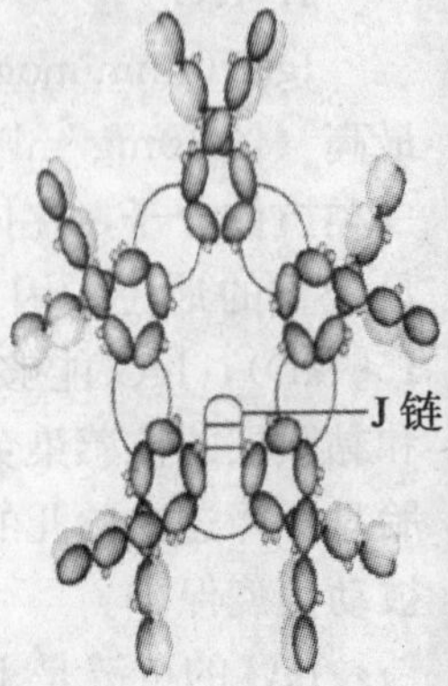

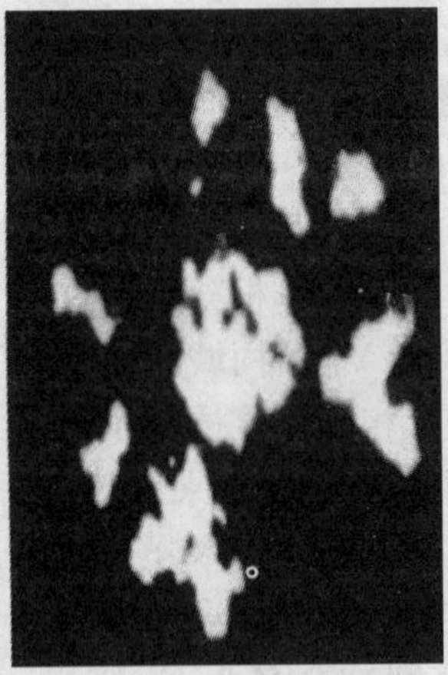

图 3-22　IgM 分子的结构

可溶性 IgM 由 5 个 IgM 单体分子加上 J 链通过二硫键环接而成（左）。右图为 IgM 五聚体分子的电镜照片。

2. IgM

血清中的 IgM 分子由 5 个 IgM 单体分子借助富含半胱氨酸的 J 链（分子量 15 kD）通过二硫键环状相连而成（图 3-22），总分子量为 900 kD，共有 10 个相同的抗原结合位点。Igμ 链没有铰链区，但含有 4 个 C_H 结构域，其中 C_H3 是补体激活部位。虽然 IgM 的血清浓度约为 IgG 的十分之一，但是 IgM 较 IgG 能够更为有效地活化补体、致敏病原微生物。因为其体积较大，IgM 分子只限于血液中，很少在组织、其他体液以及黏膜表面出现。

3. IgA

IgA 的重链（Igα 链）分为 α1 和 α2 两个亚型，分别组成 IgA1 和 IgA2，其单体分子的分子量为 150 kD。血清中的可溶性 IgA 以一条 J 链相连成二聚体，黏膜表面的分泌型 IgA 除 J 链之外还与分泌肽（一种糖蛋白）结合。可溶性 IgA 只占血清免疫球蛋白总量的 10%～15%，而分泌型 IgA 在人体分泌液中为主要抗体成分，是肠道、呼吸道、尿道、乳汁以及眼泪中最为丰富和重要的免疫球蛋白，对防止体表的微生物感染具有十分重要的意义。

4. IgE

IgE 重链（Igε 链）包括 4 个 C_H 结构域，其铰链区被一个 Ig 结构域所取代。IgE 的血清浓度仅为 IgG 的 4 万分之一，不可能发挥中和、凝集外来抗原或毒素的作用。IgE 利用其 C_H2/C_H3 结构域与肥大细胞和嗜碱粒细胞表达的高亲和力 IgE 受体（FcεRI）结合而使它们致敏。在变应原再次进入体内时介导肥大细胞和嗜碱粒细胞脱颗粒反应，造成急性炎症和过敏反应。IgE 与过敏性疾病以及抗寄生虫免疫密切相关。

5. IgD

IgD 的分子在膜表面的表达是 B 细胞成熟的主要标志之一。IgD 在血清中的浓度极低，机体针对外来抗原的免疫应答不引起血清 IgD 浓度的明显变化。膜型 IgD 作为 BCR 的组成部分可能发挥信号转导的作用，但是小鼠 IgD 基因被敲除对其体液免疫应答并无显著影响。

3.5.3　Ig 基因及其重排

B 细胞具有“一个细胞（克隆），一种受体（抗体）”的特点，人体内 B 细胞克隆的总数在 10^{12} 以上，至少可以表达 10^{12} 种独具识别特性的抗体分子。B 细胞怎样才能制造如此众多不同特异性的抗体分子？真核细胞所携带的基因一般由编码蛋白质分子不同结构域（如信号肽、功能区、跨膜区和胞内区等）的数个外显子组成，外显子之间由不起编码作用的内含子相隔，整个基因在染色体上的总长度一般不超过 20 kb。Ig 基因在基因组中以基因群（gene cluster）的特殊形式存在（图 3－23），与其他基因在基因结构和表达程序上不同。在 B 细胞发育、成熟的过程中 Ig 基因首先在 DNA 水平上进行重排（rearrangement），然后方能得以表达。正因为此，成熟 B 细胞的 Ig 基因（重排后基因）与 B 祖细胞以及其他组织细胞所携带的 Ig 胚系基因在结构上不同。

1. Ig 胚泵基因结构

编码人 IgH 链、Igλ 链和 Igκ 链的基因群分别位于第 14、22 和第 2 染色体上。每个 Ig 基因群在染色体上的总长度为 80 万至 200 万个碱基对，是普通基因长度的 50 倍以上（见图 3－23）。Ig 基因群中包括 *V*（Variable）、*D*（Diversity，限于重链基因）、*J*（Joining）和 *C*（Constant）4 种基因片段。根据 WHO 命名委员会关于 Ig 分子多肽链及其编码基因写法规则，Ig 分子重、轻链分别写为 IgH、Igκ 和 Igλ，相应的编码基因群分别以大写斜体 *IGH*、*IGK* 和 *IGL* 代表。*IGH* 中的 *V*、*D*、*J* 和 *C* 基因片段分别写为 *IGHV*、*IGHD*、*IGHJ* 和 *IGHC*。*IGK* 和 *IGL* 基因群中的 *V*、*J*、*C* 基因片段分别写为 *IGKV*（或 *IGLV*）、*IGKJ*（或 *IGLJ*）和 *IGKC*（或 *IGLC*）。

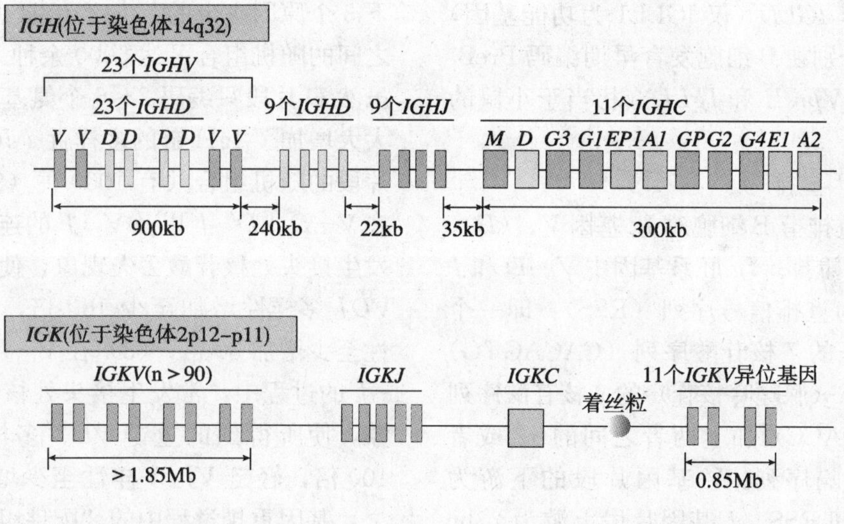

图 3－23 人 Ig 基因结构

IGH 基因群包括 95 个 V（50 个是功能基因）、32 个 D、9 个 J 以及以及 11 个 C 基因片段。其中 23 个 D 片段位于 V 片段之间。*IGHC* 基因按照如下顺序排列：*IGHM*、*IGHD*、*IGHG3*、*IGHG1*、*IGHA1*、*IGHG2*、*IGHG4*、*IGHE*、*IGHA2*。*IGL* 基因组包括 60 个 V（30 个是功能基因，20 个为假基因）、VpreB 片段、7 个 J 基因片段、7 个 C 区基因（3 个假基因）和 3 个 *IGLL* 片段。人 *IGK* 基因群包括 70 个 V（约半数为假基因）、5 个 J 基因片段和 1 个 C 区基因。kb：千个碱基对；Mb：兆个碱基对。

人 *IGH* 基因总长约 1.3 Mb，包括 95 个 *V*、23 个 *D*、9 个 *J* 和 11 个 *IGHC* 基因片段。95 个 *IGHV* 基因片段只有 50 个是功能基因，其余为假基因。11 个 *IGHC* 中 2 个为无效基因，其余 9 个按如下顺序排列：*IGHM*、*IGHD*、*IGHG*1、*IGHG*2、*IGHG*3、*IGHG*4、*IGHE*、*IHGA*1 和 *IGHA*2，分别编码 Cμ、Cδ、Cγ1、Cγ2、Cγ3、Cγ4、Cε、Cκ1 和 Cα2 等 9 种不同 Ig 重链的 C 区。

人 *IGK* 基因群的总长为 2 Mb，共包括 90 个 *V*（约半数为假基因）和 5 个 *J* 基因片段以及 1 个 IGKC 基因。*IGL* 基因的总长约 880 kb，包括 60 个 *V*（30 个功能基因，20 个为假基因）、7 个 *J* 和 7 个 *C*（4 个功能基因）基因片段。此外，*IGL* 基因群中还包括 2 个 *VpreB* 和 3 个 *IGLL*（仅 IGLL1 为功能基因）基因片段，分别在 B 细胞发育早期编码 PreB-CR 组成成分 *VpreB* 和 *IgLL*（相当于小鼠的 λ5）。

2. Ig 基因重排

Ig 基因重排指 B 细胞对 Ig 基因 *V*、(*D*)、*J* 基因片段的重排。*Ig* 胚系基因中 *V*、*D* 和 *J* 片段的两端为重排信号序列（RSS）：即一个具有回文特征的 7 核苷酸序列（CACAGTG）与一个富含 A（腺嘌呤核苷）的 9 核苷酸序列（ACAAAAACC）加上两者之间的 12 或者 23 碱基对间隔序列。*V* 基因片段的下游为 12bp 间隔序列 RSS，*J* 基因片段上游为 23bp 间隔序列 RSS。

前 B 细胞按照上述原则通过“配件组合”的方式对 Ig 胚系基因进行重排。*IGH* 胚系基因群中 *V*、*D* 和 *J* 每种基因片段都有数量不等的“库存”。发生基因重排时，一个 *D* 和 1 个 *J* 片段通过 RSS 靠拢在一起，位于两者之间的 DNA 序列折叠成环状后被剪除，相邻的 *D* 和 *J* 片段随之被 DNA 连接酶连接，形成 *DJ* 片段。随后一个 *V* 片段以同样方式与 *DJ* 连接，成为 *VDJ* 外显子（编码 IgH 链 V 区的氨基酸序列）。该 *VDJ* 外显子与其下游的 *J*、*IGHM* 和 *IGHD* 共同被转录，所产生的 mR-NA 以不同方式剪切后分别作为模版指导 Igμ 和 Igδ 的翻译与合成（因此成熟 B 细胞表面表达 sIgM 和 sIgD 两种膜表面分子）。*IGH* 基因成功重排之后一条染色体上的 *IGK* 基因开始重排。如果该 *IGK* 重排成功，B 细胞将表达 BCR 并进一步发育、分化成熟。否则，另一条染色体的 *IGK* 基因将被活化并重排。如果不成功，*IGL* 基因开始重排。如果 B 细胞所携带的所有 Ig 轻链基因均不能成功重排，B 细胞将被淘汰凋亡。

Ig 基因 *V*、(*D*)、*J* 片段的重排具有随机性和独立性，因此每个 B 细胞克隆所表达的 BCR 均具有独特的抗原特异性。B 细胞表达抗体分子之所以具有如此显著的多样性是由以下 3 个原因决定的：(1) *IGH* 基因 *V*、*D*、*J* 之间的随机组合可达 6000 余种（50×23×6）。虽然 *D* 片段只编码 2～6 个氨基酸，但其使用大大增加了 IgH 链的多样性。*IGL* 基因 *V*、*J* 片段的随机组合共有 1000 种（90×12）；(2) 在 *V*-*D*、*D*-*J* 以及 *V*-*J* 的连接过程中，常发生接头处核苷酸丢失现象，使所得到的重链 *VDJ* 多样性增加至少 100 倍，轻链 *VJ* 多样性至少增加 30 倍；(3) 在 *V*-*D*、*D*-*J* 和 *V*-*J* 的过程中，常发生接头处核苷酸插入的现象，使所得到的重链 *VDJ* 多样性增加至少 100 倍，轻链 *VJ* 多样性至少增加 30 倍。总之，基因重排过程中的“配件组合”以及“不准确连接”等特点使得 B 细胞用大约 300 个基因片段组合产生 5×10^{13}（6000×100×100×1000×30×30）种以上具有独特抗原特异性的抗体分子。

3. 类别转换的分子机制

成熟 B 细胞识别外来抗原后在 Th 细胞的帮助下开始活化、扩增，所产生的 B 淋巴母细胞一部分分化为分泌 IgM 抗体的浆细胞，其他细胞则在 Th 细胞的帮助下对 Ig 基因进行“第二次重排”，在不改变抗原识别特异性的情况下对其所合成抗体分子的类别进行转换，经过类别转换的B细胞分化为产生IgG、IgA或者IgE型抗体的浆细胞和记忆细胞。

*IGHC*基因（*IGHD*除外）5'端的内含子中包括转换信号序列（switch region），在类别转换过程中发挥重要作用。位于*IGHM*前的转换信号序列称为Sμ，位于*IGHA*1前的为Sα1，依此类推，在发生IgM向IgE转换时，Sμ与Sε重首先互相结合，位于两者之间的*IGHM*、*IGHD*和*IGHG*等基因片段被环出并剪除，经修复后*VDJ*外显子与*IGHE*直接相连。类别转换不是一个随机的过程，必须依赖Th细胞以及微环境中不同细胞因子的帮助。

在不发生二次重排的情况下，mRNA的替代剪切也可能导致B细胞合成抗体分子的类别转换。例如，mRNA初级转录本复制基因组中*VDJ*－*IGHM*－*IGHD*甚至更长的基因片段。该mRNA的替代剪切产生指导Igμ链和Igδ链的两种mRNA，使成熟B细胞能够同时合成sIgM和sIgD两种膜表面抗体分子。类别转换的第3种机制是两条染色体在*IGHC*基因区内发生不平等交换（unequal exchange），由此造成染色体上*VDJ*外显子与不同*IGHC*基因直接相连。

4. 膜型抗体分子

所有类别的抗体分子都以可溶性和膜结合型两种方式存在，前者即体液中的可溶性抗体分子，后者表达于B细胞表面，执行抗原识别与信号转导的功能。sIgM是BCR的主要组成部分。所有五种类型的Ig重链分子均可通过RNA的替代剪切被表达为膜型和分泌型两种形式。膜型Ig分子均以基本的4肽链结构存在，不形成5聚体或者二聚体。膜型IgA（sIgA）C末端带有一个疏水的跨膜序列，表达于被活化B细胞或者记忆性B细胞的表面，参与BCR的组成。

3.6 主要组织复合体与抗原递呈

Major histocompatible complex and antigen presentation

顾名思义，主要组织相容性抗原（major histocompatibility antigen）是决定组织相容性（即移植物能否被宿主接受）的主要抗原。在无血缘关系的两个个体之间进行组织或器官移植，移植物通常会因为宿主的急性排斥反应而被排斥。供者和受者之间血缘关系越近，移植物被排斥的可能性越小。同卵双胞胎之间的组织或器官移植几乎不引起移植排斥反应。然而，主要组织相容性抗原的生物学意义绝不仅限于此，它们的主要生物学功能是抗原递呈，在适应性免疫应答的过程中占有不可或缺的位置。

3.6.1 MHC分子的基本结构与组织分布

主要组织相容性抗原高表达于白细胞表面，因此又被称作白细胞抗原（leukocyte antigen，LA）。人白细胞抗原称作HLA（Human Leucocyte Antigen）。编码主要组织相容性抗原的基因是主要组织相容性基因复合体（major histocompatibility complex，MHC），因此主要组织相容性抗原通常又被称为MHC分子。

1. MHC分子的基本结构

按照其血清学（抗原性）和生化（分子的结构）特点，MHC分子分为Ⅰ和Ⅱ两大类，由一条α和一条β链非共价结合而成。HLA Ⅰ类分子又分为A、B、C三种，HLA Ⅱ类分子又为HLA－D，包括DR、DP和DQ等三种分子。MHC分子多肽链用大写罗马字母以及希腊字母来表示。如MHC Ⅰα代表MHC Ⅰ类分子的α链，MHC Ⅱβ代表Ⅱ类

MHC 分子的 β 链。MHC Ⅰα、Ⅱα 和Ⅱβ 链为跨膜糖蛋白，MHC Ⅰβ 链是可溶性的 β_2-微球蛋白（β_2m）。Ⅰα 链的分子量为 44 kD，胞外部分包括 α1、α2 和 α3 三个结构域，每个结构域由 90～100 个氨基酸残基组成。α1 和 α2 构成分子的顶部，α3 为 Ig 样结构域，位于分子的左下侧，β_2m 位于分子的中心。

MHC Ⅱ 分子的 α 和 β 链分子量分别为 31～34 kD 和 26～29 kD。其胞外部分各有两个结构域：α1、α2 和 β1、β2。α1 和 β1 各含有 84～96 个氨基酸残基（不同种属的氨基酸序列长度有所不同），共同构成分子的顶部（图 3-24）。Ig 样结构域 α2 和 β2 各包括约 94 个氨基酸残基。

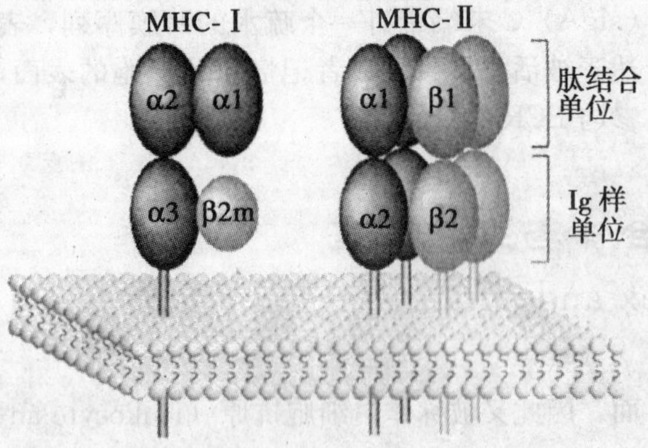

图 3-24 MHC 分子的基本结构

一个 MHC 分子可以分为三个功能单位：(1) 抗原肽结合单位。分别由 MHCⅠ分子的 α1 和 α2 和 MHCⅡ的 α1 和 β1 结构域组成，负责接纳抗原肽，也是被 TCR 识别的部位；(2) Ig 样结构域。包括 MHC Ⅰα3 和 β2m 以及 MHC Ⅱ类分子的 α2 和 β2。该部分除了维持 MHC 分子结构稳定之外，还分别与 T 细胞表面的 CD4 和 CD8 分子结合；(3) 跨膜单位。由连接肽、穿膜区（包括十几个疏水性较强、侧链体积较大的氨基酸残基）和胞浆区组成。该部分将 MHC 分子锚固于膜表面并使其具有一定的信号转导功能。

2. MHC 分子的组织分布

MHCⅠ类分子表达于几乎所有的有核细胞表面，例外的仅有神经细胞、胰岛外分泌细胞、心肌细胞和精细胞等。在成人体细胞中，T 和 B 淋巴细胞表达 MHCⅠ类分子的水平最高。MHCⅡ类分子主要分布于树突细胞、胸腺上皮细胞、巨噬细胞和活化 B 细胞等。细胞表达 MHC 分子的水平可以受不同的因素（比如病毒感染和细胞因子）的影响而上调或下调。

3.6.2 人 *MHC* 基因的结构与多态性

人 *MHC* 基因复合体位于第六对染色体的短臂，长度约 500 万个碱基对，其 DNA 序列已经全部被解出，共包括 100 多个基因座，分为 3 个区（图 3-25）。靠近端粒的第Ⅰ区总长 200 万个碱基对，包括大约 50 个基因座。靠近着丝粒的第Ⅱ区总长 80 万个碱基对，包括 34 个基因座。位于两者之间的第Ⅲ区总长 220 万个碱基对，含有至少 23 个基因座。人 *MHC* 全部 DNA 序列中只有 10% 能够编码蛋白质分子，其余 DNA 序列的功能尚不十分清楚。

1. *HLA* 基因的主要结构特点

HLA 基因复合体第Ⅰ区内的 8 个 *MHC-Ⅰ* 基因，即 *HLA-A*，*B*，*C*，*-E*，*-F*，*-G*，*MIC-A* 和 *MIC-B*，散布于一些非免疫相关基因之间。根据它们多态性和功能特点又有经典（classical）和非经典（non-classical）之分。*HLA-A*、*B* 和 *C* 是经典的Ⅰ类 *MHC* 基因，又称 *MHC-Ia* 基因。它们具有明显的多态性，而且表达于几乎所有有核细胞的表面。*HLA-E*，*-G* 和 *-F* 则属于非典型 MHC 基因，又称 *MHC-Ib* 基因，其多态性有限。

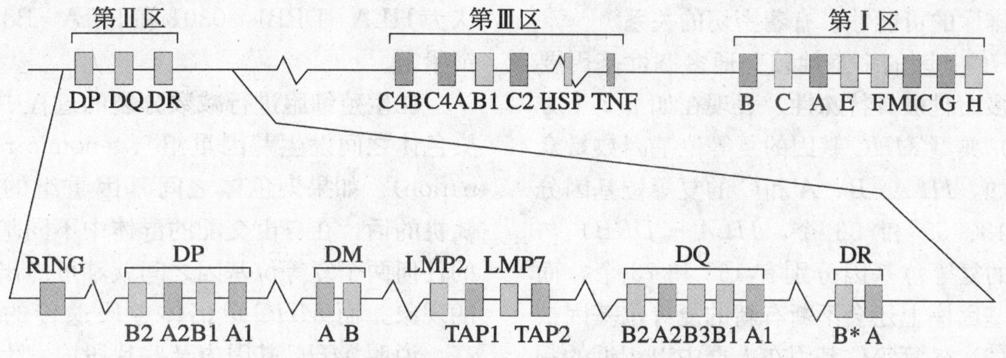

图 3-25 人 *MHC* 基因结构示意图

人 *MHC* 基因位于第六对染色体的短臂上，分为 3 个区。第Ⅰ和Ⅱ区内的多态基因分别编码 HLA-Ⅰ和 HLA-Ⅱ类分子。第Ⅲ区内的基因仅有少数与免疫功能有关。

HLA 基因复合体第 II 区内共有 10 个免疫相关基因座，分为 *HLA*-*DP*、*DN*、*DM*(*DO*)、*DQ* 和 *DR* 等 5 个基因家族，每个家族包括 A 和 B 两类基因座，分别编码 HLA IIα 和 IIβ 链。来自同一个 *HLA*-*D* 家族的 MHC-II α 和 β 链组成膜表面 MHC II 分子，不同家族的 α 和 β 链不能配对。*HLA*-*DR* 基因家族共包括一个 *DRA* 基因座和 2～5 个 *DRB* 基因座，不同个体所携带的 *DRB* 基因座数目亦不同。不同 *DRB* 基因座在同一染色体上的组合形成 HLA-DR 单倍型（haplotypes）。

HLA-*DP* 基因家族包括两个 *DPA* 基因座（*DPA*1，*DPA*2）和两个 *DPB* 基因座(*DPB*1，*DPB*2)，其中 *DPA*1 和 *DPB*1 为功能基因，分别编码 DPα 和 DPβ 链。*HLA*-*DQ* 基因家族中包括两个 *DQA* 基因座，其中 *DQA*1 和 *DQB*1 是功能基因，分别编码 HLA-DQα 和 DQβ 链（见图 3-25）。

HLA-*DM* 家族的 *DMA* 和 *DMB* 基因分别编码一条 α 和 β 链，但其产物并不表达于细胞表面。然而，*DM* 基因缺失导致 HLA-DP，DQ 和 DR 分子也不能表达。一般认为 DM 分子在 MHC-II 类分子在细胞内的装配过程中起重要的作用。*DN* 家族基因产物的功能尚不十分清楚。第 II 区内的另外 4 个免疫相关基因座是 *LMP*-2、*LMP*-7、*TAP*-1 和 *TAP*-2。*LMP*-2 和 *LMP*-7 编码的多肽链是蛋白酶体的组成部分，*TAP*-1 和 *TAP*-2 编码的转肽蛋白（transporter in antigen processing，TAP）是胞浆内产生的短肽向内质网转移的主要通道。

HLA 基因群的第 III 区中没有任何典型 MHC 或与抗原处理及递呈直接有关的基因，但包括几个与免疫功能相关的基因，如补体 C4、C2 和 B 因子以及 TNF-α 和 TNF-β（又称淋巴毒素，lymphotoxin-α）的基因等（见图 3-25）。此区内的其他基因（如类固醇脱羧酶和热休克蛋白基因）的总数超过 MHC 基因的总和。

2. *MHC* 基因的多态性

基因组中的有些基因在群体中以不同亚型存在，称之为等位基因（allele）。当一个基因在群体中有多个亚型存在时称为复等位或多态性（polymorphic）基因。例如 ABO 和 Rh 血型抗原的基因就是多态性基因。人类的基因 5%左右为多态性基因，其余为非多态性基因。前者保障了种属的稳定性，后者提供了不同个体的特殊性，其所编码的抗原为同种异型抗原(alloantigen)。MHC 分子就是这些“提供个体以个性”的最为典型的多态性基因，其产物最大程度地代表了同一种属不同个体之间的抗原性差别。正因为此，它们与组织相容性（移植物被排斥的可能性）有着密切的关系。

*MHC*基因的多态性较普通多态性基因要复杂得多而且极具特殊性，表现在如下3个方面：(1) 典型*MHC*基因的复等位基因数量众多。例如，*HLA*-*B*、*A*和*C*的复等位基因分别为118、59和36个，*HLA*-*DRB*1与*DPB*1的复等位基因分别有168和73个，而且这些基因座上还会不断有新的复等位基因被发现；(2) 各复等位基因在人群中以相近的频率出现，即没有占主导地位的HLA复等位基因；(3) 各复等位基因之间的差异明显。普通多态性基因座的复等位基因之间只相差一个或几个碱基对，而典型*MHC*复等位基因间的平均差异在10～20个碱基对之间。更为重要的是，多态性位点集中于MHC分子与抗原肽结合的部位，与其功能密切相关。

3. *MHC*的遗传规律

*MHC*基因以共显性的方式遗传。例如，一个人的两条6号染色体上分别带有*HLA*-*A*1、*B*7、*C*3和*HLA*-*A*28、*B*14、*C*14基因，他的组织细胞将表达所有上述6种HLA-Ⅰ类分子。此外，其体内的专职APC（巨噬细胞、树突细胞和活化B细胞）表达两种HLA-DP、两种DQ以及2至4种DR分子(决定于其所携带*HLA*-*DR*单倍型)。任何*MHC*位点为纯合子时，组织细胞所表达的MHC分子的种类就会相应的减少一种。

群体中携带某一复等位基因者占群体总数的比率称为该基因的基因频率。通过对各种HLA复等位基因在人群中的频率进行分析可以了解不同HLA基因之间是否存在连锁关系。如果不同基因座上的两个复等位基因在人群中的计算和实际分布不一致，则认为两者之间存在连锁不平衡（linkage disequilibrium)。例如，高加索人中HLA-B8的基因频率为9%，而HLADRB1*0301（编码HLA-DR4 β链）为12%。但是，高加索人群中*HLA*-*B*8和DRB1*0301基因同时出现的频率为7%，是计算分布（0.09×0.12）的7倍，故认为HLA-DRB1*0301和HLA-B8之间连锁紧密。

在生殖细胞进行减数分裂的过程中，配对染色体之间发生基因重组（genomic recombination)。如果染色体之间基因重组的位点是随机的话，在自由交配的群体中不同基因座上的任何两个复等位基因之间就不可能出现连锁的现象。而*MHC*单倍体整段遗传的几率较高，说明*MHC*基因内某些片段内发生基因重组的几率较小。

3.6.3 MHC分子的抗原肽结合单位

X射线晶体衍射分析结果表明，MHC分子顶部有一较深的沟槽，是其接纳抗原肽的部位，称作抗原肽结合槽，简称肽槽。肽槽的侧壁是相反走向的两组α螺旋，底部为一组8个折叠袢组成的β片层（图3-26)。MHCⅠ类分子的肽槽由来自α链的α1和α2两个结构域组成。MHCⅡ类分子的肽槽由分别来自α和β链的α1和β1结构域组成。

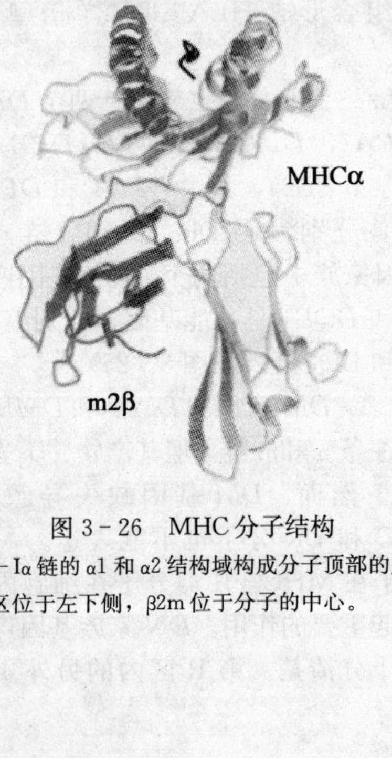

图3-26 MHC分子结构

MHC-Iα链的α1和α2结构域构成分子顶部的肽槽，α3球区位于左下侧，β2m位于分子的中心。

MHC-Ⅰ肽槽的两端呈封闭状，一般只能接纳含 8～10 个氨基酸残基的抗原肽。MHC-Ⅱ类分子的肽槽两端呈敞开状，所接纳的抗原肽多为 12～17 肽（抗原肽的 N 和 C 末端分别由肽槽的两侧悬出）。MHC 分子肽槽的内面有数个被称为"口袋"（pockets）的深凹，它们能够容纳抗原肽的氨基酸侧链（见图 3-27）。Ⅱ类 MHC 分子肽槽中的口袋相对较浅，但是也能接纳抗原肽的残基侧链。如上所述，不同亚型的 MHC 分子之间的差异主要集中在肽槽处，各多态性氨基酸残基多位于与抗原肽直接接触的 α 螺旋以及各个"口袋"的位置上。正因为此，各种亚型 MHC 分子肽槽内"口袋"的分布、大小、深度、形状、疏水性以及荷电特征各不相同，它们所接纳的抗原肽也各具特性。可以说 MHC 分子的多态性决定了它们递呈抗原肽的多样性。

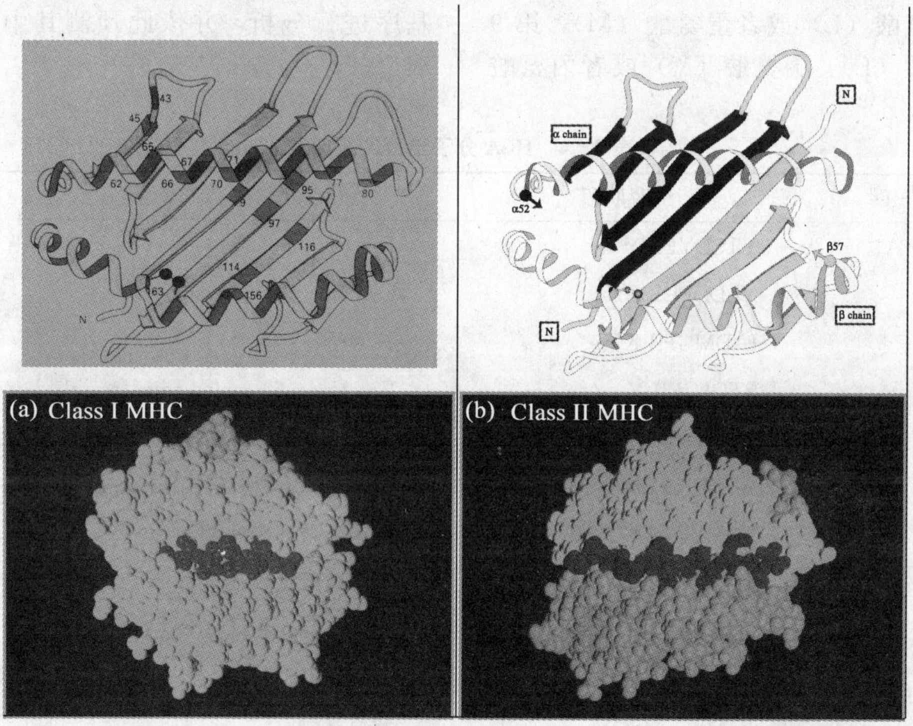

图 3-27　肽槽的顶面观

MHC-Ⅰ分子的肽槽由 MHC-Ⅰα 链的 α1 和 α2 结构域组成，而 MHC-Ⅱ分子的肽槽由 MHC-Ⅱα 链的 α1 和 MHC-Ⅱβ 链的 β1 结构域组成。前者的两端处于封闭状，而后者的两端则较为开放。MHC-Ⅰ分子只能接纳 9 肽，而 MHC-Ⅱ分子则能接纳较长的肽段。

人类典型的 MHC-Ⅰ分子（即 *HLA-A* 和 *HLA-B*）肽槽的两个结构域（α1 和 α2）均有显著的多态性。Ⅱ类 HLA 分子（*HLA-DR*，DP 和 DQ）则不同，它们肽槽的多态性主要集中于 β1 结构域，α1 的多态性很有限。例如，编码 HLA-DRβ 链的 *HLA-DRB*1 共有 160 余个复等位基因，而编码 HLA-DRα 链的 *HLA-DRA* 基因没有任何多态性。编码 HLA-DP 和 DQ 的 *HLA-DQA* 和 *HLA-DPA* 分别有 6 个和 19 个复等位基因。

正常细胞表面的 MHC 分子均处于与抗原肽结合的状态。用亲和层析的方法可以将细胞表面的 MHC/抗原肽复合分子纯化，然后用酸性缓冲液洗脱与 MHC 分子结合的抗原肽。

对所得到的抗原肽进行测序分析，可以得知与不同 MHC 分子结合的抗原肽的基本特征和共性。(见表 3－4）所示，与 MHC－Ⅰ分子结合的抗原肽绝大多数为含 9 个氨基酸残基的九肽，与 X 射线晶体衍射的结果完全相符。虽然少数稍长或稍短的抗原肽也能勉强被 MHC－Ⅰ分子接纳，但亲和力要低得多。对表 3－4 中的抗原肽氨基酸序列进行比较发现，不同 MHC 分子所结合的抗原肽具有不同的特点。例如，HLA－A2 所结合九肽的第 2 位为疏水的亮氨酸（L）或者蛋氨酸（M），第 9 位为亮氨酸（L）、缬氨酸（V）或者丙氨酸（A）。HLA－B27 结合的抗原肽的第 2 位是带负电荷的精氨酸（R），第 9 位也为带负电荷的赖氨酸（K）或精氨酸（R）。与 MHC 分子相结合的抗原肽在氨基酸序列上的这种特点称为抗原肽的基序（motif）。每种 MHC 分子所结合的抗原肽均具有其独特的基序，决定基序特征的氨基酸残基称为铆钉残基，其侧链深入肽槽中的“口袋”里，是抗原肽与 MHC 分子直接接触的主要部位。根据已经积累的数据资料，可以对较为复杂的蛋白质抗原中的抗原肽基序进行分析，并依此预测其中的 T 细胞表位。

表 3－4 HLA 分子结合的抗原肽

HLA－I	洗脱肽段	来源
HLA－A1	YTSDYFISY	Ets－1
	YLDDPDLKY	Cytosine methyl transferase
	IADMGHLKY	核因子
	STDHIPILY	Fructose－6－amino transferase
	DSDGSFFLY	人 IgG_4 279－287
	ATDFKFAMY	Cyclin type D
	YTDYGGLIFNSY	细胞色素 C 氧化酶
	SLLPAIVEL	蛋白磷酸化酶 2A
	YLLPAIVEI	ATP－dependent RNA helicase
	MVDGTLLLL	HLA－E 信号肽
HLA－A2.1	YMNGTMSQV	酪氨基酸
	MLLSVPLLLG	Calreticulin 信号肽
	LLLDVPTAAV	IP－30 信号肽
	SVLNLVIVK	核糖体蛋白 S6
	KVVNPLFEK	核糖体蛋白 L7A
HLA－A11	RTQNVLGEK	核糖体蛋白 S3
	ASFDKAKLK	Thymosin B－10
	ATAGDGXXELRK	Prohibitin

续表

HLA-I	洗脱肽段	来源
HLA-A24	KYPNEFFLL	蛋白磷酸化酶 1
	YYEEQHHEL	NK/T 细胞活化蛋白
	AYVHMVVHF	未知
	VYXKHPPSX	未知
HLA-A68	DVFRDPALK	核糖体 60S 蛋白同源体
	KTGGPIYKR	流感病毒 NP 91-99
	TVFDAKRLIGR	HSP70 protein B/HSP70
HLA-B7	APRTVALTA	HLA-DP 信号肽
	APRTLVLLL	HLA-A2.1 信号肽
	APRPPPKPM	核糖体 S26 蛋白
	RPKSNIVLL	CD20
	APRTVALTAL	HLA-DP 信号肽
HLA-B27	RRIKEIVKK	HSP-89a
	GRIDKPILK	核糖体蛋白
	RRSKEITVR	ATP-dependent RNA helicase
	RRVKEVVKK	HSP89b
	RRYQKSTEL	组蛋白 H3.3

从Ⅱ类MHC分子上洗脱下来的抗原肽的长度一般为12～17个氨基酸残基，也具有一定的基序。MHC-Ⅱ分子结合的抗原肽铆钉残基分布于肽链的中间部位。因此将第1个铆钉残基定义为抗原肽的1号残基（P1），其他残基的位置以此为参考。例如，HLA-DR4结合抗原肽的第1位为苯丙氨酸（F）或者色氨酸（W），第6位是丝氨酸（S）或者苏氨酸（T）。MHC-Ⅱ分子结合的抗原肽的基序一般说来较Ⅰ类分子要变化多一些。

3.6.4 蛋白质抗原的处理与递呈

表达于细胞表面的MHC分子极少处于“空置”状态，而是携带着具有特定基序的抗原肽。这些肽段来自内源性（胞浆内合成的）和外源性（胞外合成的）两条途径，两条抗原呈递途径各具重要的免疫生物学意义。

1. 内源性抗原递呈途径

内源性抗原呈递途径是指内源性蛋白质分子在胞浆内被处理并通过MHC-Ⅰ分子递呈于细胞表面的途径。所谓内源性抗原主要指细胞内合成的蛋白，既包括细胞自身的功能和结构蛋白，也包括胞内合成的微生物（尤其是病毒）蛋白。这些蛋白质分子中的一部分会被胞浆内的蛋白酶复合体裂解成小的片段，然后通过内质网膜上的转肽蛋白（TAP）进入内质网。内质网中的MHC-Iα链、β2m和具有一定基序的肽段（8～10个氨基酸）结合后折叠成稳定的分子构象，经过高尔基体表达于细胞表面。TAP基因突变或缺失使细胞浆内的短肽不能运输至内质网，MHC-Iα链因此不能折叠成稳定构象，也就不能表达于细胞表面。

胞浆内的蛋白酶体对蛋白质分子的“切割位点”几乎没有任何选择性，这是否意味着内质网中堆满了各种长短不一的肽段？其实不然。TAP分子对8～13个氨基酸残基长的肽段具有较高的亲和力，因此能够将适合于与Ⅰ类MHC分子结合的肽段优先转运至内质网内。

如果每个细胞表达4～6种不同的MHC-Ⅰ分子，再假设每种MHCⅠ分子能够递呈一百余种具有某基序的抗原肽，该细胞表面的MHC-Ⅰ分子总共可以递呈具有4～6种不同基序的数百种内源性抗原肽。因此，细胞表面的Ⅰ类MHC分子好比一个记事板，上面记录并展示着细胞内部合成蛋白质分子的“抽样”结果。正常情况下，MHCⅠ类分子所递呈的内源性抗原肽均来自自身抗原，如果细胞被病毒或其他胞内寄生的微生物感染，在胞浆中合成的微生物蛋白片段也将被MHCⅠ分子递呈于细胞的表面，使T细胞能够监视组织细胞被胞内寄生微生物感染的情况。

2. 外源性抗原递呈途径

外源性抗原呈递途径指外源性蛋白质分子被细胞捕获后在其吞噬溶酶体内被处理并通过MHCⅡ分子递呈于细胞表面的途径。MHCⅡ类分子的合成部位以及运输途径与MHCⅠ分子基本相同，它们之所以呈递外源性而不是内源性抗原肽，不变链（invariant chain）起了决定性的作用。不变链是一条分子量为31 kD的非多态性糖蛋白。MHCⅡ类分子的α和β链在内质网中合成之后立即与不变链相结合，形成复合体。不变链的N端部分与MHCⅡ类分子肽槽的亲和力较高，能够防止内质网中的内源性抗原肽占据肽槽，在MHCⅡ分子遇到外源性抗原肽之前发挥“保驾护航”的作用。除此之外，不变链还能提供MHCⅡ分子进入运输小体的信号肽。在MHCⅡ/不变链复合体向运输小体运输的过程中，不变链的C端逐渐被降解，至吞噬溶酶体与运输小体融合的时候只剩下了与肽槽结合的短肽（class Ⅱ-associated invariant chain peptide，CLIP）。

抗原递呈细胞（APC）通过吞噬或者胞饮作用，获取外源性蛋白质抗原之后，形成包裹外源性分子的吞噬体，它们与细胞内的溶酶体融合为吞噬溶酶体（phagolysosome）。在吞噬溶酶体内溶酶体酶将外来抗原裂解为肽段。随后吞噬溶酶体与含有MHCⅡ分子的运输小体融合，在此酸性环境下CLIP与MHC-Ⅱ分子解离，具有适当基序的外源性肽段得以与MHC-Ⅱ分子结合并共同表达于细胞表面。MHC-Ⅱ类分子所递呈的抗原肽基本上反映了细胞周围环境中抗原的特点，是获得性免疫系统监视进入机体内部的外来抗原的基础。在MHC-Ⅰ和MHC-Ⅱ类分子的共同“努力”下，细胞内和周围环境中的抗原均被采样并且呈现在细胞的表面。

3.6.5 递呈脂类抗原的CD1分子

MHC-Ⅰb类分子包括CD1、HLA-E和HLA-G等，其分子结构与经典分子类似并且具有一定的抗原递呈功能。人CD1分子家族编码基因位于第1染色体（1q22-23），包括*A*、*B*、*C*、*D*、*E*等5个基因座，分别编码CD1a、CD1b、CD1c、CD1d和CD1e分子。CD1分子主要表达于抗原递呈细胞（APC）的表面，在哺乳动物中具有明显的进化保守性。与MHC-Ⅰa类分子相比，CD1分子的抗原结合槽深且狭窄，故适宜于递呈脂类和糖脂类而不是多肽类物质。脂类抗原中的疏水端与CD1分子结合，而其亲水端则被TCR识别。已经发现CD1b和CD1c分子能够递呈非蛋白肽类的分枝杆菌胞壁糖脂成分。CD1介导的抗原递呈依赖于APC的抗原摄取和处理，内源性和外源性脂类均能被CD1分子递呈。能够识别CD1分子及其所递呈脂抗原的细胞包括αβ-T细胞、γδ-T细胞和NK T细胞。另外，有些MHC-Ⅰb分子（如HLA-E）的口袋A恰好能容纳细菌来源的N-甲酰肽的甲酰基团，故该类MHC-Ⅰb分子主要递呈N-甲酰。

3.7 适应性体液免疫应答

Adaptive humoral immune responses

根据 CD5 表达与否将 B 细胞分为 B1 和 B2 两个亚群。B1 细胞属于固有免疫细胞，主要存在于肠道固有层与腹腔中，所产生的抗体以 IgM 型天然抗体为主，它们与抗原的亲和力较低，但具有多反应性。B2 细胞是通常所指的 B 细胞，占外周血淋巴细胞总数的 30% 左右，在外周淋巴器官中位于淋巴滤泡内。B2 细胞与 B1 细胞在活化与调节途径上均有区别。

3.7.1 体液免疫应答的一般规律

外来抗原进入机体后诱导 B 细胞产生特异性抗体的过程称为适应性体液免疫应答 (humoral immune response)。与 B1 细胞不同，B2 细胞 TD 抗原，其活化依赖于 Th 细胞的帮助。

1. 初次与再次体液免疫应答

初次体液免疫应答，是指宿主第一次接触某种抗原后，血清中逐渐出现抗原特异性抗体的过程。初次体液免疫应答的延迟相（从抗原免疫到抗体水平达到高峰的时间）为 6～10 天，起初几天之内，血清中的抗原特异性抗体主要为亲和力较低的 IgM，后期以 IgG 为主（图 3-28）。

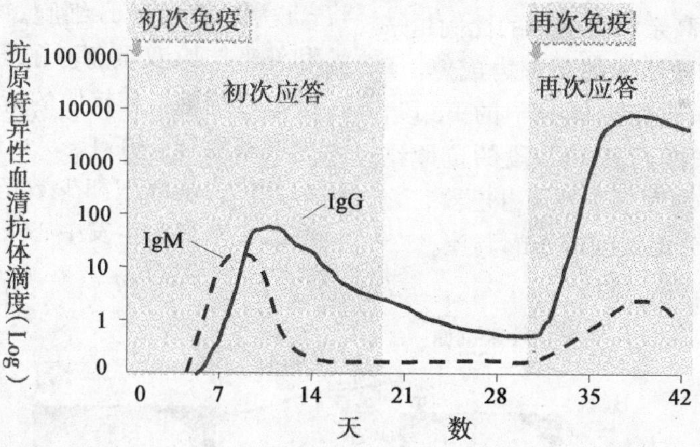

图 3-28 初次与再次体液免疫应答

初次应答延迟相较长，血清抗体水平较低，早期以 IgM 为主。再次应答反应迅速，血清抗体水平明显增高，以 IgG 为主。

再次体液免疫应答是指曾被某抗原免疫过的宿主再次接触该抗原时血清中抗原特异性抗体含量（滴度）迅速升高的现象。再次体液免疫应答的延迟相为 4～5 天，血清中的抗原特异性抗体以 IgG 为主，其高峰浓度较高且维持时间较长（图 3-28）。

2. 抗体分子的亲和力成熟

在再次应答的过程中，宿主血清中的抗体对抗原的亲和力会随着时间的推移（或者重复免疫）而逐渐升高，此即抗体亲和力成熟

(affinity maturation) 现象，其基础是 Ig 基因的高频突变。通常情况下哺乳动物细胞每复制一万亿个 DNA 碱基对可能发生一个碱基对的复制错误（即产生一个基因点突变），而 Ig 基因 *V*（*D*）*J* 外显子（编码 V 区结构域）在 B 细胞增殖过程中发生点突变的频率是其他基因的 10 亿倍。Ig 基因高频突变具有特异性，因为编码 C_H 和 C_L 结构域的外显子并不发生类似的高频突变。Ig 基因高频突变常发生于经历过类别转换（表达 IgG 或者 IgA）的 B 细胞，分泌 IgM 型抗体的 B 细胞很少发生 Ig 基因高频突变。

Ig 基因高频突变导致抗体分子 V 区氨基酸序列的变化，加强（或者减弱）抗体分子对抗原的亲和力。抗原刺激是 B 淋巴母细胞分裂增殖的主要动力。如果 Ig 基因突变使 BCR 对抗原的亲和力增加，B 细胞在抗原浓度较低的情况下仍能进一步扩增。这些 B 细胞依此生长优势逐渐取代体内对抗原较不敏感的 B 细胞，使血清中来自高亲和力抗体的比例越来越高。这个现象被称做抗体的亲和力成熟。B 细胞通过类别转换来改变抗体分子的 Fc 段，又通过亲和性成熟来微调其 Fab 段的抗原结合部位。这两个过程均发生于外周淋巴器官之内，均受 Th 细胞所分泌细胞因子的调控。

3.7.2 体液免疫应答的细胞生物学基础

与 TI 抗原不同，TD 抗原不能独自活化 B 细胞并诱导抗体的产生，它们必须借助 Th 的帮助才能选择性地激活抗原特异性 B 淋巴细胞。Th－B 细胞之间相互协作识别外来抗原的组织部位是引流淋巴结。

1. 抗原特异性 B 细胞的活化与扩增

进入机体的外来抗原被补体致敏后通过淋巴或者血液被运输至外周淋巴器官。在淋巴滤袍中的 B 细胞通过 BCR 捕捉抗原后，对其进行处理并将其中的 T 细胞表位肽和 MHCⅡ类分子一起递呈于表面。此过程与巨噬细胞和 DC 的抗原处理过程类似。活化 Th 细胞如果能够识别 B 细胞递呈的 MHCⅡ/抗原肽，其 CD40 配体（CD40L）将同时结合 B 细胞 CD40，为 B 细胞活化提供必要的信号。此外，Th 细胞还通过分泌细胞因子（如 IL－4 和 IL－5 等）作用于 B 细胞。接受了来自 Th 细胞和外来抗原双重刺激的 B 细胞被活化并成为淋巴母细胞，在抗原的持续作用下开始其分裂与增殖过程。在 4～5 天内就有许多淋巴母细胞分化为浆细胞和少数记忆性 B 细胞（Bm），淋巴小结成为生发中心（图 3－29）。

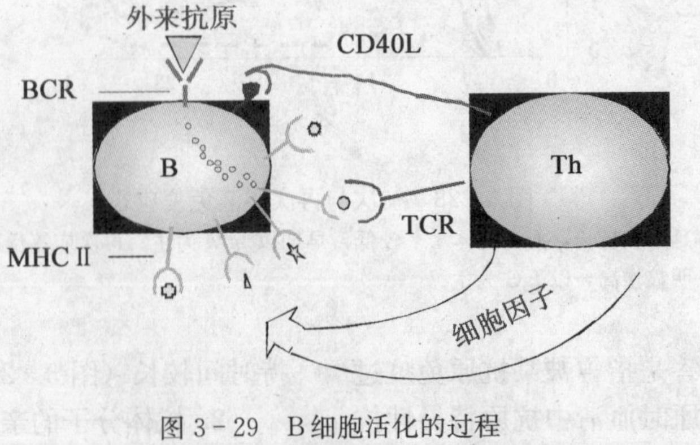

图 3－29 B 细胞活化的过程

生发小结中的 B 细胞如果能够识别 FDC 所递呈的抗原，并且同时得到 Th 细胞的帮助，将被活化并迅速扩增。相互帮助的 Th 和 B 细胞所识别的抗原表位一定位于同一个抗原上。

2. 浆细胞与抗体分泌

B细胞在外周的最后发育阶段是成为专门制造抗体分子的浆细胞（plasma cell）。浆细胞高尔基体发达、代谢活跃，但没有继续分裂、增殖的能力，也不再参与抗原递呈（MHCⅡ分子和BCR的表达明显下调）。它们寄居在脾脏或者骨髓中，集中所有的能量生产大量的抗体分子，一个浆细胞每秒钟能分泌5000个抗体分子。在外周的浆细胞寿命仅为几天，但是骨髓中的浆细胞寿命可能较长。

3. B细胞合成抗体分子的类别转换

在体液免疫应答的过程中，B细胞所合成的抗体分子发生类别改变的现象称为类别转换（class switching），类别转换不带有抗原特异性的变化。抗体分子的类别转换离不开Th细胞的辅助。首先，Th细胞的CD40L对B细胞实现类别转换是必需信号之一。高IgM血症（XLHM）是CD40L基因突变造成的性联隐性遗传性疾病，患者的$CD4^+$ T细胞不表达CD40L，B细胞因此不能进行类别转换，患者血清几乎测不到任何IgG、IgA或IgE，但IgM含量明显偏高。此外，Th细胞通过它们所分泌的细胞因子参与控制类别转换的结果。例如，Th1细胞分泌的IFN-γ主要诱导人IgG3和IgG4的转换，而IL-4则倾向于IgE和IgG1的转换。另外微环境中不同细胞因子的组合对类别转换的方向有重要影响。皮氏小结（Peyers patches）内的TGF-β浓度较高，在IL-5的共同作用下使B细胞合成IgA。IL-2、IL-4和IL-5的协同作用倾向于维持IgM的合成。

4. 记忆B细胞

再次体液免疫应答主要由在体内长期潜伏的记忆B（Bm）细胞介导。Bm细胞遇到特异性抗原后很快被激活（无须Th细胞的帮助），使得再次体液免疫应答无论是反应速度还是强度都明显地高于初次应答。更为重要的是，Bm细胞大多完成了对其所编码Ig分子的类别转换和抗体亲和力成熟的过程，由它们分化而来的浆细胞分泌高亲和力的IgG型抗体。此外，由Bm细胞分化而来的B母细胞表达B7.1和B7.2分子，能够作为APC激活$CD4^+$ T细胞。

5. 新生儿体液免疫

IgG能够以FcR介导的方式穿过胎盘，因此新生儿体内有来自母亲的IgG抗体。胎儿期内免疫系统就已能够合成IgM抗体，但直至出生后才能产生IgG。出生后1～2个月后血清中开始有IgA抗体出现。出生后婴儿从母亲初乳和乳汁中摄取的IgA为其胃肠道提供重要的被动免疫。

新生儿外周循环中的淋巴细胞（T、B和NK细胞）总数略高于成人，但是他们的免疫应答能力却较弱，例如，两岁以下的婴儿基本上不能产生针对LPS的抗体。造成这种现象的原因可能是新生儿外周B细胞、T细胞或者APC（如DC）虽然具有成熟的表型但功能尚未成熟。婴儿体内的Fc受体表达不完全，也使其免疫系统功能上不成熟。此外，婴儿从母体获得的被动免疫可能对其本身的免疫系统有一定抑制作用。

3.7.3 体液免疫应答的效应

抗体是抗感染免疫应答过程中的主要效应分子之一，它们的Fab段具有抗原特异性，Fc段则保证抗体分子发挥适当的免疫生物学效应。抗体分子产生和分泌过程任何环节的障碍都将引起宿主抵抗能力的下降。

1. 中和病毒和细菌毒素

抗体能够中和细菌外毒素或者类毒素，阻断其对机体组织的损伤。在20世纪初叶，人们曾经通过免疫马来制备针对各种细菌毒素（如白喉毒素）的抗血清，用于治疗细菌性传染病。IgA在血清中的浓度低于IgG，但黏膜表面以及其他分泌液中含有大量的分泌型IgA（实际上体内IgA的总量超过IgG的总量），能够阻断微生物对机体黏膜表面的吸附，具有重要的抗感染防御功能。在发生了病毒感染后，体内会产生针对病毒的中和性抗体。这些抗体能够与病毒表面的受体结合域特异结合，从而阻断病毒对宿主细胞的附着，封锁病毒感染宿主细胞的必经之路。

2. 对外来抗原和病原体的调理作用

抗体分子是重要的调理素分子（opsonin），堪称天然免疫系统的“现代化”导向系统。与其他调理素分子相比，抗体在体内的含量最大、种类最多、对靶物质的识别最准确、激活补体和吞噬细胞的能力最强。IgG 和 IgM 与外来抗原或病原微生物结合之后，原本被屏蔽的 Fc 段得以暴露，使得抗体分子可以发挥如下两方面的功能：（1）与中性粒细胞和巨噬细胞表面的 Fc 受体结合，使异物抗原被识别和捕获，同时也导致吞噬细胞的活化；（2）激活补体（经典途径），造成微生物或者被感染靶细胞的溶解杀伤。

3. 介导抗体依赖的细胞毒作用

IgG 抗体分子识别靶细胞（如肿瘤细胞或被病毒感染细胞）的表面抗原之后，其 Fc 段能够与巨噬细胞和 NK 细胞表面的 FcγR 受体结合，介导抗体依赖的细胞毒（ADCC）作用。

4. 参与免疫病理损伤

IgE 抗体在不结合抗原的情况就能通过其 Fc 段与肥大细胞和嗜碱粒细胞表面的 FcεRI 结合，使它们被致敏。当变应原再次进入体内后介导Ⅰ型超敏性反应。血清中针对 ABO 血型抗原的天然抗体是在血型不配情况下造成输血反应主要原因。天然抗体是引起超急性移植排斥反应的主要因素。IgG 和 IgM 抗体介导Ⅱ型和Ⅲ型超敏反应。

3.8 适应性细胞免疫应答

Cell - mediated adaptive responses

所谓适应性免疫应答（adaptive immune response）是指 T 和 B 淋巴细胞因对抗原的特异识别而活化、增殖、分化，最终形成效应细胞，并通过其所分泌的抗体或者细胞因子表现出一定生物学效应的过程。适应性免疫应答的过程可以分为感应、增殖分化和效应等 3 个阶段。本节介绍 αβ - T 淋巴细胞在介导适应性免疫应答过程中的作用。

3.8.1 适应性免疫应答的启动

外来抗原进入机体后一般被组织中的巨噬细胞在短时间内吞噬、分解并清除。如果进入体内的抗原量较大，巨噬细胞不能在短时间内将其清除。此时巨噬细胞被 LPS、γ - IFN 或其他细胞因子激活后释放大量的 TNF - α，具有活化 DC 的作用。

广泛分布于上皮层（如皮肤组织中的郎格汉斯细胞）和黏膜层的 DC 具有静息（未成熟）与活化（成熟）两种功能状态。在病原微生物和/或 TNF - α（主要来自组织中的巨噬细胞）的刺激下未成熟 DC 进入活化状态，并携外来抗原向引流淋巴结迁移（图 3 - 30）。在此过程中，DC 对被吞噬的抗原进行处理，并通过 MHC 分子递呈抗原肽，在引流淋巴结副皮质区内激活抗原特异性 T 淋巴细胞。

3.8.2 抗原特异性 T 细胞的活化与扩增

虽然体内 T 淋巴细胞群整体上所表达的 TCR 数量众多，但其中能够识别任何一种抗原的 T 细胞占淋巴细胞总数的比率不超过万分之一。因此，启动免疫应答的关键是抗原特异性的 T 及 B 淋巴细胞迅速扩增至足以发挥显著效应的数量。抗原特异性淋巴细胞的活化、扩增是适应性免疫应答的必要准备阶段。

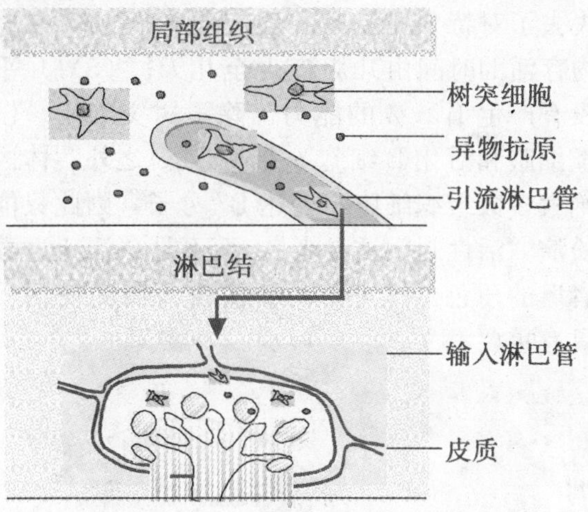

图 3-30　DC启动获得性免疫应答

组织中的树突细胞捕获外来抗原之后迁移至引流淋巴结内，活化抗原特异性 T 细胞。

外周的成熟 T 淋巴细胞一般处于细胞周期的 G0 期，称为未活化 T 细胞（naive T cells，又译为初始 T 细胞）。如果得不到特异性抗原的刺激，它们将保持静息状态而不发挥任何免疫学功能。它们被活化的先决条件是识别被 APC 所呈递的抗原肽并且同时接收 APC 提供的辅助刺激信号。T 细胞的选择性活化与扩增主要发生于引流淋巴结、脾脏等外周免疫器官内，至少包括以下 5 个环节：(1) T 细胞与 APC 之间的黏附；(2) TCR 扫描 APC 表面；(3) TCR 识别 MHC/抗原肽；(4) 共刺激分子为 T 细胞提供第二活化信号；(5) 活化信号在胞内的整合与传递。抗原特异性 T 细胞被活化之后迅速增殖，并分化为效应细胞和记忆细胞。

1. T 细胞与 APC 之间的免疫突触

TCR 与 MHC/抗原肽之间的亲和力较低 (Kd＝10^{-7}～10^{-4} M)，仅相当于抗原/抗体之间亲和力的 1/1000 左右，不足以单独介导 T 细胞与 APC 之间的稳定结合。T 细胞表达多种黏附分子，包括整合素（integrin）家族的 LFA-1 和 VLA-4 以及 Ig 超家族的 LFA-2 (CD2)、LFA-3、ICAM 等，介导它们与 APC 之间的紧密接触。免疫突触（immunological synapse）借用了神经元之间以突触相连的概念，指 T 细胞与抗原递呈细胞（APC）之间的接触区，包括 TCR 与 MHC/抗原肽的特异性结合及一系列相关黏附分子的相互作用。

2. TCR 扫描 APC 表面

T 细胞与 APC 之间通过黏附分子建立的稳定结合使 TCR 能够近距离“扫描”APC 表面的各种 MHC/抗原肽复合物。如果每个 APC 表达十余种不同的 MHC Ⅰ 和 Ⅱ 类分子，细胞表面的每种 MHC 分子均能结合多种不同的抗原肽（大多数为自身抗原肽，少数为外来抗原)。TCR 需对 APC 表面的 MHC/抗原肽复合物进行“千里挑一”的选择。如果 TCR 与某种 MHC/抗原肽以较高的亲和力相结合，TCR 转导的信号将与共刺激信号一起启动 T 细胞的活化过程。黏附分子只能短暂维持 T 细胞与 APC 相对稳定的结合，如果 TCR 不能在短时间内遇到合适的 MHC/抗原肽，T 细胞将离开该细胞，继续与其他 APC 碰撞。

3. T 细胞的 MHC 限制性

MHC 限制性通常指 αβ-T 细胞只能识别由宿主 MHC 分子（而不是其他同种异型 MHC 分子）所递呈的抗原肽的现象。T 细胞之所以表现出 MHC 限制性是其在发育过程中经历了阳性选择（positive selection）的结果。实际上 αβ-T 细胞的 MHC 限制性是相对的，而其 MHC 依赖性才是绝对的。T 细胞除了能够识别自身 MHC/抗原肽之外，与同种异型 MHC/抗原肽复合物发生交叉反应的几率也相当可观，这也是 T 细胞介导移植排斥反应的基础。对 αβ-TCR/MHC 复合分子的晶体进行 X 射线衍射分析发现，αβ-TCR 同时与 MHC 和被递呈的抗原肽发生直接接触（见图 3-31)，即 TCR 对抗原肽及其呈递分子 MHC 进行双重识别。这一发现为 T 细胞 MHC 限制性做了更加完整的诠释。

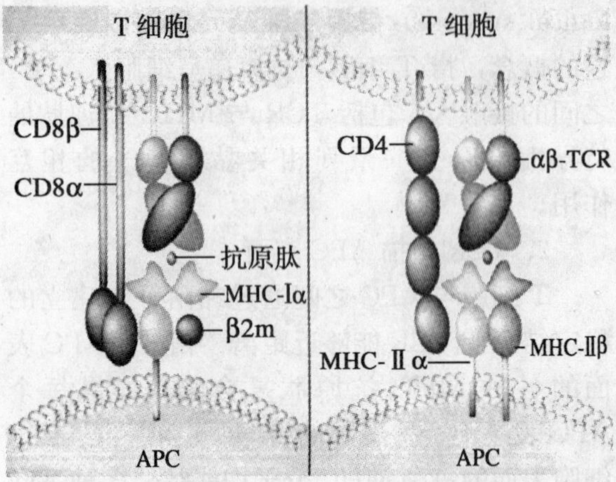

图 3-31 TCR 对抗原肽及 MHC 分子的双重识别

4. T 细胞活化的双信号模型

TCR 对 MHC Ⅰ/抗原肽的识别为初始（naive）T 细胞的活化提供了必需条件之一，即第一信号，它们是否能够就此进入活化状态取决于它能否同时获得共刺激分子（co-stimulatory molecules）所提供的第二信号（见图 3-32）。

成熟 DC 不仅表达高水平 MHC-Ⅱ分子，还表达 B7.1（CD80）和 B7.2（CD86）分子。B7 是最为重要的共刺激分子，能够与 T 细胞表面的 CD28 分子相结合。巨噬细胞在受到微生物的刺激后被活化，也开始表达 MHC-Ⅱ分子和 CD28 分子并获得激活初始 T 细胞的能力。DC 与巨噬细胞统称为专业抗原递呈细胞（professional APC）。活化 B 细胞也表达 MHC-Ⅱ和 B7 分子，能够有效地激活 T 细胞。但是 B 细胞只能依靠其 BCR 捕获抗原，因此它们所递呈抗原的范围十分有限（只能是它们所能特异识别的抗原）。

$CD4^+$ Th 细胞识别 APC 表面的 MHC-Ⅱ/抗原肽之后，如果 CD28 与 B7 分子的结合被阻断（或者 APC 表面不表达 B7 分子）将导致 T 细胞的活性封闭（anergy，又译为免疫无能）。处于活性封闭状态的 T 细胞在表型及功能上具有如下特点：（1）TCR 表达水平降低；（2）CD4 或 CD8 下调；（3）几乎失去了对特异性抗原的反应能力；（4）在体内存活的时间由几周减少至几天；（5）几乎没有产生 IL-2 的能力。除了树突细胞、巨噬细胞和活化 B 细胞等专业 APC 之外，体内绝大多数组织细胞不表达 B7 分子，因此只能扮演“活性封闭诱导者”，而不是“活化诱导者”的角色。这一点对于实现外周免疫耐受具有重要意义。

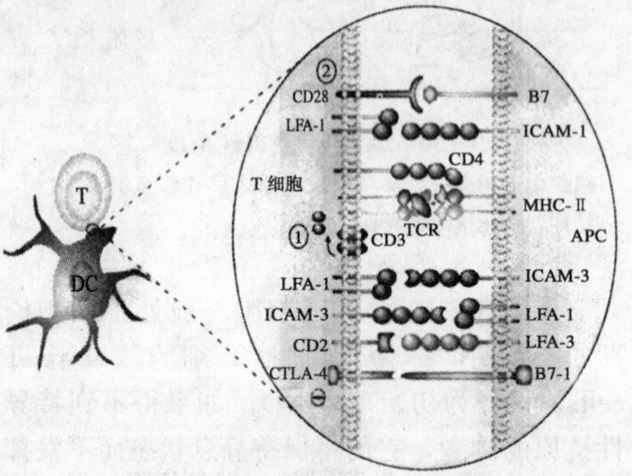

图 3-32 T 细胞活化的双信号模型

$CD4^+$ T 细胞的活化需要由 TCR 和 CD28 两种分子转导的活化信号。TCR 在 CD28 不能参与的条件下与 APC 表面的 MHC-Ⅱ/抗原肽结合，将导致其活性封闭。同时表达 B7 和 MHC-Ⅱ分子的专业 APC（DC 以及经 LPS 等物质活化的巨噬细胞）才能够为 Th 细胞的活化提所必需的第一（①）和第二（②）信号。

在 DC 作为抗原呈递细胞的情况下，$CD8^+$ 初始 T 细胞的活化过程与 $CD4^+$ T 细胞类似，它们通过识别 MHC-Ⅰ/抗原肽获得活化的第一信号，此外还必须得到来自 CD28 的第二信号。但是在其他细胞（如巨噬细胞）作为 APC 时，$CD8^+$ 初始 T 细胞的激活所需要的条件可能更为苛刻，它们需要 $CD4^+$ Th 细胞识别同一个 APC。在 Th 细胞的作用下，APC 被诱导表达 4BBL 以及细胞因子。该分子能够与 $CD8^+$ T 细胞的 4BBL 相结合，为其活化提供进一步的辅助信号。

5. T 细胞活化过程中的信号转导

CD45 是分子量为 180～220 kD，表达于所有白细胞的膜分子，其胞浆区具有磷酸酯酶活性。TCR 与 MHC/抗原肽之间的紧密结合导致 T 细胞表面 CD45 分子构象的变化并向 CD4（或 CD8）分子靠拢，其胞浆区磷酸酯酶活性部位作用于与 CD4（或者 CD8）分子胞内区相结合的酪氨酸激酶 lck，使其去磷酸化而激活。被激活的 lck 造成 CD3 分子肽链胞内区 ITAM 的磷酸化，使之能够与 fyn 和 ZAP-70 等蛋白激酶结合，导致磷脂酶 C（PLC）的活化，从而造成胞浆内钙离子浓度的突然增高和 DNA 转录因子的活化。与 CD28 胞内区相结合的 PI-3K（酯醇三磷酸激酶）通过胞浆内激酶级联反应系统激活相应的 DNA 转录因子。被活化的 DNA 转录因子进入胞核，启动细胞增殖早期基因以及 IL-2 与 IL-2Rα 链基因等，使细胞进入 G1 生长期，该过程约需 48h。此时 Th 细胞 IL-2 产量较活化之前增高 100 倍以上。自分泌的 IL-2 与其开始表达的高亲和力 IL-2R 结合，诱导 Th 细胞增殖，形成正反馈环路。

6. 活化诱导的 T 细胞膜表面分子的变化

在 T 细胞被活化后，其所表达膜分子发生一系列的变化。首先，CTLA-4 分子。该分子与 CD28 分子一样，能够与 B7 分子结合。但是它与 B7 分子的亲和力要高于 CD28。除此之外，CTLA-4 所转导的是抑制信号。这一分子被诱导表达的意义是将免疫应答维持在适当的强度范围之内。T 细胞被活化后所表达的黏附分子也会发生变化，如此使它们能够进入外周组织。

3.8.3 细胞免疫应答的效应

初始 T 细胞被活化后进行扩增，成为效应细胞。$CD4^+$ T 细胞为辅助免疫功能，而 $CD8^+$ T 细胞则成为杀伤 T 细胞，识别并杀伤被感染的靶细胞。

1. 辅助性 T 细胞

初始 $CD4^+$ T 细胞被称为 Th0 细胞，可能分泌少量 IL-4 与 IFN-γ，被活化之后分化为具有不同功能的 Th1 和 Th2 亚群。前者主要分泌 IL-2、IFN-γ 和 TNF-β 等，而后者主要分泌 IL-4、IL-5、IL-6、IL-10 和 IL-13 等（见表 3-5）。激活 T 细胞的 APC 对 T 细胞的功能分化具有重要作用。例如，分泌 IL-12 的 DC 诱导 Th0 细胞向 Th1 细胞分化。而 IL-4 和 IL-13 则诱导其向 Th2 细胞分化。Th1 与 Th2 所分泌的细胞因子有相互拮抗作用。Th1 细胞产生的 IFN-γ 对 Th2 细胞的活性和功能有抑制作用，Th2 细胞产生的 IL-4、TGF-β 及 IL-10 能够抑制 Th1 细胞的成熟。

$CD4^+$ 效应 T 细胞执行至少 3 个方面的辅助与免疫调节功能：（1）帮助 B 细胞活化与产生抗体；（2）激活巨噬细胞，增强其杀伤胞内菌和抗原递呈能力；（3）辅助 $CD8^+$ T 细胞的活化。正因为此，$CD4^+$ T 细胞又称为辅助性 T（Th）细胞。

Th1 的功能以促进细胞免疫应答为主。Th1 细胞所分泌的 IL-2、IFN-γ 和 TNF-β 等三种细胞因子协同作用，具有加强吞噬细胞功能的作用。在 DTH 反应过程中扮演十分重要的角色。另外，IL-2 是 Th 细胞帮助 Tc 细胞活化的主要信使分子。少数 Th1 细胞具有直接杀伤靶细胞的能力。

Th 细胞识别 B 细胞表面的 MHC/抗原肽之后，通过其表面的 CD40L 以及所分泌的细胞因子帮助 B 细胞分化并产生抗体。Th2 细胞所分泌的 IL-4、IL-5、IL-6、IL-10 和 IL-13 等细胞因子能够协同作用，趋化 B 细胞、嗜碱粒细胞、肥大细胞和嗜酸粒细胞。IL-4 促进 B 细胞向 IgE 和 IgG1 型的类别转换（表 3-5）。

表 3-5 Th1 与 Th2 细胞的比较

Th 亚型	分泌细胞因子	主要免疫功能
Th1	IFNγ	激活巨噬细胞
		促进 B 细胞扩增并向 IgG3 和 IgG2a 的类别转换
	IL-2	促进抗原特异性 Th 与 Tc 细胞的活化
	TNF-β	激活巨噬细胞与中性粒细胞
		促进 B 细胞扩增与 IgG 产生
Th2	IL-4 和 IL-13	趋化淋巴、肥大细胞和嗜碱粒细胞
		促进 B 细胞扩增并向 IgE 和 IgG1 的类别转换
		抑制 Th1 细胞的分化
	IL-5	促进嗜酸粒细胞的扩增与成熟，促进 IgA 产生
	IL-10	抑制 Th1 细胞、巨噬细胞和其他 APC 产生细胞因子
		抑制 Th1 细胞的分化
		促进 B 细胞扩增与 IgG 产生

2. 杀伤 T 细胞

$CD8^+$ 效应 T 细胞主要执行杀伤被病毒及其他胞内寄生微生物感染的靶细胞的功能，故又被称为杀伤性 T 细胞（cytotoxic T lymphocytes，CTL）。CTL 杀伤靶细胞的机制有三种。其一，CTL 的胞浆颗粒中贮有穿孔素及丝氨酸蛋白酶。随着 TCR 对靶细胞表面 MHC-I/抗原肽的识别，CTL 的胞浆颗粒向靶细胞方向移动，并最终将内容物释放于靶细胞表面。穿孔素是分子量 67 kDa 的蛋白质分子，与补体分子 C9 同源，嵌于靶细胞膜之后聚合成内外开放的通道，使得水和各种离子得以自由出入，造成细胞的裂解。丝氨酸蛋白酶经此通道进入靶细胞内进行蛋白酶解，造成细胞的死亡。其二，CTL 释放的细胞因子 TNF-α 和 IFN-γ 与靶细胞表面的受体结合，也能造成靶细胞的死亡。其三，许多靶细胞表达膜表面 Fas 分子。CTL 在识别靶细胞之后其 FasL 表达水平增高，由此引起靶细胞表面 Fas 分子的交联，造成靶细胞的凋亡。

3.8.4 再次免疫应答与免疫记忆

宿主被外来抗原免疫（或者被病原体感染）之后，抗原特异性 T 细胞在 4～5 天内实现近万倍的扩增，而且新扩增的 T 细胞均是“全副武装”的效应细胞，能够与吞噬细胞一起迅速将外来抗原清除。效应 T 细胞一旦识别靶细胞表面的 MHC/抗原肽复合物便被触发而发挥其效应，如释放细胞因子或者杀伤靶细胞，此过程无需 B7 等共刺激分子的参与。此后，效应细胞失去了特异性抗原的持续刺激，完成使命后很快凋亡，退出舞台。少数记忆性淋巴细胞在体内潜伏下来，一旦再次遇到特异抗原，将迅速进入活化状态并大量增殖，使再次免疫应答的延迟相大为缩短，而且反应也强烈得多。虽然记忆性 T 细胞与未活化细胞一样处于生长的 G0 期，但它们表达高水平的 LFA-1、VLA-4、CD45RO 和 CD2 等黏附分子，故容易与 APC 发生紧密接触，由 G0 期再次活化而进入 G1 生长期的条件远没有未活化细胞那样严格。

3.9 免疫调节和免疫耐受

Immunoregulation and immune tolerance

免疫耐受是免疫系统对某些抗原（尤其是自身抗原）的特异性无反应状态，是免疫系统在不同层次上对部分T和/或B淋巴细胞进行删除或者抑制的结果。免疫耐受的诱导、维持和打破以及免疫应答过程中的自稳态调节都是免疫学的核心问题。

3.9.1 天然免疫耐受与获得性免疫耐受

免疫系统具有区分"自我"和"非我"的能力，对侵入机体的外来抗原或者微生物能够发起多层次的免疫应答，对自身抗原却处于无反应状态，既自身免疫耐受，又为天然免疫耐受。天然免疫耐受状态被打破往往意味着自身免疫反应甚至是自身免疫病。

在某些条件下，外来抗原进入机体不引起正性而是负性免疫应答，使宿主对该抗原处于无反应状态，即为获得性免疫耐受。机体对经常接触的环境抗原的适应与耐受就是获得性免疫耐受的最好实例。比如，空气中的花粉会随呼吸进入呼吸系统，数不胜数的食物抗原会进入消化道，但绝大多数人对这类抗原都处于免疫忽视（耐受）状态，一旦这种耐受被打破，就会出现过敏反应甚至是较为严重的过敏性疾病。

一种抗原能否成功诱导抗原免疫耐受状态取决于抗原本身的理化特性、抗原进入体内的途径和方式以及宿主自身的状态等因素，其一般规律如下：

1. 抗原本身的特性　非聚合物容易诱导耐受；佐剂诱导正性免疫反应；右旋多肽诱导耐受而左旋多肽易诱导正性免疫应答。

2. 抗原剂量　一般情况下外来抗原进入体内会引起体液和细胞免疫应答，但是可溶性抗原以高剂量或者低剂量反复静脉注射则能够在4～5天内造成抗原特异性B细胞无反应状态。用大剂量静脉注射抗原诱导的耐受状态需靠高浓度抗原的不断供给来维持。随着耐受原在体内被清除，免疫耐受状态亦逐渐减弱甚至消失。

3. 宿主年龄　年龄越小越容易被诱导免疫耐受。

4. 免疫抑制剂的应用　在用外来抗原对动物进行免疫时，如果同时使用小剂量免疫抑制剂（如环磷酰胺）则有效地诱导抗原特异的免疫耐受。临床上对器官或组织移植患者需要使用免疫抑制剂以控制移植排斥反应，经过一定时间后宿主往往会产生对移植物的耐受状态，从而逐渐减少免疫抑制药的用量。

5. 口服耐受　人和动物的消化系统每天都要接触大量的食物，在绝大多数情况下免疫系统对食物中的抗原处于耐受状态。

3.9.2 免疫耐受的形成机制

免疫耐受的形成分为两个阶段，即中枢免疫耐受和外周免疫耐受。天然免疫耐受的建立通过中枢和外周两条途径，而获得性免疫耐受的建立和维持主要依靠外周的机制。

1. 中枢免疫耐受

T和B淋巴细胞在中枢免疫器官（骨髓和胸腺）内发育成熟的过程中经历阴性选择的洗礼。现代免疫学理论认为，T和B细胞克隆抗原识别受体（TCR和BCR）的产生具有独立性和随机性，Ig和TCR基因的重排过程并不排除产生对自身抗原特异性受体的可能性。因此，对表达自身抗原特异性受体的T和B淋巴细胞克隆进行清除就成了实现自身免疫耐受的关键步骤，此部分内容已在前面章节已涉及，不再赘述。

2. T 细胞的外周免疫耐受

虽然发生于骨髓和胸腺中的克隆清除能够淘汰大多数对自身抗原特异的 T 和 B 淋巴细胞，然而许多自身抗原（如神经髓鞘蛋白）在骨髓或者胸腺中没有表达，故不能诱导未成熟淋巴细胞的删除。因此，一部分表达自身抗原特异性受体的 T 和 B 淋巴细胞会在中枢免疫器官中发育成熟后进入外周。外周免疫耐受会继续完成中枢机制所没有完成的工作，限制这类细胞的活化，避免自身免疫应答的发生。

CD28 分子与 APC 表面的 B7（CD80 和 CD86）分子之间的结合为 T 细胞的活化提供不可或缺的第二信号（图 3-33）。如果 TCR 在没有共刺激分子参与时与细胞表面的 MHC/抗原肽结合，其所转导的信号不仅不能使 T 细胞活化，反而会使其进入无能（anergy）状态。除了树突细胞、巨噬细胞和活化 B 细胞之外，体内绝大多数组织细胞不表达 B7 分子，只能扮演“活性封闭诱导者”，而不是“T 细胞激活者”的角色。免疫无能 T 细胞的寿命仅为几天，几乎没有产生 IL-2 的能力。它们的 TCR 表达水平降低，CD4/CD8 表达水平下调。

3. B 细胞的外周免疫耐受

B 细胞的发育过程分为中枢和外周两个阶段，刚刚由骨髓中成熟的 B 细胞首先进入脾脏，并且在那里经历进一步的阴性选择，自身反应性 B 细胞与自身抗原结合后被诱导进入活性封闭状态甚至被清除。

4. T、B 细胞之间的协作限制

$CD4^+$T 辅助细胞是帮助 B 细胞产生抗体的必要条件，因此它们在维持 B 细胞自身免疫耐受中也发挥重要作用。Th 细胞帮助 B 细胞活化的前提条件是其 TCR 识别 B 细胞所递呈的 MHC Ⅱ/抗原肽。B 细胞只能通过其 BCR 与抗原的特异结合来捕获抗原，因此自身反应性 B 细胞所呈递的外源性抗原只能是自身抗原。也就是说，自身抗原特异性 B 细胞只能得到自身反应性 Th 细胞的辅助。由于大多数自身抗原特异性 T 细胞已经被清除或者活性封闭，自身反应性 B 细胞很难得到 Th 细胞的辅助（图 3-33）。

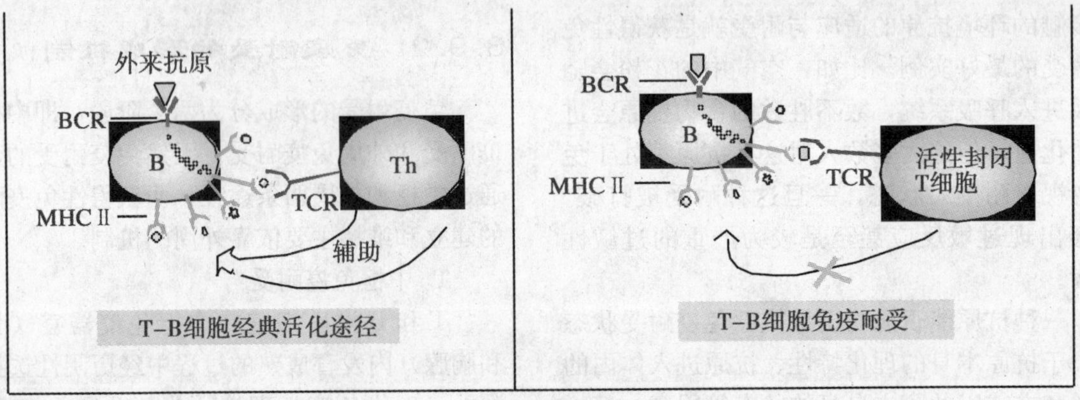

图 3-33 T 控制下的 B 细胞耐受

由于 Th 对所有的自身抗原均耐受，因此表达自身抗原受体的 B 细胞进入外周后即被诱导进入活性封闭状态。在缺乏 Th 细胞辅助的情况下，B 细胞不仅难以被活化，对抗原识别后即进入封闭状态。

5. 淋巴细胞通行限制

活化淋巴细胞表达较高水平的 LFA-1、VLA-4 和 CD45RO 等黏附分子，能够进入外周组织。而表达 L-选择素和 CD45RA 等黏附分子的未活化淋巴细胞只能在淋巴和血液系统内循环，不能穿过血管壁进入外周组织。因此，体内的自身抗原特异性淋巴细胞在被活化之前很少有机会接触某些外周组织中的自身抗原。

3.9.3 适应性免疫应答的调节

免疫系统通过多条渠道的正、负反馈调节将免疫应答控制在适当强度之内。除此之外，免疫系统还受抗原、神经系统和内分泌系统的调节。多渠道调节作用的有效整合确保实现免疫系统的自稳平衡。

1. 调节性 T 细胞

近年来的研究结果显示，在正常人和小鼠体内 $CD4^+$ T 细胞中大约有 3%～5% 持续高表达 CD25 分子（IL－2 受体 α 链），即 $CD4^+CD25^+$ T 细胞。这一 T 细胞亚群具有免疫调节功能，被称为专业调节性 T 细胞（Treg）（见图 3－34）。同时表达 CD4，CD25 和转录调控子 FoxP3 是该群细胞的主要标志。胸腺中有 2%～5%的 $CD4^+$ 单阳性的胸腺细胞持续高表达 CD25 分子，为专业调节性 T 细胞的前体细胞。生后 3 天切除胸腺的小鼠缺乏 $CD4^+CD25^+$ T 细胞并引发多种器官特异的自身免疫病，包括糖尿病和甲状腺炎等。

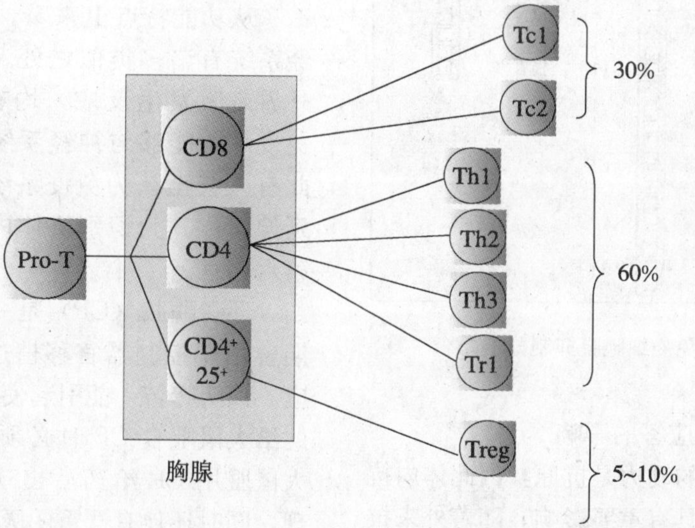

图 3－34 调节性 T 细胞是外周血淋巴细胞的一个重要亚群

2. 细胞因子的免疫调节作用

细胞因子是免疫细胞之间传递信息、相互帮助和相互制约的介质分子。例如：Th2 细胞产生的 IL－4，TGF－β 及 IL－10 能抑制 Th1 细胞的成熟，Th1 细胞产生的 γ－IFN 对 Th2 细胞有抑制作用。两类细胞因子综合作用的结果决定了免疫反应的取向。基于此，临床上可以通过补充或者阻断某些细胞因子来干扰（控制）免疫应答，起到治疗某些免疫相关疾病的目的。

3. 膜型调节分子的表达

淋巴细胞膜表面既表达活化分子也表达抑制性分子，T 和 B 淋巴细胞在被活化后表达膜型调节分子，以此来保持免疫平衡。抑制性膜分子的共同特点之一是其胞浆区含有 ITIM 序列，它们与配体分子结合之后转导抑制信号（图 3－35）。T 细胞活化后开始表达的 CTLA－4 就是这类分子的一个典型代表。该分子与 CD28 同源，但与 B7 分子的亲和力明显高于 CD28。CTLA－4 是活化 T 细胞的主要调节分子之一，CTLA－4与B7分子的结合导致T细胞的抑制甚至死亡。小鼠CTLA－4基因被敲除之后，出现T细胞非特异性增生以及各种自身免疫病的表现，证明CTLA－4在维持T淋巴细胞稳态平衡方面有着重要的作用。

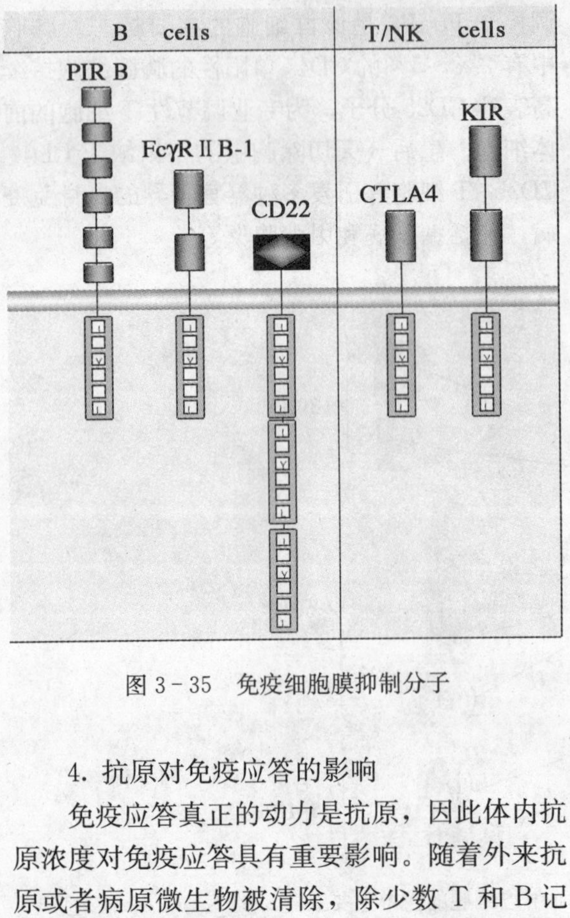

图3－35 免疫细胞膜抑制分子

4. 抗原对免疫应答的影响

免疫应答真正的动力是抗原，因此体内抗原浓度对免疫应答具有重要影响。随着外来抗原或者病原微生物被清除，除少数T和B记忆细胞在体内循环之外，效应细胞很快消失(效应细胞的寿命只有一周左右)，免疫应答的强度随之下降。

如果用两种以上的抗原同时免疫动物，不同抗原之间会有抗原竞争现象，即宿主对其中一种抗原的反应会影响对其他抗原的反应。例如：用牛血清白蛋白免疫家兔，得到较强的抗白蛋白抗体反应。如果用牛全血清(其中包括球蛋白和白蛋白等多种血清蛋白)免疫家兔，所产生的抗体则主要针对球蛋白而不是白蛋白。说明球蛋白竞争性抑制了对白蛋白的反应。除此之外，分子内部不同细胞表位之间也有竞争，即同一个分子中有些细胞表位为主要表位，诱导较强的免疫应答，而其他表位则为次要表位，受到不同程度的抑制。用抗原处理与呈递理论可以部分解释抗原竞争现象。

抗原对细胞免疫应答的调节也有正反两个方面。T细胞在抗原的适度刺激下能够继续分裂、增殖，但过于强烈或频繁的抗原刺激将导致效应T细胞迅速凋亡，即活化诱导的细胞死亡（AICD)。AICD可能是反复、过强的抗原刺激诱导T细胞表达调节型膜分子的缘故。

5. 神经内分泌系统对免疫系统的调节

从功能特点上来看，免疫系统与中枢神经系统有诸多类似之处。例如，它们均能对外界刺激发生反应，均有识别与记忆功能。免疫系统能够与神经系统直接交换信息，因此有人甚至认为免疫系统是中枢神经系统的延伸，称其为识别机体内部“抗原世界”的第六感官。

环磷酰胺（CP）是一种免疫抑制剂，早期曾用于控制器官移植过程中的免疫排斥反应。该药味苦，能引起使用者厌食、呕吐，因此给大鼠喂食CP时必须同时掺入橘味调料。大鼠服用CP给药后出现明显的免疫抑制表现，同时还伴有严重的厌食、呕吐等反应。在停药之后的一段时间内，大鼠只要闻到橘味调料仍会产生厌食、呕吐等条件反射，同时它们产生抗体的能力也明显下降。这说明神经内分泌系统对免疫系统具有一定的调节作用。进一步的研究结果表明，神经内分泌系统与免疫系统之间有多种“对话”的渠道。例如，肾上腺分泌的糖皮质激素对胸腺的大小及功能具有调控作用。淋巴结内富含神经末梢，植物神经系统通过这些神经末梢所释放的神经介质调节免疫器官的功能。而免疫细胞则通过其所表达的内啡肽、生长激素、甲状腺素、ACTH以及P物质的受体来接受神经系统的调控。来自免疫细胞（主要是单核-巨噬细胞）的 IL－1、IL－6 和 TNF－α 等细胞因子作用于下丘脑及垂体，诱导 ACTH 释放。IL－1 和 IL－6 还能作用于大脑体温调节中心，直接影响机体的体温。IFN－α 对吗啡受体的亲和力比吗啡强 300 倍以上，有竞争性抑制 ACTH 及 γ-内啡肽的作用。另外免疫细胞还能分泌少量的内啡肽、甲状腺刺激激素和 P 物质等，而神经细胞表面也具有细胞因子受体。

参考文献

1. 高晓明主编．医学免疫学基础．北京：北京医科大学出版社，2001 年
2. 高晓明主编．免疫学教程．北京：高等教育出版社，2006 年
3. 高晓明．医学免疫学．国家教育资源网（国家精品课程共享服务平台），北京：北京大学医学出版社，2007

（高晓明）

4 内分泌药理学

Endocrine Pharmacology

4.1 内分泌激素类型及作用机制

Classification and action mechanisms of hormones

内分泌的概念是随着学科发展而不断地更新和充实，经典概念是指构成内分泌系统的内分泌腺细胞，分泌出化学物质——激素，激素进入血液循环转运到远处的靶组织产生作用。之后发现调节主要内分泌腺——垂体激素分泌的是下丘脑，由神经细胞分泌出多种肽类激素，于是出现了新的学科——神经内分泌学(neuroendocrinology)。之后发现机体的许多器官和组织也能分泌出活性物质，调节自身功能、邻近细胞功能和远隔靶细胞功能，于是出现局部激素（local hormone）和自身活性物质(autacoids）概念。

4.1.1 按照激素分泌和传递途径分类

1. 远距分泌（telecrine） 机体内分泌系统分泌的激素，主要是通过这种血液循环的转运方式作用于远隔靶细胞。特点是影响范围广，作用比较复杂。

2. 旁分泌（paracrine）和自分泌（autocrine） 细胞分泌的激素作用于邻近细胞或自身细胞的受体后发挥作用，不经过血液循环运输，只是通过组织间液扩散。

3. 神经分泌（neurocrine） 神经分泌类似于众所周知的神经递质由突触前神经元分泌，区别在于并非立即作用于突触后受体，而是经过血液循环运输到储存部位，或先分泌到储存部位，需要时再经血液循环运输到靶细胞。

4.1.2 激素按化学结构分类

从化学结构上可将激素分为下述4类：

1. 肽类和蛋白质类激素（Peptide and protein hormones） 此类激素结构复杂，分子量较大，是最常见的激素，如下丘脑促垂体区肽能神经元分泌的肽类激素，因为主要调节腺垂体的活动，故称下丘脑调节肽（hypothalamic regulatory peptide)：促甲状腺激素释放激素（thyrotropin-releasing hormone，TRH)，促性腺激素释放激素（gonadotropin - releasing hormone，GnRH)，生长素释放抑制激素（生长抑素，growth hormone releasing - inhibiting hormone，GHRIH；somatostatin)，生长素释放激素（growth hormone releasing hormone，GHRH)，促肾上腺皮质激素释放激素（corticotropin releasing hormone，CRH)，催乳素释放抑制因子（prolactin releasing - inhibiting factor，PIF)，催乳素释放因子（prolactin releasing factor，PRF)，促黑色素细胞激素释放因子（melanophore - stimulating hormone releasing factor，MRF)，促黑色素细胞激素释放抑制因子（melanophore - stimulating hormone releasing-inhibiting factor，MIF)。

垂体前叶分泌的促激素（trophic hormone）指腺垂体前叶产生的促肾上腺皮质素（adrenocorticotropic hormone，ACTH）、黑色素细胞刺激素（melanophore stimulating hormone，MSH）、趋脂素（lipotropic hormone）、内啡呔（endorphin，End）以上4种激素都是来自于前阿黑皮素（proopiomelanocortin，POMC）这一前体激素。此外还有促甲状腺激素（thyrotropic stimulating hormone，TSH）、卵泡刺激素（follicle stimulating hormone，FSH）、促黄体激素（luteotropic hormone，LH）、催乳素（prolactin）、生长激素（growth hormone，GH）。垂体后叶分泌抗利尿激素（antidiuretic hormone，ADH，加压素，vasopressin）和催产素（oxytocin，OT，缩宫素）。甲状旁腺分泌的降钙素（calcitonin），甲状旁腺素（parathormone）。

肽类激素也可由其他器官组织产生和分泌，如心脏释放的心房钠利尿肽（atrial - natriuretic peptide，ANP，心钠素，心房钠利尿因子，atrial natriuretic factor，ANF）。胰腺分泌的胰岛素（insulin），生长抑素（somatostatin）和胰高血糖素（glucagon）。胃分泌的胃泌素（gastrin），促生长激素释放肽（ghrelin，格瑞林）。十二指肠分泌的胆囊收缩素（cholecystokinin，CCK），肠抑胃肽（gastric inhibitory peptide，GIP），肠促胰液素（secretin），胃动素（motilin），血管活性肠肽（vasoactive intestinal peptide，VIP）。回肠分泌的肠高血糖素（enteroglucagon）。肝脏分泌的胰岛素样生长因子（insulin - like growth factor）。胎盘分泌的人绒毛膜促性腺激素（human chorionic gonadotrophin，HCG），人胎盘催乳激素（human placental lactogen，HPL）。脂肪细胞分泌的瘦素（leptin，来普汀）。各种靶组织分泌的神经生长因子（nerve growth factor，NGF），脑源性神经营养因子（brain - derived neurotrophic factor，BNGF）。

此外还有松弛素（relaxin），神经肽Y（neuropeptide Y），促血小板生成素（thrombopoietin），抑制素（inhibin），促红细胞生成素（erythropoietin），血管紧张素原和血管紧张素（angiotensinogen 和 angiotensin），缪氏管抑制激素（antimullerian hormone），淀粉不溶素（amylin）。

2. 甾类激素（steroid hormones） 此类激素是胆固醇（cholesterol，胆甾醇）的衍生物，为脂溶性小分子物质，包括：黄体酮（progesterone），睾酮（testosterone），雌激素（estrogen），可的松（cortisol），醛固酮（aldosterone）等（见图4-1）。

3. 胺类激素（amine hormones） 此类激素包括儿茶酚胺类：多巴胺（dopamine）、肾上腺素（epinephrine）、去甲肾上腺素（norepinephrine）。酪氨酸衍生物：甲状腺素（thyroxine）、三碘甲状腺原氨酸（triiodothyronine）。色氨酸衍生物：褪黑激素（melatonin），5-羟色胺（serotonin）。此类激素主要在肾上腺髓质，甲状腺和松果体合成和释放（见图4-2）。

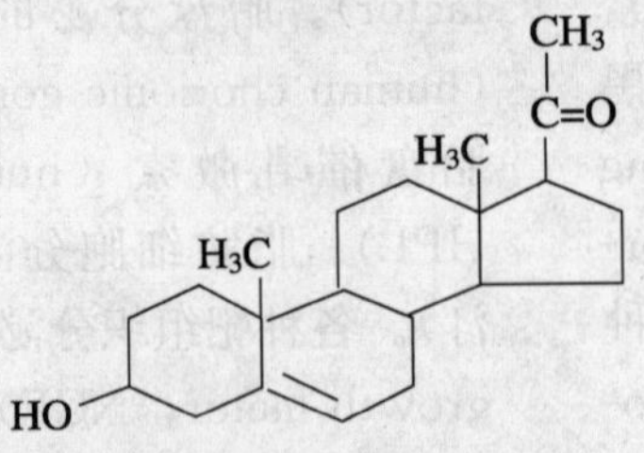	孕烯醇酮 (Pregnenolone) 直接由胆固醇合成， 作为下述激素的前 体物质
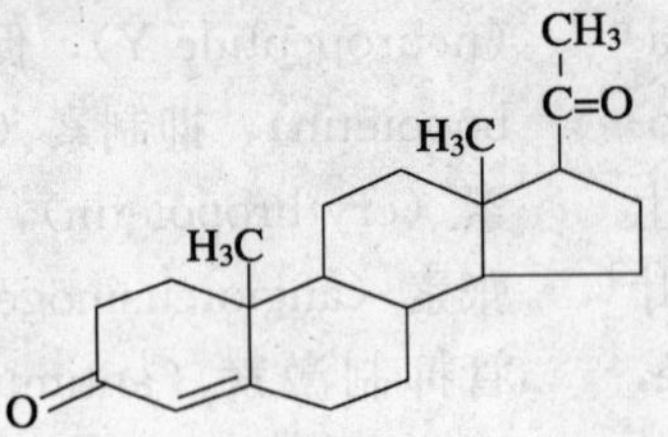	黄体酮 (Preogesterone)
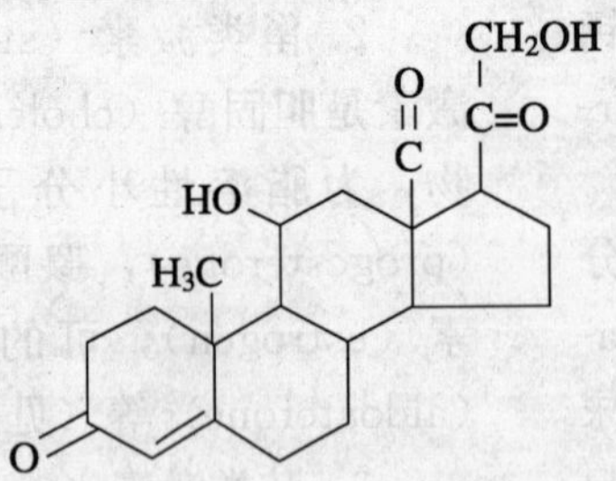	醛固酮 (Aldosterone)
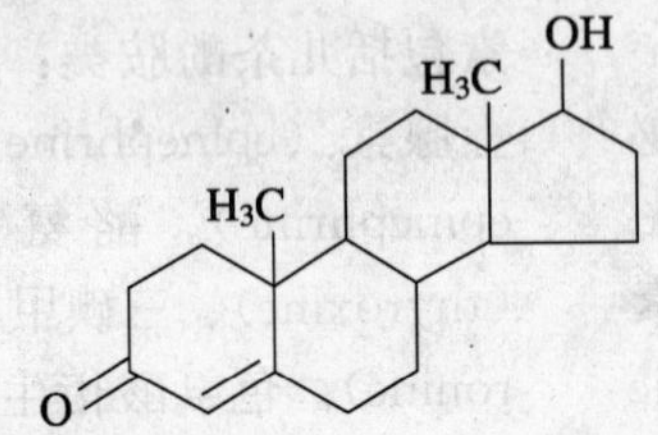	睾酮 (Testosterone)
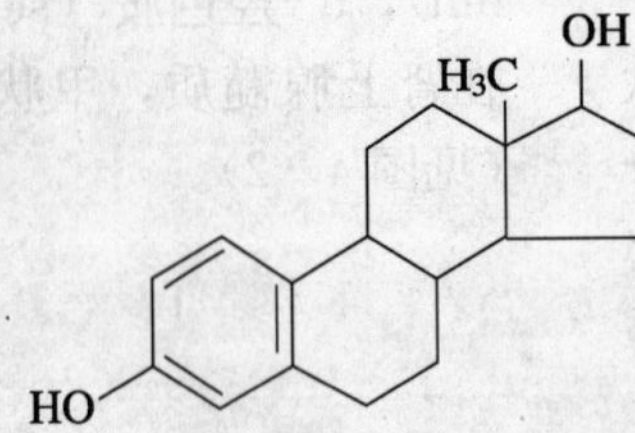	雌二醇 (Estraliol)
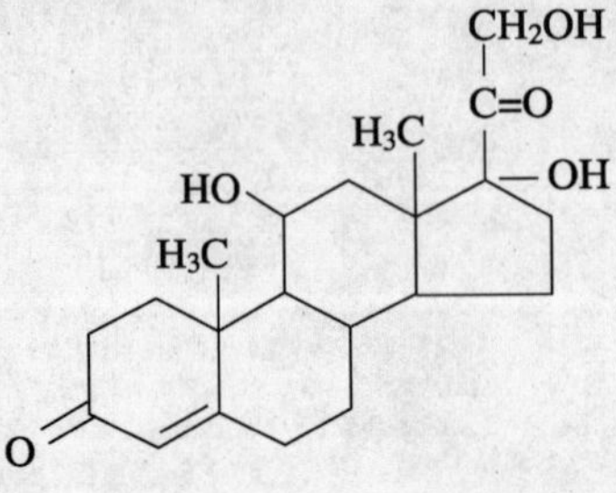	可的松 (Cortisol)

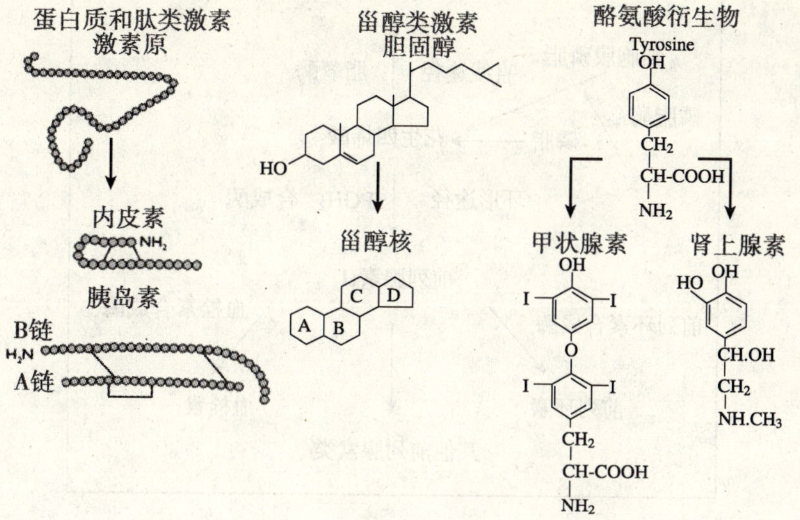

图 4-2　肽类、甾醇类和胺类激素代表性结构

4. 二十烷酸类激素（eicosanoid hormones）是以二十烷四烯酸（花生四烯酸）为前体物，经过不同酶催化，在不同部位合成的一些小分子物质，合成后存在于细胞膜内，因此也叫局部激素（local hormones）。此类激素包括前列腺素类（prostaglandins）、前列环素类（prostacyclins）、血栓素类（thromboxanes）、白三烯类（leukotrienes）和环氧二十碳三烯酸类（epoxyeicosatrienoic acids）。作为局部激素，他们作用于合成部位附近的靶细胞，由于灭活速度快，不会转运到远处起作用。此类激素参与炎症、发热、血压调节、血液凝固、免疫系统调节、生殖调控、组织发育和睡眠/觉醒周期调节等功能（见图 4-3）。

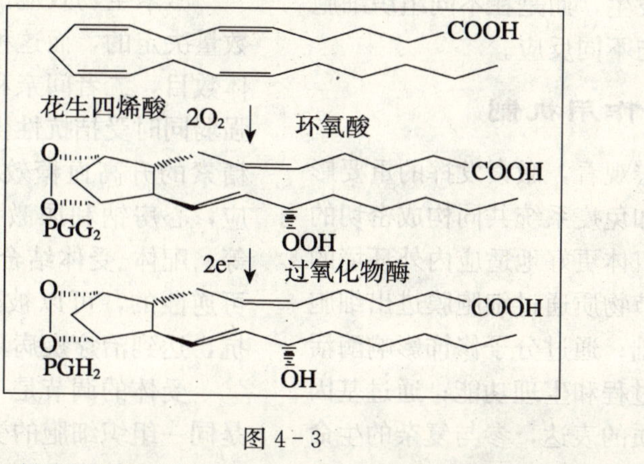

图 4-3

由花生四烯酸在环氧酶（cyclooxygenase）和过氧化物酶（peroxidase）催化下先后生成前列腺素 PG2 和 PGH_2。花生四烯酸结构是：20 碳 5，8，11，14 四烯酸，PGH_2是多种前列腺素合成的关键产物。

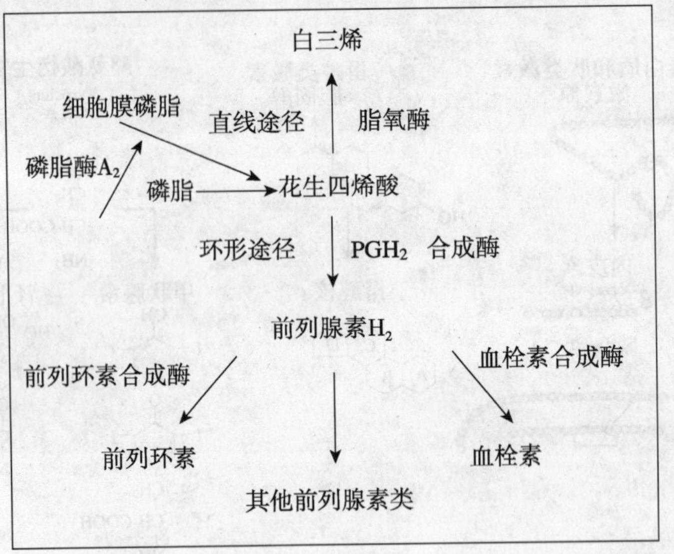

图 4-4 花生四烯酸合成前列腺素、血栓素、前列环素和白三烯的途径

由图 4-4 可以看出在磷脂酶 A2 催化作用下游离出来（与磷脂和二酰基甘油分离）的花生四烯酸，在脂氧酶（lipoxygenase）催化下生成白三烯（leucotrienes），在环氧酶催化下生成前列腺素 H_2（PGH_2），PGH_2 是一种共同前体，在前列环素合成酶催化下生成前列环素，在血栓素合成酶催化下生成血栓素，在其他特定酶催化下生成其他前列腺素。上述反应并非在同一细胞发生，而是在不同组织细胞发生不同变化，参与不同反应。

4.1.3 激素的作用机制

从机体调节的宏观看，激素发挥的重要影响是：与神经系统和免疫系统共同构成密切的网络调节系统，使机体更好地适应内外环境的变化保持衡态；调节物质通过细胞膜进出细胞提供代谢的物质基础；通过分子修饰影响酶活性，进而影响生化过程和生理功能；通过基因调控影响功能蛋白质的表达，参与复杂的生命活动。这在激素的结构与功能章节已有论述，不再赘述。以下将重点介绍各类激素作用的分子机制，即受体和受体后作用机制。

激素通过与效应细胞上的受体结合发挥作用。受体可以是在细胞膜、细胞浆或细胞核。受体绝大多数是蛋白质如糖蛋白、磷脂蛋白等。受体与其相应的配基有高度的亲和力，并能同它发生特异性结合，也可以被配体饱和。受体与配体结合后，启动胞内反应，将激素的信息传递到最终靶的，引起一系列生化反应，最终导致生理效应。给予外源性激素和药物，激动或拮抗激素的受体，可以获得所需要的药理学效应，达到治疗疾病的目的。

激素生物效应的强弱是由配体-受体结合数量决定的，而这种数量又是由配体浓度，受体数目，二者间亲和力所决定。激素生物效应强弱同时受拮抗性生物效应所影响，如胰高血糖素的升高血糖效应可拮抗胰岛素的降糖效应，心房钠利尿激素作用受抗利尿激素拮抗等。配体-受体结合一般是非共价键结合，是可逆性的，可以被药物竞争性或非竞争性拮抗，达到治疗疾病目的。

受体的调节是一个备受关注的问题，即使是同一组织细胞的受体，其数目和对配体的亲和力也不是固定不变而是随时变化的。当激素浓度持续处于高水平，则受体的数目和亲和力会适度地减小，这叫做向下调节（down regulation）。反之当激素浓度持续处于低水平，或受体持续被拮抗剂所阻断时，受体的数目和亲和力会适度增大，这叫做向上调节（up regulation）。受体的自身上调和下调是保持机体衡态的重要机制之一。受体调节的机制非常复杂，至今尚为完全明了。可能涉及的环节有：受体蛋白相关基因激活和蛋白质合成；受体的聚集和内吞，受体的更新率；微管和微丝蛋白功能，影响受体在胞内的移动；细胞膜的流动性，影响受体在细胞膜的移动；受体结构修饰如磷酸化或脱磷酸化，影响受体生物活性。了解受体调节规律，可以指导医生合理使用激素类药物，特别是如何合理地撤除激素。

1. 膜受体　受体位于细胞膜上，如胰高血糖素、生长激素、催产素、抗利尿激素、生长激素释放素、促甲状腺素释放素、转化生长因子、胰岛素等多肽类激素，及肾上腺素、去甲肾上腺素等儿茶酚胺类激素的受体都是膜受体。膜受体又可分为：G蛋白耦联型、催化型和离子通道型受体，后一种类型的受体如N-胆碱受体和$GABA_A$受体不在此介绍，重点介绍前两型受体。

G蛋白耦联型膜受体 G蛋白一般是由一条α-螺旋结构的肽链构成，有7次跨膜区段，构成6个肽环（3个在膜外3个在膜内），N端在膜外C端在膜内。受体与其相应的配体结合后，激活细胞膜上的腺苷酸环化酶（adenylate cyclase，AC），使ATP变成环腺苷酸（cAMP）。有些激素如钠利尿肽、生长抑素与受体结合可激活细胞膜上的鸟苷酸环化酶（guanylate cyclase，GC），使鸟苷三磷酸（GTP）变成环鸟苷酸（cGMP）。cAMP和cGMP再通过对其依赖性激酶作用，通过磷酸化来影响功能性蛋白质构型，影响多种酶系的活性，从而影响细胞的代谢，产生各种生理效应（见图4-5）。

图4-5显示胰高血糖素与其受体结合，受体与*G*蛋白耦联，进而激活腺苷酸环化酶，使*ATP*变为*cAMP*，激活*cAMP*-依赖性蛋白激酶*A*（*PKA*），*PKA*活化后作用于相应靶蛋白，使其磷酸化后改变其构型和活性，发挥生理效应。

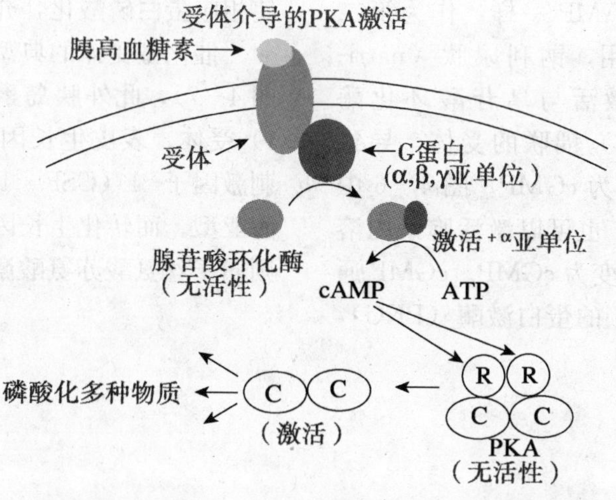

图4-5　胰高血糖素与受体结合-cAMP↑-PKA↑-底物磷酸化-效果

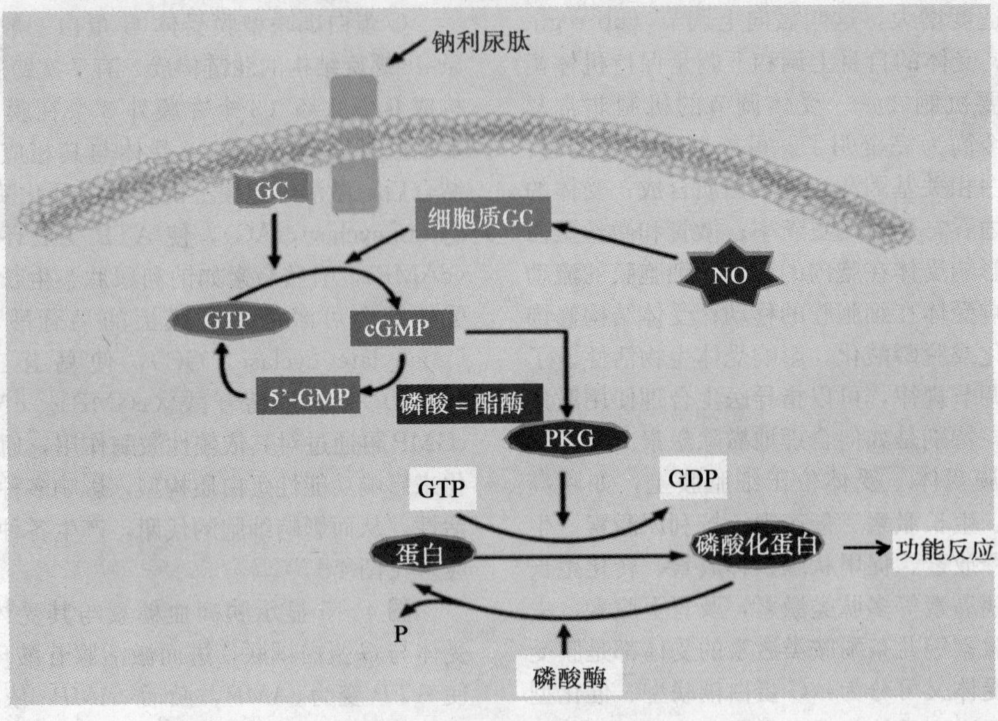

图 4-6 钠利尿肽与受体结合

钠利尿肽与受体结合通过耦联的 G 蛋白激活鸟苷酸环化酶（guanylate cyclase，GC），使 GTP 变为 cGMP，进而激活 cGMP 依赖性 PKG，使相应蛋白磷酸化，改变其构型和活性，发挥生理效应。

cGMP 作用就像 cAMP 一样，作为第二信使起到信号转导作用，钠利尿肽（natriuretic peptides）通过激活与鸟苷酸环化酶（guanylate cyclase，GC）耦联的受体，导致 GC 激活，使 GTP 转变为 cGMP。图 4-6 中显示，一氧化氮（NO）也可以激活胞浆内溶解的 GC，催化 GTP 转变为 cGMP。cGMP 通过激活特异 cGMP-依赖的蛋白激酶（PKG），使相应蛋白磷酸化，介导胞内效应。

催化型受体的典型代表是胰岛素受体（见图 4-7），此外胰岛素样生长因子-1（IGF-1）受体、表皮生长因子（EGF）受体、集落刺激因子-1（CSF-1）受体都属于酪氨酸激酶亚型。而转化生长因子-B（TGF-B）受体则属于丝氨酸苏氨酸激酶亚型。

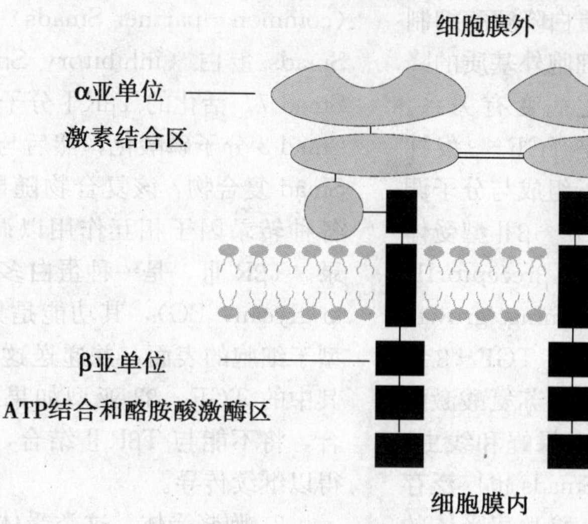

图 4-7 胰岛素受体

胰岛素受体膜外为 2 个 α 亚单位是与胰岛素结合的部位，配体-受体结合后激动 2 个跨膜的 β 亚单位-酪氨酸激酶，磷酸化蛋白的酪氨酸残基，发挥生物效应。

由图 4-7 可以看到，胰岛素受体是由胞外 2 个 α 亚单位（与胰岛素结合部位），和 2 个跨膜的 β 亚单位（结合 ATP 和酪氨酸激酶活性区段），亚单位间由二硫键联结构成。胰岛素与 α 亚单位结合后，激活 1 个 β 亚单位磷酸化，另一个 β 亚单位可自发磷酸化。受体自发磷酸化作用（receptor autophosphorylates）后，可以使胞浆内相应蛋白的酪氨酸残基磷酸化。实际上，胰岛素受体的功能就是酪氨酸激酶的功能，与胰岛素结合后磷酸化，酶被激活，将 ATP 上的磷酸转移到特定蛋白的酪氨酸残基上，使酶的构象发生变化，发挥生物效应。如胰岛素在脂肪组织的功能是抑制甘油三酯分解为游离脂肪酸，在肝脏细胞促进葡萄糖转化为糖原和脂肪，从而使血糖浓度降低。

转化生长因子-β（transforming growth factor-β，TGF-β）是细胞生长分化的多功能调节因子。正常人 TGF-β 有 3 种亚型 TGF-β1，2，3，来自于外周血单核细胞和其他组织。TGF-β 存在于细胞表面和细胞基质中，由一个较短的 N 端信号序列、一个较长的隐性相关肽和一 C 端活性二聚体构成。非

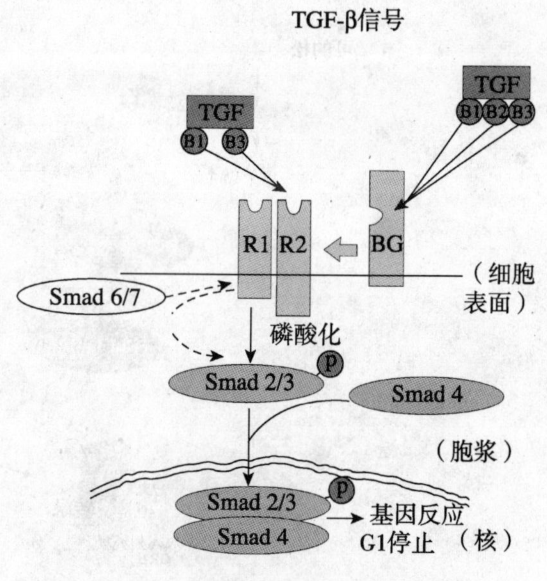

图 4-8 转化生长因子（TGF-β）与受体结合

活性型的前体经纤维蛋白溶解酶溶解，得到游离的 C 端活性二聚体，即活性型 TGF-β。活性型 TGF-β 可与其受体结合而表现出生物活性，如在体内 TGF-β 刺激细胞外基质的产生，主要是通过增加细胞外基质成分如胶原Ⅰ、Ⅲ、Ⅴ和纤维连接蛋白的合成，降低多种

蛋白降解酶的合成，促进基质蛋白降解酶抑制物的产生，从而阻止已合成的细胞外基质的降解，此作用与多种器官纤维化病变有关系。TGF-β/Smads 信号转导通路是 TGF-β 发挥生物学作用的主要通路，其分子组成与分子调节较复杂。由图 4-8 可见，TGF-βⅡ型受体（transforming growth factor - βreceptorII，TβRⅡ）、Ⅰ型受体（transforming growth factor-βreceptor I，TβRI）依次与 TGF-β 结合形成受体复合物并使 TβR 的丝/苏氨酸激酶激活。Smads 蛋白是研究昆虫（果蝇和线虫）遗传时发现的 1 个蛋白家族，Smads 也广泛存在于其他动物细胞，是丝/苏氨酸激酶受体的下游信号分子。Smads 蛋白分为 3 类：受体调节 Smads 蛋白（receptor regulated Smads）Smad2 和 Smad3，通用配偶 Smads 蛋白（common - partner Smads）Smad 4 和抑制性 Smads 蛋白（inhibitory Smads）Smad 6 与 Smad 7。活化的 TβRⅠ分子使 Smad 2 分子和 Smad 3 分子磷酸化，然后与 Smad 4 结合形成 Smad 复合物，该复合物随即转移至核内，与各种转录因子相互作用以调节相关基因的转录。TβR Ⅲ，是一种蛋白多糖（β-聚糖，beta glycan，BG），其功能是集聚 TGF-β 各亚型于细胞的表面，并递送这些配体到 TβRⅡ，其中的 TGF-β2 亚型如果未经与 TβR Ⅲ结合，将不能与 TβRⅡ结合，也就不能使信息得以继续传导。

2. 胞浆受体　这类受体存在于细胞浆内，如：雌二醇、孕酮、睾酮、肾上腺皮质激素等甾体激素的受体。此类激素分子较小，脂溶性高，可以进入胞浆内与受体结合。

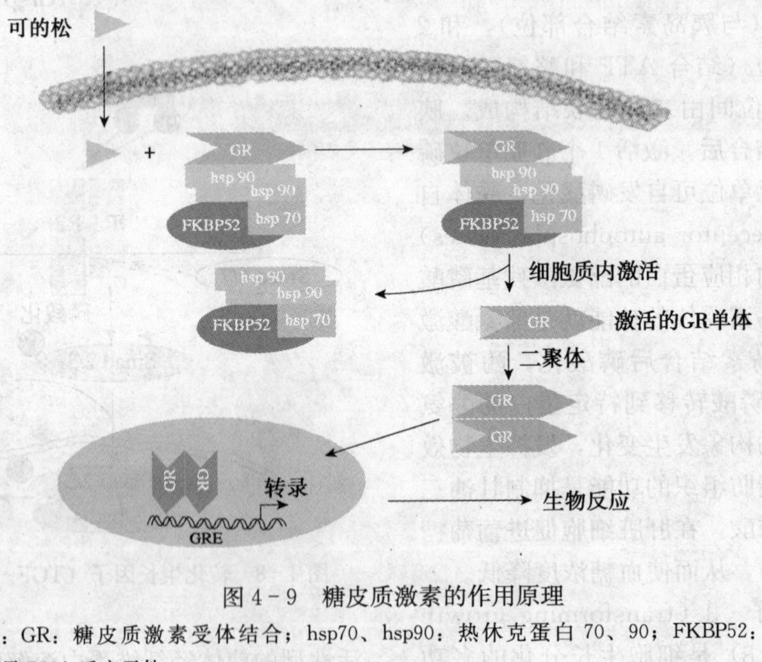

图 4-9　糖皮质激素的作用原理

图中缩写：GR：糖皮质激素受体结合；hsp70、hsp90：热休克蛋白 70、90；FKBP52：一种蛋白；GRE：特异 DNA 反应元件。

由图 4-9 可以看到，糖皮质激素进入细胞内与胞浆中糖皮质激素受体（GR）结合，此时的 GR 活性区，即能与 DNA 结合区，正与热休克蛋白 90（hsp90）二聚体、热休克蛋白 70（hsp70）和蛋白 FKBP52 结合成无活性的复合体，须先变为游离的可的松-受体，然后聚合成可的松-受体同型二聚体（homodimer），后者通过核孔进入细胞核与特异

DNA 反应元件（specific DNA responsive elements，GRE）结合，激活基因转录，生成的 mRNA 进入胞浆，经核蛋白体和 tRNA 翻译成蛋白质发挥作用。

3. 核受体　这类受体存在于细胞核内，已发现的有甲状腺激素的受体。

表 4－1　T3 与受体结合状态与功能关系

<table>
<tr><td>无配基状态：无 T3 结合的 T3 受体的转录激活区与辅阻遏物复合体（corepressor complex）结合，辅阻遏物复合体的一部分具有组蛋白脱乙酰基酶活性（histone deacetylase activity，HDA），这种构型能够抑制连锁基因转录。图中 RXR 为视黄醇类 X 受体（retinoid X receptor，RXR），TR 为甲状腺素受体</td><td>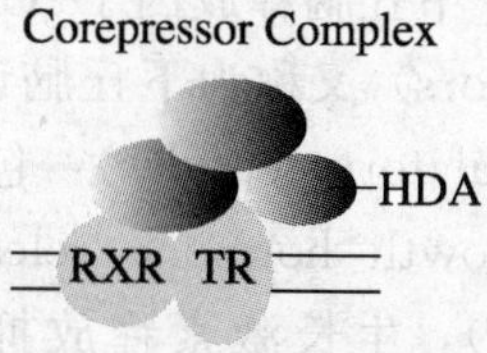
</td></tr>
<tr><td>配体结合后状态：T3 与其受体结合后，引起受体构象变化，使得受体不能再与辅阻遏物复合体结合，而是与共活化蛋白（coactivator proteins）结合，共活化复合物具有组蛋白转乙酰基酶活性（histone transacetylase activity，HAT），这种构型能够激活连锁基因转录，发挥生物效应</td><td>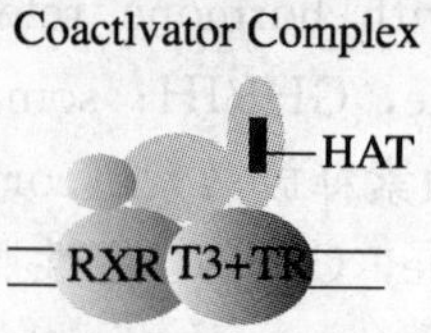
</td></tr>
</table>

从表 4－1 可以看出三碘甲状腺原氨酸（triiodothyronine，T3）是通过与其受体高亲和力结合，调控基因转录，进而通过表达活性蛋白发挥作用。但是，实际上给予三碘甲状腺原氨酸后，某些反应很快可以发生，用基因调控途径难以解释，而且实验证明抑制转录和转运后反应不受影响。说明甲状腺素和三碘甲状腺原氨酸的作用机制，除了上述经典的核内受体结合-基因活化-转录-蛋白表达这一基因组作用（genomic actions）外，还存在非基因组作用（non－genomic actions）。现在已经在许多组织、细胞证实甲状腺素发挥这种非基因组作用，包括褐脂肪组织（brown adipose tissue）、心脏和垂体。非基因组作用定位在胞浆膜、细胞浆和细胞器。非基因组作用包括调节离子通道、氧化-磷酸化作用、线粒体基因转录（mitochondrial gene transcription）、胞内 Ca^{2+} 变化等。

参考文献

1. Katzung BG. Basic and clinical pharmacology. 10th ed. Boston：Mc Graw Hill，2007. 599-724
2. Brunton LL，Lazo JS，Parker KL. Goodman－Gilmans The Pharmacological Basis of Therapeutics. 11th ed. New York ：McGRAW－HILL，2006. 1489-1646
3. 杨藻宸主编．医用药理学．第 4 版．北京：人民卫生出版社，2005. 671-748
4. Zhang J，Lazer MA. The mechanism of action of thyroid hormones. Annu. Rev. Physiol.，2000，62：439-466
5. Bassett JH，Harvey CB，Williams GR. Mechanisms of thyroid hormone receptor－specific nuclear and extra nuclear actions. Mol. Cell Endocrinol.，2003，213（1）：1－11
6. 王利花，米琳，闫建栋，等．转化生长因子（TGF－β1）在结核性胸膜炎的表达．中国防痨杂志，2007，29（2）：186-187
7. 方泓，王丽新，吴银根．止喘胶囊对哮喘大鼠气道重建的 TGF－β1 及 Smads 蛋白表达的影响．中国新药与临床杂志，2007，26（3）：161-166
8. 张海啸，史载祥．转化生长因子－β 信号传导通路与心肌纤维化．中日友好医院学报，2007，21（2）：110-112
9. Pekary AE，Sattin A，Stevens AS. Rapid modulation of TRH－like peptides in rat brain by thyroid hormones. Peptides，2006，27（6）：1577～1588

（库宝善）

4.2 下丘脑释放因子和垂体激素
Hypothalamic releasing factors and pituitary hormones

下丘脑释放因子（hypothalamic releasing factors）又称为下丘脑调节肽（hypothalamic regulatory peptides）：包括生长激素释放激素（growth hormone releasing hormone，GH-RH），生长激素释放抑制激素（生长抑素，growth hormone releasing-inhibiting hormone，GHRIH；somatostatin），促肾上腺皮质激素释放激素（corticotropin releasing hormone，CRH），促性腺激素释放激素（gonadotropin-releasing hormone，GnRH），促甲状腺激素释放激素（thyrotropin-releasing hormone，TRH），催乳素释放抑制因子（prolactin releasing-inhibiting factor，PRIF），催乳素释放因子（prolactin releasing factor，PRF），促黑色素细胞激素释放因子（melanophore-stimulating hormone releasing factor，MRF），促黑色素细胞激素释放抑制因子（melanophore-stimulating hormone releasing-inhibiting factor，MRIF）。

现对上述9个因子和影响这9个因子的相关药物进行药理学介绍，其基本功能和生理学调节参看Ⅱ。

4.2.1 生长激素释放激素

生长瑞林和舍莫瑞林
growth hormone releasing hormone
somatorelin and sermorelin

生长激素释放激素（growth hormone releasing hormone，GHRH）或称作生长激素释放因子（growth hormone releasing factor，GHRF），在人为44个氨基酸多肽，商品名生长瑞林（somatorelin），分子式 $C_{215}H_{358}N_{72}O_{66}S$，分子量5039.7。由于具有活性作用的是前29个氨基酸，所以后来人工合成了这种29个氨基酸肽，商品名舍莫瑞林（sermorilin），分子式 $C_{149}H_{246}N_{44}O_{42}S.xC_2H_4O_2\cdot yH_2O$，分子量3357.9：Tyr-Ala-Asp-Ala-Ile-Phe-Thr-Asn-Ser-Tyr-Arg-Lys-Val-Leu-Gly-Gln-Leu-Ser-Ala-Arg-Lys-Leu-Leu-Gln-Asp-Ile-Met-Ser-Arg-NH2，白色或微黄色粉，常用醋酸舍莫瑞林（sermorilin acetate）。溶于水和1%醋酸，制成1mg/ml无色液体，储存温度2～8℃。

【药理及应用】 生长激素释放激素药理作用机制明确，作用于腺垂体促进GH细胞释放生长激素（growth hormone，GH）。有报道其还具有刺激GH细胞增生和促进GH合成的作用。天然激素为44个氨基酸，在体内可分解为40、37个氨基酸的肽，均具有生物活性。29个氨基酸的舍莫瑞林，相当于生长瑞林的1～29个氨基酸序列，作用与生长瑞林一致。静脉注射后作用的峰值，儿童30±27 min，成人35±29 min。

1. 诊断生长激素是否缺乏。早晨空腹，静脉采血每隔15min 1次共采3次，然后静脉注射舍莫瑞林（遵医嘱），注射后每隔15min取一次血，共4次。测定注射舍莫瑞林前后血样中的GH，据此诊断垂体GH是否分泌异常。如果分泌异常原因在下丘脑，则需另设计实验。生长瑞林的应用与此类似。

2. 儿童原发性生长激素缺乏-身材矮小症的治疗。睡前皮下注射舍莫瑞林，每天1次，（剂量参照说明）。

3. 其他应用。HIV感染者消瘦症状的辅助治疗。诱导排卵（induction of Ovulation），促性腺激素治疗的辅助用药。

【不良反应及注意事项】 对肽类药物过敏者慎用或禁用。孕妇和哺乳期妇女慎用。肢端肥大症（acromegaly）患者禁用。由于颅脑损伤所致 GH 缺乏者不主张应用。应用前和用药期间应该评价甲状腺的状态。用药期间常见不良反应有：胸部发紧，头痛头晕，兴奋或困倦，风疹，面红，吞咽困难，恶心呕吐，注射局部疼痛、肿胀。剂量过大会有心血管异常。

应该特别注意药物间相互作用，直接干扰生长激素释放的药物如胰岛素、糖皮质激素、消炎痛（indomethacin）、可乐定（clonidine）、左旋多巴、阿托品、甲状腺疾病治疗药物等，应该错开时间用药。

【制剂】 注射剂：每只 50μg，0.5 mg，1 mg。

4.2.2 生长激素释放抑制激素

生长抑素

growth hormone release inhibiting hormone，somatostatin

生长激素释放抑制激素，简称生长抑素（somatostatin，SS），最初在绵羊下丘脑提取物中发现，后发现其他组织也能分泌。有两种结构，28 个氨基酸的肽 SS_{28} 和 14 个氨基酸的肽 SS_{14}，都是从前原生长抑素（preprosomatostatin）分解为原生长抑素（prosomatostatin），分解为 SS_{28}，再分解为 SS_{14}。两种结构含量比例因组织而异，如 SS_{14} 在神经系统和胰脏为主，而 SS_{28} 则在小肠为主。二者间生物活性也有区别，抑制生长激素释放 SS_{28} 明显强于 SS_{14}，抑制高血糖素分泌则 SS_{28} 弱于 SS_{14}。SS_{14} 结构如下（3 位和 14 位氨基酸残基间为二硫键联结）：

H－Ala－Gly－［Cys－Lys－Asn－Phe－Phe－Trp－Lys－Thr－Phe－Thr－Ser－Cys］－OH

分子式 $C_{76}H_{104}N_{18}O_{19}S_2$，分子量 1637.88，常用其醋酸盐（somatostatin acetate），商品名施他宁（stilamin）。

【作用及应用】 生长抑素是以内分泌和旁分泌（endocrine and paracrine）的方式去影响其靶细胞，现证明有 5 种受体，都属于 G 蛋白耦联受体家族，都是抑制腺苷酸环化酶，其中有 4 种受体对于 SS_{28} 和 SS_{14} 的亲和力没有差异。如果用一句话来概括生长抑素的效应，那就是“生长抑素抑制许多其他激素的分泌”（somatostatin inhibits the secretion of many other hormones）。对生长激素分泌影响是与生长激素释放激素共同调节的。在胰腺的胰岛细胞分泌胰岛素、胰高血糖素和生长抑素，生长抑素是以旁分泌方式抑制其他两种激素的分泌。生长抑素在胰腺也抑制外分泌，这是通过抑制缩胆囊素和促胰液素（secretin）来实现的。在胃肠道生长抑素是由分散的内皮细胞和神经细胞分泌的，作用是抑制其他胃肠道激素分泌，如胃泌素（gastrin）、缩胆囊素（cholecystokinin）、血管活性肠肽（vasoactive intestinal peptide）。生长抑素抑制胃酸和胃蛋白酶分泌，减弱平滑肌张力和蠕动，减慢胃排空，减少胃肠血流。生长抑素在中枢神经系统作用比较复杂，给啮齿类动物脑室注射后，觉醒增加，睡眠减少，某些运动反应受损。

临床用于治疗巨人症（giantism）、肢端肥大症（acromegaly）。用于肝硬化门脉高压所致的食管静脉出血。消化性溃疡和应激性溃疡、糜烂性胃炎所致的上消化道出血。预防和治疗急性胰腺炎及其并发症。胰、胆、肠瘘的辅助治疗。其他胃泌素瘤、胰岛素瘤及血管活性肠肽瘤。由于生长抑素半衰期短，仅 1～3min，因此临床上除首剂负荷量静推外，必须持续静脉点滴，不得中断。

食管静脉曲张出血：开始先静滴 250μg（5min 内），继以 250μg/h 静滴，止血后应连续给药 48～72h。胰、胆、肠瘘：250μg/h 静滴，瘘管闭合后继用 1～2 天。急性胰腺炎：250μg/h，连续 72～120h。

【制剂】 粉针剂：250μg/3mg。

4.2.3 奥曲肽

Octreotide

奥曲肽（octreotide，善得定，sandostatin，善宁）为人工合成的生长抑素八肽衍生物，常用醋酸盐。分子式 $C_{49}H_{66}N_{10}O_{10}S_2$，分子量 1019.2。奥曲肽弥补 SS_{14} 半衰期过短，只能静脉点滴给药，且价格昂贵的不足。奥曲肽其中 4 个氨基酸在排列上与天然内源性生长抑素相同，药理作用和天然生长抑素一样，具有多种生理活性，但半衰期较天然生长抑素延长了 30～40 倍，达到 1.5h。

【作用及应用】 奥曲肽能抑制生长激素、促甲状腺素、胃肠道和胰腺内分泌激素的病理性过多分泌，对胰高血糖素和胰岛素的分泌具有抑制作用，比天然产物作用更强。可选择性地减少门静脉及其侧支循环的血流量和压力，降低食管胃底曲张静脉的压力；可抑制胆囊排空，对胰腺病变有治疗作用，能抑制胃酸、胃泌素的分泌，改善胃黏膜血液供应，可抑制胃肠蠕动。

醋酸奥曲肽皮下注射后，快速而完全吸收，25～30min 后达到血药浓度峰值 5.2ng/ml（100μg 剂量），血浆蛋白结合率达 65%，32%的药物以原型从尿中排出，半衰期为 1.5h。静脉注射后，其消除呈双相性，半衰期分别为 10min 和 90min。

临床用于门脉高压引起的食管胃底静脉曲张出血，应激性消化性溃疡所致出血，重症胰腺炎及胰腺手术并发症的防治，胃肠道瘘管，肢端肥大症，多种消化系统分泌瘤如胃泌素瘤、胰高血糖素瘤等的治疗。

【不良反应及注意事项】 注射部位有疼痛感；厌食、恶心、呕吐、腹痛、腹泻等消化道症状。对本品过敏者禁用。孕妇、哺乳期妇女和儿童禁用。肾脏、胰腺功能异常者和胆石症患者慎用。长期应用可引起血小板减少和肝功能异常。

【制剂及用法】 注射剂：50μg/ml，100μg/ml，500 μg/ml，1mg/ml。肝硬化食管胃底静脉曲张出血：0.1mg 缓慢静注，随后25～50μg/h 滴注，至少 48h。应急性消化性溃疡所致出血：皮下注射，0.1～0.2 毫克/次，每 8h 1 次，疗程 5～14 天。胰腺损伤：皮下注射，0.1 毫克/次，每 8h 1 次。胃肠道瘘管：皮下注射，0.1 毫克/次，每 8h 1 次。

4.2.4 促肾上腺皮质激素释放激素

corticotropin releasing hormone，CRH

可的瑞林 corticorelin

促肾上腺素皮质激素释放激素（corticotropin releasing hormone，可的瑞林，corticorelin，CRH）为四十一肽，分子式 $C_{208}H_{344}N_{60}O_{63}S_2$，分子量 4757.5（人）；分子式 $C_{205}H_{339}N_{59}O_{63}S$，分子量 4670.3（羊）。人和羊 CRH 均可人工合成，用于临床。

【作用及应用】 CRH 与腺垂体促肾上腺皮质激素细胞膜上 CRH 受体结合，通过增加细胞内 cAMP 与 Ca^{2+} 促进 ACTH 的释放。腺垂体中存在大分子的阿黑皮素原（pro-opiomelanocortin，POMC），在 CRH 作用下经酶分解为 ACTH、溶脂激素（lipotropin，β-LPH）和少量的 β-内啡肽。分泌 CRH 的神经元主要分布在下丘脑室旁核，其轴突多投射到正中隆起。在下丘脑以外部位，如杏仁核、海马、中脑，以及松果体、胃肠、胰腺、肾上腺、胎盘等处组织中，均发现有 CRH 存在。下丘脑 CRH 释放呈昼夜节律，其释放量在 6～8 点钟达高峰，在 0 点为低谷，与 ACTH 及皮质醇的分泌节律同步。当机体遇到的应激刺激如低血糖、失血、剧痛及精神紧张等，通过不同途径最后将信息汇集于下丘脑 CRH 神经元，然后通过 CRH 引起垂体-肾上腺皮质系统做出应答。CRH 可引起交感神经兴奋，升高血糖和血压等。

Andohk 等对人源可的瑞林进行过系统药理学研究。对中枢神经系统：10μg/kg，iv 引起皮肤发红，竖毛；30μg/kg，iv 体温降低，延缓奋乃静引起的强直性木僵（catalepsy），100μg/kg，iv 唤醒阈提高，自发活动减少；躯体运动和感觉神经系统：对于大鼠和豚鼠未见神经-肌肉张力或反射异常；自主神经系统：对平滑肌、瞳孔无明显影响，仅在 30μg/kg，iv 以上剂量使非孕家兔子宫自发蠕动和张力降低；呼吸及循环系统：3μg/kg，iv 仅有轻度变化；消化系统：0.3μg/kg，iv 增加十二指肠蠕动和收缩力，1μg/kg，iv 增加结肠收缩力，3μg/kg，iv 引起腹泻，30μg/kg，iv 抑制小鼠小肠推进力，100μg/kg，iv 抑制大鼠胃液分泌和轻度胃损伤。

可作诊断 Cushing's 综合征的辅助剂。有两类 Cushing's 综合征：一类是 ACTH 依赖型，引起血中皮质醇浓度增高，此类占 83%，称作 Cushing's 病（Cushing's disease），其中有垂体腺瘤过度分泌 ACTH（40%），下丘脑原因所致垂体增生造成过度分泌 ACTH（28%）和继发性 ACTH 过度分泌（15%）三种原因。另一类是非 ACTH 依赖型，占 17%，由于肾上腺腺瘤（9%）或肾上腺癌（8%）引起自发性可的松分泌增加。应用可的瑞林试验（corticorelin test）目的是帮助确定高皮质醇的原因。试验时先取血测定 ACTH 和可的松浓度（通常是 20～40 μg/dL 高水平），如果注射可的瑞林 1 μg/kg（或总量 100μg）后增加了 ACTH 和可的松水平，可诊断是 Cushing's 病，如果二者浓度没有明显变化，则诊断是异位的 ACTH 综合征（ectopic ACTH syndrome）或肾上腺原因引起高皮质醇。

对于 ACTH 血浓度过低的患者也可以通过可的瑞林试验做出定位诊断，如果注射可的瑞林 1 μg/kg（或总量 100μg）后 ACTH 不升高，病变部位在垂体；如果升高，病变部位在下丘脑。

【不良反应及注意事项】注射低剂量的可的瑞林常见不良反应是面、颈和胸部发红，轻度呼吸困难，一般 3～5min 消失；大剂量可出现长时间发红，胸部发紧，心悸和血压降低。

【制剂及用法】100μg 总量 iv 或 1μg/kg，iv，注射时间超过 30s。

4.2.5 促性腺素释放激素 gonadotropin－releasing hormone，GnRH

促性腺素释放激素（gonadotropin－releasing hormone，GnRH）是下丘脑分泌的十肽激素，是神经、免疫、内分泌三大调节系统之间互相联系的重要信号分子，对生殖功能调控具有重要意义。其分子结构如下：

pGlu－His－Trp－Ser－Tyr－Gly－Leu－Arg－Pr－Gly－NH_2，分子式 $C_{55}H_{75}N_{17}O_{13}$，分子量 1182.3。常用其盐酸盐（分子量 1255.2）。此激素实际又是促黄体激素释放激素（iuteinising hormone－releasing hormone，gonadoliberin，luliberin，LHRH），商品戈那瑞林或格那瑞林（gonadorelin）。GnRH 类似物也是近年来应用最广的多肽类激素新药之一。

【作用及应用】促性腺激素释放激素（GnRH）能刺激垂体前叶分泌卵泡刺激素（FSH）和间质细胞刺激素（ICSH）。ICSH 能促使睾丸间质合成和分泌雄激素，ICSH 和 FSH 的双重作用可促进卵巢合成和分泌雌激素。连续使用 GnRH 对垂体具有双相作用，即开始时能促进垂体前叶分泌 ICSH 和 FSH，使血浆中 ICSH、FSH 和性激素升高，持续用药产生受体下调作用，导致垂体 LHRH 受体减少，进而减少 ICSH 分泌，减少睾丸酮的合成与分泌，达到近似睾丸切除的效果；在女性则减少雌激素的合成与分泌，达到近似卵巢切除的效果。GnRH 受体为 G 蛋白耦联受体，激活肌醇磷脂系统，产生 IP_3 和 DAG 起作用。

GnRH 临床应用：1. 促发排卵，促进着床，提高受胎率。2. 防止卵巢过度刺激综合征（OHSS）的发生。人绒毛膜促性腺激素（HCG）已作为刺激卵母细胞的最后成熟和诱发排卵的常规用药，但由于其半衰期较长，可诱发多发黄体和持久黄体化，引起 OHSS。利用 GnRH 产生的内源性 LH，FSH 诱发排卵，可减少 OHSS 发生。也有报道 GnRH 和 HCG 合用。3. 治疗性早熟。这类患者表现为青春期的特征比同龄儿童显著提前，由于骨骼的提前融合，成年后身高比正常人矮小。目前 GnRH 及类似物是对特发性中枢性性早熟最有效的药物。4. 抑制肿瘤生长　可用于治疗激素依赖性前列腺癌、乳腺癌和体肿瘤等。静脉注射后 3min 血浓度达峰值，$t_{1/2}$ 6～40min，代谢物经肾迅速排泄。5. 诊断下丘脑-垂体-性腺功能异常。6. 其他体外授精技术，先用大剂量 GnRH 抑制内源性 Gn 分泌，然后用外源性 Gn 诱导多个卵子同步发育成熟，供体外授精使用。

【不良反应及注意事项】　注射部位瘙痒、疼痛或肿胀及全身性或局部性过敏、腹部或胃部不适、头痛、月经过多、面部潮红发热、性功能低下、钙代谢异常，骨质疏松和血栓性静脉炎等。鉴于 GnRH 初期可刺激促性腺激素及性激素的分泌，于治疗的第 1 周内可见肿瘤症状加剧，约有 10% 的病例骨痛加剧以及排尿困难等，严重者甚至造成尿道梗阻。如有脑转移者，问题更为严重，为了防止肿瘤症状加剧，可加用醋酸环丙孕酮。

【制剂及用法】　注射液：100μg/1ml，500μg/1ml。粉针剂：50 μg，100μg，500 μg。静脉点滴：于月经周期第 2～4 天，每分钟5～20μg，共 90min。如果通过测量体温证明无排卵，可重新给药。排卵后肌注入绒毛膜促性腺激素（HCG），1 次 1500 单位，隔 3 天再注 1500 单位，一般 2～4 个周期可怀孕。治疗肿瘤可皮下注射：开始每周 1 次，每次 500 μg，而后每天 1 次，每次 100μg。

4.2.6　戈舍瑞林

Goserelin

戈舍瑞林（goserelin，zoladex，商品名诺雷德）是临床应用最广泛的促黄体素释放激素类似物（GnRH 的 9 肽类似物）。分子式 $C_{59}H_{84}N_{18}O_{14}$，分子量 1269.4。常用其醋酸盐，分子量为 1329.5。

【作用及应用】　药理学特点与戈那瑞林类似。皮下注射吸收良好，$t_{1/2}$ 2～4h，90% 从尿中排出。使用初期可促使 LH、FSH 和性激素分泌增加，经 1～2 周开始产生相反作用，性激素分泌可降低到去势水平。临床用于前列腺癌、绝经前和绝经期乳腺癌、子宫内膜异位症和子宫纤维瘤。诺雷德是一种能持续释放药物的缓释植入针剂，每剂有 3.6 mg 药物包埋于一种能生物降解的聚合物基质中，可在 28 天之内均匀释放，每月 1 次皮下注射即可维持有效的治疗浓度。

【不良反应及注意事项】　孕妇及哺乳妇女禁用。有尿道梗阻或脊髓压迫的男性患者慎用。女性可能引起骨质疏松，潮红、多汗、性欲下降、头痛、抑郁、阴道干涩，子宫内膜异位症患者可出现长期闭经。男性患者可有性欲下降、潮红、乳房肿胀、尿道阻塞和脊髓压缩等。

【制剂】　注射液：3.6 mg，药物包埋于一种能生物降解的聚合物基质中。通常每 4 周腹部皮下注射 1 次，每次 3.6 mg。前列腺癌患者，可每 12 周给一次含有 10.8mg 的长效制剂。子宫内膜异位症的治疗不应超过 6 个月。

4.2.7　曲普瑞林

Triptorelin

曲普瑞林（triptorelin，达必佳，达菲林，decapeptyl，diphereline）分子式 $C_{64}H_{82}N_{18}$

O_{13}，分子量 1311.4，为 GnRH 9 肽类似物，能够耐受肽链裂解酶，故作用持久。

【作用与应用】 曲普瑞林注射后暂短兴奋 FSH 和 LH 分泌，后即转变为抑制 FSH 和 LH 分泌，强度可达去势水平。控释制剂 1 次注射作用可维持 30 天。临床用于治疗性激素依赖性肿瘤如前列腺癌和乳腺癌、子宫内膜异位症、子宫肌瘤、性早熟和女性不孕等。治疗前列腺癌，给予曲普瑞林的前几天，应该先给抗雄激素药物如去乙酰环丙氯地孕酮（cyproterone），然后二者一起给 3 周，避免肿瘤急剧恶化。曲普瑞林的不良反应类似戈那瑞林。

【制剂及用法】 控释针剂：3.75mg。注射液：100 μg/ml。治疗前列腺癌用长效控释制剂，每 4 周肌内注射 1 次，每次 3.75mg。开始也可以每天皮下注射 1 次，每次 100μg，连续 7 天，然后改用长效控释制剂。儿童用量 40～60μg/kg。

4.2.8 阿拉瑞林

Alarelin

阿拉瑞林（alarelin，丙氨瑞林）为人工合成的促性腺激素释放激素 9 肽类似物。常用醋酸盐，分子式 $C_{56}H_{78}N_{16}O_{12}$，分子量 1167.3。

【作用与应用】 用药初期刺激垂体释放 LH 和 FSH，并引起卵巢内源性甾体激素暂时性升高，重复用药可抑制垂体释放 LH 和 FSH，并使血中雌二醇水平下降。适用于治疗子宫内膜异位症。

【不良反应及注意事项】 孕妇、哺乳期妇女和原因不明阴道出血者禁用。常见不良反应有潮热、盗汗、阴道干涩、情绪不稳。用药期间出血明显者应及时调整剂量。超过 6 个月用药可引起骨质疏松。

【制剂及用法】 注射剂：25 微克/每支，150 微克/每支。皮下或肌肉内注射，从月经来潮第 1～2 天开始治疗，每次 150μg，每天 1 次。3～6 个月为一疗程。

4.2.9 加尼瑞克

Ganirelix acetate

加尼瑞克（ganirelix）是人工合成的肽类药，是 GnRH 的抑制剂。常用其醋酸盐，分子式 $C_{80}H_{113}ClN_{18}O_{13}$，$2C_2H_4O_2$，分子量 1690.4。主要用于不孕症，但此药对胎儿有不良影响，所以用药前一定要确认没有怀孕。以前治疗不孕症主要用 GnRH 类，常见不良反应就是容易引起卵巢过度刺激综合征［ovarian hyperstimulation syndrome，OHSS］，其症状表现为严重的骨盆疼痛、呼吸短促、手脚肿胀、腹痛、腹胀、腹泻、尿少、恶心和呕吐等。严重 OHSS 可以危及生命，一旦出现症状应立即停药。研究证明治疗不孕症用 GnRH 拮抗剂（Gonadotropin - releasing hormone antagonists）与用激动剂同样有效。GnRH 拮抗剂还用于性激素依赖性的疾病，如子宫内膜异位症、子宫平滑肌瘤（uterine fibroids）、乳腺癌和子宫癌。应用剂量是在月经周期的特定日子，皮下注射，每天一次，每次 0.25mg。

【不良反应及注意事项】 孕妇和哺乳期妇女禁用。偶见 OHSS 发生，应高度警惕。

4.2.10 促甲状腺激素释放激素

Thyrotropin - releasing hormone，TRH

促甲状腺激素释放激素（thyrotropin - releasing hormone，TRH，普罗瑞林，protirelin）为下丘脑释放的一种 3 肽：焦谷氨酸-组氨酸-脯氨酰胺（pGlu - His - Pro - NH_2），分子量为 362。TRH 也广泛分布于下丘脑以外的脑脊髓部分，为内源性中枢刺激物。由下丘脑分泌的 TRH 经垂体门脉运至腺垂体，作用于腺垂体的促甲状腺细胞，与细胞膜上受体结合，激活腺苷酸环化酶- cAMP -蛋白激酶系统，使促甲状腺细胞合成与释放促甲状腺激素，并维持其正常分泌。下丘脑的 TRH 神经元的轴索也可以直接延伸到神经垂体，促进抗利尿激素（ADH）的分泌。

【作用与应用】 1. 促进垂体分泌 TSH，人静脉注射 50～400μg，15～30min 可使 TSH 明显升高，作用维持 3～4h。甲亢患者此作用减弱，甲状腺功能低下者此作用增强。2. 刺激垂体分泌催乳素（PRL），此作用甚至强于其促进 TSH 的分泌作用。3. 在肢端肥大症患者和某些垂体瘤患者 TRH 能促进生长激素分泌。4. TRH 对抑郁症有改善作用，对多种中枢神经抑制药具有拮抗作用。5. 促进运动神经元再生，改善脊髓损伤的症状。

临床进行 TRH 兴奋试验：TRH 200～500μg 静脉注射，分别于注射前、注射后 15、30、60、90、120min 采血，测定血清 TSH。正常人（正常值 14～168 pmol/L）TSH 水平较注射前升高 3～5 倍，高峰出现在 30min，并且持续 2～3h。甲亢时由于血清 T3、T4 浓度增高，反馈抑制垂体 TSH 释放，故在注射 TRH 后 TSH 分泌反应被抑制或反应降低。此试验可用于鉴别甲状腺功能异常发生的部位，是在甲状腺的本身，还是在垂体或下丘脑。临床试用于抑郁症和脊髓损伤治疗。

【不良反应及注意事项】 常见不良反应有头痛、恶心、尿急、腹痛等。支气管哮喘和严重垂体功能不足患者慎用。α-受体阻断剂和左旋多巴对此药作用有抑制，避免同时使用。注射过急可暂时性升高血压，心悸，偶有心律不齐。

【制剂】 注射液：300μg/2ml。

4.2.11 催乳素释放抑制因子和释放因子

prolactin release-inhibiting factor, PIF; and Prolactin releasing factor, PRF

下丘脑对腺垂体催乳素（PRL）的分泌有抑制和促进两种作用，但平时以抑制作用为主。首先在哺乳动物下丘脑提取液中，发现一种可抑制腺垂体释放 PRL 的物质，称为催乳素释放抑制因子（prolactin release-inhibiting factor，PIF）。随后，又在下丘脑提取液中发现还有一些能促进腺垂体释放 PRL 的因子，称为催乳素释放因子（prolactin releasing factor，PRF）。PIF 与 PRF 的化学结构尚不清楚，由于多巴胺通过作用于催乳素分泌细胞的 D_2 受体，抑制腺垂体 PRL 分泌，而 D_2 受体拮抗剂（抗精神病药物）增加 PRL 分泌，引起泌乳症状，所以认为多巴胺就是 PIF。而 PRF 则可能包括 TRH、血管活性肠肽、催乳素释放肽等。

4.2.12 生长激素

Growth Hormone, Somatotropin

生长激素（growth hormone，somatotropin，GH）是垂体前叶生长激素细胞合成和分泌的，191 个氨基酸残基的蛋白质激素，分子式 $C_{990}H_{1528}N_{262}O_{300}S_7$，分子量 22125。结构与催乳激素和人绒毛膜催乳素相似，所以作用有交叉。现在临床应用的为 DNA 重组人生长激素。

【作用和调节】 生长激素具有重要的生理功能，与体内多种激素配合，调控机体的生长、发育和调节代谢。生长激素（GH）促进几乎所有组织的生长，最明显的是骨骼和肌肉组织。

生长激素具有两类作用，即直接作用和间接作用：直接作用就是他与其受体结合发挥作用，如脂肪细胞上有生长激素受体，结合后使甘油三酯（脂肪）分解，抑制脂肪重吸收。间接作用主要是作用于肝脏和其他组织（如肾脏和软骨）合成和释放胰岛素样生长因子-1（insulin-like growth factor-1，IGF-I），生长激素的生长作用其实是通过 IGF-I 来实现的（见图 4-10）。1. 对生长的影响 生长是

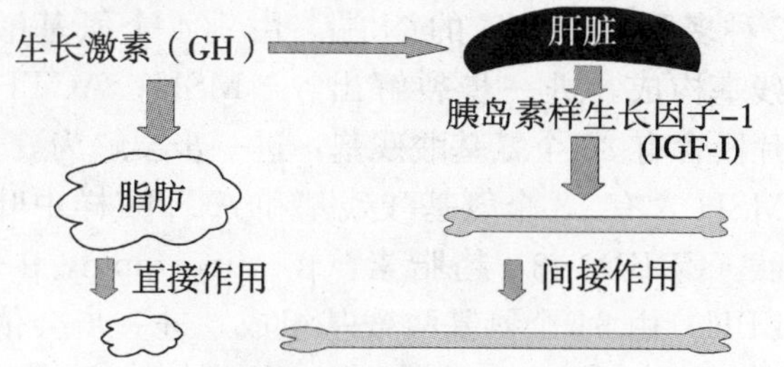

图 4-10　生长激素的生理功能

一个非常复杂的过程，需要多种激素的协同作用。生长激素通过刺激肝脏和其他组织分泌 IGF-I，后者刺激软骨细胞（chondrocytes）增殖，加之 GH 的促进软骨细胞分化作用，结果骨骼生长。在肌肉组织也有类似作用，通过促进氨基酸摄取和蛋白质合成，促进成肌细胞（myoblasts）的增殖，结果肌肉生长。2. 对代谢的影响　生长激素对于三大物质，蛋白质、脂肪和碳水化合物的代谢具有重要影响，其中既有 GH 的直接作用也有通过分泌 IGF-I 的间接作用。对于蛋白质代谢是呈现正氮平衡，细胞摄取氨基酸增多，促进 DNA、RNA、蛋白质合成和有丝分裂，使得骨骼、肌肉和其他组织增生。脂肪代谢是促进分解和氧化，使血中脂肪酸和酮体增多。抑制葡萄糖吸收和利用，减少肝糖原合成，致糖耐量降低和血糖升高。对脂肪和糖的影响呈现的是抗胰岛素作用。3. 促进 25-羟维生素 D 转化为 1，25-羟维生素 D，促进钾、钙和镁的吸收，有利于生长发育。4. 催乳激素样作用。5. 其他　免疫调节作用和改善睡眠作用。

影响 GH 分泌的因素很多如饥饿、睡眠、血糖、应激和多种药物，特别是 α-受体激动剂和影响 DA 受体的药物。影响其分泌的激素：

从图 4-11 可以看出，促生长激素释放激素和胃分泌的格瑞林（ghrelin）促进 GH 释放；生长抑素，IGF-1 和 GH 自身都是抑制

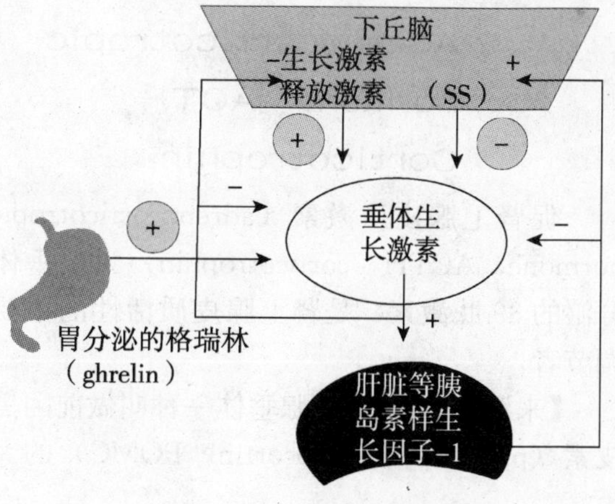

图 4-11　生长激素分泌的调节

其释放。

【临床应用】 1. 治疗侏儒症　或发育不良身材矮小。侏儒症是发育早期缺乏 GH 所致，替代治疗可促进发育。用药须在骨骺未闭合之前，生长到一定程度再并用性激素，后者促进骨骺愈合。部分侏儒症实际是由于 GH-RH 分泌不足引起，应该应用 GHRH 治疗。有一部分矮小儿童对 GH 反应不明显，可能是 GH 受体有缺陷，应该试用 IGF-1 治疗。2. 成人 GH　分泌不足患者由于手术、放疗、药物、疾病等原因造成 GH 分泌不足，出现肌肉萎缩和骨质疏松等，可使用 GH 替代治疗。3. 其他　试用于创伤、烧伤、骨质疏松骨折、极度衰弱、免疫力低下等。

【不良反应及注意事项】 常见注射部位疼痛，脂肪萎缩。过敏反应者禁用。长时间应用 GH 会引起血糖升高，甲状腺素分泌减少等需及时纠正。

【制剂及用法】 每瓶：4，12，16 国际单位（IU）。治疗侏儒症，睡前皮下注射，每次 0.1 IU/kg，如果 6 个月身高增加未超过 2.5cm 则需查原因，治疗时间遵医嘱。成人应用根据病情和病因，适当调整剂量和用药时间。

4.2.13 促肾上腺皮质激素 Adrenocorticotropic hormone，ACTH，Corticotrophin

促肾上腺皮质激素（adrenocorticotropic hormone，ACTH，corticotrophin）为腺垂体分泌的39肽激素，是肾上腺皮质活性的主要调节者。

【来源与作用】 在腺垂体一种叫做前阿黑皮素（pro－opiomelanocortin，POMC）的大分子前体，在蛋白裂解酶作用下，首先裂解为3种多肽：POMC的N端，由104个氨基酸残基构成，进一步裂解出γ－MSH；ACTH片段含有39个氨基酸残基，进一步裂解为α－MSH含有13个氨基酸残基和ACTH样中叶肽（CLIP）；β－趋脂素（β－lipotropin，β－LPH）由91个氨基酸残基组成，进一步会依次裂解出γ－LPH 58个氨基酸残基组成，β－内啡肽（β－endorphin）31个氨基酸残基组成和甲脑啡肽（met－enkephalin）。上述变化（见图4－12）所示。

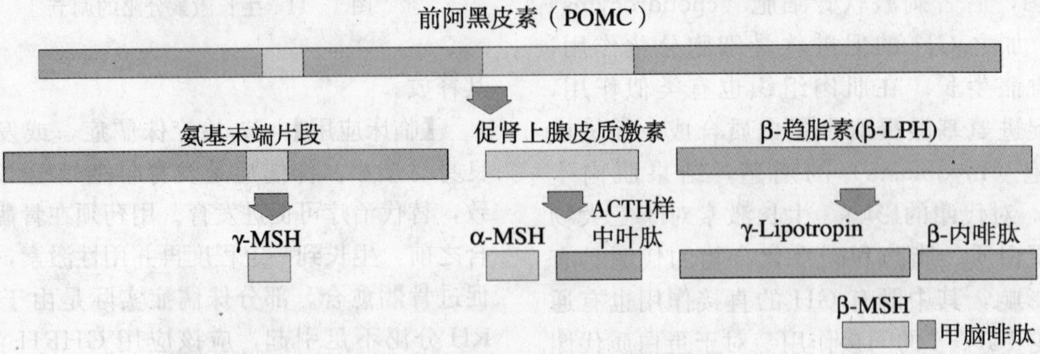

图4－12 ACTH的生成与相关的肽类

ACTH分泌具有昼夜节律性，这与其引起的氢化可的松变化是一致的，即清晨8点钟最高（正常稍低于26pmol/L）。血中浓度明显升高，见于应激状态、原发性肾上腺功能不全、库欣综合征、Addisons氏病、垂体促肾上腺皮质激素细胞瘤；血中浓度明显减低：见于垂体功能减退、肾上腺皮质肿瘤、垂体瘤、垂体前叶受损。ACTH受体是G蛋白耦联，通过增加cAMP作为第二信使，促进氢化可的松的合成和释放。后者的释放有一定限度（每天总量300mg左右），外源性ACTH作用有一定限度，过量作用不再增加，而不良反应增加，如皮肤色素沉积（转化为α－MSH），GH浓度暂时性升高，脂肪分解，肾上腺皮质内维生素C明显减少等。

ACTH分泌的调节，CRH促进其合成和分泌，氢化可的松和ACTH本身起负反馈抑制作用。

【临床应用】 1. ACTH试验诊断肾上腺皮质的功能 将25单位的ACTH溶在5%葡萄糖溶液中静脉点滴，时间8h，之前和之后测定（1）嗜酸性粒细胞数，（2）血中皮质醇，（3）尿中17－羟类固醇（4）17－酮类固醇。结果与注射前相比出现：（1）明显低，（2）、（3）、（4）升高则说明正常；如各项均没有明显变化，则肾上腺皮质的功能减退；各项的反应明显超过正常，则肾上腺皮质的功能亢进或皮质增生；如果试验应答反应明显延迟，则垂体功能减退。2. 儿童代替糖皮质激素，对生长影响小，但必须注射给药，可能产生过敏反应。

【不良反应及注意事项】 注射部位疼痛。

皮质激素样不良反应，特别是水钠潴留。过敏反应。其他注意类似于糖皮质激素。

【制剂】 注射用粉针剂：每瓶 25 U，40 U。注射液：每瓶 25 U，40 U。

4.2.14 促甲状腺素 Thyroid stimulating hormone，TSH，thyrotropin

促甲状腺激素（thyroid stimulating hormone，TSH，thyrotropin，thyrotrophic hormone，thyrotrofina）是由垂体前叶分泌的一种糖蛋白，分子量约 3 万，具有促进甲状腺滤泡上皮细胞增生、甲状腺激素合成和释放的作用。

【作用与调节】 TSH 的结构见图 4－13 所示。

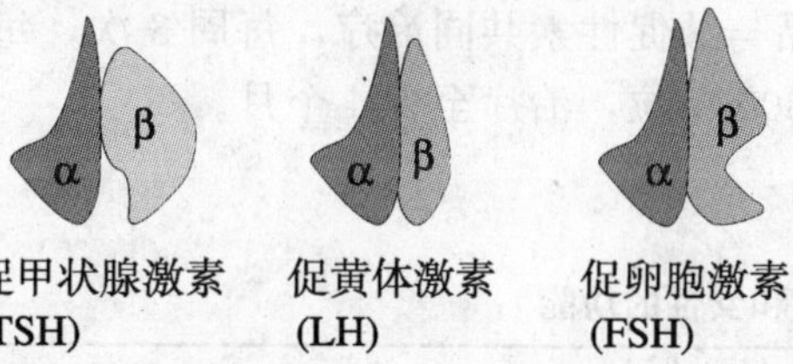

图 4－13 TSH 的亚单位组成及与 LH、FSH 的比较

TSH 由两个亚单位（α 和 β 亚单位）组成，之间非共价键联结，其中 α 亚单位也是垂体分泌的两个促性腺激素（LH 和 FSH）所共有的，只是他们的 β 亚单位不同。TSH 的单位用国际单位（U），这是免疫法测定的，0.037 U 相当于生物测定的 TSH 7.5mg。TSH 分泌为 TRH 所促进，为甲状腺素（T_3，T_4）所反馈抑制，生长抑素（SS）也抑制其分泌。

TSH 的正常浓度范围是 2～10mU/L。TSH 血浓度明显增高见于：原发性甲状腺功能减退、伴有甲状腺功能低下的桥本病（自身免疫性疾病，常见于中年女性，表现为甲状腺弥漫性肿大）、外源性促甲状腺激素分泌肿瘤（肺、乳腺）、亚急性甲状腺炎恢复期；摄入金属锂、碘化钾、促甲状腺激素释放激素可使促甲状腺激素增高。TSH 血浓度明显降低见于：垂体性甲状腺功能低下、非促甲状腺激素瘤所致的甲状腺功能亢进，以及摄入阿司匹林、皮质激素及静脉使用肝素。

作用原理 TSH 作用于甲状腺细胞膜上的 G 蛋白耦联 TSH 受体，结构类似于 LH 受体和 FSH 受体。生理浓度的 TSH 通过 Gs－AC－cAMP 信号转导系统起作用，高浓度 TSH 也激动 Gq－PLC－DAG·IP_3信号转导系统起作用。

【临床应用】 1. TSH 试验，原理是促进甲状腺摄碘，方法是肌内注射或皮下注射 TSH 10 U/d，根据需要注射 1～8 天，放射性碘测定甲状腺注射 TSH 前后的摄碘率，结果用来判断甲状腺功能是否低下，是原发性还是继发性。2. TSH 加放射性碘，治疗甲状腺癌。

【不良反应及注意事项】 一般反应有恶心、呕吐、头痛、一过性低血压。偶见皮疹、低烧等过敏性反应。提高基础代谢率，会增加心血管和垂体-肾上腺皮质负担，相应疾病的患者慎用。

【制剂及用法】 注射剂：10U/6 ml。治疗甲状腺癌每天 2 次，每次 5U，皮下注射或肌内注射。

4.2.15 促性腺激素

gonadotropin, Gn

卵泡刺激素

follicle stimulating hormone, FSH

黄体生成素

luteinizing hormone, LH

人绒毛膜促性腺激素

human chorionic gonadotropin, hCG

尿促性素

(menotrophin, HMG, **绝经促性素**, pergonal)

卵泡刺激素（follicle stimulating hormone, FSH．folitropina, follitropin alfa）

由垂体前叶分泌的一种糖蛋白激素，由α和β亚单位构成（见图4-13）。国外常用制剂follitropin alfa的α亚单位，分子式$C_{437}H_{682}N_{122}O_{134}S_{13}$，分子量10206；β亚单位，分子式$C_{538}H_{833}N_{145}O_{171}S_{13}$，分子量12485。人的82单位FSH，相当于6μg。重组人FSH（follitropin alfa）每支含有82单位（U）。

【作用与应用】 刺激男或女的性腺发挥正常功能，分泌性激素。在女性FSH刺激卵泡发育成熟和排卵；在男性刺激精子产生。皮下或肌内注射后缓慢吸收，生物利用度分别为70%和80%。峰浓度出现在注射后12h，3～4天内达到稳态浓度。消除$t_{1/2}$ 12～70h（见表4-2）。

临床用于1. 垂体功能低下性闭经和不孕症 一般先用氯米芬（clomifene）治疗无效时再用FSH，每天75～150单位（Sc或im），连用7天或14天，然后停止，接下来1～2天用绒促性腺激素（chorionic gonadotrophin）5000～10000单位，促进排卵。治疗不孕（有月经）应在月经周期的第一周开始用药。2. 体外授精，建议在月经周期的第2或第3天开始，每天注射1次，每次150～250单位，连用至少4天促进卵泡发育，然后接绒促性腺激素处理。3. 治疗男性不育之前给绒促性素3～6个月，增加血中雄激素达到正常水平，然后本品与绒促性素共同治疗，每周3次，每次剂量300单位，治疗至少4个月。

表4-2 FSH和LH在男性和女性的功能

	FSH	LH
女性	刺激卵巢产生甾体激素：卵泡期产生雌二醇（estradiol），黄体期产生孕酮（progesterone）。月经中期分泌达到高潮产生更多次雌激素与黄体一起催促排卵	刺激卵巢产生甾体激素，月经中期与雌激素一起催促排卵，黄体激素通过排卵，使卵泡转变成黄体（corpus luteum）
男性	刺激Sertoli细胞产生雄激素结合蛋白（androgen-binding protein, ABP），从而刺激精子发生。同时刺激Sertoli细胞产生抑制素（inhibin）反馈性抑制垂体释放FSH	刺激Leydig细胞产生睾酮（testosterone），后者反馈性抑制垂体和下丘脑

在女性，雌激素具有负反馈（negative feedback）和正反馈作用：负反馈发生在卵泡期，此时雌激素水平还是比较低的；正反馈发生在卵泡期末，此时雌激素已经处于高浓度，对垂体却起兴奋作用，使之释放更多的FSH和LU，从而产生更多的雌激素，接着是产生更多的LU，这一切都是为了催促排卵（见图4-14）。

【不良反应及注意事项】

【制剂】 卵泡刺激素α，粉针剂：每瓶82、600、1200IU，SC。

黄体生成素（luteinizing hormone, LH,

lutropin)，2004 年美国应用 DNA 重组人 LH (rLU)，皮下注射 $t_{1/2}$ 为 10h。临床上目前仅与 follitropin alfa 用于 LU 缺乏的不孕妇女刺激卵泡发育，不主张与其他 FSH 制剂一起使用。

人绒毛膜促性腺激素（human chorionic gonadotropin，hCG，普罗兰，prolan）是从孕妇胎盘产生，从尿中提取和纯化的一种糖蛋白。HCG 有两条肽链，α-肽链由 92 个氨基酸残基构成，与 FSH、LH 和 TSH 的α-亚单位完全一致；β-肽链由 145 个氨基酸残基构成，与 rLU 的β-亚单位类似，区别仅在于比 rLU 多出了羧基端的 30 个氨基酸残基。临床应用的新型制剂：绒毛膜促性腺激素α（choriogonadotropin alfa，rhCG)，特点是活性高，可用重量表示剂量。人绒毛膜促性腺激素（HCG）只能肌内注射，而 rhCG 则可皮下注射。

【不良反应及注意事项】 LH 和 hCG 不良反应类似，常见的有注射部位疼痛、炎症和肿胀，恶心、胃胀、呕吐、腹泻、腹痛。呼吸困难、尿少、乏力和子宫出血等。密切注意过敏反应。

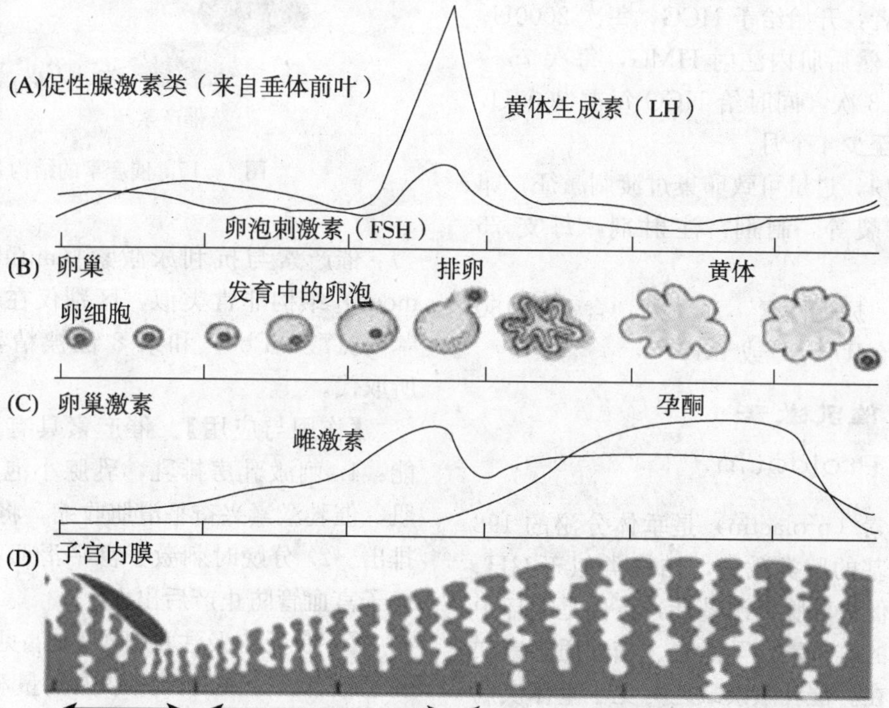

图 4-14　月经周期与垂体促性腺激素、性腺激素关系

禁忌证：垂体增生、垂体瘤、子宫肌瘤、卵巢肿大、性早熟、血栓性疾病等。

【制剂及用法】 黄体生成素，粉针剂：82.5 IU，SC。人绒毛膜促性腺激素，粉针剂：500、1000 和 2000IU/ml，IM。

尿促性素（menotrophin，HMG，绝经促性素，pergonal）由绝经期妇女尿中提取，有单聚体、双聚体和四聚体，分子量分别为

17000、34000、68000。主要具有 FSH 作用。用于妇女，促进卵泡发育、成熟，分泌雌激素，促进子宫内膜增生，其后加用绒促性素，增强排卵作用。用于氯米芬（clomifene，诱导排卵剂，经期第 5 天，每天 50mg，连用 5 天，第 7 天可排卵）或溴隐亭诱发排卵无效的患者。用法，诱导排卵：开始每天肌内注射 75～150U，连用 7～12 天，雌激素升高后再肌内注射绒促性素每天 1000U，连用 5 天，经 12h 即可排卵。男性用于促进曲精细管发育、造精细胞分裂和精子成熟。用于氯米芬（每天 1 次，每次 25mg，连用 25 天为 1 疗程，一般要 3 个疗程以上。）无效患者。用法，男性性腺功能低下者：开始给予 HCG，每次 2000U，共 2～3 次，然后肌内注射 HMG，每次 75～150U，每周 3 次，同时给 HCG 每次 2000U，每周 2 次。至少 4 个月。

注意事项，过量可致卵巢过渡刺激征，卵巢囊肿，破裂等。制剂：注射剂，每支 75 单位。

【制剂】 尿促性素 注射剂：含 FSH150 IU 和 LH150 IU，SC 或 IM。

4.2.16 催乳激素

Prolactin

催乳激素（prolactin）是垂体分泌的 198 个氨基酸残基的肽类激素，结构类似于 GH。催乳激素是促进乳腺分泌乳汁，条件是循环中有适当水平的雌激素、孕激素、糖皮质激素和胰岛素的存在。催乳激素缺乏可见于垂体疾病或下丘脑催乳激素释放抑制因子（DA）增多。催乳激素过渡分泌引起溢乳，可由于垂体瘤、下丘脑催乳激素释放抑制因子（DA）释放减少等原因。

目前并无催乳激素制剂可用于乳汁分泌减少患者。对于乳汁分泌过多者，可以应用 DA 激动剂；溴麦角环肽（bromocriptine），卡麦角林（cabergoline），丙基麦角灵（pergolide）等。

4.2.17 催产素

oxytocin

催产素（oxytocin，缩宫素，pitocin）为下丘脑延伸到垂体后叶的神经元分泌的 9 肽激素，自羧基端起 1 和 6 位氨基酸残基间有二硫键连接。催产素在脑内和其他组织（包括卵巢和睾丸）也有分泌（见图 4-15）。

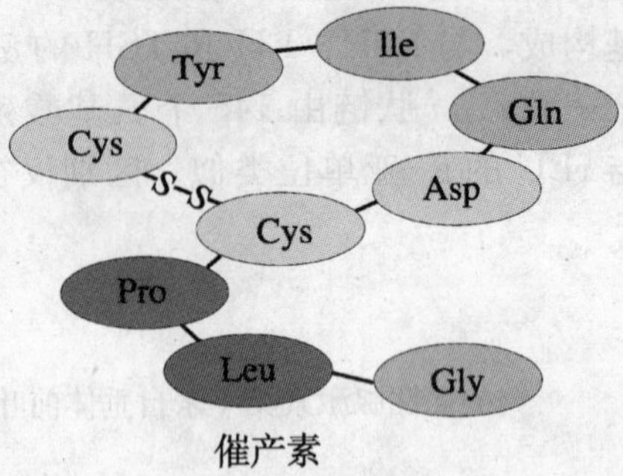

图 4-15 催产素的结构

催产素与抗利尿激素（antidiuretic hormone）结构非常类似，区别仅在于第 3 位被苯丙氨酸（Phe）和第 8 位被精氨酸（Arg）所取代。

【作用与应用】 催产素具有三种生理功能：1. 刺激乳房排乳，乳腺小泡周围有平滑肌，催乳激素兴奋平滑肌收缩，将乳汁从乳房排出。2. 分娩时刺激子宫平滑肌收缩。3. 收缩子宫血管防止产后出血。

【不良反应及注意事项】 偶见恶心、呕吐和过敏者。分娩时严格掌握剂量和用药时机，避免造成胎儿窒息和子宫破裂。禁用于产道受阻，子宫做过手术和三胎以上产妇，容易引起子宫破裂。

【制剂及用法】 注射液：每支 2.5U，5U 和 10U。滴鼻剂：每支 5U 和 10U。引产或催产：2.5U～5U 加到 5%葡萄糖液 500ml 中静脉点滴，根据宫缩和胎儿情况随时调整点滴速度。防止产后出血或子宫出血：每次肌内注射 5～10U。催乳：喂奶前 2～3 分钟，滴鼻液，单侧鼻孔 2～3 滴。

4.2.18 加压素 vasopressin

抗利尿激素

Antidiuretic hormone，ADH

加压素（vasopressin，VP，抗利尿激素，antidiuretic hormone，ADH），是由下丘脑视上核和室旁核合成和分泌的 9 肽激素，从下丘脑巨细胞神经原的轴突终端释放，储存于垂体后叶。人类 VP 的第 8 位氨基酸为精氨酸，故又称为精氨酸加压素（arginine－vasopressin，AVP）。

【作用与应用】 VP 通过与 VP 受体（VPR）结合发挥作用，VPR 属于 G 蛋白耦联受体，分为 V_1－R 和 V_2－R，V_1－R 主要分布于血管平滑肌、肝脏和血小板，VP 与之结合后，激活磷脂酰肌醇系统生成三磷酸肌醇（IP3）和甘油二酯（DAG），IP3 通过激活 Ca^{2+} 钙调蛋白依赖性蛋白激酶，DAG 通过激活蛋白激酶 C（PKC）产生缩血管效应。另外也有人认为 VP 有双相作用，它首先使外周血管强烈收缩，随后 VP 促使内皮细胞释放大量 NO（血管内皮因子），使血管扩张。VP 通过与其 V_1－R 结合激活 PKC，不仅引起血管收缩、还促进糖原分解及血小板聚集。而 V_2－R 分布于肾集合管，VP 与之结合，激活腺苷酸环化酶系统使 cAMP 增高，cAMP 激活蛋白激酶 A 产生抗利尿作用。肾脏的集合管细胞上有 V_2－R，实际是水通道（water channels 或 aquaporins），没有 VP 水就不能重吸收回来，只能从尿中流失，抗利尿激素根据需要保存水分，减少尿量所以叫做抗利尿激素。同时 VP 通过促进谷氨酸摄取和抑制 GABA 参与高级神经功能活动如学习、记忆、判断、理解、智能等生理过程。人体能够保持液体平衡，是受几种激素共同调节，其中抗利尿激素最为关键。

抗利尿激素静脉注射或肌内注射，$t_{1/2}$ 为 15min。

有一种人工合成的去氨基精加压素（desmopressin）分子式 $C_{46}H_{64}N_{14}O_{12}S_2(C_2H_4O_2)$，常用醋酸盐，分子量 1189.3，可以注射，也可以喷鼻和口服给药，$t_{1/2}$ 为1.5～2.5h。喷鼻剂型，每喷 1 次 0.1ml，喷鼻剂型的生物利用度为 3～4%，口服制剂的生物利用度在不足 1%。

临床上加压素和去氨基精加压素，主要用于垂体性尿崩症（pituitary diabetes insipidus），最常用的是去氨基精加压素：每天10～40μg（0.1～0.4ml），分 3～3 次喷鼻。皮下或静脉注射 1～4μg（0.25～1ml），每 2～24h 注射一次。静脉点滴加压素用于食道静脉曲张出血，和结肠憩室出血。去氨基精加压素也用于治疗血友病的出血（coagulopathy in hemophilia）。

【不良反应及注意事项】 偶见头痛、恶心、腹痛和过敏反应。治疗可以引起低血钠和惊厥。冠心病患者慎用。鼻充血黏膜疾患。用喷鼻给药方法疗效欠佳。

【制剂】 去氨加压素，注射液：4μg/ml SC 或 IM。去氨基精加压素，喷鼻剂：0.1，1.5mg/ml。注射剂：4μg/ml，IV 或 SC。

参考文献

1. Katzung BG. Basic and clinical pharmacology. 10th ed. Boston：Mc Graw Hill，2007，599-724
2. Brunton LL， Lazo JS， Parker KL. Goodman－Gilman's The Pharmacological Basis of Therapeutics. 11th ed. New York ：McGRAW－HILL，2006，1489-1646
3. 杨藻宸主编．医用药理学．第 4 版．北京：人民卫生出版社，2005，671-692
4. Sweetman SC. Martindale ：the complete drug reference . 34th ed. London：PhP，2005，1339-1343
5. Sarasa J，Nberga MG，Stridsbergb M. Etal. Somatostatin induces rapid contraction of neuroendocrine cells，FEBS Letters，2007，581：1957-1962

6. 丘惠嫦，辜金莲．施他宁治疗上消化道出血 67 例临床分．广州医药，2001，32（3）：33
7. Bauer W，Briner U，Doepfner W，et al. A verypotent and selective octapeptide analogue of somatostatin with prolonged action. Life Sci.，1982，31：1133-1140
8. Sweetman SC. Martindale：the complete drug reference．34th ed. London：PhP，2005，1333-1335
9. Sweetman SC. Martindale：the complete drug reference．34th ed. London：PhP，2005，1321-1322
10. Andoh K，Kimura T，Saeki T. et al. General pharmacological properties of the human corticotropin-releasing hormone corticorelin（human）．Arzneimittelforschung. 1994，44（6）：715-26
11. Alexxander S. P. H，Mathie A，Peters J. A.．Guide to receptors and channels（GRAC）．2007. *Br. J. Pharmacol.*，150（Suppl. 1）：S1-S168
12. 张海泉，施振声，夏国良，等．促性腺激素释放激素及其类似物的功能与应用．中国兽医杂志，2006，42（3）：33-35
13. Sweetman SC. Martindale：the complete drug reference．34th ed. London：PhP，2005. 1325-1327
14. 黄逸生，吴一龙．戈舍瑞林在绝经前、淋巴结阳性乳腺癌辅助治疗中的作用．《循证医学》，2003，3（3）：152-154
15. Weiss J. M，Diedrich K，Ludwig M. Gonadotropin-Releasing Hormone Antagonists：Pharmacology and Clinical Use in Women．Treatments in Endocrinology，2002，1（5）：281-291
16. 祝捷，余叶蓉．促甲状腺激素释放激素对甲状腺激素影响的初步研究．四川医学，1999，20（3）：246-247
17. Brunton LL，Lazo JS，Parker KL. Goodman-Gilman's The Pharmacological Basis of Therapeutics. 11th ed. New York：McGRAW-HILL，2006，1498-1699
18. 金亮，王百忍，鞠躬．α-黑色素细胞刺激素的神经免疫调节作用．生理科学进展，2000，31（1）：53-56
19. Celis* ME，Thody AJ，Fisher C. Effect of Pro-Leu-Gly-NH_2 on plasma levels of α-MSH in the rat. Inter Neuroch.，1982，4（1）：27-31
20. 陈新谦，金有豫，汤光．新编药物学．第 15 版．北京：人民卫生出版社，2003. 254-623
21. Sweetman SC. Martindale：the complete drug reference．34th ed. London：PhP，2005，1324-1332

（库宝善）

4.3 甲状腺激素和抗甲状腺药

Thyroid hormones and antithyroid drugs

甲状腺是人体内最大的内分泌器官，主要由甲状腺泡构成。腺泡是生成和分泌甲状腺激素（thyroid hormones）的场所，内贮存含碘的甲状腺球蛋白（thyroglobulin），由其水解产生甲状腺激素。甲状腺激素包括三碘甲状腺原氨酸（碘甲腺氨酸，triiodothyronine，T3）、四碘甲状腺原氨酸（tetraiodothyronine，甲状腺素，thyroxin，T4），正常人每日释放量分别为 15～30μg 和 70～90μg。甲状腺激素对婴幼儿和青少年儿童的中枢神经系统、机体的正常生长发育和骨骼系统的发育成熟有十分重要的作用，分泌过多或过少均会引起疾病。各种原因引起的甲状腺激素分泌过多，导致的一种代谢紊乱综合征称甲状腺功能亢进，简称甲亢。治疗甲亢可用手术疗法，也可用药物暂时或长期消除甲亢症状，治疗甲亢的药物称抗甲状腺药。

4.3.1 甲状腺激素 Thyroid hormone

【甲状腺激素的合成、贮存、分泌与调节】

甲状腺激素的生成依赖于食物中充足的碘的供应。在胃肠道中，碘离子经还原成碘化物后被迅速吸收，经血液循环运输到甲状腺。碘化物被甲状腺内过氧化物酶催化氧化为活性碘，再与甲状腺球蛋白（thyroglobulin，TG）上的糖化氨基酸残基结合，生成生物活性较低的一碘酪氨酸（monoiodotyrosine，MIT）和二碘酪氨酸（diiodotyrosine，DIT）。在过氧化物酶催化下，一分子 MIT 和一分子 DIT 耦联生成 T_3，二分子 DIT 耦联成 T4，T3、T4 的比例取决于碘的供应情况，正常时 T4 多（占总量的 90%以上），缺碘时 T3 所占比例加大，因为 T3 的活性比 T4 高，约为 T4 的 4 倍，这样可以更为有效地利用碘，使甲状腺激素的活性保持平衡。合成的 T3、T4 仍在 TG 上，贮存于甲状腺滤泡腔内的胶质中。在来自溶酶体的蛋白水解酶的作用下，甲状腺球蛋白被水解成氨基酸片段释放出 T3 和 T4 进入血液循环。碘化物在此过程中被重复生成和再次利用。进入血液循环中的 T4 直接由甲状腺的分泌产生，而机体内绝大部分 T3 来自于 T4 在外周组织的脱碘反应。甲状腺所分泌的 T4 大约有 35%转化成了 T3，约有 40%转化成了无活性的反向 T3（rT3）。T3 的代谢活性大约是 T4 代谢活性的 3 倍到 5 倍，这些证据表明 T3 是具有活性的甲状腺激素，而 T4 主要扮演了作为激素源的角色。

血清中的甲状腺激素绝大部分是结合型的。它们除了主要和球蛋白结合形成甲状腺激素-球蛋白（TBG）之外，还有少量结合形成甲状腺激素-前体清蛋白或者甲状腺激素-清蛋白。

机体内甲状腺激素的维持依靠甲状腺自身的负反馈调节和下丘脑-垂体-甲状腺轴的调节。下丘脑根据循环血液中游离 T3、T4 的浓度分泌出促甲状腺激素释放激素（thyrotropin-releasing hormone，TRH），TRH 作用于垂体并调节垂体合成和释放促甲状腺激素（thyroid - stimulating hormone，TSH）。TSH 作用于其在甲状腺上的受体，促进 T3、T4 的合成，并促进贮存在腺泡中的激素释放。随着循环血液中甲状腺激素浓度的增加，TSH 和 TRH 的分泌和释放将会减少。

【体内过程】 口服均易吸收，T3、T4 的生物利用度分别为 90%～95%和 50%～70%，在血中的浓度分别为 2×10^{-9} mol/L 和 10^{-7} mol/L，T4 的吸收率受肠内容物影响而不恒定。严重黏液性水肿时吸收不良，需肠外用药。二者主要与甲状腺结合球蛋白结合，结合率均在 99%以上，但 T3 与蛋白质的亲和力低于 T4，游离型 T3 占 0.2%～0.5%，T4 仅占 0.03%，相差近 10 倍。T3 作用快而强，维持时间短，$t_{1/2}$ 为 1～2 天，T4 作用弱而慢，$t_{1/2}$ 为 6～7 天。因二者的 $t_{1/2}$ 均在一天以上，故每天给药一次即可。主要在肝、肾线粒体脱碘、脱氢，与葡萄糖醛酸或硫酸结合而经肾排泄。T4 可在肝、肾、心、肌肉中转变为 T3。二者均可通过胎盘和进入乳汁，故妊娠期和哺乳期妇女慎用。

【药理作用】 甲状腺素有如下药理作用。

1. 促进代谢　大多是通过调节其他激素如胰岛素、胰高血糖素、糖皮质激素及儿茶酚胺等的作用来实现。T3、T4 均能促进单糖吸收，增加糖原分解和糖的氧化利用，使血糖不变或稍微增高。可加速脂肪分解，促进胆固醇氧化，使血清胆固醇下降。对蛋白质代谢，生理量使蛋白质合成增加，促进生长发育，大剂量使蛋白分解。二者亦与水、盐代谢有关。当甲状腺功能低下时，Na^+、Cl^- 潴留，细胞间叶增加，大量黏蛋白沉积于皮下组织，产生黏液性水肿。二者还可使铁代谢障碍，使促红细胞生成素减少，骨髓生成的红细胞减少，导致贫血。在能量代谢方面，耗氧及产热增加，基础代谢率上调。故甲亢时有畏热、多汗等症状。

2. 维持正常生长发育　T3、T4 均能直接，也可间接促进生长激素产生及增加其作用，促进骨骼、中枢神经系统的生长发育。在脑发育期间，各种原因如缺碘、母体先天性缺陷或应用抗甲状腺药导致甲状腺功能不足时，均可使神经髓鞘形成延缓，导致智力低下、身材矮小、肢端粗短的呆小病。

3. 提高机体交感-肾上腺系统的感受性　T3、T4 均能提高机体对儿茶酚胺的敏感性，产生类似肾上腺素的作用。因而甲亢病人出现心率加快、血压增加、心输出量及耗氧量增加、震颤等症状。这与肾上腺素 β 受体上调有关。

【作用机制】 性质上与糖皮质激素相同，有特异性的核内受体——甲状腺素介导而发挥作用。垂体、心、肝、肾、肺、骨骼肌、肠组织细胞均含有该受体，在胞膜、线粒体、核内都有分布。T3 与高亲和力的受体结合，再与特异性基因的启动/调节区内的特异性 DNA 序列结合，调节基因转录，并影响其蛋白质生成而发挥作用。T4 对受体的亲和力远不如 T3，主要起激素源的作用，其作用比 T3 弱。除了核受体介导的作用外，甲状腺激素还有几个“非基因的作用”，如与膜上的受体结合，可使葡萄糖和氨基酸进入膜内；与线粒体受体结合，影响能量代谢，间接影响蛋白质的生物合成。此外，T3 还可直接激活 Na^+-K^+-ATP 酶，增加 Na^+，K^+ 代谢及氧的利用。

【临床应用】 主要用于甲状腺功能低下的替代补充治疗。

1. 呆小病　尽早诊断，发育仍可恢复正常，否则即使躯体正常发育，智力仍然低下。治疗时应从小剂量开始，逐渐增加剂量，有效者应终身治疗，并注意调整剂量。

2. 黏液性水肿　剂量应根据病情和病程而定，从小剂量开始，逐渐增加至足量，基础代谢率恢复正常时减量维持。老年及心血管疾病患者增量要缓慢，以防过量诱发或加重心脏病变。黏液性水肿昏迷者必须立即注射大剂量 T3，待病人清醒后改为口服。

3. 单纯性甲状腺肿　尽可能明确原因，缺碘应补碘，无明确原因者可给予适量甲状腺片，以补充内源性 T3、T4 的不足，并可抑制 TSH 的过多分泌，缓解腺体组织的代偿性增生肥大。结节不能消失者，需手术治疗。

【不良反应】

过量可引起甲亢症状。老年及心脏病患者可发生心绞痛和心力衰竭。一旦发生应立即停药，停药至少一周后再从小剂量开始应用。

4.3.2　抗甲状腺药 Antithyroid drugs

本类药物是指能暂时或长期消除甲状腺功能亢进的药物。目前常用的抗甲状腺药（antithyroid drugs）有硫脲类、碘及碘化物、放射性碘及 β 受体阻断药等四类。

硫脲类　Thioureas

是最常用的抗甲状腺药。硫脲类（thioureas）可分为两类：1. 硫氧嘧啶类，包括甲硫氧嘧啶（methylthiouracil）、丙硫氧嘧啶（propylthiouracil）；2. 咪唑类，包括甲巯咪唑（thiamazole，他巴唑）、卡比马唑（carbimazole，甲亢平）。

【体内过程】 硫氧嘧啶类药物口服后吸收迅速，达峰时间为 2h，生物利用度约为 80%。血浆蛋白结合率约为 75%，在体内分布较广、易进入乳汁和通过胎盘。主要在肝内代谢，约 60%被破坏，部分与葡萄糖醛酸结合后排除，$t_{1/2}$ 为 2h。

甲巯咪唑的血浆 $t_{1/2}$ 为 6～15h，但在甲状腺组织中药物浓度可维持 16～24h，其疗效与甲状腺内药物浓度有关，而后者的高低又与每天给药量呈正相关。每天给药一次（30mg）与每天给药 3 次（每次 10mg）一样，都可发挥较好的疗效。卡比马唑为甲巯咪唑的衍化物，在体内转化成甲巯咪唑而发挥作用，起效过慢，不宜用于治疗甲亢危象。

【药理作用及作用机制】 基本作用是抑制甲状腺过氧化物酶所介导的酪氨酸碘化及耦联，而药物本身则作为过氧化物酶的底物而被碘化，使氧化碘不能结合到甲状腺球蛋白上，从而抑制甲状腺激素的生物合成，不影响释放。硫脲类药物对已合成的甲状腺激素无效，须待已合成的T3、T4被消耗后才能完全生效，故起效较慢。一般用药2～3周甲亢症状开始减轻，1～3个月基础代谢率才恢复正常。本类药物长期应用后，可使血清甲状腺激素水平显著下降，反馈性增加TSH分泌而引起腺体代偿性增生，腺体增大、充血，重者可产生压迫症状。

丙硫氧嘧啶还能抑制外周组织的T4转化为T3，能迅速控制血清中生物活性较强的T3水平，故在重症甲亢、甲状腺危象时为首选药。此外，硫脲类药物尚有免疫抑制作用，能轻度抑制免疫球蛋白的产生，使血循环中甲状腺刺激性免疫球蛋白（thyroid stimulating immunoglobulin，TSI）下降，因此对甲亢患者除能控制高代谢症状外，对病因也有一定的治疗作用，因认为甲亢的发病与自体免疫机制异常有关。

【临床应用】

主要用于甲状腺功能亢进。

1. 内科药物治疗　适用于轻症、不宜手术或^{131}I治疗者，如儿童、青少年及术后复发而不适于^{131}I治疗者。开始治疗给大剂量以对甲状腺激素合成产生最大抑制作用，1～3个月后症状明显减轻，当基础代谢率接近正常时，可递减至维持量，疗程1～2年。

2. 术前准备　用药目的在于减少甲状腺次全切除手术病人在麻醉和手术后的合并症，防止术后发生甲状腺危象。术前应先服用硫脲类药物，使甲状腺功能恢复或接近正常，然后于术前两周加用碘剂，以利手术进行及减少出血。

3. 甲状腺危象的治疗　在各种诱因，如外伤、手术、感染及情绪波动等可致大量甲状腺激素突然释放入血，使患者发生高热、虚脱、心力衰竭、肺水肿、电解质紊乱等，严重者可致死亡，称甲状腺危象。甲状腺危象的治疗除主要应用大剂量碘剂和采取其他综合措施外，大剂量硫脲类（常选用丙硫氧嘧啶）可作为辅助治疗，以阻止甲状腺激素的合成。

【不良反应】 发生率为3%～12%，丙硫氧嘧啶和甲巯咪唑相对较少。

1. 过敏反应　最常见，表现为瘙痒、药疹等，多数情况下不需停药也可消失。

2. 粒细胞缺乏症　发生率约0.3%～0.6%，但危害大。一般发生在治疗后的2～3个月内，故应定期检查血象，若用药后出现咽痛或发热，立即停药则可恢复。特别要注意与甲亢本身所引起的白细胞总数偏低相区别。

3. 消化道反应　有恶心、呕吐、腹痛、腹泻等，罕见黄疸性肝炎。

4. 甲状腺肿及甲状腺功能减退　过度拮抗甲状腺激素所致，及时发现并停药可治愈。

值得一提的是，本类药物易通过胎盘和进入乳汁，妊娠期妇女慎用或不用，哺乳期妇女禁用。结节性甲状腺肿合并甲亢或甲状腺癌者禁用。

【药物间相互作用】 可使口服抗凝血药作用增强。磺胺类、磺酰脲类、对氨苯甲酸、对氨水杨酸、保泰松、巴比妥类、酚妥拉明、妥拉唑林、维生素B_{12}等，均有不同程度的抑制甲状腺功能和引起甲状腺肿大的作用，故与本类药合用时要特别注意。碘剂可明显延缓硫脲类药物的起效时间，尽可能不同用。

碘及碘化物　Iodine and iodide

【药理作用及临床应用】 碘（iodine）和碘化物（iodide）是治疗甲状腺病最古老的药物，不同剂量的碘化物对甲状腺功能可产生不同的作用。小剂量的碘用于治疗单纯性甲状腺肿，在食盐中按$1/10^4$～$1/10^5$的比例加入碘化钾或碘化钠可有效地防止地甲病的发生。大剂量碘产生抗甲状腺作用，主要是抑制甲状腺素的释放，可能是抑制了蛋白水解酶，使 T3、T4 不能和甲状腺球蛋白解离所致。此外，大剂量碘还可抑制甲状腺激素的合成。大剂量碘的抗甲状腺作用快而强。用药 1～2 天起效，10～15 天达最大效应。此时若继续用药，反而使碘的摄取受抑制、胞内碘离子浓度下降，因此失去抑制激素合成的效应，甲亢的症状又可复发。这就是碘化物不能单独用于甲亢内科治疗的原因。

大剂量碘的应用仅限于以下情况：（1）甲状腺功能亢进的手术前准备，一般在术前两周给予复方碘溶液（卢戈液 Lugol's solution）以使甲状腺组织退化、血管减少，腺体缩小变韧、利于手术进行及减少出血；（2）甲状腺危象的治疗，可将碘化物加到 10％葡萄糖溶液中静脉滴注，也可服用复方碘溶液，并在两周内逐渐停服，需同时配合服用硫脲类药物。

【不良反应】

1. 急性反应　表现为过敏反应，可于用药后立即或几小时后发生，出现皮疹、皮炎、发热、也可出现血管神经性水肿，上呼吸道水肿及严重喉头水肿，严重者致窒息。停药常可消退，加服食盐、增加饮水量促进碘排泄，必要时按照过敏治疗。

2. 慢性碘中毒　表现为口腔及咽喉烧灼感、唾液分泌增多、呼吸道刺激、鼻窦炎、眼刺激症状等，停药后可消退。

3. 诱发甲状腺功能紊乱　长期服用碘化物可诱发甲亢。碘还可进入乳汁并通过胎盘引起新生儿甲状腺肿，故孕妇及乳母应慎用。

放射性碘　Radioiodine

临床应用的放射性碘是^{131}I，其 $t_{1/2}$ 为 8 天，用药后一个月放射能即可消除 90％以上，两个月几乎完全消除。

【药理作用】　甲状腺具有高度摄碘能力，^{131}I 可被甲状腺摄取，并可产生β射线（占 99％），在组织内的射程仅约 2mm，因此其辐射作用仅限于甲状腺内，而增生细胞对辐射的作用较周围组织敏感，使甲状腺实质破坏，而很少波及周围组织，起到类似手术切除部分甲状腺的作用，具有安全、简便、可靠等优点。^{131}I 还产生 γ 射线（占 1％），可在体外测得，故可用作甲状腺摄碘功能的测定。

【临床应用】

1. 甲状腺功能亢进的治疗 ^{131}I 适用于不宜手术或手术后复发及硫脲类无效或过敏者，^{131}I 能使腺泡上皮破坏，萎缩、减少分泌。同时可降低腺泡内淋巴细胞从而减少抗体产生。一般用药后一个月见效，3～4 个月后甲状腺功能恢复正常。

2. 甲状腺功能检查　小剂量的^{131}I 可用于检查甲状腺功能。甲状腺功能亢进时，摄碘率高，摄碘高峰时间前移。反之，摄碘率低，摄碘高峰时间后延。

【不良反应】　易致甲状腺功能减退，故应严格掌握剂量和密切观察有无不良反应，一旦发生甲状腺功能低下可补充甲状腺激素对抗。

β受体阻断药　β-receptor blocker

β受体阻断药不干扰硫脲类药物对甲状腺的作用，对甲亢所致的心率加快，心收缩力增强等交感神经活动增强的表现很有效，且作用迅速。但单应用时其控制症状的作用有限，与硫脲类药物合用则疗效迅速而显著。

普萘洛尔等是甲亢及甲状腺危象时常用的辅助治疗药，用于不宜用抗甲状腺药，不宜手术及^{131}I 治疗的甲亢患者。主要通过其阻断β受体的作用而改善甲亢的症状。此外还能抑制外周 T4 脱碘成为 T3，因 T3 是主要的外周激素，故这一作用有助于控制甲亢。

用药期间应注意防止β受体阻断药对心血管系统的不良反应。

制剂及用法

甲状腺（thyroid）片　家畜甲状腺的干燥微黄色粉末，不溶于水，含碘量为0.17％～0.23％，治疗黏液性水肿，开始不超过15～

30mg/d，渐增至 90～180mg/d，分三次服。基础代谢恢复到正常（成人在－5%左右，儿童应在＋5%左右）后，改用维持量（成人一般为 60～120mg/d）。单纯性甲状腺肿，开始每天 60mg，渐增至 120～180mg/d，疗程一般为 3～6 个月。心功能不全者慎用。

甲状腺素钠（sodium thyroxine） 本品 0.1mg 相当于甲状腺片 60mg，口服 0.1～0.2mg/d，静脉注射 0.3～0.5mg/d。

三碘甲腺原氨酸钠（sodium triiodothyronine，甲碘安） 成人开始 10～20μg/d，以后渐增至 80～100μg/d，2～3 次服。儿童体重在 7 公斤以下者开始 2.5μg/d，7 公斤以上者 5μg/d，以后每隔一周增加 5μg/d，维持量 15～20μg/d，分 2～3 次服。

丙硫氧嘧啶（propylthiouracil） 开始剂量 200～300mg/d，最大可增至 600mg/d，分 3～4 次；维持量 25～100mg/d，分 1～2 次服。

甲硫氧嘧啶（methylthiouracil） 剂量基本同丙硫氧嘧啶。

甲巯咪唑（thiamazole，他巴唑，tapazole） 开始剂量 20～60mg/d，分 3 次服，维持量 5～10mg/d，服药最短不能少于 1 年。

卡比马唑（carbimazole）15～30mg/d，分 3 次服。服用 4～6 周后如症状改善，改用维持量，2.5～5mg/d，分次服。

碘化钾（potassium iodide） 治疗单纯性甲状腺肿开始剂量宜小，10mg/d，20 天为一疗程，连用 2 疗程，疗程间隔 30～40 日，1～2 个月后，剂量可渐增大至 20～25mg/d，总疗程 3～6 个月。

复方碘溶液（卢戈液，Lugol’s solution） 每 1000ml 含碘 50g、碘化钾 100g，治疗单纯性甲状腺肿：0.1～0.5 毫升/次，1 次/天，2 周为一疗程，疗程间隔 30～40 日。用于甲亢术前准备：3～10 滴/次，3 次/天，用水稀释后服用，约服 2 周。用于甲状腺危象：首次服 2～4ml，以后每 4h 1～2ml。

参考文献

1. Erbil Y，Giris M，Salmasloglu A，et al . The effect of anti－thyroid drug treatment duration on thyroid gland microvessel density and intraoperative blood loss in patients with Graves’disease. Surgery，2008，143（2）：216-225
2. Franklyn J A. Thyroid hormones and antithyroid drugs. Side Effects of Drugs Annual，2007，29：520-522
3. Vardanyan R S，Hruby V J . Thyroid Hormone and Antithyroid Drugs. Synthesis of Essential Drugs，2006，337-342

（龚其海 石京山）

4.4 性激素类药和避孕药

Gonadal hormones and antagonists related drugs

性激素（sex hormones）是由性腺分泌的一类甾体激素，包括雄激素、雌激素和孕激素。临床所用的性激素类药大多是性激素的合成品或其结构改造物。目前普遍使用的避孕药常为雌激素和孕激素的复方制剂。

4.4.1 性激素类药

Gonadal hormones

【性激素的分泌调节】 性激素的分泌受下丘脑-垂体前叶-性腺轴的调节。下丘脑分泌的促性腺激素释放激素（gonadotropin－releasing hormone，GnRH）促进垂体前叶释放促卵泡激素（follicle stimulating hormone，FSH）和黄体生成素（luteinizing hormone，LH）。FSH刺激卵泡发育与成熟，并使其分泌雌激素。对男性而言，FSH则刺激睾丸产生精子，也可促进睾丸间质细胞分泌雄激素，故又称间质细胞刺激素。LH促进卵巢黄体生成，并使其分泌孕激素。对男性则可促进睾丸间质细胞分泌雄激素。

性激素对垂体前叶和下丘脑都有负反馈调节作用。女性避孕药就主要通过这种负反馈机制实现。下丘脑GnRH神经元释放的GnRH促进腺垂体LH的合成和释放，进而使卵巢雌激素水平升高，促进卵泡发育；雌激素与抑制素对下丘脑和腺垂体进行负反馈调节，抑制FSH的释放。这时虽然FSH浓度暂时处于低水平，但因血中雌激素促进内膜细胞分化和生长、LH受体数目增加，产生较多的雌烯二酮，后者扩散至卵巢颗粒细胞，增强芳香化酶作用，使雄激素向雌激素转化的速率加快，形成月经周期中的第一个雌激素高峰。然后，雌激素高峰对下丘脑GnRH神经元起正反馈作用，导致LH峰的出现，并引起排卵。排卵后，黄体在LH作用下分泌雌激素和孕激素，形成第二个雌激素高峰及孕激素的分泌高峰，使子宫内膜增生。雌激素、孕激素又对下丘脑和腺垂体发挥负反馈作用，使FSH、LH及雌激素、孕激素水平下降，进入月经期，进入下一周期。

雌激素类药 Estrogens

【来源】 天然的雌激素（estrogens）主要是雌二醇（estradiol）、雌酮（estrone）和雌三醇（estriol），其生理活性比为100∶10∶3。雌二醇由卵巢分泌，雌酮和雌三醇为雌二醇的代谢物，常从孕妇尿中提取。雌二醇是传统的雌激素类药物，但口服效价低，常需注射给药。临床常用品以雌二醇为母体，人工合成许多高效的衍生物，如炔雌醇（ethinyl estradiol）、炔雌醚（quinestrol）及戊酸雌二醇（estradiol valerate）等。此外，也曾合成一些结构较简单的具有雌激素样作用的制剂，如己烯雌酚（diethylstilbestrol；乙底酚，stilbestrol），它虽非甾体，但据其立体结构也可将它看作为断裂的甾体结构。

【体内过程】 天然雌激素如雌二醇可经消化道吸收，但易在肝破坏，故口服效果远较注射差，常注射给药。在血液中大部分与性激素结合球蛋白结合，也可与白蛋白非特异性地结合。部分以葡萄糖醛酸及硫酸结合的形式从肾脏排出，也有部分从胆道排泄并形成肝肠循环。人工合成的炔雌醇、炔雌醚或己烯雌酚等在肝内破坏较慢，口服效果好，作用较持久。油溶液制剂或与脂肪酸化合成酯，作肌内注射，可以延缓吸收，延长其作用时间。炔雌醚在体内可贮存于脂肪组织中，口服一剂作用可维持7～10天。此外，大多数雌激素类药易从皮肤和黏膜吸收，故可制成贴片经皮给药。还可制成栓剂或霜剂经阴道给药发挥局部作用。

【作用】

1. 对成年妇女，除保持女性性征外，并参与形成月经周期。它使子宫内膜增殖变厚（增殖期变化），并在黄体酮的协同作用下，使子宫内膜进而转变为分泌期状态，提高子宫平滑肌对缩宫素的敏感性。同时使阴道上皮增生，浅表层细胞发生角化。

2. 对未成年女性，雌激素能促使女性第二性征和性器官发育成熟。如子宫发育、乳腺管增生及脂肪分布变化等。

3. 较大剂量的雌激素可作用于下丘脑-垂体系统，抑制GnRH的分泌，发挥抗排卵作用，在乳腺水平干扰催乳素的作用，可抑制乳汁分泌。此外还有对抗雄激素的作用。

4. 在代谢方面，有轻度水、钠潴留作用。能增加骨骼钙盐沉积，加速骨骺闭合。大剂量可使甘油三酯和磷脂升高而胆固醇降低，也可使糖耐量降低。促进凝血作用，增强Ⅱ、Ⅶ、Ⅸ、Ⅹ凝血因子活性。

总体上讲，雌激素的作用机制为与靶细胞的胞内雌激素受体特异性结合，形成复合物，再与核内靶基因中雌激素反应元件相互作用，产生基因组效应：特定基因转录或抑制特定基因转录。

【临床应用】

1. 绝经期综合征　绝经期综合征又称更年期综合征，是更年期妇女因雌激素分泌减少，而垂体促性腺激素分泌增多，造成内分泌平衡失调，产生恶心、失眠、情绪不安、面颈部红热等一系列症状。雌激素可抑制垂体促性腺激素的分泌从而减轻各种症状。绝经期和老年性骨质疏松症可用雌激素与雄激素合并治疗。除绝经期综合征外，因雌激素缺乏引起的老年性阴道炎及女阴干枯症等，局部用药有效。

2. 卵巢功能不全和闭经　原发性或继发性卵巢功能低下者用雌激素替代治疗，可促进外生殖器、子宫及第二性征的发育。与孕激素合用，可产生人工月经周期。

3. 功能性子宫出血　可用雌激素促进子宫内膜增生，修复出血创面，也可适当配伍孕激素，以调整月经周期。

4. 乳房胀痛及退乳　部分妇女停止授乳后出现的乳房胀痛，可用大剂量雌激素抑制乳汁分泌，消除胀痛，俗称回奶。由于此时垂体分泌的催乳素并不减少，大剂量雌激素抑制泌乳主要是在乳腺干扰催乳素的作用。

5. 晚期乳腺癌　绝经五年以上的乳腺癌患者可用雌激素制剂治疗，缓解率可达 40% 左右。但绝经期以前的患者禁用，因这时反而可能促进肿瘤的生长。

6. 前列腺癌　大剂量雌激素可改善前列腺癌的症状，使病灶退化。这与抑制垂体促性腺激素分泌，使睾丸萎缩而抑制雄激素的产生有关，也有抗雄激素作用的参与。但此用途现已被 GnRH 取代，不良反应较少。

7. 痤疮　青春期痤疮是由于雄激素分泌过多所致，故可用雌激素治疗。

8. 避孕　与孕激素合用可避孕（见本章第二节）。

9. 其他　绝经期后应用雌激素可减少心血管疾病的发生率约 35%～40%；雌激素对早、中期的阿尔茨海默病具有延缓作用；雌激素尚有升高白细胞的作用，可用于治疗放射线所致的白细胞降低症。

【不良反应及防治】

1. 常见恶心、呕吐、食欲不振及头昏等，早晨较多见。如从小剂量开始，逐渐增加剂量可减轻反应；反应发生后减少剂量也可减轻反应；注射给药此种反应较轻。

2. 长期大量应用可引起子宫内膜过度增生及子宫出血，故有子宫出血倾向者及子宫内膜炎患者慎用。

3. 肿瘤患者（前列腺癌和绝经期后乳腺癌除外）不用。本药在肝灭活，并可能引起胆汁郁积性黄疸，故肝功能不良者慎用。

4. 长期大量使用可致水钠潴留，引起高血压、水肿及加重心力衰竭。

抗雌激素类药　Antiestrogen drugs

氯米芬（clomiphene，氯芪酚胺，克罗米酚）

为三苯乙烯衍生物，与己烯雌酚的化学结构相似。本品有较弱的雌激素样活性，能与雌激素受体结合，与发挥竞争性拮抗雌激素的作用。氯米芬能促进人的垂体前叶分泌促性腺激素，从而诱使排卵，这可能是因其阻断下丘脑的雌激素受体，从而消除雌二醇的负反馈性抑制所致。临床用于不孕症和闭经，乳房纤维囊性疾病和晚期乳腺癌等。连续大剂量服用可引起卵巢肥大，故卵巢囊肿患者禁用。

雷洛昔芬（raloxifene）

为选择性雌激素受体调节剂，美国 FDA 批准用于预防绝经后妇女的骨质疏松症。有增加静脉血栓的病例报道。

他莫昔芬（tamoxifen，三苯氧胺）

结构与雌激素相似，能进入细胞内与雌激

素竞争受体结合，从而抑制肿瘤生长。临床用于乳腺癌的治疗，特别对雌激素受体阳性者效果更好。偶见胃肠道反应，暂时性白细胞和血小板减少等不良反应。

孕激素类药 Progestogens

【来源】 孕激素（progestogen）主要由卵巢黄体分泌，妊娠3～4个月后，黄体逐渐萎缩而由胎盘分泌代之，直至分娩。在近排卵期的卵巢及肾上腺皮质中也有一定量的孕激素产生。自黄体分离出的天然孕激素为黄体酮（progesterone，孕酮）含量很低，且口服无效。临床常用品为人工合成品及其衍生物。

【分类】 按化学结构可分为两大类：

1. 17α-羟孕酮类　从黄体酮衍生而来。如醋酸甲羟孕酮（medroxyprogesterone acetate，醋酸甲孕酮，安宫黄体酮）、甲地孕酮（megestrol）、氯地孕酮（chlormadinone）等。在这类孕激素的17位加上一较长的酯链作用延长，如羟孕酮己酸酯（17α-hydroxyprogesterone caproate）。

2. 19-去甲睾丸酮类　从妊娠素衍生而得。如炔诺酮（norethisterone，norethindrone，norlutin）、双醋炔诺醇（etynodiol diacetate）、炔诺孕酮（18-甲基炔诺酮，甲基炔诺酮，norgestrel）等。

【体内过程】 黄体酮口服后在胃肠及肝迅速破坏，需注射给药。在血浆中的大部分与蛋白结合，游离型仅占3%。其代谢产物主要与葡萄糖醛酸结合，经肾排出。人工合成的炔诺酮、甲地孕酮等作用较强，在肝破坏较慢，可口服，是避孕药的主要成分。油溶液肌内注射效长。

【药理作用】

1. 生殖系统

（1）当月经后期，在雌激素作用的基础上，使子宫内膜继续增厚、充血、腺体增生并分支，由增殖期转为分泌期，有利于孕卵着床和胚胎发育。

（2）抑制子宫的收缩，并降低子宫对缩宫素的敏感性。这与竞争缩宫素受体有关。

（3）抑制垂体前叶LH的分泌，从而抑制卵巢的排卵过程。

（4）与雌激素一起促使乳腺的腺泡发育，为哺乳作准备。

2. 代谢　竞争性对抗醛固酮，从而促进Na^+和Cl^-的排泄，具有轻微利尿作用；诱导肝药酶，促进药物代谢；促进蛋白分解，加速尿素氮排泄。

3. 升温作用　有轻度升高体温作用，使月经周期的黄体相基础体温较高。

4. 呼吸　可增加每分通气量，降低CO_2分压。

【临床应用】

1. 避孕　单独或与雌激素合用于女性避孕。

2. 功能性子宫出血　治疗因黄体功能不足，孕激素缺乏所致子宫内膜不规则的成熟与脱落而引起子宫出血，孕激素可使子宫内膜协调一致地转为分泌期，维持正常的月经。

3. 痛经和子宫内膜异位症　可抑制排卵并减轻子宫痉挛性收缩从而止痛，也可使异位的子宫内膜退化。与雌激素合用，疗效更好。

4. 先兆流产与习惯性流产　因黄体功能不足所致的先兆流产与习惯性流产，孕激素有时可以安胎，但对习惯性流产，疗效不确实。19-去甲睾酮类具雄激素作用，可使女性胎儿男性化，故不能采用，黄体酮有时也可能引起生殖性畸形，须注意。

5. 良性前列腺肥大或前列腺癌、子宫内膜腺癌、乳腺癌等　孕激素反馈性抑制垂体前叶分泌促性腺激素，减少睾丸素的分泌，治疗良性前列腺肥大或前列腺癌；控制转移性子宫内膜腺癌症状；醋酸甲地孕酮可用作乳腺癌的二线治疗药。

【不良反应】

较少，偶见头晕、恶心及乳房胀痛等。长期应用可引起子宫内膜萎缩，月经量减少，并易发阴道真菌感染。19-去甲睾酮类大剂量使用时可致肝功能障碍。

雄激素类药和同化激素类药 Testicoids and anabolic agents

雄激素类药

【来源】 天然雄激素（androgens）主要是睾丸间质细胞分泌的睾酮（testosterone，睾丸素），卵巢、肾上腺皮质及胎盘也可少量分泌。临床用品为人工合成的睾酮及其衍生物如甲睾酮（android；甲基睾丸素，methyltestosterone）、丙酸睾酮（andronate；丙酸睾丸素，testosterone propionate）和苯乙酸睾酮（苯乙酸睾丸素，testosterone phenylacetate）等。

【体内过程】 睾酮口服易吸收，但在肝脏迅速被破坏，故口服无效。大部分与蛋白结合。代谢物与葡萄糖醛酸或硫酸结合失去活性，经肾排泄。也可作成片剂植于皮下，吸收缓慢，作用可长达6周。睾酮的酯类化合物极性较低，溶于油液中肌内注射后，吸收缓慢，作用时间较长，如丙酸睾酮、庚酸睾酮、环戊酸睾酮、苯乙酸睾酮、去氢甲睾酮等。甲睾酮不易被肝脏破坏，口服有效。也可舌下给药。

【药理作用】

1. 生殖系统 促进男性性征和生殖器官发育，并保持其成熟状态，促进精子生成，提高性欲。睾酮还可抑制垂体前叶分泌促性腺激素（负反馈），对女性可减少雌激素分泌。

2. 同化作用 雄激素能明显地促进蛋白质合成，减少氨基酸分解，使肌肉增长，体重增加，降低氮质血症，同时出现水、钠、钙、磷潴留现象。

3. 刺激骨髓造血功能 在骨髓功能低下时，大剂量雄激素可促进细胞生长。主要是促进肾脏分泌促红细胞生成素，也可能是直接刺激骨髓造血功能。

4. 促进免疫球蛋白合成，增强机体免疫功能。此外还有糖皮质激素样抗炎作用。

【临床应用】

1. 睾丸功能不全 无睾症或类无睾症（睾丸功能不全）时，作为替代疗法。

2. 功能性子宫出血 利用其抗雌激素作用使子宫平滑肌及其血管收缩，子宫内膜萎缩而止血。对严重出血者，可三种（己烯雌酚、黄体酮、丙酸睾酮）混合注射，以达止血之效，更年期尤为适用。停药后可出现撤退性出血。

3. 晚期乳腺癌 对晚期乳腺癌或乳腺癌转移者，采用雄激素治疗可使部分病例的病情缓解。这可能与其抗雌激素作用有关，也可能通过抑制垂体促性腺激素的分泌，减少卵巢分泌雌激素。此外，雄激素尚有抗催乳素刺激乳腺癌的作用。治疗效果与癌细胞中雌激素受体含量有关，受体浓度高者，疗效较好。

4. 再生障碍性贫血及其他贫血 用丙酸睾酮或甲睾酮可使骨髓机能改善。

5. 绝经期综合征及子宫肌瘤 利用其抗雌激素作用。

【不良反应】

1. 女性病人长期应用可能引发痤疮、多毛、声音变粗、闭经、乳腺退化、性欲改变等男性化现象。发现此现象应立即停药。

2. 男性性欲亢进，久用致睾丸萎缩，抑制精子生成。

3. 多数雄激素均能干扰肝内毛细胆管的排泄功能，引起胆汁郁积性黄疸。应用时若发现黄疸或肝功能障碍，应停药。

4. 肾炎、肾病综合征、肝功能不良、高血压及心力衰竭患者慎用。因其有水、钠潴留作用。

【禁忌证】 孕妇及前列腺癌病人禁用。

同化激素类药

临床应用的雄激素制剂虽有较强的同化作用，但对女性或非性腺功能不全的男性常可出现雄激素作用，从而限制了其临床应用。因此，合成了同化作用较好，而雄激素样作用相对较弱的睾酮衍生物，即同化激素（anabolic steroids）类药，如南诺龙（nandrolone，phenylpropionate，苯丙酸诺龙）、司坦唑醇（stanozolol，康力龙）及美雄酮（methandienone，去氢甲基睾丸素）等。

同化激素类药主要用于蛋白质同化或吸收不足，以及蛋白质分解亢进或损失过多等情况，如严重烧伤、手术后慢性消耗性疾病、老年骨质疏松和肿瘤恶液质等病人。服用时应同时增加食物中的蛋白质成分。

长期应用可引起水钠潴留及女性轻微男性化现象。有时引起肝内毛细胆管胆汁郁积而发生黄疸。肾炎、心力衰竭和肝功能不良者慎用，孕妇及前列腺癌病人禁用。此类药物是体育竞赛的一类违禁药。

4.4.2 避孕药 Contraceptive drugs

计划生育是我国的基本国策，药物避孕是一项重要措施。避孕药（contraceptive drugs）一般指口服避孕药，有女性口服避孕药和男性口服避孕药。实际生活中，以女性采用口服避孕药的方法进行避孕的情况比较多。自 1960 年开始使用，目前世界上采用避孕药进行避孕的妇女约有 7500 万。尽管目前应用的避孕药虽尚未能达到 100%的疗效，但总体上其效果还算满意。

生殖是一个复杂的生理过程，包括精子和卵子的形成与成熟、排卵、受精、着床以及胚胎发育等多个环节，阻断其中任何一个环节都可以达到避孕和终止妊娠。鉴于这些环节多发生在女性体内，这使女性避孕药较男性避孕药发展为快。

抑制排卵的避孕药

现应用的女性避孕药以此类为主。由不同类型的雌激素和孕激素类组成。

【药理作用】 主要避孕作用是抑制排卵。一般认为雌激素通过负反馈机制抑制下丘脑 GnRH 的释放，从而减少 FSH 分泌，使卵泡的生长成熟过程受到抑制，同时孕激素又抑制 LH 释放，两者协同作用而抑制排卵。如按规定用药，用药期间避孕效果可达 99%以上。停药后，垂体前叶产生和释放 FSH 和 LH 以及卵巢排卵功能都可以很快恢复。

此类药物还可干扰生殖过程的其他环节，可使子宫内膜的正常增殖受到抑制，腺体少而内膜萎缩，因此不适宜受精卵的着床；还可影响子宫和输卵管的正常活动，改变受精卵在输卵管的运行速度，以致受精卵不能适时地到达子宫。此外，宫颈黏液变得更黏稠，使精子不易进入子宫腔等。

【分类及用途】

1. 短效口服避孕药　如复方炔诺酮片、复方甲地孕酮片及复方炔诺孕酮片等（其成分见表 4-3）。具体用法是：从月经周期第 5 天开始，每晚服药 1 片，连服 22 天，期间不能间断。一般于停药后 2～4 天就可以发生撤退性出血，形成人工月经周期。下次服药仍从月经来潮第 5 天开始。如停药 7 天仍未来月经，则应立即开始服下一周期的药物。偶尔漏服时，应于 24h 内补服一片。

2. 长效口服避孕药　是以长效雌激素类药物炔雌醚与不同孕激素类药物如炔诺孕酮或氯地孕酮等配伍而成的复方片剂。每月服一次则可，成功率为 98.3%。具体用法是：从月经来潮当天算起，第 5 天服一片，最初两次间隔 20 天，以后每月服一次，每次一片。

3. 长效注射避孕药　如复方己酸孕酮注射液，即避孕针 1 号。具体用法是：第一次于月经周期的第 5 天深部肌内注射 2 支，以后每隔 28 天或于每次月经周期的第 11～12 天注射一次，每次 1 支。注射后一般于 14 天左右月经来潮。如发生闭经，仍应按期给药，不能间断。

4. 埋植剂　以已内酮小管（约 φ2mm×30mm）装入炔诺孕酮 70mg，形成棒状物，植入臂内侧或左肩胛部皮下。

5. 多相片剂 为了使服用者的激素水平近似月经周期水平并减少月经期间出血的发生率，可将避孕药制成多相片剂，如炔诺酮双相片、三相片和炔诺孕酮三相片。双相片是开始10天每天服一片含炔诺酮0.5mg和炔雌醇0.035mg的片剂，后11天每天服一片含炔诺酮1mg和炔雌醇0.035mg的片剂，这种服用法的优点是不易发生突破性出血。三相片则分为开始7天每天服一片含炔诺酮0.5mg和炔雌醇0.035mg的片剂，中期7天，每天服用一片含炔诺酮0.75mg和炔雌醇0.035mg的片剂，最后7天每天服用一片含炔诺酮1mg和炔雌醇0.035mg的片剂，其效果较双相片更佳。炔诺孕酮三相片则为开始6天每天服用一片含炔诺孕酮0.05mg和炔雌醇0.03mg的片剂，中期5天每天服用一片含炔诺孕酮0.075mg和炔雌醇0.04mg的片剂，后10天每天服用一片含炔诺孕酮0.125mg和炔雌醇0.03mg的片剂，这种服法更符合人体内源性激素的变化规律，临床效果更好。

表4-3 几种甾体避孕制剂的成分

制剂名称	孕激素（mg）	雌激素（mg）
短效口服避孕药		
复方炔诺酮片（口服避孕药片Ⅰ号）	炔诺酮0.6	炔雌醇0.035
复方甲地孕酮片（口服避孕药片Ⅱ号）	甲地孕酮1.0	炔雌醇0.035
复方炔诺孕酮甲片	炔诺孕酮0.3	炔雌醇0.03
长效口服避孕药		
复方炔诺孕酮乙片（长效避孕片）	炔诺孕酮12.0	炔雌醚3.0
复方氯地孕酮片	氯地孕酮12.0	炔雌醚3.0
复方次甲氯地孕酮片	16-次甲氯地孕酮12.0	炔雌醚3.0
长效注射避孕药		
复方己酸孕酮注射液（避孕针1号）	己酸孕酮250.0	戊酸雌二醇5.0
复方甲地孕酮注射液	甲地孕酮25.0	雌二醇3.5
探亲避孕药		
甲地孕酮片（探亲避孕1号片）	甲地孕酮2.0	
炔诺酮片（探亲避孕片）	炔诺酮5.0	
双炔失碳酯片（53号避孕片）	双炔失碳酯7.5	

【不良反应】

1. 类早孕反应 在用药初期少数妇女可出现轻微的类早孕反应，如恶心、呕吐、偏食等。一般坚持用药2～3个月后可逐渐减轻或消失。

2. 子宫不规则出血 用药后最初几个周期中较常见，如出现不规则出血，可加服炔雌醇。

3. 闭经 约有1%～2%服药妇女发生闭经，特别是有不正常月经史者较易发生。如连续两个月闭经，应予停药。

4. 乳汁减少 少数哺乳妇女乳汁减少。长效口服避孕药可通过乳汁影响乳儿，使其乳房肿大。

5. 凝血功能亢进　国外报道本类药物可诱发血栓性静脉炎、肺栓塞或脑血管栓塞等。国内虽未见报道，但仍应注意。

6. 其他　可能出现痤疮、皮肤色素沉着、轻微肝功能受损等，个别人可能血压升高。

【禁忌证及应用注意】充血性心力衰竭或有其他水肿倾向者慎用。急慢性肝病及糖尿病需用胰岛素治疗者不宜用。对长期用药是否会增加肿瘤发病率的问题，各家报道不一，但仍应注意，如长时用药过程中出现乳房肿块，应立即停药。宫颈癌患者禁用。

【药物间相互作用】肝药酶诱导剂苯巴比妥、苯妥英钠、利福平等可加速甾体避孕药代谢，长期口服广谱抗菌药可因肠道菌群减少而抑制肠道中雌激素结合物水解，雌激素在肠道重吸收和肠肝循环受阻，血药浓度降低。这均可能影响避孕效果，甚至发生突破性出血。雌激素降低双香豆素的抗凝作用。

抗着床避孕药　Antiimplantation drugs

此类药物也称探亲避孕药，主要使子宫内膜发生各种功能和形态变化，使之不利于孕卵着床。我国多用大剂量炔诺酮（5毫克/次）或甲地孕酮（2毫克/片）或双炔失碳酯（anorethidrane dipropionate，53抗孕片）。本类药物主要优点是应用不受月经周期的限制，无论在排卵前、排卵期或排卵后服用，都可影响孕卵着床。一般于同居当晚或事后服用。同居14天以内必须连服14片，如超过14天，应接服Ⅰ号或Ⅱ号口服避孕药。

外用避孕药　External contraceptive drugs

目前较常用的外用避孕药大多是对精子具有较强杀伤作用的药物，如烷苯醇醚（alfenoxynol）和孟苯醇醚（menfegol）。前者可损害精子顶部，破坏精子膜结构，使其失去穿透卵子的能力；后者0.2%溶液即可迅速杀死精子，本药药膜在阴道深部能快速溶解并发挥杀精作用，同时可形成黏液，阻碍精子运动。外用避孕药使用简便，不影响内分泌功能，但避孕失败率较高。

男性避孕药-棉酚　Gossypol

是棉花根、茎和种子中所含的一种黄色酚类物质。

棉酚的作用部位在睾丸细精管的生精上皮，可使精子数量减少，直至无精子。停药后可逐渐恢复。经健康男子试用，每天20mg，连服两个月即可达节育标准，有效率达90%以上。

不良反应有乏力、食欲减退、恶心、呕吐、心悸及肝功能改变等。服药者如发生低血钾肌无力症状，应加处理。

鉴于棉酚可引起不可逆性精子产生障碍，限制其作为常规避孕药应用。

制剂及用法

苯甲酸雌二醇（estradiol benzoate）肌内注射，每次1～2mg，2～3次/周。

己烯雌酚（diethylstilbestrol）　用于卵巢功能不全、垂体功能异常的闭经或绝经期综合征，一日量不超过0.25mg；用于人工周期，口服0.25mg/d，连服20日，待月经后再服，用法同前，共3周；或先用己烯雌酚1mg/次，每晚1次，连用22天，于服药后第16日开始肌内注射黄体酮10mg，共5日。阴道栓剂：0.1～0.5毫克/粒。

炔雌醇（乙炔雌二醇，ethinylestradiol）作用比己烯雌酚强，用量为后者的1/20。

黄体酮（progesterone）　肌内注射。先兆流产或习惯性流产：10～20mg/d。检查闭经的原因：10mg/d，共3～5d，停药后2～3天若见子宫出血，说明闭经并非由于妊娠。

醋酸甲羟孕酮（medroxyprogesterone acetate）口服，2～10mg/d。

枸橼酸氯米芬（clomifene citrate）　促排卵，口服，每次50mg，1次/日，连服5日。

甲地孕酮醋酸酯（megestrol acetate）　口

服，2～4mg，1次/日。

炔诺酮（norethisterone） 口服，每次1.25～5mg，1次/日。

丙酸睾酮（testosterone propionate） 肌内注射，10～50mg/d，1～3次/周。

甲睾酮（methyltestosterone） 舌下给药或口服，每次5～10mg，1～2次/天。

苯乙酸睾酮（testosterone phenylacetate） 肌内注射。效力较丙酸睾酮强而持久，故称长效睾酮。每次10～25mg，2～3次/周。

睾酮小片每片75mg，每6周植入皮下1片。用于无睾症等作补充（代替）疗法。

南诺龙（nandrolone，phenylpropionate） 肌内注射，每次25mg，1～2次/周。

美雄酮（methandienone）口服，每次5～10mg，2～3次/天。

司坦唑（stanozolol） 口服，每次2mg，2～3次/天。

参考文献

1. Bokemeyer C，Belder B，Hecker H，et al. The role of serum estrogene levels for patients with testicular cancer. Euro. Jou. of Cancer，1995，31（Suppl. 6）：S191
2. Sabers A . Pharmacokinetic interactions between contraceptives and antiepileptic drugs. Seizure，2008，17（2）：141-144
3. CHEN H L，CHEN J X. Research on the New One Rod Contraceptive Implant Containing Gestodene. Jour. of Repro. and Contrac.，2007，18（2）：86-88

（龚其海 石京山）

4.5 甲状旁腺素、降钙素及其相关药物

Parathyroid hormone，calcitonin and related drugs

正常成人体内钙约占1000～2000g，其中约99%与Na^{+}、K^{+}、Mg^{2+}、F^{-}一起以羟磷灰石晶体形式存在于骨中。细胞外液中可交换钙仅占0.5%～1%，包括蛋白结合钙和离子钙两种形式，但只有离子钙才具有生物活性。血液中钙离子的浓度为2.1～2.6 mmol/L。细胞内液中钙离子浓度很低，仅为10^{-3} mmol/L，极少量的钙存在于软骨组织中。钙离子与钙调蛋白结合产生一系列生物效应。磷约占600g，80%存在于骨中，15%存在于软组织中，另外它也是细胞膜磷脂的成分。磷在细胞外液以无机盐的形式存在，磷在能量代谢中充当重要角色。它调控组织中的Ca^{2+}浓度，对肾脏H^{+}的排泄起重要作用。骨骼既是人体的支架，又是造血的场所。一旦矿物质平衡异常，就可导致各种细胞功能的衰竭，如手足搐搦、昏迷、肌无力；机体支架失调，如骨质疏松；还可导致造血功能大量丧失等。骨重建（bone remodeling）是一个连续的骨破坏与新骨形成的周期性过程，先有多核破骨细胞挖孔并分泌细胞因子，然后吸引成骨细胞参与填补缺口并分泌胶原和基质，骨破坏多于新建，形成骨量负平衡，即可导致骨质疏松；反之则可修复骨的破坏和吸收。根据骨质疏松症的发病机制，防治骨质疏松的药物可分为抑制骨吸收和刺激骨形成两类。前者包括雌激素、降钙素、二膦酸盐、依普黄酮；后者包括有氟制剂、同化类固醇、甲状旁腺素和生长激素等。钙剂、维生素D及其活性代谢物可促进骨的矿化，对抑制骨的吸收、促进骨的形成也起作用。

4.5.1 钙剂

【钙的代谢】 我国成人每天从食物中摄取的钙约300～400mg；钙每天约80%经肠道排出，20%经肾排出。

1. 钙的吸收 食物中的钙多为不溶性盐，

钙的吸收主要在十二指肠上段和空肠。影响钙吸收的主要因素有：

(1) 活性维生素 D　可加强小肠对钙的吸收。幼儿缺乏维生素 D（VD）时，肠道吸收钙的能力只有正常时的 25%，补充 VD 后其吸收能力明显增加。

(2) 饮食　肠道的酸性环境有利于钙的吸收。食物中的氨基酸、乳酸（如酸奶）可促进钙吸收；草酸、植酸（phytic acid）可与钙结合成不溶性的钙盐，阻碍钙的吸收。

(3) 年龄　钙的吸收率与年龄成反比。婴儿可吸收食物中钙的一半以上；儿童为 40%；成人为 20%左右；40 岁以后，无论其营养状况如何，钙的吸收都将明显下降。这是老年人容易缺钙而致骨质疏松的原因。

(4) 其他　肠蠕动情况影响钙的吸收，如腹泻时肠蠕动加快，食物在肠道中停留时间短，钙的吸收少；某些药物如糖皮质激素、苯妥英钠也可降低肠道钙的吸收。

2. 钙的排泄　正常成人肾小球每天滤出的钙约 9g，约 98%经肾小管重吸收。肠道疾病可增加钙自肠道的排泄，如脂肪痢、腹泻、慢性肠吸收障碍。血钙浓度决定了钙的重吸收量。当血钙浓度低于正常时，原尿中的钙几乎全部被重吸收；反之，则重吸收减少。肾小管对钙的重吸收还受其他因素的影响：VD 和 PTH 的调控；肾小管腔中 Na^+ 及其他不能重吸收的离子影响；袢利尿药呋塞米可促进尿钙的排出，噻嗪类利尿药则减少尿钙的排出；高盐饮食、高蛋白饮食、饮用咖啡和茶、长期酗酒、抽烟过多、过量饮用碳酸饮料等均可增加尿钙的排出。

人体内每日的钙需要量最好由食物提供。牛奶及乳制品含有丰富的钙；绿叶蔬菜、豆类及豆制品、芝麻、芝麻酱也含有较多的钙，其中豆腐含脂量低、无胆固醇，更适合老年人选用。小鱼干、虾米、条仔鱼、海藻、紫菜等含钙量也高。动物或鱼骨头含钙量高，但在烧煮时应添加少量米醋，有利于骨中钙的释出。水果、肉类含钙量很低。人类缺钙的原因可有以下几方面：(1) 膳食含钙量不足；(2) 钙与磷的比例（正常为 2∶1）不当而致钙的吸收与利用减少；(3) 补充的钙剂含钙量太低；(4) 中老年生理性钙丢失；(5) 长期服用糖皮质激素增加钙的排出；(6) 长期服用抗酸药，减少钙的吸收；(7) 某些疾病使患者活动量减少而减少其钙吸收；(8) 蔬菜中草酸盐过多或食糖过多而减少钙吸收。若饮食钙摄入量太低或因生理、疾病等原因导致钙平衡失调，造成钙代谢紊乱，应服用钙剂治疗并辅以相应的钙调节剂。口服钙剂方便而安全。钙剂有百余种，可分为两类，即合成钙和天然钙。合成钙有碳酸钙、乳酸钙、磷酸钙、葡萄糖酸钙等；天然钙由各种动物的骨粉或从动物贝（如牡蛎壳、鸡蛋壳、蚌壳等）提炼煅烧而成。有关每日钙摄入量见表 4-4。

表 4-4　每天钙摄入量及推荐钙摄入量与国际营养学会推荐钙摄入量比较

年龄（岁）	国际营养学会推荐摄入量（mg/d）	日常摄入量（mg/d）	推荐摄入量（mg/d）
7～9	700	322	800～1000
10～12（男孩）	900		800～1000
10～12（女孩）	1200～1400		800～1000
13～16	1200～1400	518	
17～18	1200	518	1000～1200
19～49	1000	300～400	400～500
≥50	1000～1500	300～400	1000～1200
孕妇、哺乳妇女	1200	628～699	1200

【临床应用】 要补钙可增加饮食中的钙含量，不足时需应用钙制剂。选用钙剂应首先考虑钙含量高、无不良反应而价格便宜者。

1. 原发性与继发性骨质疏松症的防治 骨质疏松症是一种以骨量减少，骨的微结构退化，骨强度减低，脆性增加，导致骨折易感性增高为特征的系统性骨骼疾病，可分为原发与继发两种类型。原发性骨质疏松症常见于老年人，尤其是绝经期妇女；继发性骨质疏松症可见于制动或失重者，还可见于内分泌疾病、肾病、消化系统疾病所致的吸收不良、肿瘤病变、某些药物应用（如糖皮质激素、肝素、免疫抑制剂等）的患者。绝经妇女每天补钙1克以上可以减少骨丢失。65岁以上妇女补钙，2年后骨量丢失可减少12%～25%，补钙后骨丢失量每年可递减1%～2%。骨质疏松学会（1993年）认为：(1) 食品中含有足够的钙对正常骨骼发育和维持平衡是必要的。(2) 钙摄入不足会减少骨量，骨量指骨的矿物质含量（BMC）或单位面积的骨矿密度（BMD）峰值并伴随增龄骨丢失增加。(3) 钙补充高于习惯摄入量可以增加儿童和少年的骨量，对老年人可以减少骨丢失。(4) 高钙摄入对骨量丢失没有明显预防作用，或仅有轻微预防作用，特别是绝经后不久的妇女。

2. 各种原因所致的低血钙症及由此引起的凝血障碍 一般低钙血症最好以口服形式治疗，常用葡萄糖酸钙，可合用VD或其活性形式。严重低血钙，如低钙性搐搦，可缓慢静脉注射10%葡萄糖酸钙。

3. 其他 高血磷症及溃疡病的治疗、过敏性疾病、胃肠痉挛、胆痉挛、铅中毒及镁中毒的治疗，心脏骤停的复苏，高血钾症的辅助治疗等。

【不良反应】 有气胀与便秘。是否增加尿路结石，尚无定论。静注时有全身发热感，漏出血管外易致剧痛和组织坏死。肾功能低下者不选用磷酸钙。胃酸缺乏者应在餐后服用。易便秘者不选用碳酸钙。与四环素螯合，可形成不溶物，影响二者的吸收。静注时忌与洋地黄制剂伍用。

葡萄糖酸钙

葡萄糖酸钙（calcium gluconate，糖酸钙，钙糖片），分子式：$C_{12}H_{22}CaO_{14}H_2O$，白色颗粒性粉末；无臭，无味。在沸水中易溶，在冷水中能缓缓溶解，在无水乙醇、乙醚或氯仿中不溶。片剂要求密闭保存。含钙9%。

【体内过程】 本品口服后部分可从肠道吸收，吸收随年龄而减少。维生素D可促进吸收。钙可分泌入汗液、胆汁、乳汁、尿、粪中，蛋白结合率中等，在血浆中为45%，正常人血清中含量为9～11mg/100ml。自粪便排出约为80%，其余20%随尿排泄。

【药理作用特点】 促进骨骼和牙齿的发育，与镁离子产生竞争性拮抗作用，维持神经与肌肉的正常兴奋性，降低毛细血管通透性减少渗出。

【临床应用】 主要用于防治钙缺乏症及血钙降低引起的手足搐搦症、过敏性疾病以及解救镁中毒。

【不良反应及注意】 对静脉的刺激作用小，但静注时仍可有全身发热感，以等量葡萄糖液稀释后缓慢注射，注射过快可致心脏骤停。注射液如有外漏，应及时用0.5%普鲁卡因局部封闭。在应用强心苷期间或停药7天内，忌用该药。

【药物相互作用】

1. 与雌激素同用，可增加钙的吸收。

2. 与苯妥英钠同用，产生不吸收的化合物，影响二者的生物利用度。

3. 与四环素同时口服，影响四环素的吸收。

【制剂与用法】 1. 片剂：0.5g；2. 胶囊剂：0.5g；3. 口服溶液剂：10%。口服成人每次0.5～2g，一天3次。儿童每次0.1～0.5g，一天3次。

碳酸钙

碳酸钙（calcium bicarbonate），分子式：$CaCO_3$，白色粉末，无味、无臭、无毒、质轻、空气中稳定，轻微吸湿。几乎不溶于水，不溶于醇，溶于稀酸。密封、避光，置干燥处保存。含钙量高，约40%。

【作用与应用】 制酸作用缓和而持久，与胃酸作用产生二氧化碳和氯化钙，由于二氧化碳的产生，可引起暖气，氯化钙在碱性肠液中又形成碳酸钙、磷酸钙而引起便秘。与三硅酸镁、氧化镁等合用或交替应用，可克服以上缺点。用于胃酸过多、胃及十二指肠溃疡病。

【不良反应及注意事项】 可引起嗳气和便秘，余同葡萄糖酸钙。

【制剂与用法】

1. 碳酸钙片：每片0.5g。口服：每次0.5～2g，每天3次，饭前服。

2. 氧化镁碳酸钙片（镁钙片）：每片碳酸钙0.5g、氧化镁1g。每次2～4片，每天3次。

3. 碳酸钙氧化镁散（钙镁散）：每包含氧化镁、碳酸钙各0.5克。口服：每次1包，每天3～4次。

4. 复方碳酸钙泡腾颗粒（盖笛欣）：每袋1.5克，含碳酸钙0.375克（相当于钙0.15克），维生素D 331.25IU。溶于适量温开水中，泡腾完全后服用。0～6个月婴儿遵医嘱用药。7～12个月婴儿，一天1次，一次1袋（相当于元素钙0.15g）；13～36个月幼儿，一天1次，一次两袋（相当于元素钙0.3g）；大于3岁儿童一次两袋，一天1～2次；成人一次4袋，一天1～2次。或遵医嘱用药。

乳酸钙

乳酸钙（calcium lactate，5水合乳酸钙），分子式：$C_6H_{10}CaO_6 \cdot 5H_2O$，分子量：308.30，为α-羟基丙酸钙5水合物，是白色或类白色结晶性或颗粒性粉末；几无臭，无味，微有风化性。易溶于热水，溶于水，几不溶于乙醇、氯仿和乙醚。应密封保存。钙含量13%，稍高于葡萄糖酸钙。

【作用及用途】 基本与葡萄糖酸钙同。

【不良反应及注意事项】 基本与葡萄糖酸钙同。

【制剂与用法】 口服。成人一次0.3～2g，一天3次，儿童一次0.1～0.2g，一天3次，需与维生素D同服。片剂：0.3g；0.5g

钙尔奇D

钙尔奇D（caltrate with vitamin D_3）为碳酸钙与维生素D_3的混合制剂。密闭，室温保存。

【体内过程特点】 口服吸收迅速而完全，分布于肝和脂肪组织，血浆半衰期约19～48h，在肾、肝分别代谢为活性的骨化三醇，维生素D_3而发挥作用，其代谢产物主要经胆道排泄，少量经肾排出。

【药理作用特点】 本品中碳酸钙口服与胃酸作用后为可溶性钙盐以补充钙；维生素D_3可促进钙、磷的吸收和利用并促进骨正常钙化。

【临床作用】 用于妊娠、哺乳妇女、更年期妇女、老年人等的钙补充剂，也用于防治骨质疏松症、胃肠道功能障碍引起的维生素D与钙的缺乏症。

【不良反应及注意事项】 长期或过量服用可发生高钙血症，奶-碱综合征，表现为高血钙，碱中毒及肾功能不全。幼儿慎用；动脉硬化，心、肾功能不全者慎用；高磷血症伴肾性佝偻病者禁用。

【制剂与用法】

1. 钙尔奇D600片：每片含碳酸钙1.5g（相当于钙600mg），维生素$D_3$125 IU。口服。一次一片，一天1～2次。

2. 钙尔奇D300咀嚼片：每片含碳酸钙750mg（相当于钙300mg），维生素$D_3$60IU。遵医嘱服用。

4.5.2 二膦酸盐类

磷酸钙是骨盐的重要组成部分，约占84%，经钙化结晶后成为羟磷灰石分布于骨基质中。无机焦磷酸盐可与磷酸钙强力结合，在体外可抑制磷酸钙结晶的形成与溶解，但在体内焦磷酸被迅速水解而无此作用。随后研制出一类具有焦磷酸盐特点，又能抗水解的类似物即二膦酸盐（Bisphosphonates，BPs），后者以P-C-P结构取代骨内的P-O-P结构，与羟磷灰石有高度亲和性，可抑制晶体的聚集和溶解，且抑制晶体吸收比抑制晶体形成作用强，需要量低。因此，小剂量即能抑制骨吸收。目前有羟乙膦酸钠、氯曲膦酸二钠、丙胺膦酸二钠、阿伦膦酸钠等数种，其共同特点为化学性质稳定，胃肠吸收少，药物在体内不被代谢等。不同二膦酸盐抗骨吸收活性差别甚大，以羟乙膦酸钠的活性为1，则氯曲膦酸盐为10、丙胺膦酸盐为100、阿伦膦酸盐为700。不同制剂临床用药剂量有明显差别。二膦酸盐在减少骨量丢失，降低骨折率方面有肯定疗效。已广泛用于变形性骨病（Paget病）、高钙血症、绝经后骨质疏松等的治疗，长期应用的安全性正在研究。

【磷的代谢】 食物中的磷主要来自磷脂、磷蛋白和一些磷酸酯。它们经消化水解成无机磷酸盐后才能被吸收。少量的磷随粪排出，大部分经肾脏由尿排出。

1. 磷的吸收 磷在酸性条件下易于吸收，吸收部位在小肠上段，吸收率在70%左右。食物中的Ca^{2+}、Mg^{2+}、Fe^{2+}、Al^{3+}易与磷酸根结合成不溶性的磷酸盐而减少其吸收。钙在体内利用不佳时，小肠下段磷的含量将增多，极易在偏碱性的小肠下段生成不溶解的磷酸钙，从而妨碍磷酸盐的吸收。VD可促进其吸收，甲状旁腺素（PTH）通过VD间接促进其吸收。

2. 磷的排泄 每天从肾小球滤出的磷约5g，占血磷的90%以上。其重吸收量在80%左右。磷的排泄受VD及PTH的控制。VD可促进近曲小管磷的重吸收，PTH则抑制磷的重吸收。大部分磷经肾由尿排出，当肾衰竭时可致高血磷。

【体内过程】 二膦酸盐口服吸收很差，仅0.5%～5%，食物与二价阳离子可减少其吸收，与橘子汁和咖啡同服可显著减少其吸收；半衰期极短，仅20～120min，很快被骨骼吸收，滞留在骨内，在骨内的半衰期很长，可达数年之久。

【药理作用】 直接抑制破骨细胞，还可通过成骨细胞增加，产生较多的破骨细胞复原抑制物，间接抑制破骨细胞，从而抑制骨吸收，降低骨转换率。

【临床应用】 采用不影响骨骼矿化的剂量，二膦酸盐类对骨生物力学性可能发挥正面影响，使骨矿盐密度增加，骨折危险性降低。主要临床应用如下。

1. 防治原发性与继发性骨质疏松症。

2. 抗VD佝偻病和VD依赖性佝偻病的治疗。抗VD佝偻病在儿童常见，是一种隐性x-链遗传病。也见于成人但不严重，可能是在青少年时漏诊。主要表现为肾脏磷酸盐重吸收异常，磷酸盐储存不足。临床症状和病理切片类似于VD依赖性佝偻病。VD依赖性佝偻病代表了两种不同疾病，分为Ⅰ型和Ⅱ型。Ⅰ型VD依赖型佝偻病是由于单纯1，25-$(OH)_2$-D_3产生缺乏，可用VD（4 000U/d）或1，25-$(OH)_2$-D_3（0.25～0.5μg/d）治疗。Ⅱ型VD依赖型佝偻病是靶组织受体对1，25-$(OH)_2$-D_3反应存在缺陷。

3. 骨软化症 高PTH加速磷的排泄或消化道磷的吸收不足所致。

4. 原发或继发性高甲状旁腺素血症 PTH分泌增加，可减少肾小管磷的重吸收，因而减低血浆中磷的浓度。

5. 慢性肾衰竭

【不良反应】 不良反应较少，主要有胃肠

道反应，如上腹饱胀、腹泻、发热、骨痛等。第一代二膦酸盐类长期或大剂量应用可产生骨矿化障碍，增加骨脆性。

羟乙膦酸二钠

羟乙膦酸二钠（etidronate disodium，依替膦酸二钠，商品名邦得林、依膦），分子式：$C_2H_6Na_2O_7P_2$，分子量：249.99，白色或类白色粉末，是第一代二膦酸盐类药物。

【作用与应用】 治疗绝经后骨质疏松症、增龄性骨质疏松症和变形性骨病。

【不良反应及注意事项】 可有腹部不适、腹泻、便软、呕吐、口炎、头痛、咽喉灼热感、皮肤瘙痒、皮疹等症状。

采用间歇性、周期性治疗方案，服药2周后需停药。3个月为1疗程。治疗量可致骨矿化障碍。治疗期间补充适量钙剂和VD类制剂可增加疗效，减少骨矿化障碍。服药2h内，避免食用高钙食品（如牛奶或奶制品）以及含矿物质的维生素或抗酸药。肾功能损害者、孕妇及哺乳期妇女慎用。出现皮肤瘙痒、皮疹等过敏症状时应停药。

【制剂与用法】

1. 依替膦酸二钠胶囊（依膦）：0.2克/粒。口服，每次0.2g，一天两次，两餐间服用。

2. 洛迪片：0.2克/片

帕米膦酸钠

帕米膦酸钠（pamidronate disodium，丙氨膦酸二钠，商品名阿可达，雅丽达，博宁），分子式：$C_3H_9NNa_2O_7P_2 \cdot 5H_2O$，分子量：369.11，白色结晶粉末，是第二代二膦酸盐类药物。

【体内过程与作用特点】 主要以原形经肾脏排泄。作用强度为羟乙膦酸二钠的100倍，可强烈抑制破骨细胞的活性。它可广泛分布在骨小梁表面，阻挡破骨细胞对骨的溶解；抑制破骨细胞活性；抑制破骨细胞前体向破骨细胞转化。

【应用】 用于骨肿瘤引起的骨痛和肿瘤骨转移引起的过度溶解性骨破坏及其并发症，如骨痛、高钙血症、病理性骨折、Paget病的骨病变等。

【不良反应及注意事项】 可引起一过性轻度发热、一过性肌肉疼痛、原有肾功能障碍恶化、血小板减少症、癫痫发作、葡萄膜炎等不良反应。本品不可静脉推注。不可与其他同类药共同治疗高钙血症。治疗期间应检查血清电解质，尤其是钙、磷、血小板数和肾功能。过量导致血钙过低，可静注钙盐解救。

【制剂与用法】

1. 阿可达注射剂：（1）15毫克/支；（2）30毫克/支

2. 博宁注射剂：15mg/5ml

阿仑膦酸钠

阿仑膦酸钠（alendronate sodium，商品名：福善美，固邦，天可），分子式：$C_4H_{13}NO_7P_2Na$，单钠盐三水合物，侧链带有氨基，是目前应用最广泛的第三代二膦酸盐类药物。

【体内过程特点】 给药后1h内，90%以上为骨组织摄取；胃液pH值升高可相应提高其生物利用度；几乎全部以原形从尿排出。

【作用与应用】 抑制骨吸收作用是羟乙膦酸二钠的500～1000倍。是安全有效的骨质疏松症防治药，如原发性骨质疏松症及糖皮质激素性骨质疏松症的防治。可减少骨质疏松所致的骨折发生率，与降钙素或雌激素联合治疗效果最佳。

【不良反应】 主要为胃肠道反应，反应随剂量增加而增大；不引起骨矿化障碍。

【制剂与用法】 1. 福善美片剂：10mg（按阿仑膦酸计）；2. 固邦片剂：10mg（按阿仑膦酸计）。口服，每日早餐前至少30min，用200ml温开水送服，一次1片。

氯屈膦酸二钠

氯屈膦酸二钠（clodronate disodium，氯膦酸钠，商品名：德维，骨膦）分子式：$CH_2Na_2O_6P_2Cl_2 \cdot 4H_2O$，分子量：360.9，白色结晶或结晶性粉末；无臭，味微酸。在水中易溶，在甲醇或氯仿中几乎不溶；在氢氧化钠试液中易溶，在冰醋中略溶。密封，在干燥处保存。

【体内过程特点】 口服生物利用度不高。静滴或口服后，均能较迅速从血液中清除；静脉给药后48h，60%～80%以原药形式从尿中排出。血浆半衰期$t_{1/2}$为2h；对骨组织具有很高亲和力。静脉单次剂量给药后，20%～40%沉积于骨骼中。

【药理作用】 为抗骨质吸收剂，作用机制可能为：1. 直接吸附于羟磷灰石晶体表面阻止骨质吸收；2. 抑制破骨细胞的活性。

【应用】 可用于恶性肿瘤并发的高钙血症；溶骨性癌转移引起的骨痛，可避免或延迟恶性肿瘤溶骨性转移；治疗骨质疏松症。

【不良反应】 开始应用时可能会出现腹痛、腹胀和腹泻，在少数情况下也会出现眩晕和疲劳，往往随治疗的继续而消失。偶见贫血、肝肾功能异常、发热皮疹等。因此在用药期间，应对血细胞数、肝肾功能进行监测。

【注意事项】

1. 儿童不宜用，孕妇用药安全性未确定。

2. 用药期间应监测血象，肾功能和肝功能。

3. 肾功能不全者，其推荐剂量应减少。

4. 使用时切记不要快速静脉滴入，以免损伤肾功能。

5. 本品与二价金属阳离子构成复合物，所以勿与牛奶、抗酸剂和二价金属阳离子药物合用，以防降低其生物活性。

6. 针剂稀释后，应12h内一次输完。

7. 对本品过敏者禁用。

【制剂与用法】 1. 德维注射液：5ml：300mg；2. 德维胶囊：0.4克/粒；3. 骨膦片剂：400毫克/片；4. 骨膦注射液：5ml：300mg。本品注射液与胶囊联用。先将300mg注射液加入至500ml生理盐水或5%葡萄糖注射液中，缓慢静脉滴注（约4h）每天1次，连用3～5天，一般不超过7天，然后再口服本品胶囊，每天3次，每次800mg，伴有高血钙者，可增加剂量，空腹服用。

伊班膦酸钠

伊班膦酸钠（ibandronate monosodium，商品名：艾本，佳诺顺和邦罗力），分子式：$C_9H_{22}NO_7P_2NaH_2O$，分子量：359.24，室温保存。

【药理作用】 为第三代双膦酸盐类骨吸收抑制剂。主要通过与骨内羟基磷灰石结合，抑制羟基磷灰石的溶解和形成，从而产生抗骨吸收的作用。

【应用】 主要用于骨转移恶性肿瘤或其他原因引起的病理性（异常）高钙血症。

【不良反应及注意事项】 可出现体温增高或类感冒症状，如发烧、寒战、肌痛、骨痛等，可有胃肠道不适，多数情况下不需特别治疗。肝肾功能不全者慎用；对本品过敏和有严重肾脏疾病者禁用；妊娠和哺乳期妇女、儿童禁用。

【用法与用量】

1. 伊班膦酸钠片剂：2.5毫克/片。口服，每天1次，每次2.5mg。

2. 伊班膦酸钠注射液：1mg/1ml安瓿；2mg/2ml安瓿。静脉滴注给药。用药时将药物加入等渗氯化钠溶液500ml或5%的葡萄糖液500ml中静脉滴注不少于2h。不能与含钙溶液混合静脉输注。

4.5.3 甲状旁腺素

甲状旁腺素

甲状旁腺素（parathyroid hormone，PTH）是一种单链多肽激素，分子量约为9 500，由84个氨基酸组成，生物活性决定于氨基末端。缺少氨基端第1、2位氨基酸，生物活性丧失。

【生理功能】 PTH对钙、磷酸盐的代谢调节是通过其靶器官肾、骨而实现的，对小肠则是间接通过VD发挥作用，导致血清钙水平升高，磷酸盐水平降低。

1. 对细胞内钙代谢的调节 PTH激活靶细胞膜上的腺苷酸环化酶，使胞浆内cAMP及焦磷酸盐的浓度增加。cAMP能促进线粒体内Ca^{2+}向胞浆透出，焦磷酸盐则作用于细胞膜外侧，增加Ca^{2+}透入细胞内。使胞内Ca^{2+}浓度增高，再激活细胞膜上“钙泵”大量输送到细胞外液，升高血钙。切除甲状旁腺或甲状腺的动物应用甲状旁腺素，血钙浓度先降后升。这是由于PTH首先促进靶细胞的钙摄取，引起血钙暂时下降，随着胞浆Ca^{2+}的增加，又激活“钙泵”，Ca^{2+}从细胞内大量溢出，导致血钙升高。

2. 对骨代谢的影响 PTH间接增加破骨的细胞和数量，主要为骨吸收作用。PTH作用于成骨细胞，由成骨细胞调节破骨细胞活性，增加了骨骼的代谢和改建，导致破骨细胞骨吸收，成骨细胞骨形成，增加破骨细胞的数量。小量PTH增加骨形成，而不刺激骨吸收。

3. 对肾功能的调节 PTH增加肾单位吸收钙、镁，抑制磷酸盐、氨基酸、碳酸氢盐、钠、氯化物、硫酸盐的重吸收。促进尿磷排出，使血磷降低，从而能有效地升高血钙。PTH还可刺激肾脏产生1，25-$(OH)_2$-D_3。PTH对肾脏的作用与cAMP增加有关。

4. 对小肠的作用 PTH对小肠吸收钙、磷的作用有赖于VD。PTH分泌增加促进了1-α-羟化酶合成，加速25-OH-D_3转变为1，25-$(OH)_2$-D_3，因而促进小肠对钙、磷的吸收。

5. 其他 PTH对心脏和血管亦有影响，快速增加肾小球滤过率可能与此有关。可致高血压。

【药理作用】 PTH及其人工合成品的共同药理作用有：

1. 对钙、磷代谢的影响 通过对骨、肾的作用，升高血钙。

2. 对骨的作用 (1) 早期、快速作用：在几分钟内，增加破骨细胞的活性，促进骨质溶解、骨吸收，动员骨钙入血，升高血钙。(2) 晚期、持续作用：在长期（几小时或几天）持续高PTH作用下，成骨细胞增多，促进骨的更新和重建。

3. 对肾的作用 促进远曲小管对钙的重吸收，抑制近曲小管对磷酸盐的重吸收。促进25-(OH)-D_3羟化为1，25-$(OH)_2$-D_3，而后者又可促进肠道对钙的吸收。

【临床应用】 PTH及其人工合成品曾用于甲状旁腺功能不足引起的抽搐。长期使用可产生抗体而失效。目前国内尚无合适的制剂。主要应用可包括：

1. 原发性甲状旁腺功能减退症，应同时服用维生素D和钙。

2. 假性与原发性甲状旁腺功能减退症的鉴别诊断。

3. 骨质疏松症的治疗。

重组人甲状旁腺激素（1-34）

重组人甲状旁腺激素（1-34）〔recombinant human parathyroid hormone（1-34），rhPTH（1-34）〕是目前唯一进入临床应用的促成骨剂。已经美国FDA批准。

【药动学特点】 皮下注射后血中浓度约30分钟开始升高，并可维持6h左右。

【作用特点】 每天皮下注射1次rhPTH（1-34）能促进体内成骨细胞（OB）增殖和分化，抑制OB凋亡，促成骨作用超过促破骨作用，骨量增加，骨的力学强度增强。

【应用】 原发性骨质疏松症，用量遵医嘱，不超过40μg/d。

【不良反应及注意事项】 可有头疼、恶心、头昏、腿抽搐、轻度高血钙和高尿酸血症。已患骨肿瘤或可疑患骨肿瘤者禁用。该药给大鼠长期注射会诱发骨肉瘤，因此在人体不宜长期使用，但给人注射 20 个月内未见肿瘤发生。高钙血症患者慎用。

【药物相互作用】 与骨吸收抑制剂合用的利弊还有待进一步研究，停止 rhPTH（1-34）治疗后接着用骨吸收抑制剂至少能维持骨量不下降。

甲状旁腺激素相关蛋白

甲状旁腺激素相关蛋白（parathyroid hormone related protein，PTHrp）是在研究某些恶性肿瘤伴发高钙血症的机制时发现的。PTHrp 由 141 个氨基酸残基组成，氨基端头 13 个氨基酸残基中有 8 个与 PTH 相同，作用与 PTH 有相似之处，可通过对骨和肾脏的作用，升高血钙；其余氨基酸残基却不同，故具有别于 PTH 的独特功能。PTHrp 的旁分泌作用存在于多种组织。乳腺乳汁中含有高浓度的 PTHrp，它可能促进乳腺上皮细胞生长和分化，影响局部血供和乳汁分泌；人正常皮肤角化细胞层中的 PTHrp，可能起细胞因子的作用，调节局部 Ca^{2+} 转运及上皮细胞分化；某些血管平滑肌、胃壁平滑肌或其附近的 PTHrp，对平滑肌松弛可能具调节作用；PTHrp 对软骨细胞可能有刺激增殖、延迟分化的作用。某些肿瘤可产生大量的 PTHrp，导致高钙血症；正常人尤其胎儿和新生儿所分泌的 PTHrp 则可产生多种生物学效应。PTH 竞争性抑制剂已在临床上广泛使用，主要用于某些恶性肿瘤伴发的继发性甲状旁腺机能亢进症所致的高钙血症。

4.5.4 维生素 D

维生素 D（vitamin D，VD，骨化醇/维生素 D_2；胆骨化醇，胆维丁/维生素 D_3）发现于 80 多年前。它是固醇类衍生物，在紫外线照射下，由皮肤 7-脱氢胆固醇转变而来，亦可由食物供给，乳汁及乳制品、动物肝脏、鱼子、蛋黄中含量丰富。天然 VD 主要有两种，即 VD_2 和 VD_3。VD_3 即胆骨化醇，主要存在于动物体内，鱼肝油内富含 VD_3；VD_2 即骨化醇，存在于植物中。食物中的 VD 可在胆汁的作用下经肠黏膜吸收（见图 4-16）。

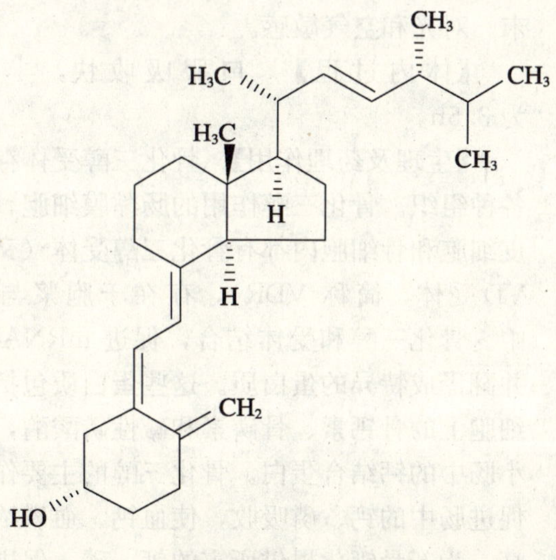

维生素D_2

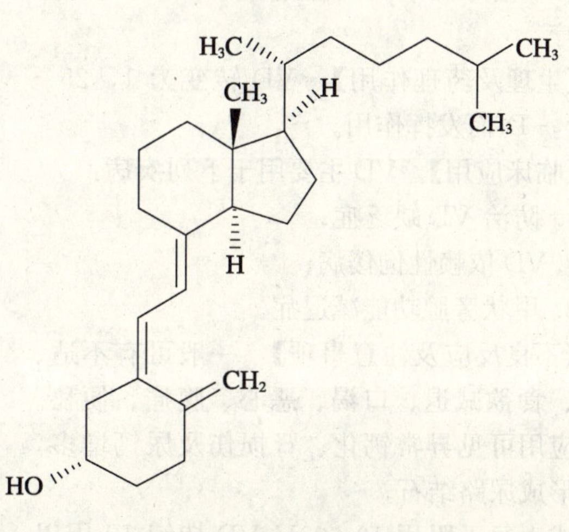

维生素D_3

图 4-16 维生素 D_2、维生素 D_3 的化学结构

【代谢】 VD必须在肝、肾中经羟化作用后才具有生理活性。

1. 肝中的羟化作用 在肝微粒体中，经25-羟化酶催化转变为25-OH-D_3。肝细胞生成的25-OH-D_3可和血浆中的α-球蛋白结合而运输到肾脏。25-OH-D_3是VD_3在血中运输的主要形式。25-OH-D_3对25-羟化酶产生负反馈调节作用。

2. 肾中的羟化作用 在肾小管细胞线粒体中，经1-α-羟化酶催化，25-OH-D_3进一步被羟化成1，25-$(OH)_2$-D_3，它是VD_3在体内的活性形式，生理作用最强。1，25-$(OH)_2$-D_3对1-α-羟化酶有反馈抑制作用。24-羟化酶可催化1，25-$(OH)_2$-D_3转变成24，25-$(OH)_2$-D_3，防止1，25-$(OH)_2$-D_3生成过多。

肝、肾功能严重障碍时，VD转变为1，25-$(OH)_2$-D_3的能力下降，可造成钙、磷代谢障碍，小肠吸收钙的能力降低，骨质脱钙，形成肝性、肾性佝偻病。老年人肾功能减退，VD在肾中的羟化能力降低，使血中1，25-$(OH)_2$-D_3浓度降低，这是老年人产生骨质疏松症的原因之一。由此发生的佝偻病及骨软化症用VD治疗无效，只能用1，25-$(OH)_2$-D_3治疗。

【生理及药理作用】 VD转变为1，25-$(OH)_2$-D_3而发挥作用。

【临床应用】 VD主要用于下列疾病：

1. 防治VD缺乏症；

2. VD依赖性佝偻病；

3. 甲状旁腺功能减退症。

【不良反应及注意事项】 一般可有不适、困倦、食欲减退、口渴、恶心、腹痛、便秘。长期应用可见异常钙化、肾损伤及尿钙增多，可能形成尿路结石。

成人每天服用10 000U VD持续12周以上，尿路结石危险性增高。美国FDA提出，VD摄入量每天不应超过400U。肾上腺皮质激素可对抗VD的作用。短期内服用超量或长期服用大量维生素D，可导致严重中毒反应。如成人肌注维生素D每天20万～60万U，小儿肌注每日20万～40万U数周或数月可致严重毒性反应。中毒剂量可因个体差异而不同，但每天应用1万U超过数月后，对正常人亦可致毒性反应。

高钙血症、维生素D增多症、高磷血症伴肾性佝偻病者禁用。

过量应立即停药，并以低钙饮食、大量饮水，保持尿液酸性，同时进行对症和支持疗法。

【制剂及用法】

1. 维生素D胶丸：0.125 mg（5000U）/丸；0.25 mg（1万U）/丸

2. 维生素D_2注射液（im）：5 mg（20万U）/1 ml；10 mg（40万U）/1 ml

3. 维生素D_3注射液（im）：7.5 mg（30万U）/1 ml；15 mg（60万U）/1 ml

骨化三醇

骨化三醇（calcitriol，骨三醇，钙三醇，商品名：罗盖全，Rocaltrol），即1，25-$(OH)_2$-D_3，也称为活性VD。白色结晶性粉末。对光和空气敏感。

【体内过程】 口服吸收快，半衰期为3.5h。

【生理及药理作用】 骨化三醇受体存在于各种组织。骨化三醇作用的肠黏膜细胞、肾上皮细胞和骨细胞内都有骨化三醇受体（又称为VD受体，简称VDR），存在于胞浆与胞核中。骨化三醇和受体结合，促进mRNA转录并翻译成特异的蛋白质。这些蛋白质包括成骨细胞上的骨钙素、骨磷素和碱性磷酸酶，以及小肠中的钙结合蛋白。骨化三醇的主要作用是促进肠中的钙、磷吸收，使血钙、血磷浓度增高，为新骨钙化提供所需的钙、磷，促进成骨作用。

1. 促进小肠对钙、磷的吸收 骨化三醇和小肠黏膜细胞中的相应受体结合后，可促进小肠钙结合蛋白的生成，并促进小肠上皮细胞内碱性磷酸酶及 Ca^{2+} - ATP 酶活力的增加，调节穿过刷状缘和线粒体膜的钙流，促进钙的吸收。骨化三醇还能促进磷的吸收，主要包括直接促进作用及间接通过钙的促进作用。

2. 对骨代谢的作用　增加破骨细胞的活性和数量，直接作用于破骨细胞的细胞核部分；还可与甲状旁腺素协同作用，调节骨质中无机盐的转运，既促进老骨中的钙游离，又促进新骨钙化，减轻骨与肌肉疼痛，在维持骨更新及升高血中钙、磷浓度方面起重要作用。骨化三醇可能和胶原成熟有关，导致骨盐沉积。

3. 促进肾小管对钙、磷的重吸收　促进肾近曲小管重吸收钙、磷，但作用弱。对磷的作用可能是血钙浓度升高后抑制甲状旁腺激素分泌而产生的。

4. 骨、肾、肠以外组织的作用　调节甲状旁腺分泌甲状旁腺激素、胰腺分泌胰岛素、巨噬细胞和 T 细胞产生细胞因子和对大量细胞的增殖和分化的调节、对癌细胞的调节等。

5. 代谢产物 25 -（OH）- D_3 和 24，25 -（$OH)_2$ - D_3 的作用　对肠道钙、磷酸盐的转运及骨吸收无作用。25 -（OH）- D_3 激发肾重吸收钙、磷酸盐作用比骨化三醇更强，25 -（OH）- D_3 可能对肌肉钙流有调节作用。

【临床应用】 骨化三醇主要用于治疗下列疾病：

1. 治疗各种佝偻病；
2. 各种骨质疏松症；
3. 甲状旁腺功能减退症；
4. 其他　银屑病（牛皮癣）。骨化三醇及其类似物可能还有其他的应用。

【不良反应及注意事项】 治疗量无明显不良反应。过量可引起 VD 过多所致的不良反应。本品为维生素 D 的活性代谢物，不能同时使用维生素 D 类药物。

【制剂及用法】 骨化三醇胶囊：0.25 微克/粒；0.5 微克/粒。骨化三醇口服液：0.001 mg/ml。骨化三醇注射液：0.001 mg/ml；0.002 mg/ml。

阿法骨化醇

阿法骨化醇（alfacalcidol），白色结晶性粉末。不溶于水。

【作用与应用】 口服后经肝脏转化为具有生理活性的骨化三醇而发挥作用，半衰期较长，约为 17.6h。应用同骨化三醇。

【不良反应及注意事项】 长期大剂量应用或肾损害患者易出现高钙血症，如恶心、头昏、皮疹、便秘、厌食、呕吐、腹痛等，停药后可自愈。有报道本品与镁盐同服可致镁中毒，需慎用。

【制剂及应用】 阿法骨化醇胶囊：0.25 微克/粒；0.5 微克/粒；1 微克/粒。阿法骨化醇口服液：0.2 微克/ml。阿法骨化醇片：0.25 微克/片；0.5 微克/片。剂量应按个体血钙水平进行调整。遵医嘱。

4.5.5 降钙素类

降钙素

降钙素（calcitonin，CT），由哺乳动物甲状腺滤泡旁细胞分泌，是一种单链多肽激素，含 32 个氨基酸，分子量为 3600，1 和 7 位的二硫键为生物活性所必需。在循环中存在的形式多样，分子量大小不一，用鼠的生物测定来标准化，其活性可与英国医学协会（BMRC）支持的标准比较，并以 MRC 单位表达。

降钙素可溶于水和碱性溶液中，不溶于丙酮、乙醇、氯仿、乙醚、苯、异丙醇及四氯化碳等，难溶于有机酸。25℃以下避光保存可稳定 2 年，水溶液于 2～10℃可保存 7 天，可被胰蛋白酶、胰凝乳蛋白酶、胃蛋白酶、多酚氧化酶和过氧化氢氧化，光氧化及 N -溴代琥珀酰亚胺破坏其活力。制造降钙素的原料主要采用猪甲状腺和鲑、鳗等。随着肽类化合物化学合成技术的发展，已能够人工合成鲑、鳗和人的降钙素。临床上应用较多的是合成鲑鱼降钙素和合成鳗鱼降钙素。

鲑鱼降钙素

合成鲑鱼降钙素（salmon calcitonin，鲑降钙素，商品名：中国密钙息，法国 Cadens，德国 Azucalcit，英国 Calsynart，美国 Miacalcin），分子式：$C_{145}H_{240}N_{44}O_{48}S_{2}$，分子量：3431.9，白色或类白色粉末，易溶于水，避光贮存于 2～8℃。

【代谢】 鲑降钙素 $t_{1/2}$ 约 70～90min，清除率为 3ml/（kg·min）。主要在肾脏清除，95%随尿排出。

【药理作用】 鲑降钙素主要通过对骨骼、肾脏和胃肠道的调节而降低血清钙和磷酸盐水平。

1. 对骨的作用 可对抗 PTH 的作用，抑制间充质细胞转变为破骨细胞，抑制破骨细胞的活性，阻止骨基质的分解和骨盐的溶解，使释放入血的钙盐减少，血中钙、磷浓度降低。

2. 对肾脏的作用 抑制肾小管重吸收钙、磷酸盐，亦降低其他离子包括钠、钾、镁的重吸收。

3. 其他 治疗量可抑制胃壁细胞分泌胃酸，还有镇痛作用。

【临床应用】 鲑降钙素的主要用途有：

1. 原发性及继发性骨质疏松症 为防止骨质的进行性丢失，应适量补充钙剂和 VD。对骨质疏松症伴骨痛者效果好。

2. 高钙血症及其危象的紧急处理 一般继发于甲状旁腺功能亢进、维生素 D 中毒、乳腺癌、肺或肾癌、骨髓瘤和其他恶性肿瘤等。

3. 畸形性骨炎 又称为佩吉特病（paget's disease），是一种局部性骨病，特点为不能控制的破骨细胞骨吸收，继发性不良新骨组织形成增加。此病可能与一种慢病毒有关。伴有骨痛、神经并发症、不完全或反复骨折的患者特别有效。

4. 其他 神经营养不良症、急性胰腺炎保守治疗的常用佐剂，高磷酸血症的治疗及早期诊断甲状腺髓样癌。

【不良反应】 可见面部潮红、热感、头晕、口干、食欲不振、恶心等，与剂量有关，静脉注射较肌肉或皮下注射给药更常见。偶有多尿和寒战，常可自行消退。局部或全身性过敏反应极少见。

【制剂及用法】 1. 合成鲑鱼降钙素（密钙息）注射剂：50U/ml；100U/ml。肌注：每次 50～100U，每周 2～6 次不等。2. 合成鲑鱼降钙素鼻部喷雾剂：700 单位/瓶；1400 单位/瓶。每天 100～400U，分别喷两侧鼻孔。

依降钙素

依降钙素（elcitonin，益钙宁）为鳗鱼降钙素改造而成的降钙素衍生物，分子式：$C_{148}H_{244}N_{42}O_{47}$，分子量：3363.8，作用比鲑降钙素强且持久，能提高肌肉收缩功能，还具有抗炎作用及中枢性镇痛作用；用途基本同鲑鱼降钙素。长期大量应用不良反应多。哺乳女性及孕妇禁用。

【制剂及用法】 益钙宁注射剂：10U/ml。肌注：每周 20U，分 1～2 次用，疗程 4～6 周。高钙血症危象：每天剂量 10～40U/kg，溶于生理盐水中，静滴至少 6h 以上，或将 1 天剂量分多次静注。

有关降钙素、甲状旁腺激素及 1，25-$(OH)_2$-D_3 对钙、磷代谢的影响（见表 4-5）。

表 4-5 降钙素（CT）、甲状旁腺激素（PTH）及 1，25-$(OH)_2$-D_3 对钙、磷代谢的影响

调节因素	成骨	溶骨	肠钙吸收	血钙	血磷	肾排钙	肾排磷
CT	↑	↓	↓（生理剂量）	↓	↓	↑	↑
PTH	↓	↑↑	↑	↑	↓	↓	↑
1，25-$(OH)_2$-D_3	↑	↑	↑↑	↑	↑	↓	↓

↑：增加；↓：减少

4.5.6 其他影响钙代谢的药物

除了上述药物之外，还有其他很多类别的药物可影响体内的钙代谢。1. 糖皮质激素促进钙排泄，可导致骨质疏松。2. 雌激素因能增加骨质可用于防治绝经期后的骨质疏松症。绝经妇女应用选择性雌激素受体激动剂雷洛昔芬（raloxifene）3. 异黄酮衍生物依普黄酮（ipriflavone）可能通过抑制破骨母细胞的增殖、分化、成熟、募集和破骨细胞活性而发挥抗骨吸收作用，同时它刺激成骨细胞前体和成骨细胞对 PTH 反应性的调节发挥作用，加强成骨细胞的活性，维持成骨细胞和破骨细胞活性间的动态平衡，阻止骨质减失，有效预防骨质疏松症。4. 光辉霉素（plicamycin，mithramycin，光神霉素）是细胞毒类抗生素，干扰 DNA 合成 RNA 而抑制骨吸收。临床上用于佩吉特病和高血钙症。所需剂量约为细胞毒作用所需剂量的十分之一。5. 噻嗪类利尿剂治疗骨盐紊乱的机制是减少肾钙排泄。可能是增强甲状旁腺激素刺激肾小管重吸收钙，也可能是增加了近端肾小管钠的重吸收而间接增加钙的重吸收。临床上主要用于高尿钙症。6. 氟化物蓄积于骨和牙齿，并可使羟磷灰石结晶稳定。应用氟化物可刺激新骨生长，纠正骨盐平衡紊乱。若钙供应充分，氟化物可改善钙平衡，增加骨矿物质，提高骨小梁容积。氟化物能有效的预防龋齿；治疗骨质疏松症也有效。7. 同化类固醇癸酸诺龙（nandrolone decanoate）可增加骨密度，治疗女性骨质疏松症，副作用少。8. 其他：尚在研究或尚待研究与挖掘的药物。

参考文献

1. 张瑞萍．骨骼与钙磷代谢．周爱儒，黄如彬主编．医学生物化学．北京：北京医科大学中国协和医科大学联合出版社，1997. 241-250
2. 国家药典委员会编．中华人民共和国药典临床用药须知化学药和生物制品卷（2005 年版）．北京：人民卫生出版社，2005. 445-454
3. 金有豫主译．古德曼，吉尔曼主编．治疗学的药理学基础．第 10 版．北京：人民卫生出版社，2004. 1334-1356
4. 汤光，李大魁主编．现代临床药物学．北京：化学工业出版社，2003. 932-943

（陈少雅　陈崇宏）

4.6 肾上腺皮质类固醇和相应药物

Adrenocortical steroids and related drug

肾上腺皮质激素（adrenocortical hormones）是肾上腺皮质合成与分泌所有激素的总称，按其生理作用可分为三类：1. 糖皮质激素，由束状带分泌，有氢化可的松（hydrocortisone）和可的松（cortisone）等，主要影响糖和蛋白质代谢，具有多种生理作用和强大的抗炎及免疫抑制作用，临床应用广泛。2. 盐皮质激素，由球状带分泌，有醛固酮（aldosterone）和去氧皮质酮（desoxycorticosterone）等，主要影响水盐代谢，生理意义极为重要，但临床应用较少。3. 性激素，由网状带分泌，有脱氢表雄酮（dehydroepiandrosterone）和微量雌激素。通常所指肾上腺皮质激素不包括性激素。由于肾上腺皮质激素具有多方面的作用，若应用不当或滥用，则不良反应多，尤其是突然停药可诱发肾上腺皮质功能不全，因此需全面掌握其作用，充分而有预见地认识其利弊，才能达到合理用药，提高疗效的目的。

【化学结构和构效关系】　肾上腺皮质激素具有孕甾烷基本母核（见图 4－17）。

1. C_3酮基、C_{4-5}双键、C_{20}羰基及C_{21}羟基

是保持生理活性的必需基团。

2. 糖皮质激素的 C_{17} 有羟基、C_{11} 有氧或羟基，如氢化可的松和可的松等。这类皮质激素对糖代谢的影响及抗炎等作用较强，而对水、盐代谢的作用较弱，故称之糖皮质激素。

3. 盐皮质激素的 C_{17} 上无羟基，C_{11} 位上无氧（如去氧皮质酮）。因其对水、盐代谢有较强的作用，而对糖代谢作用较弱，故称之为盐皮质激素。

为提高临床疗效降低副作用，对该类药物的结构进行改造，合成一系列皮质激素类药物。它们具有以下的构效关系特点：

（1）羟基　在16α位引入羟基，如9α-氟-16α-羟强的松即曲安西龙（triamcinolone，去炎松），抗炎作用增强而水钠潴留作用几无变化。

（2）双键　将1位和2位碳之间改成不饱和的双键，可的松变成泼尼松（prednisone，强的松），氢化可的松则成为泼尼松龙（prednisolone，强的松龙），抗炎作用和对糖代谢的影响增加4～5倍，对电解质代谢的影响减小。

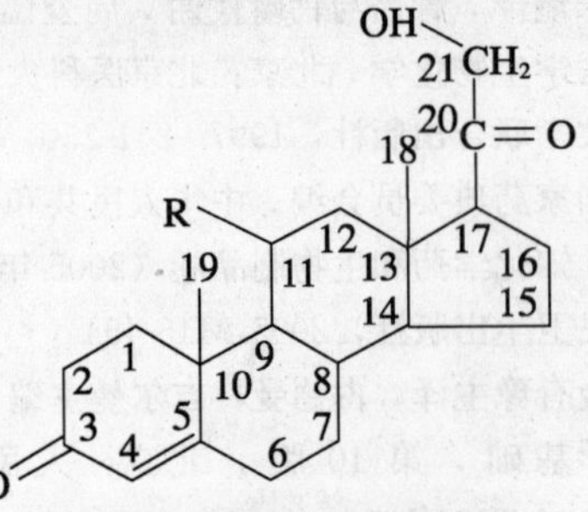

肾上腺皮质激素的基本结构

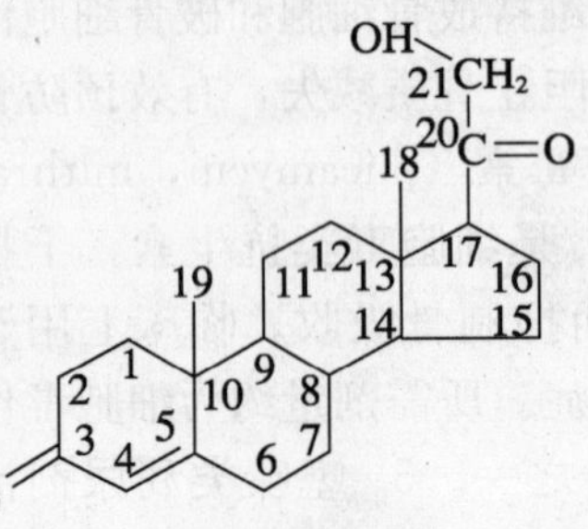

去氧皮质酮

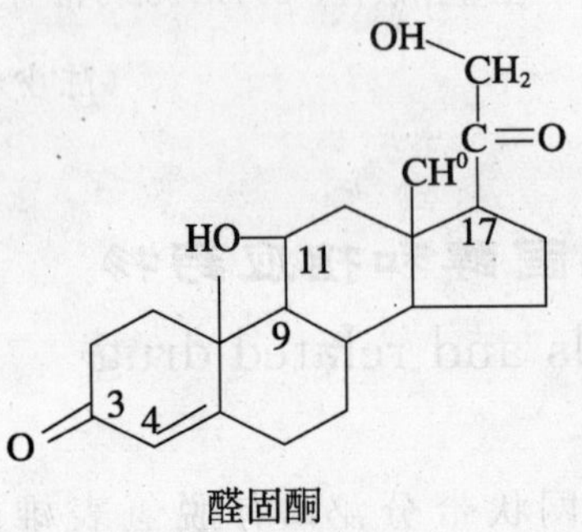

醛固酮

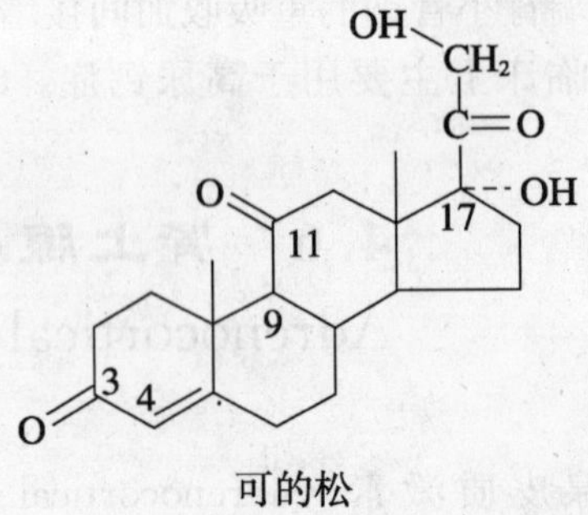

可的松

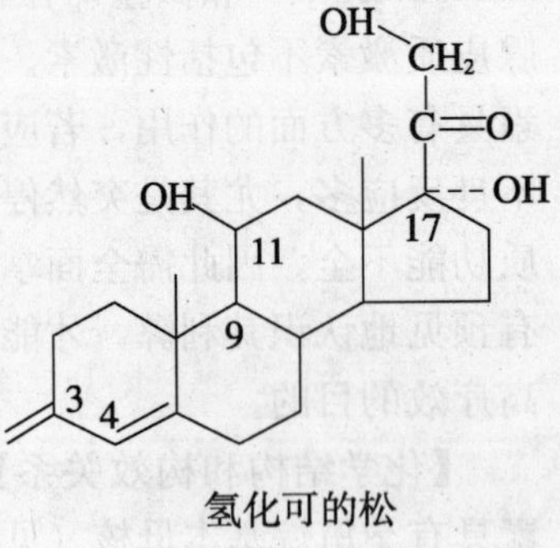

氢化可的松

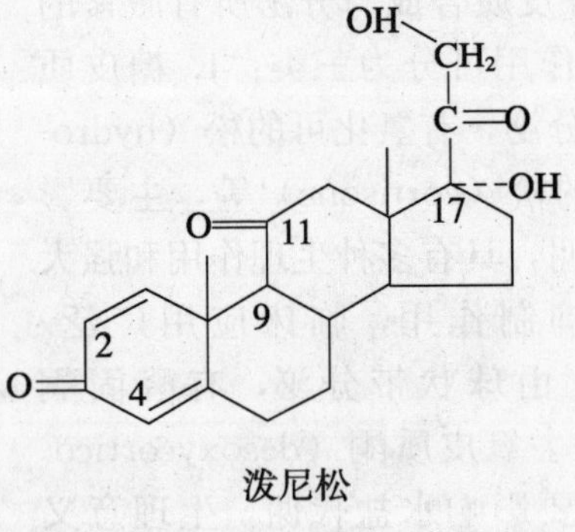

泼尼松

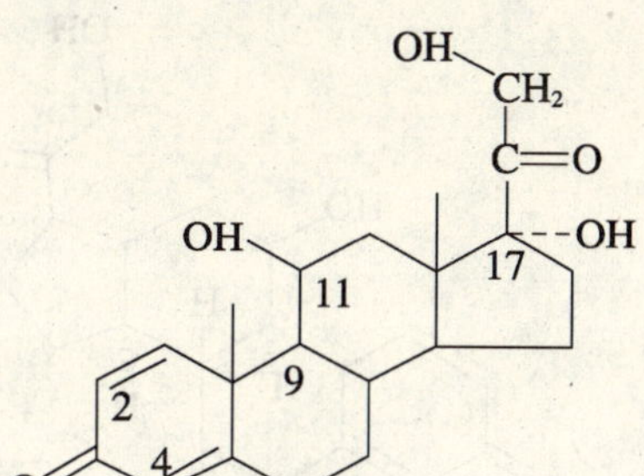

泼尼松龙

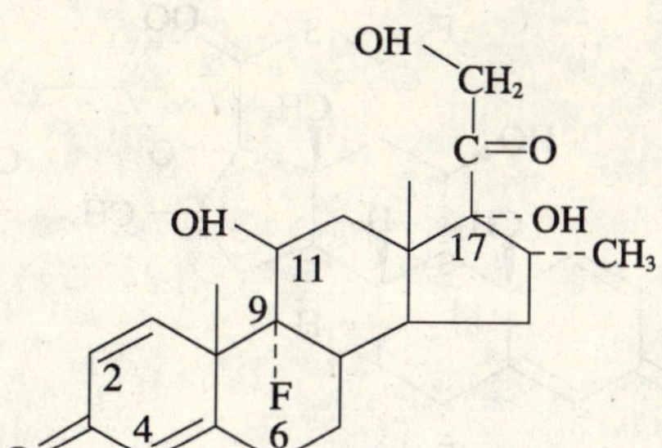

地塞米松

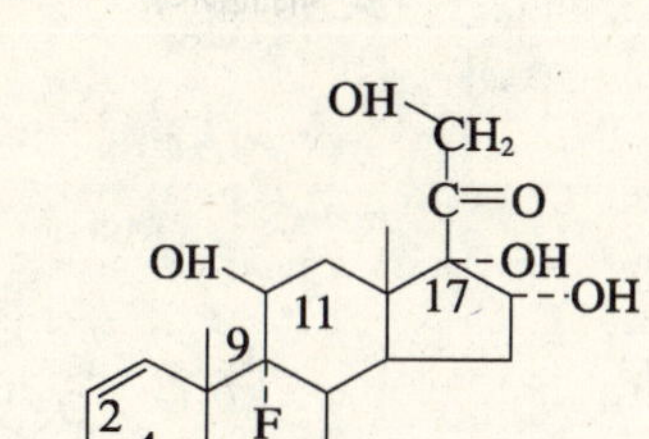

曲安西龙

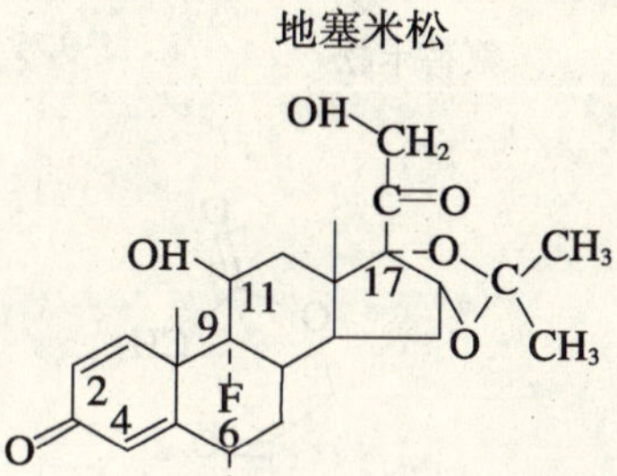

氟氢松

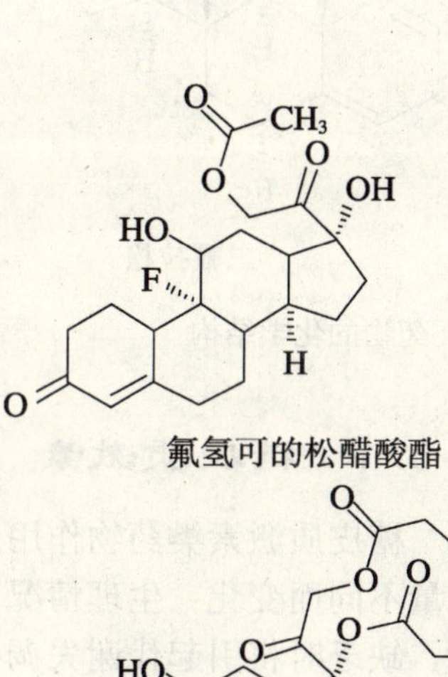

氟氢可的松醋酸酯

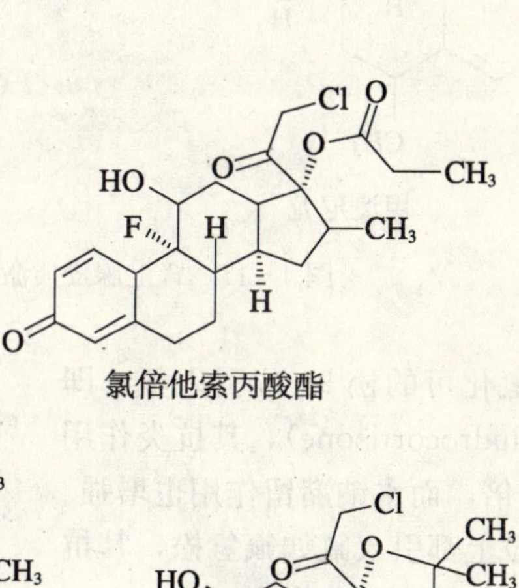

氯倍他索丙酸酯

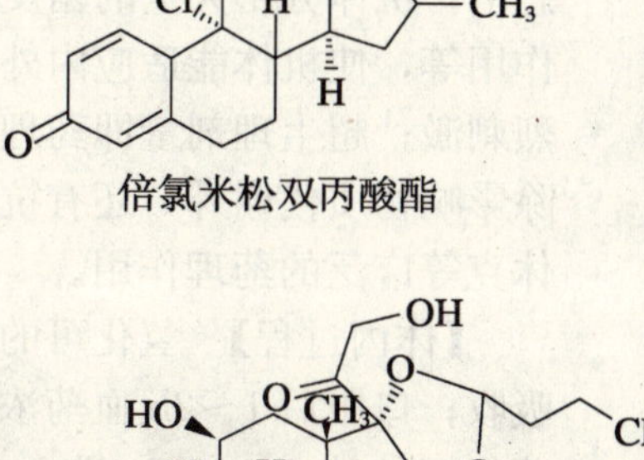

倍氯米松双丙酸酯

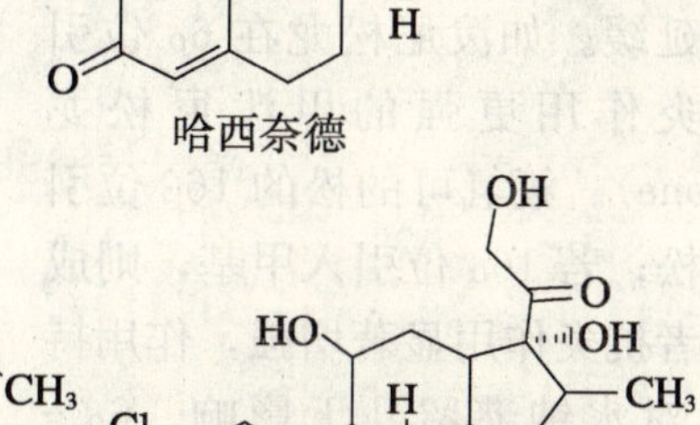

哈西奈德

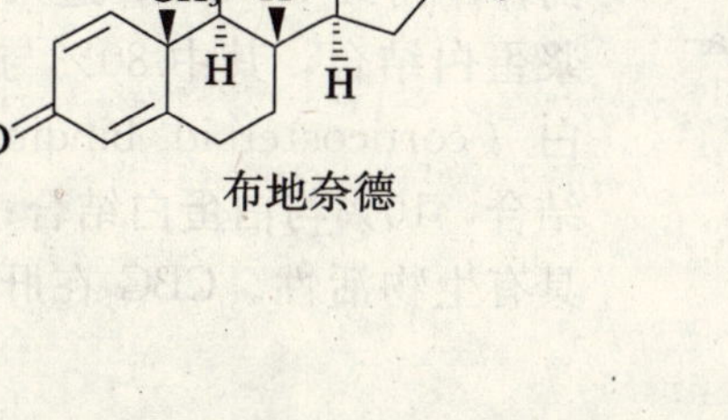

布地奈德

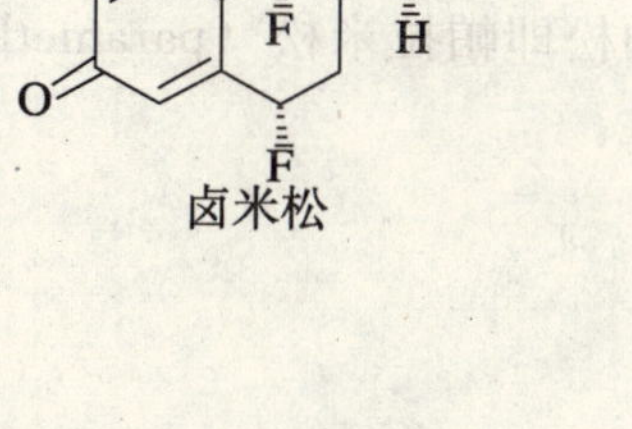

卤米松

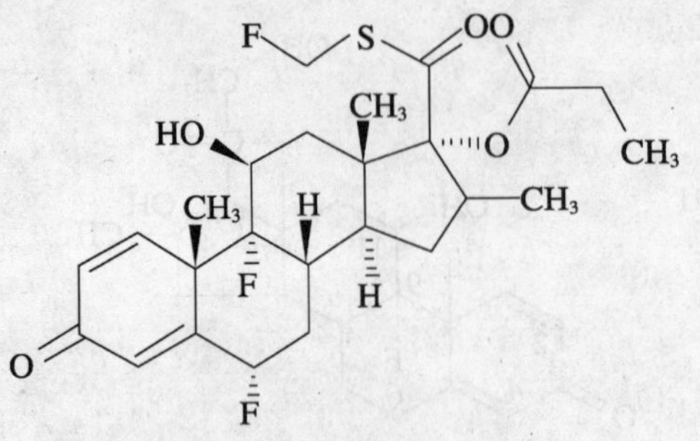

氟替卡松

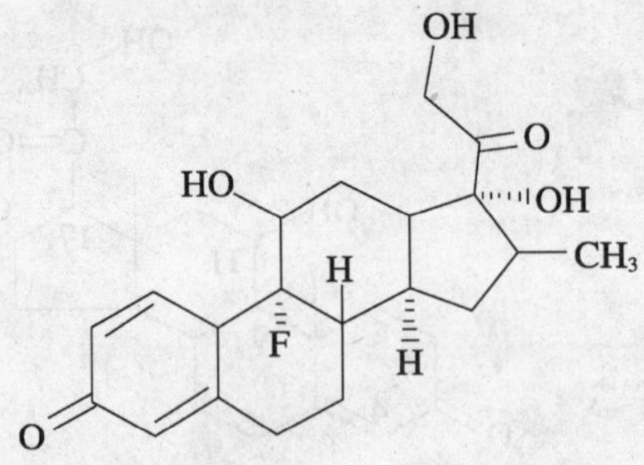

倍他米松

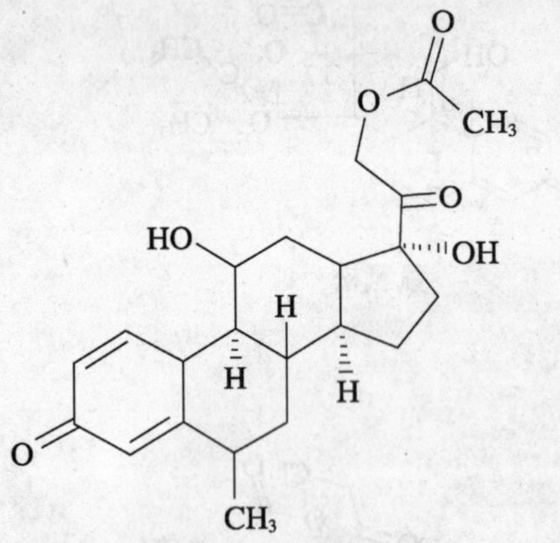

甲泼尼龙

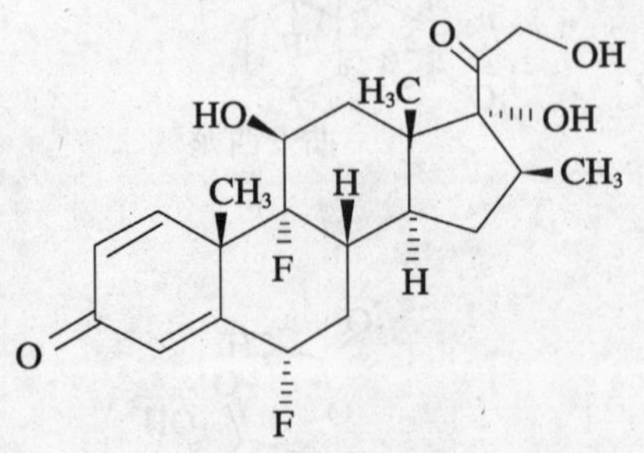

二氟拉松

图 4－17　肾上腺皮质激素类药物的化学结构

（3）氟　在氢化可的松 9α 位引入氟，即成氟氢可的松（fludrocortisone），其抗炎作用较前者提高约 10 倍，而水钠潴留作用也增强。若在 6α 位和 9α 位上都引入氟如氟氢松，其抗炎作用与水钠潴留作用也显著增强。

（4）甲基　在 6α 位引入甲基，抗炎作用增强，体内分解延缓。如泼尼松龙在 6α 位引入甲基形成抗炎作用更强的甲泼尼松龙（methlprednisolone）。氟氢可的松的 16β 位引入甲基成倍他米松；若 16α 位引入甲基，则成为地塞米松；二者抗炎作用显著增强，作用持续时间延长，但对水钠潴留几无影响。6α－氟-16α－甲基强的松即帕拉米松（paramethasone）也有此特性。

4.6.1　糖皮质激素

糖皮质激素类药物作用广泛而复杂，且随剂量不同而变化：生理情况下主要影响物质代谢，缺乏时将引起代谢失调以至死亡；应激状态下，机体分泌大量的糖皮质激素，通过允许作用等，使机体能适应内外环境变化产生的强烈刺激；超生理剂量即药理剂量时糖皮质激素除影响物质代谢外，还有抗炎、免疫抑制及抗休克等广泛的药理作用。

【体内过程】　氢化可的松口服、注射均可吸收；口服后 1～2h 血药浓度达峰值，一次给药作用持续 8～12h；进入血液后约 90％与血浆蛋白结合，其中 80％与皮质激素运载球蛋白（corticosteroid binding globulin，CBG）结合，10％与白蛋白结合；游离型约占 10％，具有生物活性。CBG 在肝中合成，雌激素可以促进其合成。妊娠过程中雌激素增加，血中CBG浓度可增高2～3倍，用雌激素治疗的病人血中CBG也同样增高，但正常月经周期中雌激素的含量变动不大，不会影响CBG的浓度。此外，当CBG增高时，游离型氢化可的松减少，反馈性地引起促肾上腺皮质素（adrenocorticotropic hormone，ACTH）释放，又使游离型达到正常水平。人工合成制剂与CBG结合较少（约70%）。肝病时CBG合成减少，肾病时蛋白质从尿液排出使CBG含量减少，肝、肾疾病均可使游离型药物增多，作用增强，较易产生不良反应。

糖皮质激素类药物都在肝脏中生物转化，首先C_{4-5}双键被加氢还原，然后C_3酮基被羟基取代，并通过羟基与葡萄糖醛酸或硫酸结合，由尿排出。故肝、肾功能不全时，糖皮质激素类药物的血浆$t_{1/2}$可以延长。

可的松与泼尼松等C_{11}上的氧，在肝中转化成羟基，生成氢化可的松和泼尼松龙才有活性，故严重肝病时最好使用氢化可的松和泼尼松龙。与肝药酶诱导剂如苯巴比妥、苯妥英钠等合用时，需加大糖皮质激素的用量。

氢化可的松的血浆半衰期为80～144 min，但在给药后2～8 h后仍具有生物活性。由此可见，氢化可的松的生物半衰期比血浆半衰期长。剂量过大或肝、肾功能不全可使半衰期延长；泼尼松龙因C_{1-2}是双键使C_{4-5}双键不易还原，则灭活变慢而使$t_{1/2}$延长，可达200 min。甲状腺功能亢进、妊娠或口服避孕药均可使肝药酶活性增强，灭活加速，$t_{1/2}$缩短。常用糖皮质激素的作用及血浆半衰期比较（见表4-7）。

【药理作用与作用机制】 机体内糖皮质激素的靶细胞分布广泛，在肝、肺、骨、脑、胃肠道平滑肌、骨骼肌、成纤维细胞、淋巴组织、胸腺等处均有作用且较复杂，随剂量不同而异。

1. 对物质代谢的影响

糖皮质激素在生理剂量下就对物质代谢产生重要的调节作用。

（1）糖代谢 糖皮质激素能促进糖原异生，减慢葡萄糖分解为CO_2的氧化过程；减少

表4-6 常用糖皮质激素类药物的相对效价强度、等效剂量及半衰期比较

类别[1]	药物	钠潴留作用（比值）	糖代谢（比值）	抗炎作用（比值）	等效剂量[2]（mg）	血浆半效期（分）
短效	氢化可的松	1	1	1	20	8～12
	可的松	0.8	0.8	0.8	25	8～12
中效	泼尼松	0.8	4	4	5	12～36
	泼尼松龙	0.8	4	4	5	12～36
	甲泼尼龙	0.5	5	5	4	12～36
	曲安西龙	0	5	5	4	12～36
长效	地塞米松	0	25	25	0.75	36～54
	倍他米松	0	25	25	0.75	36～54
外用	氟氢可的松[3]	125		10		
	氟轻松[3]			40		

[1]短效：生物半衰期8～12 h，中效：生物半衰期12～36 h，长效：生物半衰期36～72 h；[2]栏所示的剂量关系只适用于口服剂型或静脉注射剂型；[3]钠潴留作用明显，只作外用。

机体组织对葡萄糖的利用，从而增加肝糖原、肌糖原含量并升高血糖。糖皮质激素抑制外周组织利用葡萄糖以及促进糖异生的机制尚不完全清楚。

（2）蛋白质代谢　促进蛋白质分解和抑制蛋白质合成，为糖异生提供氨基酸原料，导致负氮平衡。久用可使肌肉萎缩无力、皮肤变薄、骨质疏松、淋巴组织萎缩、伤口愈合延缓及儿童生长缓慢等。

（3）脂肪代谢　促进脂肪分解和导致脂肪重新分布，久用可使血中游离脂肪酸、胆固醇含量增多、并激活四肢皮下的脂酶，使四肢皮下脂肪减少，重新分布于面部、胸、背、腹及臀部，形成向心性肥胖。

（4）水和电解质代谢　有较弱的盐皮质激素作用，引起潴钠排钾。能增加肾小球滤过率和拮抗抗利尿激素的作用，故可利尿。糖皮质激素对钙离子代谢也有影响：通过不明机制干扰肠道的钙摄取，促进肾脏的钙排泄，引起低血钙。

2. 允许作用

Ingle 通过观察应激反应，于 1942 年首先提出这一概念。糖皮质激素浓度低到不足以引起任何明显生理效应的情况下，本身对某些组织细胞无直接效应，但可明显增强其他激素的生理效应，称之为允许作用（permissive action）。如增强儿茶酚胺的收缩血管作用和胰高血糖素的升血糖效应。允许作用是生理现象，可进行多层次调节，主要通过直接和/或间接的基因调控或与细胞膜受体结合后快速改变膜的理化特性（称快速膜效应）的途径来影响其他激素或递质的生理效应。

3. 抗炎作用

糖皮质激素在超生理剂量时，对各种刺激（物理、化学、生物、免疫等）所致各种类型的炎症及炎症的各个阶段，都有强大的非特异性抑制作用，主要降低机体对各种致炎物质反应，提高机体对炎症的耐受性。所以糖皮质激素既减轻了炎症早期的毛细血管扩张、渗出、水肿以及炎性细胞的浸润、吞噬等反应，也抑制了炎症后期的毛细血管和成纤维细胞的增生，延缓肉芽组织的生成，防止粘连及瘢痕形成，减轻后遗症。但必须注意，炎症反应是机体的一种防御功能，炎症后期的反应更是组织修复的重要过程。糖皮质激素在抗炎的同时，也降低了机体的防御功能，可致感染扩散与伤口愈合迟缓。

抗炎作用的基本机制在于糖皮质激素（GC）与靶细胞浆内普遍存在的糖皮质激素受体（GR）结合，影响了参与炎症的一些基因转录，从多方面抑制炎症过程（图 4－18）；GR 是一条由约 800 个氨基酸残基组成的直链多肽，存在于细胞浆中的 GR 处于非激活状态，和几种蛋白质结合而成复合体。这些蛋白质中有热休克蛋白 90（heat shock protein 90，HSP 90）和热休克蛋白 70（heat shock protein 70，HSP 70），还有免疫素（immunophilin），它们的作用是帮助 GR 折叠成最适宜和其配体（GC）结合的构型，并掩盖 GR 分子上可以与细胞核内靶基因 DNA 结合的结构，不使未被激活的 GR 进入细胞核内。GR 结构上具有两个被高度保护起来的区域：一个是由 70 个氨基酸形成的两个锌结合区域，似两个手指，这一区域称为“锌指”（zinc finger），是与特异性 DNA 序列结合区；另一区域在羧基端，是配体结合区（图 4－19）。当 GC 与 GR 的 C 端的配体结合区结合后，发生结构变化，原来与 GR 结合在一起的 HSP 90 等蛋白质分离，余下激素-受体复合物，这是激活了的激素受体形式，随后激素-受体复合物移位进入细胞核，在细胞核内与特异性 DNA 位点即靶基因的启动子（promoter）序列的糖皮质激素反应成分（glucocorticoid response element，GRE）或负性糖皮质激素反应成分（negative glucocorticoid response element，nGRE）相结合，启动或抑制基因转录，相应的引起转录增加或减少，改变相关蛋白质的水平，对炎症反应所必需的细胞和分子产生影响而致抗炎效应。糖皮质激素还可抑制核转录因子 NF－κB（nuclear factor－kappa B）、AP－1（activator protein－1）等，降低它们对多种炎症因子转录的上调作用，从而减少促炎症因子的合成。具体表现为：

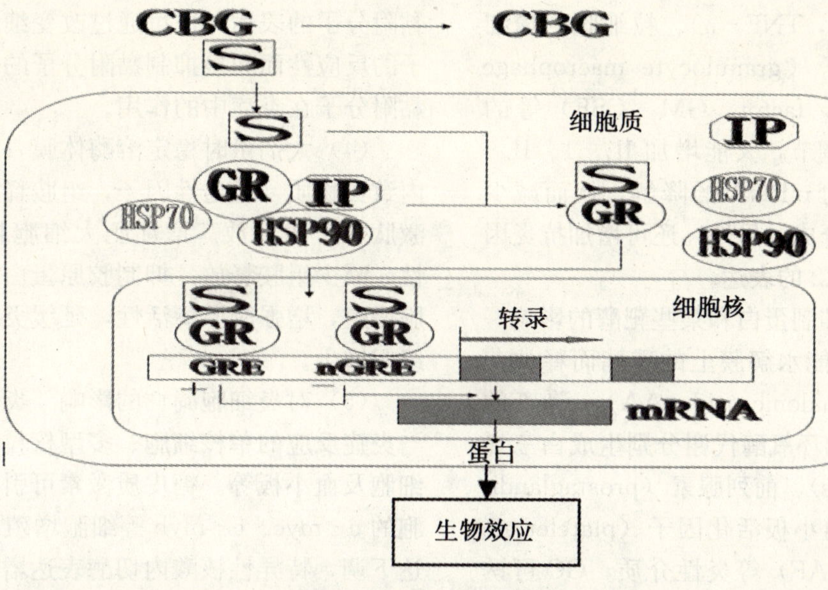

图 4－18 糖皮质激素作用机制示意图

S：糖皮质激素，亦即 GC；GR：糖皮质激素受体；GRE：正性糖皮质激素反应成分；nGRE：负性糖皮质激素反应成分；CBG：皮质激素结合球蛋白；HSP90：90kD 热休克蛋白；HSP70：70kD 热休克蛋白；IP：56kDa 免疫素；mRNA：信息核糖核酸；＋：S 与 GR 复合体进入细胞核内与 GRE 结合促进转录；－：S 与 GR 复合体进入细胞核内与 nGRE 结合对转录产生负调控。

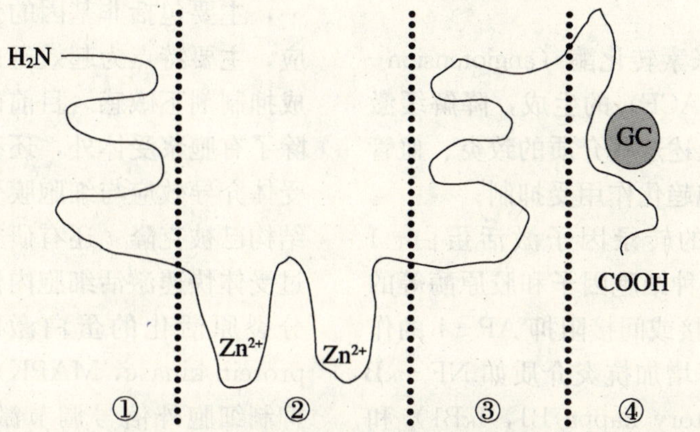

图 4－19 糖皮质激素受体功能区示意图

①调节区（τ1），与活化基因转录有关；②DNA 结合区（锌指），与控制基因转录、形成二聚体有关；③铰链区（τ2），与进入细胞核内、活化基因转录及形成二聚体有关；④激素结合区，与进入细胞核形成二聚体有关。GC：糖皮质激素。

（1）抑制细胞因子的致炎作用　GC－GR复合物可通过与nGRE结合而对多种白细胞介素（IL－1、IL－2、IL－3、IL－4、IL－5、IL－6及IL－8）、肿瘤坏死因子－α（tumor necrosis factor－α，TNF－α）、粒细胞巨噬细胞集落刺激因子（granulocyte macrophage colony stimulating factor，GM－CSF）等的基因转录起负性调节，又能增加IL－1、IL－3及GM－CSF的mRNA的降解，从而减少这些细胞因子的合成；另外，还可增加抗炎因子IL－10、IL－12的表达。

（2）对炎症抑制蛋白和某些靶酶的影响

①磷脂酶A_2能水解膜上的磷酯而释放花生四烯酸（arachidonic acid，AA），游离的AA可经脂氧酶和环氧酶代谢分别生成白三烯（leukotriens，LTs）、前列腺素（prostaglandinums，PGs）和血小板活化因子（platelet activating factor，PAF）等炎性介质，GC可诱导多种组织和细胞合成炎症抑制蛋白脂皮素1（lipocortin 1），后者能抑制磷脂酶A_2活性，进而使PGs、LTs和PAF的合成与释放减少；

②抑制一氧化氮合酶（nitric oxide synthase，NOS）和环氧合酶－2（cycl-ooxygenase－2，COX－2），减少NO及PGE_2等相关介质的生成；

③诱导血管紧张素转化酶（angiotension－convertion enzyme，ACE）的生成，降解缓激肽。糖皮质激素使上述这些介质的致炎、血管扩张、渗出和白细胞趋化作用受抑制；

④细胞内存在的转录因子激活蛋白－1（AP－1），能诱导多种细胞因子和胶原酶等的基因表达，GC能直接或间接阻抑AP－1的作用；糖皮质激素还可增加抗炎介质如NF－κB抑制蛋白1（inhibitory kappa B1，IκB1）和IL－1RA（interleukin－1 receptor antagonist）的表达。

（3）对黏附分子（adhesion molecules）的作用　黏附分子包括细胞间黏附分子（intercellular adhesion molecule 1，ICAM－1）和内皮白细胞黏附分子（endothelial－leukocyte adhesion molecules，ELAM－1）等，这些黏附分子在促进炎症细胞向炎症部位移行和浸润中起重要作用，GC能在转录水平上直接抑制黏附分子的表达，也可通过改变细胞对细胞因子的反应性而间接抑制黏附分子的表达而抑制黏附分子在炎症中的作用。

（4）大剂量时稳定溶酶体膜，减少溶酶体内致炎物质（通透性因子，组胺释放因子，缓激肽等）的释放。增加肥大细胞颗粒的稳定性，减少组胺释放。抑制胶原蛋白和成纤维细胞增殖，增强胶原酶活性，延缓炎症后期肉芽组织增生。

（5）对炎细胞凋亡的影响　炎细胞是指参与炎症反应的单核细胞、多型核粒细胞、巨噬细胞及血小板等。糖皮质激素可引起多种炎细胞的c－myc、c－myb等细胞增殖相关基因表达下调，特异性核酸内切酶表达增加，继而发生细胞凋亡。糖皮质激素诱导的炎细胞凋亡由GR介导基因转录，激活caspase和特异性核酸内切酶所致，这是GR依赖性的。诱导炎细胞凋亡及保护正常细胞的作用是糖皮质激素抗炎作用的重要分子机制之一。

快速效应也是糖皮质激素的作用机制之一，主要包括非基因的受体介导效应和生化效应，主要特点为起效迅速、对转录和蛋白质合成抑制剂不敏感。目前研究表明，糖皮质激素除了有胞浆受体外，还存在膜受体，非基因的受体介导效应与细胞膜受体相关。此受体主要结构已被克隆。还有研究表明，糖皮质激素通过受体快速激活细胞内信号转导的机制与有丝分裂原活化的蛋白激酶（mitogen activated protein kinase，MAPK）通路有关，可能通过抑制细胞外信号调节激酶（extracellular signal－regulated kinase，ERK）、激活P38等途径而激活MAPK介导的信号转导通路，产生一系列的生物学效应。常在数分钟内发生的大剂量激素的抗过敏作用、激素对ACTH的负反馈调节等效应即快速效应。

表 4-7 糖皮质激素对炎症和免疫反应的作用

细胞类型	因子	作用
巨噬细胞和单核细胞	花生四烯酸及其代谢物	抑制磷脂酶 A2
	IL-1，IL-6，TNF-α	生成和释放受抑制
	急性期反应物	补体 C3
内皮细胞	内皮细胞的白细胞黏附分子（ELAM-1）	白细胞定位的关键物质
	细胞间黏附分子（ICAM-1）	白细胞定位的关键物质
	急性期反应物	补体 C3
	IL-1 等细胞因子	生成和释放受抑制
	花生四烯酸和代谢物	抑制磷脂酶 A2
嗜碱粒细胞	组胺	IgE 依赖性释放受抑制
	白三烯 C4	
成纤维细胞	花生四烯酸和代谢物	①抑制磷脂酶 A2
		②抑制生长因子诱导的成纤维细胞增殖
淋巴细胞	IL-1、IL-2、IL-3、IL-6、TNF-α、GM-CSF、干扰素-γ	生成和释放受抑制

4. 免疫抑制作用

糖皮质激素对免疫反应的许多环节都有抑制作用。(1) 抑制巨噬细胞对抗原的吞噬和处理；(2) 使敏感动物的淋巴细胞破坏、解体，使血中淋巴细胞迅速减少，也可使人体内淋巴细胞移行至血液外其他组织，从而使循环中淋巴细胞减少；(3) 干扰淋巴组织在抗原作用下的分裂和增殖，阻断致敏 T 淋巴细胞所诱发的单核细胞和巨噬细胞的募集等，抑制组织器官移植的排斥反应和皮肤迟发型变态反应，对于自身免疫性疾病也能发挥一定的近期疗效(见表 4-7)。

动物实验证实，小剂量主要抑制细胞免疫，大剂量能抑制 B 细胞转化为浆细胞，使抗体生成减少，干扰体液免疫。这可能与其选择性地作用于 T 细胞亚群，特别是增强了 T_S 抑制 B 细胞的作用有关。在人体尚未证实糖皮质激素在治疗剂量下能抑制抗体产生。

糖皮质激素抑制免疫的机制可能与以下因素有关：(1) 诱导淋巴细胞 DNA 降解；(2) 影响淋巴细胞的物质代谢，减少细胞内的葡萄糖及蛋白质合成，抑制细胞内的 DNA、RNA 的合成；(3) 诱导淋巴细胞的凋亡；(4) 抑制 NF-κB 的活性。

5. 抗过敏作用

抗原-抗体反应引起肥大细胞脱颗粒而释放组胺、5-羟色胺、缓激肽、过敏性慢反应物质等，引起过敏反应症状。糖皮质激素能减少上述过敏介质的产生，还可通过允许作用使血管对儿茶酚胺的敏感性提高，使血管收缩，通透性降低、渗出减少，能减轻或解除多种过敏性疾病的过敏症状。但有报道皮质激素对激肽活性无影响，对某些动物过敏性休克或组胺休克保护作用不佳等现象。

6. 抗毒素作用　糖皮质激素对细菌外毒素没有任何作用，但有强大的抗细菌内毒素的作用，减少内热原的释放，有较好的退热作用，能改善中毒症状。

7. 抗休克　超大剂量的糖皮质激素类药物已用于多种严重休克，特别是中毒性休克。其抗休克作用除抗炎、免疫抑制外，还可能与下列因素有关：

(1) 稳定溶酶体膜，减少心肌抑制因子（myocardial depressant factor，MDF）的形成，防止心肌抑制和内脏血管收缩，阻断休克的恶性循环。

(2) 使心脏肾上腺素能受体 β_1 受体对儿茶酚胺的反应增强、心肌收缩力增强、心输出量增加。

(3) 降低血管对某些缩血管活性物质的敏感性，扩张痉挛血管，改善微循环。

(4) 提高机体对细菌内毒素的耐受力，产生良好的退热和缓解毒血症的作用。实验证明它能保护动物耐受数倍至数十倍致死量的脑膜炎双球菌、大肠杆菌等的内毒素，但不能中和或破坏外毒素，也不能保护机体免受细菌外毒素的损害。

8. 其他作用

(1) 对血液与造血系统的作用　能刺激骨髓造血机能，使红细胞和血红蛋白含量增加，大剂量可使血小板增多、提高纤维蛋白原浓度，并缩短凝血时间；促使骨髓中的中性白细胞进入血中，使中性粒细胞的数目增多，但抑制中性粒细胞的游走、吞噬及消化等功能，因而减弱对炎症区的浸润与吞噬活动；使血中淋巴细胞、嗜酸性粒细胞和嗜碱性粒细胞的数目减少，这主要是血细胞重新分布的结果。临床上，肾上腺皮质功能减退者的淋巴组织增生、淋巴细胞增多；肾上腺皮质功能亢进者的淋巴组织萎缩、淋巴细胞减少。

(2) 增强应激能力　当机体受到有害刺激时，如中毒、缺氧、疼痛、手术、饥饿、寒冷以及精神紧张焦虑等，血中 ACTH 浓度即刻增加，糖皮质激素也相应增多。引起 ACTH 与糖皮质激素分泌增加的各种刺激称为应激（stress）刺激，由此产生的反应称为应激反应。在应激反应中，除了腺垂体-肾上腺皮质系统参与外，交感-肾上腺髓质系统也参与，故在应激过程中血中儿茶酚胺含量也增加。此时，机体对皮质激素的需要量大大增加，而分泌量往往不足，应及时适当使用糖皮质激素。切除肾上腺髓质的动物，可抵抗应激而不产生严重后果；切除肾上腺皮质时，在安静条件下可以生活，但遇上有害刺激，机体的抵抗力则大大降低，严重时可危及生命。调节应激反应时，机体适应能力的途径可能有：

①减少应激刺激引起的一些物质如缓激肽、蛋白水解酶及前列腺素的合成和分泌，减少其引起的不良反应；

②使能量代谢转运以糖代谢为中心，保证葡萄糖对机体重要器官如心、脑的供应；

③在维持血压方面起允许作用，增强系统对儿茶酚胺的反应性。

(3) 对中枢神经系统的作用　能提高中枢神经系统的兴奋性，出现激动、失眠、欣快等，偶可诱发精神失常，且能降低大脑的电兴奋阈，促使癫痫发作，故精神病患者和癫痫患者宜慎用；大剂量可致惊厥，儿童易发生。

(4) 退热作用　用于严重的中毒性感染如肝炎、伤寒、脑膜炎、败血症及晚期癌症的发热时，常可产生迅速而良好的退热作用，可能与其抑制体温调节中枢对致热原的反应、稳定溶酶体膜、减少内源性致热原的释放有关。但在发热诊断未明前，不可滥用糖皮质激素，以免掩盖症状贻误诊断。

(5) 对消化系统的作用　糖皮质激素能使胃酸和胃蛋白酶分泌增多，提高食欲，促进消化，但大剂量应用时可诱发或加重溃疡病。

(6) 结缔组织和皮肤　糖皮质激素可抑制结缔组织中成纤维细胞的增生，抑制胶原的合成，可用于治疗以增生为主的慢性炎症，防止粘连及瘢痕的形成。糖皮质激素也能影响创伤及手术切口的愈合。糖皮质激素可使皮肤变薄，细胞小于正常，可能与其降低 DNA 合成速率，抑制 RNA 的转录及有丝分裂，降低细胞的分裂速度有关。可用于治疗增生性皮肤病如牛皮癣，含氟的糖皮质激素作用较强。这种局部抗有丝分裂作用可致快速耐受性，临床上宜采用间断给药的方法。

（7）骨骼 长期或大剂量应用糖皮质激素可出现骨质疏松，尤其是脊椎骨，可有腰背痛，甚至产生压缩性骨折、楔形或鱼骨样畸形。这可能是糖皮质激素抑制成骨细胞的活力，减少骨中胶原的合成，促进胶原和骨基质分解，骨质形成障碍。

【临床应用】

1. 替代疗法 用于急、慢性肾上腺皮质功能减退症（包括肾上腺危象），脑垂体前叶功能减退及肾上腺次全切除术后，常需与盐皮质激素配伍。

2. 严重感染或炎症

（1）严重急性感染伴有毒血症者，如中毒性菌痢、暴发性流脑、重症伤寒、中毒性肺炎、急性粟粒性肺结核、猩红热和败血症等，在应用足量有效的抗菌药物治疗的同时，可用糖皮质激素作辅助治疗，能缓解毒血症状，争取时间以待抗菌药物控制感染使病人度过危险期。病毒性感染一般不用糖皮质激素，因糖皮质激素无抗病毒作用，并降低免疫力，可促使病毒感染扩散，如带状疱疹、水痘使用激素反而加重病情。但对严重传染性肝炎、流行性乙型脑炎、流行性腮腺炎和麻疹等，为预防病变恶化和防止并发症可慎重用之。

（2）有些脏器或组织的炎症，如结核性脑膜炎、胸膜炎、心包炎、风湿性心瓣膜炎、损伤性关节炎及睾丸炎等，易产生粘连及瘢痕形成，早期使用糖皮质激素能减少炎症渗出，防止组织过度破坏，减轻或防止后遗症发生。对眼科疾病如虹膜炎、角膜炎、视神经炎、视网膜炎等非特异性眼炎，应用后也可迅速消炎止痛、防止角膜混浊和疤痕粘连的发生。局部滴眼后，房水内药物可达到有效浓度。因此，眼前部炎症只需局部用药，眼后部炎症则需全身用药。脑外伤、高血压脑出血、蛛网膜下腔出血等神经外科急症中也发挥重要治疗作用。

（3）急性重度呼吸综合征（severe acute respiratory syndrome，SARS）是一种传染性极强的冠状病毒所致的肺部感染。在 SARS 暴发流行期间，因没有特效治疗用药，适当应用糖皮质激素可缓解中毒症状，减轻肺组织的渗出、损伤，防止和减轻后期肺纤维化。糖皮质激素此时发挥“治标”作用，减轻症状。但有些患者后来出现了严重的副作用和并发症，使得糖皮质激素在 SARS 治疗上存在争议。

3. 自身免疫性疾病、变态反应性疾病和器官移植排斥反应

（1）自身免疫性疾病 风湿热、风湿性心肌炎、风湿性及类风湿性关节炎、全身性红斑狼疮、结节性动脉周围炎、自身免疫性贫血和肾病综合征等，适当选用糖皮质激素能缓解症状，一般采用综合治疗，不宜单用，以免引起不良反应。

（2）变态反应性疾病 顽固性荨麻疹、枯草热、血管神经性水肿、过敏性皮炎、严重输血输液反应、血清病、过敏性休克和顽固性支气管哮喘等，应以抗组胺药、拟肾上腺素药治疗，对严重病例或其他药物无效时可合用糖皮质激素。

近年来吸入型糖皮质激素作为哮喘的一线药物，与长效吸入型 β_2 受体激动剂合用是合理的给药方案，副作用较少。目前国外常用的吸入型糖皮质激素有曲安西龙、倍氯米松、布地奈德、氟替卡松。新上市的吸入型制剂是氟替卡松和 β_2 受体激动剂沙美特罗（salmeterol）的复方施立泰（seretide），用于中、重度哮喘的治疗。

（3）器官移植排斥反应 异体器官移植术后的免疫排斥反应，也可使用糖皮质激素，与环孢素等免疫抑制剂合用，疗效更好，并可减少两药剂量。

4. 休克 主要用于感染中毒性休克的辅助治疗，在足量有效的抗菌药物治疗下，及早、短时间突击使用大剂量皮质激素，待微循环改善、脱离休克状态时停用，且尽可能在抗

菌药物使用后再用糖皮质激素，停药时则在撤去抗菌药物之前；对过敏性休克，可与首选药肾上腺素合用；对心源性休克和低血容量性休克的治疗价值尚难定论。

5. 血液病　糖皮质激素多用于治疗儿童急性淋巴细胞性白血病，用于急性非淋巴细胞性白血病的疗效差。此外，还可用于再生障碍性贫血、粒细胞减少症、血小板减少症和过敏性紫癜等的治疗，停药后易复发。

6. 局部应用　对一般性皮肤病如接触性皮炎、湿疹、肛门湿疹和牛皮癣等可用氢化可的松、泼尼松龙或氟氢松等外用制剂；对天疱疮、剥脱性皮炎等严重病例需配合全身用药。

7. 恶性肿瘤　糖皮质激素作为联合化疗的一个组分，用于急性淋巴细胞性白血病和淋巴瘤的治疗。

8. 脑水肿　糖皮质激素可减轻或防止寄生虫病和肿瘤（尤其是转移性肿瘤）伴随的脑水肿有益。对创伤或脑血管意外所致的脑水肿的临床疗效较差。

9. 其他　糖皮质激素可用于治疗类肉瘤以缓解病情。

【不良反应】

1. 长期大量用药的不良反应

(1) 医源性肾上腺皮质功能亢进症　长期过量使用糖皮质激素，几乎所有患者都出现不同程度的类肾上腺皮质功能亢进症（库欣综合征）。它是物质代谢和水盐代谢紊乱所致，表现为向心性肥胖、满月脸、水牛背、皮肤变薄、痤疮、多毛、骨质疏松、低血钾、肌无力、浮肿、高血压、糖尿等。停药后症状可自行消退，必要时对症治疗，如低盐、低糖、高蛋白饮食，适量应用降压药和降糖药，补入氯化钾、钙盐和维生素C等。

(2) 消化系统并发症　糖皮质激素可使胃酸、胃蛋白酶分泌增加，抑制胃黏液分泌，降低了胃肠黏膜的抵抗力。可诱发或加重胃、十二指肠溃疡，甚至造成出血与穿孔。对少数患者可诱发胰腺炎或脂肪肝。

(3) 心血管并发症　长期使用，由于钠、水潴留和血脂升高可引起高血压和动脉粥样硬化等。

(4) 诱发或加重感染　糖皮质激素可抑制机体免疫功能，故长期应用常可诱发感染或使体内潜在病灶扩散，特别是原有疾病已使抵抗力降低的白血病、再生障碍性贫血、肾病综合征等患者更易发生，还可使原已静止的结核病灶扩散恶化或诱发新的感染如真菌感染等。故肺结核、淋巴结核、脑膜结核等患者必要时应并用抗结核药。

(5) 肌肉萎缩、骨质疏松、创口愈合迟缓　这与皮质激素抑制蛋白质合成、促进蛋白质分解及增加钙、磷排泄有关，骨质疏松多见于儿童、老人及绝经妇女，严重者可产生自发性骨折。由于抑制生长激素的分泌和造成负氮平衡，还可抑制儿童生长发育。

(6) 青光眼　长期应用约40%可引起青光眼，应予以注意。

(7) 精神症状　长期使用可引起失眠、欣快、甚至诱发精神失常。

(8) 其他　孕妇偶可引起畸胎。

2. 停药反应

(1) 医源性肾上腺皮质功能不全症　久用药理剂量的糖皮质激素，通过负反馈，可使垂体分泌ACTH减少，引起肾上腺皮质萎缩和功能不全。多数病人可无症状表现。肾上腺皮质功能恢复的时间与剂量、用药期限和个体差异有关。停用激素后垂体分泌ACTH的功能需经3～5个月才恢复；肾上腺皮质对ACTH起反应的机能恢复需6～9个月或更久。若骤然停药或减药过快，外源性糖皮质激素减少，萎缩的肾上腺皮质又不能立即分泌激素，可出现肾上腺皮质功能不全症，表现有疲乏无力、情绪消沉、发热、恶心、呕吐、肌无力等。尤其在久用激素的治疗过程中，直至停药后的一年内，病人遇到感染、创伤、手术、分娩等应激情况时，又没有增大激素的用量，可骤然出现肾上腺皮质危象。除上述症状外，还可出现速脉、低血压、低血糖，甚至昏迷或休克，是临床上的急症、重症，需及时抢救。

（2）反跳现象　其发生原因可能是病人对激素产生依赖性或病情尚未完全控制，久用激素因减量过快或骤然停药而使原有疾病复发或加重的现象，称为反跳现象。需增大剂量，重新治疗，待症状缓解后再缓慢递减激素用量。

【禁忌证】　糖皮质激素对人体具有利和弊两方面的影响，当适应证和禁忌证并存时，应全面分析，权衡利弊，慎重决定。一般病情危急的适应证，虽有禁忌证存在，仍不得不使用，待危急情况过去后，尽早减量或停药。对慢性疾病，尤其需要大量激素时，必须严格掌握适应证。糖皮质激素的禁忌证有：（1）严重的精神病史和/或癫痫病史者；（2）活动性胃、十二指肠溃疡；（3）新近胃肠吻合术后；（4）创伤修复期；（5）骨折；（6）角膜溃疡；（7）肾上腺皮质功能亢进；（8）较重的骨质疏松；（9）糖尿病；（10）严重的高血压；（11）孕妇；（12）抗菌药物不能控制的麻疹、水痘、霉菌感染。

【药物相互作用】

1. 与苯巴比妥、利福平、保泰松、抗组胺药等肝药酶诱导剂合用，能加速皮质激素的代谢，降低血药浓度，减弱疗效，故合用时需加大皮质激素的剂量。

2. 皮质激素、噻嗪类利尿药、两性霉素B等都具有排钾作用，合用时易出现低血钾和糖尿加重。皮质激素与洋地黄合用亦易致中毒。

3. 水杨酸类、消炎痛等虽可加强糖皮质激素的抗炎作用，但可促使胃肠道溃疡恶化，导致出血。糖皮质激素可增强对乙酰氨基酚的肝毒性。

4. 皮质激素类药物与抗胆碱药、三环类抗抑郁药或肾上腺素受体激动药合用，可引起眼内压升高。三环类抗抑郁药可使糖皮质激素引起的精神症状加重。

5. 皮质激素能对抗降糖药的作用，糖尿病患者必须使用本类药物时应加大降糖药的剂量。

6. 因糖皮质激素有免疫抑制作用，故不应和菌苗或疫苗同时使用。

7. 与蛋白质同化激素合用，可增加水肿的发生率，使痤疮加重。

8. 与制酸药合用，可减少泼尼松或地塞米松的吸收。

9. 甲状腺激素可使糖皮质激素的清除率增加，故甲状腺激素或抗甲状腺药与糖皮质激素合用时，应适当调整后者的剂量。糖皮质激素与生长激素合用，可抑制后者的促生长作用。

10. 与避孕药或雌激素制剂合用，可加强糖皮质激素的治疗作用并加重不良反应。

11. 与免疫抑制剂合用，可增加感染的危险性，并可能诱发淋巴瘤或其他淋巴细胞增生性疾病。

12. 糖皮质激素，尤其是泼尼松龙可增加异烟肼的代谢和排泄，降低异烟肼的血药浓度和疗效。糖皮质激素可促进美西律在体内代谢，降低血药浓度。

13. 氨鲁米特能抑制肾上腺皮质功能，加速地塞米松的代谢，使其半衰期缩短2倍。

【用法与疗程】

1. 大剂量突击疗法

用于严重中毒性感染及中毒性休克，氢化可的松首次剂量可静脉滴注200～300mg，一日量可达1g以上，疗程不超过3天；有人主张超大剂量，每次静注1g，一天4～6次。

2. 一般剂量长程疗法

适用于反复发作、累及多种器官的慢性疾病，如结缔组织病、肾病综合征、顽固性支气管哮喘、各种恶性淋巴瘤、淋巴细胞性白血病。开始时口服泼尼松10～20mg或相应剂量的其他皮质激素制剂，1天3次，产生疗效后逐渐减至最小维持量。疗程6～12个月。

3. 小剂量替代疗法

用于垂体前叶功能减退、阿狄森病及肾上

腺皮质次全切除术后，一般用维持量，如可的松每天 12.5～25mg 或氢化可的松每天 10～20mg。

4. 隔日疗法

根据糖皮质激素分泌的昼夜节律性，每天上午 8～10 时为分泌高峰（约 450 nmol/L），随后逐渐下降（下午 4 时约为 110 nmol/L），午夜 12 时为低潮，这是由于 ACTH 分泌的昼夜节律所引起，临床用药可随这一节律进行，即隔日清晨顿服两日总量，此时正值皮质激素正常分泌高峰，对肾上腺皮质功能的抑制较小，隔日服药以泼尼松、泼尼松龙等中效制剂较好，此疗法适用于需长期治疗的疾病。

氢化可的松

氢化可的松（hydrocortisone，皮质醇，Cortisol，商品名：法国 Aphilan，德国 Alfason，英国 Colifoam，美国 A - Hydrocort），分子式：$C_{21}H_{30}O_5$，分子量：362.5，为白色或几乎白色的结晶性粉末；无臭，初无味，随后有持续的苦味；遇光渐变质；在乙醇或丙酮中略溶，在氯仿中微溶，在乙醚中几乎不溶，在水中不溶。密封保存。

【体内过程】 可自消化道迅速吸收，约 1h 血药浓度达峰值，其 $t_{1/2}$ 约为 100min，血中 90%以上的氢化可的松与血浆蛋白相结合。本品也可经皮肤吸收，尤其在皮肤破损处吸收更快。主要经肝脏代谢，转化为四氢可的松和四氢氢化可的松，大多数代谢产物以葡萄糖醛酸结合型，极少量以原形经尿排泄。

【药理作用特点】 抗炎作用为可的松的 1.25 倍，潴钠作用较强。其余药效学参见糖皮质激素。

【临床应用】 主要应用于肾上腺皮质功能减退症及垂体功能减退症的替代治疗，亦可用于过敏性和炎症性疾病等。

【用法用量】

1. 口服治疗成人肾上腺皮质功能减退，每日剂量 20～25mg，清晨服 2/3，午餐后服 1/3。有应激状况时，应适量加量，可增至每天 80mg，分次服用。小儿的治疗剂量为按体表面积每天 20～25mg 每平方米，分 3 次，每 8h 服 1 次。

2. 静脉注射用于治疗肾上腺皮质功能减退及垂体前叶功能减退危象，严重过敏反应，哮喘持续状态、休克。氢化可的松琥珀酸钠 135mg 静脉滴注，可用至每天 300mg，疗程不超过 3～5 天。

3. 软组织或关节腔内注射用于治疗类风湿性关节炎、骨关节炎、腱鞘炎、肌腱劳损等。关节腔内注射，每次 1～2ml（25mg/ml）；鞘内注射每次 1ml。

4. 局部药用软膏、眼膏用于适合以糖皮质激素治疗的各类皮肤病或眼病。

【用药注意】

1. 注射剂（醇型）中含有 50%乙醇，必须充分稀释至 0.2mg/ml 后静脉滴注。中枢神经系统抑制或肝功能不全者应慎用。需用大剂量时应改用氢化可的松琥珀酸钠。

2. 天然短效的糖皮质激素。可直接注入静脉发挥作用。

3. 不需经肝药酶活化可直接发挥药理作用。故已逐渐替代需经肝药酶活化的可的松，广泛用于临床治疗。本品兼有较强的糖皮质激素和盐皮质激素的特性，故较适用于急性或慢性肾上腺皮质功能不全、垂体功能减退症以及失盐型先天性肾上腺增生症。

4. 本品混悬液（酯型）可供关节腔内注射。局部也可用于眼科、皮肤科疾病。

【制剂与规格】

1. 氢化可的松片：每片（1）4mg；（2）10mg；（3）20mg。

2. 氢化可的松注射液（醇型）：（1）2ml：10mg；（2）5ml：25mg；（3）10ml：50mg；（4）20ml：100mg。

3. 注射用氢化可的松琥珀酸钠：（1）0.05g；（2）0.1g（以氢化可的松计）。

4. 醋酸氢化可的松注射液：（1）1ml：

25mg；（2）5ml：125mg（供局部及腔内注射用）。

5. 醋酸氢化可的松眼膏：0.5%。

6. 醋酸氢化可的松乳膏：（1）10g：25mg；（2）10g：50mg；（3）10g：100mg。

可的松

可的松（cortisone，醋酸可的松，cortisone acetate，商品名：英国 Cortisyl，美国 Cortone），分子式：$C_{23}H_{30}O_6$，分子量：402.5，为白色或几乎白色的结晶性粉末；无臭，初无味，随后有持久的苦味。本品在氯仿中易溶，在丙酮或二氧六环略溶，在乙醇或乙醚中微溶，在水中不溶。遮光、密封保存。

【体内过程】 本品可迅速由消化道吸收，经肝药酶转化为具活性的氢化可的松而发挥效应，$t_{1/2}$约 30min。本品口服后能快速发挥作用，而肌内注射吸收较慢。

【药理作用特点】 参见糖皮质激素

【临床应用】 主要应用于肾上腺皮质功能减退症及垂体功能减退症的替代治疗，亦可用于过敏性和炎症性疾病。

【用法用量】

1. 口服治疗肾上腺皮质功能减退，成人每日剂量 25～37.5mg，清晨服 2/3，午后服 1/3。当患者有应激状况时（如发热、感染），应适当加量，可增加到每天 100mg，有严重应激时，则应改用氢化可的松静脉滴注。

2. 混悬液肌内注射用于成人肾上腺皮质功能减退，每天 25mg，有应激状况适当加量，有严重应激时，应改用氢化可的松静脉滴注。

【给药注意】

1. 同时存在严重的醛固酮缺乏者，需合用氟氢可的松和氯化钠。

2. 本品潴钠活性较强，一般不作为抗炎、抗过敏的首选药。

3. 本品需经肝药酶活化，肝功能不全者应选用氢化可的松。

4. 本品局部外用或关节腔内注射无效。

【制剂与规格】

1. 醋酸可的松片：每片（1）5mg；（2）25mg。

2. 醋酸可的松注射液：（1）2ml：50mg；（2）5ml：125mg；（3）10ml：250mg。

3. 醋酸可的松滴眼剂：3ml：15mg。

4. 醋酸可的松眼膏：（1）1g：0.005g；（2）1g：0.0025g。

醋酸泼尼松

醋酸泼尼松（prednisone acetate，强的松，商品名：法国 Cortancyl，德国 Decortin，美国 Deltasone），$C_{23}H_{28}O_6$，分子量：400.5，为白色或几乎白色的结晶性粉末；无臭，味苦。本品在氯仿中易溶，在丙酮中略溶，在乙醇或醋酸乙酯中微溶，在水中不溶。密封保存。

【体内过程特点】 在肝内将 11 位酮基还原为 11 位羟基，转化为泼尼松龙方具有药理活性，其 $t_{1/2}$ 为 60min。

【药理作用特点】 同泼尼松龙

【临床用途】 临床上主要用于治疗肾上腺皮质功能减退症，结缔组织病、严重的支气管哮喘、皮炎等过敏性疾病，急性白血病，恶性淋巴瘤等。

【注意事项】 因其需经肝脏转化后方具有生物活性，故用于肝功能不全者较差，余同泼尼松龙。

【用法与用量】

1. 口服一般一次 5～10mg。一天 10～60mg。

2. 对于系统性红斑狼疮、胃病综合征、溃疡性结肠炎、自身免疫性溶血性贫血等自身免疫性疾病，一般一天 40～60mg，病情稳定后逐渐减量。

3. 对药物性皮炎、荨麻疹、支气管哮喘等过敏疾病，一般一天 20～40mg，症状减轻后减量，每隔 1～2 天减少 5mg。

4. 防止器官移植排异反应，一般在术前

1～2天开始一天口服100mg，术后一周改为60mg，以后逐渐减量。

5. 治疗急性白血病、恶性肿瘤，一天口服60～80mg，症状缓解后减量。

【制剂与规格】 醋酸泼尼松片：5mg

泼尼松龙

泼尼松龙（prednisolone，氢化泼尼松，强的松龙，商品名：法国Hydrocortancyl，德国Decaprednilt，英国Deltacortril，美国Ak-Pred），分子式：$C_{21}H_{28}O_5$，分子量：360.4，为白色或类白色结晶性粉末，无臭，味微苦；有吸湿性，在甲醇或乙醇中溶解，在丙酮或二氧六环中略溶，在氯仿中微溶，在水中极微溶解。避光，密闭，室温下保存。

【体内过程特点】 口服可从胃肠道吸收，半衰期约200min。

【药理作用】 抗炎作用较强，对水盐代谢作用较弱。由于其盐皮质激素作用很弱，故不适用于原发性肾上腺皮质功能不全症。

【临床应用】 用于急性淋巴细胞白血病、恶性淋巴瘤、多发性骨髓瘤等联合化疗方案中，对癌性发热有效，促进造血功能的恢复，对癌症化疗所致恶心呕吐有一定作用。

【不良反应】 参见糖皮质激素

【用法用量】

1. 口服：成人开始每天10～40mg，分2～3次，维持量为每天10～25mg。

2. 肌内注射：每天10～30mg。

3. 静脉滴注：每天10～25mg，溶于5%～10%葡萄糖液500ml。

【制剂与规格】

1. 醋酸泼尼松龙片：每片（1）1mg；（2）5mg。

2. 醋酸泼尼松龙注射液：（1）1ml∶25mg；（2）5ml∶125 mg。

3. 醋酸泼尼松龙磷酸钠注射液：1ml∶20mg。

4. 醋酸泼尼松龙乳膏：（1）4g∶0.02g；（2）10g∶0.05g。

5. 泼尼松龙眼膏：0.25%。

6. 泼尼松龙片：5mg。

甲泼尼龙

甲泼尼龙（methylprednisolone，商品名：法国Depo-Medrol，德国Advantan，英国Depo-medrone，美国A-Methapred），分子式：$C_{22}H_{30}O_5$，分子量：374.5，为白色或几乎白色的结晶粉末，无臭，初尝无味而后苦。几乎不溶于水。

【体内过程特点】 吸收后约40%～50%与蛋白和皮质素转运蛋白形成弱的、可解离的结合。$t_{1/2}$为2.3～4 h。在肝中代谢，主要代谢产物为20-β-羟甲基强的松龙和20-β-羟基-6α-甲基强的松，并与葡萄糖醛酸盐、硫酸盐和非结合型化合物的形式从尿中排出。

【药理作用特点】 抗炎作用为泼尼松的1.25倍，是氢化可的松的5倍。盐皮质激素作用仅为脱氢皮质酮的1/200。故不适用于原发性肾上腺皮质功能不全患者的替代治疗。

【临床应用】 同泼尼松

【不良反应】 参见糖皮质激素

【用法用量】

1. 口服 开始1天16～24mg，分2次，维持量1天4～8mg。

2. 关节腔内及肌内注射 1次10～80mg，具体用量和间隔视耐受性和病情而定。

【制剂与规格】

1. 片剂：（1）2mg；（2）4mg。

2. 甲泼尼醋酸酯混悬注射液（局部注射）：（1）1ml∶20mg；（2）1ml∶40mg。

3. 甲泼尼龙琥珀酸钠注射液：53mg（相当于甲泼尼龙40mg）。

【注意事项】 注射液在紫外线和荧光下易分解破坏，应避光。

醋酸地塞米松

醋酸地塞米松（dexamethasone acetate,

醋酸氟美松，商品名：法国 Cebedext，德国 afpred - DEXA，英国 Decadron，美国 Aeroseb - Dex)，分子式：$C_{24}H_{31}O_6F$，分子量：434.5，白色或类白色结晶或结晶性粉末；无臭，味微苦。不溶于水，极微溶于乙醚，略溶于乙醇或氯仿，易溶于丙酮。避光，密闭保存。

【体内过程特点】 极易自消化道吸收，其血浆 $t_{1/2}$ 为 190min。肌注地塞米松醋酸酯后于 8h 达血药浓度峰值。本品血浆蛋白结合率较其他皮质激素类药物为低。本品 0.75mg 的抗炎活性相当于 5mg 泼尼松龙。其注射液吸收缓慢、作用持久。

【药理作用特点】 对糖代谢作用强，对电解质作用弱，为目前甾体皮质激素中作用较强、副作用较轻的一种糖皮质激素。其抗炎作用约为氢化可的松的 20～25 倍，几乎没有盐皮质激素作用，不引起钠潴留或钾损失，不能用作替代疗法治疗肾上腺皮质功能不全症。

【临床用途】 主要用于抗炎和抗过敏，治疗风湿性关节炎及各种皮肤病。

【用法与用量】

1. 口服：每次 0.75～3mg，每天 0.75～9mg；维持量约每天 0.75mg，小儿每天0.1～0.25mg/kg，分 3～4 次。视病情而定。治疗急性风湿热、急性白血病、肾病综合征、急性天疱疮等疾病，每天 10～15mg。

2. 地塞米松静脉给药用地塞米松磷酸钠，常用于危重疾病，如严重休克等的治疗。一般剂量，静脉注射地塞米松磷酸钠每次 2～20mg；静脉滴注时，应以 5%葡萄糖注射液稀释，可 2～6h 重复给药至病情稳定，但大剂量连续给药一般不超过 72h。

3. 本品还可用于缓解恶性肿瘤所致的脑水肿，首剂静脉推注 10mg，随后每 6h 肌内注射 4mg，一般 12～24h 患者可有所好转，于 2～4 天后逐渐减量，5～7 天停药。对于不宜手术的脑肿瘤，首剂可静脉推注 50mg，以后每 2h 重复给予 8mg，数天后再渐减至每天 2mg，分 2～3 次静脉给予。

4. 地塞米松醋酸酯和地塞米松磷酸钠还可用于肌内注射或关节腔、软组织等损伤部位内注射。肌内注射量为每次 8～16mg，间隔 2～3 周注射一次；关节腔内注射量一般为每次 0.8～4mg，按关节腔大小而定。

【制剂与规格】

1. 地塞米松片：每片 0.75mg。

2. 地塞米松软膏或乳膏：0.05%～0.1%。

3. 地塞米松磷酸钠注射液：（1）1ml：1mg；（2）1ml：2mg；（3）1ml：5mg。

4. 地塞米松磷酸钠滴眼液：5ml：1.25mg。

倍他米松

倍他米松（betamethasone，商品名：法国 Betnesol，德国 Bemon，英国 Betacap，美国 Alphatrex)，分子式：$C_{22}H_{29}FO_5$，分子量：392.5，白色或类白色结晶性粉末；无臭，味苦。在乙醇中略溶，在水或氯仿中几乎不溶。遮光、密闭保存。

【药理作用特点】 抗炎作用较地塞米松略强，且作用迅速，副作用较少。

【临床用途】 肾上腺皮质激素类药。具有影响糖代谢、抗炎、抗过敏等作用。适用于类风湿性关节炎等结缔组织病及过敏性、神经性皮炎等皮肤病。

【用法用量】 口服，起始剂量一天 1～4mg，分次给予。维持量为一天 0.5～1mg。

【制剂与规格】 倍他米松片：每片 0.5mg。

帕拉米松

帕拉米松（paramethasone)，分子式：$C_{22}H_{29}FO_5$，分子量：521.44。

【药理作用特点】 中效肾上腺皮质激素类药。抗炎作用较强，本品 2mg 的抗炎活性相当于 5mg 的泼尼松龙。无水钠潴留作用，故不宜用于肾上腺皮质功能不全的替代治疗。

【临床应用】 同泼尼松龙。

【用法用量】 口服，开始剂量每日 4～12mg，一次或分次服。

【制剂与规格】 帕拉米松片：每片 2mg。

曲安西龙

曲安西龙（triamcinolone，商品名：法国 Hexatrione，德国 Aftabt，英国 Adcortyl，美国 Amcort），分子式：$C_{21}H_{27}FO_6$，分子量：394.44，白色或几乎白色的结晶性粉末；无臭，味苦。本品在二甲基甲酰胺中易溶，在甲醇或乙醇中微溶，在水或氯仿中几乎不溶。遮光，密封保存。

【药理作用特点】 抗炎作用与醋酸泼尼松相似，治疗剂量时潴钠。排钾作用甚微。

【临床用途】 主要用于系统性红斑性狼疮、风湿性疾病、肾病综合征等免疫性肾脏疾病、特发性血小板减少性紫癜等免疫性血液病以及醋酸泼尼松所适应的其他疾病。

【不良反应】 偶可引起局部刺激和过敏反应。长期使用可致皮肤萎缩、毛细血管扩张，也可引起酒渣样皮炎、口周皮炎。

【用法用量】

1. 口服，开始时 1 次 4mg，1 天 2～4 次。维持量为 1 次 1～4mg，1 天 1～2 次，通常 1 日不超过 8mg。如为其双醋酸酯，1 天量 10～20mg，3～4 次分服。2～3 天后逐渐减量。

2. 肌内注射：每 1～4 周 1 次 40～80mg。

3. 皮下注射：每 1～4 周 1 次 5～20mg。

4. 关节腔内注射每 1～7 周 1 次5～40mg。

【制剂与规格】

1. 曲安西龙片：每片（1）1mg；（2）2mg；（3）4mg。

2. 曲安西龙注射液：（1）5ml：125mg；（2）5ml：200mg。

3. 曲安西龙软膏或乳膏：0.1%～0.5%。

曲安奈德

曲安奈德（triamcinolone acetonide，曲安缩松），分子式：$C_{24}H_{31}O_6F$，分子量：434.5 是曲安西龙的缩酮衍生物。

【作用、应用及不良反应】 基本同曲安西龙。

【制剂与用法】

1. 曲安奈德喷雾剂 1g：0.147mg，每瓶 120 揿，每揿含曲安奈德 55μg。成人和 12 岁以上的儿童：每天一次，每次各鼻孔两揿（220 微克/天）。每天总剂量不超过八揿。6～12 岁的儿童：每天一次，每次每鼻孔一揿（110 微克/天）。每日最大推荐剂量为：每天一次，每次每鼻孔两揿（220 微克/天）。

2. 曲安奈德注射液 （1）1ml：5mg；（2）1ml：10mg；（3）1ml：40mg；（4）2ml：80mg。肌内注射，1 次 20～100mg，一周 1 次；关节腔内或皮下注射，用量酌情决定，一般为 2.5～5mg；对皮肤病可于皮损部位或分数个部位注射。

3. 曲安奈德软膏、乳膏（1）0.025 %；（2）0.1 %。一天1～4次。

4. 曲安奈德洗剂：（1）0.025 %；（2）0.1 %。

丙酸倍氯米松

丙酸倍氯米松（beclometasone dipropionate，倍氯松，商品名：美国 Beclovent，法国 Asmabec，英国 AeroBec，德国 AeroBec），分子式：$C_{28}H_{37}ClO_7$，分子量：521.0，白色或类白色粉末，无臭。在丙酮或氯仿中易溶，在甲醇中溶解，在乙醇中略溶，在水中几乎不溶。

【药理作用特点】 本品为局部应用的强效糖皮质激素，其平喘作用与泼尼松相似，可持续 4～6h。可以增强内皮细胞、平滑肌细胞和溶酶体膜的稳定性，抑制免疫反应和降低抗体合成，防止组胺释放，从而减轻抗原-抗体结合时激发的酶促过程，抑制其他支气管收缩物质的合成和释放及平滑肌的收缩反应。此外，还具有增强β-受体的激动作用，有助于扩张支气管。具有抗炎、抗过敏和止痒作用。能有效地控制支气管炎症和水肿，缓解哮喘。

【临床应用】 气雾剂可用于预防和治疗常年性及季节性的过敏性鼻炎和血管舒缩性鼻炎。也可用于慢性哮喘的治疗和预防。外用可治疗各种炎症皮肤病，如湿疹、过敏性皮炎、神经性皮炎、接触性皮炎、牛皮癣、瘙痒等。

【不良反应】 少数患者可出现鼻、咽部干燥或烧灼感、喷嚏、轻微鼻出血、声音嘶哑及喉痛等不良反应。少数患者长期吸入本品会引起口腔、咽部白色念珠菌感染。极个别患者发生的鼻中隔穿孔、眼压升高或青光眼可能与使用本品鼻喷雾剂有关。

【禁忌证】 对丙酸倍氯米松过敏者禁用。

【用法用量】

1. 局部涂敷：一天涂患处2～3次，必要时予以包扎。

2. 气雾吸入：成人一般一次喷药0.05～0.25mg，一天3～4次，一天最大量一般不超过1mg。儿童用量按年龄酌减，一天最大量一般不超过0.8mg，症状缓解后逐渐减量。

【给药注意】

1. 气雾剂可用于轻症支气管哮喘，哮喘发作症状明显时应加用其他平喘药。

2. 气雾剂对个别病人有咽喉部刺激感，可出现白色念珠菌感染，若吸药后立即漱口，可减少刺激感。

3. 乳膏不宜用于皮肤结核、疱疹、水痘、皮肤化脓性感染、溃疡、二度以上烫伤、冻伤、湿疹性外耳道炎等。本品不能用于眼科，对孕妇及婴儿须慎用。

【制剂与规格】

1. 丙酸倍氯米松气雾剂：（1）10mg（200撤，每撤50μg）；（2）50mg（200撤，每撤250μg）

2. 丙酸倍氯米松软膏或乳膏：4克/支；10克/支（每克含倍氯米松丙酸酯0.25 mg）

3. 必可酮气雾剂（becotide spray）：200撤/支，每撤50μg

4. 鼻可灵鼻喷剂（beconase nasal spray）：200撤/支，每撤50μg

醋酸氟氢可的松

醋酸氟氢可的松（fludrocortisone acetate，商品名：德国Atonin H，英国Florinef，美国Florinef），分子式：$C_{23}H_{31}O_6F$，分子量：422.5，为白色或微黄色结晶或结晶性粉末；无臭，无味，有吸湿性。不溶于水，略溶于乙醇或氯仿。

【药理作用特点】 为氢化可的松的含氟衍生物，对电解质代谢影响较氢化可的松强100～150倍，对糖代谢影响及抗炎作用强15倍。常用剂量无明显糖皮质激素样作用。口服易吸收。

【临床用途】 主要用于肾上腺皮质功能减退症的替代治疗。口服较醋酸去氧皮质酮方便。亦可外用于过敏性皮炎、接触性皮炎、脂溢性皮炎及湿疹等。

【不良反应】 钠潴留作用强，内服易出现水肿，外用偶见此反应，大剂量应用可能出现糖尿病及肌肉麻痹。余参见氢化可的松。

【注意事项】 妊娠期、肝病及黏液性水肿时，$t_{1/2}$及作用时间延长，故剂量适当减小。余参见氢化可的松。

【用法用量】

1. 口服。成人剂量：（1）艾迪生病，一天0.1mg，可与可的松或氢化可的松合用，如有高血压发生，减为一天0.05mg；（2）失盐型先天性肾上腺综合征，一天0.1～0.2mg，与可的松或氢化可的松合用。

2. 用软膏局部涂搽：一天2～3次。

【制剂与规格】

1. 醋酸氟氢可的松片：每片0.1mg。

2. 醋酸氟氢可的松软膏：10g：2.5mg。

氯倍他索丙酸酯

氯倍他索丙酸酯（clobetasone propionate，商品名：中国特美肤，法国Dermoval，德国Clobegalen，英国Dermovate，美国

Clobex)，分子式：$C_{25}H_{32}ClFO_5$，分子量：467.0，为白色或类白色结晶性粉末，无臭，不溶于水，酮，氯仿和二甲亚砜。

【药理作用特点】 强效的局部用皮质激素。具有较强的抗炎、止痒和血管收缩作用，其抗炎作用为氢化可的松的112.5倍，无水钠潴留作用，且有一定的促进钠、钾排泄的作用。外用易从皮肤吸收。

【临床应用】 用于治疗皮肤炎症和皮痒症，如神经性皮炎、接触性皮炎、脂溢性皮炎、湿疹、牛皮癣、扁平苔藓、盘状红斑狼疮及局限性皮痒症等。特别适用于短期治疗的顽固性皮肤病。

【不良反应及注意事项】 可有局部烧灼感、瘙痒、潮红等不良反应。可能会引起皮质醇增多症等。大面积涂擦时，由于吸收增多，可引起全身的不良反应。如出现皮肤刺激，应立即停药，并采取相应措施。本品不宜长期使用。孕妇、儿童、面部、腋窝及腹股沟处应慎用。不能与碱性药物配伍。

【制剂与用法】 特美肤软膏剂：每管25g，含本品0.05%。外用涂患处，每天1～2次。

氯倍他索丁酸酯

氯倍他索丁酸酯（clobetasone butyrate，商品名：德国Emovate，英国Cloburate），分子式：$C_{26}H_{32}ClFO_5$，分子量：479.0，为白色或类白色结晶性粉末，无臭，不溶于水，酮，氯仿和二甲亚砜。作用、应用及不良反应基本同氯倍他索丙酸酯。临床上的制剂：0.05%软膏剂；0.1%滴眼剂用于眼炎，长期应用可引起视力下降和眼内压升高。

氟氢松

氟氢松（fluocinonide，氟西奈德，商品名：中国肤轻松，法国Topsynet，德国Topsym，英国Metosyn，美国Lidex），分子式：$C_{26}H_{32}F_2O_7$，分子量：494.5，为白色或类白色结晶性粉末，无臭，无味，不溶于水。

【作用与用途】 抗炎作用及水盐代谢作用均很强。主要外用于过敏性皮炎、接触性皮炎、脂溢性皮炎及湿疹等。

【注意事项】 长期应用可引起皮肤萎缩及毛细血管扩张；用于破损皮肤，长期应用可吸收引起全身性作用；对并发细菌感染的皮肤病，应与相应的抗生素配用，如感染未改善应停用；本品不能长期大面积应用。

【药物过量】 一周总量不得超过50g软膏。每天涂用多次，连用数天，可致耐药性，每日涂药次数不宜太多，可间断用药。

【制剂与规格】

1. 醋酸氟氢松软膏或乳膏：（1）10g：2.5mg；（2）20g：5mg。

2. 醋酸氟氢松搽剂：20ml：5mg。

3. 醋酸氟氢松冰片乳膏：含醋酸氟轻松0.01%，冰片0.5%。

哈西奈德

哈西奈德（halcinonide，氯氟舒松、哈西缩松，商品名：法国Halogt，德国Halog，英国Halciderm，美国Halog），分子式：$C_{24}H_{32}ClFO_5$，分子量：455.0，结晶性粉末，不溶于水。密闭，在阴凉处保存。

【体内过程】 主要在肝脏代谢，肾脏排泄，也有部分从胆汁排泄。

【药理作用特点】 强效局部应用的糖皮质激素。具有抗炎、止痒和血管收缩作用。局部应用能被正常皮肤吸收，病变皮肤或用敷料封闭给药可使吸收增加。

【临床应用】 接触性湿疹、异位性皮炎、神经性皮炎、面积不大的银屑病、硬化性萎缩性苔藓、扁平苔藓、盘状红斑狼疮、脂溢性皮炎（非面部）肥厚性瘢痕。

【不良反应及注意事项】 少数患者在用药部位可出现局部烧灼感、刺痛、暂时性搔痒、粟粒疹、毛囊炎、过敏性接触性皮炎、多毛症、皮肤萎缩、皮肤继发性感染等。本品仅供外用，避免接触眼睛；大面积或长期局部外用，可吸收发挥全身作用引起可逆性皮质功能抑制。故不宜大面积长期使用；对本品过敏者忌用。

【制剂与用法】 哈西奈德霜剂或乳膏：15克/管；30克/管；60克/管，含氯氟舒松0.1%。局部外用涂患处，每天早晚各一次。用于银屑病，将药物涂于患处后可覆以塑料膜或合适的敷料以增加疗效。

布地奈德

布地奈德（budesonide，商品名：法国Entocort，德国Benosid，美国Entocort，英国Budenofalk），分子式：$C_{25}H_{34}O_6$，分子量：430.5，白色或乳白色粉末，无味，无臭，不溶于水。

【作用与应用】 局部应用的不含卤素的肾上腺皮质激素类药物。临床研究证明，吸入本品具有与倍氯米松相似的局部抗炎作用，而无全身肾上腺皮质激素作用。用于非激素依赖性或激素依赖性哮喘和哮喘性慢性支气管炎患者，可有效地减少口服肾上腺皮质激素的用量，有助于减轻肾上腺皮质激素的副作用。用药后肺功能明显改善，并降低急性发作率。

【不良反应】 使用鼻腔喷雾剂后即刻出现的局部症状，如鼻干、打喷嚏；轻微的血性分泌物或鼻出血；皮肤反应（荨麻疹、皮疹、皮炎、血管性水肿）；极少数病人在鼻腔内给予糖皮质激素后有溃疡和鼻中隔穿孔。肺结核患者慎用。

【禁忌证】 有过敏史者禁用。

【药物相互作用】 细胞色素P450 3A是皮质激素的主要代谢酶，酮康唑是该酶的强效抑制剂，可增加口服布地奈德的血浆浓度。在推荐剂量，西咪替丁对口服布地奈德的药代动力学有轻微影响，但无明显的临床意义。

【用法用量】 气雾吸入，成人，开始剂量每次200～800μg，1天2次，维持量因人而异，通常为每次200～400μg，1天2次。儿童，开始剂量每次100～200μg，1天2次，维持量亦应个体化，以减至最低剂量又能控制症状为准。

【制剂与规格】

1. 布地奈德鼻喷雾剂（budesonide nasal spray，雷诺考特，Rhinocort）：每喷50μg，每瓶200喷。

2. 普米克（Pulmicort）气雾剂：每喷50μg，每瓶200喷；每喷200μg，每瓶200喷

3. 干粉吸入剂：每吸100μg，每瓶200吸；每吸200μg，每瓶100吸

4. 英福美（Inflammide）气雾剂：每喷100μg，每瓶300喷；每喷200μg，每瓶300喷

氟替卡松丙酸酯

氟替卡松丙酸酯（fluticasone propionate，商品名：法国Flixonase，德国Atemur，英国Cutivate，美国Cutivate），分子式：$C_{25}H_{31}F_3O_5S$，分子量：500.6，白色或类白色粉末，不溶于水，微溶于乙醇，溶于二氯甲烷。避光保存。

【体内过程】 经鼻用量≥1mg时，血浆药物浓度约为0.05ng/ml。口服约87%～100%经粪便排出，其中75%以上为未被代谢的原形药物。主要代谢产物无活性。静脉注射氟替卡松血浆清除率很高，在肝中代谢良好，血浆$t_{1/2}$约3h。分布容积约250L。

【药理作用】 抗炎作用强，局部用于鼻黏膜或吸入时无全身作用。

【临床应用】 用于预防和治疗季节性过敏性鼻炎（包括枯草热）和常年性过敏性鼻炎及哮喘。

【不良反应】 偶见刺激反应、多毛症、口周皮炎、过敏性接触性鼻炎，皮肤浸润，继发感染，皮肤条纹征等。对本品过敏者禁用。孕妇及哺乳期妇女的安全性尚未确定。曾有报道，在允许的剂量下经鼻腔使用此药，会引起儿童发育迟缓。

【用法用量】

丙酸氟替卡松水溶性鼻喷雾剂仅用于鼻腔吸入。

1. 用于预防和治疗成人及儿童（12岁以上）的季节性过敏性鼻炎和常年性过敏性鼻炎：每天1次，每个鼻孔各2喷，以早晨用药为好，某些患者需每天2次，每个鼻孔各2喷。当症状得到控制时，维持剂量为每天1次，每个鼻孔1喷，如果症状复发。可相应增加剂量，应采用能够使症状得到有效控制的最小剂量。每天最大剂量为每个鼻孔不超过4喷。

2. 老年患者：用量同成年患者。

3. 12岁以下儿童：丙酸氟替卡松可用于预防和治疗4～11岁儿童的季节性过敏性鼻炎及常年性过敏性鼻炎，每天1次，每个鼻孔各1喷，某些患者需每天2次，每鼻孔各1喷，每天最大剂量为每鼻孔不超过2喷，应采用能够使症状得到有效控制的最小剂量。必须规律地用药才能获得最大疗效，应向患者说明的是用药后不会立即起效，只有在经治疗3～4天后，才能获得最大疗效。

【制剂与规格】 丙酸氟替卡松水溶性鼻喷雾剂：0.05%（50μg/喷）。

二氟拉松

二氟拉松（diflorasone，双酯双氟拉松，Bexilona)，分子式：$C_{22}H_{28}F_2O_5$，分子量：410.46，白色至淡黄色结晶性粉末，在水中几乎不溶。

【体内过程特点】 局部应用可经皮肤吸收，吸收程度受皮肤病理状况及是否包封用药等多因素的影响。

【作用与应用】 为倍他米松衍生物，是合成的外用的肾上腺皮质激素类药物，具有抗炎、抗过敏、抗毒及免疫抑制作用。临床上主要用于过敏性鼻炎、脂溢性皮炎、接触性皮炎、湿疹、肛门搔痒，高浓度可用于治疗扁平苔藓、银屑病和斑秃等。

【不良反应及注意事项】 可引起皮肤萎缩、色素沉着和痤疮。吸收后可致全身反应。对本品过敏者禁用；乳膏每周应用不得超过45g；不能以包封方式用药。

卤米松

卤米松（halometasone，卤米松单水合物，halometasone monohydrate，商品名：中国适确得，德国 Sicorten)，分子式：$C_{22}H_{27}ClF_2O_5$，分子量：444.9，为卤米松单水合物，结晶性粉末。

【体内过程特点】 局部应用能渗入皮肤吸收，也可极微量进入胎儿体内。健康人背部皮肤400 cm^2面积涂上2 g霜剂或软膏后密封包扎，药物的皮下吸收量分别为给药量的1.4%和7%。在体内代谢后以代谢物的形式从尿中排泄。

【作用特点】 局部应用的肾上腺皮质激素。具有强而快的消炎、抗过敏、止痒、抗渗出和抗增生作用。

【临床应用】

1. 霜剂：用于治疗急性接触性皮炎、体质性湿疹、特异反应性皮炎、神经性皮炎、钱币状皮炎、脂溢性皮炎等。

2. 油膏：用于治疗慢性接触性皮炎、慢性体质性湿疹、特异反应性皮炎、神经性皮炎、脂溢性湿疹、单纯性苔藓、寻常型银屑病、白癜风。

【不良反应及注意事项】 少数患者可有刺激、皮肤过度干燥、痒、刺痛及毛囊炎等。孕妇慎用。对本品过敏者忌用。用药后有皮肤反应即停药。

【制剂及用法】 1. 霜剂：0.05%×10g；2. 油膏：0.05%×10g。外用涂患处，每天2次。

双丙阿氯米松

双丙阿氯米松（alclometasone dipropionate，阿氯米松二丙酸酯，商品名：美国

Aclovate，法国 Aclosonet，德国 Delonal)，分子式：$C_{28}H_{37}ClO_7$，分子量：521.0，局部应用的肾上腺皮质激素，应用、不良反应及注意事项基本同卤米松。制剂：0.05%双丙阿氯米松乳膏；0.05%双丙阿氯米松油膏。外用涂患处。

4.6.2 促皮质素及皮质激素抑制剂

促肾上腺皮质激素

促肾上腺皮质激素（adrenocorticotropic hormone，ACTH，促皮质素，Corticotropin）是由家畜（猪、牛、羊）脑垂体前叶提取的一种蛋白质，其有效成分为含有 39 个氨基酸的多肽类。分子式：$C_{207}H_{308}N_{56}O_{58}S$，分子量：4541.10，白色或淡黄色粉末；具有吸湿性。易溶于水。1%的水溶液澄清、有轻微的乳光，pH3～5，如调整 pH 至 4.6～4.8（等电点）时，则有部分沉淀。水溶液遇酸、碱易失效，对热较稳定。其粉末对潮湿不稳定。密闭，冷处保存。

【体内过程】 ACTH 口服被消化酶所破坏，只能注射使用，血浆 $t_{1/2}$ 为 15 分钟。它在正常人的血浆浓度：晨 8 时约为 22pg/ml，晚上 10 时约为 9.6pg/ml。ACTH 显效较慢，用药后 2 小时，皮质才开始分泌氢化可的松。

【药理作用特点】 ACTH 是维持肾上腺正常形态和功能的重要激素，它在下丘脑分泌的促皮质激素释放激素（corticotropin releasing hormone，CRH）作用下，由垂体前叶嗜碱性细胞合成和分泌。糖皮质激素对下丘脑及垂体前叶起着负反馈作用，抑制 CRH、ACTH 的分泌。在生理情况下，下丘脑、垂体和肾上腺三者处于相对的动态平衡之中，ACTH 缺乏，将引起肾上腺皮质萎缩，分泌功能减退。ACTH 还有控制本身释放的短负反馈调节作用。主要作用是促进肾上腺皮质功能，刺激肾上腺皮质释放皮质激素进入血液循环而显效。

【临床用途】 与醋酸可的松相似，可作皮质激素治疗的辅助剂，防止肾上腺皮质萎缩。目前主要用于测定脑垂体-肾上腺皮质功能（ACTH 兴奋试验）。对肾上腺皮质已萎缩或功能已丧失者无效。

【不良反应】 同醋酸可的松。此外偶可引起过敏反应，甚至过敏性休克。

【用法用量】

1. 静滴：每次 12.5～25U，溶于 5%～10%葡萄糖注射液 500ml，于 8h 内滴完，每天 1 次；小儿每次 5～10 单位，每天 1 次。

2. 肌内注射：每天 25～50U，分 2 次；小儿每天 2～3U/kg，分 2 次。

【给药注意】

1. 本品能被消化道内蛋白分解酶所破坏，故不宜口服。

2. 本品在急性及慢性肾上腺皮质机能减退时不宜采用；活动性结核、高血压、糖尿病、血管硬化症、胃溃疡等患者及孕妇不宜使用。

3. 水溶液 pH3～6。忌与中性和偏碱性药物如氯化钾、氨茶碱、谷氨酸钠等混合静滴。一般用 5%葡萄糖注射液为稀释剂，而不用灭菌生理盐水。

4. 溶解后于冰箱内保存，可维持效价 23 天。

5. 本品每 1mg 相当 1 单位。

【制剂与规格】

1. 片剂：每片 200mg。

2. 注射剂（粉针）：每支 10U、25U、50U。

【附】 长效促皮质激素注射液：为促皮质素与氢氧化锌的灭菌混悬剂。其作用及用途与促皮质激素相同，但吸收缓慢、维持时间较长，注射后 6h 开始起效，12～18h 达高峰，42h 后作用消失。肌注：每次 30～60U，每天 1 次，可持续用 8～16 天。注射后局部疼痛、有硬块等。肌注时注意不能与其他药物混合使用；也不宜长期使用；停药前应逐渐减小剂量，最后停药，以防肾上腺皮质机能的急剧衰退。每支 1ml 含 60U，粉针剂每支 20U。本品需冷藏，但应避免冰冻。

皮质激素抑制剂

皮质激素抑制剂可代替外科的肾上腺皮质切除术，常用的有美替拉酮、米托坦、氨鲁米特及酮康唑（见图 4－20）。

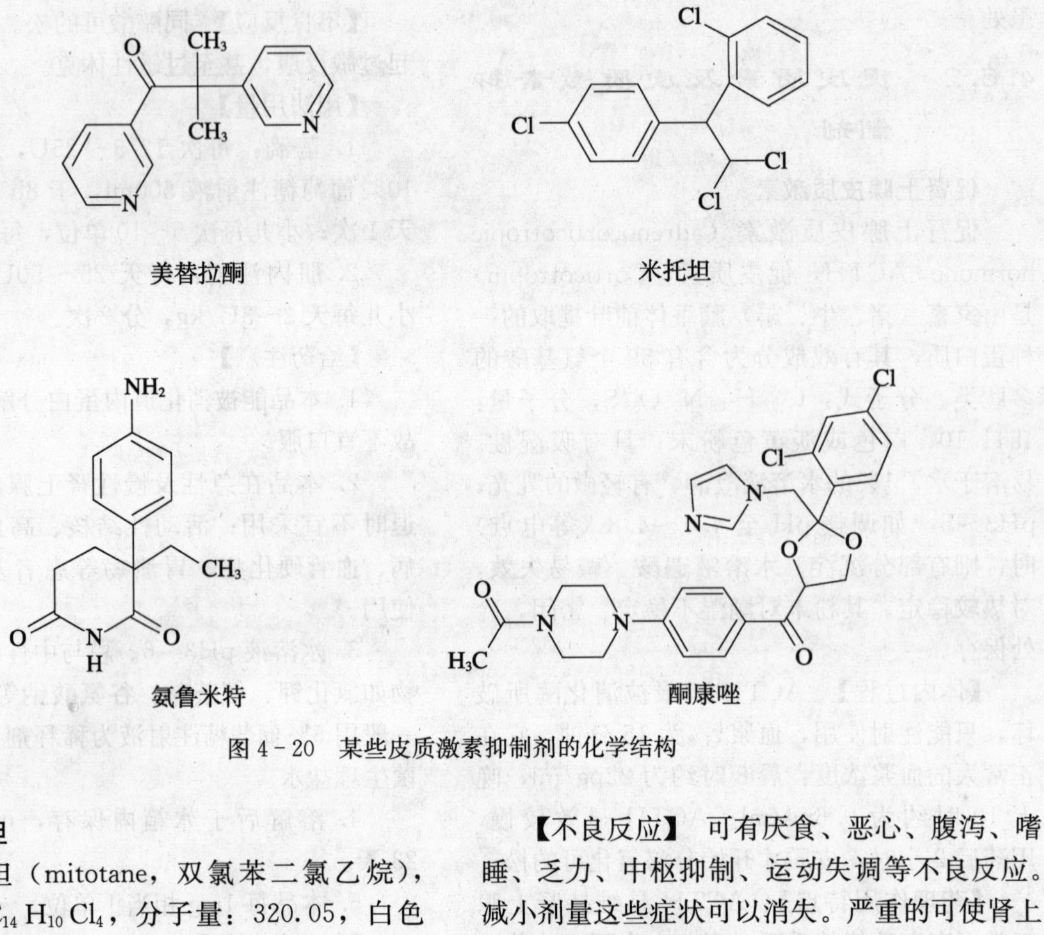

美替拉酮　米托坦　氨鲁米特　酮康唑

图 4－20　某些皮质激素抑制剂的化学结构

米托坦

米托坦（mitotane，双氯苯二氯乙烷），分子式：$C_{14}H_{10}Cl_4$，分子量：320.05，白色或类白色粉末。

【药理作用特点】　为杀虫剂滴滴涕（DDT）类化合物，能选择性地使肾上腺皮质束状带和网状带细胞萎缩与坏死，故血、尿中氢化可的松及其代谢产物迅速减少，但球状带不受影响，故醛固酮分泌不受影响。

【临床应用】　用于治疗不能切除的肾上腺皮质癌及切除后的复发癌或皮质癌术后辅助治疗。也可用于肾上腺皮质增生或肿瘤所致的皮质醇增多症。若由于严重肾上腺皮质功能不全而出现休克，或严重的创伤时，可给予肾上腺皮质激素类药物。

【不良反应】　可有厌食、恶心、腹泻、嗜睡、乏力、中枢抑制、运动失调等不良反应。减小剂量这些症状可以消失。严重的可使肾上腺皮质束状带和网状带细胞萎缩与坏死。肝病患者慎用；孕妇忌用。

【用法用量】　初量每天 10g，分 3～4 次服，有效后改为每天 2～4 克，4～8 周为一疗程。用药期间为避免肾上腺皮质功能不足，可适当补充糖皮质激素。

【制剂及规格】

1. 胶囊剂：每粒 0.5g；1g。
2. 片剂：每片 0.5g。

美替拉酮

美替拉酮（metyrapone，甲吡酮），分子式：$C_{14}H_{14}N_2O$，白色至淡琥珀色晶状粉末，带特殊异味，溶于水（1∶100），易溶于乙醇和氯仿，溶于甲醇和稀无机酸溶液，应避光、避热保存。

【药理作用特点】 11β-羟化酶抑制，能抑制胆固醇合成皮质激素过程中的11β-羟化酶，干扰11-去氧皮质酮转化为皮质酮和11-去氧氢化可的松转化为氢化可的松。用于治疗因肾上腺皮质肿瘤所致的肾上腺皮质功能亢进症。通过反馈而促进ACTH的分泌，导致11-去氧皮质酮和11-去氧氢化可的松合成增多，故尿中17-羟类固醇排泄相应的增加2倍或更多，11-去氧皮质酮和脱氢异雄酮也增多。

【临床应用】 常用于库欣综合征的鉴别诊断（垂体释放ACTH功能试验）。也可用于库欣综合征的治疗。

【不良反应及注意事项】 不良反应少见，可有眩晕、恶心、呕吐，也可引起高血压和低钾性碱中毒。在服用较大剂量时容易诱发肾上腺皮质功能不全。垂体功能不全者慎用。某些药物可干扰尿中类固醇测定，如某些止痛药、抗生素、降压药、利尿药、安眠药、类固醇类激素等。

【用法用量】 每次750mg，每4h服1次，共6次。儿童15mg/kg。本品也可用于库欣综合征的治疗。每次0.2g，1天2次。可根据病情况调整用量到1次1g，1天4次。常用其胶囊剂，每胶囊250mg。口服，500～700毫克/次，6h一次，服1～2天。分别收集服药前24h，服药后24h或48h的尿液，对照测定。

【制剂与规格】

1. 胶囊剂：每粒125mg；250mg。

2. 片剂：每片125mg；250mg。

氨鲁米特

氨鲁米特（aminoglutethimide，氨基乙哌啶酮，Aminoblastin、Cytadren、Elipten、Orimenten），分子式：$C_{13}H_{16}N_2O_2$，分子量：232.28，为白色结晶性粉末，在丙酮中易溶，在甲醇或氯仿中溶解，在乙醇中略溶，在水中极微溶解。

【药理作用特点】 为肾上腺皮质激素抑制药和抗肿瘤药。对胆固醇转变为孕烯醇酮的裂解酶系具有抑制作用，从而阻断肾上腺皮质激素的合成。对皮质激素合成和代谢的其他转变过程也有一定抑制作用。在外周组织中，它能通过阻断芳香化酶而抑制雌激素的生成，从而减少雌激素对乳腺癌的促进作用，起到抑制肿瘤生长的效果。

【体内过程特点】 胃肠道吸收良好，1.5h后血药浓度达高峰。$t_{1/2}$为12.5h，治疗2～32周后，降为7h左右。本品与血浆蛋白结合率低（20%～25%）。主要经肝脏代谢，主要代谢产物为N-乙酰氨鲁米特，本品具有肝药酶诱导作用，可加速其本身代谢，本品50%以原形随尿排泄。服药3～5天后，肾上腺皮质功能开始受抑制。停药36～72h后，肾上腺皮质恢复正常分泌功能。

【临床应用】

1. 用于皮质醇增多症（库欣综合征），抑制肾上腺皮质功能。

2. 用于绝经后或卵巢切除后的晚期乳腺癌，对雌激素受体或孕激素受体阳性患者疗效较好。

【不良反应】

可引起发热、皮疹等过敏反应。有嗜睡、眩晕、共济失调、眼球震颤等神经系统毒性。亦可有恶心呕吐、腹泻等胃肠反应。个别患者有骨髓抑制、甲状腺机能减退、体位性低血压、皮肤发黑及女性患者男性化等。由于本品有肝酶诱导作用，可加速其自体代谢，因此连续服药2～6周后，不良反应的发生率及严重程度可减轻。偶有白细胞及血小板减少．甲状腺功能低下。

【禁用慎用】

1. 本品能透过胎盘，孕妇及哺乳期妇女慎用。

2. 老年人肾功能减退，可使药物在体内积聚，本品可引起神经系统毒性，应慎用。

3. 患感染、带状疱疹、肝肾功能损害、甲状腺机能减退者禁用。

【相互作用】

1. 本品影响皮质类激素或香豆素等抗凝药的体内代谢，剂量应调整。

2. 由于本品可诱导肝微粒体酶，洋地黄及茶碱类药物可减效。

【用法用量】

口服，一次 250mg，一天 2～3 次；2～3 周后，剂量逐增至每天 4 次。维持剂量相同。但一天不超过 1g。同时服氢化可的松 40mg（早晨及下午 5 点各 10mg，临睡前 20mg），以防止因肾上腺皮质产生氢化可的松减少而引起向脑垂体的负反馈减弱。用于皮质醇增多症时，应根据病情增减剂量。

【给药说明】

1. 患感染、带状疱疹、肝肾功能损害、甲状腺机能减退者应先予治疗原发病。

2. 休克期不宜使用本品。

3. 老年或肾功能减退患者应调节剂量。

4. 若出现严重药疹或药疹持续一周以上，应予停药并对症治疗。用药期间应定期复查血常规、血清碱性磷酸酶和门冬氨酸氨基转移酶。

【制剂与规格】 氨鲁米特片：每片 0.125g；0.25g。

酮康唑

酮康唑（ketoconazole，nizoral），分子式：$C_{26}H_{28}Cl_2N_4O_4$，分子量：531.44，白色或类白色结晶性粉末；无臭无味，在氯仿中易溶，在乙醇中微溶，在水中几乎不溶。密闭，在阴凉干燥处保存。

【体内过程特点】 酮康唑口服吸收良好，胃酸酸度降低时，可使吸收减少。吸收后分布于全身，在血浆中 1%呈游离型，84%与血浆蛋白结合，15%与血细胞结合。可穿过血-胎盘屏障。可分泌至乳汁中。在肝脏代谢，代谢物及少量原形药通过胆道进入肠道排泄。

【药理作用特点】 酮康唑为咪唑类抗真菌药，其作用机制为抑制真菌细胞膜麦角甾醇的生物合成，影响细胞膜的通透性，抑制其生长。哺乳类动物组织对其敏感性远较真菌低，它对人体类固醇合成的抑制作用仅在高剂量时出现。

【临床应用】 酮康唑用于抗真菌感染，是广谱抗真菌药。目前还主要用于治疗肾上腺皮质功能亢进综合征（库欣综合征）和前列腺癌。

【不良反应】 有恶心、呕吐、腹痛、头痛、嗜睡、皮疹、瘙痒等不良反应。有病例报道，本品对饮酒者有戒酒硫样作用。

哺乳期妇女慎用。有肝脏毒性，有肝病史者或肝功不良者忌用。对本品过敏者禁用。孕妇禁用。

过量服用，应采用支持疗法并碳酸钠洗胃等措施。

【药物相互作用】 应避免与抑制胃液分泌的药物（如抗胆碱能药、抗酸药、H_2受体拮抗药等）同时服用。如需服用这类药物时，应至少间隔 2h 以上分别服用。利福平、异烟肼与酮康唑同时服用可使后者的血药浓度降低，故不应同时服用。酮康唑可与环孢菌素、特非那丁、抗凝剂、甲基强的松龙和马利兰发生严重的相互作用，这些药物与本品同服时应减量。

【制剂与用法】 酮康唑片：每片 200mg。

4.6.3 盐皮质激素

盐皮质激素包括醛固酮（aldosterone）和去氧皮质酮（desoxycorticosterone）。它们对维持机体正常的水盐代谢起着重要作用，能促进肾远曲小管对 Na^+、Cl^- 的重吸收和 K^+、H^+ 的分泌，具有明显的潴钠排钾作用。在增加细胞外液容积及其 Na^+ 浓度的同时，还降低细胞外液 K^+ 浓度，其糖皮质激素样作用较弱，仅为可的松的1/2。主要用于慢性肾上腺皮质功能不全症，纠正失水、失钠和钾潴留等，以恢复水电解质平衡。

醋酸去氧皮质酮

醋酸去氧皮质酮（deoxycorticosterone，DOC），分子式：$C_{23}H_{32}O_4$，分子量：372.50，白色片状结晶。易溶于乙醇和丙酮。微溶于水。

【药理作用特点】 为盐皮质激素，具有类似醛固酮的作用，促进远端肾小管钠的再吸收及钾的排泄，对糖代谢影响较小。

【临床用途】 用于原发性肾上腺皮质功能减退症的替代治疗。

【用法用量】 肌注，初量一天1～2mg，以后隔日注射2.5～5mg。

【给药注意】

1. 用药过程中应密切观察血压、体重、有无水肿、肺部有无湿啰音，以免过量，如过量，应停药，恢复后再有必要应用时需减量。

2. 对肝病、妊娠期、黏液性水肿等患者，本品半衰期及作用时间延长，故剂量应适当减少，以防钠潴留、水肿、高血压和低血钾。

【制剂与规格】

1. 醋酸去氧皮质酮注射液：1ml：5mg。

2. 醋酸去氧皮质酮植入片：每片（1）75mg；（2）100mg；（3）125mg。

参考文献

1. 国家药典委员会编. 中华人民共和国药典临床用药须知化学药和生物制品卷（2005年版）. 北京：人民卫生出版社，2005. 437-444

2. 金有豫主译. 古德曼，吉尔曼主编. 治疗学的药理学基础. 第10版. 北京：人民卫生出版社，2004. 1284-1305

3. 汤光，李大魁主编. 现代临床药物学. 北京：化学工业出版社，2003. 714-737

（陈少雅　陈崇宏）

4.7 胰内分泌激素和降糖药

Endocrine pancreas hormones and hypoglycemic drugs

4.7.1 胰腺内分泌概述

胰腺是人体第二大消化腺，含有许多腺泡，它所分泌的胰液参与消化过程。胰腺表面覆以薄层结缔组织被膜，结缔组织伸入腺内将实质分隔为许多小叶。腺实质由外分泌部和内分泌部两部分组成。外分泌部分泌胰液，含有多种消化酶，经导管排入十二指肠，在食物消化中起重要作用。内分泌部是散在于外分泌部腺泡之间的细胞团，称胰岛，人胰腺约含100万～200万个胰岛，胰岛约占整个胰腺重量的1.5%，它分泌的激素进入血液或淋巴，主要参与调节碳水化合物的代谢。

胰岛（pancreas islet）是由内分泌细胞组成的细胞团，分布于腺泡之间。胰岛大小不一，小的仅由10多个细胞组成，大的有数百个细胞，也可见单个细胞散在于腺泡之间，胰岛细胞呈团索状分布，细胞间有丰富的有孔型毛细血管，细胞释放激素入血。人胰岛主要有α、β、δ、PP四种细胞（见图2-59、图2-60、图2-61、图2-62）。

α细胞：约占胰岛细胞总数的20%，细胞体积较大，多分布在胰岛周边部。α细胞主要分泌胰高血糖素（glucagon），故又称高血糖素细胞。高血糖素是一种小分子多肽，它的作用是促进肝细胞内的糖原分解为葡萄糖，并抑制糖原合成，故使血糖升高。

人的胰高血糖素是含28个氨基酸残基的直链多肽，分子量为3485。α细胞分泌胰高血糖素后进入血液循环，经门静脉到达肝脏，肝脏是胰高血糖素作用的主要靶器官。肝中胰高血糖素的许多生物活性是通过腺苷酸环化酶的活化介导的。主要生理功能是：(1) 迅速分解肝糖原，抑制糖酵解，抑制肝糖原的合成；(2) 促进肝细胞对氨基酸的主动摄取，主要是使丙氨酸、谷氨酸、甘氨酸等生糖氨基酸水平下降；(3) 促进脂肪组织的水解及脂肪酸的氧化，使血中游离脂肪酸水平增加；(4) 促进肝脏摄取有利脂肪酸，以致肝脏贮存甘油三酯，同时有轻微生酮的作用。在营养供应不足（如饥饿）或机体代谢需要增加（如剧烈运动）时释放，以动员肝脏葡萄糖以及供应自由脂肪酸和酮体等替代性能源物质。此外，胰高血糖素还能增强心脏活动和扩张血管，降低冠状动脉和外周血管阻力，临床上用于治疗心血管疾病。它对胃肠道运动和分泌有明显抑制作用。胰高血糖素与胰岛素相互配合调节营养物质的贮存与动员，以满足机体在各种情况下的能源需要。

β细胞：数量较多，约占胰岛细胞总数的70%，主要位于胰岛的中央部。β细胞主要分泌胰岛素（insulin），故又称胰岛素细胞。胰岛素是含51个氨基酸的多肽，主要作用是促进细胞吸收血液内的葡萄糖，作为细胞代谢的主要能量来源，同时也促进肝细胞将葡萄糖合成糖原或转化为脂肪。故胰岛素的作用与胰高血糖素相反，可使血糖降低。正常人体内由于这两种激素的协同作用，使血糖水平保持稳定。若胰岛发生病变，β细胞损伤，胰岛素分泌不足，可致血糖升高，并从尿中排出，即为糖尿病；胰岛β细胞过度增殖或细胞功能亢进，则胰岛素分泌过多，可导致低血糖症。

δ细胞：数量少，约占胰岛细胞总数的5%，δ细胞散在分布于α、β细胞之间。δ细胞分泌生长抑素（somatostatin），它以旁分泌方式或经缝隙连接直接作用于邻近的α细胞、β细胞或PP细胞，抑制这些细胞的分泌功能。生长抑素也可进入血液循环对其他细胞功能起调节作用。

PP细胞：数量很少，除存在于胰岛内，还可见于外分泌部的导管上皮内及腺泡细胞间，胞质内也有分泌颗粒。PP细胞分泌胰多肽（pancreatic polypeptide），它有抑制胃肠运动、胰液分泌以及胆囊收缩的作用。

除以上几种细胞外，某些动物的胰岛内还有分泌血管活性肠肽（VIP）的D细胞，分泌胃泌素的G细胞。胰岛细胞中除β细胞外，其他几种细胞也见于胃肠黏膜内，它们的结构相似，都合成和分泌肽类或胺类物质，所以将胃、肠、胰这些性质类似的内分泌细胞统称为胃肠胰内分泌系统（gastro－entero－pancreatic endocrine system），简称GEP系统。

正常的胰岛，各种内分泌细胞之间保持着相互促进与抑制的协调关系，从而保证胰岛细胞适量的分泌胰岛素与胰高血糖素。若胰岛的结构发生变化，某种细胞数量减少而另一种细胞相对增多，则细胞间的协调关系就被破坏。若此协调关系破坏而引起胰高血糖素大量分泌，就会导致糖尿病的发生。

4.7.2 糖尿病

Diabetes mellitus

糖尿病（diabetes mellitus）是由多种病因引起的以慢性高血糖为特征的代谢紊乱，其主要原因是由于胰岛素分泌或作用缺陷，或两者同时存在而引起。除碳水化合物代谢异常外，还有蛋白质、脂肪代谢异常。随着病程的进展可引起多系统损害，导致眼、肾、神经、心脏、血管等组织的慢性进行性病变。病情严重或应激时可发生急性代谢紊乱，如酮症酸中毒、高渗性昏迷等。糖尿病有许多类型，常见的有1型糖尿病和2型糖尿病。

1型糖尿病：为胰岛素依赖型糖尿病（insulin－dependent diabetes mellitus，IDDM），多有胰岛β细胞损伤，引起胰岛素绝对缺乏，呈酮症酸中毒倾向，需用胰岛素治疗。1型糖尿病有两种亚型：

(1) 免疫介导糖尿病，本型是由于胰岛β

细胞发生细胞介导的自身免疫反应性损伤而引起。自身免疫反应的标志有：胰岛细胞自身抗原、胰岛素自身抗体、谷氨酸脱羧酶自身抗体、酪氨酸磷酸酶自身抗体。约 85%～90%的病例在发现高血糖时，有一种或几种自身抗体阳性。这种类型中，β 细胞的破坏程度和速度在不同个体差异很大，某些病例破坏迅速（主要是儿童），而另一些患者较缓慢（主要是成年人）。在儿童及青少年，可能以酮症酸中毒作为疾病的首发表现，而其他患者仅有轻度的空腹高血糖。β 细胞的自身免疫性损伤有多基因遗传易感性，并与环境因素有关。许多 1 型糖尿病患者最终必须依赖胰岛素治疗才能生存。

（2）特发性糖尿病，此类型糖尿病患者具有 1 型糖尿病的表现但无明显的病因学发现，呈现不同程度的胰岛素缺乏、频发酮症酸中毒，但没有自身免疫反应的证据，这类患者很少，遗传性状强，与 HLA 无关联。

2 型糖尿病：为非胰岛素依赖型糖尿病（non - insulin - dependent diabetes mellitus，NIDDM），患者有胰岛素抵抗和胰岛素分泌缺陷，血浆胰岛素水平可正常或升高。本型多见于成年肥胖者，肥胖本身可引起不同程度的胰岛素抵抗。此类患者病情相对较轻，很少自发性发生酮症酸中毒。由于高血糖发展缓慢，许多患者早期无典型症状，但较高的血糖会引起更高的血浆胰岛素水平，因此，这类患者的胰岛素分泌是有缺陷的。患者常不依赖于胰岛素治疗，多经严格控制饮食或用口服降血糖药后可控制病情，无效者可用胰岛素治疗。

4.7.3 胰岛素

Insulin

胰岛素（Insulin）是胰岛 β 细胞分泌的分子量为 5.8kD 的酸性蛋白质，由两条肽链构成，A 链含 21 个氨基酸、B 链含 30 个氨基酸，两条链通过二硫键连接。若二硫键被还原，则胰岛素结构遭到破坏，活性随之消失。猪和牛胰岛素是从动物胰腺中获得，人胰岛素是用 DNA 重组技术或半合成技术制备。

胰岛素溶于水，在酸性溶液中稳定，碱性溶液中易被分解而失活，故临床使用的普通胰岛素是溶于稀盐酸的水溶液。胰岛素分子中含有较多的酸性基团，易与碱性蛋白（如鱼精蛋白）结合，形成大分子量复合体。

【生理作用】

1. 增加细胞膜对葡萄糖和氨基酸的通透性，促进这些物质进入细胞内；2. 促进 K^+ 进入细胞内（肌肉、肝细胞）；3. 促进糖原合成酶由 D 型（非活化型）向 I 型（活化型）转化，从而促进糖原的合成；4. 促进糖的利用，抑制脂肪分解，促进脂类合成；5. 促进蛋白质的合成，促进 RNA、DNA 的合成以及特异酶的生成；6. 激活丙酮酸脱氢酶以及降低 cAMP 的浓度等。从细胞分子水平来讲，其产生各种效应的作用部位也是不同的。例如，上述 1.、2. 项是通过作用于细胞膜实现的；第 3.、4. 项是在细胞质中的作用；第 5. 项是对细胞核或核糖体的作用；第 6. 项激活丙酮酸脱氢酶则是对线粒体的作用。其中，第 2. 项以后的各项作用均与膜对糖的通透性的变化无直接关系。

胰岛素对蛋白质代谢也有重要作用。胰岛素具有促进脂肪组织的已糖激酶Ⅱ或肝脏的特异性酶的作用，还有促进肌肉的蛋白合成的作用。脂肪组织的已糖激酶Ⅱ和肝脏的葡萄糖激酶的合成，均可被放线菌素 D 所抑制，表明与 DNA 的转录过程有关。但另一方面，胰岛素对肌肉组织蛋白合成的促进作用则与 RNA 的合成无关。糖尿病鼠肌肉组织的核糖体合成蛋白质的能力很低，而用胰岛素处理过的动物的核糖体则具有较高的蛋白质合成能力。研究发现，在用放线菌素处理过的肌肉中，胰岛素仍可促进蛋白质的合成，表明糖尿病动物的蛋白质合成能力的降低，不是由于 DNA 向 mRNA 的转录过程发生障碍所造成的，而可能是由于 mRNA 向肽链的翻译过程发生障碍所致。

此外，胰岛素还有抑制蛋白质分解的作用，在心脏灌流实验中，胰岛素能减少由蛋白质分解引起的氨基酸的释放。

【药理作用】

胰岛素作用于肝、肌肉和脂肪等主要靶组织和其他组织，发挥代谢调节作用。

1. 促进糖原的合成和贮存，加速葡萄糖的氧化和酵解，抑制糖原分解和异生，从而降低血糖。此外，葡萄糖经细胞膜易化扩散进入细胞内需细胞膜上的葡萄糖转运体（glucose transporter，GLUT），胰岛素可使GLUT4从细胞内重新分布到细胞膜上，增加转运体的合成并提高其活性，从而加速葡萄糖向细胞内的转运。

2. 抑制脂肪和蛋白分解代谢而促进其合成代谢 可抑制脂肪酶的活性，促进脂肪合成并抑制其分解，减少游离脂肪酸和酮体的生成，减轻脂肪酸对葡萄糖氧化的抑制；可促进氨基酸进入细胞并促进蛋白质合成，从而减少糖异生的原料，使糖异生减少。

3. 可加快心率，加强心肌收缩力、减少肾血流量，在伴发相应疾病时应充分注意。

【作用机制】 胰岛素是蛋白质类激素，与其他含氮激素一样，首先与靶细胞膜上的特异受体相结合，再通过第二信使引起细胞内的一系列变化。胰岛素受体（INSR）是一种跨膜糖蛋白，为受体酪氨酸激酶家族的成员，位于肝脏、脂肪组织和许多其他组织细胞膜上，是由2个α亚基和2个β亚基组成的大分子糖蛋白复合物，亚基之间和亚基内部经二硫键共价结合。一个脂肪细胞膜上约含11 000个胰岛素受体，它与胰岛素结合能力的强弱是决定胰岛素生物活性的重要因素。

α亚基位于胞膜外，通过共价键与β亚基连接，含有胰岛素结合位点；β亚基为跨膜蛋白，胞内部分含酪氨酸蛋白激酶活性。当胰岛素与其受体α亚基结合后，引起β亚基自身磷酸化，进而激活β亚基上的酪氨酸蛋白激酶（tyrosine protein kinase，TPK），活化的TPK使细胞内其他特异性信号转导蛋白磷酸化，启动了磷酸化的连锁反应，调节糖代谢关键酶的活性，促进葡萄糖、脂肪酸和氨基酸的转运，促进蛋白转位，调节基因转录而改变活性蛋白的合成，产生降血糖等生物效应。

6-磷酸葡萄糖（G-6-P）是糖代谢的交叉点，其可转化为糖原，或进入葡萄糖分解代谢通路。胰岛素通过促进葡萄糖激酶基因的转录，促进葡萄糖转化为G-6-P，同时调节糖代谢相关酶的活性或其基因转录，加速葡萄糖酵解和氧化，促进糖原合成；由于增强磷酸二酯酶活性，降低细胞内cAMP水平，使糖原合成酶活性增强而磷酸化酶活性减弱，加速糖原合成又抑制糖原分解。抑制磷酸烯醇式丙酮酸羧激酶的生成，也是胰岛素抑制糖异生的机制之一。

【体内过程】 胰岛素作为一种蛋白质，其普通制剂易被消化酶破坏，口服无效，需注射给药。皮下注射起效快，血浆蛋白结合率低于10%，主要在肝、肾灭活，经谷胱甘肽转氨酶还原二硫键，再由蛋白水解酶水解成短肽或氨基酸，$t_{1/2}$为9～10min，作用可维持5～8h。

用DNA重组技术将胰岛素B链的个别氨基酸用其他氨基酸换位或替换后，制成的速效人胰岛素类似物（赖脯胰岛素和门冬胰岛素），皮下注射后15min起效，可在餐前即刻甚至餐后立即注射，能很好地控制餐后血糖且不易发生低血糖。为延长胰岛素的作用时间，可加入碱性蛋白质使其溶解度降低，再加入微量锌使之稳定，制成中效及长效制剂，经皮下注射后，药物沉淀在注射部位并缓慢释放、吸收，从而作用持续时间延长。所有中、长效制剂均为混悬剂，不可静脉内注射（见下表4-8）。

表 4-8 常用胰岛素制剂的分类

制剂分类	给药途径	作用时间（h）显效	高峰	持续	给药时间和次数
短效					
正规胰岛素（regular insulin）	皮下	0.3～0.7	1.5～4	5～12	餐前半小时，3～4 次/天
	静脉	立即			急症用
赖脯胰岛素（insulin lispro）	皮下	0.25	0.5～1.5	2～5	餐前 0～15min，3～4 次/天
门冬胰岛素（insulin aspart）	皮下	0.25	0.6～0.8	3～5	同上
中效					
低精蛋白锌胰岛素（isophane insulin）	皮下	1～2	6～12	18～24	早餐前 1h，1 次/天，或早餐、晚餐前 1h 各 1 次
慢胰岛素锌混悬液（lente insulin zinc suspension）	皮下	1～2	6～12	18～24	同上
长效					
精蛋白锌胰岛素（protamine zinc insulin）	皮下	4～6	14～20	24～36	早餐或晚餐前 1h，1 次/天
特慢胰岛素锌混悬液（ultralente insulin zinc suspension）	皮下	4～6	16～18	30～36	同上

【临床应用】

1. 糖尿病　用于各型糖尿病。(1) 胰岛素制剂目前仍是治疗 1 型糖尿病的最重要药物；(2) 2 型糖尿病经饮食治疗和口服降血糖药治疗未获良好控制者；(3) 发生各种急性或严重并发症的糖尿病，如糖尿病酮症酸中毒、高渗性非酮症糖尿病昏迷和乳酸性酸中毒伴高血糖者；(4) 合并重症感染、消耗性疾病、高热、妊娠、创伤及手术前后的各型糖尿病；(5) 全胰腺切除引起的继发性糖尿病。

胰岛素制剂需根据糖尿病病情选择：(1) 急需者可用短效胰岛素，病情稳定后可改用中效胰岛素；(2) 稳定型糖尿病可先选用短效胰岛素，剂量确定后改用中效或长效胰岛素；亦可直接选用中效或长效胰岛素。胰岛素的用药量应个体化，随病情、饮食、运动量等的变化，并根据每日尿糖量或血糖浓度来调整用量。

新的小型胰岛素连续释放装置有“闭环系统（closed loop system）”和“开环系统（open loop system）”。闭环系统包括葡萄糖传感器、微型计算机、泵和胰岛素贮存库，胰岛素注射量受连续测得的血糖浓度的反馈调节；开环系统无葡萄糖传感器和微型计算机，按照预先设定的程序，采取基础量和加速量两种不同速度，按时按量向体内自动输注胰岛素，控制血糖水平。

2. 细胞内缺钾　胰岛素和葡萄糖、氯化钾合用可促进钾内流，纠正细胞内缺钾，防治心肌梗死时的心律失常。

【不良反应】

1. 低血糖症　最常见，多为胰岛素用量过大、未及时进食或肝肾功能不全引起。当血糖降至一定程度时，患者可出现饥饿感、出汗、心跳加快、焦虑、震颤等症状，严重者可出现低血糖休克，如不及时抢救可引起死亡。

为了预防低血糖的严重后果，应教会患者熟知其前驱症状或轻微症状，随身携带糖类食品，以备随时进食。发生低血糖后，轻者可口服糖水，重者应立即静脉内注射50%葡萄糖溶液救治。有些老年患者，发生低血糖时往往无典型症状，迅速出现昏迷，称为“无警觉性低血糖昏迷”。β受体阻断药能阻断低血糖时的代偿性升血糖反应，且可掩盖心率加快等早期低血糖症状，导致严重的低血糖反应，应尽量避免合用。

特殊类型的低血糖反应有“苏木杰效应”(Somogyi effect)，为凌晨3时低血糖、早餐前高血糖的现象，是胰岛素使用过量致夜间低血糖反应后，升糖激素如糖皮质激素等反馈性地分泌增加，出现的血糖反跳性升高现象，呈“低后高”的特征。需测凌晨3时血糖值区别“苏木杰效应”和“黎明现象（dawn phenomenon)”，后者为糖尿病患者凌晨3～9点钟时血糖明显升高的现象，是因胰岛素分泌不足或用量不足，午夜后升糖激素分泌增加，使血糖升高的现象，呈“高后高”的特征。对“苏木杰效应”需减少睡前胰岛素用量，防止夜间发生低血糖，而对“黎明现象”需增加胰岛素用量或睡前注射中长效胰岛素，以控制清晨出现的高血糖现象。

2. 胰岛素抵抗　糖尿病患者对胰岛素敏感性降低，应用超过常用量的胰岛素后未出现明显的低血糖反应，即胰岛素抵抗（insulin resistance）或胰岛素耐受。

(1) 急性型　由创伤、感染、手术、情绪激动等应激因素引起，可能与血中具有抗胰岛素作用的肾上腺皮质激素含量增多有关，处理方法是消除诱因，并加大胰岛素用量。

(2) 慢性型　其产生与所用胰岛素种类和制剂有关：牛、猪胰岛素与人胰岛素的结构有一定的差别，免疫原性强，易诱导产生针对胰岛素的特异性抗体；制剂中与胰岛素结构相近的杂蛋白、微量胰岛素聚集体或变性胰岛素等，均可诱导抗胰岛素受体抗体生成，中和胰岛素的活性。处理方法是换用胰岛素并适当调整剂量，如牛胰岛素换为猪胰岛素或人胰岛素。慢性抵抗的产生还可能与靶细胞膜上胰岛素受体数目减少等有关。

3. 变态反应　多为使用动物胰岛素或非纯化胰岛素所致，它可刺激机体产生相应抗体而引发变态反应。过敏反应一般轻微而短暂，如荨麻疹、过敏性紫癜、血管神经性水肿，偶见过敏性休克，必要时用组胺H_1受体阻断药和糖皮质激素治疗，换用高纯度胰岛素或人胰岛素。

4. 脂肪萎缩　长期使用非纯化胰岛素或长期在一个部位注射时可出现皮下脂肪萎缩，可能与胰岛素的免疫反应有关，改用高纯度胰岛素或经常更换胰岛素注射部位可防止该反应的发生。

5. 体重增加　老年糖尿病人多见，在注射胰岛素后引起腹部肥胖，是高胰岛素血症的表现。可合用口服降糖药，以减少胰岛素用量。

6. 屈光不正　胰岛素治疗后血糖迅速下降，导致眼晶状体、玻璃体渗透压改变，晶状体内水分外溢而视物模糊，屈光率降低，2～4周会自愈。

7. 胰岛素水肿　糖尿病未用药前，体内失水、失钠，接受胰岛素治疗4～6天内，体内会发生水钠潴留、四肢水肿，数日会自行吸收。

【药物相互作用】

胰岛素与下列药物合用时应适当减少剂量：口服降糖药、水杨酸盐、单胺氧化酶抑制剂、血管紧张素转换酶抑制剂等。此外，乙醇能加强并延长胰岛素的降糖作用。

【制剂及用法】　参考本章后的制剂与用法。

4.7.4　口服降血糖药

人工合成的口服降血糖药（oral hypoglycemic agents）用药方便，主要用于治疗Ⅱ型糖尿病，常用口服降糖药有促胰岛素分泌药（磺酰脲类和非磺酰脲类）、促进外周组织摄取和利用葡萄糖的药（双胍类）、葡萄糖苷酶抑制药和胰岛素增敏药等。各类口服降血糖药可以单用，也可和胰岛素或其他类口服降血糖药合用以增强效疗，减少用量。

磺酰脲类

磺酰脲类（sulfonylureas）药物是使用时间最长的口服降糖药。第一代磺酰脲类药物包括甲苯磺丁脲（tolbutamide，D860）和氯磺丙脲（chlorpropamide，P607）。第二代包括格列本脲（glibenclamide，glyburide，优降糖）、格列美脲（glimepiride）、格列吡嗪（glipizide，美吡达）、格列喹酮（gliquidone，糖适平）等，较第一代的降血糖活性大数十倍至上百倍。第三代磺酰脲类降糖药，代表药有格列齐特（gliclazide，达美康），不仅可以降血糖，而且能改变血小板功能，对易发凝血和有血栓栓塞倾向的糖尿病患者有益。上述药物具有相同的药理作用和机制。

【药理作用与机制】

1. 降血糖作用　对正常人及胰岛功能尚存的糖尿病患者均有降血糖作用，但对严重糖尿病患者或完全切除胰腺的患者无效。其作用机制有：

（1）刺激胰岛β细胞释放胰岛素　这是此类药降低血糖的主要作用机制。胰岛β细胞膜含有磺酰脲受体（SUR1）及与之耦联的ATP敏感的钾通道。当磺酰脲类药物与其受体结合后，可关闭ATP敏感的钾通道而阻止钾外流，致使细胞膜去极化，开放电压依赖性钙通道，使胞内钙浓度增加，触发胰岛素释放。

（2）胰外作用　在长期应用磺酰脲类、胰岛素已恢复至给药前水平的患者，该类药的降血糖作用仍然存在，说明其降血糖作用机制还有胰外作用。机制不清，可能有：①抑制肝对胰岛素的代谢灭活；②长期高血糖时的葡萄糖毒性损害胰岛素分泌作用，可抑制胰岛素的分泌，本类药长期降低血糖后可减轻葡萄糖毒性而提高靶细胞对胰岛素的敏感性；③可能通过刺激生长抑素（somatostatin）的释放而抑制胰高血糖素的分泌。胰外作用不是本类药降血糖的主要作用机制。

2. 抗利尿作用　氯磺丙脲可促抗利尿激素分泌并增强其作用，减少尿崩症患者的尿量。

3. 对凝血功能的影响　为第三代磺酰脲类的特点，可使血小板黏附力减弱，代谢旺盛的血小板数目减少，刺激纤溶酶原的合成。

【体内过程】口服易吸收，氯磺丙脲和格列本脲血药浓度达峰时间为2～6h，其他药物为2～4h。本类药血浆蛋白结合率高，在88%～99.5%之间。氯磺丙脲大部分以原形经肾排出，格列喹酮经肾排泄最少（<5%），其他多数药物主要由肝代谢成无活性代谢产物后经肾排出。$t_{1/2}$和作用持续时间不完全一致。作用持续时间以氯磺丙脲最长（24～48h），格列美脲、格列齐特和格列本脲次之（24h），格列吡嗪和甲苯磺丁脲为6～12h，格列喹酮最短（2～3h）。

【临床应用】

1. 糖尿病　用于胰岛功能尚未完全丧失且经饮食控制无效的Ⅱ型糖尿病患者。近期有效率可达50%～80%，对每天需用胰岛素40U以上者多无效。与胰岛素或双胍类合用有协同作用。对胰岛素产生抵抗的患者如尚残存β细胞，加用本类药可增强胰岛素的作用。

选用磺酰脲类药物时应注意其特点并结合病情。一般轻、中度中年糖尿病患者常选用甲苯磺丁脲或格列本脲；格列喹酮作用持续时间短，适用于轻、中度老年糖尿病患者。格列齐特有抑制血小板黏附聚集的作用，适用于糖尿病伴微血管并发症者。格列喹酮经肾排泄最少，可用于轻度肾功能不全的糖尿病患者。

少数糖尿病患者用某种磺酰脲类药物治疗有效，6～12个月后突然或逐渐变得效果极差或无效，称磺酰脲类继发性失效（secondary failure to sulfonylureas)，原因未明，可能与药物长时间的刺激使胰岛β细胞功能衰竭有关。处理时可改用其他口服降血糖药，但大多数需终身用胰岛素治疗。

2. 尿崩症　用氯磺丙脲，可明显减少尿量。

【不良反应】 较安全，不良反应较少。

1. 低血糖反应　氯磺丙脲和格列本脲可引起持久性低血糖，处理不当可引起不可逆损伤或死亡，需反复注射葡萄糖溶液解救。格列美脲与格列吡嗪较少引起严重的低血糖反应。老人及肝肾功能不良者更易发生低血糖。

2. 胃肠道反应　较常见，有恶心、呕吐、胃痛、厌食和腹泻，多与剂量有关，减少剂量或继续服药可消失。

3. 其他反应　常引起体重增加。少数患者可出现皮疹或红斑等过敏反应，以及白细胞和血小板减少、溶血性贫血等血液系统反应。偶见肝损害和胆汁淤积性黄疸。

【药物相互作用】 磺酰脲类药物的血浆蛋白结合率高，可与保泰松、水杨酸钠、吲哚美辛、氯贝特、双香豆素等发生竞争，使血浆磺酰脲类游离药物浓度短暂升高而诱发低血糖反应。糖皮质激素可对抗胰岛素的作用，噻嗪类利尿药可抑制胰岛素分泌，均可减弱磺酰脲类药物的作用。

非磺酰脲类促胰岛素分泌药

主要有瑞格列奈（repaglinide）和那格列奈（nateglinide），分别为苯甲酸和苯丙氨酸的衍生物，为短效非磺酰脲类口服促胰岛素分泌药（short - acting oral insulin secretagogues）。

【药理作用】 主要降低餐后血糖水平。作用起效快，持续时间短。长期使用可降低糖基化血红蛋白（HbA1c）水平，延缓β细胞功能衰竭。本类药作用机制类似于磺酰脲类，与细胞膜上的磺酰脲类受体结合，通过关闭ATP敏感的K^+通道、开放电位依赖性钙通道，使Ca^{2+}内流增加，从而刺激胰岛β细胞分泌胰岛素降低血糖。但与磺酰脲类不同的是，1. 本类药刺激胰岛素分泌的作用有葡萄糖依赖性：当血糖浓度较高时，才刺激胰岛素分泌，当血糖浓度降低时，其作用也减弱，可引起类似于生理模式的胰岛素分泌，适合于降低餐后血糖水平，被称为“餐时血糖调节剂”；2. 作用快速、短暂：与受体结合与解离快，短暂关闭ATP敏感的K^+通道，因而起效快，餐前服用，数分钟即显效；同时作用持续时间短，避免了长时间刺激引起的β细胞功能衰竭。

【体内过程】 瑞格列奈口服吸收快，15分钟起效，30分钟血药浓度达峰值，$t_{1/2}$为1h，作用维持4～5h。部分经肝代谢，部分经肾排泄，肝、肾功能不良者慎用。那格列奈主要经肝代谢，肝功能不良者慎用，$t_{1/2}$ 1h/少量经肾排泄，肾功不良时无需调整剂量。作用维持4h。

【临床应用】 主要用于降低Ⅱ型糖尿病患者餐后血糖。

【不良反应】 本类药物较安全。主要不良反应是低血糖反应，但发生率低于磺酰脲类。

双胍类

常用的双胍类（biguanides）药物有二甲双胍（metformin，甲福明，降糖片）、丁双胍（buformin，丁福明）和苯乙双胍（phenformin，苯乙福明）易诱发乳酸性酸中毒，后者在一些国家已停用。

【药理作用】

1. 抗高血糖作用　双胍类能明显降低糖尿病患者血糖水平，但不影响正常人血糖水平，为抗高血糖药，而非降血糖药。其不刺激胰岛β细胞分泌胰岛素，主要是通过增加外周组织摄取和利用葡萄糖而降低高血糖。其作用机制是：（1）抑制肝内糖异生使肝葡萄糖生成减少；（2）增加肌肉对葡萄糖的摄取，促进脂肪酸氧化，从而增强肌肉和脂肪组织对胰岛素的敏感性，改善胰岛素抵抗。其抗高血糖作用需胰岛素存在。作用机制部分可能与双胍类活化AMP激活的蛋白激酶（AMP－activated protein kinase，AMP kinase，AMPK）有关。此外，双胍类还可减少葡萄糖经肠道吸收。

AMPK是糖尿病治疗的新靶点。活化的AMPK可磷酸化下游靶蛋白，关闭消耗ATP的合成代谢途径，开启生成ATP的分解代谢途径，发挥“细胞能量调节器”的作用。其机制为：（1）通过增加葡萄糖转运载体蛋白（GLUT4）转位于细胞膜上而增强肌组织对胰岛素的反应，增加肌组织对葡萄糖的摄取，同时减少肝糖的输出而改善糖尿病糖代谢；（2）增加细胞内脂肪酸氧化、减少甘油三酯合成而改善脂代谢，并减轻脂毒性加重的胰岛素抵抗和胰岛β细胞功能损害，增加胰岛素敏感性。

2．降脂减体重作用　可降低高血脂患者的血低密度脂蛋白、甘油三酯、游离脂肪酸和胆固醇水平，延缓Ⅱ型糖尿病患者微血管并发症的发生。能减轻体重。

【体内过程】　二甲双胍口服吸收快，不与血浆蛋白结合，几乎全部以原形经肾排出，$t_{1/2}$ 2～3h。

【临床应用】　常用二甲双胍。主要用于轻、中度Ⅱ型糖尿病患者，尤其是对胰岛素抵抗的肥胖糖尿病患者。

【不良反应】　一般不引起低血糖反应。可增加肌肉组织中糖的无氧酵解，有时可引起乳酸性酸中毒，故禁用于肝、肾功能不良，慢性心功能不全，慢性缺氧性肺脏病和尿酮体阳性者；术前48h应暂停使用。其他常见不良反应有恶心、呕吐、腹泻，口中有金属味等。能抑制维生素B_{12}在肠道的吸收，引起巨幼红细胞性贫血。

葡萄糖苷酶抑制药

用于临床的有阿卡波糖（acarbose）、伏格列波糖（voglibose）、米格列醇（miglitol）等。

【药理作用】　本类药物主要通过抑制小肠黏膜上皮细胞刷状缘上的α－葡萄糖苷酶，阻止1，4－糖苷链水解，减慢多糖及蔗糖分解为葡萄糖的速度，延缓糖的吸收，使餐后血糖降低。其中抑制葡萄糖淀粉酶的作用最强，其次是蔗糖酶和麦芽糖酶等，对乳糖酶无影响，不抑制乳糖消化吸收。

【临床应用】　由于降血糖作用较弱，主要用于轻、中度Ⅱ型糖尿病患者。

【不良反应】　由于口服后吸收很少（约1%），几无全身不良反应。主要有胃肠胀气，偶有腹泻，与糖类在肠道内滞留、酵解产气有关。疝、肠梗阻、肠道术后和肠溃疡禁用。阿卡波糖不引起低血糖反应，但可加强胰岛素或促胰岛素分泌药的作用而导致低血糖反应，需补充葡萄糖解救。

胰岛素增敏药

胰岛素增敏药（insulin sensitizers）为噻唑烷二酮（thiazolidinedione）的衍生物，包括罗格列酮（rosiglitazone）、吡格列酮（pioglitazone）等。

【药理作用】

1．降血糖作用　本类药物是过氧化物酶体增殖活化受体－γ（peroxisomal proliferator activated receptor－γ，PPARγ）的选择性激动剂。主要通过激活PPARγ，增加外周组织对胰岛素的敏感性，同时减少肝葡萄糖生成，从而降低血糖。其作用的发挥需要有胰岛素存在。

激活PPARγ后改善胰岛素抵抗的机制是：（1）增强葡萄糖转运载体蛋白的合成和向细胞膜转移而促进葡萄糖进入肌肉和脂肪组织，从而增强组织对胰岛素的敏感性；（2）活化调节糖和脂代谢的胰岛素反应性基因的转录，这些基因表达产物增多可增强肝和其他组织胰岛素受体后的反应；（3）抑制脂肪组织游离脂肪酸释放、转移进入肌组织，增加肌肉对胰岛素的敏感性；（4）通过活化脂肪细胞激素脂联素（adiponectin），进而激活AMPK（见双胍类），后者促进葡萄糖转运进入肌组织并促进脂肪酸氧化，从而提高肌肉对胰岛素的敏感性。

2. 调血脂作用　可纠正胰岛素抵抗患者的脂质代谢异常，降低血浆甘油三酯和游离脂肪酸浓度，增加血浆高密度脂蛋白胆固醇水平。

【临床应用】 主要用于其他降血糖药疗效不佳的Ⅱ型糖尿病，尤其是对胰岛素抵抗者，可单用或与胰岛素或其他口服降血糖药联合应用。

【不良反应】 主要有嗜睡、头痛、胃肠道刺激症状等。少数患者用药后出现水肿，这和体液潴留有关。肝损伤极为少见。禁用于严重心脏病和肝病患者。

制剂及用法

高血糖素（Glucagon，胰高血糖素，升血糖素）

【制剂】 注射用高血糖素：每支1mg；10mg。

【用法】 肌内注射、皮下注射或静脉注射，用于低血糖症，每次0.5～1.0mg，注射后5min左右即可见效。如20min仍不见效则应尽快使用葡萄糖。用于心源性休克，连续静脉滴注，每小时1～12mg。

胰岛素（Insulin，普通胰岛素，正规胰岛素，Regular Insulin）

【制剂】 注射液：每瓶400U（10ml）；800U（10ml）。注射用胰岛素：每瓶50U；100U；400U（临用前以生理盐水溶解成40～400U/ml）。

【用法】 一般为皮下注射，1天3～4次。早餐前的一次用量最多，午餐前次之，晚餐前又次之。有时肌内注射。静脉注射只有在急症时（如糖尿病性昏迷）才用。因病人的胰岛素需要量受饮食热量和成分、病情轻重和稳定性、体型胖瘦、体力活动强度、胰岛素抗体和受体的数目和亲和力等因素影响，使用剂量应个体化。可按病人尿糖多少确定剂量，一般24h尿中每2～4g糖需注射1个U。中型糖尿病病人，每日需要量约为5～40U，于每次餐前30min注射（以免给药后发生血糖过低症），较重病人用量在40U以上。对糖尿病性昏迷，用量在100U左右，与葡萄糖（50～100g）一同静脉注射。此外，小量（5～10U）尚可用于营养不良、消瘦、顽固性妊娠呕吐、肝硬化初期（同时注射葡萄糖）。

中性胰岛素注射液（Neutral Insulin Injection）

【制剂】 注射液：每支400U（10ml）；800U（10ml）。

【用法】 同胰岛素，其用量根据病情确定。

重组人胰岛素（Recombinant Human Insulin，中性人胰岛素，单组分人胰岛素）

【制剂】 注射液：每支400U（10ml）。

【用法】 皮下、肌内或静脉注射；其剂量根据病情来确定，一般1天3次，给药后20min须进餐。

单组分猪胰岛素（Porcine Monocomponent Insulin，重组猪胰岛素，actrapid，MC）

【制剂与用法同上】

低精蛋白胰岛素（Isophane Insulin，低精蛋白锌胰岛素，中性精蛋白锌胰岛素，中效胰岛素，诺和灵30R，诺和灵50R，优泌林70中效/30常规，Insulin NPH，NPH-ILETIN）

【制剂】 注射液：每支400U（10ml）；800U（10ml）。

【用法】 皮下注射，每天早餐前半小时注射1次，一般由小剂量开始，用量视病情而定。如每天用量超过40U者，应分2次注射。

珠蛋白锌胰岛素（Globin Zinc Insulin）

【制剂】注射液：每支400U（10ml）。

精蛋白锌胰岛素（Protamine Zinc Insulin，精锌胰岛素，鱼精蛋白胰岛素，长效胰

岛素）

【制剂】 注射液：每支400U（10ml）；800U（10ml）。

半慢胰岛素锌混悬液 Semilente Insulin Zinc Suspension（Rapitard MC Insulin）

【制剂】 注射液：每支400U（10ml）；800U（10ml），1000U（10ml）。

【用法】 皮下注射，1天2次。餐前半小时注射，自小剂量开始，根据血糖和尿糖水平调整用量。本品混悬液是中性，可与其他胰岛素锌混悬液任意混合，各保持其作用特点。

慢胰岛素锌混悬液（Lente Insulin Zinc Suspension）

【制剂】 注射液：每支400U（10ml）；800U（10ml），1000U（10ml）。

【用法】 皮下注射，1天1～2次，餐前半小时注射。自小剂量开始。根据血糖和尿糖水平调整用量。用前摇匀。

特慢胰岛素锌混悬液（Ultralente Insulin Zinc Suspension）

【制剂】 注射液：每支400U（10ml）；800U（10ml），1000U（10ml）。

【用法】 皮下注射，1天1次。餐前半小时注射。根据血糖和尿糖水平调整用量。用前摇匀。

甲苯磺丁脲 （Tolbutamide，D-860）

【制剂】 片剂：每片0.5g。

【用法】 口服，1次0.5g，1天1～2g。一般每天1.5g的维持量。可根据病情，酌量增减。胰岛肿瘤的诊断，可静脉注射1g甲苯磺丁脲钠盐（溶于20ml生理盐水中），2min内即可见血糖下降，维持3h左右。此反应特异，故可用作诊断。但须注意，以防严重低血糖的后果。

醋磺己脲（Acetohexamide，乙酰磺环己脲，dimelor）

【制剂】 片剂：每片0.25g；0.5g。

【用法】 口服：成人一天量0.25g～1.5g，分1～2次服用。每剂量≤1g的，可于早餐前一次服，每剂量为1.5g的，可于早餐和晚餐前分两次服用，以后根据病情调整剂量。

格列本脲 （Glibenclamide，优降糖，格列赫素，Glybenclamide，HB-419）

【制剂】 片剂：每片2.5mg。

【用法】 口服，一次2.5～10mg，早饭后一次服；开始时每日服2.5mg，然后根据情况逐增，到每天2.5～5mg。每天量超过10mg时，应分早晚两次服用。

格列吡嗪（Glipizide，吡磺环己脲，美吡达，瑞易宁，迪沙，优哒灵，依必达，灭特尼）

【制剂】 片剂：每片5mg。

【用法】 治疗成年型糖尿病的剂量因人而异，根据定期测定尿糖和血糖调整剂量。一般1天2.5～30mg，先从小量开始，餐前30分钟服用。1天剂量超过15mg时，应分成2～3次，餐前服用。

格列齐特（Gliclazide，甲磺吡脲，达美康，diamicron）

【制剂】 片剂：每片80mg。

【用法】 口服，一次80mg。开始时一天2次连服2～3周，然后根据血糖和尿糖调整用量。一般剂量范围1天80～240mg。

格列喹酮 （Gliquidone，糖适平，glurenorm，glurenor）

【制剂】 片剂：每片30mg。

【用法】 口服，开始30mg，早餐前或早餐前及午餐前（或晚餐前）各1次，也可15mg，3次/天，三餐前服。1周后按需调整，必要时逐步加量。一般90～120mg/d，最大剂量不超过180mg/d。

格列美脲（Glimepiride，亚莫利，AMAREL，AMARYL）

【制剂】 片剂：每片1mg、2mg、3mg。

【用法】 开始用量 1mg/d，以后每隔 1～2 周按血糖测定调整剂量，每天用量一般 1～4mg，最大剂量 6mg。在达到满意疗效后，可试行减量，以采用最低有效量，避免低血糖。于早餐前即服或在进早餐时服，不必在餐前半小时服。

苯乙双胍 （Phenformin，苯乙福明，降糖灵，Phenethydiguanide，insoral）

【制剂】 片剂：每片 25mg。

【用法】 口服：成人开始时 1 次 25mg，1 天 2 次，饭前服，数天后可再增加 25mg，1 天 2 次，饭前服，数天后可再增加 25mg，但最多每天不超过 75mg。否则易发生乳酸酸中毒。餐中服药可减轻胃肠反应。一般于服药一周后血糖即降低。但欲达到正常血糖水平尚需继续用药 3～4 周。如与胰岛素或磺酰脲类药合用时，剂量应根据病情作适当调整。

二甲双胍（Metformin，甲福明，降糖片，Dimethylbiguanide）

【制剂】 片剂：每片 0.25g。

【用法】 口服，一次 0.5g，一天 1～1.5g。开始时一次 0.25g，一天 2～3 次，以后可根据病情调整用量。餐中服药，可减轻胃肠反应。

瑞格列奈（Repaglinide，诺和龙）

【制剂】 片剂：每片 0.5mg；1mg、2mg。

【用法】 本品应在餐前服用。口服 30min 内即出现促胰岛素分泌反应，通常在餐前 15min 内服用本品，服药时间也可掌握在餐前 0～30min 内。剂量依个人血糖而定，推荐起始剂量为 0.5mg，最大的推荐单次剂量为 4mg，进餐时服用。但最大天剂量不应超过 16mg。

罗格列酮（Rosiglitazone，文迪雅）

【制剂】 片剂：每片 2mg；4mg、8mg。

【用法】 单独用药：初始剂量为每天 4mg，单次或分 2 次口服，12 周后如空腹血糖下降不满意，剂量可加至每天 8mg，单次或分 2 次口服。与二甲双胍合用的初始剂量为每天 4mg，单次或分 2 次口服，12 周后如空腹血糖下降不满意，剂量可加至每天 8mg，单次或分 2 次口服。与磺酰脲类合用的剂量为每天 2mg 或 4mg，单次或分 2 次口服。本品可空腹或进餐时服用。

吡格列酮 （Pioglitazone，瑞彤）

【制剂】 片剂：每片 15mg。

【用法】 口服，每天 1 次：单药治疗初始剂量可为 15mg 或 30mg，1 天 1 次，反应不佳时可加量至 45mg，每天 1 次，与磺脲类合用时，本品可为 15mg 或 30mg，1 天 1 次，当开始本品治疗时，磺脲类药物剂量可维持不变，当病人发生低血糖时，应减少磺脲用量。与二甲双胍合用时，本品可为 15mg 或 30mg，1 天 1 次，开始本品治疗时，二甲双胍剂量可维持不变，一般而言，二甲双胍无须降低剂量也不会引起低血糖。与胰岛素合用时，本品为 15mg 或 30mg，1 天 1 次，开始本品治疗时，胰岛素用量可维持不变，出现低血糖时可降低胰岛素量。最大推荐量不应超过每日 45mg 1 次/天，联合用药勿超过 30mg 1 次/天。

阿卡波糖 （Acarbose，拜糖平，glucobay）

【制剂】 片剂：每片 50mg；100mg。

【用法】 口服剂量需个体化，一般维持量为一次 50～100mg，一天 3 次，饭前服用。开始时从小剂量 25mg，每天 3 次，6～8 周后加量至 50mg，每天 3 次。

伏格列波糖 （Voglibose，倍欣）

【制剂】 片剂：每片 200μg。

【用法】 口服，成人 1 次 200μg，1 天 3 次。饭前服。疗效不明显时可将一次量增至 300μg。

依帕司他（Epalrestat）

【制剂】 片剂：每片 50mg。

【用法】 口服：成人饭前一次 50mg，一天 3 次。随年龄及症状适当增减。

氯磺丙脲（Chlorpropamide，P－607）

【制剂】 片剂：每片0.1g、0.25g。

【用法】 1天0.1～0.5g，1天1次，每日早饭前服药。开始时0.1～0.3g，待血糖下降正常时，服用维持量0.1～0.2g。用于尿崩症0.125～0.5g/d。

格列波脲 （Glibormuride）

【制剂】 片剂：每片2.5mg；5mg；12.5mg；25mg。

【用法】 开始餐前口服，1次12.5～25mg，1天1～2次，超过25mg者须分2次口服。

格列喹酮 （Gliquidone 糖肾平，Glurenorm）

【制剂】 胶囊剂：每粒15mg。

【用法】 开始餐前口服，1天15mg，然后按病情调整剂量，但每天最大不得超过120mg。一日超过30mg，应分早晚服。

格列嘧啶（Glymidine，苯磺嘧啶，降糖嘧啶，Glycodiazine，Gondafon）

【制剂】 片剂：每片500mg。

【用法】 口服：1天1.0～1.5g，早餐时服用，以后视病情需要可再增加500mg于晚饭时服。

参考文献

1. 黄胜炎．胰岛素新制剂研究进展．上海医药，2002，37（5）：328-330

2. 迟家敏．口服抗糖尿病药的合理应用．中国医刊，2007，42（3）：4-6

3 朱艳丽．Ⅱ型糖尿病药物治疗新进展．社区医学杂志，2004，2（4）：32-33

（谢 娜 陈建国）

4.8 胸腺素

Thymus hormone

胸腺是一种重要的中枢免疫器官，是T细胞成熟、分化和增生的场所，在细胞免疫和免疫应答调节中发挥着重要作用。把胸腺上皮细胞合成和分泌的，多种生化性质不同且具有激素样活性的多肽类物质，总称为胸腺（激）素（thymosin），也称胸腺肽。这些激素（多肽）包括：胸腺素组分5（thymosin fraction 5，TF－5）、胸腺素α1（thymosin alpha－1，Tα1）、胸腺体液因子（thymic humoral factor，THF）、血清胸腺因子（serum thymic factor，STF）、胸腺生成素（Thymopietin，TP）、胸腺五肽（thymopentin，TP－5）、胸腺刺激素（thymostimulin，TP－1）等。胸腺激素中了解最为清晰的2个活性组分为胸腺素α1和胸腺生成素。

【来源与生理】 胸腺素最早是在1966年由Goldstin从小牛胸腺中提取出来的，70年代初从小牛胸腺中提出一种部分纯化的成分，称为胸腺素组分5（TF－5）。进一步分离TF－5可得到三种不同等电点（isoelectricpoint，pI）的胸腺素，即：pI值小于5.0的胸腺素α，PI值介于5.0～7.0的胸腺素β和pI值大于7.0的胸腺素γ。现已证实有生物活性的单肽为α1、α5、α7、β3、β4，其中又以对胸腺素α1的研究最多最深入，并已人工合成。

胸腺素α1又叫胸腺法新（Thymalfasin，$T\alpha_1$），是胸腺激素中活性最强的单一组分，在胸腺激素中所占比例极微，只有不到0.6%左右。它是一种具有热稳定性的酸性多肽，由28个氨基酸组成，pI值为4.2，相对分子量为3108，不含甲硫氨酸、半胱氨酸及芳香族氨基酸。$T\alpha_1$具有高度的保守性，广泛分布于哺乳动物的胸腺、脾、肺、肾、脑、血液和其他一些组织中，尤以胸腺中浓度最高。目前市场出售的 $T\alpha_1$ 主要有两种：一是从小牛胸腺组织中提取获得的胸腺素混合物，由于受到原料来源的限制，产量极低；二是人工合成产物，但成本高且污染环境。现通过基因工程方法在E. coli中表达高活性的 $T\alpha_1$ 已获得成功，且表达量高，成本低。已用于临床的人工合成胸腺素 α1，有美国赛生公司（SciClone Pharmaceuticals，Inc.）的日达仙（Zadaxin）和我国成都地奥九泓制药厂的迈普新。

β族胸腺素中以胸腺素 β4（thymosinβ4，Tβ4）为代表。Tβ4 是一种重要的肌动蛋白结合蛋白，由 43 个氨基酸组成，pI 值为 5.1，相对分子量为 4963，只含有较少的疏水性氨基酸，不含有 Lys－Lys－Xaa－Lys 结构区域。Tβ4 的结构在哺乳动物中高度保守，广泛存在于组织、器官和细胞中。其中，含量最高的分别是脾脏、胸腺、肺和腹膜巨噬细胞，其次是脑、肝、肾脏、睾丸、心脏，甚至非网状内皮系统的细胞如：成肌细胞、成纤维细胞等。其在维持肌动蛋白的动态平衡以及肿瘤发病与转移、细胞凋亡、炎症、免疫功能、神经和毛囊发育、血管生成和创伤愈合等很多生理、病理过程中发挥着重要作用。

胸腺生成素是从人胸腺组织中分离出的一种含 49 个氨基酸的多肽，具有促进胸腺细胞和外周 T 细胞及 B 细胞分化发育，调节机体免疫功能等生物活性。胸腺五肽是胸腺生成素的活性中心，由 5 个氨基酸构成，与 TP 的 32－36 位氨基酸残基顺序相同，能双向调节机体失衡的免疫功能，是一种重要的免疫调节剂，它的免疫学活性稍弱于胸腺素 α1。

【药理作用及机制】 胸腺素的药理作用可概括为以下几个方面。

1. 对免疫系统的调节作用　胸腺素对细胞因子的分泌、淋巴细胞的表面标志及淋巴细胞的功能均有影响，具有生物反应调节物（biological response modifier，BRM）的功能。作为生物反应调节物，胸腺素有以下几个作用途径。

（1）诱导和促进胸腺依赖性 T 淋巴细胞分化和成熟。在早期，促进胸腺内的骨髓干细胞转化为能够特异识别抗原的功能性 T 细胞，在后期，协助干细胞分化为辅助性 T 细胞（Th）、抑制性 T 细胞（Ts）和杀伤性 T 细胞（Tc）等不同的功能亚群，促进 T 细胞及 NK 细胞的活化。这是胸腺肽最基本的调节作用。如：胸腺素 β3、β4 诱导骨髓干细胞为前胸腺细胞，胸腺素 α7、α5 分别使未成熟干细胞分化成 CD_3 和 CD_4 细胞，胸腺素 α7 促进 Ts 分化成熟，胸腺素 α1 可使前胸腺细胞成为胸腺细胞。

（2）增强巨噬细胞的吞噬功能及其抗原提呈能力。

（3）促进免疫细胞释放 IL－2、IL－6、IFN－α、IFN－γ 等多种细胞因子，增强 IL－2R 等细胞因子受体表达和受体亲和力，增强细胞免疫功能。在临床上与其他生物反应调节剂，如 IL－2 、IFN－2 等起协同作用。

（4）修饰肿瘤细胞，诱导宿主产生强烈的免疫反应，在肿瘤细胞膜上合成 MHC－Ⅰ类分子，有利于机体免疫清除肿瘤细胞。促进肿瘤细胞分化成熟，使恶性增值细胞恢复正常化。

因此，胸腺素的免疫促进功能不仅通过机体的免疫效应成分，还通过靶细胞发挥作用。在第二信使的介导下，胸腺激素可能作为超强的附属诱导信使来诱导胞浆分泌，这其中可能有环磷酸核苷及 Ca^{2+} 的参与，也发现花生四烯酸、腺苷酸环化酶和 PKC 的参与。

2. 对胸腺细胞凋亡的调节作用　凋亡是程序性细胞死亡，在 T 细胞分化成熟中起着关键作用，$T\alpha_1$ 通过影响 T 细胞的凋亡来调节 T 细胞的免疫功能。一般认为，胸腺细胞能够分化成为成熟的循环细胞的比例不到 5%，绝大多数胸腺细胞都在体内凋亡而被清除，而 $T\alpha_1$ 能够拮抗这种凋亡，使 $CD4^+$、

$CD8^+$细胞的数量增加，从而增强免疫反应。同时，$T\alpha_1$ 还能刺激 cAMP 的生成，活化蛋白激酶 C（PKC），使凋亡基因前体表达的蛋白（如 bax、bad）水平下降，而 bcl-2 基因表达的蛋白水平上升。

3. 对神经内分泌系统的调节作用　$T\alpha_1$ 不仅在外周神经系统中具有免疫调节功能，在中枢神经系统中也同样发挥着重要作用。有研究证明，鼠的中枢神经系统特定神经丛可表达 $T\alpha_1$，它可能和认知过程的调节、突触的功能有关，并能够激活某些信号转导途径，如 P42/44 MAPK 的活动，但目前仍不清楚 $T\alpha_1$ 是否参与及如何影响神经元的活动。$T\alpha_1$ 也参与了海马神经元兴奋性突触传递，并能影响中枢神经系统中神经分泌细胞的功能。在下丘脑和垂体提取物中存在高浓度的 $T\alpha_1$ 样肽，后者可能是一种神经内分泌调节剂。研究发现，$T\alpha_1$ 能在下丘脑及垂体水平影响促肾上腺皮质激素（adrenocorticotropic hormone，ACTH）、促乳素（prolactin，PRL）、生长激素（growth hormone，GH）、促甲状腺素（thyrotropin，TSH）和黄体生长激素（luteinizing hormone，LH）的分泌，此影响的程度与 $T\alpha_1$ 在特异作用区的浓度有关。

$T\beta4$ 在脑发育中的表达模式比较复杂。在未成熟的粒细胞中表达较高，当粒细胞分化后减弱至消失；在星形神经胶质细胞及小神经胶质细胞中一直高水平表达；在中枢神经系统及外周神经节中与神经分化同步高效表达。大鼠前脑的 $T\beta4$ 表达最高，其中尤以海马形式区、新大脑皮层、杏仁核、少突神经胶质细胞为高，在这些区域神经元的产生和再塑过程中起着重要调节作用。

【临床应用】　胸腺素的临床应用始于 20 世纪 70 年代中期。作为免疫增强剂，胸腺素具有增强细胞免疫功能和调节免疫平衡等作用，主要用于各类免疫缺陷和免疫抑制疾病，其最主要的贡献是对胸腺依赖性疾病的治疗，如：胸腺发育不全、重症混合性免疫缺乏症等。现在胸腺素在临床上主要用于乙肝、丙肝等感染性疾病；非小细胞肺癌、恶性黑素瘤、肝癌、胃癌等恶性肿瘤；自身免疫性疾病，如重症肌无力、系统性红斑狼疮、类风湿关节炎等，也用于皮肤病、过敏性紫癜、肺结核、上呼吸道感染等疾病的治疗。目前，临床使用胸腺素一般采用的策略包括：（1）单独使用；（2）与淋巴因子联用，如 α-、β-干扰素（IFN）或白细胞介素-2（IL-2）；（3）与化疗制剂联用，如 5-氟尿嘧啶（5-fluorouracil，5-FU）、环磷酸酰胺（cyclophosphamide，CY）或淋巴因子。

1. 恶性肿瘤　恶性肿瘤是严重危害人类生命与健康的疾病，在多数国家的死亡率占各病因死亡率的第二位，仅次于心血管系统疾病，因此针对恶性肿瘤的治疗研究已成为当务之急。在肿瘤的发生、扩散和转移过程中，免疫功能特别是细胞免疫功能降低，T 细胞功能不全和抑制是其重要因素，表现为 T 细胞数量减少和功能改变以及 T 细胞亚群比例失调。$T\alpha_1$ 等胸腺激素成分对胸腺依赖性 T 淋巴细胞成熟和分化起着关键性的作用，可增强肿瘤化疗患者细胞免疫能力，并有直接的抗肿瘤作用。在对癌症患者进行辅助放疗及联合化疗的过程中具有积极肯定的作用，同传统治疗协同试用于恶性黑色素瘤、肺癌、肝癌、肾癌、乳腺癌等的治疗，并取得了一定的疗效。

（1）恶性黑色素瘤　黑色素瘤是高度免疫原性的恶性肿瘤，研究证实，大剂量 $T\alpha_1$ 对于转移性黑色素瘤疗效显著并且无任何明显的副作用。对患有黑色素瘤的病人（转移至皮肤、皮下组织）静脉内注射大剂量 $T\alpha_1$，平均反应间期为 7.5 个月，没有任何病人出现副作用。应用 $T\alpha_1$、IFN 与氮烯唑胺（DTIC）三联疗法治疗进展性黑色素瘤，NK 细胞的活性早期即显著恢复，长期使用未出现 NK 细胞活性不可逆的下降，并且 CD_4^+ 细胞数维持在正常水平。

（2）肺癌　非小细胞肺癌（NSCLC）的

多数患者在确诊时通常已发展至晚期并有转移以致无法手术切除，只能通过放疗或化疗药物治疗，有效率低。$T\alpha_1$ 对晚期肺癌患者的免疫功能有一定的调节作用，在抗癌治疗中起到了重要作用。联用化学疗法（DDP、VP－16）与免疫疗法（$T\alpha_1$、低剂量的 IFN）后病人存活时间延长，$CD4^+$ 细胞恢复间期明显缩短。联用 $T\alpha_1$＋IFN 能增强治疗 NSCLC 的疗效，并且对造血系统的毒性也显著降低。

（3）其他　$T\alpha_1$ 联合动脉插管化疗栓塞法（TACE）治疗肝细胞癌可明显改善患者的生存率。$T\alpha_1$ 联合 5－FU，IL－2 治疗直肠癌大鼠可增加大鼠的存活率和减少直肠癌的肝外转移。胸腺素也能显著改善乳腺癌化疗患者的细胞免疫功能。

2. 病毒性肝炎　病毒性肝炎在我国发病率相当高，它是肝炎病毒本身及自身免疫等多种因素长期作用引起的病理性肝脏损害，主要机制是由于 T 细胞的反应活性受损，机体清除受病毒感染肝细胞的细胞免疫功能低下所致，至今尚无特效治疗措施。胸腺素一方面可以促进免疫系统重建，具有良好的免疫调节作用，恢复细胞毒性 T 细胞和 NK 细胞的细胞免疫功能，促进 IL－2 等多种细胞因子及其受体的产生，有利于体内病毒的清除；另一方面还具有直接抗病毒作用，因此可用于治疗慢性病毒性乙型肝炎（CHB）和慢性病毒性丙型肝炎（CHC）。

目前治疗 CHB 的药物主要有干扰素和拉米夫定（LMV）以及其他核苷类似物如：阿德福韦（ADV）、恩替卡韦（ETV）等，但效果均不尽人意，且不良反应多，停药后易复发。近年来临床对 Tα1 治疗 CHB 的研究证明它是一种相对安全、有效的药物，值得推荐临床应用。联合应用 $T\alpha_1$ 与其他抗病毒药，如：IFN－α、拉米夫定等可使 CHB 患者 HBeAg 阴转率提高，显著增强疗效，特别是与拉米夫定联合治疗 CHB 不仅可提高抗病毒疗效，而且可减少停药后的反跳现象，不良反应少，是治疗 CHB 安全有效的方案。其主要机制在于拉米夫定不能直接清除乙型肝炎病毒（HBV），仅使 HBV 得到快速而有力的抑制，使体内 HBV 复制处于低水平，而 $T\alpha_1$ 刺激机体细胞免疫，有利于低水平复制的 HBV 完全清除，以弥补拉米夫定不能直接清除 HBV 的缺点。此外，$T\alpha_1$ 也可单独用于乙肝患者，特别是对 IFN－α 治疗无反应者，具体适应证为：(1) 年龄 18 岁以上的成人；(2) 血清 HBsAg 存在至少一年；(3) 血清 HBV DNA 间隔至少 1 月连续测试 3 次阳性；(4) 血清 ALT 超过正常值上限 1.5 倍；(5) 血清 HBeAg 不限制，阳性患者亦可取得明显的疗效；(6) 肝组织活检获得肝炎或者病毒复制的证据；(7) 排除明显心、脑、肾病、精神病和糖尿病史及酗酒和吸毒的患者。与 $T\alpha_1$ 有相似作用机制的胸腺五肽也被应用于治疗 CHB 患者，并显示其有利于重度肝炎患者肝功能恢复。

对丙肝病毒（HCV）的药物治疗目前公认最有效的是 IFN－α，但单用疗效不理想，而且持续应答率较低。胸腺肽因具有减轻肿瘤坏死因子的细胞毒作用，减少内毒素的产生，修复肝细胞，抑制 HCV RNA 的复制而比 IFN－α 作用更佳。应用大剂量 $T\alpha_1$ 合并干扰素可使 HCV RNA 阴转率及 ALT 复常率提高，增加剂量和/或延长疗程可提高治疗的持续反应率，临床应用中未发现不良反应。

3. 其他　胸腺素可用于治疗艾滋病。将 $T\alpha_1$ 联合叠氮胸苷（ZDV）和 IFN－α 能安全地用于 HIV 血清阳性病人，明显提高 $CD4^+$ T 细胞的数量和改善其功能，将成为治疗 AIDS 的新途径；TP－5 能显著延缓 HIV 对 ZDV 的抗药性产生，同时提高循环血中 $CD4^+$ T 细胞数和降低 HIV 病毒复制数，从而延缓或阻止无症状 HIV 携带者发展为艾滋病。

胸腺素也可用于类风湿性关节炎、系统性红斑狼疮等自身免疫性疾病的治疗，对复发性口腔溃疡、麻风、肾病综合征、小儿支气管哮喘、慢性肾炎等也具有一定疗效，对病毒及细菌感染、变态反应及细胞免疫低下引起的皮肤病如：白癜风、复发性生殖器疱疹、尖锐湿疣等有显著疗效。此外，胸腺素β4具有促进血管生长及组织修复和伤口愈合功能，是一潜在的多功能、具有临床应用价值的伤口愈合因子；Tβ4还参与了早期的炎症级联和脓毒症的病理生理过程，能改善脓毒症的预后。

【不良反应】 胸腺素的耐受性好，一般无明显不良反应。但是，胸腺素是一类多肽物质，属异性蛋白，带有弱抗原性，进入机体后产生IgE，能与肥大细胞及嗜碱性粒细胞上的Fc受体结合使机体致敏。常见的不良反应为发热，其他反应还有过敏性休克、急性脱髓鞘性脑病、抑郁、心律失常等，少数病人有荨麻疹、皮疹，个别病人出现头昏等。健康人群不可盲目用药。在使用胸腺素进行静脉滴注或停药后再次注射时，一定要严格按要求进行过敏试验并遵照医嘱用药，密切观察，以免发生意外，在开始静脉滴注时速度不宜过快。

【制剂及用法】

胸腺肽α1（日达仙），1.6毫克/瓶，使用随盒的1.0ml注射用水溶解后，马上皮下注射。治疗慢性乙肝的推荐量是每针1.6mg，皮下注射，每周二次，两剂量大约相隔3～4天。连用6个月。本药与α干扰素联合使用时，一般在早上给予本药而在晚上给予干扰素。本药作为病毒性疫苗增强剂使用，推荐剂量是1.6mg皮下注射，每周二次，每次相隔3～4天，疗程应持续4周（共8针），第一针应在疫苗后马上给予。

参考文献

1. 唐善令，史文丽，张伟．拉米夫定联合胸腺五肽治疗慢性乙型肝炎疗效观察．中华实验和临床病毒学杂志，2002，16（04）：385-387
2. 段国荣，聂青和，周永兴，等．胸腺肽α1对慢性乙型肝炎患者免疫系统的影响．世界华人消化杂志，2003，11（6）：701-704
3. 刘玉斌，李军，宋鸿范．拉米夫定联合胸腺肽治疗慢性乙型肝炎疗效观察．淮海医药，2004，22（05）：429
4. 蒋为薇，周红．胸腺素α1的免疫调节活性及临床应用进展．免疫学杂志，2006，22（3）：124-127
5. 蔡水泽，任继秀，李思洁．大剂量胸腺肽合并干扰素治疗慢性丙型肝炎疗效观察．中华肝脏病杂志，2001，10（2）：45

（胡壮丽　陈建国）

5 免疫抑制剂与免疫调节中药

Immunosupressants and Immunoregulation Chinese Medicines

5.1 免疫抑制剂

Immunosupressants

5.1.1 概述

免疫抑制剂（immunosuppressant）是在肿瘤化疗、器官移植、免疫病理学和临床免疫学等多学科研究基础上，发展起来的药剂类别，是对机体的免疫反应具有抑制作用的药物。免疫抑制剂通过作用于免疫反应过程的不同环节，包括：(1) 抑制免疫细胞的发育和分化；(2) 影响抗原的识别和加工；(3) 抑制活化的T细胞或B细胞增殖；(4) 抑制效应T细胞或效应B细胞的功能等发挥作用。免疫抑制剂在临床上主要用于治疗自身免疫性疾病和防止脏器移植排斥。自身免疫病患者的免疫系统认自身组织细胞为敌，这种免疫反应有害无益，故需要抑制；器官移植后，机体免疫系统视移植物为异物并产生排斥反应，此反应有悖于移植疗法之目的，故须用免疫抑制剂抑制之。此外，当机体处于重症急危状况时、部分哮喘病患者、过敏患者、急性心衰发作病人急诊治疗时，为提高应激能力以渡过难关，需要适当使用糖皮质激素类等免疫抑制剂（如氢化可的松、地塞米松等）以控制症状。理想的免疫抑制剂应该是只抑制由供体抗原引起的特异免疫反应的T和B淋巴细胞的克隆，而目前的所有免疫抑制剂均未达到这个要求。

免疫抑制剂的发展历史　环磷酰胺（Cyclophosphamide，CTX）在早期应用于临床时发现其在体内可被肝细胞微粒体羟化，产生具有烷化作用的代谢产物，此产物具有强而持久的免疫抑制作用，因此该药作为免疫抑制剂用于肾病综合征、系统性红斑狼疮、类风湿关节炎等的治疗。免疫抑制药物的应用，促进了人体器官移植的发展。20世纪60年代，6-巯基嘌呤的结构改造产物硫唑嘌呤（Azathioprine）问世，使器官移植存活率有了很大提高，发明人Hitchings和Elion因此获得1988年诺贝尔生理学医学奖。1972年，氨甲蝶呤（Methotrexate，MTX，甲氨蝶呤）在临床应用，其对细胞免疫及体液免疫均有抑制作用。1978年，瑞士的Borel发现了一种从霉菌酵解产物里提取的一种只含11个氨基酸的环形多肽，取名为环孢素A（CyclosporinA，CsA）。CsA作为免疫制剂用于临床，它通过抑制T细胞的细胞因子基因转录、阻断T细胞产生、干扰T细胞活化等发挥免疫抑制作用。自20世纪80年代起被批准正式注册投入市场应用。CsA被应用到各种器官和组织的移植获得成功，开辟了器官移植的新时代。CsA近20年的临床应用显示了神奇的效果，使得除小肠移植外，肝、肾、心及心/肺、胰移植的病人的移植物一年存活率达70%～85%，而在此之前仅30%～50%。直至今日CsA仍位居各种临床移植抑制用药之首。1984年，日本藤泽公司（Fujisawa）在日本大阪筑波地区分离出筑波链霉菌，通过发酵、纯化及分离出Tacrolimus成分，命名FK506，后正式命名为他克莫司（Tacrolimus）。1989年，美国匹兹堡大学 Starzl 器官移植中心将他克莫司用于肝脏移植并获得良好效果，并于1993年在日本以商品名普乐可复（Prograf）上市，1995年经 FDA 获准后在多个国家正式使用。他克莫司的免疫抑制作用约为 CsA 的10～100倍，其急、慢性排斥反应发生率低，感染率低，激素用量较少，可逆转急性排斥反应，不良反应亦较 CsA 少，故有望取代 CsA 成为器官移植术后首选的免疫抑制剂。西罗莫司（Sirolimus）又称雷帕霉素（Rapamycin，RPM），是一种亲脂性三烯含氮大环内酯抗生素类免疫抑制剂。1975年加拿大 Ayerst 实验室 Vezina 等从太平洋 Easler 岛土壤样品中分离得到能产生 RPM 的吸水链霉菌（Streptomyces hygroscopicus），从而首次发现 RPM，当初将其作为一种低毒性抗真菌药研究。1989年，Morris 等首次将其用于抗移植物排斥反应，发现对外周血单核细胞的有效抗增殖作用比环孢素强 50～500 倍，肾毒性比环孢素和他克莫司都低。从目前临床应用来看，RPM 有很好的抗排斥作用，且与环孢霉素 A 和他克莫司等免疫抑制剂有良好的协同作用，是一种疗效好，低毒，无肾毒性的新型免疫抑制剂。它可特异性干扰钙离子依赖性通道，通过抑制 P70S6 蛋白激酶的磷酸化及其活性，从而抑制细胞因子诱导的蛋白质及 DNA 合成。它在 G1/S 期交界处通过干扰非钙依赖性途径阻断细胞周期，为 T 细胞晚期激活抑制剂。通过相似的途径，B 细胞激活也受到直接影响。RPM 作为新型的免疫抑制剂，其作用不仅是抑制免疫细胞，还可抑制血管平滑肌增生和移行，减轻排斥反应。霉酚酸酯（mycophenolate mofetil，MMF）由青霉素属真菌产生的具有抗代谢的霉酚酸半合成物，是由美国 Syntex 公司的 Nelson1995 年合成的，商品名为骁悉（Cellcept）。此药中的活性成分为霉酚酸（MPA），霉酚酸酯是霉酚酸的 2-乙基酯类衍生物，具有较强的免疫抑制作用。MMF 被美国 FDA 批准并迅速应用于临床。该药疗效高，对增殖的淋巴细胞有很高的选择性作用，同时还能通过直接抑制 B 细胞增殖、阻止抗体的形成等发挥作用。此后，一系列新型免疫抑制剂层出不穷，如生物免疫抑制剂抗淋巴细胞球蛋白（Antilymphocytic globulin，ALG）以及抗 T 细胞球蛋白（anti T cell globulin，ATG）等，它们是借助于多克隆抗体消除或抑制 T 细胞，也已广泛用于肾、肝、心、胰腺和骨髓移植。20世纪80年代以来，研制出了一系列针对 T 细胞表面标志、黏附分子、共刺激分子、抗原受体和细胞因子及其受体的单克隆抗体，有些已经在临床应用或进入临床评估阶段。

5.1.2 免疫抑制剂的分类

1. 根据合成及来源方法分类

（1）真菌来源的多肽　环孢菌素类、他克莫司（FK506）、雷帕霉素（RPM）及其衍生物、咪唑立宾（Mizoribine，MZ）等。

（2）抗生素　丝裂霉素 C、放线菌素、嘌呤霉素、阿霉素等。

（3）完全有机合成物　主要有烷化剂和抗代谢药二大类，包括激素类（肾上腺皮质激素、糖皮质激素）、硫唑嘌呤（Aza）、氨甲蝶呤等。

（4）半合成化合物　霉酚酸酯（mycophenolate mofetil，MMF）、SDZIMM125、Deoxys Pergualin（DSG，脱氧精瓜素）等。

（5）生物制剂　antithymocyte globulin（ATG）、antilymphocyte globulin（ALG）、单克隆抗 T 细胞抗体、单克隆抗 Ia 抗血清等。

2. 根据其发展状况分类

第一代　以肾上腺皮质激素、雷公藤多苷片、硫唑嘌呤、抗淋巴细胞球蛋白即抗淋巴细胞免疫球蛋白（ALG）等为代表，主要作用为溶解免疫活性细胞，阻断细胞的分化，其特点为非特异性广泛的免疫抑制剂，ALG 对骨髓无抑制作用。主要副作用是可引起代谢紊乱、高血糖、高血脂、高血压。目前总的倾向是尽可能减少其用量或停用，但移植界对此尚有争论。

第二代　以环孢素、新出地明（Neoral）和他克莫司为代表，为细胞因子合成抑制剂，主要作用是阻断免疫活性细胞的白细胞介素-2（IL-2）的效应环节，干扰细胞活化，其以淋巴细胞为主而具有相对特异性。CsA 和 FK506 已被 FDA 批准用于临床，其余药物尚处于临床试验阶段，它们主要的副作用是具有肾毒性。

第三代　以单克隆抗体雷帕霉素（抗 T 淋巴细胞单克隆抗体）、霉酚酸酯（mycophenolate mofetil，MMF）为代表，其主要作用于抗原呈递和分子间的相互作用，与第二代制剂有协同作用。

第四代　以抗 IL-2 受体单克隆抗体、FTYZO 等为代表，主要作用是针对改变 Cytokine，如抑制 TH_1、增强 TH_2。

3. 根据其临床应用情况分类

(1) 预防性用药　CsA、FK506、MMF、Aza、prednisone。

(2) 治疗/逆转急性排斥反应（救治用药）　MP（甲基强的松龙）、ALG 或 ATG、Murononab-CD3 或 CD4、MMF、FK506 等。

(3) 诱导性用药（因急性肾小管坏死而出现延迟肾功能、高危病人、二次移植、环孢素肾毒性病人）　ATG 或 ALG、OKT3 或 OKT4，Simulect 或 Zenapax 等。

5.1.3　免疫抑制剂的药理和应用

【免疫抑制剂作用原理】　免疫抑制剂主要通过对抗抗原的吞噬及处理、杀伤淋巴细胞及阻止其分化繁殖、抑制抗体合成、阻止补体参与反应及抑制免疫炎症反应等过程，发挥免疫抑制作用。免疫抑制剂既能抑制细胞免疫，也能抑制体液免疫；对初次免疫反应抑制作用较强，故对再次免疫反应所用剂量较大；该类药物作用很大程度上取决于给药时间与抗原刺激时间之间的关系。作用既与单次剂量大小有关，也与给药次数有关。各种免疫抑制剂可作用在免疫反应过程中的不同环节，具体药物的作用原理见各论。

【免疫抑制剂的临床应用】　可用于预防或抑制器官移植后的排异反应，效果较肯定。对结缔组织病（全身性红斑狼疮、多发性肌炎、类风湿性关节炎、硬皮病等）、肾脏疾病（肾炎、肾病综合征、慢性肾小球性肾炎等）、呼吸系统疾病（支气管哮喘、弥漫性肺间质纤维化等）、肝脏疾病（慢性活动性肝炎等）、肠道疾病（局限性肠炎、溃疡性结肠炎等）、血管疾病（变应性血管炎、多发性肉芽肿、结节性动脉周围炎等）、血液病（自身免疫性溶血性贫血、特发性血小板减少性紫癜等）、皮肤疾病（牛皮癣、多型红斑、天疱疮等）自体免疫性疾病有一定疗效，但长期疗效尚难肯定，一般可暂时缓解症状，延缓病程进展，但不能根治。

【免疫抑制剂的特点】　1. 多数免疫抑制剂选择性不高常可同时影响正常的免疫应答，长期应用可降低机体抗感染的能力而诱发感染，抑制免疫监视功能而易患肿瘤。2. 作用强度，免疫抑制剂对初次免疫应答一般比再次免疫应答更敏感，对正在建立中的免疫应答比已建立的免疫状态容易控制。这一现象可以解释免疫抑制剂对自身免疫型疾病的疗效弱于抗排斥反应，因前者在就诊时异常免疫状态早已建立。3. 不同的免疫抑制剂在免疫应答的不同时段起作用强弱不同。皮质激素及抗淋巴细胞球蛋白的免疫抑制主要作用于免疫应答的早期过程，通常在抗原刺激前 24～48h 用药免疫抑制作用强。而硫唑嘌呤等在抗原刺激后 48h 内给药作用强，因其主要影响淋巴细胞增殖。

【免疫抑制剂的主要不良反应】　免疫抑制剂由于选择性与特异性的限制，在治疗疾病的同时不可避免地会损伤患者的免疫防卫能力，导致以下主要不良反应的发生。

1. 感染　免疫抑制治疗降低患者免疫力，

易发生和加重感染，且因此发生的感染较难治疗。各种感染一般都伴有发热，伴或不伴有寒战。当患者出现上述症状，应及时就诊，检查血、尿常规，针对不同的病原体进行相应抗感染治疗。

2. 肿瘤　人类自身免疫系统的功能之一即有识别和及时清除衰老恶变的自体组织细胞作用，长期大量应用免疫抑制剂必然损害患者免疫监视功能。同时，由于免疫力低下，易遭受致瘤病毒感染，也使肿瘤的发生率增加。肾移植患者应用免疫抑制剂后易发生的肿瘤有：皮肤癌、淋巴瘤、肾肿瘤、会阴癌、唇癌、子宫颈癌等。

3. 骨髓抑制　免疫抑制剂大多数具有骨髓抑制作用，引起白细胞血小板减少，导致感染和出血。尤其是服用硫唑嘌呤患者多见。为此应定期复查血常规，当白细胞＜5×10^9/L时应减少用量，当白细胞＜3×10^9/L时应立即停止用药。

4. 肾毒性和肝毒性　当前临床一线药物CsA和FK506最大的副作用就是肾和肝毒性，如果用量过大可造成肝肾损害。在应用CsA或FK506时应注意：（1）定期测定CsA或FK506血药浓度。（2）谨慎使用其他有肾毒性的药物（如庆大霉素、红霉素、磺胺、西咪替丁、雷尼替丁、酮康唑等）。（3）护肝治疗，定期复查肝功能。

5. 高血压　肾移植患者术后多有不同程度的血压升高，尤其是术前有高血压史者。CsA、FK506均可引起体内水钠潴留，导致高血压。OKT3所引起的细胞因子释放综合征，也可引起血压升高，因此术后病人要经常测量血压，必要时应加用降压药物治疗。

6. 消化道副作用　各种免疫抑制剂对消化道黏膜都有刺激作用，轻者可有恶心、呕吐、食欲下降，重者可诱发和加重消化道溃疡，甚至出血、穿孔，因此应注意：（1）有消化道溃疡或出血史者，术前应积极治疗。（2）术后服用胃黏膜保护剂，如有剧烈腹痛，黑便表现，及时就诊。

7. 高血脂　肾移植术后高脂血症的发生率为16%～18%，多种免疫抑制剂如CsA、FK506、泼尼松等均可诱发高血脂。高脂血症不仅能使移植肾动脉硬化，管腔狭窄，影响其长期存活，而且能使患者全身动脉硬化，从而诱发心、脑疾病。患者要注意合理饮食，经常检查血脂，必要时口服降脂药物。

【使用免疫抑制剂注意事项】　各类免疫抑制剂各自具有特殊的毒副作用，应用时须严格掌握适应证，现仅用于器官移植和某些经用其他药物治疗无效而又病情迅速恶化的自体免疫性疾病。此外还须注意：1. 长期应用，易诱发严重感染，且有可能致癌；环磷酰胺可能引起不育；孕妇应用环磷酰胺、巯嘌呤、甲氨蝶呤或泼尼松可能导致胎儿畸形。2. 宜采用多种药物小剂量合用，以增强疗效，减低毒性。3. 在一般情况下，首先宜选用皮质激素，如果疗效不好或不能耐受时，则考虑合用或改用其他免疫抑制剂。免疫抑制剂，开始是几种药物联合服用，以后可减为一种药物。必须遵照医嘱服用，不能随便停药或减量。

5.1.4 常用免疫抑制剂

常用免疫抑制剂包括　强的松（Pred），甲基强的松龙（MP），硫唑嘌呤（Aza），环孢素A（CsA），他克莫司（FK506），骁悉（MMF），抗淋巴细胞球蛋白（ALG），单克隆抗体（OKT）等。

糖皮质激素类　Glucocorticoids，GC

糖皮质激素是由肾上腺皮质分泌的一类甾体激素，具有调节糖、脂肪和蛋白质的生物合成和代谢的作用，还具有抗炎作用。作为药物，糖皮质激素（GC）是临床使用最早和最广的一种免疫抑制剂，能抑制免疫反应的多个环节。

【化学】　肾上腺皮质激素的基本结构为甾核（见图5-1），构效关系非常密切：1. C3

的酮基、C20 的羰基及 C4－5 的双键是保持生理功能所必需；2. 糖皮质激素的 C17 上有－OH；C11 上有＝O 或－OH；3. 盐皮质激素的 C17 上无－OH；C11 上无＝O 或有 O 与 C18 相联；4. C1～2 为双键以及 C6 引入－CH3 则抗炎作用增强、水盐代谢作用减弱；5. C9 引入－F，C16 引入－CH3 或－OH 则抗炎作用更强、水盐代谢作用更弱。糖皮质激素的基本结构特征包括肾上腺皮质激素所具有的 C3 的酮基、Δ4 和 17β 酮醇侧链以及糖皮质激素独有的 17α－OH 和 11β－OH。目前糖皮质激素这个概念不仅包括具有上述特征和活性的内源性物质，还包括很多经过结构优化的具有类似结构和活性的人工合成药物。

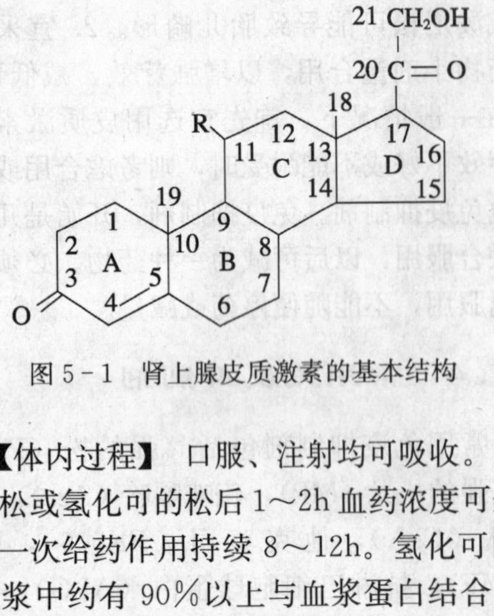

图 5－1 肾上腺皮质激素的基本结构

【体内过程】 口服、注射均可吸收。口服可的松或氢化可的松后 1～2h 血药浓度可达高峰。一次给药作用持续 8～12h。氢化可的松在血浆中约有 90%以上与血浆蛋白结合，其中 77%与皮质激素转运球蛋白（corticosteroid binding globulin，cbg）结合，cbg 在血浆中含量少，虽亲和力大（3×10～7mol/L），但结合容量仍小；另有 15%与白蛋白结合，其血浆含量高，结合量大。cbg 在肝中合成，雌激素可促进其合成，妊娠期间或雌激素治疗时，血中 cbg 浓度增高而游离的氢化可的松减少，但通过反馈调节，可使游离型者恢复正常水平。肝、肾病时 cbg 合成减少，可使游离型增多。吸收后，在肝分布较多。主要在肝中代谢，与葡萄糖醛酸或硫酸结合，与未结合部分一起由尿排出。氢化可的松的血浆 $t_{1/2}$ 为 80～144min，但在 2～8h 后仍具有生物活性，剂量大或肝、肾功能不全者可使 $t_{1/2}$ 延长；甲状腺功能亢进时，肝灭活皮质激素加速，使 $t_{1/2}$ 缩短。泼尼松龙因不易被灭活，$t_{1/2}$ 可达 200min。可的松和泼尼松在肝内分别转化为氢化可的松和泼尼松龙而生效，故严重肝功能不全的病人只宜应用氢化可的松或泼尼松龙。与肝微粒体酶诱导剂如苯巴比妥、苯妥英钠等合用时需加大皮质激素的用量。糖皮质激素类药物根据其血浆半衰期分短、中、长效三类。血浆半衰期是指药物的血浆浓度下降一半的时间，其长短在多数情况下与血浆浓度无关，它反映药物在体内的排泄、生物转化及储存的速度。生物半衰期是指药物下降一半的时间。一般讲血浆半衰期和生物半衰期呈正相关关系。短效激素包括：氢化可的松、可的松。中效激素包括：强的松、强的松龙、甲基强的松龙、去炎松。长效激素包括：地塞米松、倍他米松等药。

【药理作用】 糖皮质激素（GC）具有较强的免疫抑制作用，可抑制免疫反应的多个环节，是抑制免疫反应的首选药物。

1. 对免疫器官的影响 GC 的免疫药理作用存在明显的种族差异。对敏感动物的淋巴细胞有溶解作用。整体给药可使淋巴器官很快萎缩，胸腺、淋巴结和脾脏的重量减轻、体积缩小。实验表明，对 GC 敏感的淋巴细胞多为寿命短和无免疫活性者，而对 GC 耐受者则多是寿命长和具有免疫活性细胞。GC 对敏感淋巴细胞的溶解作用伴有一系列代谢的变化。可使大鼠、小鼠及家兔的胸腺、淋巴结和脾脏的淋巴细胞合成蛋白质、DNA 和 RNA 所需前体掺入减少，降低 RNA 聚合酶的活性，使大鼠胸腺细胞 DNA 和氨基酸的流失增加。

2. 影响淋巴细胞的分布 用 GC 后可见淋巴细胞重分布的现象。小鼠和人的骨髓中含有少量的 T 细胞，在给 GC 后骨髓的 T 细胞增多，因此脾淋巴细胞对植物血凝素（PHA）

的应答下降而骨髓细胞对 PHA 应答反而升高。另外，应用 GC 后可见中性粒细胞增加、嗜碱性细胞、单核细胞减少。用药后 4～6h 为重分布的高峰，24h 恢复正常。中性粒细胞的增加是因为嗜中性细胞自外周血移走较慢，而自骨髓释放较早。GC 还可抑制单核－巨噬细胞向炎症区域的转移。

3. 对细胞免疫的作用　低浓度的 GC 即可抑制 PHA 引起的 DNA 合成、淋巴因子的产生及克隆的形成。此抑制作用可能与 IL－2 产生有关。GC 还可抑制 Tc 前体细胞发展为激活的 Tc 细胞，但对已激活的 Tc 细胞无效。GC 可抑制 DTH（迟发型变态反应）。GC 抑制同种器官移植，对 GC 敏感的种族，GC 能延长移植皮肤的存活时间，能协同抗淋巴细胞球蛋白抗排斥反应。能明显抑制移植物抗宿主反应，但这是作用于致敏细胞的放大作用或是对宿主细胞的影响尚不清楚。

4. 对体液免疫的作用　GC 明显抑制敏感种族（大鼠及兔）的抗体反应，但对人类的资料不多。抗体形成细胞（PFC）比溶血素更易受到抑制。可的松对 IgG 的作用更敏感，对 IgM 的抑制则需要较高浓度。

5. 对细胞因子的影响　氢化可的松可直接抑制巨噬细胞移动，发现此作用并非影响巨噬细胞移动抑制因子（MIF）的产生，也不是影响巨噬细胞聚集因子（MAF）的产生，很可能是改变细胞对淋巴因子的敏感性。GC 抑制 IL－1 和 IL－2 的产生。

6. 抗炎作用　GC 的抗炎作用是通过抑制磷脂酶 A2 的激活，从而抑制花生四烯酸的形成，使 PG 合成减少。GC 降低血管张力，降低毛细血管的通透性，对抗组胺、激肽和其他血管活性物质扩张血管的作用。GC 抑制嗜中性粒细胞及单核细胞在炎症局部积聚，抑制其加工处理抗原的功能，从而使炎症缓解。GC 可抑制多种补体成分。GC 有稳定溶酶体膜的作用。GC 还可透过抑制毛细血管和纤维母细胞的增生、减少胶原的沉积，抑制肉芽组织形成。

【作用机制】 GC 的作用首先是与其受体结合，继而以 GC－受体复合物的形式进入细胞核，直接激活 MAD－3 基因，使 IκBα 合成增加。新合成的 IκBα 与解离的 NF－κB 重新结合，阻断 NF－κB 进入细胞核，最终抑制靶基因的激活，抑制细胞因子与炎症介质的合成与释放，从而达到免疫抑制作用，此为 GC 免疫抑制作用的主要途径（见图 5－2）。GC 还可抑制 MHC Ⅰ类抗原基因的表达。GC－受体复合物进入细胞核后可直接与靶基因 DNA 结合，启动一些抗炎因子基因的表达。另外，GC－受体能与另一个前炎症介质转录因子 AP－1（activator factor－1）结合，阻断其进入细胞核，活化靶基因。

【临床应用】

1. 替代疗法　用于急、慢性肾上腺皮质功能减退症（包括肾上腺危象）、脑垂体前叶功能减退及肾上腺次全切除术后作替代疗法。

2. 严重感染或炎症

（1）严重急性感染，如中毒性菌痢、暴发型流行性脑膜炎、中毒性肺炎、重症伤寒、急性粟粒性肺结核、猩红热及败血症等，在应用有效的抗菌药物治疗感染的同时，可用皮质激素作辅助治疗，但对其疗效尚有不同看法。病毒性感染一般不用激素，因用后可减低机体的防御能力反使感染扩散而加剧。但对严重传染性肝炎、流行性腮腺炎、麻疹和乙型脑炎等，也有缓解症状的作用。

（2）防止某些炎症后遗症，如结核性脑膜炎、脑炎、心包炎、风湿性心瓣膜炎、损伤性关节炎、睾丸炎以及烧伤后疤痕挛缩等，早期应用皮质激素可防止后遗症发生。对虹膜炎、角膜炎、视网膜炎和视神经炎等非特异性眼炎，应用后也可迅速消炎止痛、防止角膜混浊和疤痕粘连的发生。

3. 自身免疫性疾病　GC 兼有免疫抑制和抗炎作用，所以是治疗自身免疫性疾病的首选药物。包括风湿热、风湿性心肌炎、风湿性及

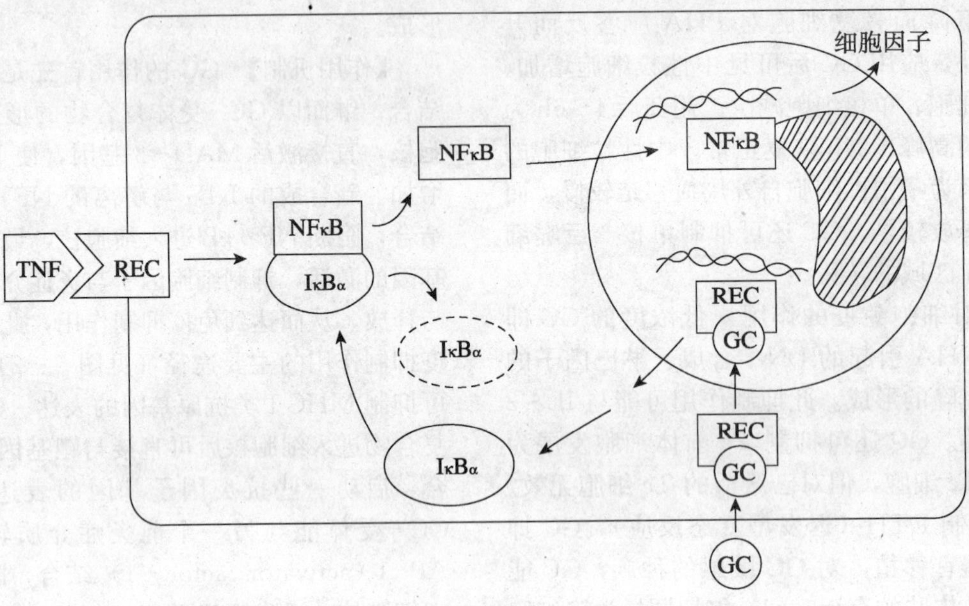

图5-2 糖皮质激素作用机制图示
注：GC：糖皮质激素；REC：糖皮质激素受体

类风湿性关节炎、全身性红斑狼疮、结节性动脉周围炎、皮肌炎、自身免疫性溶血性贫血、特发性血小板减少性紫癜、慢性活动性肝炎、溃疡性结肠炎和肾病综合征等，应用皮质激素后可缓解症状。一般采用综合疗法，不宜单用，以免引起不良反应。异体器官移植手术后所产生的排异反应也可应用皮质激素。

4. 过敏性疾病　对于如荨麻疹、枯草热、血清热、血管神经性水肿、过敏性鼻炎、支气管哮喘、药物性皮炎和过敏性休克等应用皮质激素可作为辅助治疗药物，能抑制抗原-抗体反应所致的组织损害和炎症过程。

5. 抗休克治疗　感染中毒性休克时，在有效的抗菌药物治疗下，可及早、短时间突击使用大剂量皮质激素，见效后即停药；对过敏性休克，皮质激素为次选药，可与首选药肾上腺素合用；对心源性休克，须结合病因治疗；对低血容量性休克，在补液补电解质或输血后效果不佳者，可合用超大剂量的皮质激素。

6. 器官移植：自 CsA 问世后，正用于联合糖皮质激素防治器官移植的排斥反应。

7. 局部应用　对接触性皮炎、湿疹、肛门瘙痒、牛皮癣等都有疗效。宜用氢化可的松、泼尼松龙或氟轻松。对天疱疮及剥脱性皮炎等严重病例仍需全身用药。

【不良反应及注意事项】　糖皮质激素可加重或诱发感染，诱发胃溃疡，合并出血或穿孔，引起代谢紊乱，升高血压、血糖、血脂，引起骨质疏松，兴奋中枢神经系统致失眠等。目前对于泼尼松是否长期使用尚有争议。有学者指出停用泼尼松后 6 个月内，可诱导急性排斥反应的发生，虽然排斥对类固醇仍然敏感，但排斥的烙印可能永久损害移植的肾功能。亦有学者指出，泼尼松停药后血肌酐明显增加、肌酐清除率下降。减少皮质类固醇的副作用，尤其对生长期儿童更为重要。

【禁忌证】　曾患或现患严重精神病和癫痫，活动性消化性溃疡病，新近胃肠吻合术，骨折，创伤修复期，角膜溃疡，肾上腺皮质功能亢进症，严重高血压，糖尿病、孕妇，抗菌药不能控制的感染如水痘、霉菌感染等都是皮质激素的禁忌证。当适应证与禁忌证同时并存时，应全面分析，权衡利弊，慎重决定。一般说，病情危重的适应证，虽有禁忌证存在，仍不得不用，待危急情况过去后，尽早停药或减量。

【用法及疗程】 宜根据病人、病情、药物的作用和不良反应特点确定制剂、剂量、用药方法及疗程：

1. 大剂量突击疗法 用于严重中毒性感染及各种休克。氢化可的松首次剂量可静脉滴注 200～300mg，一天量可达 1g 以上，疗程不超过 3 天。对于休克有人主张用超大剂量，每次静脉注射 1g，一天 4～6 次。

2. 一般剂量长期疗法 用于结缔组织病、肾病综合征、顽固性支气管哮喘、中心性视网膜炎、各种恶性淋巴瘤、淋巴细胞性白血病等。一般开始时用泼尼松口服 10～20mg 或相应剂量的其他皮质激素制剂，每天 3 次，产生临床疗效后，逐渐减量至最小维持量，持续数月。

3. 小剂量替代疗法 用于垂体前叶功能减退、阿狄森病及肾上腺皮质次全切除术后。一般维持量，可的松每天 12.5～25mg，或氢化可的松每天 10～20mg。

4. 隔日疗法 皮质激素的分泌具有昼夜节律性，每日上午 8～10 时为分泌高潮（约 450nmol/L)，随后逐渐下降（下午 4 时约 110nmol/L)，午夜 12 时为低潮。临床用药可随这种节律进行，即长期疗法中对某些慢性病采用隔日一次给药法，将一天或两天的总药量在隔天早晨一次给予，此时正值激素正常分泌高峰，对肾上腺皮质功能的抑制较小。实践证明，外源性皮质激素类药物对垂体-肾上腺皮质轴的抑制性影响，在早晨最小，午夜抑制最大，隔天服药以用泼尼松、泼尼松龙等中效制剂较好。

环磷酰胺 Cyclophosphamide，CY

【体内过程】 CY 在胃肠道吸收不完全。静注后 1h 血浓度达高峰，原药在血液中维持时间较短，药物迅速分布全身，肝中较多。CY 在肝脏通过微粒体混合功能氧化酶代谢，产生 4-羟基环磷酰胺或醛磷酰胺，并由血循环送至全身，进一步代谢为高度活性的氯乙基磷酰胺和丙烯醛。CY 在小鼠体内的半衰期为 20min 左右，猴子 40min，而在人体的半衰期为其他动物的 20～47 倍。CY 用药量的 30％以活动型由尿排出，可以解释它对泌尿道的刺激。

【药理作用及机制】 本品为烃化剂，能破坏 DNA 的结构和功能，进而抑制 RNA 和蛋白质的合成，抑制细胞增殖分裂，产生抗免疫作用。对淋巴细胞选择性作用较强，可杀伤 B 淋巴细胞和 T 淋巴细胞，限制其转化为免疫母细胞，其中对 B 淋巴细胞作用尤为显著，对迅速增殖的 T 细胞亚群亦敏感，也能杀伤骨髓中巨噬细胞的母细胞。对体液和细胞免疫均有抑制作用，对抗原刺激前均有效。本药是免疫抑制作用强且持久的药物。单时疗效优于甲基强的松龙和硫唑嘌呤，若三药合用疗效最佳。本品免疫抑制作用持久，而抗炎作用较弱，对迟发型超敏反应似乎不起作用。主要用于治疗各种自身免疫性疾病（如，类风湿关节炎、全身性红斑狼疮、多发性肉芽肿、溃疡性结肠炎、特发性血小板减少性紫癜等），组织器官移植排斥等。

【不良反应及注意事项】 环磷酰胺可引起患者脱发，致出血性膀胱炎，如尿频、尿痛、血尿、蛋白尿等。易感染为环磷酰胺的主要副作用，这可能与粒细胞减少有关。在应用环磷酰胺时常常应用抗生素以预防和控制感染，但此为增加红斑狼疮不稳定的因素。应用环磷酰胺的同时应用调节免疫功能和具有抗感染作用的中药可明显减少发生骨髓抑制，从而也减少各种感染的发生。长期应用环磷酰胺可出现性腺抑制，造成女性患者月经紊乱或闭经。对生长发育期儿童影响其生长发育。应用期间应定期进行血液检查，特别是发现血小板减少要及时采取相应的对策。在决定妊娠的患者必须在停用环磷酰胺 6 个月之后才可妊娠，以避免引起畸胎。

【药物相互作用】 1. 环磷酰胺可增加血清尿酸水平，与抗痛风药如别嘌醇、秋水仙碱、丙磺舒等同用，应调整抗痛风药的剂量，使能控制高尿酸血症与痛风疾病；别嘌醇可增加环磷酰胺的骨髓毒性，如必需同用应密切观察其毒性作用。2. 与大剂量巴比妥或皮质激素同用，可增加急性毒性。3. 与阿霉素同用时，可增加心脏毒性，阿霉素的总剂量按体表面积应不超过 400mg/平方米。4. 环磷酰胺可抑制胆碱酯酶延缓可卡因的代谢，因此延长可卡因的作用并增加毒性。5. 环磷酰胺可降低血浆中假胆碱酯酶的浓度，因此加强琥珀胆碱的神经肌肉阻滞作用，可使呼吸暂停延长。

【制剂与规格】 环磷酰胺片 50mg；注射用环磷酰胺每支 (1) 100mg；(2) 200mg。

硫唑嘌呤 Azathioprine

硫唑嘌呤又名依木兰，咪唑巯嘌呤，义美仁等。本品为 6-［(1-甲基-4-硝基-1H-咪唑基-5-) 硫代］-1H-嘌呤。其分子式：$C_9H7_{N7}O_2S$。

【体内过程】 硫唑嘌呤口服后 50%被吸收，1h 血浓度达高峰，半衰期约 3h，主要经肾排泄，24h 尿中排出 50%～60%。48h 大便排出约 12%，约由 10%未经代谢从尿中排出。该药的免疫抑制作用缓慢而持久。

【药理作用及机制】 在体内分解成 6-巯基嘌呤发挥免疫抑制作用。其作用机理是由于免疫活性细胞在抗原刺激后增殖期需要嘌呤类物质，此药具有嘌呤拮抗作用，能抑制 DNA 合成，从而抑制淋巴细胞的增殖，即阻止抗原敏感小淋巴细胞转化为免疫母细胞，从而阻止淋巴细胞的增殖，产生免疫抑制作用。对 T 淋巴细胞抑制作用较强，小剂量抑制细胞免疫，较大剂量抑制抗体合成，从而抑制体液免疫。硫唑嘌呤作用慢持久，因需在体内逐渐还原成巯基嘌呤才能发生作用，且副作用较轻，为目前临床上常用的免疫抑制剂，基本上已替代巯基嘌呤。

【临床用途】 用于抑制脏器移植时的免疫反应及各种自身免疫疾病，如自身免疫性溶血性贫血、特发性血小板减少性紫癜、全身性红斑狼疮、类风湿性关节炎、慢性活动性肝炎、溃疡性结肠炎、局限性肠炎、重症肌无力和硬皮病等均有一定疗效，但多与强的松合用。应用本类药物宜在出现抗原的同时或以后的 48h 内用药。连续 7～10 天，可明显抑制免疫反应。

【不良反应及注意事项】 硫唑嘌呤主要的毒副作用是骨髓抑制和肝损害。1. 骨髓抑制出现血小板减少、白细胞减少和罕见的贫血；2. 可使肝功受损，转氨酶升高，可致胆汁淤积和肝细胞损害；3. 发热，有时体温可升至 39℃；4. 大剂量时，出现胃肠道与口腔溃疡、脱发和精子缺乏症。

【制剂及用法】 硫唑嘌呤片：50 毫克/片，100 毫克/片。口服，每天 1.5～3mg/kg 或每天 50～200mg，一般于脏器移植当天给药，连服 3 个月，以后视骨髓抑制程度决定用量，其维持量最小每周 25mg。

氨甲蝶呤 Methotrexate, MTX

本品分子式：$C_{20}H_{22}N_8O_5$。分子量：454.45。

【体内过程】 用量小于 $30mg/m^2$ 时，口服吸收良好，1～5h 血药浓度达高峰，部分经肝细胞代谢转化为谷氨酸盐，另有部分通过胃肠道细菌代谢。主要经肾（约 40%～90%）排泄，大多以原形药排出体外；小于 10% 药物通过胆汁排泄。初期 $t_{1/2}$ 为 2～3h，终末期为 8～10h。少量氨甲蝶呤及其代谢产物，可以结合型形式贮存于肾脏和肝脏等组织中长达数月，在有胸腔或腹腔积液情况下，本品的清除速度明显减缓。清除率个体差别极大，老年患者更甚。

【药理作用及机制】 四氢叶酸是在体内合成嘌呤核苷酸和嘧啶脱氧核苷酸的重要辅酶，本品作为一种叶酸还原酶抑制剂，主要抑制二氢叶酸还原酶而使二氢叶酸不能还原成有生理活性的四氢叶酸，从而使嘌呤核苷酸和嘧啶核苷酸的生物合成过程中，一碳基团的转移作用受阻，导致 DNA 的生物合成受到抑制。此外，本品也具有胸腺核苷酸合成酶的抑制作用，但抑制 RNA 与蛋白质合成的作用则较弱。本品主要作用于细胞周期的S期，属细胞周期特异性药物，对 G1/S 期的细胞也有延缓作用，对 G1 期细胞的作用较弱。抑制 DNA 合成，选择性地抑制淋巴细胞增殖，阻止免疫母细胞进一步分裂增殖。在抗原刺激后立即给药，作用最强。尚有较强的抗炎作用。

【临床应用】 主要用于各型急性白血病，特别是急性淋巴细胞白血病、恶性淋巴瘤、非何杰金氏淋巴瘤和蕈样肉芽肿、多发性骨髓病；头颈部癌、肺癌、各种软组织肉瘤、银屑病；乳腺癌、卵巢癌、宫颈癌、恶性葡萄胎、绒毛膜上皮癌、睾丸癌；皮肌炎、多发性肉芽肿、红斑狼疮等自身免疫性疾病。

【不良反应】 胃肠道反应，包括口腔炎、口唇溃疡、咽喉炎、恶心、呕吐、腹痛、腹泻、消化道出血。食欲减退常见，偶见伪膜性或出血性肠炎。肝功能损害，包括黄疸、丙氨酸氨基转移酶、碱性磷酸酶、γ-谷氨酰转肽酶等增高，长期口服可导致肝细胞坏死、脂肪肝、纤维化甚至肝硬化。大剂量应用时，由于本品及其代谢产物沉积于肾小管而致高尿酸血症性肾病，此时可出现血尿、蛋白尿、尿少、氮质血症甚或尿毒症。长期用药可引起咳嗽、气短、肺炎或肺纤维化。骨髓抑制：主要为白细胞和血小板减少，长期口服小剂量可导致明显骨髓抑制，贫血和血小板下降而伴皮肤或内脏出血。脱发、皮肤发红、瘙痒或皮疹。

【注意事项】 本品的致突变性，致畸性和致癌性较烷化剂为轻，但长期服用后，有潜在的导致继发性肿瘤的危险。本品对生殖功能的影响，虽较烷化剂类抗癌药为小，但亦可导致闭经和精子减少或缺乏，尤其是在长期应用较大剂量后，有时呈不可逆性。全身极度衰竭、恶液质或并发感染及心、肺、肝、肾功能不全时，禁用本品。周围血象如白细胞低于 3500/mm^3或血小板低于50 000/mm^3时不宜用。

【药物相互作用】 1. 乙醇和其他对肝脏有损害药物，如与本品同用，可增加肝脏的毒性；2. 由于用本品后可引起血液中尿酸的水平增多，对于痛风或高尿酸血症患者应相应增加别嘌呤醇等药剂量；3. 本品可增加抗血凝作用，甚至引起肝脏凝血因子的缺少或（和）血小板减少症，因此慎与其他抗凝药同用；4. 与保泰松和磺胺类药物同用后，因与蛋白质结合的竞争，可能会引起本品血清浓度的增高而导致毒性反应的出现；5. 口服卡那霉素可增加口服本品的吸收，而口服新霉素钠可减少其吸收；6. 与弱有机酸和水杨酸盐等同用，可抑制本品的肾排泄而导致血清药浓度增高，继而毒性增加，应酌情减少用量；7. 氨苯蝶啶、乙胺嘧啶等药物均有抗叶酸作用，如与本品同用可增加其毒副作用；8. 与氟尿嘧啶有拮抗作用，如先用本品，4～6h 后再用氟尿嘧啶则可产生协同作用。9. 本品与放疗或其他骨髓抑制药同用时宜谨慎。

【制剂及用法】 氨甲蝶呤片：2.5 毫克/片。口服成人一次 5mg～10mg，一天 1 次，每周 1～2 次，一疗程安全量 50～100mg。

氟尿嘧啶 Fluorouracil

氟尿嘧啶（fluorouracil，5-FU）是第一个设计合成的抗代谢药，在临床上是目前应用最广的抗嘧啶类药物，对消化道癌及其他实体瘤有良好疗效，在肿瘤内科治疗中占有重要地位。

【体内过程】 5-FU 可以静脉及腔内注射。口服吸收不完全。在人一次快速推注 5-FU 后，血浆中可达相当高的水平，但迅速清除，其血浆半衰期为 10～20min，在脑脊液中 8h 内可保持相当水平。胸腔或腹腔内注射，在 24h 内可维持相当水平。5-FU 的代谢主要在肝中进行，开环后变成 α-氟-β 脲基丙酸。再进一步分解为α-氟-β丙氨酸、氨、尿素及CO_2，故大部由呼吸中排出，只10%～30%由尿中排出。在缓慢静脉滴注时，其分解代谢比快速注射明显，毒性降低。

【药理作用及机制】 本品需经过酶转化为5-氟尿嘧啶脱氧核苷酸（5F-dUMP）后才具有抗肿瘤活性。5F-dUMP通过抑制脱氧胸苷酸合成酶而抑制DNA的合成。5-FU对RNA的合成也有一定抑制作用。

【临床应用】 5-FU对多种肿瘤如消化道肿瘤、乳腺癌、卵巢癌、绒毛膜上皮癌、子宫颈癌、肝癌、膀胱癌、皮肤癌（局部涂抹）和外阴白斑（局部涂抹）等均有一定疗效。

【不良反应】 骨髓抑制。消化道反应，严重者可有腹泻。局部注射部位静脉炎。少数可有神经系统反应如小脑变性、共济失调；亦有人出现皮疹、色素沉着、甲床变黑等。用药期间应严格检查血象。

【制剂及用法】 注射液：每支125mg（5ml）；250mg（10ml）。软膏：0.5%；2.5%。静脉注射：1次0.25～0.5g，1天或隔天1次，一疗程总量5～10g。静脉滴注：1次0.25～0.75g，1天1次或隔天1次，一疗程总量8～10g。治疗绒毛膜上皮癌时可将剂量加大到每天25～30mg/kg，溶于5%葡萄糖液500～1000ml中点滴6～8h，每10天为1疗程。

环孢素A　Cyclosporin A，CsA

环孢素A（Cyclosporin A，CsA）其分子式：$C_{62}H_{111}N_{11}O_{12}$。分子量：1202.63。

环孢素A是一具有划时代意义的免疫抑制剂。其从真菌中提取，由瑞士山德士药厂1976年首次发现并报告有免疫抑制作用。同年英国剑桥的R. Calne在动物的器官移植上应用取得了令人难忘的结果，并于1978年成功地试用于临床肾脏移植和骨髓移植。CsA的出现对器官移植发展起了巨大的推动作用。

【体内过程】 口服吸收不规则、不完全，且对不同个体的差异较大。生物利用度约为30%，但可随治疗时间延长和药物剂量增多而增加；在肝移植后，肝病或胃肠功能混乱的患者则吸收可能减少。本品与血浆蛋白的结合率可高达约90%，主要与脂蛋白结合。口服后达峰时间约为3.5h，全血的浓度可为血浆的2倍以上，成人的血浆$t_{1/2}$为19（10～27）h，而儿童仅约为7（7～19）h。本品在血液中有33%～47%分布于血浆中，4%～9%在淋巴细胞，5%～12%在粒细胞，41%左右分布在红细胞中。本品由肝脏代谢，主要经胆道排泄，仅有6%经肾脏排泄，其中约0.1%是以原形排出。

【药理作用及机制】 CsA为一新型的T淋巴细胞调节剂，能特异性抑制辅助T淋巴细胞的活性，但并不抑制T淋巴细胞，反而促其增殖。本品亦可抑制B淋巴细胞的活性。本品还能选择性抑制T淋巴细胞所分泌的IL-2、γ-干扰素，亦能抑制单核、吞噬细胞所分泌的IL-1。在明显抑制宿主细胞免疫的同时，对体液免疫亦有抑制作用。能抑制体内移植物抗体的产生，因而具有抗排斥作用。本品不影响吞噬细胞的功能，不产生明显的骨髓抑制作用。

【临床应用】 适用于预防同种异体肾、肝、心、骨髓等器官或组织移植所发生的排斥反应，也适用于预防及治疗骨髓移植时发生的移植物抗宿主反应。本品常与肾上腺皮质激素等免疫抑制剂联合应用，以提高疗效。近年来有报道试用于治疗眼色素膜炎、重症再生障碍性贫血及难治性自身免疫性血小板减少性紫癜、银屑病和难治性狼疮肾炎等。

【不良反应】

1. 常见不良反应

（1）胃肠道反应如厌食、胀气、恶心、呕吐等。（2）引发病毒感染。（3）约20%病人出现神经毒性：震颤、手掌和足底烧灼感、头痛、面红、抑郁、精神错乱、嗜睡、视力障碍、定向障碍，甚至昏迷。约 50%病人出现面部、臀部、肩部及背部多毛。(4) 牙龈增生伴出血、疼痛。(5) 肝毒性，伴高胆红素血症的胆汁淤积和转氨酶升高，亦有诱发胆囊结石和胆管结石等。(6) 约 1/3 用药者有肾毒性，可出现血清肌酐、尿素氮增高、肾小球滤过率减低等肾功能损害和高血压等。

2. 不常见的不良反应　惊厥，其原因可能为本品对肾脏毒性及低镁血症有关。氨基转移酶升高、胆汁郁积、高胆红素血症。微血管病性溶血性贫血。可促进 ADP 诱发血小板聚集，增加血栓烷 A2 的释放和凝血活酶的生成，增强因子Ⅶ的活性，减少前列腺素产生，诱发血栓形成。四肢感觉异常、下肢疼痛性痉挛等。

3. 罕见的不良反应　过敏反应、胰腺炎、白细胞减少、雷诺综合征、糖尿病、血尿等。过敏反应一般只发生在经静脉途径给药的患者，表现为面、颈部发红，气喘、呼吸短促等。

各种严重不良反应大多与使用剂量过大有关，防止反应的方法是经常监测本品的血药浓度，调节本品的全血浓度，使之维持在临床能起免疫抑制作用而不致有严重不良反应的范围内。有报道认为如在下次服药前测得的本品全血谷浓度约为 100～200μg/ml，则可达上述效应。如发生不良反应，应立即给相应的治疗，并减少本品的用量或停用。

【禁忌证】 有病毒感染时如水痘、带状疱疹等，禁用本品。对本品过敏者禁用。

【注意事项】 1. 本品经动物实验证明有致癌的危险性。在人类虽也有并发淋巴瘤、皮肤恶性肿瘤的报告，但尚无导致诱变性的证据。2. 下列情况慎用：肝功能不全、高钾血症、感染、肠道吸收不良、肾功能不全、对服本品不耐受等。3. 对诊断的干扰　(1) 用本品最初几天，血尿素氮及肌酐可升高，这并不一定表明是肾脏移植的排斥反应。(2) 血清丙氨酸氨基转移酶（ALT）、门冬氨酸氨基转移酶（AST）、淀粉酶、碱性磷酸酶、血胆红素可因本品对肝脏的毒性而升高。(3) 血清镁浓度可减低，此与本品的肾毒性有关。(4) 血清钾、血尿酸可能升高。4. 若本品已引起肾功能不全或有持续负氮平衡，应立即减量或至停用。5. 若发生感染，应立即用抗生素治疗，本品亦应减量或停用。6. 若移植发生排斥，本品剂量应加大。7. 在预防治疗器官或组织移植排斥反应及治疗自身免疫性疾病方面，本品的剂量常因治疗的疾病、个体差异、血药浓度不同而不完全统一，小儿对本品的清除率较快，故用药剂量可适当加大。

【药物相互作用】 1. 本品与雌激素、雄激素、西咪替丁、地尔硫䓬、红霉素、酮康唑等合用，可增加本品的血浆浓度。因而可能使本品的肝、肾毒性增加。故与上述各药合用时须慎重，应监测患者的肝、肾功能及本品的血药浓度。2. 与吲哚美辛等非甾体抗炎镇痛药合用时，可使发生肾衰竭的危险性增加。3. 用本品时如输注贮存超过 10 天的库存血或本品与保钾利尿剂、含高钾的药物等合用，可使血钾增高。4. 与肝药酶诱导剂合用：由于会诱导肝微粒体的酶而增加本品的代谢。故须调节本品的剂量。5. 与肾上腺皮质激素、硫唑嘌呤、苯丁酸氮芥、环磷酰胺等免疫抑制剂合用。可能会增加引起感染和淋巴增生性疾病的危险性，故应谨慎。6. 与洛伐他汀（降血脂药）合用于心脏移植患者，有可能增加横纹肌溶解和急性肾衰竭的危险性。7. 与能引起肾毒性的药合用，可增加对肾脏的毒性。如发生肾功能不全，应减低药品的剂量或停药。

【制剂及用法】　胶囊：每粒 25mg；50mg。目前 CsA 的使用是按 8mg×体重（kg）/天开始，根据血药浓度调节剂量，一般六个月以后改为维持剂量，约为 2～4mg×体重（kg）/天。成人口服常规用量：开始剂量按体重每日 12～15mg/kg，1～2 周后逐渐减量，一般每周减少开始用药量的 5%，维持量约为每日 5～10mg/kg。对作移植术的患者，在移植前 4～12h 给药。

霉酚酸酯 Mycophenolate Mofetil (MMF)

霉酚酸酯商品名：骁悉（Cellcept），此药中的活性成分为霉酚酸（mycophenolic acid，MPA），霉酚酸酯是霉酚酸的吗啉代乙酯，具有较强的免疫抑制作用。

【体内过程】 霉酚酸酯是霉酚酸的吗啉代乙酯，属于前体药物。静脉注射及口服 1.5g 霉酚酸酯后，其在体内转化形成霉酚酸，约 1h 达到峰浓度，血清中最大浓度为 47.2 μg/ml。蛋白结合率为 97%，分布容积为 3.6～4.0 L/kg。在体内肝脏酯酶的作用下，霉酚酸酯迅速转化为具有生物活性的霉酚酸，后者继而转化为霉酚酸葡萄糖醛酸，并由尿和胆汁排出。在小肠或小肠微生物产生的 β-葡萄糖醛酸酶的作用下，该代谢产物去结合葡萄糖醛酸重新形成霉酚酸，从而可被再吸收。通过测定，静脉或口服 1.5g 霉酚酸酯，体内霉酚酸半衰期分别为 16.6 h 和 17.9 h。

【药理作用及机制】 霉酚酸酯是霉酚酸的吗啉代乙酯，在体内脱酯化后形成具有免疫抑制活性的代谢物霉酚酸。霉酚酸能高效、选择性、非竞争性、可逆性地抑制次黄嘌呤单核苷酸脱氢酶，阻断鸟嘌呤核苷酸的合成，使鸟嘌呤核苷酸耗竭，进而阻断 DNA 的合成，选择性地作用于 T、B 淋巴细胞，抑制其增殖。小鼠试验表明，霉酚酸酯能增加心脏和胰岛细胞移植物的成活率。大鼠试验也证明其能延长心脏移植物的存活。抗排斥作用归因于药物能降低移植物环境被激活的淋巴细胞数量。霉酚酸酯与环孢霉素和泼尼松合用能延长杂种狗肾移植物的存活，从而降低环孢霉素的使用剂量。

【临床应用】 1. MMF 于 1996 年首次成功地应用于肾移植患者。酶酚酸脂（MMF）与环孢菌素及泼尼松联合应用可安全地减少肾移植后急性排异反应的发生；对难治性肾移植排异反应有较好疗效。1996 年，欧洲、加拿大、澳洲多中心双盲随机临床试验，骁悉＋泼尼松＋ CsA 组与硫唑嘌呤＋泼尼松＋ CsA 组比较，骁悉组使肾移植急性排斥发生率降低近 50%，并显著降低肾移植的失败率。2. MMF 用于治疗狼疮性肾炎。MMF 对肾小球疾病疗效肯定、安全、毒副作用小，对小儿难治性肾病也有良好效果。3. MMF 用于对环孢菌素为主的常规免疫抑制治疗无效或不能耐受环孢菌素/FK506 的肝移植患者，有明显疗效。4. MMF 能减少心脏移植后急性排异反应的发生。5. MMF 在治疗自身免疫性疾病方面，对中、重度银屑病和类风湿性关节炎患者有较好疗效，治疗自身免疫性甲状腺眼病疗效优于小剂量糖皮质激素。

【不良反应】 最常见的不良反应是胃肠道反应，有时也可能出现白细胞减少症或增加某些类型感染的发生率。ERL080A 是霉酚酸酯的肠衣制剂。它可减轻消化道不良反应，在某种程度上还可以减少药物用量。

【禁忌证】 对 MMF 或霉酚酸（MPA）发生过敏反应的病人禁用。

【用法用量】 预防排斥剂量：骁悉应在移植术前数小时及移植后 72h 内空腹服用，标准剂量是 1g，bid。肾移植病人服用推荐剂量为每次 1g，一天 2 次。治疗难治性排斥的剂量推荐为 1.5 克，一天 2 次（3g/d）。特殊剂量：如果发生中性粒细胞减少（中性粒细胞计数绝对值$<1.3\times10^3/\mu l$），应停止或减量。对有严重慢性肾功能损害的病人应避免超过每次 1g，一天 2 次的剂量（移植后即刻使用除外）。对这些病人应仔细观察。

他克莫司 Tacrolimus

他克莫司（tacrolimus FK506）商品名：普乐可复（Prograf）。

结构式：

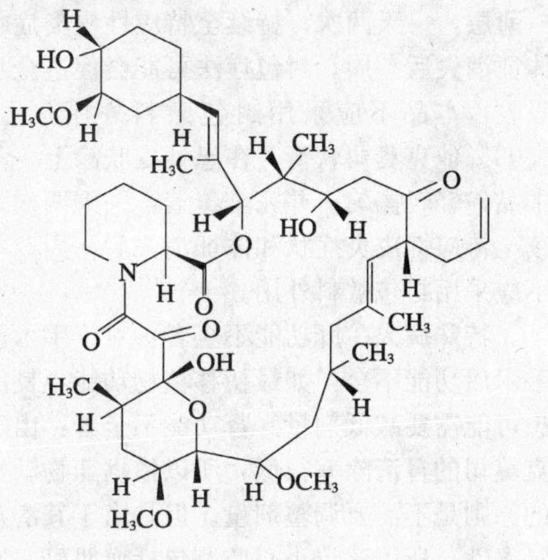

分子式：$C_{44}H_{69}NO_{12}H_2O$。

分子量：822.05。

他克莫司是从日本筑波一种链霉菌的发酵液中分离得到的一种新免疫抑制剂。当时实验命名为FK506，后正式命名他克莫司。虽然其结构与CsA迥然不同，但其免疫抑制特性与CsA类似而且效果更好。它的出现是器官移植领域的又一重要进展。

【体内过程】 他克莫司一般口服给药，很少静脉用药，必要时可鼻胃管给药。主要在小肠吸收，一般血药浓度在0.5～6h达峰，口服生物利用度约25%。他克莫司的代谢主要通过细胞色素P450 3A4酶，凡能抑制该酶活性的药物都可能减少他克莫司的代谢，导致血药浓度增高。在成年肾脏移植者，平均半衰期为15.6h。他克莫司由肝脏代谢后清除。也有证据显示有胃肠道的代谢作用。

【药理作用及机制】 他克莫司进入细胞后先与受体蛋白FKBP12结合为FK506-FKBP12复合物，此复合物再与钙调磷酸酶（calcineurin）高亲和性结合并抑制其磷酸酶活性，阻止活化T细胞核转录因子（NF-AT）的去磷酸化和易位，NF-AT会启动基因转录形成淋巴因子（例如IL-2，γ-干扰素）。他克莫司还可以抑制编码IL-3、IL-4、IL-5、GM-CSF和TNF-α等。在体移植试验发现，本药对肝脏及肾脏移植有效。此外，他克莫司可以抑制皮肤肥大细胞和嗜碱性粒细胞内已合成介质的释放，下调朗格汉细胞表面FCεRI的表达。

【临床应用】 美国多中心肝脏和肾脏研究显示：他克莫司较CsA在肝移植方面有明显优势，可显著降低急性、耐激素/难治性排斥和慢性排斥反应的发生。在肾移植方面，他克莫司也较CsA更明显降低急性排斥和耐激素急性排斥，移植肾失功情况较少，而不良反应及感染发生率并未增加。他克莫司与CsA相比，最大的优势是肝脏毒性小，特别适用于肝功能异常的移植患者以及CsA中毒时的转换治疗和难治性排斥反应。

预防肝脏或肾脏移植术后的移植物排斥反应；治疗肝脏或肾脏移植术后应用其他免疫抑制药物无法控制的移植物排斥反应。本品适用于因潜在危险而不宜使用传统疗法，或对传统疗法反应不充分，或无法耐受传统疗法的中到重度特应性皮炎患者的短期或间歇性长期治疗。

【不良反应】 1. 神经毒性、糖耐量降低和肾功能减退，一般减少剂量后症状可以缓解。2. 过敏反应，例如发红、瘙痒及非抗体产生过敏性休克等。3. 接受他克莫司治疗的患者对病毒、细菌、霉菌和/或原虫感染的可能性会增加，先前已存在的感染症状可能会恶化。全身性（败血症）和局部性（脓肿）感染皆可能发生。4. 如果他克莫司和其他免疫抑制药物一同给予时，过度免疫抑制的危险性将增加。

【禁忌证】 孕妇。对他克莫司或其他大环类药物过敏者。对胶囊的其他成分过敏者。对聚乙烯氢化蓖麻油（HCO-60）或类似结构化合物过敏者。

【注意事项】 可能增加危险的因素包括：心脏病、激素的使用、高血压、肾或肝功能不良、感染以及水肿。对于高危险性病患，建议在手术前后无论有无做过心电图，都应使用超声心动图来监测心血管功能。如果产生不正常现象，应该考虑降低本药的剂量或停药，并转换另一种免疫抑制疗法。对使用器械及驾驶能力的影响：本药可能有视觉及神经系统的干扰作用。当本药和酒精一同使用时，此种干扰作用会被加强。

【药物相互作用】 咪唑类抗霉菌药（例如克霉唑片剂）、氟康唑及酮康唑、大环内酯类抗生素、达拉唑及奥咪拉唑等，可使他克莫司的全血/血浆浓度增加；利福平会使他克莫司的全血及血浆浓度降低。不可以和环孢素并用，因本药可使环孢菌素的半衰期延长，并发生协同/加成性的肾毒性效应。他克莫司是由肝脏代谢后所清除的。细胞色素 P450 3A4 酶类代谢本药，同时使用影响细胞色素 P450 3A4 酶系统的药物时，需要监测他克莫司的血浓度并进行剂量调整。抑制细胞色素 P450 3A4 酶系统的药物会降低本药的代谢，使他克莫司的血浓度增加。它们包括溴麦亭、可的松、氨苯砜、麦角胺、乙炔雌二醇、甲地孕酮、依他康唑、交沙霉素、利多卡因、甲妥因、咪康唑、咪唑安定、尼卡地平、尼鲁地平、尼伐地平、炔诺酮、奎尼丁、他莫昔芬、三醋酸竹桃霉素、维拉帕米。诱导细胞色素 P450 3A4 酶系统的药物会增加本药的代谢，并因此减低他克莫司的血浓度。它们包括巴比妥类、苯妥英、利福平、卡马西平、安乃近及异烟肼等。钾离子：由于本药可能导致高钾血症，或加重先前存在的高钾血症，所以应该避免大量摄取钾离子或者使用保钾利尿剂（例如阿米洛利、氨苯蝶啶及安体舒通）。食物：曾有报告指出，使用本药并用中等脂肪含量之食物时，会明显降低该药物的吸收或口服生物利用度。因此最好是在空腹或者进食前后 2～3h 服用本药以达到最大的吸收作用。

【制剂及用法】 胶囊：每粒 0.5mg，1mg，5mg。软膏：0.03％和 0.1％。成人：0.03％和 0.1％他克莫司软膏，在患处皮肤涂一薄层，一天两次，持续至特应性皮炎症状和体征消失后一周。封包疗法可能会促进全身性吸收，本品不应采用封包敷料外用。儿童：0.03％他克莫司软膏，在患处皮肤涂上一薄层本品，轻轻擦匀，并完全覆盖，一天两次，持续至特应性皮炎症状和体征消失后一周。本品不应采用封包敷料外用。

特殊病人 肝功能不全者：对于手术前或手术后功能不全，如最初移植物功能不良的病患可能需要减低剂量。肾功能不全者：由于他克莫司的肾清除率很低，所以依据药物动力学的原则是不需要调整剂量。但是由于其潜在的肾毒性，所以建议小心监测包括血肌酐、肌酐清除率的计算及排尿量等肾功能。

西罗莫司 Sirolimus

西罗莫司（sirolimus）又称雷帕霉素（rapamycin，rapamune，RPM）。

本品为一种 35 元环大环内酯类化合物，分子式为 $C_{51}H_{79}NO_{13}$，相对分子质量为 991 $\times 10^3$。其结构特征是环内有 1 个共轭三烯，化学结构与同类免疫抑制剂他克莫司（FK506）相似。本品为白色固体结晶，熔点为 183～185 ℃，亲脂性，可溶解于甲醇、乙醇、丙酮和氯仿等有机溶剂，极微溶于水，几乎不溶于乙醚。

【药理作用及机制】 西罗莫司与 FK506 蛋白（FKBP－12）结合形成西罗莫司-FKBP-12 复合物，后者再与哺乳类西罗莫司靶分子（mTOR）结合，阻断 T 淋巴细胞及其他细胞由 G1 期至 S 期的进程。mTOR 是一种多功能激酶，在淋巴细胞的共刺激活化和细胞周期过程中均存在。西罗莫司-FKBP－12 复合物与 mTOR 的结合物可阻断 IL－2、IL－15 或 CD28PB7 共刺激途径激活 mTOR 所引发的免疫反应，产生免疫抑制效应：1. 抑制 4E 结合蛋白（4E－BP1）磷酸化及真核起始因子（elF－4E）的转录和释放；2. 抑制 70KDS6 激酶（P70S6K）活化，限制核糖体蛋白 S6 磷酸化，减少核糖体及转录蛋白合成，从而抑制T淋巴细胞G1后期向S期过渡。3. 使 $p27^{kipl}$（cyclin依赖的激酶抑制因子）水平上升，阻断CDK4/cyclin D和CDK2/cyclinE复合物活化，同时抑制核糖体Rb S6激酶磷酸化，从而阻断细胞分化和增殖。另有研究表明，西罗莫司可预防CD28介导的IkBa下调，从而抑制c-rel细胞核易位，使IL-2基因表达持续下调，产生免疫抑制作用。

体内和体外实验均证实西罗莫司除抑制T细胞及B细胞活化外，还可抑制其他非免疫细胞。一般剂量时可抑制内皮细胞、成纤维细胞、肝细胞、平滑肌细胞等的增殖，高剂量时还能影响天然杀伤细胞、细胞毒性T淋巴细胞等的生物学功能，但对表皮细胞无作用。此外，西罗莫司尚可抑制B细胞产生IgA、IgM和IgG等免疫球蛋白。在脂多糖诱导的B淋巴细胞增殖试验中，西罗莫司通过调控 Ca^{2+} 通道产生抑制功效，而CsA和FK506则无此作用。

【临床应用】

1. 抗移植排斥反应　西罗莫司可预防肾移植术后的急性排斥反应。经多中心、随机、双盲Ⅲ期临床试验的研究证明，西罗莫司可预防肾移植术后的急性排斥反应，降低急性排斥发生率。另外还发现本品可用于难治性排斥反应。西罗莫司可用于肝移植患者的抗排斥反应，且患者的肝脏生化功能指标均维持正常。此外，亦有西罗莫司用于心脏移植的临床报道和用于大鼠角膜移植的动物实验报道。

西罗莫司在抗移植排斥反应时与CsA有协同作用，能延长移植物存活时间，减轻CsA的肾毒性，扩大两种药物的治疗指数。但西罗莫司与FK506均与受体FKBP-12结合，故存在拮抗作用，不宜合用。但也有报道称这两种药物以低剂量联合使用时，也能达到有效的免疫抑制作用。此外，有学者报道西罗莫司与某些单克隆抗体也有协同作用，如抗CD45RB抗体、抗CD154抗体等。

2. 西罗莫司涂层支架（SES）　SES现已用于临床治疗冠脉狭窄。目前认为，SES可预防支架植入后再狭窄的发生。其机制可能是：（1）可防治局部炎症；（2）抑制血管壁平滑肌细胞增殖、迁移；（3）抑制细胞凋亡。接受SES的复杂冠脉病变患者再狭窄率及主要不良心脏事件发生率均显著降低。另外，一项关于药物洗脱支架治疗冠状动脉疾病的Meta分析显示，西罗莫司洗脱支架可降低原位初治单支病变及两支内冠状动脉病变患者（包括糖尿病患者）经皮穿刺术后的靶病变血运重建率，但不能改变心肌梗死率及病死率，也不增加血栓事件发生率。

3. 抗肿瘤作用　小鼠动物实验表明西罗莫司可抑制肿瘤生长。另有体外实验显示，人类乳腺癌、神经胶质瘤、白血病、前列腺癌、卵巢癌、肾癌细胞对西罗莫司更加敏感。这很可能与这些癌细胞的生长是依赖PKB/PI3K信号转导通路有关。此外，有学者报道西罗莫司可抑制肾移植患者卡波济肉瘤皮损的发展，同时提供有效的免疫抑制。

4. 治疗自身免疫性疾病　西罗莫司对大鼠佐剂性关节炎、过敏性脑脊髓炎均有较好作用；亦可使实验性自身溶血性贫血小鼠已升高的抗自身红细胞抗体降低至正常水平，作用较CsA强且无反跳现象。此外，它还可抑制佐剂性关节炎大鼠巨噬细胞产生TNF-2α和迟发型超敏反应的产生，其抑制强度与所用剂量相关。

5. 在皮肤科的应用　西罗莫司对一些皮肤病如特应性皮炎、银屑病、坏疽性脓皮病、扁平苔藓、接触性皮炎和斑秃等有一定疗效，可全身和局部使用。

【不良反应】

1. 高脂血症：Ⅰ期临床研究表明，大剂量使用西罗莫司［5～13mg/（m^2·d）］可致明显的高胆固醇血症，但对甘油三酯无影响；且在药物剂量较高（＞30μg/L）时高脂血症更为明显。

2. 骨髓抑制：可出现血小板和白细胞计数减少，血红蛋白水平降低等骨髓抑制的表现，但这种变化具有剂量依赖性，减量或停药后常可恢复正常。其机制尚不明确，可能与抑制某些生长因子受体的信号传递有关。

3. 肝脏损害：可出现肝功能损害，主要表现为转氨酶明显升高。

此外，口服小剂量本品（1～2mg/d）即可引起头痛、多发性关节痛、轻度胃炎、腹泻和痤疮等不良反应。另有报道称西罗莫司可致肾移植患者严重蛋白尿、肺炎。和其他免疫抑制剂一样，本品也可引起免疫抑制过度导致感染等。但与CSA和FK506相比，本品最大的优点是没有肾毒性和神经毒性。

【药物的相互作用】

西罗莫司在肝脏由细胞色素P450 3A4（CYP3A4）经*O*-脱甲基和羟化作用代谢。故CYP3A4抑制剂可降低西罗莫司的代谢而升高其血药浓度，主要有：钙离子通道拮抗剂如维拉帕米；抗真菌药如氟康唑、克霉唑；大环内酯类抗生素如红霉素；胃肠动力药如西沙必利、甲氧氯普胺；其他如溴隐亭、西咪替丁、达那唑等。反之，CYP3A4的诱导剂可促进西罗莫司的代谢而降低其血药浓度，如抗癫痫药物卡马西平、苯巴比妥等。

抗淋巴细胞球蛋白 Antilymphocytic Globulin（ALG）

本品是以人淋巴细胞作用免疫抗原，使马、兔等动物免疫后，分离抗淋巴细胞血清（ALS），再提纯抗体IgG，即为ALG。兔的ALG不良反应较少较轻。主要抑制T淋巴细胞，ALG（作为抗体）选择性地与循环中的淋巴细胞（作为抗原）相结合，在血清补体参与下，使淋巴细胞溶解破坏而减少，对T的抑制作用强于B。优点是对骨髓没有毒性。主要用于组织器官排斥反应，特别是肾移植。主要对急性排斥有效，对体液免疫所致的超急性排斥反应无效。也可用于自身免疫性疾病，但长期应用应慎重。

赛尼哌 Daclizumab，Zenapax（达利珠单抗）

【体内过程】临床试验中，为达到和维持使TAC受体饱和的血清水平，可每14天给1 mg/kg的推荐剂量一次。推荐的给药方案保证了在移植后3个月内维持血清受体饱和浓度，这3个月也正是移植后最关键的时期。估计达利珠单抗的半衰期在异体肾移植病人中为270～919h（平均480h），与报道的人体IgG的半衰期相同，后者为432～552h（平均480h），这充分说明达利珠单抗是人源化蛋白质。人群药代动力学分析说明，达利珠单抗系统清除率受总体重，年龄，性别，蛋白尿和种族的影响。体重对系统清除率的影响支持以mg/kg为本药的剂量单位。对于异体肾移植的病人不需要基于其他协变指数（性别，蛋白尿，种族和年龄）作剂量调整。

【药理作用及机制】 达利珠单抗是一种重组并人源化的IgGI（G亚型免疫球蛋白）抗TAC抗体。其功能类似于白细胞介素-2（IL-2）受体拮抗剂，与高亲和力的IL-2受体复合物（在激活的T细胞表面表达）的α-亚单位或TAC亚单位高特异性结合，从而抑制IL-2的结合和生物活性。使用本药可抑制IL-2介导的淋巴细胞激活，也即是抑制了移植排斥过程中细胞免疫反应的关键通道。采用推荐剂量时，达利珠单抗可使TAC受体饱和约120天。未发现影响其功效、安全性、血清达利珠单抗水平或任何其他临床相关参数的抗体。除了预期的暂时性TAC阳性细胞减少外，采用荧光活化细胞分检器（FACS）未观察到循环淋巴细胞总数或细胞表型的变化。临床试验显示，本药在降低由活检证实的，移植后6个月内的急性排斥发生率方面，明显优于安慰剂，具有统计学意义，并且未观察到反跳排斥。在Ⅲ期临床研究中观察到，本药组病人的移植后6个月和12个月的存活率，比安慰剂组显著增高，具有统计学意义。在移植后6个月时，以肾小球滤过率来评价肾功能，本药治疗组的肾功能明显优于安慰剂组。本药治疗组接受抗淋巴细胞抗体治疗急性排斥反应的病人少于安慰剂组。当然这里的“安慰剂组”是在常规治疗用药基础上。

【临床应用】 预防肾移植后急性排斥反应的发生，可与包含环孢素和皮质类固醇激素的免疫抑制一起使用。

【不良反应】 对本药安全性的研究是通过比较在原有的环孢素和皮质类固醇激素并加用硫唑嘌呤或霉酚酸酯的免疫抑制方案中，加用本药和安慰剂的两组病人而进行的。本药没有明显毒性，与安慰剂相比，它不增加免疫抑制方案的毒性。报道的不良反应与移植过程及免疫抑制方案中的药物有关。药物相关不良反应，可参照环孢素，皮质类固醇激素，硫唑嘌呤或霉酚酸酯的处方信息。根据报道，95%使用安慰剂治疗的病人及96%使用本药治疗的病人出现不良反应。44.4%使用安慰剂的病人及39.9%使用本药治疗的病人，发生严重不良反应。在移植术后的前6个月，3.4%使用安慰剂治疗的病人及0.6%使用本药治疗的病人死亡。移植后12个月的死亡率，使用安慰剂组为4.4%，本药治疗组为1.5%。

最常报道的不良反应为胃肠道紊乱，其发生率在使用本药组（67%）和安慰剂组（68%）相仿。本药不增加感染发生率（安慰剂组为72%，而本药治疗组为68%）。使用本药治疗组和安慰剂组发生感染的类型相似。安慰剂组发生巨细胞病毒感染的发生率为16%，而本药治疗组为13%。加用本药不会增加移植后淋巴组织增生紊乱的例数，该发生率在安慰剂组和本药治疗组均小于1%。使用本药后未观察到细胞因子释放综合征。

【相互作用】 在临床试验中，本药与下列用于移植的药物合用不会增加不良反应的发生：环孢素，霉酚酸酯，更昔洛韦，阿昔洛韦，他克莫司，硫唑嘌呤，抗胸腺细胞免疫球蛋白，CD-3（OKT3）和皮质类固醇激素。

【制剂规格】 每瓶注射液内含25 mg达利珠单抗（5 mg/ml），并含有以下赋形剂：聚山梨醇酯80，氯化钠，磷酸二氢钠，磷酸氢二钠，盐酸，氢氧化钠和注射用水。为澄清或淡乳白色液体。

【用法用量】 推荐剂量为1 mg/kg，加入0.9%生理盐水50ml中，由周围或中央静脉输入15min以上。首剂应在移植前24h内给药，以后每隔14天给药1次，5次为一疗程。每次给药必须在预定给药时间的前后一天内进行。严重肾损害的病人不必进行剂量调整。本药的最大承受剂量在病人中还没有确定，也没能在动物实验中获得。1.5 mg/kg的剂量用于骨髓移植受者，未发生任何相关的不良反应。本药不能直接注射，而应在静脉给药前用0.9%氯化钠溶液50ml稀释。当混合溶液时，不要摇荡，应轻轻翻转以防止起泡沫，因为药品不含有任何防腐剂和制菌剂，故必须小心保持无菌。如果需保存更长时间（最多24h），则应保存在2～8℃环境中。其他药物或物质不应加在本药稀释液中，或和本药稀释液同时从同一条静脉通路输入。

【注意事项】 已知对达利珠单抗或此产品的任何成分具有高敏感性的病人禁止使用。未进行过本药对动物生殖影响的研究。尚不知道本药治疗是否会损伤胎儿或影响生殖功能。因为IgG能通过胎盘屏障，育龄妇女使用本药治疗必须根据个案对其潜在利弊进行权衡。老年病人（65岁以上）使用本药的临床经验有限，因为做肾移植的老年病人很少。

巴利昔单抗 Basiliximab

分子式为：$C_{6400}H_{8888}N_{1696}O_{2006}S_{52}$，分子量为15万Da。

巴利昔单抗又名：舒莱（simulect）。是一种鼠/人嵌合的单克隆抗体（IgG1k）。它能定向拮抗白细胞介素-2（IL-2）的受体α链（CD25抗原），CD25抗原在抗原的激发反应中，表达于T-淋巴细胞表面。激活的T-淋巴细胞对IL-2具极高的亲和力，巴利昔单抗则能特异地与激活的T-淋巴细胞上的CD25抗原结合，从而阻断T-淋巴细胞与IL-2结合，亦即阻断了使T-细胞增殖的信息。在血浆巴利昔单抗浓度超过0.2微克/毫升时，就能完全和稳定地阻断IL-2受体。当血药浓度降至0.2微克/毫升以下时，CD25抗原的表达约在1～2周内回复到治疗前水平。本品不会造成细胞因子释放或骨髓抑制。

在多项安慰剂对照研究中，已证实了巴利昔单抗在肾移植中预防器官排斥的作用。两项重要的为期12个月的多中心研究显示，巴利昔单抗、环孢素微乳剂及皮质激素合用组与安慰剂组（用安慰剂代替舒莱）的对比表明，巴利昔单抗能显著减少急性排斥的发生。对268名接受巴利昔单抗的病人所作的，抗个体基因型抗体的测试中，仅1例发生抗个体基因抗体反应。在另一项接受巴利昔单抗的172名病人的临床试验中，仅6例（3.5%）发生HAMA（人体抗鼠抗体）反应。

【体内过程】 已在肾移植病人中进行了单剂量和多剂量的药代动力学研究，其累积剂量为15～150 mg。吸收：在静脉推注巴利昔单抗20 mg后的30min内，达血浆峰浓度为7.1±5.1 mg/L，随着单次剂量增加至60mg的最高量时，其血药峰浓度及曲线下面积均成比例地增加。其向人体各部位分布的范围和程度尚未全面研究。体外研究显示，巴利昔单抗仅与淋巴细胞以及巨噬细胞/单核细胞结合。排泄：终末半衰期为（7.2±3.2天），人体清除率为41±19 ml/h。在成人患者中，体重或性别对清除率无明显影响。消除半衰期不受年龄（20～69岁）、性别或种族的影响。尚无巴利昔单抗用于新生儿或不足2岁幼儿的资料。一项对8名2～12岁的儿科肾移植病人的临床研究显示，半衰期为（9.4±4.9天），清除率为（20±4 ml/h）。清除率不受年龄（2～12岁）、体重（9～37kg）或体表面积（0.44～1.20平方米）的影响。

本品在成人肝移植病人中的特点是呈稳态分布，其分布容积为（7.5±2.5 L），半衰期为（4.1±2.1天），清除率为（75±24 ml/h），药物的消除，主要是药物经引流的腹水和手术后的出血而丢失。可以弥补这种较快清除率的是这些病人的受体饱和浓度阈值较低，为0.1μg/ml。因此，在所推荐的巴利昔单抗剂量水平内，对IL-2Rα阻断的持续时间与在肾移植成人中所获得的时间相似。

对敏感兔模型静脉注射巴利昔单抗，剂量高至4 mg/ml，未见局部刺激性。恒河猴静脉注射巴利昔单抗，剂量高达5mg/kg，每周2次，共4周，未见毒性。而此最高剂量所产生的血药浓度，已经是在肾移植病人中与其他免疫抑制剂联合应用的巴利昔单抗推荐剂量所产生的Cmax的20倍，在猕猴交媾后，立即静脉推注巴利昔单抗，最高量达5mg/kg，每周2次。于此用药后的100天胚胎器官发生期间，未见本品对母体、胚胎产生毒性或有致畸性。

【临床应用】 巴利昔单抗用于预防肾移植术后早期急性器官排斥反应。本品通常与环孢素微乳剂及含皮质激素为基础的免疫抑制剂联合使用。

【不良反应】 巴利昔单抗既不会增加因器官移植病人的基本疾病所导致的不良事件，也不会增加因同时服用免疫抑制剂或其他药物所发生的不良事件。在两项对照试验中，接受推荐用量的巴利昔单抗的363名病人的不良事件发生率与359名接受安慰剂的对照病人相比，两者无差别。两组最常见的不良事件（大于20%）为便秘、尿道感染、疼痛、恶心、外周性水肿、高血压、贫血、头痛以及高血钾。该结果与94名接受巴利昔单抗推荐剂量的非对照性试验的结果相似。在静脉注射巴利昔单抗期间及以后，未见细胞因子释放综合征出现，故不必使用激素预防。

【用法用量】 成人推荐剂量：标准总剂量

为 40 mg，分 2 次给予，每次 20 mg。首次 20 mg 应于术前 2h 内给予，第二次 20mg 应于移植术后 4 天给予。如果发生术后并发症，如移植物失功等，则应停止第二次给药。体重≥40 kg 的儿童，总量为 40 mg，分 2 次给予，每剂 20 mg。体重＜40 kg 儿童：总量为 20 mg，分 2 次给予，每剂 10mg。首次应于术前 2h 内给予，第二次用药应于移植术后 4 天给予。如果发生术后并发症，如移植物失功等，则应停止第二次给药。经配制后的巴利昔单抗，既可在 20～30min 内作静脉滴注，也可一次性静脉推注。

【禁忌证】 对巴利昔单抗以及处方中其他任何成分过敏者均禁用。

【注意事项】 巴利昔单抗仅限于对器官移植术，进行免疫抑制治疗有经验的医师使用。除环孢素微乳剂及皮质激素外，巴利昔单抗与其他免疫抑制剂合用的经验有限。在所推荐的剂量范围内，巴利昔单抗在为数不多的病人中，与硫唑嘌呤联合使用过。另外，一项应用巴利昔单抗的病人曾在移植术后的不同时间接受过马替麦考酚酯或抗体治疗，例如鼠 IgG_2 的免疫球蛋白（OKT_3）或抗胸腺细胞球蛋白/抗淋巴细胞球蛋白（ATG/ALG），而这些病人并未出现过度免疫抑制的症状。不过，除了环孢素微乳剂及皮质激素外，巴利昔单抗与其他免疫抑制剂合用时，有增加过度免疫抑制的可能。本品对驾驶和操作机械的能力无影响。由于巴利昔单抗是一种免疫球蛋白 G（IgG1k），它可以透过胎盘以及经乳汁排出，故妊娠妇女不应使用本品，妇女在接受第二次巴利昔单抗后的 8 周内，不应授乳。

【药物过量】在多个临床试验中，给予受试人单次剂量高达 60 mg，以及在 24 天内多次累积剂量达 150 mg，未见不利的急性作用。在对恒河猴以巴利昔单抗 5 mg/kg，每周 2 次的 4 周观察试验中，其血药浓度可达 170 μg/ml，未见明显的不良反应，而所推荐的巴利昔单抗剂量水平用于人体时，其所产生的血药浓度一般低于 10 μg/ml。

【药物相互作用】 由于巴利昔单抗是一种免疫球蛋白，故不存在代谢后的药物与药物间的相互作用。在应用巴利昔单抗的病人中，其人体抗鼠抗体（HAMA）的反应罕见（3.5%）。但巴利昔单抗不影响随后用鼠抗淋巴细胞抗体制剂的治疗。

【给药方法】 每盒巴利昔单抗包装内另配 1 支 5 ml 注射用水，向瓶内加入 5 ml 注射用水，以配制静脉滴注/注射液，轻摇小瓶使粉末溶解。溶液一经配制，应尽快使用，在室温下可保存 4h；2～8℃冰箱可保存 24h。若配制液于 24h 内未被应用，则将其丢弃。所配制的巴利昔单抗溶液是等渗的，可用作一次性静脉推注，也可用生理盐水或 5%葡萄糖将它稀释至 50 ml 或以上，以用作静脉滴注。因无巴利昔单抗与其他静脉注射物质的配伍禁忌资料，故巴利昔单抗不应与其他药物混合使用，且通常应使用单独的输液系统给药。

免疫抑制剂除上面提到的外，还有抗白介素-1 及 2 受体抗体等。所有药物都有一定的副作用，免疫抑制剂也不例外，每种免疫抑制剂在副作用方面也是各有不同，而它们共有的一个最大的副作用是，如果用量过大或患者体质对其特别敏感，会明显抑制正常的、有益的抗感染和抗肿瘤免疫功能。所以，免疫抑制剂是否要使用，如何使用，使用过程中应注意什么，一定要在专科医师指导下进行。

本节主要参考文献

1. Cheng-Lai A，Frishman WH. Sirolimus-eluting coronary stents：novel devices for the management of coronary artery disease. *Am. J. Ther.*，2004，11（3）：218－228
2. Vignot S, Faivre S, Aguirre D, *et al.* mTOR2targeted therapy of cancer with rapamycin derivatives. *Ann. Oncol.*，2005，16（4）：525－537
3. Brazelton TR，Morris RE. Molecular mechanisms of action of new xenobiotic immunosuppressive

drugs: tacrolimus (FK506), sirolimus (rapamycin), mycophenolate mofetil and leflunomide. *Curr. Opi. Immunol.*, 1996, 8 (5): 710－720
4. Marx SO, Marks AR. The development of rapamycin and its application to stent restenosis. *Circulation.*, 2001, 104 (7): 852－855
5. 李锐洁，李静，陈玉成，等. 药物洗脱支架治疗冠状动脉疾病的 Meta 分析. 中国循证医学杂志，2005，5 (7)：519－535
6. Dominguez J, Mahalati K, Kiberd B, et al. Conversion to rapamycin immunosuppression in renal transplant recipients: report of an initial experience. *Transplantation*, 2000, 70 (8): 1244－1247
7. Fulton B, Markhan A. Mycophenolate mofetil: a review of its pharmacodynamic and pharmacokinetic properties and clinical efficiacy in renal transplantation. *Drugs*, 1996, 51: 278
8. Auphan N, DiDonato JA, Rosette C, et al. Immunosuppression by glucocorticoids: Inhibition of NF-κB activity through induction of IκB synthesis. *Science*, 1995, 270: 286
9. 王意如. 免疫抑制剂的研究进展. 中国新药杂志，2002，11 (7)：512－515
10. Fajadet J, Morice M, Bode C, et al. Maintenance of longterm clinical benefit with sirolimuseluting coronary stents: three-year results of the RAVEL trial. *Circulation.*, 2005, 111 (8): 1040－1044

（李卫东）

5.2 免疫调节中药

Immunoregulation Chinese medicines

现代医学的发展使人们认识到免疫系统的紊乱与衰老、肿瘤、感染性疾病、自身免疫性疾病等的发生具有密切联系，中药应用于临床已有几千年的历史，在协调机体整体平衡、增强机体抗病能力方面具有独特的疗效，是祖国医学中一个丰富的宝库，为寻找新的免疫调节药提供了一条新途径。中药免疫药理学于20世纪70年代中期发展起来的，是传统中药学与现代免疫药理学结合而发展起来的一个交叉学科。它将免疫药理学理论与技术应用于中药学研究，极大地推动了对中药调节机体免疫功能的作用及机制研究。大量关于中药免疫药理学的研究表明，一般中医应用的扶正固本药物特别是补益类中药，具有非特异性地增强机体免疫功能，对机体的细胞免疫、体液免疫以及网状内皮系统的免疫功能均具有明显的调节作用，很多药物在不同条件下可呈现双向调节作用。

中药发挥免疫调节作用的途径主要有两条：一是直接作用于免疫系统，通过影响免疫应答的不同环节、不同的靶细胞及作用靶点发挥免疫调节作用。中药免疫调节作用不仅局限于T细胞、B细胞、NK细胞、巨噬细胞等细胞水平的调节，对抗原、抗体、补体活化片段、协同刺激分子受体等分子水平也具有调节作用。通过整体作用，力求维持机体免疫功能的平衡。如中药多糖类成分香菇多糖、云芝多糖、猪苓多糖、刺五加多糖等均具有免疫调节、抗病毒、抗感染、抗肿瘤、降血糖多种生理活性，作为生物免疫调节剂，多糖对机体天然免疫系统和获得性免疫系统都有广泛的影响：刺激机体的各种免疫活性细胞的成熟、分化和繁殖；增加巨噬细胞非特异性细胞毒；诱导白细胞介素-1、白细胞介素-2、肿瘤坏死因子、干扰素等细胞因子的产生和细胞因子受体的表达；促进抗体形成；活化补体系统的经典途径及变更途径。体现了中药调节免疫功能多途径、多环节和多靶点的特点。

中药免疫调节的另一途径是通过调节神经内分泌免疫网络，从整体水平对免疫功能发挥调节作用。神经内分泌免疫调节网络是一个由神经递质、神经肽、激素与细胞因子所介导的神经、内分泌、免疫三大系统相互作用与调节的网络环路。神经内分泌免疫调节网络从整体水平上维持机体稳态及正常生理功能，这与中药的整体调节作用相对应。中药对神经内分泌免疫网络的调节作用表现在：既可通过下丘脑-垂体-内分泌腺（肾上腺、甲状腺和性腺等）轴参与调节机体的免疫功能，又可通过调节免疫系统，改善下丘脑-垂体-内分泌腺（肾上腺、甲状腺和性腺等）轴的功能。如人参皂苷可以通过垂体-肾上腺通路参与调节机体由于应激而致的免疫功能抑制，还可通过抑制中枢神经肽促肾上腺皮质激素释放因子的外周淋巴器官效应，使免疫细胞功能得以恢复。从神经内分泌网络的角度来探讨中医药作用机制，将具有很高的学术价值和广阔的实际应用前景。

中药对免疫功能的调节体现了整体调节的作用特点及优势，不失为寻找新的免疫调节剂的又一途径。由于中药成分复杂，影响免疫应答的作用复杂，加之中药对免疫系统的影响往往受机体因素及用药剂量的影响，目前对中药影响免疫功能的活性物质及作用机制尚处于探索阶段。免疫学和分子生物学理论和技术的不断发展，给中药免疫调节的研究提供了新的思路和手段，将大大推动中药免疫调节物质基础及作用机制的研究，更好地指导中药在免疫系统疾病中的应用。

5.2.1 人参 Ginseng

本品为五加科植物人参 *Panax ginseng* C. A. Mey. 的干燥根。人参的主要有效组分为人参皂苷（ginsenosides），按苷元分为三类：人参二醇类、人参三醇类和齐墩果酸类等。人参二醇类主要有：$Ra_{1\sim3}$、$Rb_{1\sim3}$、Rc、Rd、Rg_3，其中 Rb_1 为活性较强的二醇类人参皂苷；人参三醇类主要有：Re、Rf、Rg_1、Rg_2、Rh_1，其中 Rg_1 为活性较强的三醇型人参皂苷；齐墩果酸类有 Ro。人参中的糖类成分有人参多糖（ginseng polysaccharides）。人参多糖由人参淀粉和人参果胶两部分组成，药理活性部分主要是人参果胶。此外，人参还含有多肽类化合物、氨基酸、蛋白质、酶、有机酸、生物碱、挥发油、微量元素等。

【药理作用】

1. 对网状内皮系统（RES）吞噬功能的影响　大量研究表明，人参皂苷和人参多糖对正常功能 RES 的吞噬功能有刺激作用。人参在升高小鼠腹腔巨噬细胞吞噬率和吞噬指数的同时，也增加其细胞的面积，使受体数及与靶细胞的接触面积增加，巨噬细胞内 PAS 阳性物质（糖原等）、醋酸、乙酸萘酯酶（ANAE）、酸性磷酸酶（ACP 酶）和三磷酸腺苷酶（ATP 酶）的含量明显增加[1]。

2. 对天然杀伤细胞（NKC）-干扰素-白细胞介素-2 调节网的影响　人参花总皂苷（GS）在体外可促进小鼠脾脏 NKC 活性，并可在 ConA 存在下诱生干扰素（IFN）和白细胞介素-2（IL-2）等。而人参皂苷 Rg，无论是体内还是体外给药，均可使老年鼠低下的 IL-2 产生和释放功能恢复到接近正常水平，但该效应对青年鼠无明显影响。Rg 促进老年鼠 IL-2 的产生和释放机制，在于促进了 IL-2 基因的表达及 IL-2 受体的表达。

白介素-1、-2 是巨噬细胞向 T 细胞呈递抗原体的第二激活信号。人参三醇皂苷（PTGS）可促进 PHA 活化的淋巴细胞的各种 IL 的诱生，并延长各白细胞介素的分泌高峰，PTGS 促白细胞介素诱生是通过促 ILmRNA 转译而实现的。

3. 调节神经内分泌免疫网络　人参皂苷的免疫增强尚可通过神经内分泌系统的间接作用而实现。人参皂苷通过促肾上腺皮质激素释放因子（CRF）激活垂体-肾上腺皮质轴通路，参与调节机体由于应激而致的免疫功能抑制；脾细胞上存在具有亲和力的 CRF 受体，应激状态下脾细胞内 CRF 含量及 CRF 受体表达增加，脾细胞的免疫功能受到抑制，人参皂苷可抑制CRF的外周淋巴器官效应，使免疫细胞功能得以恢复。

将微量人参皂苷注入海马后，大鼠脾脏淋巴细胞对ConA诱导的增殖反应增强，脾脏淋巴细胞IL-2的产生及IL-2受体的表达增加，NK细胞活性增高，同时B淋巴细胞对SAC葡萄球菌诱导的增殖反应亦增强，在增强免疫的同时，外周血中ACTH、皮质酮含量明显降低，这说明人参皂苷能通过海马，抑制ACTH-皮质轴活性介导增强免疫功能效应。作用机制研究表明，人参皂苷在海马区直接与皮质酮受体结合，启动垂体-肾上腺通路的长反馈负调节通路，产生免疫增强作用。

4. 对造血调控机能的影响　人参总皂苷可通过直接和/或间接途径刺激造血，从蛋白水平和基因转录水平上促进造血因子的合成和分泌，进而促进各系造血祖细胞的增殖。实验表明，人参总皂苷能显著刺激粒细胞-巨噬细胞系造血祖细胞（CFU-GM）增殖，促进胸腺细胞和脾细胞的粒细胞和巨噬细胞集落刺激因子（GM-CSF）蛋白和mRNA表达。经人参总皂苷诱导制备的大鼠骨髓巨噬细胞和人单核细胞株的培养上清液可显著提高大鼠和人的髓系多向造祖细胞（CFU-Mix）、粒细胞-巨噬细胞集落形成单位（CFU-GM）和红细胞系集落形成单位（CFU-E）的集落产率；提高促红细胞生成素（EPO）、粒细胞和巨噬细胞集落刺激因子（GM-CSF）、白介素-3（IL-3）、白介素-6（IL-6）的蛋白表达水平；EPO、GM-CSF、IL-3的mRNA水平也显著提高。

人参多糖（GPS）对髓系造血干（祖）细胞的增殖分化有明确的调控作用，这可能与其上调造血微环境中的基质细胞分泌造血生长因子（HGF），调节血细胞的生成有关。

5. 对免疫细胞内环核苷酸的影响　细胞内环核苷酸水平的变化是细胞水平调节免疫功能的一种机制。在未注射抗原前，给小鼠注射人参花总皂苷，小鼠脾组织中cAMP和cGMP水平明显升高，其中前者更显著，cGMP/cAMP的比值低于对照组，并明显增强淋转能力。在注射抗原（白喉类毒素）后，人参升高cAMP的作用消失，而cGMP明显升高，使cGMP/cAMP比值上升。人参皂苷Rg1能明显提高老年大鼠脾淋巴细胞cAMP和cGMP水平，且Rg1所表现的环核苷酸增高的量效关系与淋巴细胞增殖实验和IL-2活性测定实验的量效关系十分相似，认为Rg1选择性提高老年大鼠免疫功能的分子机制与提高脾淋巴细胞cAMP和cGMP水平有关。

6. 抗肿瘤作用　体内和体外试验结果表明人参对肥大细胞瘤、白血病、骨肉瘤、恶性淋巴瘤等肿瘤的生长均具有明显的抑制作用，可缩小瘤体，诱导肿瘤细胞凋亡、分化以及抑制肿瘤细胞的转移、扩散等。人参抗肿瘤作用的机制，一方面可能是通过影响肿瘤细胞的增殖、分化和凋亡等途径实现的，另一方面通过增强机体免疫功能而起到抗肿瘤作用。人参多糖能增加与巨噬细胞相关的免疫复合物的活性，增强巨噬细胞吞噬能力并诱导机体效应细胞白介素-2（IL-2）、干扰素-γ（IFN-γ）mRNA的表达，增强LAK、NK、CTL细胞的活性，提高机体抗肿瘤的能力。而人参皂苷可增强NK细胞的活性，同时又可促进NK细胞分泌干扰素（IFN）和IL-2以进一步增强抗肿瘤作用。进一步研究发现，人参皂苷和肿瘤坏死因子（TNF）在体内外，能增强小鼠腹腔巨噬细胞抗体依赖细胞介导的细胞毒作用，并在体内有明显的协同作用，提示这可能是它们体内协同抗肿瘤的机制之一。

【临床应用】

1. 恶性肿瘤的辅助治疗　人参皂苷保留灌肠对诱导直肠癌细胞凋亡有较好辅助作用；参一胶囊（人参皂苷Rg3）与化疗配合用药，有助于提高原发性肺癌、肝癌的疗效，可改善肿瘤患者的气虚症状，提高机体免疫功能；复方人参多糖制剂提高老年晚期非小细胞肺癌患者生活质量；人参多糖注射液可减轻肿瘤放、化疗引起的副作用。

2. 血液系统疾病 人参总皂苷胶囊联合环孢素治疗慢性再生障碍性贫血；人参总皂苷治疗中性粒细胞减少症；人参注射液、人参片治疗白细胞减少症。

3. 心血管系统疾病 生脉注射液（红参、麦冬、五味子）注射液治疗心肌梗死、心源性休克、感染性休克症见心悸、气短，四肢厥冷、汗出、脉欲绝；参附汤（人参、附子）联合西药抢救急性心梗合并泵衰竭患者；人参注射液治疗冠心病；独参注射液治疗房、室性期前收缩，缓解充血性心力衰竭病人症状。

4. 延缓衰老 人参蜂王浆口服液（人参、蜂王浆、五味子、蜂蜜）具有免疫调节，延缓衰老的保健功能，用于免疫力低下者，中老年人免疫调节，延缓衰老。

【不良反应及注意事项】 人参可诱发中枢神经系统兴奋症状。出现类似于皮质类固醇中毒症状，如出现皮疹、食欲减退、低血钾等。人参用量过大会产生“人参滥用综合征”等不良反应，包括：1. 心血管系统：对冠状动脉、脑血管、眼底血管均有扩张作用。可引起心悸、血压升高，甚至发生高血压危象以及出血等症状，亦有少数人表现为低血压。2. 神经系统：可引起中枢神经兴奋和刺激症状。3. 消化系统：可见恶心、呕吐，严重的可引起上消化道出血。4. 水、电解质代谢：口服能产生抗利尿作用，与去氧皮质醇作用相似。5. 过敏反应：可引起面部及全身皮肤潮红、丘疹、瘙痒等过敏症状。

【制剂与用法】 人参多糖注射液：6mg/2ml。肌肉注射：每次 2ml，每天 2 次。参一胶囊：每粒 10mg，饭前空腹口服，一次 2 粒，一天 2 次。复方制剂：生脉注射液：每支 10ml。肌内注射：一次 2～4ml，一天 1～2 次；静脉滴注：一次 20～60ml。人参蜂王浆口服液：每支 10ml，一天 3 次。

5.2.2 甘草

Licorice Root

本品为豆科甘草属植物甘草 *Glycyrrhiza uralensis* Fisch.，胀果甘草 *Glycyrrhiza inflata* Bat. 或光果甘草 *Glycyrrhiza glabra* L. 的干燥根及根茎。甘草主要含三萜皂苷类和黄酮类。三萜皂苷类主要有甘草甜素（glycyrrhizin，又名甘草酸 glycyrrhizic acid）和甘草次酸（glycyrrhetinic acid）。黄酮类主要包括甘草素（liquiritigenin）、甘草苷（liquiritin）、异甘草苷（isoliquiritin）、新甘草苷（neo-liquiritin）、异甘草素（2，4，4-trihydroxychalcone；isoliquiritigenin）等。甘草皮质部有异黄酮类的 FM_{100}、甘草利酮、甘草黄酮及含苷元和糖蛋白的复合物 LX。此外，还含有阿魏酸（ferulaic acid）、甘草酸单胺、多种氨基酸、糖类、微量元素等。

【药理作用】

1. 对细胞免疫功能的调节 甘草酸可显著抑制 T 细胞的过度激活；调节 T 细胞释放细胞因子，使 Th_1/Th_2 保持平衡；对 TNFα 介导的细胞毒作用也有明显抑制作用，从而调节免疫反应。另外，甘草酸对体外培养的胸腺细胞增殖有抑制作用，此作用并不表现为细胞毒性，可能为对细胞 DNA 转录水平的抑制。甘草甜素可选择性地增强辅助 T 淋巴细胞的增殖能力和活性，使 $CD4^+$ 细胞增加，$CD8^+$ 细胞减少。但有实验表明甘草甜素是小鼠 T 淋巴细胞凋亡的选择性诱导剂。甘草多糖在环孢素或环磷酰胺介导的 T 淋巴细胞抑制状态下，能提高 T 淋巴细胞的转化率。

2. 对体液免疫功能的调节 甘草多糖能诱导 B 细胞分化，并促进 B 细胞合成、分泌 IgM、IgG，但 T 细胞在甘草多糖诱导 B 细胞分化中未显示重要作用。是一种 T 细胞非依赖的 B 细胞多克隆活化剂。然而对羊红细胞诱导的初次抗体应答，甘草多糖却产生抑制作用。

3. 对细胞因子的调节　甘草甜素可调节多种细胞因子的分泌，促进淋巴细胞产生 IL-2、IFN-γ，抑制 IL-4、IL-10 的生成。促进细菌脂多糖诱导腹腔巨噬细胞产生 IL-12p40 和 IL-12p70，并呈剂量相关。

4. 保肝作用　甘草能防治肝损害，研究证明，甘草中的甘草酸通过抗炎、抗脂质过氧化、调节免疫和稳定溶酶体等作用，减轻肝细胞坏死，抗肝纤维化，促进肝细胞再生。而甘草甜素则是在机体内水解成甘草次酸而呈保肝作用。甘草甜素抑制 ConA 所致血浆 ALT 活性增高，对卡介苗（DCG）与 LPS 所致的免疫性肝毒性损伤的大鼠肝细胞有保护作用。在对表达乙肝表面抗原（HBsAg）的人肝癌细胞系 PLC/PRF/5 的研究中发现，甘草甜素可抑制 HBsAg 分泌。甘草甜素可抑制通过补体经典途径和旁路两条激活途径而导致的细胞溶解，而对免疫附着没有影响，提示甘草甜素对病毒性肝炎的抗炎机制与其阻断 C5 或补体级联反应的后期步骤有关。

5. 抗变态反应作用　甘草制剂对过敏性休克小鼠呈明显的保护效应，降低去肾上腺动物过敏反应的发生率和死亡率。由于甘草中的甘草酸在结构上与糖皮质激素相似，在体内可延缓皮质激素的代谢，且对下丘脑垂体肾上腺轴无明显影响，故作为皮质激素的替代治疗，甘草酸除有糖皮质激素样作用外，还可以直接抑制补体活化，降低循环免疫复合物水平。

6. 抗炎作用　甘草明显减轻卵蛋白致敏哮喘模型小鼠肺组织的炎症病理变化，增加哮喘小鼠血清 IFN-γ，降低血清 IL-4。提示甘草可通过提高 Th_1 细胞因子水平，抑制 Th_2 细胞因子水平，从而纠正哮喘 Th_1/Th_2 失衡，减轻气道炎症，降低气道高反应性，减轻哮喘的症状或减缓哮喘的发作。

7. 抗病毒　体外研究发现，甘草甜素在较高浓度（但不产生细胞毒）可抑制病毒的复制，也可抑制 SARS 冠状病毒（SARS-CoV）的复制。通过角膜接种单纯疱疹病毒-1（HSV-1）而罹患疱疹脑炎的小鼠，腹腔注射甘草甜素可抑制其大脑 HSV-1 的复制，同时增加存活率。研究表明甘草甜素除对病毒颗粒的直接作用外，还可通过诱生干扰素、增强自然杀伤细胞及巨噬细胞功能而达到抗病毒效果。甘草次酸可终止寄生于 B 淋巴细胞的潜伏期卡波济肉瘤相关疱疹病毒（KSHV）的复制，选择性地诱导 KSHV 潜伏感染的细胞凋亡，其作用机制可能是通过下调与潜伏相关的核抗原（LANA）活性，以及上调病毒周期蛋白表达。

【临床应用】

1. 艾迪生（阿狄森）病　甘草粉或甘草流浸膏口服，可使患者体力增强，血清钠增加，血压升高及皮肤色素沉着减退。但对重症患者需同时合用皮质激素才能奏效。

2. 胃及十二指肠溃疡　甘草流浸膏、生胃酮（甘草次酸的琥珀酸半酯二钠盐）及甘草锌对消化道溃疡有较好疗效。

3. 呼吸系统疾病　甘草片、甘草流浸膏、复方甘草口服溶液（甘草流浸膏、复方樟脑酊、愈创木酚甘油醚等）可用于治疗上呼吸道感染、支气管炎和感冒时所产生的咳嗽及咳痰不爽。

4. 皮肤病　用甘草酸铵霜剂外用治疗湿疹、荨麻疹、皮炎等有效。

5. 肝炎　复方甘草酸单铵注射液用于急、慢性，迁延型肝炎引起的肝功能异常，且对中毒性肝炎以及癌症有一定的辅助治疗作用。甘草甜素口服或静脉滴注，对急慢性乙型肝炎有一定的疗效。甘草酸二铵注射液适用于伴有谷丙转氨酶升高的急、慢性病毒性肝炎的治疗。

6. 眼科炎症　甘草酸钠滴眼，对疱疹性角膜炎、角膜结膜炎患者，有一定的治疗作用。

【不良反应及注意事项】甘草有弱的皮质激素样作用，长期、大剂量应用，可能会引起水钠潴留和低血钾的假性醛固酮增多、高血压和心脏损害的危险性。老人及心血管疾病患者应慎用。

【制剂与用法】复方甘草酸单铵注射液，每支40mg。静脉滴注，一次40～80mg，一天1次；肌内或皮下注射，一次2～4ml，一天1～2次。甘草酸二铵注射液，每支50mg。静脉注射，一次150mg，以10%葡萄糖注射液250ml稀释后缓慢滴注，一天1次。甘草酸二铵胶囊，每粒50mg。口服，一次150mg，一天3次。复方甘草口服溶液，每瓶100ml。口服，一次5～10 ml，一天3次。

5.2.3 黄芪

Radix Astragali

本品为豆科植物蒙古黄芪 *Astragalus membranaceus*（Fisch.）Bge. var. *mongholicus*（Bge.）Hsiao 或膜荚黄芪 *Astragalus membranaceus*（Fisch.）Bge. 的干燥根。黄芪主要含黄芪多糖（astragalus polysaccharides）、多种黄酮类化合物和三萜类（黄芪皂苷Ⅰ～Ⅳ，AstragalosideⅠ～Ⅳ）。另外含有生物碱、葡萄糖醛酸及多种微量元素等。

【药理作用】

1. 对细胞免疫的影响　黄芪促进机体细胞免疫功能，能减弱或消除抑制性淋巴细胞（T_s）的活性，增加ConA刺激引起的淋巴细胞增殖和IL-2的产生，提高创伤小鼠T_h/T_s的比值。黄芪注射液可明显增加荷瘤小鼠的T淋巴细胞总数（TLC）与辅助性T淋巴细胞数，提高机体免疫能力，增加抗瘤活性。黄芪多糖（APS）是黄芪中含量最多、免疫活性最强的一类物质，它能提高正常机体和肿瘤患者的淋巴细胞免疫功能，纠正应激时细胞免疫的紊乱。进一步研究表明，黄芪多糖能使IL-2mRNA和IL-2RmRNA基因转录表达，恢复IL-2和IL-2R水平，达到调节淋巴细胞的作用。

2. 对体液免疫的影响　黄芪不仅能明显促进正常机体的抗体生成，增加小鼠脾脏重量、脾细胞数及提高抗体反应；还能提高受环磷酰胺抑制小鼠的血清凝集素、溶血素抗体的水平；完全对抗强的松龙所致的脾脏、胸腺、肠淋巴结等免疫器官的萎缩及外周白细胞的减少，促进抗体生成，诱导小鼠脾细胞产生IFN-γ。支气管炎、慢性肾炎等慢性感染性疾病患者注射黄芪后，血液中的免疫球蛋白IgG、IgA、IgM的含量明显升高，可使感冒易感者呼吸道黏膜的主要保护性抗体IgA含量明显升高。黄芪多糖能明显促进B细胞的增值分化，提高正常与免疫功能低下动物的血清抗体水平，改善环磷酰胺处理小鼠免疫抑制状态，纠正白细胞数量的下降，增加脾脏抗体形成细胞的数量，促进免疫球蛋白IgG的产生。

3. 对巨噬细胞的调节作用　黄芪可提高辐射小鼠单核巨噬细胞系统功能。黄芪注射液能增强荷瘤小鼠的腹腔巨噬细胞吞噬率和吞噬指数，减轻脾及胸腺碱性磷酸酶活性下降程度。黄芪皂甙甲有增强巨噬细胞酶蛋白合成系统功能，促进溶酶体生成和巨噬细胞表面Fc受体的增加。黄芪多糖能促进巨噬细胞NO合成，显著增强小鼠腹腔巨噬细胞对黑色素瘤细胞的杀伤作用。体内巨噬细胞的吞噬功能受cAMP及cGMP比值变化的影响，黄芪多糖及黄芪水煎液可使大鼠血小板中cAMP增加，cGMP降低，升高cAMP/cGMP比值，增强吞噬细胞的吞噬功能。

4. 对细胞因子的影响　黄芪和黄芪多糖体外对正常小鼠IL-2活性无明显影响，明显提高大黄脾虚模型小鼠IL-2活性，辅助自发性免疫疾病模型MRL/Ipr小鼠淋巴细胞产生较高活性IL-2，并能明显降低MRL/Ipr小鼠脾细胞培养上清中肿瘤坏死因子（TNF）的活性。

5. 对补体系统的影响　单味黄芪对小鼠补体（CH50）有增强作用，提高补体介导的免疫复合物溶解能力。也能明显升高老年人免疫复合物的溶解能力。另据报道，黄芪多糖对正常豚鼠补体无明显影响，但对经过眼镜蛇毒因子（CVF）处理后补体下降和吞噬率下降有促进补体恢复的功能。

6. 对红细胞免疫功能的影响　黄芪可明显增加正常小鼠红细胞 C_3b 受体花环形成率和红细胞免疫复合物（RBC-IC）的花环形成率，使红细胞免疫黏附促进因子（RFER）提高，抑制因子（RFIR）降低，从而增加红细胞免疫力。黄芪还可显著提高老年人红细胞免疫功能，这可能与促进红细胞表面 C_3b 受体的表达，改善免疫黏附调节因子的紊乱状态有关。白血病患者红细胞免疫功能明显受损害。表现在 RBC-C_3b 受体花环率及肿瘤 RBC 花环形成率均显著低于正常人，而 RBC 免疫复合物显著高于正常人。化疗加用黄芪注射液后。其红细胞免疫功能可基本恢复正常。黄芪还能增加人红细胞膜脂流动性，增加膜蛋白中 α-螺旋的含量，调节膜表面电荷。

7. 促进造血功能　黄芪具有升高外周血细胞，促进造血干细胞的分化和增殖作用。黄芪多糖对人骨髓粒-巨噬细胞集落刺激因子、红细胞集落的形成均有促进作用，对造血功能障碍有明显保护作用，能增强小鼠对环磷酰胺毒性的耐受性，促进丝裂霉素 C（MMC）引起的骨髓抑制小鼠的骨髓和脾脏造血祖细胞的增殖和成熟。黄芪多糖对造血系统的作用机制是：(1) 保护和改善骨髓造血微环境；(2) 促进外周造血干细胞的增殖和动员；(3) 促进内源性造血因子的分泌等。

8. 抗肿瘤　黄芪能增强树突状细胞的功能，运用肿瘤抗原多肽致敏的树突细胞治疗肿瘤的同时，联合应用黄芪注射液可直接刺激 NK 细胞，还可通过增加自然杀伤细胞因子（NKCF）的释放，增强低剂量 IL-2 诱导的淋巴因子激活的杀伤细胞的细胞毒性以间接杀伤肿瘤细胞。

9. 抗辐射作用　黄芪总黄酮对辐射所致的免疫系统损伤有一定的保护作用。其作用机制可能与黄芪总黄酮具有抗氧化性及清除自由基作用，使免疫细胞免受脂质过氧化的损伤有关，同时黄芪总黄酮还具有改变免疫细胞能量代谢和促进淋巴细胞分裂的功能。

【临床应用】

1. 呼吸系统疾病　黄芪治疗小儿反复呼吸道感染；黄芪注射液辅助治疗肺心病；丹参和黄芪注射液联合应用治疗阻塞性肺病。

2. 循环系统疾病　黄芪注射液辅助治疗慢性心力衰竭、病毒性心肌炎、缺血性心脏病、脑梗死。

3. 消化系统疾病　复方丹参注射液加黄芪注射液治疗婴幼儿秋季腹泻；黄芪注射液能改善肝硬化患者症状；复方丹参联用黄芪治疗慢性肝炎和肝炎后肝硬化患者；黄芪建中汤复方治疗十二指肠溃疡。

4. 治疗泌尿系统疾病　抗生素和黄芪同时应用治疗老年人慢性肾盂肾炎；黄芪注射液辅助治疗早期糖尿病性肾病、肾病综合征慢性肾衰患者、慢性肾炎。

5. 恶性肿瘤的辅助治疗　黄芪注射液配合化疗治疗恶性肿瘤病人，患者生活质量得到明显改善。参芪扶正注射液（党参、黄芪）用于气虚证肺癌、胃癌、肝癌等患者的辅助治疗。

【制剂与用法】

黄芪注射液：每支 10ml。肌内注射：每次 2ml，每天 2 次。

复方制剂　复方黄芪益气口服液：每支 10 毫升。口服：一次 10 毫升，一天 3 次。参芪扶正注射液：每瓶 250ml。静脉滴注，每次 250ml，每天一次。

5.2.4 淫羊藿

Epimedium Brevicornum

本品为小檗科植物淫羊藿 *Epimedium brevicornum* Maxim.、箭叶淫羊藿 *Epimedium sagittatum*（Sieb. et Zucc.）Maxim.、柔毛淫羊藿 *Epimedium pubescens* Maxim. 巫山淫羊藿 *Epimedium wushanense* T. S. Ying 或朝鲜淫羊藿 *Epimedium koreanum* Nakai 的干

燥地上部分。淫羊藿茎叶含淫羊藿苷（icariine，Ica）、去氧甲基淫羊藿苷（Des－o－methy－icariine）、β－去氢甲基淫羊藿素（β－anhydroicaritine）。还含有异槲皮素、木脂素、木兰素、金丝桃苷和多糖等20多种单体化合物。其中主要的有效成分是黄酮、多糖、生物碱及木脂素。

【药理作用】

1. 对免疫器官的影响　淫羊藿多糖可以引起胸腺缩小，脾增大，脾有核细胞明显增多。但口服给药一般不发生胸腺缩小，特别是老龄动物胸腺缩小者，口服后可使胸腺重量明显增加。淫羊藿苷可使小鼠脾脏显著增大，脾有核细胞数明显增加，从而达到促进（抗原激活的）淋巴细胞增殖作用。此外，淫羊藿多糖有刺激骨髓造血细胞DNA合成的作用，可以抑制抗艾滋病毒药物齐多夫定（AZT）对骨髓造血功能的抑制。

2. 对巨噬细胞功能的增强作用　淫羊藿、淫羊藿多糖和淫羊藿黄酮均可明显促进小鼠巨噬细胞的吞噬活力。进一步的研究表明，淫羊藿无论复方或单味药对巨噬细胞受体功能状态均有一定增强作用，这种增强作用在机体正常状态下并不显著，而当应用免疫抑制剂如氢化可的松时其作用明显表现出来，提示淫羊藿可能是通过影响Fc受体介导的巨噬细胞的某些免疫功能起作用。淫羊藿苷可促进辐射小鼠免疫功能的恢复，提高小鼠腹腔巨噬细胞吞噬百分率和吞噬指数作用。促进小鼠脾脏淋巴细胞转化功能和NK细胞活性。

3. 对T淋巴细胞的调节作用　淫羊藿水煎液对正常人外周血淋巴细胞的体外影响的研究表明，淫羊藿可增加活性淋巴细胞E花环率，但不能提高总E花环率。提示其作用方式可能与胸腺素有相似之处。淫羊藿水煎剂在高浓度时抑制活性E花环形成细胞和总E花环形成细胞，表现出与浓度有关的双向调节作用。淫羊藿多糖能够促进T细胞增殖，对小鼠淋巴细胞具有有丝分裂原样作用。淫羊藿苷显著促进刀豆蛋白A（ConA）诱导的脾淋巴细胞增殖。淫羊藿总黄酮对免疫抑制小鼠ConA诱导的T淋巴细胞转化效应也有促进作用。对强的松引起的小鼠脾细胞内的cAMP升高、cGMP及cGMP/cAMP比值降低有拮抗作用，提示淫羊藿总黄酮增强模型小鼠免疫功能的作用，可能是通过升高cGMP和降低cAMP的环节实现的。淋巴细胞过度凋亡及对凋亡刺激易感性增高是衰老免疫稳态失衡的重要分子机制之一，针对细胞凋亡进行的有效干预将有助于衰老免疫稳态的重建。淫羊藿总黄酮可抑制老年大鼠脾淋巴细胞过度凋亡，校正老龄大鼠T_{h1}、T_{h2}、T_{h3}类细胞因子之间的比例失衡，重塑T_{h1}、T_{h2}、T_{h3}细胞免疫调节网络的良性平衡。作用机制研究表明，淫羊藿总黄酮可激活老年大鼠Rel/NF－κB/IB/IKK及其相关信号转导途径，最终经由IBε、IBα的调节，使NF－κB在适度范围上调，这可能是淫羊藿总黄酮重建T淋巴细胞凋亡平衡免疫稳态、延缓免疫衰老的重要机制之一。

4. 对B淋巴细胞的调节作用　淫羊藿不但可以增强正常小鼠的体液免疫功能，而且还可以对抗环磷酰胺的免疫抑制作用。淫羊藿多糖对B细胞有刺激增殖的作用，增加裸鼠脾细胞的DNA合成，提高SRBC免疫小鼠溶血素抗体水平，且表现为量效关系。淫羊藿苷也具有促进抗体生成作用。淫羊藿多糖和淫羊藿黄酮类虽然都能增强体液免疫功能，但它们的作用机制不同。淫羊藿多糖通过对脾脏抗体生成细胞的影响，既增加抗体生成细胞数，又促进浆细胞产生抗体，而总黄酮类成分则通过影响免疫调节网络中的抑制性成分（总黄酮可降低抑制性T细胞的功能）来发挥作用。

5. 对细胞因子的调节作用　淫羊藿水煎剂可明显增强正常人、肾小球肾炎、慢性肾功能不全患者外周血淋巴细胞IL－2受体表达，诱导干扰素的产生，其中以IFN－γ为主。淫羊藿多糖能使小鼠胸腺和脾脏细胞合成IL－2增多。淫羊藿多糖对人IL－2活性的影响有显著的剂量依赖关系，在低浓度时促进 IL-2 活性，高浓度反而抑制 IL-2 活性。

6. 抗肿瘤　淫羊藿多糖可显著提高荷瘤小鼠的免疫功能。显著提高小鼠因荷瘤所导致的胸腺、脾指数下降，溶血素形成减少，溶血空斑值降低及迟发性超敏反应低下。

【临床应用】

1. 阳痿　淫羊藿、菟丝子研成粉末，黄酒送服，可治疗阳痿。

2. 骨质疏松　临床主要应用含淫羊藿的复方治疗绝经后骨质疏松、老年类风湿性关节炎所致的骨质疏松。也可治疗股骨头坏死。

3. 神经衰弱　淫羊藿浸膏片、总黄酮片、淫羊藿苷胶囊均有较好的疗效，明显改善失眠症状。

4. 治疗缓慢性心律失常　淫羊藿、黄芪配伍治疗病态窦房结综合征、窦性心动过缓、房室传导阻滞等缓慢性心律失常有较好的治疗效果。

5. 冠心病　淫羊藿片和淫羊藿浸膏片可以改善心绞痛患者的症状。

6. 白细胞减少症　淫羊藿冲剂对白细胞减少症有较好的疗效。

7. 呼吸系统疾病　淫羊藿片口服对慢性气管炎有一定的治疗效果。由淫羊藿和巴戟天制成的喘可治注射液，治疗哮喘病（支气管哮喘）发作期、缓解期，亦可用于治疗慢性支气管、慢性阻塞性肺疾病。

【制剂与用法】　复方制剂：喘可治注射液，每支 10ml。肌内注射：成人 4 毫升/次，2 次/天；7 岁以下儿童 1 毫升/次，2 次/天；7 岁以上儿童 2 毫升/次，2 次/天。复方淫羊藿口服液，每支 10ml。口服，每次 10ml，一天 2～3 次。更年灵胶囊，每粒 0.3g（含淫羊藿浸膏 50mg）口服，一次 1～2 粒，一天 3 次。

5.2.5 灵芝

Ganoderma Lucidum

本品为担子菌类多孔菌科灵芝属植物灵芝 *Ganoderma Lucidum*（*Leyss ex Fr.*）*Karst.* 或紫芝 *Ganderma sinense Zhao. Xu et Zhang.* 的干燥全株（子实体）。主要含灵芝多糖（ganoderma lucidum polysaccharide）、甾醇类、三萜类、氨基酸类、生物碱类、核苷类、酶类、有机锗、无机离子等十大类 100 余种成分。

【药理作用】

1. 增强免疫细胞的功能

（1）对 T 细胞的影响　灵芝的主要免疫活性成分是灵芝多糖，灵芝多糖有促进 T 细胞增殖作用。体外实验结果表明灵芝多糖 BN_3 A、BN_3 B 及 BN_3 C 均能显著促进刀豆素（ConA）诱导的小鼠脾淋巴细胞增殖反应，而且还使脾细胞 IL-2 的产生明显增多。灵芝多糖（BN_3C）对 T 细胞亚类的数量和功能、T 细胞表面表型均有促进作用，而剂量增大时则呈现抑制作用，表明 BN_3C 对 T 细胞具有双向调节作用。

（2）对 B 细胞的影响　灵芝可明显提高绵羊红细胞（SRBC）引起的血凝抗体（HA-Ab）效价，促进脂多糖（LPS）诱导的脾脏 B 细胞增殖，提高 B 细胞生成 IgM 抗体的能力。灵芝多糖能促进 B 细胞活化，提高 B 细胞膜 C3b 受体活性，增强机体免疫功能。

（3）对 NK 细胞的影响　灵芝能提高 NK 细胞活性，对环磷酰胺引起 NK 细胞活性的抑制有恢复趋势。

（4）对巨噬细胞的影响　灵芝能增加巨噬细胞的吞噬活力，灵芝菌丝体总糖作用于小鼠腹腔巨噬细胞后，可明显增强培养上清中肿瘤坏死因子-α（TNF-α）的活性，诱导白血病细胞（HL-60）的凋亡[58]。灵芝孢子粉碱提多糖对小鼠巨噬细胞具有明显的激活作用，刺激体外培养的小鼠巨噬细胞变大，颜色加深，并能显著分泌 TNF-α 和 IL-1β，产生大量的 NO，对乳胶颗粒的吞噬功能也明显的增强[59]。进一步研究表明，巨噬细胞是灵芝多糖作用的靶细胞，灵芝多糖 GLB7 快速升高小鼠腹腔巨噬细胞 cAMP 浓度，从而使蛋白激酶（PKA）活化，再激活巨噬细胞，提高免疫效能，这可能是 GLB7 增强机体免疫功能的重要途径。研究还发现灵芝多糖（GLB7）能迅速提高巨噬细胞中三磷酸肌醇（IP_3）和二酰基甘油（DAG）的浓度，二者是激活巨噬细胞的重要因子，使巨噬细胞发挥其免疫作用。

2. 对细胞因子的诱生作用　灵芝不仅增加活化的巨噬细胞合成白细胞介素-1（IL-1）及肿瘤坏死因子（TNF）的量，也能恢复受抑制的淋巴细胞产生白细胞介素-2（IL-2）的能力。灵芝提取物剂量依赖性的提高小鼠血清中 TNF-α 活性和 IFN-γ 的含量。灵芝多糖可明显增加小鼠脾淋巴细胞产生 IL-2 的能力，促进 IL-6 及 TNF-αmRNA 的表达，在转录水平影响这些细胞因子的产生。灵芝多糖 GLP 能直接刺激人脐血单核细胞（CBMC）增殖，分泌 IL-6，协同植物血凝素（PHA）刺激 CBMC 增殖。GLP 还能明显增强 rIL-2 诱导人脐血淋巴因子激活的杀伤细胞（CB-LAK）的增殖活性，协同 rIL-2 提高 CB-LAK 细胞表面 IL-2R 的表达，通过增强细胞脂多糖（LPS）的诱生作用，使人脐血 LAK 细胞的杀伤活性明显增强。

3. 对免疫功能的调节作用　灵芝具有增强与恢复免疫功能的作用，强迫小鼠在冷水中游泳可致应激性免疫功能抑制，绵羊红细胞（SRBC）致敏小鼠的空斑形成细胞（PFC）反应和二硝基氯苯（DNCB）诱导的小鼠迟发型皮肤过敏反应（DCH）均显著降低，灵芝多糖可预防应激引起的免疫功能低下。灵芝多糖可提高衰老机体的免疫功能，使因衰老而降低的小鼠 PFC 反应、ConA 诱导的淋巴细胞增殖反应、混合淋巴细胞培养反应（MLR）明显恢复，其作用机制与其增强淋巴细胞内 DNA 多聚酶 α 的活性，促进细胞的增殖、分裂，导致 IL-2 合成与分泌有关。此外，灵芝多糖可剂量依赖性拮抗抗肿瘤药氟尿嘧啶、丝裂霉素 C 和阿糖胞苷对混合淋巴细胞培养反应（MLR）的抑制作用；使免疫抑制药环孢素或氢化可的松抑制小鼠 MLR 恢复至接近正常水平。

当机体免疫功能异常亢进时，灵芝可以抑制过高的免疫反应。灵芝对Ⅰ、Ⅲ、Ⅳ型变态反应均有抑制作用，可明显抑制接触性皮炎 Arthus 反应及迟发型变态反应（DTH），对反应素引起的大鼠被动皮肤过敏反应也有轻度抑制作用。对灵芝抗过敏机制的研究发现，灵芝中所含油酸具有膜稳定作用，其含有的环八硫样物质能与膜蛋白相互作用，阻止肥大细胞摄取^{45}Ca，从而抑制肥大细胞释放组胺。

4. 抗肿瘤作用　灵芝及其所含多糖有抗小鼠移植性肿瘤作用，但对体外培养的肿瘤细胞无直接抑制作用。灵芝子实体中提取的灵芝多糖肽不但可抑制小鼠 S-180 肉瘤生长，还可显著抑制小鼠 Lewis 肺癌生长；灵芝多糖 B 可增强环磷酰胺的抗肿瘤作用；灵芝菌丝体多糖亦可显著抑制 Balb/c 小鼠和昆明种小鼠皮下移植的 S-180 肉瘤生长；生灵芝菌丝体总多糖可作用于小鼠的巨噬细胞，促进 TNF-α 分泌，诱导 HL-60 细胞凋亡。

通过血清药理学研究，灵芝多糖在体内既可通过诱导巨噬细胞\T 细胞释放肿瘤坏死因子 α（TNFα）、干扰素 γ（INFγ）等细胞因子，抑制或杀死肿瘤细胞；也可通过树突状细胞 DC 诱导特异性细胞毒 T 淋巴细胞（CTL）活化，进一步发挥细胞毒作用，而这一作用与灵芝多糖明显促进 CTL 细胞的 INFγmRNA 转录及蛋白表达，以及显著促进 CTL 中的颗粒酶 B 在基因转录和蛋白水平表达有关。

【临床应用】

1. 慢性支气管炎　灵芝液（薄树芝的发酵液）、灵芝酊（灵芝子实体浸出物减压回收乙醇制成）、复方灵芝片均可辅助治疗慢性支气管炎。

2. 各类型肝炎　以灵芝配合其他中药制成的复方，可治疗慢性肝炎、乙型肝炎、急慢病毒性肝炎。

3. 血液系统疾病　紫灵芝多糖片、灵芝菌丝片治疗白细胞减少症；灵芝露治疗血小板减少性紫癜；灵芝口服液治疗恶性血液病。

4. 恶性肿瘤的辅助治疗　灵芝孢子粉（全破壁灵芝孢子粉、天然有机硒）预防和辅助治疗各种恶性肿瘤，抗放射性射线和有毒化学物质对机体的损害，可减轻肿瘤放、化疗引起的副作用。

5. 与免疫有关的其他疾病　灵芝复方治疗老年衰弱症；薄灵芝注射液治疗硬皮病、多发性肌炎、皮肌炎。

另外，灵芝素注射液可治疗心律失常，灵芝多种制剂尚可用于食欲不振、失眠、健忘、精神不振、倦怠乏力等辅助治疗。

【不良反应及注意事项】临床应用不良反应少，少数病人出现头晕，口鼻及咽部干燥和便秘等副作用。

【制剂与用法】　灵芝孢子粉：每粒0.32g，保健：2～3粒/次，一天2次；辅助治疗各种恶性肿瘤：4～6粒/次，一天2次。灵芝胶囊：每粒0.27克，口服，一次2粒，一天3次。灵芝片：每片0.27克，口服，一次3片，一天3次。灵芝口服液：每支10ml，一天3次。灵芝糖浆：每瓶300ml，一次20ml，一天3次。

5.2.6　枸杞子

Barbary Wolfberry Fruit

本品为茄科植物宁夏枸杞 *Lycium barbarum L.* 的干燥成熟果实。枸杞子主要含有甜菜碱（betaine）、枸杞多糖（lycium barbarum polysaccharide，LBP）、莨菪亭（scopoletin）、游离氨基酸、维生素和胡萝卜素及多种微量元素等。

【药理作用】

1. 对体液免疫功能的调节　枸杞水煎液能增强Balb/c小鼠抗体形成细胞的活性，促进B细胞分化、增殖为浆细胞，增加小鼠血清中IgG的含量。枸杞提取物对细菌脂多糖刺激的小鼠B淋巴细胞增殖。具有浓度依赖性双向调节作用，高浓度有抑制作用，而低浓度则具有促进作用。枸杞多糖明显增强SRBC诱导的特异性抗体生成反应，对快速老化模型小鼠快速老化亚系SAMP8特异性抗体生成反应，和美洲商陆（PWM）诱导的抗体IgG水平的降低亦有明显的改善作用。枸杞多糖的有效剂量与动物免疫状态有关，对正常小鼠有效剂量为5～10mg/kg，而对衰老小鼠，1mg/kg即可增加溶血空斑形成细胞数，提示在免疫功能低下时枸杞多糖更易发挥增强免疫效应。

2. 对细胞免疫功能的调节　T淋巴细胞是体内重要的免疫调节和效应细胞，如果总数不足或亚群失衡将导致广泛的免疫系统功能紊乱。枸杞及其有效成分可作用于T细胞及T细胞亚群，发挥免疫功能的调节作用。枸杞提取物对植物血凝素（PHA）和佛波酯（PMA）活化的人扁桃体淋巴细胞增殖反应具有明显的促进作用。枸杞多糖明显增加正常小鼠外周血T淋巴细胞百分数；促进胸腺及脾T淋巴细胞的增殖，还可使刀豆蛋白A（ConA）诱导的脾细胞增殖反应、绵羊红细胞（SRBC）诱导的特异性脾细胞增殖反应显著增强[69]。枸杞多糖对T细胞亚群有调节作用。增加正常小鼠脾脏总T细胞数及辅助性T细胞亚群（T_h）百分比，提高淋巴细胞转化率，而且还可恢复环磷酰胺诱发的免疫功能低下状态，使总T细胞数与T_h百分比及淋巴细胞转化率恢复到正常或接近正常水平。此外，枸杞多糖能有效地降低老年大鼠T细胞的过度凋亡，在调控T细胞凋亡方面，具有下调促凋亡基因TNFR1表达及上调抗凋亡基因Bcl-2表达的协同作用，从而重塑凋亡调控基因表达的平衡状态，逆转衰老时T细胞过度凋亡的趋势，有助于衰老时免疫稳态的恢复和重建。

3. 增强巨噬细胞的功能　巨噬细胞是机体主要的免疫活性细胞之一，在机体免疫反应的多个环节起重要作用，其分泌的多种介质及酶类与机体许多生理、病理效应有关。枸杞子水煎液、枸杞子提取物均能使正常小鼠腹腔巨噬细胞数量增多，吞噬率与吞噬指数增高。枸杞多糖可增强处于不同状态的巨噬细胞的功能，明显增加小鼠腹腔静止巨噬细胞的NO诱生量、胞内溶菌酶与超氧化物歧化酶的活性，还可使被TG（硫代乙醇酸钠）活化的腹腔巨噬细胞的上述检测值显著增长，表现出协同TG增强巨噬细胞功能的效应。此外，枸杞多糖对小鼠腹腔巨噬细胞抑制肿瘤增殖活性有一定影响，能增强经ConA处理的巨噬细胞对肿瘤靶细胞增殖的抑制活性。枸杞多糖还能显著增强小鼠腹腔巨噬细胞C_3b和Fc受体的数量与活力，拮抗环磷酰胺对巨噬细胞C_3b和Fc受体的抑制作用。研究认为，植物类多糖作用于巨噬细胞的机制，可能是巨噬细胞膜上存在多糖受体，多糖类物质结合此受体，增强了巨噬细胞的各种功能。现已明确，巨噬细胞表面有脂多糖的受体，枸杞多糖与脂多糖属于不同来源的多糖，但其结构可能会有某些相似之处。因此，枸杞多糖直接作用于巨噬细胞表面某种受体，而影响巨噬细胞的功能状态，可能是枸杞多糖活化巨噬细胞的重要途径之一。

4. 对细胞因子的影响　枸杞子提取物不能单独诱导全血培养细胞产生肿瘤坏死因子(TNF)，但可明显促进PHA活化的T细胞产生白介素-6（IL-6）及LPS诱导的TNF、IL-6产生。枸杞多糖剂量依赖性地提高人外周血单核细胞（PBMC）、白细胞介素-2（IL-2）和肿瘤坏死因子-α（TNF-α）基因表达的水平，还可显著增强白细胞介素-2的促小鼠胸腺淋巴细胞增殖活性，并使老年小鼠IL-2促进淋巴细胞增殖水平得到明显恢复。

5. 对神经内分泌免疫调节网络的整体调节作用　枸杞多糖在增强大鼠脾细胞增殖反应的同时，使脾脏去甲肾上腺素的含量明显下降；下丘脑去甲肾上腺素、多巴胺及5-羟色胺的含量下降，5-羟吲哚乙酸升高；血浆皮质酮水平降低。枸杞多糖在促进去胸腺小鼠免疫功能的同时，对其性腺功能、肾上腺功能、下丘脑及脾的神经递质亦有明显调节作用。提示枸杞多糖增强免疫功能的机制，一方面是直接作用于免疫系统，促进免疫反应，另一方面可能是作用于下丘脑，通过下丘脑-垂体-肾上腺轴或下丘脑-自主神经系统-外周免疫器官（如脾脏）的神经通路作用于免疫系统，从而发挥对整体免疫功能的调节作用。

6. 抗肿瘤作用　枸杞多糖具有广泛的免疫调节作用，可以增强机体的抗肿瘤效应。枸杞多糖显著抑制移植性肿瘤S_{180}的生长，明显增强荷瘤鼠巨噬细胞率和吞噬指数，增加脾细胞抗体生成，提高荷瘤鼠脾细胞的转化功能和CTL杀伤能力。枸杞多糖还可明显抑制H_{22}荷瘤小鼠肿瘤的生长，增加肿瘤浸润淋巴细胞中T淋巴细胞亚群CD_4^+，CD_8^+细胞的数量，对胸腺具有一定的保护作用，提高荷瘤小鼠的胸腺质量及胸腺指数。LBP的抗肿瘤作用与其干预机体的免疫逃逸状态有关，增强机体的抗肿瘤免疫功能有关。

【临床应用】

1. 老年保健　口服枸杞子或枸杞子提取物可不同程度地提高机体免疫功能，提高老年人机体工作能力、改善睡眠。

2. 恶性肿瘤的辅助治疗　枸杞多糖可减少化疗对造血系统的抑制及胃肠道反应，并能改善免疫功能低下状态。

3. 糖尿病　枸杞、枸杞多糖对糖尿病及并发症有一定的治疗效果。

4. 皮肤病　枸杞子粗提物胶囊对各型银屑病疗效较为明显，明显增强银屑病患者红细胞免疫功能的作用。对带状疱疹、湿疹、神经性皮炎等也有一定的疗效。

此外，枸杞还可以治疗高脂血症、肥胖症、陈旧性中心性视网膜炎、精子减少、不育症、视神经萎缩等。

【制剂与用法】 复方枸杞子胶囊：每粒0.5克，口服，一次3粒，一天2次。

5.2.7 冬虫夏草 Chinese Caterpillar Fungus

本品为麦角菌科真菌冬虫夏草 *Cordyceps sinensis*（Berk.）Sacc. 寄生在蝙蝠蛾科昆虫幼虫上的子座及幼虫尸体的复合体。含粗蛋白、脂肪、粗纤维素、碳水化合物、灰分，多种氨基酸。还含有虫草酸（cordycepic acid）、冬虫夏草素（cordycepin）、虫草多糖等。

【药理作用】

1. 对免疫器官的影响　冬虫夏草不但可使小鼠脾脏重量增加，而且能使脾脏DNA、RNA及蛋白质的含量显著增加，表明冬虫夏草可通过加速脾核酸和蛋白质更新速度，促进脾细胞的分裂、增殖，增强免疫力。此外，虫草可增加脾脏血流量，拮抗免疫抑制剂所导致的脾脏萎缩。冬虫夏草对胸腺具有双向免疫调节作用。体外研究表明，虫草水提液可剂量依赖性地刺激小鼠胸腺细胞增殖，体内给予冬虫夏草则小鼠胸腺明显萎缩，但是对免疫抑制剂可的松引起的胸腺萎缩，冬虫夏草则有明显的对抗作用，且不影响可的松的抗炎效果。

2. 对单核-巨噬细胞系统的影响　冬虫夏草水提物可增强巨噬细胞的吞噬功能。虫草多糖可增加脾脏营养性血流量，促进肝、脾吞噬活性，对网状内皮系统及腹腔巨噬细胞的吞噬功能有明显的激活作用。能对抗可的松引起的腹腔巨噬细胞吞噬功能降低，而不降低可的松的抗炎作用。虫草制剂可增强小鼠单核巨噬细胞系统的吞噬功能，明显增加小鼠肝枯否细胞及脾巨噬细胞对胶体炭粒的吞噬活性。

3. 对T、B淋巴细胞的影响　冬虫夏草能促进T、B淋巴细胞的分化、增殖，提高T、B淋巴细胞的功能，并可对T淋巴细胞亚群、淋巴因子、抗体的合成与分泌产生影响。进一步研究表明：虫草对T淋巴细胞亚群具有一定的影响，可通过影响T细胞亚群来调节机体的免疫功能。虫草水煮醇提液可使小鼠外周血和脾脏T淋巴细胞亚群中的T_h细胞数和T_h/T_S比例显著提高，虫草水提物和醇提物可使小鼠脾脏内CD_4^+和CD_8^+之和显著增加，而CD_4^+/CD_8^+的比例却明显下降。虫草多糖能使胸腺中不成熟CD_4、CD_8双阳性细胞发育为成熟的单阳性细胞，从而增加胸腺中CD_4^+和CD_8^+的数量。

4. 调节NK细胞的功能　自然杀伤（NK）细胞可识别和进攻肿瘤细胞和病毒感染细胞，在机体免疫监视中发挥重要作用。冬虫夏草水煎剂对小鼠NK细胞的活性有显著增强作用，冬虫夏草醇提物可增强小鼠脾NK细胞活性，拮抗环磷酰胺对NK细胞活性的抑制。虫草水提取液呈剂量依赖性地增强正常人及活动期白血病患者的外周血NK细胞活性，促进外周血单核细胞表面CD_{16}抗原的表达，提高对靶细胞（K_{562}）的结合力和杀伤K_{562}细胞的能力，但对缓解期白血病人体内NK细胞的活性则表现为抑制作用，因此，虫草对NK细胞具有双向调节作用。

5. 对细胞因子的影响　冬虫夏草能刺激体外培养的小鼠脾细胞分泌高滴度的IL-1和少量的IL-2，其诱生IL-2受体数量与ConA诱导的水平相近。虫草多糖可单独或协同PHA诱导IL-2R的表达，促进可溶性IL-2R的生成，但对PHA诱生的IL-2、IFN-γ活性有选择性抑制作用，表明其有双向调节作用。TGF-β_1与肝纤维化程度关系密切，虫草菌丝可明显抑制TGF-β_1和TGF-βR_1的异常表达，同时下调肝窦星状细胞活化细胞骨架蛋白Dm的表达，抑制胶原的生成与沉积。提示，虫草可能是通过阻断TGF-β的合成和激活而产生较好的抗肝纤维化作用。TNF-α主要是由活化单核巨噬细胞产生的细胞因子，是参与非特异性和特异性免疫的重要介质，冬虫夏草多糖在体外呈现剂量依赖性地刺激人 PBMC 分泌 TNF-α 的作用。

6. 抗炎作用 冬虫夏草对多种急性炎症模型有显著的抑制作用，这与其增强肾上腺皮质激素的合成和分泌有关。虫草多糖体内给药明显促进佐剂性关节炎大鼠的 ConA 诱导的脾淋巴细胞增殖反应，促进脾淋巴细胞 IL-2 的产生。采用佐剂性关节炎大鼠的脾淋巴细胞体外给药培养中，虫草多糖既对佐剂性关节炎大鼠低下的 ConA 诱导的脾淋巴细胞增殖反应有明显的促进作用，又能明显促进脾淋巴细胞 IL-2 的产生。

7. 对肝损伤的保护作用 冬虫夏草对化学性肝损伤、免疫性肝损伤模型均有保护作用，使肝细胞变性和坏死得到明显改善和恢复。临床研究表明，虫草多糖能增强肝炎患者细胞免疫功能从而改善肝功能。

8. 抗肿瘤作用 冬虫夏草具有抗肿瘤作用，其活性成分，多肽或蛋白质、核苷类衍生物、多糖类等，均可明显增强机体对肿瘤细胞的抑制作用。虫草水提物对小鼠皮下移植 Lewis 肺癌的局部生长和自发肺转移有明显的抑制作用。虫草醇提物可明显抑制小鼠肺部瘤克隆的形成及由此所导致的肺重增加。虫草多糖明显抑制小鼠背部皮下接种 S_{180} 细胞的生长，并呈现量效关系。抑瘤机制可能是：冬虫夏草活性成分通过抑制核酸、蛋白质合成或葡萄糖跨膜转运直接抑制肿瘤细胞的生长，同时冬虫夏草多糖类成分能促进免疫细胞的增殖、分泌，增强免疫细胞的功能，通过宿主介导而发挥抗肿瘤作用。

9. 增强造血功能 冬虫夏草结晶制剂能明显提高骨髓造血干细胞（CFU-E）和骨髓红系祖细胞（BFU-E）产率，能对抗三尖杉酯碱对造血功能的损害。

10. 对器官移植排斥反应的抑制作用 冬虫夏草和虫草菌丝具有抗移植排斥反应作用。虫草菌粉可使同种异体皮肤移植小鼠的移植皮片存活时间延长。虫草菌丝口服液可明显延长异位心脏移植大鼠的存活时间。

11. 对红斑狼疮的抑制作用 系统性红斑狼疮是多器官参与的自身免疫性疾病，其特征是产生大量的自身抗体，引起Ⅱ型和Ⅲ型变态反应，导致多器官组织损伤。冬虫夏草提取液能延长狼疮小鼠（NZB/NZWF1）的存活时间。冬虫夏草化合物 HI-A，可抑制狼疮小鼠自身免疫性疾病的进程，对并发症状淋巴结肿大和肾炎有显著改善作用。临床研究表明，冬虫夏草制剂可调节狼疮性肾炎患者的免疫功能，加强其免疫自稳性。

【临床应用】

1. 性功能低下症 冬虫夏草治疗性功能低下症有一定疗效。

2. 肾衰竭 冬虫夏草治疗慢性肾衰竭患者有较好的疗效。

3. 慢性乙型病毒性肝炎 心肝宝胶囊（人工冬虫夏草菌丝粉）可治疗慢性迁延性肝炎和慢性活动性肝炎。

4. 心律失常 心肝宝胶囊对室性期前收缩和房性期前收缩有效。

5. 呼吸系统疾病 百令片（发酵虫草菌丝粉制成的片剂）用于肺肾两虚引起的咳嗽、气喘、咯血、腰酸背痛等症及慢性支气管炎的辅助治疗。

6. 恶性肿瘤的辅助治疗 肺癌、食道癌、乳腺癌、直肠癌等恶性肿瘤放疗患者，长期服用百令胶囊（发酵虫草菌粉制成的胶囊）可获得良好的辅助疗效。

【制剂与用法】 心肝宝胶囊：每粒 0.25g，口服，一次 2～4 粒，一天 3 次，饭后服用，一个月为一疗程。百令胶囊：每粒 0.2g，口服，一次 5～15 粒，一天 3 次。

5.2.8 天花粉

Radix Trichosanthes

本品为葫芦科植物栝楼 Trichosanthes kirilowii Maxim. 或双边栝楼 Trichosan-thes rosthornii Herms 的干燥根。药理活性部分主要是天花粉蛋白（trichosanthin，TCS），天

花粉还多糖类，氨基酸类，酶类等成分。

【药理作用】

1. 对T淋巴细胞的作用　天花粉蛋白可抑制刀豆蛋白A（ConA）或植物血凝素（PHA）诱发的C57BL/6J小鼠的脾淋巴细胞和胸腺淋巴细胞的转化，且抑制强度与剂量直接相关，体内实验也表明，给C57BL/6J小鼠腹腔注射天花粉蛋白连续2天，取脾细胞做离体淋巴细胞培养，发现小鼠的脾细胞对Con A和脂多糖所诱发淋转反应，表现不同程度的抑制作用，其中对Con A的抑制作用比对脂多糖更为明显。天花粉蛋白能以剂量依赖形式，对不同抗原诱导的T淋巴细胞增殖显示抑制作用。使破伤风毒素和同种异体抗原（单向混合淋巴细胞反应）激发的健康人外周血淋巴细胞增殖反应下降。这些都表明天花粉蛋白抑制T细胞免疫功能。

天花粉蛋白影响T淋巴细胞增殖的作用机制之一，是抑制免疫细胞蛋白质的合成。天花粉蛋白是一种Ⅰ型核糖体失活蛋白，具有抑制蛋白质生物合成的作用。所以天花粉蛋白可通过抑制免疫细胞蛋白质的合成，导致免疫细胞不能增殖及分化。其作用环节，是通过N-糖苷酶活性水解真核细胞核糖体28_S RNA上第4324位腺苷酸的N-C糖苷键，阻断核糖体中蛋白质的合成。另外天花粉蛋白有依赖超螺旋结构的核酸内切酶活性，可使超螺旋DNA解旋并断裂为缺口环状和线性DNA。除了通过抑制免疫细胞蛋白质的合成外，花粉蛋白还可能通过干扰TCR-CD3复合体信号转导通路，来抑制T淋巴细胞增殖。

2. 对体液免疫的调节　天花粉蛋白可使小鼠唾液腺内IgG增多，并能促进小鼠脾脏免疫细胞的形成和分化，使B淋巴细胞及浆细胞数量明显增多。进一步研究表明，天花粉蛋白可通过升高CD_{20}^+细胞百分比来增强体液免疫功能。天花粉蛋白又可使CD_4^+ T细胞中，具有辅助B细胞产生抗体功能的亚群CD_{29}^+ T细胞百分比升高，从而促进B细胞产生抗体，进而增强体液免疫功能。另有发现，TCS可显著抑制小鼠脾脏内的空斑形成细胞（PFC）的形成和血清凝集素的抗体滴度，具有抑制体液免疫的作用。这两种不同的结论，可能与植物栝蒌的产地不同、实验对象不同、TCS的纯化方法和提取的组分不同、剂量不同所带来的差异有一定关系。

3. 抗肿瘤　天花粉对绒毛膜上皮癌有独特的疗效，选择性的损伤绒毛膜上皮癌和黑色素瘤细胞，明显地降低绒癌细胞分泌HCG和黄体酮，癌细胞有形态学改变并大量死亡。此外对实验性小鼠艾氏腹水癌、肝癌腹水型、移植性肝癌实体瘤均有抑制作用。天花粉蛋白免疫毒素可作为“生物导弹”，靶向治疗肝癌。天花粉抗肿瘤机制大致有以下几方面：(1) 诱导细胞凋亡，抑制蛋白质合成。(2) 天花粉煎剂、天花粉多糖、天花粉蛋白注射液，能明显提高小鼠NK细胞的杀伤活性。(3) 提高红细胞免疫功能。天花粉的抗肿瘤机制与提高红细胞免疫功能密切相关。天花粉蛋白与红细胞膜上的糖蛋白受体结合，激活红细胞C3b受体活性和黏附补体成分，并黏附到肿瘤细胞上，增强肿瘤细胞的抗原性，从而增强抗肿瘤免疫反应。(4) 天花粉蛋白可通过改变不同功能的免疫调节T细胞的比例，以增强体液免疫功能的作用。天花粉蛋白的加入能诱导绒毛膜上皮癌细胞内钙离子浓度的增加。通过增大T淋巴细胞膜上电压依赖性钾离子通道电流强度及促进PBMC分泌IL-2和IL-6，增强机体免疫功能。

4. 抗艾滋病病毒　实验研究表明，天花粉蛋白有很强的抑制人HIV的DNA复制和蛋白质合成的作用，抑制HIV病毒在其感染的淋巴细胞和单核细胞中的复制，制止HIV病毒在患者体内的扩散。天花粉蛋白对艾滋病患者，不仅可抑制HIV的增殖，而且还可有针对性地刺激人的淋巴细胞增殖，增进体液免疫功能，有利于艾滋病患者免疫系统的重建。

5. 激活补体作用　天花粉蛋白及其裂解

片段HAT_{f1}、HAT_{f2}、CBT_{f2}可通过替代途径激活补体系统，花粉蛋白引起机体过敏反应中，有补体系统的参与。

【临床应用】

1. 艾滋病　天花粉蛋白肌肉注射或静脉滴注治疗艾滋病。

2. 滋养叶细胞肿瘤　天花粉蛋白注射液治疗恶性葡萄胎、绒毛膜上皮癌、滋养叶细胞瘤。

3. 感染性疾病　天花粉治疗急性支气管炎、肺炎、乳腺炎、流行性腮腺炎等，使症状缓解。

4. 天花粉蛋白注射液用于中期妊娠，死胎，过期流产的引产。

【不良反应及注意事项】 天花粉中含植物蛋白，具有较强的抗原性，应用中可能出现过敏反应。注射给药后，通常在6～8h出现发热、头痛、咽喉痛、关节酸痛、精神萎靡不振、食欲减退、白细胞总数增高、颈项活动不便等副作用，局部出现疼痛及红斑，也有恶心、呕吐、皮疹、荨麻疹、血管神经性水肿、胸闷、气急、肝脾大，甚至发生过敏性休克。本品引产时偶有大量出血，可能与天花粉引起血凝机制障碍有关。并发症有上呼吸道出血、淋巴结肿大、阴道壁撕裂、盆腔感染等。心电图检查有ST段降低，偶有发生Ⅲ度房室传导阻滞。剂量过大对心、肝、肾有损害。心、肝、肾疾病、严重贫血、出血性疾病及精神病患者忌用。

【制剂与用法】 天花粉蛋白注射液：皮试液每支0.05mg；注射液每支1.2mg。使用本品必须先做皮内试验，取皮试液稀释至1ml，抽取该液0.05ml作皮内注射，观察20分钟，如皮试阴性，再用皮试液0.9ml作肌内试探注射，观察2小时，如血压、心率等无异常不良反应才可注射。1. 肌内注射：取本品1.2～2.4mg作臂部肌内注射。2. 宫腔注射：用内径1mm细塑料管，经阴道插入宫腔内胎膜外至宫底或宫腔深度的2/3时，注射本品1.2～2.4mg，再注射2ml注射用水冲洗导管。3. 羊膜腔注射：用9号带针芯的长针头选定穿刺点，刺入羊膜腔回抽羊水后，注入本品1.2～2.4mg，再回抽羊水2次冲洗针筒内药物。

参考文献

1. 张远强，郭鹞. 人参对巨噬细胞影响的定量细胞化学研究. 病理生理学学报，1995，1 (4)：22
2. 骆和生，罗鼎辉主编. 免疫中药学. 北京：北京医科大学中国协和医科大学联合出版社，1999. 26
3. 田志刚，杨贵贞. 人参三醇皂甙对人白细胞介素4基因表达的促进效应. 中国药学杂志，1992，27 (1)：10-11
4. 沈玲，张均田，刘文心等. 人参增强免疫研究新进展. 中草药，1996，27 (8)：499-502
5. 李晓玉，李俊主编. 免疫药理学新论. 北京：人民卫生出版社，2004. 229
6. 王莎莉，李静，王亚平. 人参皂苷诱导骨髓巨噬细胞表达造血生长因子的研究. 解剖学报，2003，34 (5)：500
7. 赵俊. 人参多糖的化学与药理学研究进展综述. 国外医学中医中药分册，2004，26 (2)：79
8. 沈映君主编. 中药药理学. 北京：人民卫生出版社，1998. 861
9. 刘文心，张均田. 人参皂甙Rg1对老年大鼠免疫调节作用的机制分析. 药学学报，1996，31 (2)：95
10. 任莉莉，魏影非，杜惠兰. 人参抗肿瘤作用研究进展. 中成药，2005，27 (8)：947
11. 许秋霞，邹敏. 甘草的药理作用概述. 实用中医药杂志，2005，21 (7)：451
12. Zhang Y H, Kato M, Isobe K, et al. Dissociated control by glycyrrhizin of proliferation and IL-2 production of murine thymocytes. Cell Immunol., 1995, 162 (1): 97-104
13. Yoshikama M, Matsui Y, Kawamoto H, et al. Effects of glycyrrhizin on immune-mediated cytotoxicity. J. Gastroenterol. Hepatol., 1997, 12 (3): 243-248
14. Oh C, Kim Y, Eun J, et al. Induction of T lymphocyte apoptosis by treatment with

glycyrrhizin. Am. J. Chin. Med., 1999, 27 (2): 217-226
15. 何景华，高建华，康毅，等. 甘草多糖对小鼠巨噬细胞吞噬功能的影响. 中医药学刊，2003，21 (2)：255
16. 骆和生，罗鼎辉主编. 免疫中药学. 北京：北京医科大学中国协和医科大学联合出版社，1999. 50
17. Dai J H, Iwatani Y, Ishida T, et al. Glycyrrhizin enhances interleukin-12 production in peritoneal macrophages. Immunology, 2001, 103 (2): 235-243
18. Van Rossum T G, Vulto A G, De Man R A, et al. Review article: glycyrrhizin as a potential treatment for chronic hepatitis C. Aliment. Pharmacol. Ther., 1998, 12 (2): 199-205
19. Okamoto T, Okabe S. Development of anorexia in concanavalin A-induced hepatitis in mice. Int. J. Mol. Med., 2001, 7 (2): 169-172
20. Sato H, Goto W, Yamamura J, et al. Therapeutic basis of glycyrrhizin on chronic hepatitis B. Antiviral Res., 1996, 30 (3): 171-177
21. Fujisawa Y, Sakamoto M, Matsushita M, et al. Glycyrrhizin inhibits the lytic pathway of complement-possible mechanism of its anti-inflammatory effect on liver cells in viral hepatitis. Microbiol. Immunol., 2000, 44 (9): 799-804
22. 吕小华，吴铁，覃冬云. 甘草对慢性小鼠哮喘模型气道炎症及外周血 Th_1/Th_2 失衡的影响. 中国临床药理学与治疗学，2006，11 (5)：533
23. Crance J M, caramozzino N, Jouan A, et al. Interferon, ribavirin, 6-azauridine and glycyrrhizin: antiviral compounds active against pathogenic flaviviruses. Antiviral Res., 2003, 58 (1): 73-79
24. Morgenstern B, Bauer G, Chandra P, et al. Glycyrrhizin, an active component of liquorice roots, and replication of SARS-associated coronavirus. Lancet., 2003, 361 (9374): 2045-2046
25. Sekizawa T, Yanagi K, Itoyama Y, et al. Glycyrrhizin increases survival of mice with herpes simplex encephalitis. ActaVirol., 2001, 45 (1): 51-54
26. Shibata S. A drug over the millennia: pharmacognosy, chemistry and pharmacology of licorice. Yakugaku. Zasshi., 2000, 120 (10): 849-862
27. Curreli F, Friedman-Kien A E, Flore O. Glycyrrhizic acid alters Kaposi sarcoma-associated herpes virus latency, triggering p53-mediated apoptosis in transformed B lymphocytes. J. Clin. Invest., 2005, 115 (3): 642-652
28. 骆和生，罗鼎辉主编. 免疫中药学. 北京：北京医科大学中国协和医科大学联合出版社，1999. 40
29. 郝钰，邱全瑛，吴君. 黄芪多糖对淋巴细胞的影响. 免疫学杂志，2003. 3 (16)：444
30. 沈映君主编. 中药药理学. 北京：人民卫生出版社，1998. 880
31. 刘莎，符州. 黄芪的免疫调节作用及临床应用. 国际中医中药杂志，2006，28 (4)：2031
32. 赵增虎. 黄芪某些生物学活性的有效部分的研究. 实用中医药杂志，1999. 10 (11)：6
33. 刘启，熊南山，程斌. 黄芪免疫药理学研究进展. 中国中医药杂志，2004. 2 (6)：321
34. 张永祥主编. 中药药理学新论. 北京：人民卫生出版社，2004. 384
35. 韩梅. 应用黄芪提高老年人的红细胞免疫功能. 哈尔滨医科大学学报，1991，25 (3)：210
36. 李彩霞，高世良，张苏. 急性白血病患者红细胞免疫功能测定及药物影响因素初步分析. 苏州医学院学报，1998，(10)：1040
37. 张仲平，洪介民. 黄芪多糖对体外人骨髓造血祖细胞生成的影响. 中药药理与临床，2000，16 (1)：16-17
38. 翁玲，刘学英，刘彦等. 黄芪多糖对小鼠骨髓及外周血造血干细胞的增殖及动员作用. 基础医学与临床，2003，23 (3)：306-309
39. 孙延涛，孙琦. 黄芪的药理作用研究. 黑龙江医药，2007. 20 (3)：256
40. 王刚，徐颖. 淫羊藿多糖对荷瘤小鼠免疫功能的影响. 武警医学院学报，1993. 9 (3)：194
41. 丁雁. 淫羊藿多糖致小鼠胸腺缩小的免疫药理机制研究. 中国免疫学杂志，1993. 9 (3)：185

42. 骆和生，罗鼎辉主编．免疫中药学．北京：北京医科大学中国协和医科大学联合出版社，1999．122
43. 王天然．淫羊藿多糖对 MΦ 吞噬功能和 LC 自发细胞毒作用的影响．中药药理与临床，1992，8（2）：31
44. 王天然．淫羊藿总黄酮促进免疫功能的实验．中成药研究，1987，1（2）：27
45. 李柏青．补肾中药对细胞免疫作用的研究．蚌埠医学院学报，1985，10（3）：163
46. 王天然．淫羊藿多糖和淫羊藿苷对抑制 T 细胞的作用．中国免疫学杂志，1986，2（3）：74
47. 王天然，邢善田，周金黄．淫羊藿总黄酮促进免疫功能的实验．中成药研究，1987，（2）：27-28
48. 刘小雨，沈自尹，王琦，等．淫羊藿总黄酮（EF）对老龄大鼠 Th_1、Th_2、Th_3 细胞的调节作用．中国免疫学杂志，2005，21（8）：42
49. 杨贵贞．淫羊藿合剂及提取物对实验动物免疫活性细胞的调整作用及其机制探讨．中国免疫学杂志，1985，（1）：25
50. 王天然．淫羊藿苷促进抗体生成的作用．药学通报，1987，22（9）：534
51. 孙奕．淫羊藿及其提取物的免疫药理学研究近况．成都中医药大学学报，1995，18（4）：49
52. 陈香美．中药对肾病患者外周淋巴细胞白介素 22 受体表达的影响．中国实验临床免疫学杂志，1992，4（3）：40
53. 赵勇．淫羊藿苷协同诱生 IL-2、IL-3 和 IL-6 作用的研究．中医中药与免疫，1996，1：43
54. Xia D，Lin ZB，Li RZ，et al. Effects of Ganoderma polysaccharides on immune function in mice. Beij. Med. Univ.，1989，21（6）：553
55. 谢大为，吴琪，张惠华，等．灵芝多糖成分 BN3C 及苦参碱对小鼠 T 细胞的作用．中华微生物及免疫学杂志，1985，5（1）：56
56. 刘景田，党小军，王惠萍，等．中药多糖对红细胞相 CD35 免疫活性的调节作用．中国现代医学杂志，2002，12（1）：7
57. 骆和生，罗鼎辉主编．免疫中药学．北京：北京医科大学中国协和医科大学联合出版社，1999，54
58. 胡映辉，林志彬，何云庆，等．灵芝菌丝体多糖通过增强小鼠巨噬细胞功能诱导 HL-60 细胞凋亡．中国药理学报，1999，1（1）：27
59. 唐庆九，张劲松，潘迎捷，等．灵芝孢子粉碱提多糖对小鼠巨噬细胞的免疫调节作用．细胞与分子免疫学杂志，2004，20（2）：57
60. 李春明，梁东升，许自明，等．灵芝多糖对小鼠巨噬细胞 cAMP 含量的影响．中国中药杂志，2000，25（1）：41
61. 雷林生，王庆彪，孙莉莎，等．灵芝多糖对小鼠脾细胞白细胞介素-1、肿瘤坏死因子的产生及其 mRNA 表达的影响．中药药理与临床，1998，14（2）：16
62. 徐新，侯桂华，曹容华，等．灵芝多糖增强人脐血 LAK 细胞活性机制研究．中国肿瘤生物治疗杂志，1997，4（3）：236
63. 秦葵，钱彦丛．灵芝免疫药理研究进展．解放军药学学报，19（5）：116
64. 林志彬主编．灵芝的现代研究．北京：北京医科大学中国协和医科大学出版社．1996
65. 邱世翠，高法彬，彭启海，等．枸杞对抗体形成细胞的作用研究．时珍国医国药，2001，12（7）：585
66. 王玲，杜守英，钱玉昆．枸杞多糖的免疫调节研究进展．上海免疫学杂志，1995，15（2）：118-121
67. 齐春会，张永祥，陈保文，等．枸杞多糖体外对正常小鼠及衰老小鼠免疫细胞功能的作用及作用机制的初步研究．中国免疫学杂志，1999，15（9）：419-421
68. 胡国俊，白惠卿，杜守英，等．枸杞对 T、B 淋巴细胞增殖和 T 细胞亚群变化的调节作用．中国免疫学杂志，1995，11（3）：163
69. 齐春会，张永祥，赵修南，等．枸杞粗多糖的免疫活性．中国药理学与毒理学杂志，2001，15（3）：180
70. 刘彦平，毛辉青，李萍．枸杞多糖对小鼠 T 淋巴细胞亚群和淋巴细胞转化作用的研究．青海医学院学报，21（4）：67
71. 沈自尹，郭为民，陈瑜．枸杞多糖调控老年大鼠 T 细胞凋亡及相关基因表达的研究．中国免疫学杂志，2002，18（3）：123
72. 王淑兰．枸杞子等八种中药提取液对体外培养细胞和小鼠腹腔巨噬细胞影响的实验研究．白求恩医科大学学报，1990，16（4）：325

73. 周娅，伶书娟，王宁萍，等．枸杞多糖对小鼠巨噬细胞内酶活性及NO诱生的影响．山东中医杂志，2000，19（6）：361-362
74. 李英杰，齐春会，张永祥．枸杞多糖免疫调节作用机制研究进展．中国新药杂志，2004，13（10）：49
75. 黎雪如．枸杞多糖对小鼠腹腔巨噬细胞C3b和Fc受体的影响．中国实验临床免疫学杂志，1990，5：29
76. 周金黄，王建华主编．中药药理与临床研究进展．北京：军事医学科学出版社，1995．41～50
77. 杜守英．枸杞子水提物对白细胞介素-6和肿瘤坏死因子产生的影响．中国免疫学杂志，1994，10（6）：356
78. 甘璐，张声华．枸杞多糖对人单核细胞细胞因子表达的影响．营养学报，2002，24（1）
79. 聂继红．枸杞子免疫功能研究进展．新疆中医药，2002，20（5）
80. 张永祥，周金黄，邢善田，等．枸杞多糖的免疫增强作用与单氨递质及肾上腺皮质激素的相互关系．军事医学科学院院刊，1991，15（3）：210
81. 李海波，梅之南，朱帆．枸杞多糖抗肿瘤作用免疫学机制的探讨．中国医院药学杂志，2005，25（2）：115
82. 何彦丽，应逸，许艳丽，等．枸杞多糖对荷瘤小鼠肿瘤微环境T淋巴细胞亚群及树突状细胞的影响．中西医结合学报，2005，3（5）：374
83. 臧其中，何光星，郑振源，等．虫草多糖的药理作用．中草药，1985，16：306～311
84. 刘耕陶，徐勒柳．冬虫夏草的免疫药理作用．中西医结合杂志，1985，5（10）：622～624
85. 王根维，唐仕川．冬虫夏草水提物对巨噬细胞吞噬功能的实验研究．山西医科大学学报，2002，31（1）：21
86. 龚晓健，季晖．人工冬虫夏草对小鼠免疫功能的影响．中国药科大学学报，2000，31（1）：53
87. 刘进，童旭峰，管彩虹，等．冬虫夏草对慢性阻塞性肺疾病大鼠Th_1/Th_2类细胞因子平衡的干预作用．中华结核和呼吸杂志，2003，26（3）：191
88. 骆和生，罗鼎辉主编．免疫中药学．北京：北京医科大学中国协和医科大学联合出版社，1999．130
89. 仇志根，林梓，钱龙华，等．冬虫夏草对白血病人NK和LAK细胞活性的影响．上海免疫学杂志，1994，14（1）：30
90. 匡彦德，王美英，钱琴芳，等．冬虫夏草免疫增强作用机制的研究．上海免疫学杂志，1989：9（1）：6～8
91. 刘平，方步武，刘成，等．转化生长因子B及虫草多糖对大鼠肝纤维化形成的影响．中华肝脏病杂志，1998，6（4）：232
92. 张健，韦星呈，鲍蕾，等．北冬虫夏草多糖对人肿瘤坏死因子α、白细胞介素－2及其可溶性受体水平的影响．中国实用内科杂志，1997，17（12）：727
93. 金涌，李俊，樊美珍，等．虫草多糖体外对佐剂性关节炎大鼠免疫功能的影响．安徽医科大学学报，2000，35（1）：20
94. 徐仁和，彭祥鄂．冬虫夏草对天然杀伤细胞活性及肺瘤克隆形成的影响．湖南医学院学报，1988，13（2）：100
95. 赵跃然，王美岭，徐贝力，等．冬虫夏草多糖对小鼠抗肿瘤作用的实验研究．基础医学与临床，1992，12（4）：244～596
96. 沈映君主编．中药药理学．北京：人民卫生出版社，1998．915
97. 李芳．天花粉蛋白对T淋巴细胞功能的调节作用．现代免疫学，2005，25（5）：438
98. 骆和生，罗鼎辉主编．免疫中药学．北京：北京医科大学中国协和医科大学联合出版社，1999．147
99. 熊用周，朱光，左嘉客，等．天花粉蛋白对细胞损伤机制的初步分析．实验生物学报，1980，13：470
100. 洪建，陆佩华，沈仲毅，等．天花粉蛋白抑制抗CD3mAb诱导的淋巴细胞内PKC激活．上海免疫学杂志，1997，17（6）：327
101. 万集今，葛振华，王若愚．天花粉和五味子对小鼠唾液腺内凝集素受体和免疫球蛋白作用的研究．福建中医药，1989，20（3）：15
102. 王海英，刘旭东．天花粉抗肿瘤研究进展．国医论坛，2005，20（1）：54
103. 周广宇，李洪军．天花粉蛋白对免疫系统的作用．医学综述，2000，6（9）：419

（孙建宁）

6 体内活性物质

Autocoids

6.1 组胺及抗组胺药

Histamine and antihistamine drugs

6.1.1 组胺受体

Histamine receptors

【组胺受体的分型】 组胺受体（histamine receptor）有4种亚型，分别为H_1、H_2、H_3和H_4受体。1966年Ash等提出组胺受体至少有2种类型，能被苯海拉明等传统的抗组胺药（现在称为H_1受体阻断药）所阻断的豚鼠回肠平滑肌上的组胺受体为H_1型；而不能被这些药物所阻断的大鼠子宫和胃酸分泌细胞上的组胺受体为非H_1型。20世纪70年代初，特异性H_2受体阻断药问世，Black把能被此类药物所阻断的组胺受体称为H_2型受体。组胺H_3受体由Arrang和其同事在1983年发现，认为它是一种自身受体，调节组胺的合成和释放。人们在1994年发现组胺和组胺H_3受体激动剂R（α）-甲基组胺能使人嗜碱细胞中Ca^{2+}浓度增加，这个作用能被组胺H_3受体拮抗剂thioperamide、impromidine和burimamide抑制，但这些化合物与它们跟组胺H_3受体结合时的药理学特性明显不同。因而推测在人嗜碱细胞上存在一种与组胺H_1、H_2和H_3受体以外的新的组胺受体。2002年，Nakamura等首先从人类白细胞cDNA克隆出了新的组胺受体——组胺H_4受体。

【组胺受体信号转导机制】 组胺H_1受体属于七次跨膜的G蛋白耦联家族，在胞内与$G_{q/11}$ GTP水解蛋白相耦联。脑内H_1受体激活后在$G_{q/11}$蛋白作用下开始胞内信号转导过程：1. 膜上的磷脂酶C（Phospholipase C）被激活，水解磷脂4，5-二磷酸磷脂酰肌醇（PIP2）形成第二信使二酰基甘油（DAG）和1，4，5-三磷酸肌醇（IP3），DAG激活蛋白激酶C（PKC），同时IP3结合到内质网的IP3受体，从而使钙库的钙释放到胞浆内；2. 激活磷脂酶A2（Phospholipase A2），导致花生四烯酸（Arachidonic acid，AA）的含量增加；3. 另外还可通过细胞内钙、NO合酶或NO激活鸟苷酸环化酶，导致胞内cGMP含量的升高；4. 增强H_2受体敏感性，导致胞内cAMP和cGMP含量的升高。

H_2受体与Gs蛋白耦联，进一步激活腺苷酸环化酶（Adenylyl cyclase），使环磷酸腺苷（cAMP）增加，A激酶（PKA）激活，从而使细胞器内或细胞膜上的靶蛋白磷酸化，或者转入细胞核内激活转录因子cAMP反应成分结合蛋白（CREB）。

组胺H_3受体是一种百日咳杆菌毒素敏感的G蛋白耦联受体（G_i和Go），具有G蛋白耦联受体家族的典型保守序列残基特征。该受体激动时可抑制细胞膜上的腺苷酸环化酶、激活K^+通道、阻滞电压依赖性Ca^{2+}通道，使细胞内cAMP和Ca^{2+}浓度降低、K^+浓度升高，从而产生效应。

有关组胺H_4受体的信号转导、分布和功能的资料还很少。有限的研究表明，组胺H_3受体的激动剂如R（α）-甲基组胺和N-α-甲基组胺作用于组胺H_4受体后，可通过组胺H_4受体抑制由forskolin诱导的cAMP的产生。另外，组胺通过激动人嗜碱细胞上的组胺H_4

受体使细胞内 Ca^{2+} 浓度升高。这些结果提示，与组胺 H_4 受体相耦联的 G 蛋白可能是 G_i 或 Go。组胺 H_4 受体在发挥其生物学效应的过程中，可能有 Ca^{2+} 和 cAMP 的参与。

【组胺受体的分布及效应】 H_1 受体位于哺乳动物的呼吸道、肠道和生殖泌尿道平滑肌、血管平滑肌、血管内皮细胞、脑、视网膜、肝和肾上腺髓质等处。组胺激动 H_1 受体，引起支气管和胃肠道平滑肌收缩、血管平滑肌收缩、毛细血管通透性增加等效应；这些效应均可被 H_1 受体阻断药所对抗。此外，脑内的 H_1 受体与觉醒功能有关。

H_2 受体位于胃黏膜腺体、心肌、血管平滑肌、大鼠子宫、大脑皮层等处。组胺激动 H_2 受体，引起胃酸分泌增加、子宫收缩力增强、心率加快、血管平滑肌松弛以及抑制大鼠子宫收缩等效应，这些效应可被 H_2 受体阻断药所对抗。

H_3 受体位于中枢和外周神经末梢前膜，在中枢位于脑皮层、纹状体和海马等处。在外周存在于豚鼠肠系膜动脉交感神经末梢，豚鼠回肠、气管和人支气管胆碱能神经末梢，非肾上腺素能神经末梢，以及大鼠肺、腹部皮肤和脾脏等处。H_3 受体激动时，除了可反馈抑制组胺的合成与释放外，还抑制了去甲肾上腺素、多巴胺、乙酰胆碱和神经肽的释放。因此，H_3 受体调节了中枢神经系统、胃肠道、呼吸道、血管和心脏等的活动。

组胺 H_4 受体的分布与其他组胺受体有较大差异。在骨髓及肺等血细胞较密集的部分组胺 H_4 受体分布最丰富，尤其是嗜碱细胞和嗜中性白细胞上。在脾脏和小肠等部位也有较多分布。另外，利用原位组织化学杂交等技术在大鼠和人的中枢神经系统也检测到组胺 H_4 受体 cDNA 阳性信号的表达。由于组胺 H_4 受体主要分布在免疫器官和细胞上，推测其在免疫性疾病如过敏反应、哮喘等过程中起重要作用。另外，根据组胺 H_4 受体在中枢有分布，而且与抗精神病药氯氮平有较高亲和力，推测组胺 H_4 受体参与中枢神经系统疾病如精神分裂症等的发病。

6.1.2 组胺和组胺受体激动药 Histamine and its receptor agonist

组胺 Histamine

组胺是一种自身活性物质，广泛存在于动植物中，哺乳动物体内几乎所有组织中都含有组胺，主要贮存在肥大细胞内。皮肤、胃肠道和呼吸道黏膜含有大量肥大细胞，故这些组织中组胺的浓度很高。

【合成、贮存和释放】 体内组胺是由组氨酸（histidine）在组氨酸脱羧酶（histidine decarboxylase，HDC）催化下脱羧而成。新合成的组胺和组织肥大细胞、血液嗜碱性粒细胞分泌颗粒中的肝素或硫酸软骨素糖蛋白，形成无活性的复合物而贮存。脑内组胺主要存在于组胺能神经和肥大细胞中，少量存在于血管内皮细胞。α-氟甲基组氨酸（α-fluoromethylhistidine，α-FMH）是选择性较强、不可逆的组氨酸脱羧酶抑制剂，可以抑制组胺的合成。组胺的合成和释放还可由位于胞体和轴突末梢的 H_3 受体调节。另外在某些特定的部位 M_1、α_2、5-HT_{1A} 等受体也抑制性的参与了调节组胺的释放。

组胺释放后通过位于突触后或者胶质细胞上的组胺-N-甲基移位酶（HNMT）代谢成甲基组胺（methyl histamine），然后再经单胺氧化酶（monoamine oxidase，MAO）及醛脱氢酶的作用而形成甲基咪唑乙酸（methyl imidazole acetic acid）。

【体内过程】 口服时，组胺可被胃肠黏膜中的组胺酶以及肠内的细菌迅速破坏，故口服无效。皮下或肌肉注射吸收迅速，进入体内后迅速被代谢而失活，故作用时间短暂。组胺在体内主要有两条代谢途径，一是环核甲基化，形成N-甲基组胺，再在单胺氧化酶作用下，侧链氧化脱氨基，生成N-甲基咪唑乙酸。另外是在双胺氧化酶催化下氧化脱氨基生成咪唑乙酸而失效。代谢产物随尿排出。

【药理作用及机制】 组胺收缩多种平滑肌如支气管和胃肠道平滑肌，而松弛另一些平滑肌如小血管平滑肌，还具较强的刺激胃酸分泌作用。它对支气管和胃肠道平滑肌的收缩作用是激动 H_1 受体的结果，可被 H_1 受体阻断药所对抗；它刺激胃酸分泌作用是激动 H_2 受体的结果，可被 H_2 受体阻断药所对抗；而它引起的降压作用是激动 H_1 和 H_2 两种受体的结果。

1. 心血管系统

（1）血管　组胺松弛人和多种动物的小血管平滑肌，使微血管扩张，导致皮肤潮红、总外周阻力降低、血压降低。此外，还使毛细血管通透性增加。

组胺引起的扩血管作用既有 H_1 受体参加，又有 H_2 受体参与，但它们扩血管作用的特点和机制不同。组胺与 H_1 受体的亲和力较高，低浓度时即可激动 H_1 受体，产生迅速而短暂的扩血管作用；组胺激动 H_2 受体则产生缓慢而较持久的血管扩张。

组胺引起的毛细血管通透性增加主要由于组胺作用于毛细血管后小静脉，引起内皮细胞收缩和相互分离、间隙增宽、基底膜暴露，血浆蛋白和液体经基底膜进入细胞外间隙，引起水肿，这一作用主要通过激动 H_1 受体所致。

注射大剂量的组胺，可发生强而持久的降压，甚至发生休克。皮内注射小剂量组胺，可出现“三重反应”：毛细血管扩张出现红斑；毛细血管通透性增加，在红斑上形成丘疹；最后，通过轴索反射致小动脉扩张，丘疹周围形成红晕。麻风病人由于皮肤神经受损，“三重反应”常不完全，可作为麻风病的辅助诊断。

（2）心脏　对离体心脏组胺使心房肌和心室肌收缩力增加，加速窦房结舒张期除极化，使心率加快。组胺还可减慢房室传导，增加自律性，特别在大剂量时可诱发心律失常。除了负性传导作用主要与 H_1 受体激活有关外，其他作用主要与 H_2 受体激活有关。

（3）血压　静脉注射小剂量组胺引起血压短暂降低。静脉大剂量组胺或Ⅰ型变态反应引起组胺大量释放时，由于微血管扩张、毛细血管通透性增加，大量血液滞留于微血管内，血浆从血管进入组织间隙，导致有效血容量降低，引起强而持久的降压作用，甚至产生休克。此时要同时应用 H_1 和 H_2 受体阻断药。

2. 平滑肌

对血管外平滑肌组胺主要呈收缩作用，偶尔也呈松弛作用。组胺对平滑肌的收缩作用与 H_1 受体激动有关，对平滑肌的松弛作用主要与 H_2 受体激动有关。

组胺收缩多种动物的支气管和胃肠道平滑肌。豚鼠的支气管平滑肌对组胺特别敏感，可因支气管痉挛造成动物窒息死亡。健康人支气管平滑肌对组胺不敏感，但支气管哮喘或其他肺部疾病患者对组胺的敏感性增高，极少量组胺就可引起呼吸困难。在哮喘患者，组胺引起的支气管痉挛可能还涉及对迷走传人神经末梢的刺激所引起的反射。豚鼠回肠平滑肌对组胺的敏感性也很高，可作为组胺生物检定的标本。对子宫平滑肌作用因种属不同而异，收缩豚鼠子宫而松弛大鼠子宫，人的子宫对组胺不敏感。对膀胱、输尿管、胆囊等平滑肌，组胺几乎无作用或作用不恒定。

3. 胃腺

组胺对胃酸分泌作用有强大的刺激作用，在不影响血压的剂量时就可刺激胃腺分泌大量酸度很高的胃液。对人，组胺增加胃酸和胃蛋白酶的分泌，此作用与 H_2 受体的激动有关。壁细胞膜上 H_2 受体激动，细胞内 cAMP 量增加，通过一系列生化反应，激活了壁细胞顶端膜上 H^+-K^+-ATP 酶，泵出 H^+。

4. 神经末梢

组胺可刺激各种神经末梢，表皮和真皮释放组胺可引起痒和痛的感觉。外周神经元上的组胺受体一般是 H_1 受体。

【临床应用】 组胺只用作实验诊断药物。

曾用皮下注射磷酸组胺 0.25～0.5mg 检查胃酸分泌功能，以鉴别胃酸缺乏的原因。现已被五肽胃泌素所取代。皮内注射 1∶1000 磷酸组胺，可用作变态反应皮试的阳性对照药；也可用作麻风病的辅助诊断。组胺气雾吸入，可用作估计哮喘病人的非特异性支气管过敏反应。

【不良反应及注意事项】 有头痛、皮肤潮红、血压降低、心率加快等，过量时可引起休克。支气管哮喘者和其他过敏性疾病者禁用。老年人及心血管疾病者慎用。

【制剂及用法】 注射剂：0.5mg/1ml，1 mg/1ml。常用量：皮下注射，0.25～0.5 毫克/次。

倍他司汀 Betahistine

倍他司汀（betahistine，betaserc，β-Histin，倍他啶，抗眩啶，甲胺乙吡啶，敏斯朗），常用倍他司汀盐酸盐（betahistine hydrochloride，$C_8H_{12}N_2 \cdot 2HCl$，分子量 209.11），为白色或类白色结晶或结晶性粉末、无臭、味微苦。极易溶于水，微溶于无水乙醇，几乎不溶于丙酮。

【体内过程】 口服易吸收，在体内转化为活性代谢产物，代谢物 t_{max} 为 1h，$t_{1/2}$ 为 3.4～5.6h。

本品口服后约 3～5h 血药浓度达峰值。倍他司汀是一种组胺的类似物，口服后很快吸收。放射性同位素标记的倍他司汀研究表明，倍他司汀的吸收完全。在肝脏广泛代谢，倍他司汀在肝脏至少转化为 2 种代谢产物。代谢产物 2-吡啶乙酸无活性。目前还不清楚是否其他的代谢产物具有药理活性。本品在肾脏清除，口服给药后绝大多数的倍他司汀在 3 天内以代谢物的形式从尿液中排出体外。本品是否可经乳汁排泄尚不清楚。母体药物清除半衰期为 3.5h。

【药理作用及机制】 培他司汀激动 H_1 受体，使血管扩张，但不增加毛细血管通透性。它的扩血管作用较组胺弱而持久，可明显增加内耳、前庭和脑部的血流量。口服易从胃肠道吸收。

【临床应用】 用以治疗梅尼埃病（Meniere disease，美尼尔斯病，内耳眩晕症），以纠正内耳血管痉挛，减轻迷路积水，从而消除耳鸣、眩晕等症状；也可用于脑动脉硬化、缺血性脑血管病所致的体位性眩晕；对各种原因的头痛均有缓解作用。

【不良反应及注意事项】 可见胃部不适、恶心、心悸、皮肤瘙痒等。消化性溃疡、支气管哮喘和嗜铬细胞瘤患者慎用。孕妇、哺乳期妇女、小儿禁用。不宜同用抗组织胺药。

【制剂及用法】 片剂：每片 4mg；注射剂：2mg/2ml，4mg/2ml。常用量：口服，4～8 毫克/次，2～4 次/天；极量：48 毫克/天；肌内注射，2～4 毫克/次，2 次/天；静脉滴注，20 毫克/天（溶解于 500ml 生理盐水中），滴速为 30～35 滴/分。2 周为 1 个疗程。

6.1.3 组胺受体阻断药 Histamine receptor blocker

受体阻断药概述

1. 简史 从 1937 年第一个抗组胺药开发至今，已有 50 余种 H_1 受体拮抗剂供临床应用。20 世纪 80 年代以前的为第一代：如苯海拉明（diphenhydramine）、氯苯那敏（chlorpheniramine，扑尔敏）、异丙嗪（promethazin，非那根）等。20 世纪 80 年代以后的为第二代：包括阿司咪唑（astemizole）、阿伐司汀（acrivastine）、西替利嗪（cetirizine）、依巴司汀（ebastine）、氯雷他定（loratadine）以及特非那丁（terfenadine）等。其中阿司咪唑和特非那丁偶尔可使 Q-T c 间期延长，引起尖端扭转型室性心动过速（torsade depointes），美国分别于 1998 年和 1999 年从药品市场撤除。

2. 药理作用 第一代抗组胺药易通过血脑屏障，中枢神经活性强，受体特异性差，可导致明显的镇静和抗胆碱作用，表现为安静、思睡，精神活动或工作能力难以集中。因此，第一代又称为镇静性抗组胺药。这一类药物还可以降低癫痫和精神分裂症的发作阈值。第二代抗组胺药具有不易通过血脑屏障，不易产生镇静作用，抗胆碱作用与抗组胺作用相分离的特点，所以其中枢神经系统不良反应较少，故第二代又称为非镇静抗组胺药（NSA）。

第二代抗组胺药可分为两类：第一类如西替利嗪等，在低剂量与推荐剂量时很少产生认知与精神运动损害，但在高剂量时能产生剂量相关的损害；另一类如非索非那定（fexofenadine），几乎不透过血脑屏障，即使在高剂量也不产生镇静的副作用，又被称为准第三代抗组胺药。

3. 用途

（1）皮肤黏膜变态反应疾病　这是本类药物的主要用途，预防效果比治疗效果好。

（2）止吐和防治晕动病　可用苯海拉明、异丙嗪及哌嗪类衍生物，它们的止吐效果类似，但各药的起效时间、作用持续时间和不良反应（镇静和抗胆碱作用）的程度不同。因为它们可以增加胎儿畸形发生率，目前不主张用来治疗妊娠呕吐。

（3）镇静和催眠　可用有明显中枢镇静作用的药物，如：苯海拉明、羟嗪、异丙嗪。

（4）其他　某些有抗 5-HT 作用的 H_1 受体阻断剂，如赛庚啶可预防偏头痛发作；某些有镇吐作用的 H_1 受体阻断药，如美克洛嗪可减轻偏头痛时的恶心、呕吐，可与镇痛药配伍用于偏头痛。

此外，第一代 H_1 受体阻断药常与其他药物制成复方剂型，缓解咳嗽和感冒的症状。

4. 不良反应　第一代 H_1 受体阻断药最常见的不良反应是中枢抑制。其次为消化道反应和由抗胆碱作用引起的口干、视物模糊等症状。偶见黄疸、血细胞减少和呼吸暂停。第二代 H_1 受体阻断药阿司咪唑和特非那丁偶尔可引起致命性心血管不良反应，过量或与其他抑制细胞色素 $P450_{3A4}$（CYP3A4）酶系的药物合用时，可使 Q-Tc 间期延长，引起尖端扭转型室性心动过速或其他心率失常，故禁用于 Q-Tc 间期延长者、低血钾和电解质紊乱者，美国从 1998 年和 1999 年起停用。

5. 中毒及解救　第一代 H_1 受体阻断药过量或误服可造成急性中毒，尤其对婴幼儿可能引起死亡。小儿中毒主要表现为中枢兴奋和抗胆碱症状，包括口干、瞳孔扩大、心动过速、激动、震颤、共济失调、精神病、幻觉、惊厥等，也可见高热，随后昏迷、呼吸和循环衰竭，类似于阿托品中毒。成人中毒以中枢抑制表现为主，可见嗜睡、昏迷、惊厥等，随后呼吸和循环衰竭。中毒的治疗主要是对症处理和支持疗法，包括人工呼吸、物理降温、输液等。活性炭或盐类缓泻药可减少药物的吸收，特别对缓释制剂更有价值。一旦出现惊厥可静脉注射地西泮。低血压时可用去氧肾上腺素，但禁用肾上腺素，以免血压进一步降低。由于它们在体内迅速代谢，故强迫利尿、腹膜透析和血液透析的意义不大。

阿司咪唑和特非那丁这两个第二代 H_1 受体阻断药，对心脏有毒性，可阻滞心肌 K^+ 通道，可能使 Q-Tc 间期延长，偶尔引起尖端扭转型室性心动过速，如过量或与其他可干扰它们在体内代谢的药物合用时，发生药物相互作用，引起严重的心脏毒性。应给予催吐药或活性炭来减少药物的吸收；应该连续 24h 监测心电图，直到 Q-Tc 间期恢复正常；必要时，可进行复率或起搏，而多数的抗心率失常药（如奎尼丁、胺碘酮）是禁用的，因为它们可能使 Q-Tc 间期进一步延长。

6.1.4　H_1 受体阻断药
H_1 receptor blocker

异丙嗪　Promethazine

异丙嗪（promethazine，phenergan，奥丙秦，奥沙欣，非那根），常用其盐酸盐（promethazine hydrochloride $C_{17}H_{20}N_2S$ ·

HCl，分子量 320.89)，为白色或几乎白色粉末或颗粒，几乎无臭，味苦，在空气中日久变为蓝色。在水中极易溶解，在乙醇或氯仿中易溶，在丙酮或乙醚中几乎不溶。

【体内过程】 口服或注射给药后吸收快而完全，蛋白结合率高（76%～93%）。本品经口服、注射或直肠给药后起效时间为 20min，静注为 3～5min，抗组胺作用一般持续时间为 6～12h，镇静作用可持续 2～8h。主要在肝内代谢，无活性的代谢产物可经尿排出，少量经粪便排出。

【药理作用及机制】 异丙嗪是吩噻嗪类抗组胺药。抗组胺作用持续时间为 4～12h，本品有明显的中枢镇静作用和抗胆碱及某些 5-HT拮抗作用。适用于过敏性疾病，也可用于镇吐、抗晕眩、晕动以及镇静催眠。1. 抗组胺作用 与细胞组织释放的组胺竞争 H_1 受体，能拮抗组胺对胃肠道、气管、支气管或细支气管平滑肌的收缩或挛缩，能解除组胺的致痉和充血作用。2. 止呕作用 可能与抑制了延髓的催吐化学感受区有关。3. 抗晕动症作用 可能通过中枢性抗胆碱性能，作用于前庭和呕吐中枢及中脑髓质感受器，主要是阻断了前庭核区胆碱能突触迷路冲动的兴奋。4. 镇静催眠作用 有关抑制中枢神经系的机制尚未确切阐明，可能由于间接降低了脑干网状结构激活系统的应急性。

【临床应用】 1. 皮肤黏膜的过敏 适用于长期的、季节性的过敏性鼻炎，血管舒缩性鼻炎。接触过敏原或食物而致的过敏性结膜炎、荨麻疹、血管神经性水肿，对血液或血浆制品的过敏反应，皮肤划痕症。必要时可与肾上腺素合用，作为本药的辅助剂。2. 晕动病 防止晕车、晕船、晕飞机。3. 镇静、催眠 适于术前、术后和产科。此外也可用于减轻成人及儿童的恐惧感，呈浅睡眠状态。4. 恶心呕吐的治疗 适用于一些麻醉和手术后的恶心、呕吐，也用于防治放射病或清除药源性恶心、呕吐。5. 术后疼痛 可与止痛药合用，作为辅助用药。6. 全麻辅助用药 静脉或肌注异丙嗪在特殊情况下（如重复的支气管镜检查、眼科手术和一些高危病人），可减少哌替啶或其他成瘾性镇痛药的用量。

【不良反应及注意事项】 异丙嗪属吩噻嗪类衍生物，小剂量时无明显副作用，但大量和长时间应用时可出现噻嗪类常见的副作用。

1. 中枢神经系统 困倦、嗜睡是最常见的不良反应。其他包括眩晕、乏力、耳鸣、共济失调、视线模糊、复视、欣快、兴奋、烦躁不安、失眠和癔症。高剂量时出现锥体外反应。中枢神经系统的不良反应是与剂量有关的。服用剂量减少时，发生率明显下降。

心血管系统：常见为心率加快或减慢，血压升高或降低。

消化系统：恶心、呕吐较为普遍。

2. 超敏反应 本品虽为抗过敏药物，但也有不少引起变态反应的报告，如荨麻疹、皮炎、哮喘、光敏反应、血管神经性水肿等。

3. 注意事项 (1) 交叉过敏。已知对吩噻嗪类药高度过敏的病人，也对本品过敏。(2) 孕妇服用本药后，可诱发婴儿的黄疸和锥体外系症状。因此，孕妇在临产前 1～2 周应停用此药。(3) 一般的抗组胺药对婴儿特别是新生儿和早产儿有较大的危险性。哺乳期妇女应用本品时需权衡利弊。(4) 小于 3 个月的小儿体内的多种解毒酶不足，不宜应用本品，此外还有可能引起肾功能不全。新生儿或早产儿、患急性病或脱水的小儿以及患急性感染的儿童，在注射异丙嗪后易发生肌张力障碍。儿童一次口服 75～125 mg 时，可发生过度兴奋、易激动或（和）噩梦等异常反应。(5) 老年人用本药易发生头晕、呆滞、精神错乱和低血压。老年人用本药还易发生锥体外系症状，特别是帕金森病、静坐不能（akathisia）和持续性运动障碍，用量大或胃肠道外给药时更易发生。(6) 对诊断的干扰，葡萄糖耐量试验中可显示葡萄糖耐量增加。可干扰尿妊娠免疫试验，结果呈假阳性或假阴性。(7) 下列情况应慎用，例如，急性哮喘、膀胱颈部梗阻、骨髓抑制、心血管疾病、昏迷、闭角型青光眼、肝功能不全、高血压、胃溃疡、前列腺肥大症状明显者，幽门或十二指肠梗阻，呼吸系统疾病（尤其是儿童，服用本品后痰液黏稠、影响排痰、并可抑制咳嗽反射），癫痫患者（注射给药时可增加抽搐的严重程度），黄疸（各种肝病），以及肾功衰竭。应用异丙嗪时，应特别注意有无肠梗阻，或药物的逾量、中毒等问题，因其症状体征可被异丙嗪的镇吐作用所掩盖。

【制剂及用法】 片剂：每片 12.5 mg，25 mg；注射剂：50 mg/2 ml；常用量：口服，12.5～25 毫克/次，4 次/天；肌内注射，25 毫克/次，必要时 2h 后重复。

氯苯那敏 Chlorphenamine

氯苯那敏（chlorphenamine，扑尔敏，氯苯吡胺），常用其马来酸盐（chlorphenamine maleate $C_{16}H_{19}ClN_2 \cdot C_4H_4O_4$，分子量 390.87）。本品为白色结晶性粉末，无臭、味苦。在水、乙醇或氯仿中易溶，在乙醚中微溶。水溶液的 pH 为 4～5。

【体内过程】 口服或注射给药后吸收快而完全，蛋白结合率 72%。口服后 15～60min 起效，血药浓度 3～6h 达峰值，肌注为5～10 min 起效。半衰期为 12～15h。主要经肝代谢，少数经肾排出，中间代谢产物无药理活性，24h 内经肾排出。

【药理作用及机制】 本品为烷基胺类抗组胺药。其特点是抗组胺作用强，适用于各种过敏性疾病。具有中等程度的镇静作用和抗胆碱作用。

【临床应用】 1. 对过敏性鼻炎和上呼吸道感染引起的鼻充血有效，可用于感冒或鼻窦炎。2. 对荨麻疹、枯草热、血管舒缩性鼻炎均有效，并能缓解虫咬所致皮肤瘙痒和水肿；也可用于控制药疹和接触性皮炎，但同时必须停用致敏药物。3. 与复方阿司匹林片或其他解热镇痛药配合，用于缓解感冒症状。

【不良反应及注意事项】 可有胸闷、咽喉痛、疲劳、虚弱感、心悸或皮肤瘀斑、出血倾向，但皆很少见。此外，尚可有嗜睡、痰液黏稠。过量的表现有排尿困难或排尿痛、头晕、口腔鼻喉部干燥、头痛、食欲减退、恶心、上腹部不适感或胃痛、皮疹。儿童易发生烦躁、焦虑、入睡困难和神经过敏。

注意事项：1. 交叉过敏，对其他抗组胺药或下列药物过敏者，也可能对本药过敏，如麻黄碱、肾上腺素、异丙肾上腺素、间羟异丙肾上腺素（羟喘）、去甲肾上腺素等拟交感神经药。对碘过敏者本品可能也有过敏。2. 小量扑尔敏可由乳汁中排出，由于本品的抗M-胆碱受体作用，泌乳作用可能受到抑制，哺乳期妇女不宜随便服用。新生儿或早产儿不宜用本品。3. 老年人对常用剂量的反应较敏感，应注意适当地减量。4. 下列情况应慎用，例如，膀胱颈部梗阻、幽门十二指肠梗阻、消化性溃疡所致幽门狭窄、心血管疾病、青光眼（或有青光眼倾向者）、高血压、高血压危象、甲状腺功能亢进、前列腺肥大体征明显时。5. 本品不可应用于下呼吸道感染和哮喘发作的患者（因可使痰液变稠而加重疾病）6. 用药期间不宜驾驶车辆，操作机器及高空作业。

【制剂及用法】 片剂：每片 4 mg；注射剂：10 mg/1ml，20 mg/2ml；常用量：口服，4 毫克/次，2～3 次/天；肌内注射，5～20 毫克/次。

苯海拉明 Diphenhydramine

苯海拉明（diphenhydramine，benadryl，benadrin，苯那君）。常用其盐酸盐（diphenhydramine hydrochloride $C_{17}H_{21}NO \cdot HCl$，分子量 291.82）为白色结晶性粉末；无臭、味苦，随后有麻痹感。在水中极易溶解，在乙醇或氯仿中易溶，在丙酮中略溶，在乙醚或苯中极微溶解。

【体内过程】 口服或注射给药后，吸收快而完全，蛋白结合率 98%。1～4h 血药浓度达峰值，半衰期为 4～7h。本药可透过血脑屏障。口服后 15～60min 起效，一次给药后可持续 3～6h。

【药理作用及机制】 为乙醇胺类抗组胺药，抗组胺效应不及异丙嗪，作用时间也较短，镇静作用两药一致。也有局麻、镇吐和抗M胆碱作用。1. 抗组胺作用 可与释放出来的组胺竞争效应细胞上的 H_1 受体，从而制止过敏发作；2. 镇静催眠 抑制中枢神经活动的机制尚不明确；3. 镇咳 可直接作用于延髓的咳嗽中枢，抑制咳嗽反射，加强镇咳药作用。

【临床应用】 主要用于：1. 皮肤黏膜的过敏，如荨麻疹、血管神经性水肿、过敏性鼻炎，其他的皮肤瘙痒症、肛门瘙痒症、外阴瘙痒症、药疹或黄疸时的瘙痒，对虫咬和接触性皮炎也有效；2. 急性过敏反应，可减轻输血或血浆所致的过敏反应；3. 晕动病的防治，有较强的镇吐作用，也可用于放射病、手术后呕吐、药物引起的恶心呕吐；4. 帕金森病和锥体外系症状；5. 镇静，用于催眠（睡眠诱导药）和术前给药；6. 牙科局麻，当病人对常用的局麻药高度过敏时，1%苯海拉明液可作为牙科用局麻药；7. 镇咳，作为一种非成瘾性止咳药适用于治疗感冒或过敏所致咳嗽，但其止咳效应尚未肯定。

【不良反应及注意事项】 1. 最常见的有呆滞、思睡、注意力不集中、疲乏、头晕、头昏、共济失调、恶心、呕吐、食欲不振等。2. 少见的有气急、胸闷、咳嗽、肌张力障碍等。有报道在给药后可发生牙关紧闭并伴喉痉挛。3. 本品可影响神经肌肉接头的传导，重症肌无力患者禁用。

注意事项：1. 交叉过敏，尤其是对其他乙醇胺类药高度过敏者，对本品也过敏。2. 妊娠期服用苯海拉明，有使婴儿腭裂发生的可能，孕妇应慎用。3. 本品有小量可从乳汁排出，哺乳期妇女不宜使用。新生儿和早产儿禁用。4. 婴儿与儿童用药过量可致易激动、幻觉、抽搐，甚至死亡。5. 老年人用药后容易发生长时间的呆滞或头晕等。6. 闭角型青光眼、幽门十二指肠梗阻、消化性溃疡所致幽门狭窄、前列腺肥大、膀胱颈狭窄、甲状腺功能亢进、心血管病、高血压以及下呼吸道感染（包括哮喘）者不宜用本品。7. 应用本品后避免驾驶车辆或操作机器。8. 肾功能衰竭时，给药的间隔时间应延长，本品的镇吐作用可给某些疾病的诊断造成困难，如阑尾炎和有些药源性中毒等。9. 本品注射于皮下易引起硬结，因此不宜作为局麻药应用。

【制剂及用法】 片剂：每片 25 mg；注射剂：20 mg/ml；常用量：口服，25～50 毫克/次，2～3 次/天；肌内注射，20 毫克/次，1～2 次/天。

酮替芬 Ketotifen

酮替芬（ketotifen，zaditen，萨地酮），常用其富马酸盐（ketotifen fumartate $C_{19}H_{19}NOS \cdot C_4H_4O$，分子量 425.5），为类白色结晶性粉末；无臭、味苦。熔点 191～195℃（分解）。在甲醇中溶解，在水或乙醇中微溶，在丙酮或氯仿中极微溶解。

【体内过程】 口服后自胃肠道吸收，但起效较慢，用药数周方显效果，大部分在肝脏代谢。代谢物及少量原药由尿和粪便排泄。作用持续时间较长，一天仅需给药 2 次。

【药理作用及机制】 本品为较新的抗变态反应药物，其特点是兼有很强的组胺 H_1 受体拮抗作用和抑制过敏反应介质释放的作用。其抗组胺作用较马来酸氯苯那敏强约 10 倍，具有长效作用。另一方面，酮替芬不仅抑制支气管周围黏膜下肥大细胞释放组胺、慢反应过敏物质，而且也抑制血液中嗜酸性粒细胞释放组胺、慢反应物质等，产生很强的抗过敏作用。在人体，不仅能抑制Ⅰ型变态反应中肥大细胞和嗜碱性粒细胞释放组胺、慢反应过敏物质等反应介质，在Ⅲ型变态反应中对嗜中性白细胞也有作用。另外该药不易通过血脑屏障，但是微量通过的药物却呈现较强的中枢抑制作用。

【临床应用】 可用于治疗各种类型支气管哮喘，尤其是过敏性哮喘。滴鼻用于治疗过敏性鼻炎。

【不良反应及注意事项】 本品的副作用主要为嗜睡、倦怠、胃肠道反应等。尚有促进食欲、增加体重、引起口干、恶心、头晕目眩、头痛、哮喘发作、支气管痉挛等反应。

注意事项：服药期间不要驾驶车辆、操作机器或高空作业。

【制剂及用法】 片剂：每片 1 mg；常用量：口服，1 毫克/次，2 次/天。

氯雷他定 Loratadine

氯雷他定（loratadine，clarityne，克敏能，开瑞坦）（$C_{22}H_{23}ClN_2O_2$，分子量 382.89），为白色结晶或结晶性粉末，不溶于水，易溶于乙醇、氯仿和丙酮，熔点128～130℃。

【体内过程】 空腹口服吸收迅速，服后 1～3h 起效，8～12h 达最大效应，持续作用达 24h 以上。食物可使药峰时间延迟，AUC 增加。正常成年人，氯雷他定的半衰期为 8.4（3～20）h，活性代谢物去羟基乙氧基氯雷他定的半衰期为 28（8.8～92）h。80％以代谢物形式出现于尿和粪便中。慢性肾衰竭者（肌酐清除率 30 ml/min）药物的 AUC 和血药峰浓度升高约 73％，而代谢物的 AUC 则升高约 120％。

慢性乙醇肝病患者，氯雷他定的 AUC 和药峰浓度为正常人的 2 倍，氯雷他定及其代谢物的半衰期分别为 24 和 37h，可随肝病的严重程度而延长。

氯雷他定与其代谢物的蛋白结合率分别为 97％和 73％～77％。本品及其代谢物不透过血脑屏障，主要在外周 H_1 受体部位作用。

【药理作用及机制】 本品属哌啶类抗组胺药，体内外试验证明，主要对外周 H_1 受体具有选择性拮抗作用。本品不易透过血脑屏障，故无中枢神经系统的抑制作用，对乙酰胆碱受体或肾上腺素受体几乎没有作用。

【临床应用】 用于缓解过敏性鼻炎的症状，如打喷嚏、流涕和鼻痒以及眼部过敏性瘙痒和烧灼感。也可用于缓解慢性荨麻疹以及其他一些与 H_1 受体有关的过敏性疾病。

【不良反应及注意事项】 本品不良反应发生率约为 2％，主要有头痛、嗜睡、疲乏、口干、视觉模糊、血压降低或升高、心悸、晕厥、运动功能亢进、肝功能改变、黄疸、肝炎、肝坏死、脱发、癫痫发作、乳房肿大、多形性红斑及全身性过敏反应。

注意事项：1. 对肝功能受损者，本品的清除率减少，故应减低剂量，可按隔日 1 次 10 mg 服药。2. 动物试验未见明显致畸作用，但孕妇需慎用。本品及代谢物均可进入乳汁，哺乳妇女应用本品需十分谨慎，服药期宜停止哺乳。3. 12 岁以下儿童应用本品安全性尚未确定。4. 逾量中毒时，如患者清醒可予催吐。可用生理盐水洗胃，并给予活性炭吸附药物。也可考虑用盐类泻药（硫酸钠）以阻止药物在肠道吸收。血液透析不能使本品消除，腹膜透析能否使本品消除尚未明了。

【制剂及用法】 片剂：每片 10 mg；常用量：口服，10 毫克/次，1 次/天。

西替利嗪 Cetirizine

西替利嗪（cetirizine，zyrtec，仙特敏，赛特赞），常用其盐酸盐（Cetirizine Hydrochloride $C_{21}H_{25}ClN_2O_3 \cdot 2HCl$，分子量 461.8），为白色结晶或结晶性粉末，溶于水，熔点 225℃。钾盐为具有吸湿性结晶。

【体内过程】 口服迅速吸收，1h 左右达峰浓度，食物可延迟达峰时间，但不降低药物吸收的量，与血浆蛋白的结合率较高，半衰期约为 10h。本品不易通过血脑屏障，但可在乳汁中检出，基本上以原形由肾脏排泄。

【药理作用及机制】 本品为哌嗪类抗组胺药，是羟嗪（安太乐）在人体内的代谢物，对 H_1 受体的选择性强，可阻滞组胺介导的变态反应，其 10 mg 的作用相当于特非那丁 180 mg。有一定的抗胆碱作用。中枢镇静作用轻微。

【临床应用】 缓解组胺引起的鼻炎、枯草热、眼睛瘙痒、皮肤瘙痒、慢性荨麻疹等症状。

【不良反应及注意事项】 偶有困倦、嗜睡、头痛、眩晕、激动、口干及胃肠道不适等。偶有天门冬氨酸氨基转移酶轻度升高。大量应用可引起心律失常。

注意事项：肾功能障碍者宜减量使用。2 岁以下幼儿禁用。儿童应用本品不可过量。

【制剂及用法】 片剂：每片 10 mg；常用量：口服，10 毫克/次，1 次/天。

阿伐斯汀 Acrivastine

阿伐斯汀（acrivastine，semprex，欣民立，新敏乐）（$C_{22}H_{24}N_2O_2$，分子量 348.44），为白色、无味晶体的粉末，易溶于氯仿和乙醇，微溶于水。

【体内过程】 本品口服吸收迅速、完全，达峰时间为（1.14±0.23）h，表观分布容积为（0.46±0.05）L/kg，清除率为（2.9±0.7）ml/(min·kg)。多次口服后稳态血药浓度可达 227±47 ng/ml。本品不易透过血脑屏障，阿伐斯汀及其活性代谢物主要经肾排泄，少量经粪便排泄。

【药理作用及机制】 本品为曲普利定（triprolidine）的衍生物，具有选择性地阻断组胺 H_1受体的作用，具有良好的抗组胺作用。因不易通过血脑屏障，故无镇静作用。也无抗毒蕈碱样胆碱作用。其丙酸代谢物也有抗 H_1 受体作用。

【临床应用】 用于减轻季节性过敏性鼻炎的喷嚏、流涕、鼻痒、流泪和鼻塞、枯草热以及过敏性皮肤病等。本品常与伪麻黄碱联合应用于减轻感冒时的呼吸道症状。

【不良反应及注意事项】 偶可引起皮疹、罕见嗜睡症状。

注意事项：对本品和曲普利定（triprolidine）过敏者以及 12 岁以下儿童禁用本品。肾功能受损（肌酐清除率少于 50 ml/min 及血清肌酐多于 150 μg/L）者慎用。用药期间应小心驾驶汽车或操作机器，尤其是同时服用酒精或中枢神经系统抑制剂的病人。

【制剂及用法】 片剂：每片 8 mg；常用量：口服，8 毫克/次，1～3 次/天。

依巴斯汀 Ebastine

依巴斯汀（ebastine，kestine，开思亭）$C_{32}H_{39}NO_2$，分子量 469.62，为一非吸湿性、白色结晶粉末。

【体内过程】 该药是哌啶类衍生物。起效时间为 1h，血浆达峰需 3.6h，作用维持时间达 24h，经肝脏代谢，半衰期为 13～16h。

【药理作用及机制】 依巴斯汀及其活性代谢产物卡瑞斯汀（carebastine）均为外周选择性组胺 H_1受体拮抗型，无明显中枢神经系统作用和抗胆碱作用。本药及其代谢产物均不能穿过血脑屏障。

【临床应用】 伴有或不伴有过敏性结膜炎的过敏性鼻炎（季节性和常年性）。特发性慢性荨麻疹。

【不良反应及注意事项】 最常见的不良反应为头疼、口干和倦睡。少见的不良反应有腹痛、消化不良、乏力、咽炎、鼻出血、鼻炎、鼻窦炎、恶心和失眠。

注意事项：和大多数抗组织胺类药物一样，对具有下述情况的病人，在应用本品时宜采取谨慎态度。QT 间期延长综合征、低钾血症、与已知可产生 QT 间期延长或抑制 CYP_{3A} 酶系的任何药物（如咪唑类抗真菌药及大环内酯类抗生素）合用者。轻度或中度肝损伤患者。肾损伤患者。

已知对依巴斯汀或片剂中任何成分有超过敏者禁用。严重肝功能受损者禁用。

【制剂及用法】 片剂：每片 10 mg；常用量：口服，10 毫克/次，1～2 次/天。

非索非那定 Fexofenadine

非索非那定（fexofenadine）（$C_{32}H_{39}NO_4$，分子量 538.13），常用其盐酸盐，为白色结晶粉末。易溶于甲醇和乙醇，微溶于氯仿和水，不溶于己烷。

【体内过程】 该药是特非那丁的活性代谢物。口服易吸收，60%～70%与血浆蛋白结合，达峰时间为 2.6h，半衰期为 14.4h，主要经肾脏排泄。5%左右被肝脏代谢。

【药理作用及机制】 非索非那定为新的不延长 QT 间期的外周选择性组胺 H_1 受体拮抗型，不能穿过血脑屏障。无胆碱能及肾上腺能阻断作用。临床上不产生嗜睡及其他中枢神经系统的不良反应。

【临床应用】 季节性过敏性鼻炎、特发性慢性荨麻疹。

【不良反应及注意事项】 与安慰剂相似。偶有上消化道感染、头痛、嗜睡、恶心及消化不良。与剂量无相关性。

注意事项：对本品有过敏者禁用。除必要外，妊娠和哺乳妇女不用本品。8 岁以下儿童禁用。

【制剂及用法】 片剂：每片 60 mg；常用量：口服，60 毫克/次，1～2 次/天。

6.1.5 H_2受体阻断药 H_2 receptor blocker

H_2受体阻断药通过阻断壁细胞上的 H_2受体，抑制基础胃酸分泌和夜间胃酸分泌，对胃泌素及 M 受体激动剂引起的胃酸分泌也有抑制作用；还可对抗组胺对离体心脏的正性肌力作用和正性频率作用；并部分对抗组胺引起的血管扩张和血压降低作用。

H_2受体阻断药不仅可抑制基础和夜间胃酸分泌；也能显著抑制食物、假饲、胃底扩张、组胺类药物、胆碱类药物和胃泌素所致的胃酸分泌，具有强大的抑制胃酸分泌作用。使胃液的分泌量、酸度以及胃蛋白酶的分泌量均降低。此类药物能保护实验动物因应激、幽门结扎、非甾体类抗炎药等引起的溃疡；对人的消化性溃疡有明显的治疗效果。临床上主要用于治疗消化性溃疡，有缓解疼痛和促进溃疡愈合作用；也用于反流性食管炎、卓-艾综合征和上消化道出血等。

本类药物包括第一代的西咪替丁（cimetidine），第二代的雷尼替丁（ranitidine）。第三代的法莫替丁（famotidine）、尼扎替丁（nizatidine）和第四代的罗沙替丁（roxatidine）等。法莫替丁为强效品种，而罗沙替丁为长效品种。

西咪替丁 Cimetidine

西咪替丁（cimetidine，tagamet，甲氰咪胍，泰胃美）（$C_{10}H_{16}N_6S$，分子量 252.34），为白色或类白色结晶性粉末；几无臭、味苦。在甲醇中易溶，在乙醇中溶解，在异丙醇中略溶，在水中微溶，在稀盐酸中易溶。

【体内过程】 口服后约 60%～70%由肠道迅速吸收，45～90min 血药浓度达峰值。血浆蛋白结合率低。服用 300 mg 可抑制基础胃酸 50%达 4～5h。本品在肝脏内代谢。主要经肾排泄。24h 后口服量的约 48%、或注射量的约 75%以原形自肾排出；10%可从粪便排出。可以血液透析清除。肾功能正常时半衰期为 2h，肌酐清除值为 20～50 ml/min 时半衰期为 2.9h，小于 20 ml/min 时为 3.7h，肾功能不全时为 5h。

【药理作用及机制】 抑制基础胃酸分泌，主要作用于壁细胞上 H_2受体，起竞争性抑制组胺作用。也抑制由食物、组胺、五肽胃泌素、咖啡因与胰岛素等所诱发的胃酸分泌。

【临床应用】 用于治疗活动性十二指肠溃疡，预防溃疡复发，对胃溃疡、反流性食管炎，预防与治疗应激性溃疡等均有效；亦可用于治疗卓-艾综合征。消化性溃疡并发出血以及不能接受口服治疗的患者可静脉给药。

【不良反应及注意事项】

1. 消化系统反应 较常见的有腹泻、腹

胀、口苦、口干、血清氨基转移酶轻度升高等，偶见严重肝炎、肝坏死、肝脂肪性变等。由于能通过胎盘屏障，并能进入乳汁，故孕妇和哺乳期妇女禁用，以避免引起胎儿和婴儿肝功能障碍。突然停药，可能引起慢性消化性溃疡穿孔，估计为停用后回跳的高酸度所致。故完成治疗后尚需继续服药（每晚 400 mg）3 个月。动物试验和临床均有应用本品导致急性胰腺炎的报道，故不宜用于急性胰腺炎患者。

2. 泌尿系统反应　近年来有不少关于本品引起急性间质性肾炎、导致肾衰竭的报道。但此种毒性反应是可逆的，停药后肾功能一般均可恢复正常。为避免肾毒性，用药期间应注意检查肾功能。

3. 造血系统反应　本品对骨髓有一定的抑制作用，少数病人可发生可逆性中等程度的白细胞或粒细胞减少，也有出现血小板减少以及自身免疫性溶血性贫血的，其发生率为用药者的 0.02‰。尚有报道本品可引起再生障碍性贫血。用药期间应注意检查血象。

4. 中枢神经系统反应　本品可通过血脑屏障，具有一定的神经毒性。头晕、头痛、疲乏、嗜睡等较常见。少数患者可出现不安、感觉迟钝、语言含糊不清、出汗、局部抽搐或癫痫样发作，以及幻觉、妄想等症状。引起中毒症状的血药浓度多在 26μg/ml 以上，而且多发生于老人、幼儿或肝肾功能不全的患者，故需慎用。严重肝功能不全者服用常规剂量后，其脑脊液的药物浓度为正常人的两倍，所以容易引起中毒。出现神经毒性后，一般只需适当减少剂量即可消失。本品的神经毒性症状与中枢抗胆碱药所致者极为相似，且用拟胆碱药毒扁豆碱治疗，其症状可得到改善。故应避免本品与中枢抗胆碱药同时使用，以防加重中枢神经毒性反应。

5. 心血管系统反应　可有心动过缓、面部潮红等。静脉注射时偶见血压骤降、房性期前收缩和心跳呼吸骤停。

6. 对内分泌和皮肤的影响　由于具有抗雄性激素作用，用药剂量较大（每天在 1.6g 以上）时可引起男性乳房发育、女性溢乳、性欲减退、阳痿、精子计数减少等，停药后可消失。可抑制皮脂分泌，诱发剥脱性皮炎、皮肤干燥、皮脂缺乏性皮炎、脱发、口腔溃疡等。皮疹、巨型荨麻疹、药热等也有发生。

7. 注意事项

（1）老年患者由于肾功能减退，对本品廓清减慢，可导致血药浓度升高，因此更易发生毒性反应，出现眩晕、谵妄等症状。

（2）对诊断的干扰，口服后 15min 内胃液阴血试验可出现假阳性；血液水杨酸浓度、血清肌酐、催乳素，氨基转移酶等浓度均可能升高；甲状旁腺激素则可能降低。

（3）下列情况应慎用。严重心脏及呼吸系统疾患；慢性炎症，如系统性红斑狼疮（SLE），西咪替丁的骨髓毒性可能增高；器质性脑病；肾功能损害（中度或重度）。

【制剂及用法】 片剂：每片 0.1 g、0.2 g、0.4 g、0.8 g；胶囊剂：每粒 0.2 g；注射剂：0.3 g/2ml；常用量：口服，0.3 克/次，4 次/天。肌内或静脉注射，0.2 克/次，4 次/天。

雷尼替丁 Ranitidine

雷尼替丁（ranitidine，zantac，善胃得），常用其盐酸盐（ranitidine hydrochloride $C_{13}H_{22}N_4O_3S \cdot HCl$，分子量 350.87），为类白色或淡黄色结晶性粉末；有异臭，味微苦带涩；极易潮解，吸潮后颜色变深。在水或甲醇中易溶，在乙醇中略溶，在丙酮中几乎不溶。熔点 137～143℃。在注射用含氨基酸的营养液中，置室温下 24h 内可保持稳定，溶液的颜色、pH、药物含量等，均无明显变化。

【体内过程】 口服后自胃肠道吸收迅速，1～2h 血药浓度即可达峰值，在体内分布广泛，且可通过血脑屏障。30％经肝代谢，50％以原形自肾随尿排出。口服后半衰期为 2～3h，与西咪替丁相似。

【药理作用及机制】 动物试验证明，雷尼

替丁具有竞争性阻滞组胺与 H_2 受体结合的作用。抑制胃酸作用，以摩尔计为西咪替丁的 5～12 倍，为强效 H_2 受体阻滞剂。

【临床应用】 用于治疗活动性溃疡病及高胃酸分泌疾病。静注本品可使胃酸分泌降低 90%，可用于应激状态时并发的急性胃黏膜损害，和阿司匹林引起的急性胃黏膜损伤。对卓-艾综合征，大量的雷尼替丁可抑制高胃酸分泌，促使症状缓解。也用于全身麻醉或大手术后，以及衰弱昏迷患者，防止胃酸反流并发吸入性肺炎。

【不良反应及注意事项】 1. 常见的有恶心、皮疹、便秘、乏力、头痛、头晕等。2. 与西咪替丁相比，损伤肾功能、性腺功能和中枢神经的不良作用较轻。3. 偶见静脉注射后出现心动过缓。4. 少数患者服药后引起轻度肝功能损伤，停药后症状即消失，肝功能也恢复正常。曾怀疑可能系药物过敏反应，与药物的用量无关。5. 长期服用可持续降低胃液酸度，有利于细菌在胃内繁殖，从而使食物内硝酸盐还原为亚硝酸盐，形成 N-亚硝基化合物。

注意事项：肝功能不全者及老年患者，偶见服药后出现定向力障碍、嗜睡、焦虑等精神状态。对诊断的干扰：血清肌酐、氨基转移酶可轻度能升高，到治疗后期可恢复到原来水平。

【制剂及用法】 片剂：每片 150 mg；胶囊剂：每粒 150 mg；注射剂：50 mg/5ml。常用量：口服，150 毫克/次，2 次/天。肌内或静脉注射，25～50 毫克/次，3～4 次/天。静脉滴注，100～300 mg，加入 5%葡萄糖注射液 100 ml，30min 滴完。

法莫替丁 Famotidine

法莫替丁（famotidine，gaster，信法丁，胃舒达，愈疡宁，高舒达）（$C_8H_{15}N_7O_2S_3$，分子量 337.45）。本品为白色或略呈黄白色结晶，无臭、味略苦。易溶于二甲基甲酰胺或冰醋酸，难溶于甲醇，极难溶于水、乙腈、无水乙醇或丙酮，在氯仿或乙醚中几乎不溶。熔点 168～184℃。

【体内过程】 本品口服吸收迅速，约 2h 血药浓度达峰值，半衰期比其他 H_2 受体阻滞剂长，为 4.2h，80%以原形从尿中排泄。

【药理作用及机制】 本品为胍基噻唑类的 H_2 受体阻滞药，具有对 H_2 受体亲和力高的特点，故它抑制 H_2 受体的强度比西咪替丁强 20 倍，比雷尼替丁强 7.5 倍，因而对胃酸分泌有明显的抑制作用，也可抑制胃蛋白酶的分泌。

【临床应用】 用于胃和十二指肠溃疡，应激性溃疡，急性胃黏膜出血，胃泌素瘤，以及反流性食管炎。

【不良反应及注意事项】 发生率约 2.8%，常见有头痛、头晕、便秘和腹泻。偶见皮疹、荨麻疹（应停药）、白细胞减少、转氨酶增高等。罕见食欲不振及心率增加、血压升高、颜面潮红、月经不调等。

注意事项：本品从肾脏排泄，严重肾功能不全者禁用。孕妇、哺乳期妇女禁用，肝肾功能不全者及婴幼儿慎用。

【制剂及用法】 片剂：每片 10 mg，20 mg；胶囊剂：每粒 20 mg；注射剂：20 mg/2ml。常用量：口服，20 毫克/次，2 次/天。静脉注射，20 毫克/次，2 次/天。

6.1.6 H_3 受体阻断药 H_3 receptor blocker

Thioperamide 是第一个选择性的 H_3 受体拮抗剂。随后，发现了在体外效能更强的 H_3 受体拮抗剂，如 clobenpropit、iodophenpropit。最近又发现 impentamine、iodoproxyfan、ciproxifan 和 imoproxifan，后两者口服有效。有一些 H_3 受体拮抗剂如 GT-2331（Perceptin）已进入临床二期试验，用于认知障碍的治疗。一些 H_3 受体拮抗剂的结构如图 6-1 所示。下面介绍组胺 H_3 受体拮抗剂可能成为药物的领域。

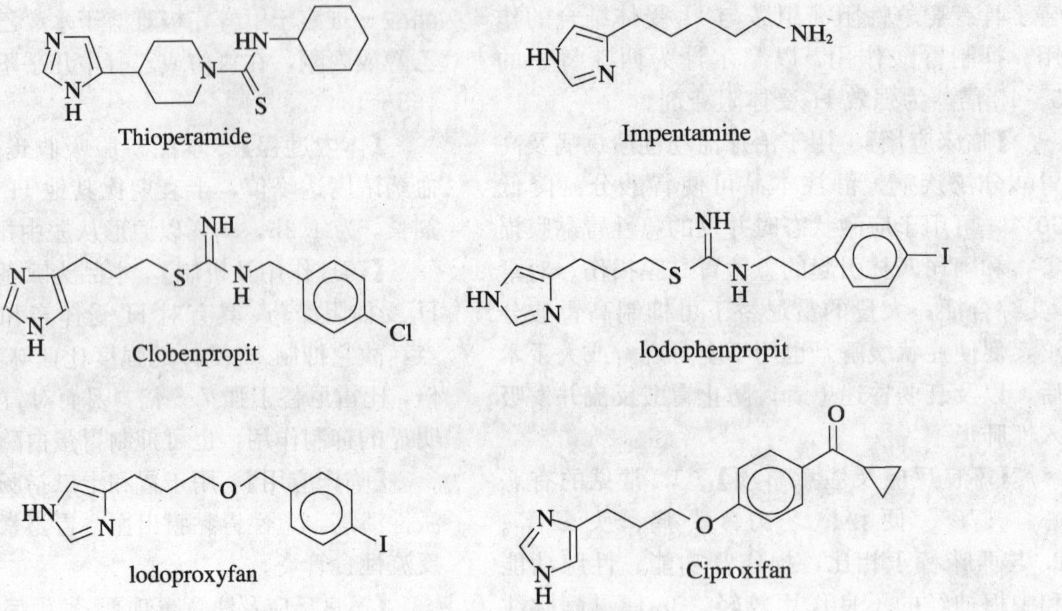

图 6-1 组胺 H_3 受体阻断药

1. 摄食-肥胖症 在大鼠研究中发现，阻断脑内组胺 H_3 受体减少了摄食，抑制了由神经肽 Y 引起的摄食增加，同时了增强了由阻断组胺代谢或 CCK-8 引起的厌食作用。组胺 H_3 受体拮抗剂还具有抗酒精成瘾的作用。

因此，从临床治疗学的观点看，组胺 H_3 受体拮抗剂因其的厌食作用而可用于治疗肥胖症。值得指出的是，原来用来产生厌食感的药物如氟苯丙胺和右旋氟苯丙胺因其心血管系统的危险性而从市场上撤回，因此期待着新的药物的开发。

2. 睡眠障碍 组胺能神经的胞体位置及其纤维分布形式是其对睡眠-觉醒周期产生重要影响的原因之一。在各种品种的动物身上已经证实，组胺的释放具有日周期节律性，即白天脑内组胺含量高，晚上低。新近在组胺合成酶基因敲除小鼠上观察到，其大量的时间均处于嗜睡状态。这进一步说明了组胺对睡眠-觉醒周期的调节作用。组胺对睡眠的影响与其刺激组胺 H_1 受体有关系。

已经有研究表明，组胺 H_3 受体拮抗剂，如 thioperamide、carboperamide 和ciproxinfan 均可增加动物的觉醒时间，而组胺 H_3 受体激动剂则促进了慢波睡眠（与组胺 H_1 受体拮抗剂主要增加快波睡眠不同）。这些研究提示组胺 H_3 受体拮抗剂将有可能用于治疗睡眠过度，如嗜睡病。

3. 癫痫 许多试验研究和临床观察都证明组胺参与了癫痫发作。早在 20 世纪 50 年代，人们就认识到抗组胺药（组胺 H_1 受体拮抗剂）具有致惊厥作用。另外，PET 研究也发现，部分性发作的癫痫病人，在其癫痫病灶周围组胺 H_1 受体密度增加。随后的动物研究也提示，活化中枢组胺能神经能够降低痫性发作的几率和/或发作严重程度，而抑制中枢组胺能神经则作用相反。

绝大多数动物试验研究认为，组胺 H_3 受体拮抗剂，如 thioperamide、clobenpropit 等因其促进脑内组胺释放而对癫痫发作具有保护作用。而且，人们还发现组胺 H_3 受体拮抗剂能增强目前已经在临床应用的抗癫痫药，如苯妥因和加巴喷丁的抗癫痫作用，H_3 受体拮抗剂能够降低临床上苯妥因给药的剂量。但是，因研究动物品系、癫痫模型等的差异，有些研究结果还有争议。此外，组胺 H_3 受体拮抗剂具有改善记忆（见下述）、促进觉醒等作用，刚好弥补了长期发作的癫痫和/或抗癫痫药物使病人智能下降、抗癫痫药物的镇静作用。因此组胺 H_3受体拮抗剂作用抗癫痫药物或已有抗癫痫药物的添加剂，具有其独特的优势。

4. 认知 由于组胺 H_3受体不仅作为自身受体调节自身的合成和释放，还作为异身受体调节，诸多其他神经递质以及神经肽的合成和释放，这些神经递质包括乙酰胆碱、去甲肾上腺素等。组胺能神经系统对学习记忆具有重要意义，越来越多证据表明组胺 H_3受体拮抗剂能改善动物的学习记忆，如采用大、小鼠作为实验动物，组胺 H_3受体拮抗剂能够改善了动物的被动回避、社会记忆、空间记忆等。这些研究结果提示组胺 H_3受体拮抗剂在治疗记忆障碍疾病领域（如 Alzheimer 病）中的应用前景。

5. 帕金森病 最近的帕金森病人尸检报道发现，在与运动功能密切相关的脑区，如壳核、黑质和苍白球，组胺含量上升了159%～234%，提示组胺在帕金森病发病中起某种作用。用6-羟基多巴胺（一种选择性损害多巴胺能神经的神经毒素）制造帕金森病动物模型，发现实验动物的黑质、腹侧纹状体等脑区中组胺 H_3受体上调和相应的功能亢进。临床研究的结果和试验结果一致，即帕金森病患者黑质中组胺 H_3受体结合力增加，纹状体中组胺 H_3受体的 mRNA 表达增加。但是尽管所有的结果都强烈提示组胺 H_3受体参与了帕金森病的发病过程，但其配体是否能影响疾病的进展和症状的严重程度目前还缺乏足够的研究。

本节主要参考文献

1. 库宝善主编. 神经精神药理学. 北京：北京医科大学出版社，2006. 121-131
2. 国家药典委员会主编. 中华人民共和国药典（二部）临床用药须知. 2005 版. 北京：化学工业出版社，2006.
3. 陈新谦，金有豫，汤光主编. 新编药物学. 第 15 版. 北京：人民卫生出版社，2003. 549-559
4. 杨藻宸主编. 医用药理学. 第 4 版. 北京：人民卫生出版社，2005. 771-790
5. Haas H，Panula P. The role of histamine and the tuberomamillary nucleus in the nervous system. Nat Rev Neurosci，2003，4：121-130
6. Leurs R，Blandina P，Tedford C，et al. Therapeutic potential of histamine H_3 receptor agonists and antagonists. Trends. Pharmacol Sci，1998，19：177-183
7. Brown RE，Stevens DR，Hass HL. The physiology of brain histamine. Progress in Neurobiol，2001，63：637-672

（陈 忠）

6.2 5-羟色胺及相关药物

5-HT and its related drugs

5-羟色胺（5-hydroxytryptamine，5-HT）由吲哚和乙胺两部分组成，属于吲哚胺化合物。因其首先在人体血清中发现，具有收缩血管的功能，所以又名血清素（serotonin）。作为自体活性物质，绝大部分（约占总量的90%）5-HT合成和分布于胃肠嗜铬细胞内，并与 ATP 等物质一起贮存于颗粒内；少部分5-HT从颗粒内释放并弥散到血液，可被血小板摄取和贮存，约占全身总量的 8%；1%～2%存在于中枢神经系统（CNS）中（图 6-2）；另有一小部分分布于各种组织的肥大细胞中。5-HT不仅是重要的神经递质，而且是免疫细胞如肥大细胞和嗜碱性粒细胞释放的过敏性介质，是一种内分泌免疫调节因子。5-HT通过激动不同的5-HT受体亚型发挥不同的药理作用。

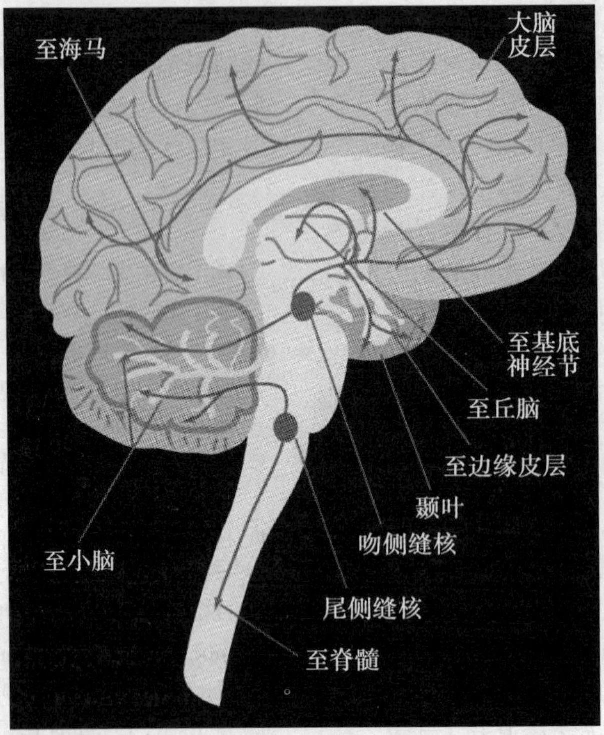

图 6-2　脑内 5-HT 能纤维的投射

（资料来自 CNSforum. com）

6.2.1 5-羟色胺生物合成和代谢 The biosynthesis and metabolism of 5-HT

5-HT 的合成和合成调节

5-HT 的生物合成是以色氨酸（tryptophan，TP）为前体，先在色氨酸羟化酶（tryptophan hydroxylase，TPH）作用下生成 5-羟色氨酸（5-hydrotryptophan，5-HTP)，然后再在芳香族 L-氨基酸脱羧酶催化下生成 5-HT（图 6-3)。色氨酸羟化酶（TPH）是5-HT生物合成的限速酶。

色氨酸（TP）是一种人体必需氨基酸，哺乳动物体内不能自行合成，只能从食物蛋白中摄取，经肝脏水解而获得。血中 TP 要成为 CNS 的5-HT前体，首先必须经过血脑屏障进入脑内，然后由神经胶质细胞摄取，转运进入5-HT能神经元内。TP 也可被外周细胞，如胃肠嗜铬细胞、肥大细胞等摄取进行 5-HT的生物合成。除血小板外的其他含 5-HT的组织都能自己合成5-HT，由于血小板不含有合成5-HT的酶，故不能合成 5-HT，而是通过血小板外膜上存在的一种 Na^+ 依赖型载体从血液中摄取。

1. 合成酶和合成调节

(1) 色氨酸羟化酶（TPH）　近年来研究发现 TPH 存在 TPH1 和 TPH2 两种亚型。TPH1 主要表达于松果体、胸腺、脾、肠等部位；TPH2 则主要表达在脑干。TPH1 介导合成的5-HT主要影响一些外周功能，如血管收缩、止血、褪黑素合成、免疫反应等。TPH2 介导合成的5-HT主要影响一些中枢性功能，如焦虑、抑郁、癫痫、睡眠等。

(2) 5-HTP 脱羧酶（5-HTP decarboxylase，5-HTPDC）　脑内和外周的 5-HTP 脱羧酶含量多、活力高，色氨酸一旦羟化成5-羟色氨酸（5-HTP）后，即被迅速脱羧而成5-HT。

5-HT的合成受反馈式自我调节。当脑内或外周5-HT的更新率增加，对5-HT的需求量增大时，5-HT合成便加速。反之，当脑内或外周5-HT含量增加时，5-HT的合成减慢。此外，5-HT的合成还可受神经冲动等因素的影响。神经冲动的增加可以提高TPH的活性而加速5-HT的合成。总之，5-HT的合成在一定范围内受终产物5-HT浓度和神经冲动的调节，这两种因素又相互联系。

2. 贮存和释放

在CNS，5-HT在5-羟色胺能神经元胞浆中合成后，很快被囊泡摄取和贮存，但囊泡不参与合成过程。囊泡内有一种特异的5-HT结合蛋白，可能参与了5-HT囊泡的贮存机制。在血中，95%以上的5-HT贮存于血小板的致密颗粒中，与ATP、ADP和Ca^{2+}螯合。由于5-HT不能穿透血脑屏障，所以脑内和外周的5-HT分属于两个独立的系统。

当神经刺激或血小板刺激因子、IgE等免疫因子复合体、过敏毒素C5a刺激血小板聚集时，5-HT从5-羟色胺能神经末梢、肠嗜铬细胞和血小板等处释放；过敏毒素C5a还可刺激肥大细胞释放5-HT。释放的5-HT作用于5-HT受体，产生效应。

3. 消除和降解代谢

体内的5-HT主要靠单胺氧化酶（monoamine oxidase，MAO）脱氨氧化生成5-羟吲哚乙醛（5-hydroxyindole aldehyde），然后经醛脱氢酶的快速氧化生成5-羟吲哚乙酸（5-hydroxyindole acetic acid，5-HIAA）（图6-3），从尿中排出。正常成人每天从尿中排出5-HIAA为2～10mg，类癌瘤患者尿中排出的5-HIAA可大大增加。

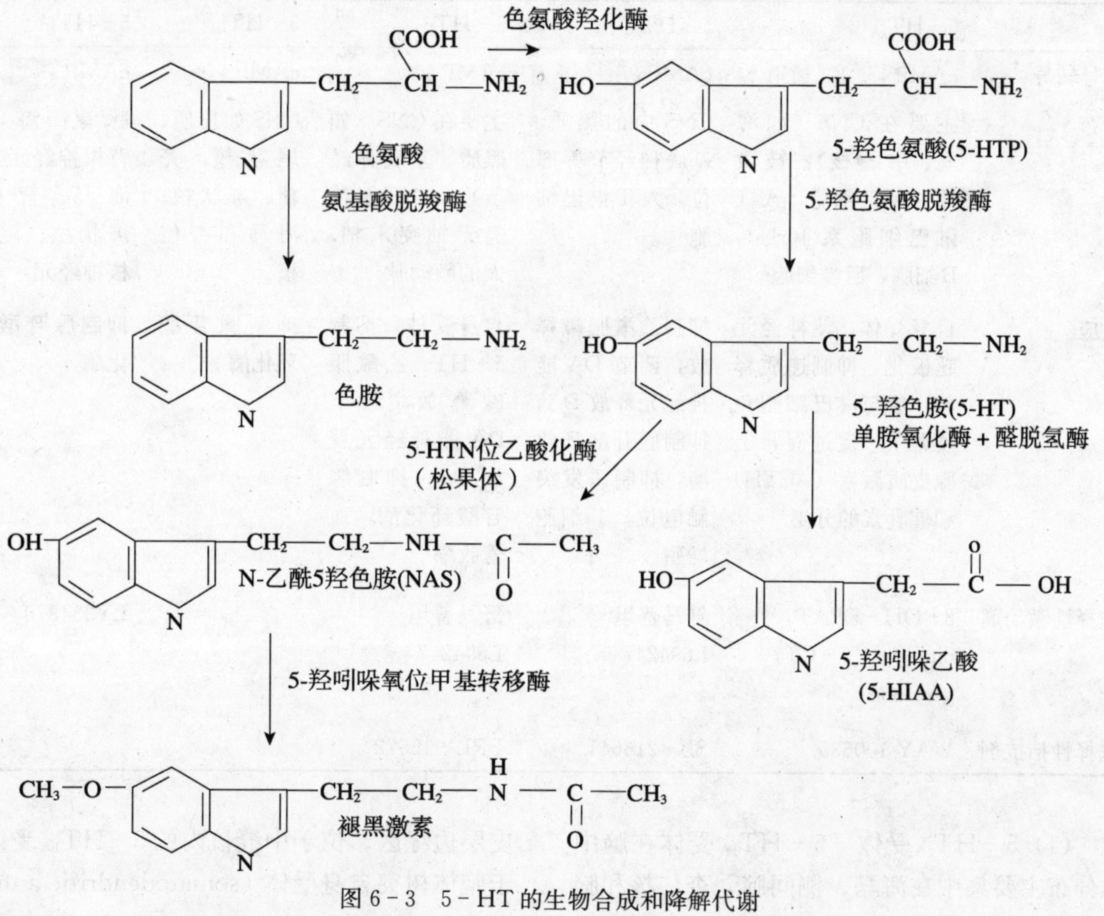

图6-3 5-HT的生物合成和降解代谢

除通过 MAO 酶降解代谢外，5-HT的消除还可以通过重摄取的方式进行。5-HT的摄取是通过细胞膜上的 Na^+ 依赖的转运体（transporter）实现的。5-羟色胺能神经末梢的外膜及血小板外膜上都存在这种载体，分别摄取突触间隙和血液中的5-HT。神经末梢内和血小板内的5-HT分别被贮存到囊泡和血小板致密颗粒中。

6.2.2 5-羟色胺受体 5-HT receptor

1. 5-HT受体分类

1979年Peroutka等应用放射性配体结合试验方法，首次证实存在2种不同的5-HT识别部位，5-HT_1受体和5-HT_2受体，前者与[^{3}H]-5-HT有高亲和力；后者与[^{3}H]-螺哌隆（Spiperone）有高亲和力。至今已克隆出了多种5-HT受体亚型。根据受体的药理学特性（包括受体-配体亲和力、特异的激动剂和拮抗剂等）、受体的化学结构及信号转导机制的不同，可将这些受体分成7大类，即5-HT_{1-7}。

5-HT_1受体家族

根据与[^{3}H]-5-HT亲和力的高低，最初将5-HT_1分为5-HT_{1A}和5-HT_{1B}。后来又发现了5-HT_{1C}（现为5-HT_{2C}）、5-HT_{1D}、5-HT_{1E}、5-HT_{1F}（见表6-1）。5-HT_1家族的受体有很高的氨基酸序列同源性。

表6-1 5-HT_1受体亚型特性

	5-HT_{1A}	5-HT_{1B}	5-HT_{1D}	5-HT_{1E}	5-HT_{1F}
信号转导	cAMP↓，K^+通道↑	cAMP↓	cAMP↓	cAMP↓	cAMP↓
分布	主要在CNS（如海马、中缝核），被激活的人T细胞，人T淋巴细胞系Jurkat，B细胞，巨噬细胞	CNS中的黑质、基底神经节等部位，人T淋巴细胞	主要在CNS（如黑质、基底神经节）5-HT能神经元轴突末梢，人的颅动脉	CNS如皮质、尾状核、壳核、屏状核；海马和杏仁核	豚鼠：海马，背根神经元人：海马、背根、屏状核、尾状核神经元
效应	自身受体，使神经元超极化，抑制递质释放，参与淋巴细胞免疫调节，促进促肾上腺皮质激素（ACTH）和催乳素的分泌	抑制乙酰胆碱释放，调节DA能神经元释放DA，抑制腺苷酸环化酶，抑制诱发突触电位，T细胞增殖	自身受体，抑制5-HT、乙酰胆碱释放，调节DA能神经元释放DA，抑制腺苷酸环化酶，血管收缩	抑制腺苷酸环化酶	抑制腺苷酸环化酶
选择性激动剂	8-OH-DPAT，dipropyl-5-CT，gepirone	舒马普坦 L694247	舒马普坦 L694247		LY334370
选择性拮抗剂	WAY 100635	SB-216641	BRL-15572		

（1）5-HT_{1A}受体　5-HT_{1A}受体在脑中的分布主要集中在海马、侧间脑、杏仁核和脑皮层边缘区。位于中缝核内的5-HT_{1A}受体属于胞体树突自身受体（somatodendritic autoreceptor)。5 - HT_{1A}自身受体对5 - HT能神经元有抑制作用。5 - HT_{1A}受体还表达在一些免疫细胞如T细胞上，参与T细胞反应的调节，包括T细胞因子如IFN - γ、IL - 2的产生，以及一些接触性致敏反应。5 - HT_{1A}受体还介导B细胞的增值，升高基础状态及淋巴细胞诱导的NK细胞的细胞毒性、抗体依赖性的细胞毒性和NK细胞的增殖。

大量的临床前和临床研究证实，选择性5 -HT_{1A}受体激动剂具有抗焦虑和抗抑郁作用。这类化合物也可能有抗攻击性行为的作用和抗成瘾效应，并与其他一些效应起协同作用，这些效应包括性行为、食欲控制、体温调节和心血管功能等。

(2) 5 - HT_{1B}受体　5 - HT_{1B}受体存在于啮齿动物的中枢神经系统中，而在人类的大脑内没有发现。在外周，5 - HT_{1B}受体在人T淋巴细胞上表达，参与T淋巴细胞的增殖；选择性抑制5 - HT_{1B}受体信号可以导致T细胞的凋亡。

(3) 5 - HT_{1D}受体　5 - HT_{1D}受体主要分布在基底核、皮质以及下丘脑。它与5 - HT_{1B}受体的序列有63%的同源性，在7个跨膜区有77%的序列同源性。5 - HT_{1D}受体可能与焦虑、抑郁以及很多神经精神方面的疾病有关。5 - HT_{1B}受体活化的效应可能是舒马曲坦(sumatriptan)治疗偏头痛的作用机制。

(4) 5 - HT_{1E}受体　5 - HT_{1E}受体首先在人类身上发现，主要存在于杏仁核、尾核、低位壳核、苍白球和额叶皮质，与大部分5 -羟色胺类药物的亲和力很低。这些受体的生理与药理特征尚在进一步研究之中。

(5) 5 - HT_{1F}受体　5 - HT_{1F}受体是新近鉴定出来的一种亚型，其cDNA所编码的受体蛋白由366个氨基酸残基（人和大鼠）或377个氨基酸残基（小鼠）组成，但对其分布和功能了解甚少。有研究表明5 - HT_{1F}受体可能参与了偏头痛的病理机制。

此外，5 - HT_{1S}受体也已被克隆，但是它们的生理意义还有待进一步研究。

5 - HT_2受体家族

根据对拮抗剂与激动剂、配体亲和力、分子结构以及细胞内信号转导机制的功能研究，5 - HT_2受体可分为5 - HT_{2A}、5 - HT_{2B}、5 - HT_{2C}三个亚型（表6 - 2）。它们都是G蛋白耦联受体，在结构、药理学、信号转导机制等方面类似。5 - HT_2受体的特点是：含七个跨膜结构域；2或3个内含子；激活磷脂酶C；动员细胞内Ca^{2+}。

(1) 5 - HT_{2A}受体　5 - HT_{2A}受体在外周和中枢均有分布。外周的受体分布于血管、支气管、尿道平滑肌组织和血小板，具有收缩血管和支气管以及聚合血小板的功能。中枢神经系统中的5 - HT_{2A}受体分布于非5 -羟色胺神经元的突触后膜，主要位于新皮层、屏状核、嗅觉核团以及基底神经节，可以抑制中央前额叶的神经元激活，抑制神经递质（乙酰胆碱、去甲肾上腺素、谷氨酸、多巴胺等）的释放。

5 - HT_{2A}受体与很多神经精神疾病如抑郁症、焦虑症、精神分裂症、偏头痛、睡眠障碍等相关。由于5 - HT_{2A}受体拮抗剂ketanserin具有显著抗高血压作用，推测5 - HT_{2A}受体在高血压的形成和发展中也起了十分重要的作用。

(2) 5 - HT_{2B}受体　5 - HT_{2B}受体主要分布于外周组织如胃底部、心脏、肾脏、肝脏、肌肉、肠等，它的激活可引起胃底收缩。目前，有研究发现，脑内也存在5 - HT_{2B}受体的mRNA，但是，它在脑内的表达和分布以及功能还有待进一步证实。在啮齿动物，刺激5 -HT_{2B}受体会引起中度的焦虑，减少理毛行为。同时5 - HT_{2B}受体还与急性偏头痛有关。

(3) 5 - HT_{2C}受体　5 - HT_{2C}受体主要分布于边缘系统、基底神经节、下丘脑以及脑室脉络丛。它们也存在于非5 - HT神经元的突触后膜，推测可能与脑脊液和转铁蛋白的生成有关。5 - HT_{2C}受体的激活可使神经元去极化，导致兴奋性效应。该受体的激活与运动减少、厌食以及偏头痛的发生有关。

表 6-2 5-HT_2受体亚型特性

	5-HT_{2A}受体	5-HT_{2B}受体	5-HT_{2C}受体
信号转导	IP_3/DG↑	IP_3/DG↑	IP_3/DG↑
分布	在CNS分布广泛（皮质、尾状核、伏隔核、嗅球、海马等），血小板，支气管、胃肠道和外周血管平滑肌，T细胞、B细胞	部分脑区 胃底	CNS：高水平分布于脉络丛；广泛分布于皮质、边缘系统、基底核 CNS外分布较少
效应	减少钾离子流，神经元缓慢除极化；血小板聚集；支气管和胃肠道平滑肌收缩，血管收缩；增加皮质醇，CTH等的分泌	平滑肌收缩	抑制NA、DA释放，减少慢波睡眠
选择性激动剂	α-甲基-5-HT	α-甲基-5-HT BW723C86 BG723C86	Ro 600175
选择性拮抗剂	ketanserin， spiperone， MDL 100907（强）	SB204741 SB200646	Mesulergine SB242084 RS-102221 SB204741

5-HT_3受体

5-HT_3受体广泛分布于外周神经系统，在中枢主要分布在极后区，低位脑干等部位。5-HT_3受体是5-HT受体中唯一的配体门控性离子通道，它的激活可开启阳离子通道，Na^+和K^+顺电化学梯度流过，形成一个短暂的内向电流，引起膜的快速去极化。

5-HT_3受体在中枢神经系统内调控多种神经递质的释放，如胆囊收缩素（CCK）、多巴胺、乙酰胆碱、GABA、去甲肾上腺素等。5-HT_3受体激活导致CCK释放的机制是：位于突触前神经末梢的5-HT_3受体被激活，产生的去极化反应使神经末梢的电压依赖性钙通道开放，胞浆内Ca^{2+}浓度迅速升高，进而引起CCK的释放。

动物研究表明5-HT_3受体拮抗剂可提高记忆力，同时作为一种非典型的精神安定剂还具有抗焦虑的作用。5-HT_3受体的拮抗剂还可用来对抗放疗化疗所引起的恶心、呕吐。

5-HT_4受体

5-HT_4受体主要分布在基底神经节、黑质、嗅结节、伏核（nucleus accumbens，伏核）、纹状体等部位。它们不受经典的5-HT_1、5-HT_2或者5-HT_3受体拮抗剂的抑制。Bockaert 指出5-HT_4受体参与突触重塑和记忆处理过程。该受体在边缘结构的分布说明它与情绪和奖赏反应有关。有研究发现5-HT_4受体可能与阿尔茨海默病（AD）相关，因此推测5-HT_4受体可能是一个治疗AD的新靶点。

5-HT_5受体

目前，5-HT_5受体已克隆出5-HT_{5A}和5-HT_{5B}两种受体亚型，它们的氨基酸序列与其他的5-HT受体没有任何相关性，但是它们的药理学特征与5-HT_{1D}受体很相似。5-HT_{5A}受体分布在大脑皮质、海马、缰核等脑区，5-HT_{5B}受体仅局限于缰核和海马CA_1区。

$5-HT_6$受体

大鼠脑中的$5-HT_6$受体只分布在中枢神经系统，主要是在纹状体、各种边缘和皮质区并且与腺苷酸环化酶耦联。该受体与多种三环类抗抑郁药如氯氮平等和抗抑郁药氯米帕明等有高亲和力，提示它可能介导这些药物的某些治疗作用。

$5-HT_7$受体

该受体的mRNA在中枢神经系统中主要分布与下丘脑、海马、丘脑、边缘区，在视交叉上核也有大量分布，提示该受体可能参与昼夜节律的调节。目前，有两类新的5-HT受体被归类为$5-HT_7$受体，都与腺苷酸环化酶耦联，其跨膜区与其他大多数5-HT受体同源性不到55%。有人推测这些受体可能与情绪、学习、神经内分泌以及自主神经活动相关。和$5-HT_6$受体一样，$5-HT_7$受体与抗精神病药和抗抑郁药有很高的亲和力，提示该受体可能也参与了这些疾病的相关病理。同时，$5-HT_7$受体和其他5-HT受体一样，对糖皮质激素利用度的改变非常敏感。

以上几种5-HT受体亚型的特性见表6-3。

表6-3 5-HT受体亚型特性

	$5-HT_3$受体	$5-HT_4$受体	$5-HT_5$受体	$5-HT_6$受体	$5-HT_7$受体
信号转导	离子通道开放	cAMP↑		cAMP↑	cAMP↑
分布	CNS：极后区，孤束核；B细胞、T细胞（$5-HT_{3A}$）、巨噬细（$5-HT_{3A}$）	CNS：上下丘脑、海马；肠道	大脑皮质、海马、缰核、嗅球	皮质、嗅结节、伏核、海马	CNS：上下丘脑、海马、大脑皮质；B淋巴细胞、T淋巴细胞
效应	神经元迅速除极化；促进GABA，DA、CCK释放；参与痛觉；参与呕吐反射	神经元兴奋；促进乙酰胆碱、DA释放；引起消化道腺体分泌，促进蠕动反射	抑制腺苷酸环化酶	激活腺苷酸环化酶	激活腺苷酸环化酶，调节生物节律，激活T淋巴细胞
选择性激动剂	SR57227 m-氯苯双胍	BIMU8 RS67506 ML10302			
选择性拮抗剂	MDL72222 granisetron ondansetron tropisetron	GR113808 SB204070 RS100235		Ro04-6790 Ro63-0563 SB271046 SB357134	

5-HT受体与很多疾病的发病都密切相关，如抑郁症、焦虑症、强迫症、偏头痛等。目前对这些疾病的治疗大多是通过调节5-HT来完成的。开发更多选择性的配体可提高现有治疗方法的有效性，并减少其副作用。

2. 5-HT受体信号转导机制

（1）与G蛋白耦联 $5-HT_1$、$5-HT_2$、和$5-HT_{4-7}$受体都属于G蛋白耦联受体，具有7个跨膜区段结构和连接这些跨膜区的3个胞浆环、3个细胞外环以及伸入细胞内的C末端和伸出细胞外的 N 末端（图 6-4）。它们的信息传递主要是通过细胞膜内侧的 G 蛋白介导，调节磷脂酶 C 或腺苷酸环化酶的活性，再通过一系列生化过程而产生效应。

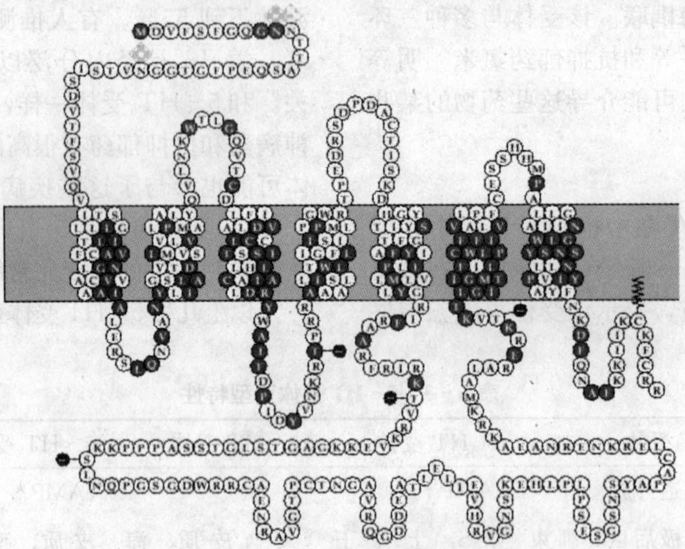

图 6-4 大鼠 5-HT_{1A}受体的结构模式图：带黑色的氨基酸残基表示的是与仓鼠 β2-受体同源的部分，方形代表的是糖基化位点，负电荷代表的是磷酸化位点，曲线代表的是棕榈酰化位点。

（资料来自 Emory 大学化学系网站）

腺苷酸环化酶系统 5-HT_1受体各亚型激活时，通过百日咳毒素敏感的（pertussis toxin sensitive）Gi/o 蛋白抑制腺苷酸环化酶（AC）活性，使细胞内 cAMP 产生减少。在大鼠海马，5-HT_{1A}受体对 AC 活力具有双重的调节作用，5-HT_{1A}受体能同时在同一组织与两种不同的 G 蛋白（Gi/o 和 Gs）耦联。此外，5-HT_{1A}受体还可激活受体操纵的 K^+ 通道，并抑制电压依赖性 Ca^{2+} 通道，从而产生效应。

5-HT_4受体、5-HT_6受体、5-HT_7受体激活时，通过 Gs 蛋白增强 AC 活性，使 cAMP 产生增加，再经 cAMP 依赖的蛋白激酶 A 产生作用。

克隆的 5-HT_{5A}受体抑制腺苷酸环化酶的活性；而克隆的 5-HT_{5B}受体的耦联机制不清。

磷脂酰肌醇系统 5-HT_2受体各亚型激活时可通过百日咳毒素不敏感的（pertussis toxin insensitive）G 蛋白如 G_q/G_{11} 蛋白，激活磷脂酶 C（phospholipase C，PLC），催化磷脂酰肌醇二磷酸（phosphatidylinositol-4，5-bisphosphate，PIP_2）水解，生成二酰甘油（diacylglycerol，DG）和三磷酸肌醇（inositol triphosphate，IP_3）两个第二信使。DG 可激活蛋白激酶 C（protein kinase C,）；IP_3可释放细胞内贮存 Ca^{2+}，从而产生生理效应。5-HT_{1A}受体也可活性磷脂酶 C，生成 IP_3和 DG，增强 Na^+-/K^+-ATP 酶活性，介导 Na^+依赖的 K^+转运。

（2）配体门控离子通道系统 5-HT_3受体激活时，跨膜离子通道迅速开放，导致 Na^+-K^+ 交换增加，并伴随大量 Ca^{2+} 内流，进而产生特定的生物效应。

6.2.3 5-羟色胺相关药物 5-HT related drugs

5-HT受体激动药

5-HT受体激动药（5-hydroxytryptamine receptor agonists）通过激动不同亚型的5-HT受体，具有不同的药理作用和用途。目前在临床上应用的选择性5-HT_{1A}受体激动药，如丁螺环酮（buspirone）是一类新型的抗焦虑药。选择性5-$HT_{1B/1D}$受体激动药，是治疗偏头痛急性发作的有效药物，最早用于临床的是舒马普坦。第二代5-$HT_{1B/1D}$受体激动药包括利扎曲普坦、那拉曲坦、佐米曲普坦等。5-HT_4受体激动药，如西沙必利（cisapride）可激动肠神经节细胞上的5-HT_4受体，促进肠肌神经丛释放Ach，从而改善胃肠动力失调性疾病。

舒马普坦 Sumatriptan

【药理作用及机制】 选择性激动脑干的5-$HT_{1B/D}$受体，降低血管调节系统三叉神经元兴奋性；通过刺激突触前5-HT_{1D}受体，减少炎症性和血管扩张性神经肽的释放；通过刺激血管5-HT_{1B}受体使颅内外血管收缩，用于偏头痛急性发作的治疗。舒马普坦等药物收缩脑膜中动脉的作用强于冠状动脉，因为脑膜中动脉上5-HT_{1B}受体的表达量高于冠状动脉。它们收缩冠状动脉的EC_{50}比血浆峰浓度高，因此在治疗浓度时对无冠状动脉疾病的患者不可能引起心肌缺血，但对有冠状动脉疾病的患者，必须禁用这些药物。

【体内过程】口服、鼻内或皮下注射迅速吸收，血药浓度1～2 h（口服）、1～1.5 h（鼻内）、12～25min（皮下注射）达高峰。单剂量口服，$t_{1/2}$为2 h。口服有首关效应，生物利用度低，约为14%；鼻内给药生物利用度为17%；皮下注射生物利用度高达96%。血浆蛋白结合率为14%～21%。主要经肝脏代谢，代谢物随尿液排出体外；少量原形药物也可随乳汁排出。

【临床应用】 用于偏头痛发作及丛集性头痛急性发作。但本品不能预防偏头痛发作。

【不良反应及注意事项】 可见头昏、眩晕、乏力、嗜睡、暂时性血压升高；也可见暂时性胸部颈部压迫感和疼痛；偶见严重的心脏事件，包括冠状动脉痉挛、暂时性心肌缺血、房性或室性心律失常、心肌梗死。有癫痫史者用药后可见癫痫发作。皮下注射时常见注射部位疼痛；鼻内给药时对鼻和咽喉黏膜有刺激作用。

本品禁用于缺血性心脏病、有心肌梗死病史或冠状动脉痉挛病史者；禁用于外周血管疾病者、曾经发生过脑血管事件者、血压未控制的高血压患者。慎用于肝、肾功能不良者，严重肝、肾功能障碍者避免使用。有癫痫史者、孕妇、存在缺血性心脏病危险因子者慎用。儿童及老人不宜使用。本品不可静脉注射，因为可增加冠状动脉痉挛发生的危险性。

【药物相互作用】 不能与麦角类化合物同时服用，正在服用此类药物的病人必须停用24 h后才能使用舒马普坦，以减少动脉痉挛的危险性。避免与锂盐、单胺氧化酶抑制药、选择性5-HT再摄取抑制药合用，停用单胺氧化酶抑制药2周后才能使用舒马普坦。

【制剂及用法】 片剂：每片100mg；注射剂：6mg/0.5ml。偏头痛急性发作：常用量：口服，50mg，服后30min头痛开始缓解（某些病人需服100mg），如症状复发可再次应用（至少间隔2h），不超过200mg/24h。但如用药后症状没有缓解，不应再次应用。皮下注射，6毫克/次，用药后10～15 min头痛开始缓解，如症状复发可再次注射6毫克/次，但2次至少间隔1 h，不超过12mg/24h。丛集性头痛急性发作：皮下注射，剂量同偏头痛。

利扎曲普坦 Rizatriptan

【药理作用及机制】 利扎曲普坦（利扎曲

坦）选择性激动 5－$HT_{1B/1D}$受体，作用类似舒马普坦，起效较快，缓解头痛及相关症状的疗效比舒马普坦好。利扎曲普坦对离体冠状动脉的最大收缩作用比舒马普坦小得多，胸痛的发生率较舒马普坦低。

【体内过程】 口服吸收迅速，生物利用度为 40%～50%，血浆蛋白结合率为 14%。口服片剂起效，血药浓度 1～1.5 h 达峰值，食物可延缓片剂的吸收，使达峰时间推迟 1 h。$t_{1/2}$为 2～3 h。主要被 MAO－A 代谢成吲哚 3 乙酸失活；14%以原形药物、51%以失活代谢产物随尿液排出。

【临床应用】 用于偏头痛及丛集性头痛急性发作的治疗，但不能预防偏头痛发作。

【不良反应及注意事项】常见的不良反应有头昏、失眠、乏力和恶心。缺血性心脏病患者禁用，肝、肾疾病者慎用。

【药物相互作用】 由于普萘洛尔会抑制 MAO－A，使利扎曲普坦血药浓度升高，所以使用普萘洛尔的患者在服用利扎曲普坦时要减少剂量至 5 mg，24 h 不超过 10 mg（英国）或 15 mg（美国），二药至少间隔 2 h 服用。

【制剂及用法】 片剂：每片 10 mg。常用量：口服，10 mg。如用药后症状没有缓解，不应再次应用；如症状复发可再次应用，但至少间隔 2 h，24 h 内不超过 20 mg（英国）或 30 mg（美国）。轻、中度肝、肾功能不良者剂量减少为 5 mg，24 h 内不超过 10 mg。

那拉曲坦 Naratriptan

【药理作用及机制】 选择性激动 5－$HT_{1B/1D}$受体，作用类似舒马普坦，但起效较慢，作用维持时间较长。

【体内过程】 口服易吸收，2～3h 血药浓度达峰值，蛋白结合率为 29%。部分在肝脏代谢，50%以原形药物和 30%以失活代谢产物随尿液排出体外。$t_{1/2}$为 6 h，肝肾功能不良者 $t_{1/2}$ 延长。

【临床应用】 用于偏头痛及丛集性头痛急性发作的治疗，但不能预防偏头痛发作。本品起效较慢，但头痛的复发率比舒马普坦和利扎曲普坦低，并可明显改善偏头痛患者的生活质量。

【不良反应及注意事项】 不良反应的发生率较低，常见头晕、乏力。缺血性心脏病、严重肝、肾功能障碍者禁用。

【药物相互作用】 详见舒马普坦。

【制剂及用法】 片剂：每片 2.5 mg。常用量：口服，2.5 mg。如用药后症状没有缓解，不应再次应用；如症状复发可再次应用，但至少间隔 4 h，24 h 内不超过 5 mg。肝、肾功能不良者应减少起始剂量，24 h 内不超过 2.5 mg。

麦角胺 Ergotamine

【药理作用及机制】 能明显收缩血管，减少动脉搏动，可显著缓解偏头痛。抗偏头痛机制与激动脑内 5－HT_{1D}受体相关，但选择性较低；本品还可抑制神经末梢对肾上腺素和去甲肾上腺素的重摄取，增强其作用。双氢麦角胺的抗偏头痛机制与麦角胺相似，但双氢麦角胺的疗效优于麦角胺，作用强度是麦角胺的 6 倍。

【体内过程】 口服有明显的首关效应，生物利用度低；直肠给药和气雾吸入时生物利用度较高，但也小于 5%。经肝代谢，代谢产物 90%以上经胆汁排泄，少量原形药物经尿液和粪便排出体外。呈二相消除，消除半衰期分别为 2 h 和 21 h。

【临床应用】 用于偏头痛及丛集性头痛急性发作时的治疗，发作后尽早用药疗效好。不能预防偏头痛发作。

【不良反应及注意事项】 可有恶心、呕吐、下肢无力、四肢肌肉酸痛，手指和足趾麻木。也可见心前区疼痛，暂时性心动过速或心动过缓，可能与冠状动脉痉挛有关。一旦发生血管收缩的症状，应立即停药。本品禁用于严重的或血压未控制的高血压患者、外周血管疾病者、缺血性心脏病者以及肝、肾功能障碍者。孕妇和哺乳期妇女禁用。

【药物相互作用】 与β受体阻断药合用可增加本品的血管收缩作用。与大环内酯类抗生素合用可引起麦角中毒。用舒马普坦等药物的病人至少停用舒马普坦等药物 24 h 后才能使用本品，因为同时应用 2 类药物可增加动脉痉挛的危险性。

【制剂及用法】 片剂：每片 2mg（供舌下含服）；麦角胺气雾剂。常用量：舌下含服，2mg，如需要可间隔 30 min 再含 2mg，24 h 不超过 6mg；一周内不超过 10mg。气雾吸入，0.36 毫克/次，如需要可间隔 5 min 再吸入 1 次，24 h 不超过 6 次；一周内不超过 10 次。

西沙必利 Cisapride

【药理作用及机制】 激动胃肠壁肌层神经丛胆碱能神经节后纤维突触前膜上的 5－HT_4 受体，促进胆碱能神经末梢释放乙酰胆碱，从而刺激整个消化道的运动功能。本品增加食管下段括约肌的静息张力，抑制胃内容物反流，加速胃排空，提高小肠和结肠的动力，增进胃窦、幽门、十二指肠运动的协调，缩短胃肠内容物通过胃肠的时间。此外，西沙必利还具有加速胆囊收缩和排空的功能。

【体内过程】 口服吸收快，具有首关效应，生物利用度为 40%～50%，蛋白结合率为 97.5%。$t_{1/2}$ 为 7～10 h。全身分布以肝脏浓度最高，胃肠道、肾、肺等次之，脑最低。本品主要经肝脏代谢，90%的代谢物从尿和粪便排出。

【临床应用】 用于由多种原因（手术、中毒、感染）引起的胃肠动力障碍性消化不良的治疗。预防和治疗反流性食管炎、胆汁反流性胃炎。治疗胃轻瘫，由糖尿病引起或由部分胃切除和迷走神经切除术以及特发性胃轻瘫。特发性肠道假性梗阻导致的推进性蠕动不足，引起的致胃肠内容物滞留。慢性功能性便秘。

【不良反应及注意事项】 主要有一过性腹部隐痛或痉挛性腹痛、腹泻，剂量减少可消失。偶有头晕、头痛、恶心、嗜睡、乏力。由于此药在美国使用个别人出现严重的室性心律失常，故 FDA 责令限制使用，仅用于其他药无效的胃反流性食管炎患者，并进行调查评审。我国已明令限制使用，并要求在给药期间定时检测 ECG，注意 QT 间期的变化。

【药物相互作用】 本品主要通过 CYP3A4 酶进行代谢，若同时口服或非肠道使用能抑制此酶的药物，如：三唑类抗真菌药（酮康唑、伊曲康唑等），大环内酯类抗生素（阿奇霉素、红霉素等），HIV 蛋白酶抑制剂，可导致血浆西沙必利浓度升高，从而增加 QT 间期和严重心率失常的危险性。禁止将本品与引起 QT 间期延长或尖端扭转型室速的药物（奎尼丁、二氢奎尼丁等）同时使用。

【制剂及用法】 片剂：每片 5mg，10mg。口服，5mg，应于饭前 15min 或睡前服用，每天服用总量不超过 30mg；体重为 25～50kg 的儿童：最大剂量为 5mg，每天 4 次，日剂量不超过 0.8mg/kg；体重为 25kg 以下儿童：每次 0.2mg/kg，每天 3～4 次，日剂量不超过 0.8mg/kg

5－HT 受体阻断药

5－HT 受体阻断药（5－hydroxytryptamine receptor blocking drugs）中大多数是非选择性的，仅少量麦角衍生物如美西麦角是 5－HT_2 受体阻断药，主要用于预防偏头痛和其他血管性头痛的发作。昂丹司琼、托烷司琼等选择性 5－HT_3 受体阻断药具有强而持久的镇吐作用，主要用于抗癌药和放射治疗引起的呕吐。临床上广泛运用的是选择性 5－$HT_{2A/2C}$ 受体阻断药和 5－HT_3 受体阻断药。

美西麦角 Methysergide

【药理作用及机制】 选择性阻断 5－HT_{2A} 和 5－HT_{2C} 受体，在某些标本上具有部分激动作用。它能对抗 5-HT 引起的血管收缩、血压升高和多种非血管平滑肌收缩作用，也可阻断或模拟 5-HT 对中枢的作用。此外，美西麦角还具有微弱的血管收缩和子宫收缩作用。

【体内过程】 口服吸收快，血药浓度 1 h 后达峰值，具有明显的首关效应。主要经肝脏代谢，代谢产物甲麦新碱具有比原形药物更强的活性，代谢产物和原形药物经尿液排泄。

【临床应用】 主要用于预防偏头痛和其他血管性头痛的发作，但对已发作的偏头痛无效。也用于胃部分切除术后的倾倒综合征及类癌瘤引起的腹泻和消化不良。美西麦角预防偏头痛发作的机制可能是通过阻断 5-$HT_{2A/2C}$受体，抑制脑内由于大量 5-HT 释放引起的无菌性炎症反应的产生。所以美西麦角只可预防偏头痛的发作，但是一旦炎症反应已经开始，美西麦角是无效的。

【不良反应及注意事项】 常见的有恶心、呕吐、腹痛、头晕、嗜睡、失眠、不安等；也可导致局部水肿、皮疹、脱发、肌肉疼痛、中性粒细胞减少、嗜酸性粒细胞增加、体位性低血压和心率加快。对少数病人可引起动脉痉挛，表现为肢端感觉异常或心绞痛症状，一旦发生，必须停止使用。少见的严重不良反应是长期用药后可发生炎性纤维化，如腹膜后纤维化、胸膜肺纤维化、冠状动脉纤维化和心瓣膜纤维化。一旦发生纤维化，应立即停止使用本品。停药后腹膜后纤维化通常可逆转，但是其他部位的纤维化不易逆转。为了避免此不良反应，应间断用药。一般连续用药不超过 6 个月，间隔至少 1 个月。也有人认为连续用药不超过 3 个月。瓣膜性心脏病、肺部疾病、胶原性疾病患者禁用。溃疡病者慎用。

【制剂及用法】 片剂：每片 1 mg。用于预防偏头痛，开始口服 1 毫克/次，睡前顿服；2 周内逐步增加至 1～2 毫克/次，2～3 次/天。用于类癌瘤，剂量较大。

苯噻啶 Pizotifen

【药理作用及机制】 通过阻断 5-HT_2受体，H_1受体和 M 胆碱受体起作用，其中对 5-HT_2受体阻断作用较强，而抗胆碱作用较弱。

【体内过程】 口服易吸收，血药浓度 5 h 后达峰值，血浆蛋白结合率达 90%以上。经肝脏代谢，主要与葡萄糖醛酸结合，口服量的 50%以上经尿液排出体外，也可从粪便排泄。

【临床应用】 主要用于预防偏头痛和丛集性头痛发作，但对已急性发作的头痛无效。也可用于荨麻疹和血管性神经性水肿等皮肤黏膜变态反应疾病。

【不良反应及注意事项】 主要有口干、嗜睡、体重增加等。孕妇、青光眼、前列腺肥大者禁用。

【制剂及用法】 片剂：0.5 mg，1.5 mg。常用量：口服，1.5 毫克/天，睡前顿服或分 3 次服用。开始口服 0.5 毫克/天，逐渐增加，最大不超过 4.5 毫克/天。

昂丹司琼 Ondansetron

【药理作用及机制】 昂丹司琼（又名恩丹西酮）选择性阻断肠道、延髓极后区的 5-HT_3受体，产生强大而持久的止吐作用。本品对化疗（顺铂、环磷酰胺等药物）、放疗引起的严重呕吐效果明显强于甲氧氯普胺。在临床中作为预防性给药比发生呕吐后再用药效果更好，但对晕动病无效。

【体内过程】 口服吸收良好，血药浓度 1.5 h 达峰值，生物利用度约为 60%，血浆蛋白结合率为 70%。$t_{1/2}$为 3～4 h，主要经肝脏代谢（90%以上），以葡萄糖醛酸和硫酸等结合物形式从尿液和粪便中排出。老年人及严重肝功能损害者，口服生物利用度升高（可达 100%），清除率降低，$t_{1/2}$ 延长至 15～30 h，应酌情减少剂量。

【临床应用】 放疗、化疗前 1～2 h，口服 8mg，治疗间隔 12 h，再口服 8mg，持续

2～6天，对严重呕吐者2～4 h再缓慢静脉注射8mg，也可将本药加入100ml生理盐水中静脉滴注。

【不良反应及注意事项】 本品的不良反应较轻，可有头痛、腹泻、便秘、疲劳，部分患者可出现短暂性转氨酶升高。本品可随乳汁分泌，哺乳期妇女用药时停止哺乳；对本品过敏者禁用。

【药物相互作用】 本品注射剂不能与其他药物混于同一注射器中使用或同时输入。

【制剂及用法】 片剂：每片4mg，8mg；注射剂：4mg/ml，8mg/2ml。

影响5-HT代谢的药物

临床上运用较多的影响5-HT代谢的药物是选择性5-HT再摄取抑制剂（SSRIs）。SSRIs对5-HT的选择性强，对其他递质和受体的作用甚微，所以在使用的过程中不良反应少，比较安全，成为第一线抗抑郁药。临床上常用的有氟西汀（fluoxetine，百忧解）、帕罗西汀（paroxetine，赛洛特）、舍曲林（sertraline，郁乐复），氟戊草胺（fluvoxamine）、西塔罗帕（citalopram）、氟伏沙明（fluvoxamine）。（可参考库宝善主编“神经精神药理学”，2006年）

【药理作用及机制】 脑内5-HT_{1A}及5-HT_{1D}受体引起突触前抑制，SSRIs与突触前5-HT作用位点相结合，抑制5-HT再摄取，使突触间隙5-HT浓度升高，从而发挥抗抑郁作用。SSRIs对去甲肾上腺素再摄取的抑制作用很弱，对多巴胺受体、组胺受体、乙酰胆碱受体、α-肾上腺素受体影响小，不阻滞快钠通道，因而不良反应较少。

【体内过程】 口服易吸收，血浆药物浓度2～8 h达峰值。此类药物半衰期较长，氟伏沙明最短为15 h，氟西汀最长可达24～72 h。在体内经CYP酶催化去甲基代谢，部分代谢物仍具有生物活性。主要由尿液排泄，部分由粪便排泄。

【临床应用】 运用于各种抑郁症，多用于脑内5-HT减少所致的抑郁症，包括抑郁症和双相情感障碍；广泛性焦虑症、强迫症、惊恐发作；神经性贪食精神分裂症伴有的抑郁症。

【不良反应及注意事项】 大部分病人对SSRIs耐受性好，不良反应较轻。但可引起不同程度的焦虑、激动或睡眠障碍；口干、出汗、体重增加等自主神经副作用；恶心、呕吐、胃肠道动力不足等胃肠道副作用；偶可引起关节痛、粒细胞缺乏、低血糖或抗利尿作用。罕见的严重特异性反应为中枢5-HT综合征，常见于用量过大时、同时或相继使用SSRIs和MAOIs时或SSRIs和TCAs合用时。因此这类药物禁与单胺氧化酶抑制剂合用。心血管疾病、糖尿病者慎用。

【药物相互作用】 SSRIs与MAOIs类或5-HT强化剂合用时产生协同作用，因此，这类药物禁与单胺氧化酶抑制剂合用。

本节主要参考文献

1. 库宝善. 神经精神药理学. 北京：北京大学医学出版社，2006. 95-104
2. 杨藻宸. 医用药理学. 北京：人民卫生出版社，2005. 791-799
3. 国家药典委员会主编. 中华人民共和国药典（二部）临床用药须知. 2005版. 化学工业出版社，2006
4. Walther DJ，Bader M. A unique central tryptophan hydroxylase isoform. Biochem Pharmacol，2003，66：1673 - 1680
5. Yin J. Albert RH，Tretiakova AP，Jameson BA. 5-HT1B receptors play a prominent role in the proliferation. J Neuroimmunol，2006，181：68-81
6. Cloëz-Tayarani I，Changeux JP. Nicotine and serotonin in immune regulation and inflammatory processes：a perspective. J Leukocyte Biol，2007，81：599-606

（陈　忠）

6.3 多巴胺及相关疾病

DA and related disease

多巴胺（dopamine，DA）是一种重要的自体活性物质，大量存在于脑内，是中枢神经系统调控人类生命所依赖的机体运动和精神活动的重要神经递质。脑内DA含量的失衡将使以DA为神经递质的神经元及相关神经核团受损，诱发各种运动障碍性疾病和精神疾病。多巴胺药理学和多巴胺能神经系统功能的研究促进了与多巴胺相关的运动障碍性疾病和精神疾病的治疗。（相关药物可参考库宝善主编的《神经精神药理学》2006年）

6.3.1 脑内的多巴胺

DA in brain

自体活性物质多巴胺是在神经细胞内合成，贮存于突触前神经终末的囊泡中，神经冲动到来时释放，作用于突触后膜特异性受体，引起突触后膜电位改变或效应细胞特定功能的改变；在发挥生理效应之后，通过代谢转化，生成没有多巴胺活性的物质。许多药物或物质能影响体内DA能神经系统的各个环节，改变DA的正常生理功能。

1. 多巴胺的生物合成　在神经细胞内合成多巴胺的原料是酪氨酸（tyrosine），一般来源于血液。在神经细胞内酪氨酸先经酪氨酸羟化酶（tyrosine hydroxylase，TH）催化生成左旋多巴（L-dopa），再经芳香氨基酸脱羧酶（L-AADC）催化生成DA，并转运入囊泡。

酪氨酸羟化酶专一性强，活力较低，含量少，增强或降低该酶活力可大幅度影响DA的生物合成。因此TH成为DA合成过程中的主要限速酶。TH是cAMP依赖和Ca^{2+}-钙调蛋白敏感的蛋白激酶和蛋白激酶C（PKC）的底物，经催化磷酸化而激活。受多种生理因素的调节。这种调节可分短周期和长周期两种。

短周期调节多发生在突触水平，作用发生快而维持时间短。有两种调节方式：一为终产物增多时竞争嘌呤辅酶的结合位点而抑制TH的活性，神经元活动增加时则TH抑制解除；二为神经末梢去极化时酶动力学特征改变，对嘌呤辅酶的亲和力增高而对终产物抑制的敏感性减弱，使TH激活。此外，某些蛋白激酶以及蛋白磷酸化酶对酶的可逆磷酸化作用也可调节TH的活性。

长周期调节在神经元的胞体水平进行，作用发生慢而持久。当终产物含量持续降低时，细胞内腺苷酸环化酶活力增高，cAMP合成增多，进而活化细胞核内的蛋白激酶。使合成TH的mRNA增多，最终导致DA合成量增加。

一些药物如α-甲基（对位）酪氨酸（α-MPT）选择性竞争抑制TH，阻断DA生物合成的主要环节。苄丝肼（benserazide）和卡比多巴（carbidopa）均能抑制L-AADC）的酶活力，降低L-dopa的脱羧，使L-dopa蓄积在组织中。当L-AADC抑制剂与外源性L-dopa合用治疗帕金森病时，阻止L-dopa在外周脱羧，DA含量降低，进入中枢的L-dopa增加，相应提高脑内DA水平，副作用减弱，药量减少，疗效增强4～5倍。

2. 多巴胺的贮存与释放　神经细胞内合成的DA转运入突触前神经终末的囊泡内贮存，其既有囊泡膜依赖ATP-Mg^{2+}的主动摄取机制，又有囊泡膜转运体参与。单胺类囊泡转运体属于H^+依赖的转运体，它的结构有12个跨膜区，形成11个环，它的N端和C端均伸向囊泡膜外侧的胞浆中，它的第1环上有4个糖基结合点。

当神经冲动到达神经终末时，膜发生去极

化，电位依赖性 Ca^{2+} 通道开放，Ca^{2+} 内流，囊泡前移，与突触前膜融合，形成许多小孔。由于嗜铬颗粒蛋白的收缩，将囊泡内容物包括DA、ATP等以胞裂外排的形式释放到突触间隙。释放的程度取决于神经元放电的形式和冲动频率，单次放电DA释放较少，串放电DA释放增多，突触前 D_2 自身受体反馈性调控DA的释放。外源性 γ-羟基丁酸（GBH）能选择性抑制DA神经元冲动的传导，阻止DA的释放。临床常用的药物利血平可选择性抑制囊泡膜依赖 ATP－Mg^{2+} 的主动摄取机制，破坏囊泡贮存功能，排空DA；四苯嗪有类似的作用。右旋苯丙胺和金刚胺皆可促进神经末梢释放DA。

3. 多巴胺的重摄取和多巴胺的转运体　DA神经末梢有高亲和的DA摄取位点，可使突触间隙中的DA重新进入神经元内，这就是神经末梢的重摄取功能。其生理学意义是既可终止DA生理效应，又可供囊泡再释放DA而反复循环利用。重摄取是一种主动转运过程，有DA转运体（DA－trasporter，DAT）参与。DAT是位于DA神经元的细胞膜上，它的结构含有12个疏水跨膜区（transmembrance domain，TMD），属于依赖 Na^{+} 和 Cl^{-} 耦联的转运体家族。分子生物学的研究确定，DAT的TMD－1上有天门冬氨酸，其是决定亲和力的结合位点，与DA的-NH^{2+} 成离子键结合，被称为离子依赖的摄取位点；DAT的TMD－8的丝氨酸是识别位点，与DA的 OH^{-} 基相结合；该位点也是与某些化合物相互作用的部位。可卡因及其类似物是强的DAT的拮抗剂，抑制DAT的作用，使突触间隙DA水平显著上升，提高DA神经元的兴奋性。

4. 多巴胺的代谢　DA释放后被重摄取进入神经末梢，有的被神经元内单胺氧化酶（monoamine oxidase，MAO）氧化脱胺成为双羟苯乙酸（dihydroxyphenyl acetic acid，DOPAC），然后在神经元外转化为高香草酸（homovanillic acid，HVA）；被释放进入突触间隙的DA也可在神经元外先被儿茶酚胺-氧位-甲基转移酶（catechol－O－methyltransferase，COMT）转化成为3－甲氧酪胺（3－methoxytyramine，3－MT），随后被转化为HVA。脑内3－MT含量低，而HVA含量高，则反映脑内DA代谢活动活跃，从脑脊液中检出的HVA含量也可能增高。

MAO有A和B两种亚型，DA是A和B两亚型的混合型底物，但MAO－A主要存在于线粒体的外膜，主要代谢去甲肾上腺素（noradrenaline，NA）、5－羟色胺（5－hydroxytryptamine，5－HT）和酪胺。反苯环丙胺（tranylcypromine）是混合型的MAO抑制剂。帕吉宁（pargyline）小剂量抑制MAO－B，大剂量则抑制MAO－A和MAO－B两型。氯吉灵（clorgyline，氯吉林）选择性抑制MAO－A；二氢骆驼蓬碱（hamarline）和骆驼蓬碱（hamine）能专一而不可逆地抑制MAO－A。司来吉兰（silegiline，degrenyl）是专一而不可逆地抑制MAO－B。应用MAO－B抑制剂后，DA浓度增高，增强DA系统的功能。

托酚酮（tropolone）是短时效的可逆性COMT抑制剂；新的COMT抑制剂Nitecapone可以增强L－Dopa的临床疗效。

DA在代谢环节的特点是高速率的氧化代谢和低水平的抗氧化作用，易产生氧化应激作用，使DA成为一种内毒素。

6.3.2　多巴胺受体

DA receptor

DA是通过激活与G-蛋白耦联的DA受体，引起第二信使系统功能的改变而产生多种生理效应。

1. DA受体亚型　DA受体按对腺苷酸环化酶活力的影响分为 D_1 和 D_2 两种亚型。

D_1 受体通过兴奋性G蛋白（Gs）与腺苷酸环化酶（adenylate cyclase，AC）呈正耦联，使 AC 活力增强，脑内 cAMP 水平升高，依赖于 cAMP 的蛋白激酶 A（protein kinase A）的活力增强，增加 DA 的生理效应。

D_2受体通过抑制性蛋白（Gi）与 AC 呈负耦联，抑制 AC 活力，减少 cAMP 的合成，降低脑内 cAMP 的水平；同时，K^+通道开放，引起细胞膜超极化，可以限制电压依赖的 Ca^{2+}的内流，并可直接抑制 Ca^{2+}通道。D_2受体还能抑制 Ca^{2+}激活磷脂质代谢，减少细胞内 Ca^{2+}浓度。

位于突触前膜和胞体-树突的 DA 受体称为自身受体（autoreceptor），属于 D_2受体亚型，反馈调控 DA 神经元的功能。位于突触后膜上的 DA 受体有 D_1、D_2两种受体亚型，接受 DA 释放神经元的作用，统称突触后 DA 受体（postsynaptic receptor）。在黑质-纹状体 D_1受体的结合点比 D_2受体的结合点要多数倍。

功能上，D_1和 D_2受体可以独立发挥它们的作用，例如兴奋 D_2受体可引起呕吐、反馈性抑制 DA 释放、抑制催乳素释放等；而兴奋 D_1受体可出现鼠性行为如理毛。D_1和 D_2受体也可以相互协调完成一些功能如旋转行为。DA 自身受体对 DA 的敏感性高于突触后 DA 受体。

2. DA 受体的分子克隆亚型 D_1～D_5应用基因克隆技术，确定 DA 受体有 5 种克隆亚型，即 D_1、D_2、D_3、D_4和 D_5。由于 D_1和 D_5受体克隆亚型的分子同源性超过 80%，缺乏内含子，C 端肽与类脂膜有棕酸酯化作用和与兴奋性 G 蛋白（Gs）相耦联等特征，统称它们为 D_1样受体，属于 D_1受体亚型家族。D_2、D_3和 D_4受体克隆亚型的分子同源性约为 45%，受体基因有内含子 4～6 个，无棕酸酯化作用，与抑制性 G 蛋白（Gi）耦联，它们统称为 D_2样受体，属于 D_2受体亚型家族。

D_1受体主要存在于皮层、边缘系统、基底神经节和下丘脑。D_2受体主要存在于皮层、边缘系统、基底神经节和脑垂体。D_3和 D_4受体主要存在于边缘系统和基底神经节。D_5受体主要存在于基底神经节和下丘脑（见表 6-4）。

表 6-4 DA 受体亚型及其分布、功能

分布	功能	D_1亚型		D_2亚型		
		D_1	D_5	D_2	D_3	D_4
皮层	觉醒，情绪	++	—	++	—	—
边缘系统	情感，刻板行为	+++	—	+++	++	++
基底神经节	运动控制	++	+	+++	+	+
下丘脑	自主神经和内分泌控制	++	+	—	—	—
腺垂体	内分泌控制	—	—	+++	—	—

（杨藻宸主编．医用药理学．北京：人民卫生出版社，2005.）

6.3.3 DA 受体激动药 DA receptor agonists

去水吗啡（apomorphine，APO），对 D_1和 D_2受体均有亲和力与内在活性，能使动物出现刻板（stereo-type）和旋转（rotation）行为；兴奋延脑呕吐中枢的 D_2受体而引起呕吐。

溴隐亭（bromocriptine），对 D_2受体有激动作用，对 D_1受体有弱的阻滞作用；它的同类物利修来得（lisuride）对 D_2受体的激动作用比溴隐亭强 1000 倍，培高利得（pergolide）对 D_2受体的激动作用又强于利修来得，并对 D_1受体有较弱的激动作用，可用于治疗帕金森病。

LY-171555［(-)-quipirole］，为D_2激动药，也是D_3强激动药。

苯并氮唑革类的衍生物 SKF38393 和 SKF82526 是当前D_1受体选择性强的高效激动剂，多用于药理试验。

6.3.4 DA 受体阻断药 DA receptor blocker

舒必利（sulpidide），选择性作用于D_2受体的阻断药，但它的亲和力不强，不易透过血脑屏障，常用于药理学试验。

螺哌隆（spiperone），对D_2受体有较强的阻断作用，但专一性不如舒必利。

SCH23390 和 SCH83566，它们是专一性D_1受体阻断药。

酚噻嗪类、硫杂蒽类、丁酰苯类、二苯并二氮杂草类、苯酰胺类和四氢小檗碱同类物等均为非专一性 DA 受体阻断药（见表 6-5）。

表 6-5 DA 受体激动剂和阻断剂对 DA 受体亚型的亲和力

药物	D_1亚型		D_2亚型		
	D_1	D_5	D_2	D_3	D_4
激动剂*					
多巴胺	+（低效力）		+（高效力）		
阿扑吗啡	PA*（低效力）		+（高效力）		
溴隐亭	PA（低效力）		+（高效力）		
阻断剂					
氯丙嗪	+	+	+++	+++	+
氟哌啶醇	++	+	+++	+++	+++
螺哌隆	—	—	+++	+++	+++
舒必利	—	—	+++	++	—
氯氮平	+	+	+	+	++

*激动剂中的亲和力是对D_1和D_2受体亚型家族；PA 为部分激动剂

（杨藻宸主编．医用药理学．北京：人民卫生出版社，2005.）

6.3.5 脑内多巴胺能神经通路及其功能 Dopaminergic pathways and function in brain

脑内许多神经元以多巴胺为转导信号调控人类运动和精神活动，这类神经元称为 DA 神经元。脑内 DA 神经元可分为 4 类：上行长轴神经元、下行长轴神经元、下丘脑和视前区短轴神经元及超短轴神经元。它们的纤维投射到有关脑区，构成若干神经通路，称为 DA 能神经通路（dopaminergic pathways），调控特定功能（见图 6-5）。

1. 黑质-纹状体通路（nigrostriatal pathway）黑质-纹状体 DA 通路的 DA 神经元的胞体在黑质内，神经轴索终止于纹状体，途经前脑内侧束与大量的含 NA 和 5-HT 能神经纤维发生联系。脑内大约有 75%的 DA 神经元存在于这一神经通路。

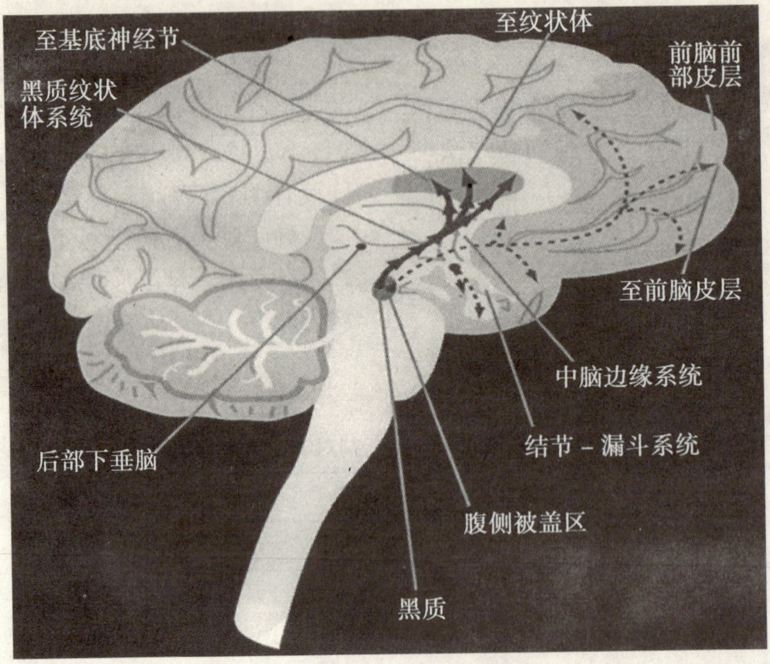

图 6－5　人脑 DA 通路系统示意图

黑质-纹状体通路的主要作用是调控姿势反射和运动性活动，黑质致密区的 DA 神经元退变导致帕金森病（parkinson's disease，PD）；安定剂阻断 DA 受体也能导致黑质-纹状体通路功能减退，出现类似 PD 症状，或迟发性运动障碍（tardive dyskinesia，TD）。若此系统功能亢进，则出现舞蹈症。

2. 中脑边缘和中脑皮质通路（mesolimbic and mesocortical pathway）

在此通路的 DA 神经元的胞体主要在中脑，尤其在腹侧被盖区（ventral tegmental area，VTA），纤维投射到边缘系统，特别是伏核（nucleus accumbens，NAc）及杏仁核（amygdalate，Amyg）和大脑皮质包括海马（hippocumpus，Hip），也途经前脑内侧束。

中脑-大脑皮质 DA 系统与认知、意识活动有关，中脑-边缘系统与情绪、情感活动有关。这两个系统都参与精神分裂症的病理生理过程，也是抗精神病药物发挥作用的主要靶区。某些精神活性物质产生欣快效应，并导致的依赖和成瘾也与上述系统有关。

3. 结节-漏斗通路（tubero－infundibular pathway）这是一短纤维通路，DA 神经元的胞体在下丘脑的弓核（arcuate nucleus），纤维投射到正中隆起（median eminence）和腺垂体。正中隆起分泌 DA，经垂体门脉系统运送到腺体，作用于 D_2受体，参与抑制垂体激素的释放，例如催乳素（prolactin）、黄体生成激素、促黑激素（SMH）。阻断 D_2受体，可增加上述激素的释放。此外，在嗅皮层（olfactory cortex）、延脑也有许多局部 DA 神经元，兴奋该部位的 D_2受体是发生中枢性呕吐的原因之一。

上述几个 DA 通路中的 DA 神经元约占脑内 DA 神经元总数的 90%，但中脑 DA 神经元细胞体的数目在哺乳类动物之间相差很大，大鼠约45 000个，恒河猴约有165 000个，而人约有590 000个。猴和人类中脑 DA 能神经元细胞体的数目存在年龄依赖性的减少。人 40 岁平均 DA 神经元为590 000个，而到 60 岁降至350 000个。啮齿类动物由于寿命较短，中脑DA神经元随年龄减少的趋势不明显。

6.3.6 多巴胺能神经系统与疾病 Dopaminergic nerve system and disease

脑内DA神经系统与临床上PD、精神分裂症和药物成瘾有密切关系。PD是由于SNS的DA神经元退变，主要用DA受体激动剂治疗；精神分裂症主要是由于中脑-边缘系统、大脑皮质系统DA神经功能失调，主要用DA受体阻断药治疗；药物成瘾性是中脑-边缘DA系统的DA神经元发生可塑性变化，并有社会和遗传因素。临床治疗正在积极探索中。

1. 多巴胺能神经与帕金森病　黑质-纹状体DA通路中的DA神经元退变超过80%以上，神经系统就难以自行调控锥体外系运动功能，出现自发性震颤、肌肉僵硬和运动困难等PD症状。在黑质-纹状体的DA通路中还有抑制性γ-氨基丁酸（GABA）神经元、兴奋性谷氨酸（Glu）神经元和胆碱能神经元释放相应的神经递质，以DA递质为中心发生神经递质间的交互作用，参与机体运动协调性调节。当DA神经元退变后，DA合成减少，纹状体DA含量显著降低，干扰环路中多种神经元的平衡调控作用，出现运动障碍。

脑内DA的氧化代谢过程中，在MAO-A或MAO-B及Fe^{3+}参与条件下，产生过氧化物，当清除过氧化物的超氧化物歧化酶(superoxide dismutase，SOD)、过氧化氢酶(catalase)和谷胱甘肽过氧化酶（glutathione peroxidase）的功能发生缺陷时，将导致自由基累积，黑质-纹状体DA神经元发生变性死亡。DA代谢时的氧化应激作用也成为诱发PD的重要病理机制。

根据DA在PD病理过程中的重要作用，对PD的治疗相应方法如下：

(1) 左旋多巴替代治疗　左旋多巴（levodopa，L-dopa）广泛用于治疗各类型PD病人，对原发性PD疗效较好，对各种原因引起的PD综合征亦有效，但对阻断中枢DA受体的抗精神病药物所诱发的PD综合征，几乎无效。L-dopa对轻症患者PD症状的改善较重症及年老患者为好，老年及重症患者由于纹状体内DA能神经元严重变性，对L-dopa的生物转化能力明显减弱，疗效降低。

L-dopa为DA的前体药物，本身没有活性，其进入机体后，在多巴脱羧酶和DA-β羟化酶等作用下，代谢成DA和NA等物质，在体内发挥神经递质的作用。但L-dopa被吸收入血后的绝大部分，被外周组织中的多巴脱羧酶脱羧生成DA，因DA不能通过血脑屏障，故大量的DA只在外周发挥作用，这是用L-dopa治疗PD产生较多不良反应的重要原因。仅有不到1%的L-dopa通过血脑屏障进入中枢神经系统，经脑内的多巴脱羧酶脱羧而转化为DA，以补充纹状体DA不足而发挥治疗作用。若合并使用外周多巴脱羧酶抑制剂如卡比多巴，及MAO-B选择性抑制剂司来吉兰（deprenyl），既可使进入中枢的L-dopa增多，减少DA外周不良反应，又能增强和延长治疗效果。

(2) DA受体激动剂　PD病情较重者可用D_2受体激动剂直接兴奋受体。常用药物有溴隐亭（bromocriptine）和培高利特（pergolide)。溴隐亭是D_2受体选择性激动剂，其首先选择性激动垂体细胞的D_2受体，抑制催乳素的分泌和降低血中的生长激素；增大剂量才激动黑质-纹状体DA通路的D_2受体，产生治疗PD的作用。培高利特主要激动D_2受体，对D_1受体也有较弱的激动作用，为一长效、强效的拟DA药。常与L-dopa及脑外脱羧酶抑制剂合用治疗PD。

(3) 保护DA神经元免遭DA'氧化应激'毒害　MAO-B强的选择性抑制剂司来吉兰与维生素E合用，减少过氧化物的形成，避免或减轻黑质DA神经元退变，延缓PD症状的发展。开发和应用清除黑质自由基的药物是治疗PD的新途径。

2. DA与精神分裂症　胞体位于中脑VTA的DA神经元，发出纤维到边缘系统和皮层结构，支配NAc、Amyg、嗅结节、海马、额叶皮质、扣带回和梨状皮层的功能，对意识、情绪、思维活动起着重要作用，它们功能的增强或亢进可引起精神活动异常。DA受体激动剂和促DA释放的苯丙胺类精神兴奋剂，能引起类似于急性躁狂型精神分裂症，而DA受体阻断剂有抗精神分裂症作用，证实DA与精神分裂症的关系。所以，有阻断中脑-边缘和中脑-皮层系统的DA受体功能的安定剂，成为经典的抗精神病药物。

但药物阻断受体的作用很快出现，而大多数精神病患者服药数周才能使症状得到缓解。这是因为抗精神病药的作用不是简单地阻断功能增强的DA受体，而是要使DA神经元出现去极化失活（depolarization inactivation，DI），放电消失，减少末梢DA释放，使含有DA受体的非DA神经元功能得到恢复，才显示出临床疗效。但经典的安定剂，长期使用均能使VTA和SNS的DA神经元出现去极化失活，在达到治疗效果的同时出现锥体外系运动功能障碍。非经典的安定剂氯氮平，选择性作用于VTA的DA神经元，抗精神病效果好，而不抑制SNS的DA神经元，因而没有明显的锥体外系运动功能障碍。

DA能神经系统功能增强并非是精神分裂症的唯一病理机制，不同部位的不同DA受体亚型的功能状态，5-HT能和胆碱能递质系统功能的异常对精神分裂症的产生都起重要作用。上述非经典安定剂氯氮平对D1、5-HT、组胺、M型Ach、α-肾上腺素受体和D_2受体都有亲和力，而对D_2受体的亲和力低于前述几种受体，阻断M型Ach受体是氯氮平较少出现锥体外系副作用的原因。与精神情绪活动关系密切的边缘系统，存在有D_4受体，精神分裂症患者脑内D_4受体显著上调。所以，选择性D_4受体阻断剂亦可能成为治疗精神病的药物。

3. DA与药物成瘾　一些作用于中枢神经系统的精神活性物质，如苯丙胺类精神兴奋剂、可卡因、阿片类镇痛剂、大麻酚、乙醇和尼古丁等，虽然它们在化学结构，急性作用的靶位有很大不同，急性药理效应也很不一样，但有导致滥用而最终发展到成瘾的共同重要特征，即奖赏效应或强化作用。这些药物通过不同靶位激活脑中的奖赏中枢-中脑边缘多巴胺系统（mesolimibic dopamine system，MLDS）。这种激活包含增加中脑腹侧被盖区（ventral tegmental arear，VTA）的DA神经元的放电及随后增加释放DA递质到伏核（nucleus accumbens，NAC）和额叶皮质（pre frontal contex，PFC）等边缘前脑的其他区域。但它们增强多巴胺神经元的兴奋性的神经环路有明显差别。海洛因、吗啡等阿片类药物，主要是通过与有关脑区的抑制性中间神经元（即γ-氨基丁酸神经元）的阿片受体结合，从而降低抑制性中间神经元的抑制性调节作用，使多巴胺神经元脱抑制性兴奋性，产生欣快作用。

精神兴奋剂直接作用于多巴胺神经元，引起突触前神经末梢大量释放多巴胺递质到突触间隙，并阻止突触前膜对DA的重吸收，导致突触间隙有较高浓度的多巴胺与突触后膜上多巴胺受体结合，产生很强的欣快效应和中枢兴奋。

依赖性药物长期给药产生的慢性效应，所涉及的脑环路不仅仅是调控急性奖赏效应的那些环路，以DA为递质的学习和记忆活动的神经环路也参与依赖性药物奖赏感受信息的处理和贮存，对依赖性药物的成瘾发挥重要影响。例如长时程增强（Long-term potentiation，LTP）提供了脑区神经适应性过程的重要模型。

有高度滥用潜力物质均可显著改变中脑-边缘和中脑皮层DA能神经递质系统功能，及

DA神经元的某些形态结构，中脑边缘DA系统的细胞外DA增多，提高DA神经元的兴奋性，产生欣快效应，体验到欣快感，逐步发展到为感受欣快而有规律地（或习惯地）用药；慢性用药，伴随着DA能系统功能的降低，中脑边缘系统和中脑皮质系统的DA神经元发生适应性变化，最终发展到强迫性觅药和强迫性用药，而不顾及对自身和社会产生的危害，即成瘾。

药物成瘾给家庭和社会造成很大的负担，而当前所采取的治疗手段，对大多数成瘾者仍然达不到应有的效果。成瘾治疗的药物和行为干预方法的开发，将是一项长期任务。

本节主要参考文献

1. 库宝善主编. 神经精神药理学. 北京：北京大学医学出版社，2006. 86-94；203-226；320-329
2. 杨藻宸主编. 医用药理学. 北京：人民卫生出版社，2005. 800-809
3. 邹冈主编. 基础神经药理学. 北京：科学出版社，1999
4. Chinta SJ，Andersen JK. Dopaminergic neurons. Int J Biochem Cell Biology，2005，37：942-946
5. 胡国华，董丽华，宋月平. 多巴胺受体激动剂治疗帕金森病的基础研究进展. 中国老年杂志，2004，24（10）：980-982

（张开镐）

6.4 前列腺素与白三烯
Prostaglandins and leucotrienes

6.4.1 前列腺素和白三烯的代谢 Metabolism of prostaglandins and leucotrienes

花生四烯酸（arachidonic acid，AA）是人体的一种重要脂肪酸，其结构是5，8，11，14-二十碳四烯酸。AA在生物体内主要以磷脂形式存在于细胞膜，可在磷脂酶A2和磷脂酶C作用下分解成为游离AA。生理状态下体内游离AA的水平很低，当细胞膜受到各种刺激时，AA便会从细胞膜磷脂池中释放出来并转变为活性代谢产物。

AA经酶代谢形成多种具有生物活性的二十碳衍生物。经环氧酶（cycloxygenases，COX）作用产生前列腺素（prostaglandin，PG），分别经5-脂氧酶（5-Lipoxygenase，5-LOX）或15-LOX作用生成白三烯（leucotriene，LT）或脂毒素（Lipoxin，LX）。

1. PGs的代谢过程

AA在COX的作用下，首先生成不稳定的环内过氧化物PGG_2和PGH_2。PGH_2能在异构酶作用下生成PGD_2、PGE_2；在还原酶作用下生成$PGF_{2}\alpha$；在血小板内由血栓烷合成酶催化生成血栓素TXA_2，后者在水溶液中不稳定，很快降解为TXB_2；在前列环素合成酶作用下在血管内膜生成前列环素PGI_2，后者可水解成6-k-PGF1α，并在肝脏中进一步代谢为6-k-PGE1。

PGs的基本结构是前列腺烷酸，由一个五元脂肪环和两条分别含有7个或8个碳原子的侧链脂肪酸构成。依据分子中五元环上取代基的不同，PGs可分为PGA、PGB、PGC、PGD、PGE、PGF、PGG和PGH等。右下角的数字表示分子中侧链的双键数，例如有2个双键则为PGX_2。

COX属于二聚体膜蛋白，同时具有过氧化物酶及环加氧酶活性，是合成PGs的关键酶。COX有两种同工酶：COX-1是组成型酶，主要存在于胃、肾、卵巢和血小板中；

COX-2是诱导型酶，在炎症或肿瘤等病理状态下由肺泡上皮细胞、纤维母细胞、肺泡巨噬细胞及单核细胞等细胞合成。COX-1、COX-2活性催化区域的序列非常相似，但结合部位完全不同。通常认为非甾体类抗炎药（NSAIDs）发挥抗炎、镇痛和解热作用的机制是抑制COX-2活性，而造成胃肠及凝血障碍等副作用的机理是抑制了COX-1的活性。

PGs几乎存在于动物所有的重要组织和体液中，如肾、肺、心、脾、神经系统、甲状腺等组织，但以精液中含量最丰富。PGs在各种组织细胞中的贮存量很少，总是边释放边合成。PGs主要在肺、肝和肾皮质经15-羟脱氢酶灭活，其半衰期极短，例如PGE2半衰期仅5min；TXA_2 和 PGI_2 的半衰期则更以秒计；因此组织细胞分泌的PGs一般不会进入血液循环，仅在局部产生、释放并对自分泌细胞或邻近细胞的生理活动发挥调节作用。PGs的代谢物主要由尿排出体外。

2. LTs的代谢过程

催化AA降解的LOX主要是5-LOX，它能催化AA生成5-氢过氧化二十碳四烯酸（5-HPETE）或5-羟基花生四烯酸（5-HETE）；5-HPETE能进一步转化为不稳定的环氧化白三烯（LTA_4）。LTA_4 能在 LTA_4 水解酶作用下转化为二羟酸白三烯（LTB_4）或在 LTC_4 合成酶的作用下与谷胱甘肽结合形成 LTC_4。LTC_4 再由γ-谷氨酰转肽酶催化脱去一分子谷氨酸后形成 LTD_4；后者可在脱肽酶作用下进一步代谢为 LTE_4。LTC_4、LTD_4、LTE_4 均属于具有半胱氨酰残基的白三烯，统称为半胱氨酰白三烯（CysLT）。

5-LOX主要存在于各种炎性细胞，如中性粒细胞、嗜酸性粒细胞、嗜碱性粒细胞、单核细胞、巨噬细胞、肥大细胞和B淋巴细胞等，LTs主要由上述细胞合成。LTA_4 水解酶和 LTC_4 合成酶分布广泛，存在于多种组织和细胞中。红细胞、内皮细胞和T淋巴细胞虽没有5-LOX，但存在 LTA_4 水解酶。LTA_4 释放后可被此类不含5-LOX但含有 LTA_4 水解酶或 LTC_4 合成酶的细胞利用并合成 LTB_4 和 LTC_4，这种合成过程称为跨细胞合成。因此在炎症过程中，LTA_4 的分泌起到了放大作用。

5-LOX存在于细胞浆或细胞核内，当细胞受到刺激后5-LOX可转移至核膜发挥催化作用。5-LOX活化蛋白（FLAP）对活化5-LOX及合成LTs是必需成分，除参与5-LOX活化外，它还可作为底物转移蛋白结合AA，再提呈给5-LOX。Ca^{2+} 是5-LOX的激活剂，通过与5-LOX的可逆结合调节其活性；ATP对5-LOX酶也有激活作用。在酶催化过程中，脂质过氧化物将5-LOX中的 Fe^{2+} 氧化为 Fe^{3+}，促进5-LOX活化。此外，p38丝裂原活化蛋白激酶（p38MAPK）和ERK1/2分别能够磷酸化5-LOX上的Ser271和Ser663位点进而激活5-LOX；而PKA则通过磷酸化Ser523抑制5-LOX活性。

LTA_4 水解酶是合成 LTB_4 的限速酶，位于细胞浆，具有水解酶和肽酶双重活性；在将 LTA_4 转化为 LTB_4 同时，LTA_4 能与酶形成共价结合导致肽酶活性随之下降。

6.4.2 前列腺素和白三烯受体及其信号转导过程 Receptors and signal transduction of PGs and LTs

1. PGs受体及其信号转导过程

PGs受体属于经典的G-蛋白耦联受体，拥有7个跨膜结构域，是视紫红质类受体家族成员。PGD_2、PGE_2、$PGF_{2}\alpha$、PGI、TXA_2 的受体分别被称为DP、EP、FP、IP和TP；其中EP又可分为 EP_1、EP_2、EP_3 和 EP_4 四种亚型。

不同受体对 PGs 的结合有显著的特异性，配体选择性高达 100 倍。但高浓度 PGE2 也可激活 DP 和 FP；$PGF_{2}\alpha$ 也可激活 DP 和 EP；PGD2 在高浓度时也能作用于 FP。大多数组织同时含有多种受体，因此某种 PGs 在不同剂量时有可能产生相反的效应。

不同 PGs 受体分别通过不同的第二信使如 Ca^{2+}、cAMP 和磷酸肌醇介导相应的生理功能。激活 DP 可以引起 cAMP 浓度升高。EP1 通过开放 Ca^{2+} 通道介导细胞外 Ca^{2+} 内流，促进神经递质释放；EP_2 和 EP_4 通过激活腺苷环化酶引起细胞内 cAMP 浓度升高；FP 则通过磷脂酶 C 引起细胞内 Ca^{2+} 浓度升高及磷酸肌醇反应。

2. LTs 受体及其信号转导过程

LTs 是强效炎症介质。LTB_4 通过 BLT 受体发挥作用，而 CysLT（LTC4、LTD4、LTE4）则通过 CysLT1、CysLT2 受体产生作用。

BLT 受体有两种亚型，即 BLT_1 和 BLT_2，二者均属于 G-蛋白耦联受体超家族。BLT1 主要在白细胞中高表达。BLT2 较 BLT_1 的亲和力低，但几乎表达于全身所有组织；以脾脏表达最高，其次为肝、卵巢和外周血白细胞，在类风湿性关节炎滑膜巨噬细胞、淋巴细胞和成纤维细胞中也有很高的表达。LTB4 主要通过 BLT2 受体在许多炎症、免疫系统疾病和变态反应性疾病中发挥重要作用；能够刺激嗜中性粒细胞的趋化活性、促进嗜中性粒细胞与内皮细胞的相互作用、诱导细胞脱颗粒并促进介质和超氧化物的释放。

不同细胞的 BLT 细胞内信号传导通路有赖于不同 G-蛋白。例如，中性粒细胞 LTB4 相关信号由 Gi 介导；COS-7 细胞 BLT1 由 Gα 介导磷脂酶 C 活化；LTB_4 诱导 CHO 细胞的钙动员由 Gq 介导；LTB_4 诱导细胞趋化活性和抑制腺苷环化酶则由百日咳毒素敏感的 G-蛋白介导。

有关 $CysLT_1$、$CysLT_2$ 受体的信号转导主要以 LTD4 为研究对象。LTD4 在呼吸道内能与特异性 CysLT 受体结合，后者经耦联G-蛋白后激活磷脂酶 C，分解 PIP_2 生成 IP_3 及 DAG；IP_3 诱发胞内钙离子动员，DAG 激活蛋白激酶 C 并诱发 Ca^{2+} 通道开放，协同增加胞内 Ca^{2+} 浓度；促使炎性细胞释放炎性介质进而诱发支气管平滑肌收缩。LTD_4 还能通过磷脂酶 C 途径增加磷脂酶 A2 激活因子的转录；激活磷脂酶 A2，分解膜磷脂，释放 AA 并合成更多的 LTs 和 PGs。

6.4.3 前列腺素和白三烯的生理功能及病理作用 Physiologic and pathologic action of PGs and LTs

1. PGs 的生理功能　PGs 对细胞具有广泛的直接作用。例如 PGE_2 可使河豚毒素（TTX）不敏感的 Na^+ 通道电流增强，使 Na^+ 通道的激活阈下降，激活/失活的比率升高；但不影响 TTX 敏感的 Na^+ 电流。PGE_2 还能抑制电压门控性 K^+ 通道电流，使辣椒素敏感的初级传入神经元敏感化。PGE_2 能使电压门控性 Ca^{2+} 通道电流增强，但不改变通道的激活特性。PGs 能引起电压依赖性 Ca^{2+} 内流增多，进而促进神经递质释放。PGE_2 可使谷氨酸和精氨酸从突触小体释放增多，使 AMPA 受体介导的兴奋性突触后电流频率增高。PGD_2、PGE_2 和 PGI_2 能引起 P 物质释放增多；PGE_1、PGE_2 和 $PGF_{2}\alpha$ 可引起一氧化氮（NO）释放增多。

PGs 对细胞在不同刺激下的反应还具有易化作用。缓激肽是具有强致痛作用的内源性多肽，能激活脊髓背根神经节（DRG）细胞上的 β2 受体引起 Ca^{2+} 内流，促进 DRG 和三叉神经节神经元去极化和放电。PGE_2 能增强缓激肽诱导的放电频率增加，但不改变缓激肽引起的内向电流。辣椒素与伤害性初级传入纤维的 VR 受体结合，可诱发阳离子内向电流，使细胞去极化和放电；PGE_2 能使辣椒素开放的离子通道和内向电流增加。PGE_2 和 PGI_2 均能通过腺苷酸环化酶- cAMP 通路使缓激肽诱导的 DRG 神经元去极化及 P 物质的释放增加。

PGs 的分布非常广泛。生理状态下 PGs 对循环、神经、呼吸、泌尿、消化、内分泌、免疫、生殖等系统具有复杂的调节作用。

循环系统　多数 PGs 具有很强的扩血管效应，亦可刺激 cAMP 生成并对抗抗利尿激素，引起利钠排尿；因此 PGs 能够增加心输出量、降低外周阻力，对血压和体液调节起重要作用。PGE_2 的扩血管及利尿作用最强，$PGF_{1}\alpha$ 则能够收缩血管。

TXA2 与 PGI_2 的作用相互拮抗，生理状态下血液中 TXA_2 和 PGI_2 的水平处于相对平衡，这是维持血液循环畅通的重要因素之一。TXA_2 在血小板生成，能引起血管平滑肌收缩；PGI_2 在血管壁生成，能舒张肠系膜血管床、胃黏膜血管、肺、冠状动脉和肾血管平滑肌，调节局部血流。TXA_2 能使 Ca^{2+} 游离进而引起 ADP 和 5-羟色胺释放，诱导血小板聚集和血栓形成；PGI_2 则是有效的血小板聚集抑制剂，能防止血栓形成。TXA_2-PGI_2 失衡将会导致血栓形成和组织缺血等一系列生理机能的改变。

神经系统　缺血、缺氧、电休克或创伤时，脑组织可释放多种 PGs。PGs 与脑血液循环和体温调节有关。在外周神经系统，PGs 可抑制植物神经末梢去甲肾上腺素释放，并使传入神经对机械和化学刺激的敏感性增强，诱导痛觉过敏。

呼吸系统　化学、抗原等刺激均可诱导 PGs 生成增加。支气管对 PGs 的反应常因 PGs 种类和动物种属的不同而异。PGs 对呼吸道功能主要有以下基本作用，即调节呼吸道平滑肌张力、调节平滑肌对收缩剂如组胺和乙酰胆碱的反应、参与对收缩剂的快速失敏以及调节炎性介质释放。PGE 与 PGF 对支气管平滑肌的作用相反：前者舒张，降低气道阻力，缓解支气管哮喘；后者收缩，增加气道阻力，加重支气管哮喘；二者协同作用调节支气管平滑肌张力。

泌尿系统　肾脏内的 PGs 主要来自肾髓质间质细胞、肾小管内皮细胞及肾皮质血管内皮细胞，能使肾脏血流量增加。PGs 局部释放或进入血流后能够对抗血管紧张素Ⅱ的作用，并通过促进血流量增多而产生利尿、排钠和排钾作用，最终使血压降低。

消化系统　PGE_2 和 PGI_2 是胃十二指肠黏膜中最重要的 PGs，具有较强的舒血管作用，能增加胃黏膜血流量、抑制消化道平滑肌收缩、抑制胃酸分泌、刺激黏液分泌进而保护胃黏膜，故可用于治疗消化道溃疡。PGs 保护胃黏膜的机制可能与其增强细胞对 H^+ 的中和能力有关。当 H^+ 进入胃黏膜上皮细胞时，能被细胞内的 HCO_3^- 中和；PGs 可增强这种作用。应激时，由于黏膜缺血而致细胞内 HCO_3^- 产生不足，同时黏膜上皮细胞 PGs 合成减少，因而大量胃酸不能被中和而引起胃壁细胞受损。

此外，PGs 和 TXA_2 均参与调节肝、胆生理功能。PGs 可改变肝胆汁流量，并与促胆汁分泌激素的释放和作用有关；PGs 还参与胆囊的收缩及水分吸收，与胆囊炎及胆结石发生关系密切。

细胞增殖　$PGF_{2}\alpha$ 和 TXB_2 能启动 DNA 复制，促进细胞增殖。TXB2 与肝细胞、黑色素细胞及白细胞的增殖都有关。PGs 对红系造血干细胞的增殖分化也有明显的促进作用。

内分泌系统　PGs 可作用于下丘脑，通过下丘脑-垂体-靶腺轴调节内分泌腺活动；也可作用于垂体细胞，影响靶腺机能。

免疫系统　PGs 对免疫活性细胞能产生不同作用，即双向功能。表现为对吞噬细胞功能的促进或抑制；对巨噬细胞抗肿瘤作用的抑制或恢复；对抗体产生的抑制或促进；对 Tc

细胞活性的抑制或增强；对自然杀伤细胞活性的抑制或增强。PGE_2 能通过不同受体调节细胞免疫，发挥强效免疫抑制作用，能通过 EP_4 受体调节巨噬细胞的功能并抑制其释放细胞活素；通过 EP_2 受体直接抑制 T 细胞增殖；通过 EP2 和 EP4 受体调节抗原递呈细胞功能。

生殖系统 PGs 参与调节哺乳动物生殖过程的多个环节，通过其相应受体与不同 G-蛋白耦联，调节和协调多种细胞类型的生化过程，最终保证整个生殖过程的顺利进行。

促进卵巢排卵 PGs 可使成熟卵泡周围间质中的平滑肌收缩，并促进颗粒细胞生成纤维蛋白溶解酶原激活物，激活纤维蛋白溶解，从而促使卵泡壁破溃而排卵。参与排卵过程的 PGs 主要由 COX-2 合成；排卵前黄体生成素（LH）大量释放，诱导 COX-2 表达而引发排卵。PGs 生物合成抑制剂能抑制实验动物的自发或诱发排卵。

黄体退化 黄体是排卵后剩余卵泡组织形成的临时性内分泌器官，主要功能是产生孕酮，使子宫内膜为着床作准备并参与维持早期妊娠；若妊娠未发生，黄体就必须及时退化以开始新的性周期。PGs 能抑制输卵管蠕动，溶解黄体，使血液黄体酮水平下降，具有抗生育作用；子宫来源的 PGF2α 是主要的溶黄体物质。黄体退化期，黄体细胞中会大量表达 FP 受体。FP 受体与 $PGF_2\alpha$ 结合后可降低 LH 与其受体结合，并影响 LH 受体的聚集能力。

促进受精 精液中 PGE 浓度与男性生育力密切相关。PGE 能使睾丸被膜、精囊腺和输精管收缩，促进射精；能延长精子的生命力和转移，促进精卵会合；精液中大量的 PGE 可从阴道吸收，使子宫颈舒张，利于精子通过；PGs 对子宫肌肉有局部刺激作用，可促进精子在生殖道内的转运，精子易于进入子宫及输卵管并最终利于受精。

促进胚胎着床 PGs 对啮齿类动物子宫中胚泡的均匀分布、着床和蜕膜反应等过程十分重要。PGE_2 和 $PGF_2\alpha$ 受体基因在小鼠着床前子宫中呈时间和空间特异性表达，且子宫中各种 EP 和 FP 的表达由卵巢分泌的雌激素和孕酮调节，与胚胎存在与否无关。EP_1 可促进胎盘形成所需的血管发生；EP_2 与着床所需的子宫内膜上皮分化有关，能使基质细胞发生蜕膜化；EP_3 可抑制腺苷酸环化酶；FP 可动员细胞内 Ca^{2+}。在妊娠 3～5 天，环形肌 EP3 和 FP 协同作用介导子宫肌层收缩，调整胚泡间隔，使之在子宫中均匀分布，有利于发育；PGE_2 能通过 EP3 使子宫发生局部炎症反应，有利于胚胎着床；EP4 则直接参与着床与蜕膜反应。

刺激分娩 PGs 能刺激子宫平滑肌收缩，促进分娩和流产。PGE_2 与 PGF_2 均可引起受孕或未受孕子宫收缩。妊娠晚期循环血液中高浓度的孕酮使子宫保持松弛，临产前短时间内血浆孕酮浓度迅速降低，使子宫收缩能力迅速提高；PGs 能增强子宫收缩加速分娩过程。PGF2α 能作用于黄体细胞的 FP 使黄体退化，启动分娩。

根据 PGs 的上述生理作用，临床已经将各种 PGs 单独或与其他药物联合试用于足月妊娠的引产、人工流产、避孕、溃疡病、休克、高血压、血栓性疾病的治疗等诸多方面。

2. PGs 的病理作用

PGs 在许多疾病的发生、发展的病理生理过程中也具有重要作用。例如在某些心血管疾病、脑血管痉挛、脑缺血、脑水肿、动脉粥样硬化、偏头痛及其他疾病中，PGs 在疾病相关的发热、炎症及炎性疼痛过程中意义重大。

发热 PGE_2 是引起发热的一个重要的中枢介质。内源性和外源性致热原均能刺激机体产生多种细胞因子，引起 PGE_2 的合成和释放，后者能作用于下丘脑发热相关核团并引起发热反应。不同种属的动物及不同的刺激强度可通过作用于相应的 EP 受体来介导 PGE_2 的发热反应，例如 PGE_2 引起小鼠发热过程中 EP_1 和 EP_3 受体作用较大，而 EP4 受体则主要参与大鼠的发热反应。

急性炎症　局部红、肿、热、痛是急性炎症的典型症状。PGs 在炎症反应过程中，最初是由于舒张血管，并协同增强其他介质如组胺和缓激肽的作用，导致血管通透性增加及水肿加重。皮下注射 PGE_2 能协同缓激肽一起引起血管通透性增加，EP_3 受体基因缺乏小鼠的炎症反应明显减弱，表明 PGE_2 和 EP 受体系统参与了炎症前的反应。PGE_2 低浓度时能抑制腺苷酸环化酶，使 cAMP 水平降低引起炎症。PGs 能刺激白细胞趋化并与同时产生的各种氧自由基加重局部炎症反应。PGE_1 和 PGE_2 本身并不引起疼痛，但可使痛觉敏感性增强。下丘脑释放的 PGE_2 能引起发热。

但另一方面，PGs 也具有抗炎作用，例如高浓度的 PGE_2 反而能使 cAMP 水平升高，产生炎症抑制效应，如抑制嗜碱性粒细胞释放组胺等炎症介质、抑制 Tc 细胞的杀伤作用、抑制中性粒细胞趋化运动和溶酶体酶的释放、反馈抑制各种活性氧的产生，从而缓解炎症反应。PGF_2a 还可提高血管张力，降低血管通透性；PGI_2 可抑制白细胞趋化；PGE_2 还可增加 II 型胶原的合成等。这些都最终表现为抗炎作用。

炎性疼痛　PGs 能够引起痛觉过敏或痛觉超敏。PGs 的主要作用部位存在于外周神经系统，能使外周感觉神经末梢变得更加敏感。PGI_2 与脊髓和脊髓以上水平疼痛的神经传导无关，其痛觉过敏反应是由内源性的 PGI_2 作用于痛觉传入纤维外周末梢的 IP 受体引起的。PGE_2 引起痛觉过敏与 EP_1 受体密切相关。局部积聚的 PGs 通过激活某些代谢过程，使神经末梢感受器敏感性增强，感觉阈值降低，组织处于痛敏状态，并能增强和延长组胺、5-羟色胺、缓激肽等致痛因子对神经末梢的致痛作用。

3. LTs 的病理作用

LTs 是参与多种炎症反应和过敏性疾病的主要脂质介质。LTs 在体内含量甚微，但其生理活性很高，是变态反应、炎症以及某些心血管疾病的主要化学介质。

5-LOX 可催化中性粒细胞、单核巨噬细胞、肥大细胞和嗜酸性粒细胞产生 HPETEs、HETEs 及多种 LTs。LTB_4 是细胞趋化因子，可促进白细胞黏附于内皮细胞，刺激中性粒细胞释放细胞酶类；LTC_4、LTD_4、LTE_4 可促使呼吸道平滑肌收缩，黏液增多，是引发哮喘的重要介质。LTs 还能刺激多种细胞因子如粒巨噬细胞集落刺激因子（GM-CSF）、白细胞介素-2（IL-2）、干扰素（IFN）及 IL-1 等生成。

在免疫性或非免疫性刺激作用下，人单核细胞、巨噬细胞、淋巴细胞、中性粒细胞、嗜酸性和嗜碱性粒细胞、肥大细胞都能产生 LTB_4。LTB_4 在炎症、免疫系统和变态反应中发挥着重要的作用。作为一种作用强大的致炎因子和细胞趋化因子，LTB_4 对中性粒细胞、嗜酸性粒细胞及单核细胞具有强烈的趋化作用。它对炎症组织的微血管虽无直接影响，但可使白细胞黏附于血管内皮细胞，引起白细胞依赖性的血管通透性增加，导致炎性区域渗出水肿。它不仅可促进肥大细胞钙内流和增强肥大细胞释放介质的效应，还参与变态反应发病的调节。

免疫系统　HPETEs、HETEs、LTs 对免疫细胞和免疫反应均有抑制作用，外源性 HPETEs 能直接损伤细胞。LTD_4 和 LTE_4 在低浓度时就可抑制淋巴细胞对有丝分裂原刺激的反应及抗体产生。LTB_4 还可诱导抑制性 T 细胞和自然杀伤细胞活性增强。BLT_2 在粒细胞、单核细胞、淋巴细胞等免疫细胞和脾脏中高表达，也提示 BLT_2 在免疫疾病中的重要作用。

LTB_4 还参与变态反应。在 I 型变态反应速发期，LTB_4 可与 IL-4 共同作用增加淋巴细胞产生 IgE，在迟发相反应中，浸润的巨噬细胞、中性粒细胞均可分泌 LTB_4。BLT_2 作

为 LTB_4 的低亲和力受体，在变态反应中起着重要的作用。

循环系统 LTC_4 和 LTD_4 是强效冠脉血管收缩剂，可减少冠脉流量。LTC_4 和 LTD_4 可致心脏收缩力下降，心输出量减少，引起血压下降；当发生速发型过敏反应时，LTs 对心脏的抑制作用更加明显，有时可导致各种心律失常，因此可诱发或加重心肌梗死和心绞痛。

呼吸系统 LTs 收缩支气管的能力极强且持续时间较长，是引起支气管哮喘的主要原因。LTs 在哮喘发生发展过程中的多个环节都起重要作用，包括引起支气管平滑肌收缩，增加呼吸道微血管通透性，增加黏液分泌造成黏膜水肿，促进嗜酸性粒细胞等炎症细胞在气道的聚集和炎症形成，增加肺血管床阻力，促进气道上皮细胞和平滑肌细胞增殖进而参与气道重塑。

CysLTs 与受体的作用方式存在种属差异。例如豚鼠气道中存在 $CysLT_1$ 和 $CysLT_2$ 受体，LTD_4 和 LTE_4 作用于 $CysLT_1$ 受体，LTC_4 作用于 $CysLT_2$ 受体；人的气道中仅存在 $CysLT_1$ 受体，LTC_4、LTD_4 和 LTE_4 均作用于 $CysLT_1$ 受体。LTC_4 和 LTD_4 可促进巨噬细胞合成血小板衍生生长因子及 TXA_2。LTC_4 还能使人气道上皮细胞及平滑肌细胞内皮素-1（ET-1）分泌增加，这也与哮喘的发病机制有关。

消化系统 胃黏膜血流充足对维持黏膜防御机制十分重要。LTC_4 和 LTD_4 均能引起胃肠血管收缩，减少胃血流量，以 LTC_4 对大鼠胃黏膜下血管的收缩作用最强。局部血管活性物质和体液因子的释放以及舒、缩血管调节因子间的失衡均可使胃黏膜血流量减少，发生微循环障碍，导致应激性溃疡的形成。LTs 还参与肝、胆生理功能的调节并参与某些肝、胆疾病的发生，胆汁中大量的 LTs 能够损伤肝胆组织。

炎症发生 LTs 是炎症介质。LTC_4 及 LTD_4 可收缩小动脉、支气管及胃肠道平滑肌，收缩肾小球毛细血管及系膜细胞，增加血管壁通透性。LTB_4 不能收缩血管，但它是重要的白细胞趋化物质，对白细胞尤其是中性粒细胞有强烈的趋化性，能使白细胞向炎症部位聚集并黏附于血管内皮细胞、脱颗粒、释放氧自由基及溶酶体酶并造成组织损伤。也能使其产生其他炎症因子，增加血管通透性，刺激支气管黏液分泌。LTB_4 的过表达与许多炎症疾病如支气管哮喘、银屑病、风湿性关节炎等有关，LTB_4 在这些疾病中的作用主要由 BLT_2 介导。

6.4.4 前列腺素和白三烯与疾病的关系 The diseases related PGs and LTs

1. 哮喘

哮喘是一种慢性炎症性呼吸道疾病，以可逆性气道阻塞和气道高反应性为主要特征。气道慢性炎症是哮喘发作的根本原因，多种炎症细胞参与哮喘发病过程，包括肥大细胞、嗜酸性粒细胞、淋巴细胞和巨噬细胞等。炎性细胞可分泌并释放炎性介质如组胺、PGs、LTs 等，炎性细胞之间通过炎性介质相互传递信号，作用于气道非炎性细胞，最终导致气道炎性反应；表现为黏液分泌增加、血管通透性增加致黏膜水肿、炎性细胞浸润和气道平滑肌收缩等。

肺泡巨噬细胞在哮喘炎症过程中起重要作用，激活后可释放 PGs 和 LTs 等介质。PGD_2、PGF_2、$PGF_2\alpha$、PGI_2 和 TXA_2 均是强效气道收缩剂。LTC_4、LTD_4 和 LTE_4 是极强的支气管收缩剂，能促使黏液分泌增多和血管通透性增加、水肿，肺血管阻力增加，进而诱发支气管收缩和高反应性；因此 CysLTs 在气道平滑肌痉挛和气道变应性炎症中均起重要作用。LTB4 是已知活性最强的粒细胞趋化因子，在气道炎症时嗜酸性粒细胞、单核细胞和中性粒细胞等炎性细胞的黏附、趋化和浸润中起主要作用，是参与气道变应性炎症的重要介质。此外，患者服用阿司匹林等药物后抑制了PGs合成，PGE2/PGF2α 比值失调，LTs 合成量增多，也能导致支气管平滑肌强烈而持久的收缩。

总之，PGs 和 LTs 均可以引起支气管痉挛、气道变应性炎症和气道高反应性，其生物活性强烈、持久，是引起支气管哮喘的主要炎性介质；如能阻断二者的合成，有可能为治疗支气管哮喘提供新途径。

2. 恶性肿瘤

COX 与恶性肿瘤的相关性

近来发现 PGs 及 COX 与癌细胞增殖密切相关，其中 COX-2 与肿瘤发生的关系最密切。研究发现 COX-2 在结肠癌中呈高表达，而 COX-1 水平无明显改变；家族性腺瘤样息肉小鼠模型 APC△716 在肠息肉发生早期即有 COX-2 的高表达。长期口服 NSAIDs 如阿司匹林后结肠和直肠癌的发病率均显著下降；COX-2 特异性抑制剂罗非昔布能有效抑制 APC△716 小鼠肠息肉形成；对结肠家族性腺瘤样息肉的癌变有预防作用；还能抑制肾癌、食管癌及膀胱癌等恶性肿瘤的发生及发展；COX-2 选择性抑制剂舒林酸对肝癌细胞有显著的抑制增殖和诱导凋亡作用，且其作用具有时间和剂量依赖性。目前塞来昔布和罗非昔布已被 FDA 批准用于治疗易癌变的家族性结肠腺瘤样息肉病。

COX-2 抑制剂抑制肿瘤细胞增殖的机制可能有以下几方面。(1) 诱导癌细胞调亡。抗凋亡激酶 Akt 是激发肿瘤细胞增殖和抑制其凋亡的重要基因，塞来昔布可阻止肝细胞癌中 Akt 的磷酸化过程，抑制多种肝癌细胞株的增殖并诱导其凋亡。舒林酸、美洛昔康及塞来昔布通过抑制 COX-2 的表达，能影响凋亡抑制基因 Bcl-2 的表达并提高凋亡基因 Bax 的水平。(2) 抑制新生血管形成。NS-398 能抑制结肠癌和肝细胞癌形成新生血管。(3) 抑制 PGE2 合成。PGE2 可诱导肿瘤细胞增殖，促进细胞黏附，抑制具有免疫调节功能的淋巴因子产生，抑制 T 细胞和 B 细胞的增殖，降低机体对肿瘤细胞的局部免疫；PGE2 还能刺激凋亡相关的 Bcl-2 蛋白的表达，进而抑制细胞凋亡，使细胞增殖与凋亡失衡。美洛昔康和塞来昔布均可降低多种肝癌细胞中 PGE2 的水平。(4) 改变细胞周期。COX-2 过表达可延长肝癌细胞 G_1 期，降低细胞周期蛋白 D1 的水平，使细胞不能进入分裂期，造成细胞持续增殖，增加其突变发生率。NS-398 能够缩短细胞的 G_1-S 期，抑制细胞的持续增殖。

3. 5-LOX 与恶性肿瘤的相关性

近年研究发现，胃癌、乳腺癌、结肠癌、直肠癌、胰腺癌、前列腺癌、肺癌等多种恶性肿瘤组织中 5-LOX 和 FLAP 表达均显著增高；提示 5-LOX 在恶性肿瘤的发生、发展及转移过程中有重要作用，5-LOX 表达增加可能反映恶性肿瘤的发生。5-LOX 抑制剂 A79175 和 FLAP 抑制剂 MK-886 均能显著抑制小鼠肺癌生长，肿瘤组织会表现不同程度的凋亡；在多种肾癌细胞系中 5-LOX 抑制剂也表现出抗增殖活性。因此 5-LOX 可以作为诊断和治疗恶性肿瘤的一个新靶点。

5-HETE 和 LTB4 在各种恶性肿瘤及部分癌前病变组织中均呈现高表达，且 LTB4 对胰腺癌细胞的生长具有调控作用。在人胰腺癌细胞中发现两种 LTB4 受体亚型的存在，而且 LY29311 可通过阻断 LTB4 受体诱导细胞凋亡，提示 LTB4 受体及其下游信号转导途径在癌症发病过程中作用明确。

5-LOX 过表达可促进肿瘤细胞增殖并抑制其凋亡，使细胞增殖和凋亡间平衡失调。原癌基因 Bcl-2 是一种抗凋亡基因；5-LOX 能促进 Bcl-2 水平升高；5-LOX 抑制剂则能使促凋亡蛋白/抗凋亡蛋白比值增高，经过一系列信号传递诱导肿瘤细胞凋亡。5-LOX 能通过细胞外调节激酶级联（MEK/ERK）途径促进癌细胞增殖，激活 MEK/ERK 信号传导途径可抑制凋亡；5 - HETE 和 LTB4 可磷酸化活化 MEK/ERK 并发挥抗凋亡作用。LTB_4 可诱导 ERK1/2 磷酸化进而促进胰腺癌细胞增殖，其受体拮抗剂 ly293111 则显著抑制肿瘤生长。ERK 激活后还能磷酸化5 -LOX，使其产物进一步合成并联合 p38 MAPK 激活 5 - LOX，正反馈促进癌细胞增殖。5 -LOX 促进细胞增殖的作用还涉及三磷酸肌醇激酶（PI3K）/Akt 级联反应，PI3K/Akt 能通过 Bad磷酸化使细胞凋亡受抑；5 - HETE 和 LTB4 均可激活 PI3K/Akt 级联反应发挥其抗凋亡和促增殖作用。

LTs 能促进恶性肿瘤新生血管形成。恶性肿瘤生长和迁移与肿瘤组织新生血管形成关系密切。5 -LOX 产物对血管形成的促进作用主要由血管源性蛋白生长因子如碱性成纤维细胞生长因子（bFGF）和血管内皮细胞生长因子（VEGF）等介导。5 -HETE 可通过活化 PI3K/Akt 级联反应诱导 bFGF 和 VEGF 表达，促进肿瘤血管生成。

LTs 能提高恶性肿瘤发生及转移的潜能，增加肿瘤细胞的侵袭力。恶性肿瘤细胞对细胞外基质的黏附是转移的初始步骤。恶性肿瘤组织5 -LOX 的过度表达与肿瘤侵袭淋巴管和淋巴结转移显著相关。5 -LOX 抑制剂 AA861 和 MK886 可显著降低细胞间黏附分子 - 1（ICAM - 1）的表达，后者主要参与恶性肿瘤侵袭过程中的细胞间相互作用，能促使恶性肿瘤细胞通过血管内皮细胞向远处转移。5 - LOX促进恶性肿瘤细胞转移还与其上调肿瘤细胞基质金属蛋白酶（MMP）和尿激酶（uPA）表达有关。

4. 心脑血管缺血

LTC_4 和 LTD_4 能促进血浆外渗，并收缩血管、降低冠脉血流，加重缺血缺氧并加剧心绞痛和心肌梗死。脑缺血再灌流后，Ca^{2+} 大量内流进入细胞并激活磷脂酶 A2 和 C，使膜磷脂降解生成 AA，后者生成 TXA_2 并引起血小板黏附、聚集、血管阻塞和痉挛，侧支循环血流量降低，脑组织损伤加重。由于细胞内 Na^+ 贮留和细胞膜系统破坏，缺血再灌流后脑组织含水量增加并引起脑水肿。TXA_2 合成同时会生成大量自由基，后者又能进一步激活磷脂酶 A2 并破坏细胞膜系统，形成恶性循环。

5. 糖尿病肾病

早期糖尿病鼠的肾脏和肾单位的肾小球滤过率较正常鼠增加，这种高滤状态可能与肾小球产生的具舒张作用的 PGE_2 及 PGI_2 增多有关。高血糖时 Δ - 5 与 Δ - 6 去饱和酶活性降低，导致 AA 增加，血浆 TXA_2 和 TXB_2 含量均显著升高，6 - k - PGF1α 明显降低。这些可能是构成糖尿病肾病的重要因素之一。

6. 肺纤维化

COX 代谢产物 PGE_2 可减少细胞因子释放，抑制细胞因子刺激的胶原合成；LOX 代谢产物 LTs 则具有相反作用，可加重肺脏炎症损伤，促进纤维化。因此，减少 LTs 合成或对抗其作用，增加 PGE_2 含量对控制肺纤维化的发展有一定作用。LOX 抑制剂及 LTs 受体拮抗剂均有抗纤维化作用。

7. 银屑病

银屑病是一种慢性炎症性皮肤病，表现为角质形成细胞高度良性增殖、皮损局部大量炎性细胞浸润及真皮毛细血管迂曲扩张等特征。

PGs 和 LTs 在皮肤病的病理生理过程中具有重要作用。PGG_2 和 PGH_2 可导致毛细血管前小动脉短暂收缩继以长时间扩张；TXA_2 可使毛细血管收缩并促进血小板凝集，PGI_2 则阻止血小板凝集并舒张血管引起红斑和水肿；PGD_2 和 PGE_2 也能扩张血管引起红斑、水肿、疼痛；这些都是炎症的重要因素。PGE1 可增加组胺对皮肤的致痒和致痛作用。但 PGs 的上述致炎作用与银屑病的炎症反应是否相关尚待进一步研究。

PGE2 可提高细胞内 cAMP 水平，cAMP 能激活相应的蛋白激酶，并通过一系列反应抑制表皮细胞增殖、促进其分化。cAMP 激活磷酸化酶 E，影响糖原代谢。表皮 cAMP 含量下降会使糖原增多和表皮细胞分裂增加。$PGE_2/PGF_{2}a$ 比例失衡可能是银屑病发病的重要因素。

银屑病还被认为是 I 型自身免疫性疾病，以 I 型细胞因子 IL-1、IL-2、IFN-γ、肿瘤坏死因子（TNF-α）水平过高为特征。PGE_2 可减少上述细胞因子合成，促进 TH1 细胞增殖，提高 IL-4 水平，抑制 I 型免疫反应的细胞免疫，进而减少银屑病发生。

炎症是银屑病主要的病理及临床特征之一，LTs 参与了银屑病的炎症反应。银屑病患者皮损中游离 LTB_4 含量显著增高，皮内注射 LTB4 可引起风团、红斑、中性粒细胞聚集及非 COX 依赖性毛细血管扩张。LTB_4 的几种炎性反应均与皮肤的炎症反应过程有关，如 LTB_4 可致中性粒细胞脱颗粒、溶酶体释放及炎性疼痛。LTB_4 还可刺激培养表皮细胞的 DNA 合成，诱导皮肤炎症和表皮增殖。给动物混合注射 LTB_4 和银屑病患者血清可致小鼠较持久的皮肤炎症反应，并出现银屑病样组织病理改变如角化过度、灶性角化不全、棘层肥厚、表皮突棒状延伸等。这些现象都提示 LTB_4 在某些细胞因子的作用下在银屑病发病过程中起作用。在银屑病表皮细胞中未检测到 5-LOX 蛋白，但 LTB_4 合成量却明显增加；进一步研究发现该细胞存在 LTA_4 水解酶，能将 LTA_4 转化为 LTB_4，提示表皮中存在跨细胞合成的 LTB_4。

LTC_4、LTD_4 可调节血管渗透性，诱导血管收缩。LTD_4 对嗜酸性粒细胞有趋化活性及免疫介导作用，LTC_4、LTD_4 可增加单核粒细胞 IL-1 产物并诱导 T 淋巴细胞分泌 INF-γ。LTC_4 参与初级免疫反应动员树突状细胞进入淋巴结。在新生儿黑素细胞培养中，LTC_4、LTD_4 能促进黑素细胞有丝分裂，与炎症后黑素细胞增生及炎症后皮肤色素沉着有关。

NSAIDs 用于治疗关节型银屑病，虽然能缓解疼痛及关节炎症状，但它抑制 COX 代谢途径，间接促进 LOX 代谢途径使 LTs 水平升高导致皮损突然加重。消炎痛能恶化银屑病，可能就是由于抑制了 COX 活性而使 5-LOX 代谢产物增加。

6.4.5 前列腺素和白三烯相关药物 The drugs related PGs and Lts

1. PGs 的作用

人体每个系统的功能无不受 PGs 的影响。PGE 对心血管系统的作用是降低动脉血压，促进血管扩张和增进血管通透性，抑制肾上腺素受体功能；对呼吸系统的作用是扩张支气管和肺部脉管系统，缓解支气管哮喘；低浓度 PGE 减慢子宫蠕动，高浓度 PGE 则刺激子宫收缩；PGF_2 作用正好与 PGE_2 相反。TXA_2 能升高血压并收缩冠状动脉，促进血小板聚集形成血凝块，能导致动脉阻塞；PGI2 作用相反。这些现象表明各种 PGs 在体内的相对比例是调节许多生理效应的重要因素。

基于对 PGs 生物学作用的广泛了解及人工合成 PGs 的成功，PGE 和 PGF 已逐渐被用于多种疾病的治疗。

在心血管系统疾病中，PGs 能扩张血管和抑制血小板聚集，可用于治疗心绞痛、高血压及各种血栓性疾病。PGE_1 能抑制血管平滑肌细胞的游离 Ca^{2+}，抑制血管交感神经末梢释放去甲肾上腺素，使血管平滑肌舒张，血管扩张、外周阻力降低，冠脉血流量增加，心肌耗氧量减少，从而缓解心绞痛并减少心肌梗死的发生。PGE_1 能显著降低充血性心力衰竭患者的总外周阻力，增加每搏心输出量，提高心脏指数，改善心功能。PGE_1 还能用于治疗脑梗死。

PGE_1 具有高度抑制血小板黏附和聚集的作用，同时能够抗酶解和促进再酯化，使血液游离脂肪酸减少，从而降低血液黏滞度。因此可用于治疗高脂血症。

PGE_1 能抑制血管交感神经末梢释放去甲肾上腺素，舒张血管平滑肌，提高胰腺血流量，改善胰腺微循环；能抑制多种外源性与内源性刺激所引起的胰液分泌，抑制细胞内胰酶活化。在治疗急性胰腺炎合并肝损害时，PGE_1 可改善肝脏血液灌注，减轻肝细胞线粒体及溶酶体受损程度，使肝细胞能量合成恢复正常；提高肝细胞及其细胞器的稳定性，延缓肝脏的病理损害过程。PGE_1 也能稳定胰腺腺泡溶酶体，抑制胰酶合成，减轻胰腺受损程度，进而迅速控制胰腺炎进程。PGE_1 对肝细胞膜和肝细胞器还有直接的保护作用，能防止肝细胞脂肪浸润，抑制血小板聚集，扩张肝微血管、改善肝循环，保护肝细胞和促进肝细胞再生。因此 PGE_1 还可用于治疗急性胰腺炎和病毒性肝炎。

前列腺素可通过扩张支气管平滑肌用于哮喘治疗。前列腺素也可通过抑制胃酸分泌，增加黏液分泌保护胃黏膜用于治疗消化性溃疡。在妇产科疾病中，前列腺素可通过引起或加强子宫收缩用于催产或人工流产；由于前列腺素的抗着床作用，配合抗孕酮药物已成为理想的早期流产药。在泌尿男性学科中，前列腺素注入阴茎海绵体内能引起充血，这一作用已用于阳痿治疗等。

2. PGs 合成抑制剂

PGs 参与机体发热、疼痛、炎症、血栓、速发型过敏等多种生理、病理过程。NSAIDs 是应用最为广泛的一类重要的 PGs 合成抑制剂，可用于各种急慢性炎症、疼痛及血栓性疾病的治疗。近年的研究发现 NSAIDs 还能抑制肿瘤细胞合成 PGs，对结肠癌、腺囊癌的发生、发展及转移有抑制作用。某些 NSAIDs 还可用于治疗角膜炎、葡萄膜炎或巩膜炎等。NSAIDs 的主要作用机制是抑制 COX 活性，阻断 PGs 合成，缓解和改善一系列病理生理现象；还可通过抑制缓激肽生成及溶酶体释放起到消炎作用。不同 NSAIDs 的作用机制、作用部位、组织选择、作用强度及个人敏感性等可以有相当大的差异。

正常组织中 PGs 的分泌对于维持细胞内环境的稳定以及维持细胞正常生理功能又是必需的。胃组织正常分泌的 PGs 具有增强胃黏膜防御因子的作用，如 PGE2 可降低胃酸分泌，提高胃黏膜及碳酸氢盐分泌，增加黏膜血流量，增强胃黏膜上皮细胞毁损的修复。NSAIDs 抑制具有黏膜细胞保护作用的 PGs 生成，就会破坏细胞正常环境并导致胃黏膜损伤；其次，NSAIDs 对 PGs 的非特异性抑制能造成胃黏膜表面的磷脂层减少，使其抗侵蚀能力降低；此外，NSAIDs 抑制 COX 途径后，LOX 途径就成为主要代谢途径并产生致炎性 LTs，引起化学趋化、血管渗透性和平滑肌收缩。上述不良后果会造成 NSAIDs 如下常见的毒副反应，如胃肠道炎症、溃疡、出血和穿孔；加重或引发肾脏疾病或肾损伤；过敏性休克、哮喘、荨麻疹和血管性水肿；头痛、头晕和少见的抽搐、无菌性脑膜炎；血液系统的红、白细胞和血小板减少等。因此 NSAIDs 的抗炎作用有着明显的局限性。

NSAIDs 的种类较多，根据其化学结构主要可分为以下几类。

（1）水杨酸类　乙酰水杨酸（阿司匹林）；

（2）吡唑酮类　保泰松、安乃静；

（3）芳基乙酸类　双氯酚酸；

（4）芳基丙酸类　布洛芬、芬必得、酮洛芬、萘普生、托美汀；

（5）甲酸类　甲芬那酸；

（6）非酸性类　尼美舒利；

（7）乙酰苯胺类　非那西丁、对乙酰氨基酚；

（8）昔康类　吡罗昔康、美洛昔康；

（9）昔布类　罗非昔布、塞来昔布；

（10）吲哚乙酸类　吲哚美辛、舒林酸、依托度酸。

非选择性 COX 抑制剂

非选择型抑制剂包括阿司匹林、吲哚美辛、氟比洛芬、卡洛芬和萘普生等。此类药物能同时抑制 COX-1 和 COX-2 的活性，虽然对 COX-2 的抑制作用稍强，但并不明显。阿司匹林和氟比洛芬是 NSAIDs 中对 COX-1 抑制作用最强的抑制剂，也是对胃肠不良反应最严重的药物。吲哚美辛虽然对 COX-2 选择性较强，但也有较大的致胃溃疡副作用。

COX-2 选择性抑制剂

传统 NSAIDs 极易引起胃溃疡、肾毒性和哮喘等副作用。随着 COX 同工酶 COX-2 的发现，研究人员认为 NSAIDs 对炎症的治疗作用主要源于其对 COX-2 的抑制，而不良反应源于其对 COX-1 的抑制。因此为降低传统 NSAIDs 的不良反应，研究者逐渐将研究方向转向高选择性 COX-2 抑制剂的发现。

COX-1 基因位于 9 号染色体，基因较小，编码 2.8 kb mRNA；是一种膜结合糖蛋白，分子量为 71kD，能催化 AA 氧化为 PGG2。COX-1 的基本结构由 3 个彼此独立折叠的单位构成，即类似于生长因子表面区域、膜结合区及 C 端酶活性区域。COX 活性位点是一个狭长的疏水性通道，某些 NSAIDs 能通过将 AA 从通道上段排出而抑制 COX 活性。COX-1 是正常细胞的组成蛋白，在生理状态下表达较为稳定。COX-1 在血小板、内皮细胞、胃肠道上皮细胞、肾小球及集合管等部位表达较多。COX-1 催化生成的 PGs 主要具有维持组织细胞内环境稳定，调节机体生理平衡，维持胃肠黏膜完整，保持肾脏功能及血小板活化、巨噬细胞分化等功能。

COX-2 基因位于 1 号染色体，基因较大，编码 4kb mRNA。COX-2 基因结构具有高度可调节基因的特征，在启动子区有 TATA 和 CAAT 顺序，可持续转录和稳定表达。COX-2 是酶的诱导形式。在炎症刺激或组织损伤时，COX-2 在炎症细胞如内皮细胞、巨噬细胞、滑液纤维细胞、树状细胞、软骨细胞和成骨细胞中表达显著增加；导致炎症部位的 PGs 含量增加，引起红、肿、热、痛并促进炎症反应和组织损伤。

COX-2 与 COX-1 的活性结合部位在结构上的根本差异就在于 COX-2 的 NSAIDs 结合位点较大。这样大分子底物占据该位点的亲和力增强，使底物对 COX-2 抑制作用选择性增高。

除去对炎症反应的调节作用外，近年来发现 COX 尤其是 COX-2 与肿瘤细胞的发生也密切相关。长期服用阿斯匹林等 NSAIDs 可显著降低结直肠癌、胃癌及食管癌等恶性肿瘤的发病率。

传统 NSAIDs 多为 COX 的非特异性抑制剂，能同时抑制 COX-1 和 COX-2 活性，容易引起胃溃疡、肾毒性和哮喘等副作用。在发现 COX-1 和 COX-2 以后，研究逐渐发现药物对 COX-1 的抑制作用越强，胃肠道等不良反应越大；而对 COX-2 抑制作用越强则抗炎作用越强。因此认为 NSAIDs 的抗炎作用主要与抑制 COX-2 有关，而不良反应则与抑制 COX-1 有关。为降低传统 NSAIDs 的不良反应，前体药物和特异性 COX-2 抑制剂已成为目前主要的研究方向。

目前开发的选择性 COX-2 抑制剂从化学结构上主要可分为二苯基取代芳环类、甲磺酰苯胺类、二叔丁基取代苯酚类等几大类。

二苯基取代芳环类：结构特征是邻-二苯基取代苯环、杂环以及不饱和脂肪环。其苯环加对位甲磺酰基或氨磺酰基是 COX-2 选择性的药效结构，氨磺酰基取代甲磺酰基后体内活性显著提高。主要包括 DuP-697、SC-58125、塞来昔布等，其抗炎活性与吲哚美辛等常规 NSAIDs 相当，胃肠反应发生率很低。

甲磺酰苯胺类：甲磺酰苯胺及对位吸电基团取代是其选择性作用于 COX-2 的化学结构基础。主要包括 CGP28238、L-745337 和 NS-398 等。NS-398 与尼美舒利结构相似，抗炎镇痛活性与吲哚美辛相当。

二叔丁基取代苯酚类：二叔丁基取代苯酚

为此类化合物的共同结构。报道较多的有BF389、PD－138387和PD－164387。BF389除抑制COX－2外还能抑制5-LOX。

其他类：主要有安吡昔康（ampiroxicam）、美洛昔康（meloxicam）、萘丁美酮（nabumetone）和依托度酸（etodolac）等，均能选择性抑制COX－2。安吡昔康是吡罗昔康的前药，具有平稳的抗炎止痛作用。氯诺昔康（lornoxicam）能通过抑制外周COX－2活性抑制炎症部位PGs的合成，减少炎症区的疼痛介质浓度而发挥镇痛作用。

当前理论认为COX－1属于组成型COX，主要起稳态调节和保护作用；COX－2是诱导型酶，主要参与炎症反应及疼痛；NSAIDs主要通过抑制COX－1而造成长期使用后发生的副作用。基于这一理论已经开发了多种选择性COX－2抑制剂，它们具有传统NSAIDs的抗炎作用，但不改变肾脏功能，也不影响胃黏膜的完整性。然而，长期临床随机双盲研究表明选择性COX－2抑制剂并不能真正降低胃肠穿孔的发生率，而且还会表现出对心血管系统的副作用。目前分析认为阻断COX－2后PGI2合成减少，而TXA2合成相对增加，这样就会引起血管收缩和血小板聚集。由于COX－2是PGI2合成的主要来源，特异性抑制COX－2后有增加血栓的隐患，而且它并不抑制COX－1，不能阻断血小板上COX－1产物的释放，易促进血栓形成，因此对心血管系统的影响还需要进一步研究。相反，COX－1的作用也不单是生理性的。人们已注意到只有当选择性COX－2抑制剂的剂量增加到能抑制COX－1的活性时才表现出抗炎作用，表明COX－1也能在炎症部位被诱导生成。基于以上分析，COX－1和COX－2对机体生理功能的维持、对体内炎症反应的调节及保持机体的稳定等，都具有各自不同但又互相关联的重要意义。简单认为COX－2参与病理过程，COX－1参与稳态调节的观念有待转变。很有可能COX－1和COX－2这两种同工酶在功能上有交叉，就像它们都参与炎症反应一样，它们也可能都参与调节体内平衡。COX－1和COX－2的生理/病理作用可能包括以COX－1为主（如血小板聚集）、以COX－2为主（如排卵作用）及两者共同参与（如炎症及致癌作用），因此过分地单独强调某一种酶的作用有可能将此类药物的开发引入误区。

COX－3的发现及其抑制剂研究

近来，有研究者提出可能存在新的可诱导型COX同工酶COX－3，后者参与疼痛和发热，有可能成为新型抗炎药的作用靶点。2002年，Chandrasekharan等找到了一种COX－1的剪接异构体，并将其命名为COX－3。这种COX－3比COX－1多了内含子序列，在脑和心脏中含量极高；与COX－1的主要区别在于N端信号肽序列，COX－3比COX－1多约54个氨基酸，导致表达产物在细胞内运输及表达后加工过程的不同；从而使他们产生不同的生理功能和对抑制剂不同的敏感性。

目前认为对乙酰氨基酚主要通过抑制COX－3活性发挥作用。对乙酰氨基酚为乙酰苯胺类解热镇痛药，对COX－1和COX－2抑制能力弱，消炎作用弱，副作用小。该药对中枢神经系统PGs合成的抑制作用比对外周PGs合成的抑制作用强，因而解热作用强，但几乎没有抗炎抗风湿作用。对乙酰氨基酚并不能抑制某些器官如胃黏膜的COX活性，而血小板及其他组织的COX则对此类药物敏感。这可能是由于对乙酰氨基酚抑制了COX－3活性所致。但COX－3对某些药物敏感的原因尚未阐明。

COX－3的发现使研究者认识到，虽然COX基因只有两个，却有可能合成出多种COX同工酶，分别与不同的NSAIDs作用。随着对不同NSAIDs作用机制的进一步研究，有可能找到作用更强、副作用更小的NSAIDs消炎药。

3. 抗LTs药物的药理作用

针对 LTs 的合成过程及其作用机制，近年研究发现了干扰 LTs 作用的 5 类药物，主要包括5-LOX 抑制剂、LTA4 水解酶抑制剂、FLAP 抑制剂、CysLTs 受体拮抗剂和 LTB4 受体拮抗剂。

LOX 抑制剂

5-LOX 是 AA 代谢的关键酶，能催化合成 LTs。5-LOX 是胞浆酶，活化后能转移到核膜上发挥催化作用，其末端的β桶状结构在转移过程中意义重大。LTs 是重要的炎性介质，参与各种炎性疾病的病理过程。LTs 合成抑制剂的主要作用是选择性抑制5-LOX，减少 LTs 生物合成，部分药物在抑制 LOX 同时还能抑制 COX，少数通过抑制谷胱甘肽转移酶发挥作用。

齐留通（zileuton）是用于治疗哮喘的第一个 LTs 合成抑制剂。它能选择性抑制5-LOX，减少 LTs 生物合成。可显著改善哮喘患者的各种哮喘症状，拮抗支气管收缩；主要不良反应是部分受试者肝功能异常。AA-861除抑制5-LOX 外，还能抑制 A23178 诱导的大鼠腹腔巨噬细胞 LTB_4 的生成及 12-HETE 的作用，能明显减少致敏豚鼠的肺组织在配体攻击后释放 LTs。Rev5911 及其结构类似物 WY45911 既是选择性 LOX 抑制剂，又是 LTs 受体拮抗剂。WY45911 能阻断 LTD_4 引起的支气管收缩。U60527 通过抑制谷胱甘肽转移酶，选择性抑制 LTC、LTD 及 LTE 的合成，但不影响 COX 的活性；可望用于防治哮喘等速发型过敏反应性疾患。ABT-761 属第 2 代 LTs 合成抑制剂，耐受性良好，能高度特异性抑制5-LOX，是一个高效、长效的抗气道慢性炎症的5-LOX 抑制剂。

5-LOX 抑制剂对多种过敏性和炎性疾病，如哮喘、类风湿关节炎、溃疡性结肠炎等均有治疗作用；然而除哮喘外，5-LOX 抑制剂对其他炎性疾病单独使用疗效不高。LTB_4、LTC_4、LTD_4 具有诱导活化和促进细胞有丝分裂等作用，因此推测5-LOX 在银屑病发病过程中居于重要地位。现有5-LOX 抑制剂中苯恶洛芬（benoxaprofen）、氯萘帕林（lonapalene）和 R68151 具有明确的抗银屑病的作用。Leflunmoide 及其代谢产物 A77126 最近也已用于银屑病和关节型银屑病的治疗。除抑制5-LOX 外，某些5-LOX 抑制剂还能促进15-HETE 合成，后者能抑制 LTB4 合成，这一点对于许多炎性疾病的治疗有重要意义。

此外，某些 LOX 抑制剂如 A79175 等还能显著抑制某些肿瘤细胞的增殖，有望用于肿瘤的防治。

LTA_4 水解酶抑制剂

表皮角朊细胞中不存在合成 LTB_4 所必须的5-LOX，但含有白细胞来源的 LTA_4，后者可在 LTA_4 水解酶作用下在局部水解为 LTB_4。环孢素 A 治疗重症银屑病疗效较好，可使培养细胞 LTA_4 水解酶水平下降并使 LTB_4 生成减少。目前研究人员已逐渐开始从发现5-LOX 抑制剂转为寻找 LTA_4 水解酶抑制剂用于局部治疗银屑病。苯丁抑素、卡托普利及化合物 RP64966、RP64699A、SC-57462、SA6541、SC-22716 均可抑制 LTA4 水解酶的活性。SC-22716 在动物试验口服活性较强，已有人将 SA6541 用于治疗银屑病以及其他炎症或过度增生性皮肤病。

FLAP 抑制剂

5-LOX 的活性需要 FLAP 存在，合成 LTs 依赖于5-LOX 和 FLAP 的相互作用。MK-886 是从吲哚系列衍生物发展来的具有抑制 FLAP 功能的含铅化合物，它能抑制完整的人白细胞5-LOX 活性并强效抑制 LTs 生成，但当细胞被破坏后其抑制作用丧失；这与 MK-866 阻断 FLAP 有关。MK-886 还能抑制 LTC4 合成酶的催化活性进而抑制 LTs 合成。该化合物是目前已用于治疗银屑病唯一的 FLAP 抑制剂。MK-886 还能显著抑制小鼠肺癌生长，提示其抗增殖作用有可能用于肿瘤防治。

近几年研究中已经发现了作用更强的

FLAP抑制剂 MK－0591 和 BA－Y－X1005。MK－0591 几乎可以完全抑制 LTB4 和 CysLTs的合成，它们不仅能有效阻断速发型哮喘反应，还可抑制迟发型哮喘反应。BA－Y－X1005 用于治疗支气管哮喘也具有较好的疗效。

LOX/COX 双重抑制剂的探索

传统 NSAIDs 和选择性 COX－2 抑制剂主要通过减少炎症过程产生中的 PGs 发挥作用。选择性抑制 COX－2 后虽能降低胃肠副作用，但却可能损害胃溃疡愈合过程。此外，PGs 仅是 AA 代谢产物的一部分，AA 还有可能通过 LOX 途径生成其他的脂类代谢物，如 LTs 和 LXs。阻断 PGs 的合成就不可避免地会造成 LOX 代谢产物相应增加，而 LTB4 和 CysLTs 有致炎作用、趋化作用以及对炎性细胞的招募作用，CysLTs 还能诱发血管收缩、减少血流量并增加胃黏膜损伤的敏感性。

因此，如果能够同时阻断 LTs 和 PGs 合成，对炎症的治疗有可能会产生协同作用。同时抑制 COX 和5－LOX 可能会限制炎症时的血管变化和白细胞浸润引起的胃肠损害，也会减少 COX－1/COX－2 抑制剂促进合成过多 LTs 的可能，对胃肠黏膜有明确的保护作用。同时抑制5－LOX/COX 不会阻断 12－LOX 和 15－LOX 将 AA 代谢为活性 LXs，而 LXA_4、LXB_4 等 LXs 能够中和 LTs 的不良作用。因此，5－LOX/COX 双重阻断剂可能会具有更强的抗炎效果和更低的不良反应。

Licofelone 是5－LOX/COX 双重抑制剂，能有效抑制白细胞的跨细胞代谢和黏附，抑制 CysLTs 的合成；在抗炎、抗过敏、解热剂量下该药不引起胃肠损害和肝脏毒性。大剂量吲哚美辛对 COX 及 LOX 也都有抑制作用。苯恶洛芬、双氯芬酸、酮洛芬等在体外试验中对 LOX 均有抑制作用。

LXs 是 AA 代谢形成的另一类脂性介质。它们主要通过 12－LOX 和15－LOX 代谢途径产生。15－LOX 是催化 LTs 中间产物 LTA_4 生成 LXs 的关键酶。LXs 作用基本与 LTs 相反，可拮抗 LTs 的致炎作用。LXA_4 和 LXB_4 对 LTs 介导的炎症有抑制作用，此作用主要与减少粒细胞浸润及刺激单核细胞作用有关。服用阿司匹林后能生成15－epi－LXA4 和 15－epi－LXB_4，原因是阿司匹林抑制 COX 后 LTs 增加；这两种 LXs 能强效阻断中性粒细胞功能和细胞增殖。因此 LXs 能抵消 LTs 的炎性作用，阿司匹林诱导的15－epi－LX 也能产生抗炎作用。这种作用提示抗炎新药研究过程中要考虑 AA 的 3 类代谢产物间的相互作用。

CysLT 受体拮抗剂

LTs 能导致气道平滑肌痉挛收缩，LTC_4 和 LTD_4 可提高血管通透性，LTB_4 具有嗜酸性粒细胞趋化活性，参与嗜酸性粒细胞性炎症形成。LTs 与其受体结合，通过磷脂酶 C 途径激活磷酸肌醇信息传递系统。LTD_4 还可促进气道平滑肌增生，并能增强表皮生长因子诱导的平滑肌增生。

CysLT 受体拮抗剂能竞争性拮抗 LTD_4 与 $CysLT_1$ 受体的结合，减轻黏膜炎性细胞浸润，预防高剂量糖皮质激素减量时哮喘的恶化。CysLT 受体拮抗剂能降低气道高反应性(BHR)，舒张支气管平滑肌，抑制气道增生和重塑，促进细胞因子释放，抑制运动诱发的支气管收缩。

CysLT 受体拮抗剂能抑制炎症细胞嗜酸性粒细胞的黏附、聚集和增殖。LTD_4 显著增强培养细胞的黏着力，而 CysLT 受体拮抗剂可以拮抗这种作用。外周血中嗜酸性粒细胞阳离子蛋白（ECP）和嗜酸性粒细胞数量显著降低。LTD_4 能刺激嗜酸性粒细胞的增殖，而 $CysLT_1$ 拮抗剂孟鲁司特能抑制这一增殖效应。

CysLT 受体拮抗剂能诱导炎症细胞凋亡。LTB_4、LTC_4、LTD_4 能延长嗜酸性粒细胞的寿命。SKF2104353 可加速嗜酸性粒细胞的凋亡，提高嗜酸性粒细胞的凋亡百分比率，翻转由上述炎症介质诱导的嗜酸性粒细胞的寿命延长。扎鲁司特使哮喘患者淋巴细胞的凋亡速度明显加快，提示扎鲁司特对淋巴细胞的凋亡起促进作用。

CysLT受体拮抗剂能抑制细胞因子和炎症介质的释放并抑制致炎因子的作用。孟鲁司特使血清中IL-4、可溶性细胞间黏附分子-1、ECP的浓度显著下降；还可抑制多种细胞因子及炎症介质的释放。

CysLT受体拮抗剂能促进细胞因子的作用。IL-10是免疫调节和抗炎细胞因子，在哮喘患者的气道中IL-10减少；孟鲁司特治疗后血清中IL-10水平显著升高。孟鲁司特还能通过增加IFN-γ的mRNA表达水平而增强机体的免疫和抗炎功能。

CysLT受体拮抗剂能降低气道高反应性、降低毛细血管通透性和减少腺体黏液分泌。LTs可使血管内皮细胞间隙增大，血浆外渗，从而引起气道黏膜水肿，参与气道炎症形成。LTs可使气道黏液分泌增加，甚至导致黏液栓的形成而加重气道梗阻。CysLT受体拮抗剂能拮抗上述反应发挥抗炎作用并能降低呼出气体中NO的含量。

CysLT受体拮抗剂对类风湿性关节炎、银屑病、异位性皮炎、湿疹、荨麻疹、过敏性鼻炎、鼻旁窦炎、鼻息肉、中耳炎、溃疡性膀胱炎、炎性肠疾病、肾小球肾炎、痛风、缺血性心血管病等炎症性疾病也有抗炎作用。

CysLT受体拮抗剂的耐受性良好，临床疗效显著，长期使用未发现明显毒副作用，儿童使用也非常安全。

目前已上市的CysLT受体拮抗剂主要包括扎鲁司特（zafirlukast）、普鲁司特（pranukast）和孟鲁司特（montelukast）等。

扎鲁司特对不同严重程度的哮喘均有作用，抗炎性强，有扩张支气管的作用。扎鲁司特能消除气道炎症。轻度哮喘患者吸入抗原可使支气管和肺泡灌洗液中嗜酸性粒细胞、淋巴细胞、嗜碱细胞等炎症细胞数增加，扎鲁司特能减少上述炎性细胞的数量。气道细胞自身分泌的ET-1是气道收缩、诱发炎症与气道重建的重要介质，CysLTs能促进血管平滑肌细胞释放ET-1；扎鲁司特抑制LTC4刺激人气道上皮细胞和平滑肌细胞ET-1基因表达及分泌的作用。CysLTs受体拮抗剂抑制多种细胞因子及炎症介质特别是ET-1的释放可能是其抗气道炎症的主要机制。扎鲁司特与CysLT1受体亲和力强，作用时间长；对运动性哮喘和变应原性哮喘均有效，可有效抑制吸入LTD4诱发的正常人和哮喘患者的支气管痉挛。

孟鲁司特可显著抑制吸入LTD4及运动引起的支气管收缩。其作用机制涉及抑制气道嗜酸性粒细胞性炎症，降低CysLTs诱导的黏附分子表达和嗜酸性粒细胞游走迁移，抑制LTD4刺激的嗜酸性粒细胞增殖和活化，减少气道嗜酸性粒细胞浸润，抑制炎症介质释放，降低呼出气中NO含量，抑制气道LTC4释放，改善肺功能，降低BHR以及抑制气道重塑。

LY171883也是LTD4的有效拮抗剂，能拮抗抗原和TXA2类似物U46619引起的支气管收缩及肺阻力增加。CysLT受体阻断剂ICI198615能减弱早期和晚期支气管反应，部分缓解慢性哮喘患者静息状态下的支气管收缩现象。

AA的COX代谢产物PGE_2可减少细胞因子的释放，抑制细胞因子刺激的胶原合成，5-LOX代谢产物LTs作用相反，可加重肺脏炎症损伤，促进纤维化的发生。因此，减少LTs的合成或对抗其作用，增加PGE_2的含量，对控制肺纤维化的发展有一定作用。已证实5-LOX抑制剂、CysLT受体阻断剂及PGE_2均有一定的抗肺组织纤维化作用。

LTB_4受体拮抗剂

LTB_4是一种强效炎性细胞趋化因子，是诱发气道变应性炎症的主要炎性介质，因此阻断该受体对此类炎症效果良好。现有治疗气道变应性炎症的 LTB4 受体拮抗剂主要包括U-75302、CP-105696、SB201146 及 LY255283。在哮喘豚鼠和小鼠试验中 U-75302 可特异性阻断由变应原诱发的气道高反应性并选择性减少气道内嗜酸性粒细胞浸润。CP-105696 选择性更强，很可能发展成为新的治疗哮喘药物。

气道持续性中性粒细胞浸润是慢性阻塞性肺部疾病的主要炎症特征之一。SB201146 能抑制慢性阻塞性肺病患者气道内中性粒细胞的生存并促进其凋亡。

LTB_4 对粒细胞和巨噬细胞有强烈的趋化作用，LTB_4 的这种趋化作用均由 BLT 介导；但激活 BLT_2 达到同样的化学趋化作用所需要的 LTB_4 要高于 BLT_1。尽管 BLT_2 对 LTB_4 亲和力较低，但由于其分布广泛，尤其在某些炎症相关的组织细胞如脾、肝和白细胞中呈现高表达，事实上 BLT_2 在 LTB_4 的某些作用中反而会发挥主导作用。此外，BLT_2 还可以与 12-HEPE 和15-HEPE 结合。因此，已有研究者开始研究特异性 BLT2 抑制剂。

银屑病皮损中磷脂酶 A2 活性增高、PGs 与 LTs 类生物活性物质增加、PGE/PGF2a 比率失衡、LTB_4 的趋化作用、致炎作用及 PGE2 引起的 cAMP 浓度增加等提示 PGs 与 LTs 在银屑病发病过程作用重大，值得对其抑制剂或受体拮抗剂进一步研究以发现新型抗银屑病药物。目前已经证实部分 LTB4 受体阻断剂治疗银屑病有一定效果，正在研究中的主要包括BRL-35135、LY-210073、ON004057、SC50605、SC51146、U75302、VML295 等化合物。灵长类、小鼠和豚鼠试验显示这些药物能够减少佛波酯（TPA）诱导的水肿和粒细胞浸润。VML295 是口服有效的特异性 LTB_4 受体拮抗剂，对哮喘、炎症性肠病、类风湿关节炎和银屑病均具有治疗作用。但也有研究认为上述药物治疗银屑病疗效尚不确切，可能原因在于尽管 AA 及其代谢产物是银屑病发生和发展过程中的重要介质，但并非唯一致病因素；银屑病的病因尚涉及遗传、感染、免疫、精神及内分泌等因素，因此可能还需要进行多方面的综合治疗。

本节主要参考文献

1. 库宝善主编. 神经精神药理学. 北京大学医学出版社，北京，2006. 249-263
2. Katzung B G. Basic and Clinical Pharmacology. Boston：Mc Graw Hill LANGE，2007. 573-598
3. Schaad N. C，Magistretti P. J.，chorderet M. S. Prostanoids and their role in cell-cell interactions in the central nervous system. Neurochem，Internat.，1991，18（3）：303-322
4. YU G L，WEI E Q，Wang M L，et al. Pranlukast，a cysteinyl leukotriene receptor antagonist，protects against chronic ischemic brain injury and inhibits the glial scarformation in mice. Brain Res，2005，1053（122）：116-125
5. Nieves Dand Moreno J J. Role of 5-lipoxygenase pathway in the regulation of RAW 264. 7 macrophage proliferation. Biochem Pharmac，2006，72（8）：1022-1030
6. Singh V P，Patil C S，Kulkarni S K. Differential effect of zileuton，a 5-lipoxygenase inhibitor，against nociceptive paradigms in mice and rats. Pharmac，Biochem and Behav，2005，81（7）：433-439
7. Dahlén SF. Treatment of asthma with antileukotrienes：First line or last resort therapy? Eur J of Pharmac，2006，533（1）：40-56
8. Lin SJ，Tsai WJ，Chiou WF，et al. Selective COX-2 inhibitors. Part 2：Synthesis and biological evaluation of 4-benzylideneamino- and 4-phenyliminomethyl-benzenesulfonamides. Bioorga. & Medi Chem，2008，16（5）：2697-2706
9. Zarghi A，Kakhgi S，Hadipoor A，et al. Design and synthesis of 1，3-diarylurea derivatives as selective cyclooxygenase（COX-2）inhibitors. Bioorga & Medi Chem Lett，2008，18（4）：1336-1339

（苏瑞斌）

6.5 GABA及相关药物
GABA and related drugs

6.5.1 γ-氨基丁酸的代谢及分布 Metabolism and distribution of GABA

γ-氨基丁酸（γ-aminobutyric acid，GABA）是哺乳动物中枢神经系统（CNS）中一种非常重要的抑制性神经递质，对CNS不同脑区的神经元均有抑制作用；参与机体的多种生理功能及病理过程。GABA在脊髓主要作用于突触前神经末梢，减少兴奋性递质的释放引起突触前抑制；在脑内则主要引起突触后抑制。

中枢神经系统GABA的合成部位主要在神经末梢。GABA合成酶是谷氨酸脱羧酶（GAD）。GAD主要存在于大脑灰质和肾脏等组织，辅酶为磷酸吡哆醛。GABA在神经末梢胞浆中合成后可转运进入囊泡并贮存于其中；在电刺激下从囊泡中释放，这种释放是Ca^{2+}依赖性的。GABA的灭活主要依靠神经末梢和神经胶质细胞的重摄取，这种重摄取是由依赖于Na^+/Cl^-的GABA转运体（GAT）完成的；目前已经发现了GAT_1、GAT_2、GAT_3和GAT_4等几种亚型。重摄取后GABA可经GABA转氨酶（GABA-T）与α-酮戊二酸反应生成琥珀酸半醛（SSA）；再经琥珀酸半醛脱氢酶（SSADH）氧化生成琥珀酸参与三羧酸循环。失去的氨基主要被α-酮戊二酸接受再合成GABA的前体谷氨酸。神经元胞体和突触的线粒体内含有大量的GABA-T。

GABA在哺乳动物CNS内分布广泛，主要存在于脑灰质；以四叠体、间脑、黑质和苍白球含量最高。GABA免疫反应神经元是圆形或椭圆形小细胞，其轴突末端主要形成轴-树突触，部分形成轴-轴突触。GABA的纤维投射主要包括纹状体-黑质通路、黑质-丘脑通路、黑质-小脑通路以及小脑-前庭外侧通路，通过上述纤维投射发挥其中枢抑制功能。

GABA也广泛分布于外周组织。尽管多数组织中GABA含量远低于脑组织，但在卵巢、输卵管等组织内也含有相当浓度的GABA，在肾脏及输卵管等组织中也检测到了GABA合成酶和分解酶存在；提示GABA在上述组织中的重要作用。

6.5.2 γ-氨基丁酸受体及其作用特点 GABA receptors and their feature

GABA受体有$GABA_A$、$GABA_B$和$GABA_C$三种亚型。$GABA_A$和$GABA_B$受体的分布较为广泛，且多数脑区两种受体的分布基本一致。但小脑颗粒细胞层$GABA_A$受体密度很高，为突触后膜上的受体；小脑胶质细胞以$GABA_B$受体为主，为突触前受体。$GABA_C$受体主要存在于视觉神经通路中，与视觉传递和调控有关。

1. $GABA_A$受体

$GABA_A$受体属配体门控型离子通道受体，与氯离子通道耦联；二者和苯二氮䓬受体共同构成超分子功能单位，即"$GABA_A$受体-氯离子通道-苯二氮䓬受体复合体"。这种受体复合体是由α、β、γ、δ亚基组成，门控着氯离子通道。α亚基上有苯二氮䓬结合位点，结合苯二氮䓬后虽不能使氯离子通道开放，却能促进GABA与$GABA_A$受体的结合而使氯离子通道开放频率增加；β亚基上有GABA结合位点，结合GABA后使氯离子通道开放，引起氯离子内流和细胞膜超极化，诱发快速抑制性突触后电位（IPSP）和抑制效应；γ亚基不与苯二氮䓬或GABA结合，但能促进受体与苯二氮䓬配体的结合；δ亚基上尚未发现有意义的结合位点。在少数神经元内氯离子浓度较高，$GABA_A$受体还能介导去极化反应，这可能与其介导的氯离子外流有关。

近年来已经克隆到十余种$GABA_A$受体亚单位，包括α1-6、β1-4、γ1-4、γ2L、γ2S、γ3、δ、ε等。$GABA_A$受体由5个亚单位组成（如α1β2γ2），分子量为275kD。每个亚单位的N端位于胞外；其肽链都具有4个跨膜螺旋，其中第2跨膜区（M_2）构成氯离子通道内壁；在第3和第4跨膜区间有较长的胞内环。

由于$GABA_A$受体与氯离子通道和苯二氮䓬受体构成了受体复合体，因此该受体的功能受到多种物质的调节。GABA是$GABA_A$受体的内源性激动剂。$GABA_A$受体的选择性激动剂有蝇蕈醇（muscimol）、异四氢烟酸（isoguvacine）等。竞争性拮抗剂有荷包牡丹碱（bicuculline），能降低$GABA_A$受体通道的开放频率，缩短平均开放时间。苯二氮䓬受体激动剂能增加$GABA_A$受体氯离子通道的开放频率，但不影响通道的开放时间和单通道电导值；苯二氮䓬受体反向激动剂Ro154513和β-咔啉类化合物则能降低$GABA_A$受体通道的开放频率。印防已毒素（picrotoxin）能通过变构效应使氯离子通道受体蛋白的构象发生变化而使通道关闭，或者机械地阻断氯离子通道，进而缩短GABA诱导的单通道电流的平均开放时间。巴比妥类药物能改变$GABA_A$受体氯离子通道的门控机制，增加开放时间长的电流反应、减少开放时间短的电流反应，最终明显延长$GABA_A$受体氯离子通道的开放时间，显著增强GABA诱发的反应。巴比妥类药物还能通过变构调节增加$GABA_A$受体复合体与GABA及苯二氮䓬类激动剂的结合，减少GABA与受体的解离；抑制$GABA_A$受体和竞争性拮抗剂、印防已毒素以及苯二氮䓬类反向激动剂的结合。神经甾体（neurosteroid）能增强$GABA_A$受体氯离子通道的平均开放时间和开放频率。青霉素是$GABA_A$受体通道的“开放通道阻滞剂”，能明显缩短氯离子通道的平均开放时间，抑制$GABA_A$受体通道介导的电流反应。

2. $GABA_B$受体

$GABA_B$受体广泛分布于神经系统，主要存在于突触前神经末梢。

$GABA_B$受体属于G蛋白耦联受体超家族，具有7个跨膜螺旋结构，通过$G_{i/o}$蛋白与细胞内效应器发生复杂联系。激活时能阻滞Ca^{2+}通道，减少Ca^{2+}内流，从而抑制兴奋性神经递质如谷氨酸和Ach的释放，发挥突触前抑制作用。$GABA_B$受体还与K^+通道耦联，激动时K^+开放通道，使突触后膜超极化，引起慢速IPSP，参与突触后抑制。因此，$GABA_B$受体能通过突触前和突触后抑制共同调制突触后功能。

目前已从大鼠脑组织中成功克隆到两种受体蛋白，其中$GABA_B$ RIa由960个氨基酸组成，$GABA_B$ RIb由844个氨基酸组成。$GABA_B$受体分子的大小与代谢型谷氨酸受体相近，比其他G-蛋白耦联受体大得多，因此$GABA_B$受体也属于代谢型GABA受体超家族，介导持续时间较长的抑制效应。

$GABA_B$受体的激动剂有氯苯氨丁酸（baclofen，巴氯芬）；竞争性拮抗剂主要有氯苯氨丁酸的次膦酸衍生物法可罗芬（phaclolfen）和磺酸衍生物saclofen、2-OH-saclofen等。

3. $GABA_C$受体

与$GABA_A$受体相似，$GABA_C$受体也属于配体门控型氯离子通道耦联受体。目前仅在视网膜的双极细胞和水平细胞上发现了此类受体。与$GABA_A$受体介导的反应相比较，$GABA_C$受体介导的反应开始和结束都相对较慢。双极细胞接受水平细胞和无长突细胞的突触传入，而水平细胞上的$GABA_C$受体则主要被自身释放的 GABA 激活。这种受体可能在视网膜内、外网状层的信息加工和传导中起重要作用，参与视觉通路信息的传递和调控。

目前已从人视网膜的 cDNA 文库中克隆到 3 个 $GABA_C$受体亚单位，包括 ρ1、ρ2 和 ρ3 亚单位。3 种 ρ 亚单位均具有 4 个跨膜螺旋，其中跨膜螺旋 2 可能参与构成氯离子通道的内壁。$GABA_C$受体耦联的氯离子通道对 GABA 高度敏感；通道开放缓慢、持久且不易脱敏。

$GABA_C$受体的选择性激动剂有 CACA、TACA 和 CAMP 等，它们对 $GABA_C$受体的作用强度是对 $GABA_A$受体的 100 倍以上；蝇蕈醇对 $GABA_C$受体的选择性也较高。非选择性激动剂除 GABA 以外，还有 kojic amine 等。竞争性拮抗剂有 3-APPA、3-APMPA 和 3-APA。非竞争性拮抗剂主要包括印防已毒素和 TBPS。

6.5.3 γ-氨基丁酸的病理生理学 Pathophysiology of GABA

作为 CNS 的主要抑制性神经递质，GABA 能通过其受体防止 CNS 过度兴奋，因此属于机体的一种保护性机制。GABA 及其相应受体参与了机体多种重要的行为和生理反应，其中 $GABA_C$受体主要参与视觉通路信息的传递和调控；此处主要介绍 $GABA_A$ 和 $GABA_B$两种受体的病理生理学作用。

1. 镇静、催眠和麻醉作用

GABA 作为 CNS 重要的抑制性神经递质，可引起 CNS 不同脑区的抑制性突触后电位，随作用强度的改变可分别引起镇静、催眠和麻醉作用。$GABA_A$受体复合体位于神经细胞膜，激活 $GABA_A$受体后氯离子通道开放，氯离子内流导致突触后膜超极化，使神经元放电受到抑制而产生镇静等作用。艾司佐匹克隆等 $GABA_A$受体激动剂就能直接激动该受体产生催眠作用，较少发生依赖性和反跳性失眠。除直接作用于 $GABA_A$受体的药物外，许多药物还能通过影响 $GABA_A$受体的功能产生镇静、催眠及麻醉作用。例如，苯二氮䓬类药物通过诱导 $GABA_A$受体变构增加 GABA 的抑制作用；巴比妥类药物能提高 GABA 与 $GABA_A$受体的亲和力，减少 GABA 从受体上解离；依托咪酯能增加内源性 GABA 释放并提高 GABA 与 $GABA_A$受体的亲和力；异丙酚也能增加内源性 GABA 的合成和释放。

2. 抗惊厥作用

大鼠大脑皮层内 GABA 水平过低会造成癫痫发作，主要原因可能是 GAD 活性降低所致的 GABA 合成减少。GABA 合成酶抑制剂 3-巯基丙酸、GABA 受体拮抗剂印防已毒素及荷包牡丹碱等均能使动物发生惊厥。抗惊厥药物能通过增加 GABA 的释放发挥其抗癫痫作用，治疗后脑脊液中 GABA 的含量明显增加。此外，$GABA_A$受体在癫痫动物的孤束核内表达减少，抗癫痫治疗后也会显著增加，表明 $GABA_A$受体在癫痫发作和抗癫痫治疗过程中具有重要作用。

3. 抗抑郁作用

GABA 是脑内主要的抑制性神经递质，GABA 受体在抑郁症发病过程中也具有重要作用。研究已证实 GABA 受体激动剂能在抑郁动物模型中产生抗抑郁作用。此外，抑郁症患者可能有 GABA 功能不足，其枕叶皮质 GABA 浓度与正常人相比明显偏低，而谷氨酸浓度则明显偏高；造成兴奋性/抑制性神经递质含量的比值相对提高。用选择性 5-羟色胺再吸收抑制剂（SSRI）治疗后，枕叶皮质的 GABA 浓度会明显上升。

4. 抗焦虑作用

$GABA_A$受体下调与焦虑的发生密切相关。GABA 能通过激活 $GABA_A$受体诱导氯离子通道开放；巴比妥类药物能延长氯离子通道平均开放时间；苯二氮䓬类药作用于苯二氮䓬受体可增加 $GABA_A$受体对 GABA 的亲和力，并使 $GABA_A$受体表达量上调，从而使氯离子通道的开放频率增加；因此三类药物都能增强GABA对突触后神经元的抑制效应并产生抗焦虑作用。相反，苯二氮䓬受体拮抗剂或反向激动剂β-咔啉与苯二氮䓬受体结合后能减弱GABA的作用并引发严重的焦虑反应，内源性苯二氮䓬受体结合抑制剂致焦虑肽（DBI）也能通过下调$GABA_A$受体造成焦虑状态。

5. 镇痛作用

近年来GABA受体与疼痛的关系也受到了重视。一方面，疼痛与机体GABA或其受体表达量的改变密切相关。例如，坐骨神经损伤后双侧脊髓背角GABA神经元在损伤后一段时间内完全消失。$GABA_A$β3受体基因缺陷鼠CNS的$GABA_A$受体表达明显减少，对伤害性刺激反应增高，表现为痛觉过敏或超敏；结扎大鼠脊神经导致痛觉过敏或超敏时$GABA_A$γ2受体表达量也下调。疼痛刺激下$GABA_B$受体蛋白在脊髓的表达量也会增加。这些研究表明$GABA_A$和$GABA_B$受体均参与了痛觉形成或调制过程。

另一方面，GABA受体激动剂能产生镇痛作用。例如，鞘内注射氯苯氨丁酸或蝇蕈醇对神经病理性疼痛模型中的痛觉超敏均能产生剂量依赖性的抑制作用。福尔马林炎性痛模型中鞘内注射$GABA_A$和$GABA_B$受体激动剂均可抑制大鼠疼痛反射；其中$GABA_A$受体激动剂在低剂量时减轻福尔马林的致痛作用，但高剂量反而会增加伤害性反射的致痛作用。GABA-T抑制剂AOAA脑室或鞘内注射也能产生镇痛作用，机制与减少GABA的代谢有关。

GABA对针刺或吗啡诱导的镇痛作用表现为抑制效应。脑内GABA能神经功能降低时，针刺镇痛作用明显增强；反之当脑内GABA能神经功能增强时，不仅显著降低针刺镇痛效应，还能拮抗3-巯基丙酸增强针刺镇痛的作用；提示脑内GABA能神经系统拮抗针刺镇痛。脑室注射蝇蕈醇、GABA-T抑制剂AOAA、GABA重摄取抑制剂β-丙氨酸等使GABA受体的功能提高时，吗啡的镇痛作用减弱；$GABA_A$受体拮抗剂可阻断上述作用，表明GABA受体系统也能拮抗吗啡镇痛。但也有资料表明脑内GABA受体系统增强吗啡镇痛，如小鼠静脉注射蝇蕈醇或用AOAA提高GABA的水平时，吗啡的镇痛作用增强。这些结果可能与给药方式或动物模型的不同有关。

6. 抑制摄食

GABA转氨酶GABA-T的抑制剂AOAA等使脑内GABA含量升高后，动物摄食量显著减少，体重明显下降；提示GABA及其受体参与动物的摄食行为，可能与抑制下丘脑摄食中枢有关。

7. 调节激素分泌

GABA对垂体和性腺的激素分泌均有调节作用。通过调节下丘脑促性腺激素释放激素（GnRH）的合成和释放，GABA能使催乳素（PL）和黄体生成素（LH）分泌增加，孕酮及雌二醇（E_2）合成减少；通过抑制下丘脑促肾上腺皮质激素释放因子（CRF）和促甲状腺释放因子（TRH）的释放，GABA能使ATCH和TSH的分泌减少。GABA对神经垂体激素包括加压素和催产素的分泌也主要表现为抑制作用。

GABA受体系统还与胰岛素分泌有关。胰岛素依赖型糖尿病是一种自身免疫性疾病。胰岛β细胞中的GAD作为最早的自身抗原，能诱导机体产生自身抗体并进而引起β细胞功能受损。此外，胰岛β细胞不仅分泌胰岛素，还合成和分泌GABA，后者还能作用于胰岛α细胞的$GABA_A$受体抑制胰高血糖素分泌。

8. 与其他神经疾病的关系

脑内GABA能神经系统对维持脑神经的正常活动具有非常重要的意义，GABA能神经系统功能障碍是许多神经系统疾病的直接或间接病因。例如，帕金森病和亨廷顿病患者基底神经节内GABA含量显著降低，同时脑内GAD的活性也显著降低；经药物治疗后，患者脑内GAD的活性能逐渐恢复正常。GABA

含量降低后由于抑制性神经冲动不足，多巴胺能神经系统功能相对亢进，还能诱发精神分裂症。GABA 受体的数量和功能异常对中枢神经活动也能产生显著影响，例如早老性痴呆患者额叶皮层中 $GABA_B$受体结合率约下降 68%。

总之，GABA 及其受体具有重要的生理功能并在许多疾病的发生和发展过程中居于重要地位。GABA 受体（包括 $GABA_A$ 和 $GABA_B$）激动剂或拮抗剂、GABA 合成酶或降解酶抑制剂均可能在这些疾病的治疗中发挥重要作用。

本节主要参考文献

1. Heldt S A，Ressler K J. Fore brain and midbrain distribution of major benzodiazepine-sensitive $GABA_A$ receptor subunits in the adult C57 mouse as assessed with in situ hybridization. Neurosc，2007，150（2）：370-385
2. Mareč P，Tabashidze N. Contradictory effects of GABA-B receptor agonists on cortical epileptic afterdischarges in immature rats. Brain Res Bull，2008，75（1）：173-178
3. Saigusa T，Aono Y，Mizoguchi N，et al. Role of $GABA_B$ receptors in the endomorphin-1-，but not endomorphin-2，induced dopamine efflux in the nucleus accumbens of freely moving rats. Euro J of Pharmac，2008，581（3）：276-282
4. Mitchell E A，Herd M B，Gunn B G，et al. Neurosteroid modulation of $GABA_A$ receptors：Molecular determinants and significance in health and disease. Neuroch Internat，2008，52（4-5）：588-595
5. 库宝善主编. 神经精神药理学. 北京：北京大学医学出版社，2006：155-188
6. KATZUNG B. G. Basic and Clinical Pharmacology. Boston：Mc Graw Hill LANGE，2007. 352-356

（苏瑞斌）

6.6 内皮素

Endothelin

内皮素（endothelin，ET）自 1988 年被发现以来，一直是人们研究的热点。它不仅存在于血管内皮，也广泛存在于各种组织和细胞中，是调节心血管功能的重要因子，对维持基础血管张力与心血管系统稳态起重要作用。ET 是迄今发现的作用最强的缩血管物质，其致血管收缩、心肌缺血、代谢紊乱和细胞增殖作用是与血管损伤相关疾病的共同致病因素。ET 受体拮抗剂已用于相关疾病的治疗或临床试验，有很高的临床应用价值。

6.6.1 内皮素的结构

Structure of endothelin

ET 是由 21 个氨基酸残基组成的酸性多肽，分子量 2492，是目前唯一明确化学结构的内皮衍生因子。现已证实人体内至少存在 ET－1、ET－2 和 ET－3 三种异构体，编码基因分别位于第 6、1 和 20 号染色体。三种异构体的氨基酸序列同源性很高，都具有 6 个相同氨基酸残基组成的疏水性 C 端、两个链内二硫键、一个由极性氨基酸组成的 U 形袢环及一个尾链。不同 ET 异构体的主要区别在于 U 型袢的 4～7 位氨基酸结构不同，氨基酸序列的差异决定了各自的生物学效应，其中研究较多的是 ET－1，是诱发疾病的主要异构体。

6.6.2 内皮素的生物合成与代谢

Biosynthesis and metabolism of endothelin

含 203 个氨基酸残基的内皮素前肽原在内肽酶作用下转化为含 38 个氨基酸的大内皮素

(big endothelin, bigET)，后者经内皮素转化酶（endothelin-converting enzyme，ECT）催化形成 ET。组织中 ET 主要以前体形式存在，已发现的内皮素转化酶主要包括组织蛋白酶 D 样蛋白酶、中性蛋白酶和金属蛋白酶。

ET 广泛分布于各类组织细胞中，心血管系统的含量居各系统之首。ET-1 是心血管系统中主要的 ET；除表达于非血管细胞外，是唯一存在于血管内皮细胞的 ET。ET-2 和 ET-3 主要在脑、肾、肾上腺和小肠中表达；ET-2 的表达以肾脏居多，ET-3 主要表达于神经系统。

生理条件下，ET-1 在血浆中浓度较低，约为 1～10 pmol/L，且血浆半衰期短（约 4～7min），因此 ET 不属于循环激素，通常作为局部激素以自分泌或旁分泌方式发挥作用。ET 不能被贮存，因此其合成、分泌和释放的调节是在转录或翻译水平进行的，许多因素均可以调节 ET 的合成。上调因素主要包括理化刺激（缺氧、渗透压等）、血液成分（凝血酶、葡萄糖、氧化型低密度脂蛋白等）、缩血管肽类（血管紧张素Ⅱ等）、激素（肾上腺素、血管加压素、皮质醇、胰岛素等）、细胞因子（白介素-1、转化生长因子-β、内毒素、血管内皮细胞生长因子等）和黏附分子等；下调因素包括一氧化氮（NO）、前列环素（PGI_2）、心钠素、肝素等。

ET 在局部合成并释放，与其受体结合并发挥生物学效应后迅速降解。血液中的 ET 可经肾脏随尿排出或经肺脏代谢灭活。

6.6.3 内皮素受体及其拮抗剂 ET Receptors and their antagonists

1. 内皮素受体分类及其信号转导过程

内皮素受体（ETR）属 G 蛋白耦联受体超家族。根据对 ET 异构体的亲和力不同，受体可分为 ET_A 受体（ET_AR）和 ET_B 受体（ET_BR）两个亚型，编码基因分别位于第 4 和 13 号染色体，ET_BR 又可分为 ET_BR1 和 ET_BR2。ET_AR 对 ET-1 和 ET-2 选择性较高，而 ET_BR 对 ET 家族各成员的亲和力相同，也称为非特异性受体。

ETR 分布非常广泛，如肺脏、心血管系统、肾脏、脑、眼、肠等，以肺脏含量最高。不同组织或同一组织的不同成分可能存在不同类型和不同密度的 ETR。一般认为，心血管系统富含 ET_AR，非心血管组织富含 ET_BR。ET_AR 在血管平滑肌、心肌细胞和成纤维细胞中表达，主要介导 ET-1 的缩血管和促细胞增殖效应；ET_BR1 主要位于血管内皮细胞，介导内皮依赖性血管舒张反应；ET_BR2 主要位于血管平滑肌细胞，介导血管收缩反应。ET_BR 还介导 ET-1 在肺部的代谢及内皮细胞对 ET-1 的重摄取，并能通过促进内皮细胞 ET-1 基因转录及增强 mRNA 稳定性促进 ET-1 的合成。

ET 与 ET_AR 结合后，激活受体通过第二信使发挥生物效应。ET 与受体结合后，激活磷脂酶 C（PLC），水解磷脂酰肌醇（PIP_2），产生三磷酸肌醇（IP_3）和二酰基甘油（DAG）。IP_3 动员肌浆网钙库释放 Ca^{2+}，使胞内 Ca^{2+} 升高进而激活 Ca^{2+} 依赖性 Cl^- 通道；Cl^- 外流引起细胞膜去极化，进一步激活细胞膜电压依赖性 Ca^{2+} 通道，使胞外 Ca^{2+} 内流。细胞内 Ca^{2+} 和 DAG 增加可协同激活 PKC，一方面可激活 Na^+-K^+-ATP 酶，使胞浆 pH 值和 Na^+ 浓度升高，而胞内 pH 值升高能增加肌丝蛋白对钙离子的敏感性，显著增强细胞的收缩性；另一方面，PKC 激活后还能促进小 G 蛋白 Ras 活化，依次激活 Raf、MAPKK 和 MAPK，引起 c-fos、c-jun、c-myc 等原癌基因表达上调，促进细胞增殖和迁移。

激活内皮细胞的 ET_BR1 后能引起胞内 Ca^{2+} 升高并激活 NOS 使 NO 合成增加；NO 扩散到血管平滑肌细胞，刺激鸟苷酸环化酶（GC）产生 cGMP 进而引起血管扩张。

ET_AR 主要通过内吞失活，部分内吞的受体能够发生再循环；因此该受体失活缓慢，作用时间较长。ET_BR 则主要通过磷酸化作用失活，因此失活迅速，作用时间较短。

2. 内皮素受体拮抗剂

目前在研的内皮素受体（ETR）拮抗剂主要包括肽类和非肽类。对 ET－1 21 肽的构效关系分析表明，ET－1 的 1～15 肽为非活性部分，而 16～21 肽的 6 肽片断对受体结合及其生物学效应具有重要意义，因此以 16～21 肽为模板合成了许多肽类 ETR 拮抗剂；主要包括线性三肽、线性六肽、环肽、线性八肽及长肽类。由于多数肽类 ETR 拮抗剂体内半衰期短、生物利用度低、口服吸收不良，近年来研究者开始研究非肽类 ETR 拮抗剂且取得了重要进展。根据特征官能团的不同现有非肽类拮抗剂主要可分为磺酰胺类、羟丁内酯类及羧酸类。

已有的 ET_AR 选择性拮抗剂对 ET_AR 的选择性较 ET_BR 高 10^3～10^4 倍，包括肽类的 BQ123、BQ485、FR139317 及非肽类的 LU135252、BMS182874、BMS193884、sitaxsentan 等；能够竞争性阻断血管平滑肌细胞上的 ET_AR，拮抗 ET_AR 的作用，但不影响 ET 与 ET_BR 结合的作用。ET_BR 选择性拮抗剂主要包括肽类的 BQ788、RES7011 和非肽类的 BC10894、A19261 等；能竞争性抑制 ET 与 ET_BR 结合，阻止 ET_BR2 介导的血管收缩作用。非选择性 $ET_{A/B}R$ 拮抗剂既能阻断 ET_AR，又能阻断 ET_BR，包括肽类的 TAK044 和非肽类的波生坦（bosentan）；能够竞争性抑制 ET－1 与血管 ET_AR 及脑、上皮和平滑肌细胞的 ET_BR 的结合，阻断 ET 的作用。

选择性 ET_AR 拮抗剂可以降低 ET－1 引起的血管收缩，降低肾素血管紧张素和交感神经系统的活性，降低血压，改善左心室功能并降低肺血管阻力，防止心肌梗死模型的心肌肥厚和有害心室重构，还可以防止和逆转缺氧引起的肺动脉高压。$ET_{A/B}R$ 非选择性拮抗剂是否比选择性 ET_AR 拮抗剂更优越，目前尚有争论。有证据表明 $ET_{A/B}R$ 拮抗剂可阻断 ET_BR1 介导的血管舒张，并影响内皮细胞合成 NO、PGI2、肾上腺髓质素和心房肽等舒血管物质，并减少 ET－1 的清除，使 ET－1 含量升高；此外，选择性 ET_BR1 拮抗剂 A192821 可导致大鼠的进行性高血压，提示了阻断 ET_BR1 的不利影响；因此，理想的 ET 受体拮抗剂应为 $ET_{A/B2}R$ 非选择性拮抗剂。

6.6.4 内皮素的生物学作用 Biologic action of endothelin

1. 血管效应

ET－1 与血管平滑肌细胞的 ET_AR 结合后能产生强烈的收缩血管、促进血管平滑肌细胞增殖和迁移、促进细胞外基质合成与血管纤维化等作用。ET 缩血管作用的特点是起效慢（潜伏期 0.5～5min）、作用强烈而持久（1～2h）。由于 ET_AR 分布的差异，不同血管对 ET－1 的反应不尽相同。一般而言，ET 对静脉的收缩作用强于动脉，对心、脑、肾等重要脏器血管的作用强于四肢和皮肤血管，脑动脉和冠状动脉对 ET 尤为敏感。除缩血管反应外，ET 与血管内皮细胞的 ET_BR 结合还可引起内皮依赖性血管扩张，由于 ET_BR 激活和失活都很迅速，舒张反应一般发生在缩血管反应前，持续时间短暂，因此静脉注射 ET 通常先出现短暂的降压，随后出现持久而强烈的升压。

2. 心脏效应

ET 对心脏的效应较复杂。通过激活 ET_AR，ET 能导致心肌细胞内 Ca^{2+} 浓度增加，对心肌有正性肌力作用；同时，由于 ET 能强烈收缩冠状动脉，冠脉血流量会明显下降。这样一方面心肌耗氧量增加，另一方面冠脉供氧量下降。因此，尽管 ET 有较强大的正性肌力作用，但由于同时存在的冠脉血流量下降及外周血管阻力强烈增加，从总体效应看ET反而能引起心输出量降低，对心脏表现为负性作用。

3. 其他效应

ET对肾素-血管紧张素-醛固酮系统有较为复杂的影响。它能抑制离体大鼠肾小球的肾素释放，但又能激发内皮血管紧张素转化酶活性，兴奋离体肠系膜肾素-血管紧张素系统，使肾素和血管紧张素合成增加。此外，由于其缩血管和促细胞增殖作用，ET对肾脏、肺脏和中枢神经系统等多个系统和脏器均能产生相应的效应。

6.6.5 内皮素与疾病发生的关系 Endothelin and related diseases

虽然生理状态下ET的作用不显著，但作为一种内源性损伤因子，ET在病理情况下能产生强大的缩血管和促细胞增殖作用，在心、脑、肺、肾和血管等多种疾病的发病过程中都具有重要意义。

1. 心力衰竭

心衰患者心肌组织和血浆ET－1水平均升高，且升高幅度与心衰程度成正比。生理状态下，ET－1通过激活心室肌细胞的ET_AR主要表现为正性肌力作用。心衰患者ET的总体效应表现为负性肌力作用。ET－1是促进心衰发生和发展的重要因素：ET－1能收缩血管引起外周血管和肺血管阻力增加、刺激心肌与血管肥厚/增殖及纤维化、促进血管紧张素Ⅱ生成并协同其作用、刺激交感神经等，这些作用均与心衰时血流动力学障碍及神经体液紊乱相一致。

2. 高血压

ET强大的缩血管、促进血管平滑肌细胞增生肥大、促进细胞外基质合成、促进生长因子及黏附分子的释放和表达等生物学作用均可能与高血压的发病密切相关。然而，研究过程中发现ET－1与原发性高血压的相关性随年龄和人种的不同变化较大，不同研究中分别显示高血压患者血浆ET－1浓度升高、不显著升高或不升高，也有研究显示临界高血压患者血浆ET－1水平即显著升高；有的研究报道血浆ET－1水平与血压升高程度成正比。此外，盐敏感性、血管内皮瘤性及肾性高血压患者血浆ET－1水平均明显升高。因此ET在不同病因高血压发病过程中的地位有待进一步探讨。

3. 动脉粥样硬化

动脉粥样硬化是由多种原因引起的以血管过度炎症反应和增生为特点的疾病。研究发现不仅在动脉粥样硬化的血管组织中ET过度释放，而且粥样斑块上ETR数目也明显增加，斑块或增厚的血管壁滋养动脉对ET－1的敏感性都异常增高。ET持久的缩血管作用及其促进巨噬细胞浸润、平滑肌细胞增殖和迁移等反应都是动脉粥样硬化的基本病变。

4. 脑血管疾病

中枢和周围神经系统许多神经元均有ET及其受体表达，因此ET可能是一种神经调质和/或神经递质。生理条件下，ET调节脑血管收缩，参与神经元的某些功能；并能调节其他神经肽如P物质和儿茶酚胺的释放。缺血性脑损伤（如急性脑梗死和短暂性脑缺血发作）时，ET合成和释放增加，引起强烈的血管收缩，使缺血区血流量进一步减少，加重缺血区神经元损伤，形成恶性循环。ET－1还能诱导谷氨酸等兴奋性神经递质释放增加，发挥神经毒性作用，这也参与了缺血性脑损伤发生。

5. 肺动脉高压

肺组织是ET－1作用和代谢的主要器官之一。ET对肺动脉高压的临床意义已得到充分肯定。原发性和继发性肺动脉高压患者血浆ET－1水平均明显升高，肺血管内皮细胞的ET－1表达也上调；这种升高可能与肺组织ET合成能力增加和清除能力下降有关，且其升高程度与肺动脉高压的严重程度成正比。高水平的ET-1与肺动脉高压的病理改变如血管丛状损伤、平滑肌细胞肥大、血栓形成等密切相关，这可能是在缺乏NO和PGI2的状态下ET和血栓烷素共同作用下血管对损伤的异常反应。

6. 肾脏疾病

肾脏既是ET合成和代谢的重要场所，又是ET发挥生物学效应的重要靶器官。肾脏为高灌注器官，对缺血及缺血后再灌注敏感。缺血缺氧时血管内皮受损、ET合成和释放增多、ETR上调；这可能是导致肾脏疾病的一个重要因素。肾小球系膜细胞是一种特殊的平滑肌细胞，可以合成ET，自身又存在$ET_A R$和$ET_B R$。ET通过收缩系膜细胞，影响肾小球毛细血管的滤过面积，参与调控了肾小球滤过；此外，ET刺激细胞增生，使系膜基质增多，形成肾小球病变，使肾小球滤过率进一步下降，更加重了肾衰竭。

7. 糖尿病

糖尿病的基本病理生理变化是绝对或相对胰岛素活性或效应不足导致糖、蛋白质及脂肪代谢紊乱。长期高血糖可影响血管内皮功能，促使ET的合成和释放增加，参与血管张力因素的平衡紊乱，导致动脉异常收缩；这些病变又反过来加重了血管内皮细胞损伤，形成恶性循环，引发一系列微血管和大血管病变。因此ET与糖尿病肾病、糖尿病视网膜病变、糖尿病神经病变等，多种并发症的发生和发展有着密切关系。

8. 银屑病

银屑病是一种与多基因遗传有关的慢性炎症性增生性皮肤病，有免疫细胞、细胞因子、炎症介质参与，导致角朊细胞增殖或分化失调。真皮血管系统常常受累，表现为真皮浅层水肿，血管扩张及炎细胞浸润。真皮血管内皮细胞的改变可能是原发性缺陷部位，而表皮的增生继发于真皮病变。银屑病患者血浆ET-1水平升高，且与疾病的严重程度正相关，提示ET-1升高可能与银屑病真皮血管系统异常有关。

9. 其他疾病

除上述疾病外，ET与类风湿、肝硬化、脉管炎、支气管哮喘、胃溃疡、休克、恶性肿瘤等其他疾病的发生也有一定关系。

综上所述，ET是一种重要的生物活性多肽，在机体的许多生理和病理过程中发挥了重要作用。不断发现的ETR拮抗剂不仅可以作为研究ET及其受体生理和病理作用的工具，而且在开发相关疾病的防治药物方面也具有非常重要的意义。

本节主要参考文献

1. Katzung BG. Basic and Clinical Pharmacology. Boston：Mc Graw Hill LANGE，2007. 286-288
2. Sauvageau S，Dupuis J，Thorin E. Endothelin (ET) receptor type A and B interdependence for ET-1- and ET-3-induced constriction of rat pulmonary arteries. Vasc Pharmac，2008，45 (3)：138
3. Johnsson E，Maddahi A，Wackenfors A，et al. Enhanced expression of contractile endothelin ET_B receptors in rat coronary artery after organ culture. Euro J of Pharmac，2008，(1-3)：94-101
4. Nilsson D，Wackenfors A，Gustafsson L，et al. PKC and MAPK signalling pathways regulate vascular endothelin receptor expression. Eur J of Pharmac，2008，(1-2)：190-200
5. Montironi R，Mazzucchelli R，Barbisan F，et al. Immunohistochemical Expression of Endothelin-1 and Endothelin-A and Endothelin-B Receptors in High-Grade Prostatic Intraepithelial Neoplasia and Prostate Cancer Eur Uro，2007，(6)：1682-1690

（陈红霞　苏瑞斌）

6.7 感觉神经肽

Sensory neuropeptides

神经肽系指具有神经生物活性的肽类物质，一般由 3 个以上的氨基酸残基组成。不同数量的氨基酸残基通过肽键连接，形成特殊的化学结构，在机体内，扮演着神经递质（neurotransmitter），神经调质（neuromodulator）以及神经激素（neurohormone）多重角色。随着多肽化学等学科的发展，有力促进了神经肽的研究。神经肽分离鉴定以及合成的速度越来越快，迄今为止，已发现的神经肽有 50 多种。神经肽的概念已不再局限于神经系统生成的肽类活性物质，其他外周组织生成的具有神经生物活性的肽类物质也纳入了神经肽的范畴。作为最古老的信息分子，神经肽不仅对神经系统具有调节作用，还可以对胃肠、心血管系统、免疫系统、生长发育，以及细胞的分化、增殖、凋亡等产生重要的影响。神经肽是细胞间通讯重要的化学信号。

感觉神经肽特指由感觉神经末梢释放的肽类活性物质，并传递着神经信息，对靶器官、靶组织或靶细胞的生理活动和功能进行调节。目前，较为确定的感觉神经肽有速激肽（tachykinin）和降钙素基因相关肽（calcitonin-gene related peptide，CGRP）两种（见图 6-6）。除此之外，由感觉神经末梢贮存和释放的神经肽还有内源性阿片肽（endogenous opioid peptides），甘丙肽（galanin），生长抑素（somatostatin），血管活性肠肽（vasoactive intestinal peptide，VIP），垂体腺苷酸环化酶激活肽（pituitary adenylate cyclase activating peptide，PACAP）以及分泌神经素（secretoneurin）。本节主要讨论速激肽和降钙素基因相关肽的生物学特征以及与受体相关的药物。

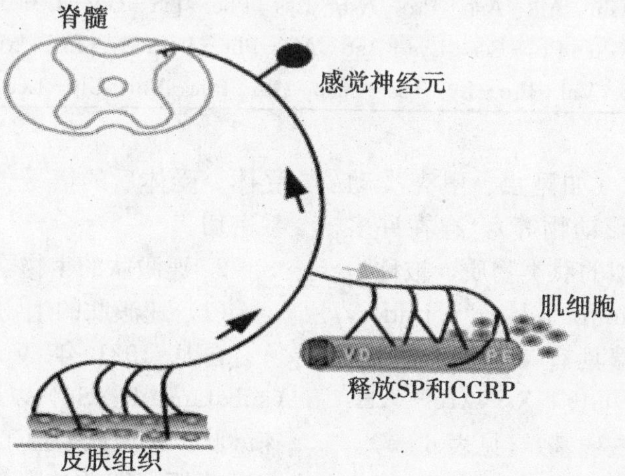

图 6-6 感觉神经肽

6.7.1 速激肽

Tachykinin

1. 速激肽家族

在脊椎动物中，存在一个较大的速激肽家族。它们的结构并不完全相同，在中枢，外周神经系统中，以及其他组织中（如胃肠道）发挥着各自的作用。哺乳类动物体内至少存在 5 种速激肽，其中包括 P 物质（substance P,

SP)、神经激肽 A（neurokin A，NKA)、神经激肽 B（neurokin B，NKB)、及神经肽 K（neuropeptide K，NPK）及神经肽 γ（neuropeptide γ，NPγ)。新近分离和鉴定的血激肽（hemokinin）和内激肽（endokinin）也属于哺乳类动物速激肽家族。此外，从两栖类等低等脊椎动物的组织中（如皮肤）分离和鉴定许多的速激肽，如泡蟾肽（physalaemin)、章鱼肽（eledoisin）以及肛褶蛙肽(kassinin)。

速激肽的结构特征是具有相同的氨基端，即 Phe－X－Gly－Leu－Met－NH_2。X 代表可变氨基酸，多为芳香族氨基酸 Phe 或侧链脂肪族氨基酸 Val（见表 6－6)。

表 6－6　脊椎动物速激肽的序列

速激肽	氨基酸序列
哺乳类动物	
SP	Arg－Pro－Lys－Pro－Gln－Gln－Phe－Phe－Gly－Leu－Met－NH_2
NKA	His－Lys－Thr－Asp－Ser－Phe－Val－Gly－Leu－Met－NH_2
NKB	Asp－Met－His－Asp－Phe－Phe－Val－Gly－Leu－Met－NH_2
NPK	Asp－Ala－Asp－Ser－Ile－Glu－Lys－Gln－Val－Ala－Leu－Leu－Lys－Ala－Leu－Tyr－Gly－His－Gly－Gln－Ile－Ser－His－Lys－Arg－His－Lys－Thr－Asp－Ser－Phe－Val－Gly－Leu－Met－NH_2
NPγ	Asp－Ala－Gly－His－Gly－Gln－Ile－Ser－His－Lys－Arg－His－Lys－Thr－Asp－Ser－Phe－Val－Gly－Leu－Met－NH_2
低等脊椎动物	
Physalaemin	p－Glu－Ala－Asp－Pro－Asn－Lys－Phe－Tyr－Gly－Leu－Met－NH_2
eledoisin	p－Glu－Pro－Ser－Lys－Asp－Ala－Phe－Ile－Gly－Leu－Met－NH_2
kassinin	Asp－Val－Pro－Lys－Ser－Asp－Gln－Phe－Val－Gly－Leu－Met－NH_2

在无脊椎动物体内（如昆虫、甲壳类动物、软体动物、海生环形动物等)，存在许多氨基酸序列与速激肽相似的肽类物质，被称为速激肽相关肽（Tachykinin－related peptides，TRPs)。TRPs 在氨基端具有一个五肽结构，高度保守，即 Phe－X_1－Gly－X_2－Arg－NH_2（X_1和 X_2代表可变氨基酸残基）（见表 6－7)。

TRPs 可以刺激昆虫的后肠，蟑螂的前肠，输卵管，蛀虫的心肌产生收缩反应，诱导甲壳类动物的胃肠神经节产生运动性节律，对于蝗虫和蜗牛的中间神经元可以诱导去极化或超极化。此外，还可以促使蝗虫体内的激素释放。从果蝇中克隆到两类 TRP 受体，主要在神经系统表达，属于G－蛋白耦联受体。受体后的信号传导与磷酸酶 C 通路关系密切。

2. 速激肽的生物学特征

(1) 速激肽的生物合成与贮存

自从 1931 年 Von Euler 发现 P 物质(substance P，SP）以来，迄今已发现十几种速激肽。速激肽来源于两种结构极为相似的前速激肽原，即前速激肽原 A（preprotachykinin A，PPT－A）和前速激肽原 B（preprotachykinin B，PPT－B)。其中，PPT－B 只编码 NKB，速激肽家族的其他速激肽均由 PPT－A 编码。PPT－A 经由不同的剪接方式产生了至少 4 种速激肽前体——α，β，γ 和 δ－PPT－A，通过这 4 种不同的前体，可以合

表 6-7 无脊椎动物 TRPs 的序列

TRPs	氨基酸序列
蟑螂	
LemTRP-1	Ala-Pro-Ser-Gly-Phe-Leu-Val-Arg-NH_2
LemTRP-2	Ala-Pro-Glu-Glu-Ser-Pro-Lys-Ala-Pro-Ser-Gly-Phe-Leu-Gly-Val-Arg-NH_2
LemTRP-3	Asn-Gly-Glu-Arg-Ala-Pro-Gly-Ser-Lys-Ala-Pro-Ser-Gly-Phe-Leu-Gly-Thr-Arg-NH_2
LemTRP-4	Ala-Pro-Ser-Gly-Phe-Met-Gly-Met-Arg-NH_2
LemTRP-5	Ala-Pro-Ala-Met-Gly-Phe-Gln-Gly-Val-Arg-NH_2
LemTRP-6	Ala-Pro-Ala-Ala-Gly-Phe-Phe-Gly-Met-Arg-NH_2
LemTRP-7	Val-Pro-Ala-Ser-Gly-Phe-Phe-Gly-Met-Arg-NH_2
LemTRP-8	Gly-Pro-Ser-Met-Gly-Phe-His-Gly-Met-Arg-NH_2
LemTRP-9	Ala-Pro-Ser-Met-Gly-Phe-Gln-Gly-Met-Arg-NH_2
LemTRP-10	Ser-Gly-Leu-Asp-Ser-Leu-Ser-Gly-Ala-Thr-Phe-Gly-Gly-Asn-Arg-NH_2
蝗虫	
LomTK-Ⅰ	Gly-Pro-Ser-Gly-Phe-Tyr-Gly-Val-Arg-NH_2
LomTK-Ⅱ	Ala-Pro-Leu-Ser-Gly-Phe-Tyr-Gly-Val-Arg-NH_2
LomTK-Ⅲ	Ala-Pro-Gln-Ala-Gly-Phe-Tyr-Phe-Val-Arg-NH_2
LomTK-Ⅳ	Ala-Pro-Ser-Leu-Gly-Phe-His-Gly-Val-Arg-NH_2
LomTK-Ⅴ	X-Pro-Ser-Trp-Phe-Tyr-Gly-Val-Arg-NH_2
绿头蝇	
GavTK-Ⅰ	Ala-Pro-Thr-Ala-Phe-Tyr-Gly-Val-Arg-NH_2
GavTK-Ⅱ	Gly-Leu-Gly-Asn-Asn-Ala-Phe-Val-Gly-Val-Arg-NH_2
蚊	
CTK-Ⅰ	Ala-Pro-Ser-Gly-Phe-Met-Gly-Met-Arg-NH_2
CTK-Ⅱ	Ala-Pro-Tyr-Gly-Phe-Thr-Gly-Met-Arg-NH_2
CTK-Ⅲ	Ala-Pro-Ser-Gly-Phe-Phe-Gly-Met-Arg-NH_2
蟹	
CabTRP-Ⅰa	Ala-Pro-Ser-Gly-Phe-Leu-Gly-Met-Arg-NH_2
CabTRP-Ⅰb	Ser-Gly-Phe-Leu-Gly-Met-Arg-NH_2

续表

TRPs	氨基酸序列
蠕虫	
UruTK－Ⅰ	Leu－Ala－Gln－Ser－Gln－Phe－Val－Gly－Ser－Arg－NH_2
UruTK－Ⅱ	Ala－Ala－Gly－Met－Gly－Phe－Phe－Gly－Ala－Arg－NH_2
软体动物	
AncTK	Pro－Gln－Tyr－Gly－Phe－His－Ala－Val－Arg－NH_2
软体动物	
eledoisin	p－Glu－Pro－Ser－Lys－Asp－Ala－Phe－Ile－Gly－Leu－Met－NH_2
昆虫	
Sialokinin	Asn－Thr－Gly－Asp－Lys－Phe－Tyr－Gly－Leu－Met－NH_2
SialokininⅡ	Asp－Thr－Gly－Asp－Lys－Phe－Tyr－Gly－Leu－Met－NH_2

成不同的速激肽，如 SP 由这 4 种前体各自合成，NKA 来自 β 和 γ－PPT－A 前体，而 NPK 由前体 β 的 mRNA 编码，NPγ 则是 γ－PPT－A 的翻译产物。此外，由于前体的剪接方式存在组织特异性，不同的速激肽在不同的组织中含量也有所区别。比如说，在牛的中枢神经系统内，α－PPT－A mRNA 的含量是β－PPT－A mRNA 的 3 倍，而在外周组织中，后者是前者的 7～100 倍；SP 在牛脊髓背角的浓度大约是它在腹角含量的 20 倍；PPT－A 在牛的纹状体和三叉神经节中含量最高，同时 PPT－B 则在下丘脑中较为常见。

速激肽在核糖体合成后，被包裹于颗粒型大囊泡内，经由轴浆运输到达神经末梢。在初级传入神经元中，SP 在背根神经节（DRG）合成后，通过轴浆运达背根和外周神经的数量约为到达中枢的 4 倍。通过色谱和放射免疫分析相结合的方法可知，在大鼠的中枢和外周组织中，SP 和 NKA 经常同时出现，而且前者的含量往往高于后者。NKB 的分布则与此两者不同，很少在外周组织中存在。此外，速激肽与其他神经递质的共存现象在神经系统普遍存在。

（2）速激肽的释放与灭活

研究表明，速激肽不仅与其他神经递质共存，也共同释放。速激肽 SP、NKA 和 TRH、5－HT 由中缝核下行至脊髓腹角的纤维末梢共释放，低频刺激时主要释放5－HT，而高频刺激时更有利于 SP 和 TRH 的释放。这种速激肽共释放可以分为简单代数和、代谢影响下的代数和、合作、分化以及 NK_1 受体在不同生理状态下不同的构象异构体存在对 NKA 不同的亲和力几种类型。

速激肽作用的强度及持续时间与其失活情况有关，这主要是由血管紧张素转化酶（ACE）和神经中性内肽酶（NEP）的降解活动而决定的。ACE 作用于 SP 的 Phe^8－Gly^9 及 Gly^9－Leu^{10}；NEP 则作用于 Gln^6－Phe^7 及 Gly^9－Leu^{10}。此外，还有多种蛋白酶能够降解速激肽，其中包括 SP 降解酶（SPDE）、dipeptidylaminopeptidase（DPAP）、postprolinen endopeptidase（PPEP）和脑啡肽酶。脑啡肽酶是一种位于膜上的中性的肽链内断酶，能够水解包括 SP、NKA 和脑啡肽在内的多种神经肽。除酶降解外，重摄取也是一种速激肽失活的方式。$SP_{1\sim11}$ 不能够被神经末梢或胶质细胞重新摄取，而酶解产生的 C 端 $SP_{5\sim11}$ 却能被重摄取。

3. 速激肽的生物活性

速激肽广泛地分布于中枢神经系统和外周组织中，参与体内多种生理和病理过程的调节，呈现出复杂的生理效应（见表 6-8）。其作用主要是参与痛觉调制、唾液分泌、胃肠活动、心血管活动、平滑肌收缩、血管通透性、神经内分泌、呼吸及行为、造血、神经营养等活动的调节。在5种重要的速激肽中，SP主要与痛觉传导有关。NKB主要与嗅觉、味觉、内脏和神经内分泌的信息加工有关。NPK主要与胆囊收缩、蛋白外渗、降低血压、收缩支气管平滑肌有关。NPγ可通过 NK_1 和 NK_2 受体的介导，产生强大的止渴作用。其中，SP和NKA是研究最多的两种速激肽。

表 6-8 速激肽的生物效应

效应	靶细胞
血压下降	内皮细胞（动脉）
血浆渗漏	平滑肌细胞（静脉）
平滑肌收缩	平滑肌（各种内脏）
分泌物释放	外分泌腺（唾液腺，胰腺等）
神经递质释放	交感神经末梢、副交感神经末梢
神经元调控	中枢及外周神经元
组胺等释放	肥大细胞
吞噬、前列腺和超氧阴离子等释放	巨噬细胞
合成释放细胞因子	淋巴细胞
白细胞浸润	中性粒细胞
细胞增殖	成纤维细胞、平滑肌细胞、淋巴细胞、内皮细胞
痛觉传导	多种细胞参与
咳嗽（刺激性干咳）	多种细胞参与
呕吐	多种细胞参与

在中枢神经系统，SP、神经激肽A（NKA）等由C2纤维释放，可调节痛觉，调控屈曲反射、自主反射及内分泌反射（如排尿反射、定位及蜕膜形成）等。SP在脑内分布很广，在所有脑区中，黑质中的SP含量最高，纹状体尾核和壳神经元的胞体和轴突上有很高的SP免疫活性，苍白球内部和腹部也有致密交织的SP阳性纤维，此外，海马、下丘脑、中脑底盖、脑干蓝斑核中也有一定浓度的SP存在。许多神经系统的疾病，在神经元大量丢失的同时也伴随SP含量的大幅下降或出现异常。如亨廷顿病伴有黑质、苍白球和尾壳核中SP及其他速激肽的大量丢失；帕金森病患者发生纹状体-黑质发生退行性病变，黑质和腹部被盖区是纹状体等脑区中DA能投射纤维的主要来源，而SP免疫阳性的神经末梢则与黑质中的这些投射神经元形成直接的突触联系，当病变发生时，黑质和苍白球中SP含量就大大低于正常人；阿尔茨海默病患者的皮质和海马中的SP免疫活性下降20%～40%，在成年大鼠的皮质中，β-淀粉样蛋白在病灶处沉积所导致的神经退行性变化能够被全身给予SP

所防止；早发性痴呆患者的很多脑区中SP含量均有异常表现，包括基底核、黑质和海马在内的10多个脑区都呈现出偏高的SP免疫阳性反应。

作为对SP最敏感的NK_1受体，一直以来研究较为集中。NK_1受体在中枢及外周神经系统分布都十分广泛，在人和啮齿类动物的星状胶质细胞上都发现有NK_1受体的表达，并且参与诸如多发性硬化症和幼儿猝死等疾病的发生。恶性神经胶质瘤是成年人中发病率和死亡率都很高的一种神经系统原发性肿瘤，其NK_1受体的表达量高于正常细胞，且速激肽受体1（NK_1）表达的过量程度与神经胶质瘤的恶化程度成正相关。活检发现，在分化程度较高的肿瘤细胞中SP浓度更高，有人认为这是因为肿瘤细胞对SP的使用量较正常细胞更高，而移入了U373MG细胞的裸鼠更是证明了SP能够直接促进神经胶质细胞生长。因此，NK_1受体拮抗剂具有潜在的治疗神经胶质瘤的药用价值。

在外周组织，许多外周组织中都含有SP免疫阳性的神经纤维。其外周作用主要体现在三点，介导"神经性炎症反应"、免疫调节作用和伤口愈合。辣椒素敏感传入神经元的外周末端所释放的速激肽在炎症的发生和发展过程中担任着重要角色，研究表明，SP可通过直接作用于毛细血管后静脉内皮，使内皮细胞间隙增大，间接刺激肥大细胞促其释放5-HT，从而提高血管通透性。关节炎导致脊髓SP含量增加，并伴随有背角NKA和SP释放的增强，速激肽也可以通过多种细胞因子的释放或直接作用于淋巴细胞而参与免疫调节，纳摩尔浓度的SP即可以促进淋巴细胞的增生，而若在抗原的注射位点皮下同时施予SP，则分泌特异性抗原-抗体的淋巴细胞的数量得以保持。如哮喘和鼻腔过敏都有速激肽的参与。此外，辣椒素敏感的感觉神经纤维对于局部组织的完好非常重要，SP还能促使内皮细胞增生，并促进毛细血管的生长。这些效应可能与伤口愈合有关。

其他疾病，已知亦有相当部分都与SP的含量异常有关。如赖利-戴综合征（Riley-Day syndrome）、先天性巨结肠病（Hirschsprung disease）、带状疱疹（herpes zoster）等伴随有SP含量的降低乃至几乎完全消失；头痛、呕吐、类癌综合征等则出现SP在特定区域浓度相对过高的现象，在肝性脑病及纤维肌痛患者的脑脊液内，SP的免疫活性也大大增强。

4. 速激肽受体

根据哺乳类动物速激肽对受体的亲和力不同，速激肽受体分为3种类型，即NK_1，NK_2和NK_3。其中，NK_1受体对SP呈高亲和力，NK_2受体对NKA最为敏感，而NK_3受体对NKB具有高亲和力。各种速激肽对NK_1，NK_2和NK_3受体亲和力高低的顺序（见表6-9）。新近分离得到的血激肽（hemokinin）和内激肽（endokinin）与NK_1受体呈现高亲和力。NK_1，NK_2和NK_3受体均已成功克隆，并阐明其分子结构和特性。编码人NK_1和NK_2受体的基因分别位于第2，10号染色体。NK_1，NK_2和NK_3受体的长度分别为407，398和456个氨基酸。它们都属于G蛋白耦联受体，含有7个跨膜区。胞外N端，胞外2环与3环的氨基酸序列差异较大，而跨膜Ⅱ区和Ⅶ区，以及胞内1环的氨基酸序列高度保守（见图6-7）。采用受体嵌合和定点突变技术，可以阐明受体氨基酸残基与配体的相互作用。一般认为，胞内C端的氨基酸残基可以影响SP与NK_1受体的结合，保证两者顺利结合的最短片段是C端6肽。然而，非肽类受体拮抗剂与速激肽受体的相互作用取决于跨膜Ⅱ、Ⅲ和Ⅴ区，胞外2环以及胞外N端氨基酸残基的构成和顺序。与哺乳类动物速激肽受体相比较，有关低等脊椎动物和无脊椎动物速激肽受体的生物学和药理学特性知之甚少。

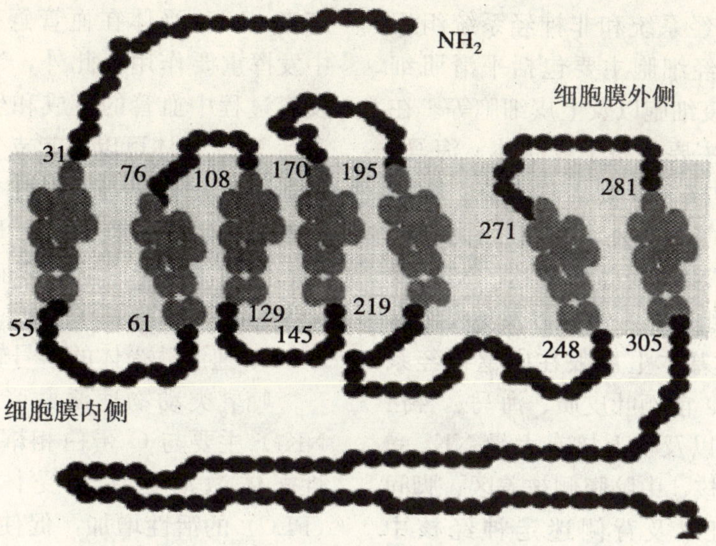

图 6-7 人 NK1 受体结构

表 6-9 速激肽受体及其药理学特征

	NK_1	NK_2	NK_3
内源性配体（亲和力顺序）	SP>NKA>NKB	NKA>NKB>SP	NKB>NKA-SP
特异性激动剂	GR 73632 SP-ome 〔pGlu6，Pro9〕SP (6-11)(septide)	NKA (4-10) 〔Nle10〕NKA (4-10) 〔βAla〕NKA (4-10)	senktide 〔Me phe^7〕 NKB (4-10)
特异性拮抗剂			
肽类	Spantide Ⅰ Spantide Ⅱ FK 888 MEN 11149	MEN 10207	〔Trp^7，β〕NKA (4-10)
非肽类	CP 96345 RP 67580 SR140333	MEN 11420 SR 48968 放线菌素 D	SR 218795 SR 142801
作用特点	血浆外渗 血管舒张 血管发生 疼痛 炎症反应	支气管痉挛和收缩 炎症反应 疼痛	中枢神经系统作用 (抑郁、焦虑、奖赏等)

NK1受体在神经系统和非神经系统组织中均有表达。非神经细胞主要包括平滑肌细胞、内皮细胞、免疫细胞以及上皮细胞等。在中枢神经系统中，主要分布于纹状体、海马、伏核、下丘脑外侧核、缰核、中缝核、脚间核、孤束核、延髓等。此外，在脑/肠内神经细胞中可以检测到 NK_1 受体的表达。NK_2 受体主要在外周神经组织、平滑肌以及免疫细胞中表达。NK_3 受体基本上局限在中枢神经系统中表达。在嗅球、前额叶皮质、海马、杏仁核、下丘脑室旁核以及视上核有大量 NK_3 受体表达；在未定区核、中脑腹侧被盖区、脚间核、孤束核、蓝斑以及背侧迷走神经核中 NK_3 受体的分布比较丰富。此外，在弓状核、黑质、腹侧苍白球中也可以检测到 NK_3 受体的表达。虽然不同类型的速激肽（如 SP、NKA 和 NKB）与其相应受体（NK_1、NK_2 和 NK_3）的分布存在"不匹配现象"，但在大部分脑区和核团中，速激肽的含量与其相应受体的密度是呈正相关的。在嗅球、前额叶皮质、海马、杏仁核、弓状核以及脚间核中可以同时检测到 NK_3 受体和 NKB 免疫阳性神经细胞。

NK_1 和 NK_2 受体均可以介导炎症反应和疼痛。NK_1 受体在血管舒张和血浆外渗过程中发挥重要作用，此外，NK_1 受体对于胚胎发育过程中血管的生成和生长具有调节作用。激活 NK_2 受体可以引起支气管的痉挛和收缩。NK_3 受体主要参与某些中枢神经系统的生物学效应。研究资料表明，NK_3 受体与奖赏作用，酒精滥用与成瘾，抑郁焦虑情绪等关系十分密切。

5. 速激肽受体的信号转导

哺乳类动物速激肽受体（NK_1，NK_2 和 NK_3）主要与 G 蛋白相耦联，激动剂或内源性配体激活速激肽受体可以使磷脂酶 C（PLC）的活性增加，促使三磷酸肌醇（IP_3）形成，产生两个方面的效应。一方面，开放 L 型钙通道，促使胞外钙内流；另一方面激活 IP_3 受体，动员钙库释放钙离子，最终导致胞内钙离子水平明显升高（见图 6-8）。此外，研究资料显示，速激肽受体也可能与 GαS 蛋白相耦联，通过激活腺苷酸环化酶（AC），增加第二信使分子 cAMP 的水平，经由蛋白激酶 A（PKA）来介导速激肽受体后的信号转导。

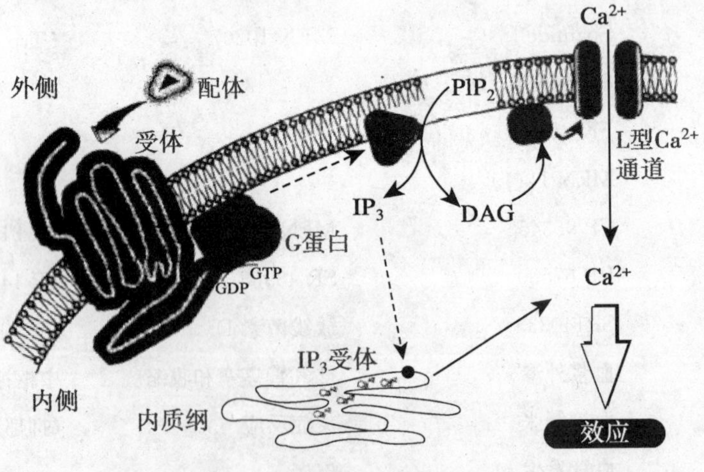

图 6-8　速激肽受体的信号转导

上述受体后信号转导机制在非哺乳类动物中同样存在。在蟾蜍实验中，鸟嘌呤类似物 Gpp〔NH〕p 和 GTPγs 对〔125I〕BH-SP 与小肠平滑肌细胞膜的结合具有显著的抑制作用，表明蟾速激肽受体与G蛋白存在耦联关系。此外，蟾速激肽可以剂量依赖性增加组织中膦酸肌醇的合成，提示蟾速激肽的生物学效应也可能由磷酸肌醇信号通路来介导的。

研究资料表明，速激肽受体与K^+的膜电流关系密切。速激肽可以抑制细胞膜的K^+电流，引起神经元和平滑肌纤维缓慢除极化。钾通道的抑制产生除极化可以提高神经元和平滑肌细胞的兴奋性。此外，速激肽可以影响Na^+、Ca^{2+}的膜电流。

6. 速激肽受体的激动剂和拮抗剂

NK1，NK2和NK3受体均含有高度保守的氨基酸位点。胞外N端23、24以及25位氨基酸残基，胞内第一环96和108位氨基酸残基都是受体与激动剂或拮抗剂相互作用的重要位点。此外，第三胞外环中的某些氨基酸残基对于受体与配基的结合亦发挥了非常重要的作用（见图6-9）。

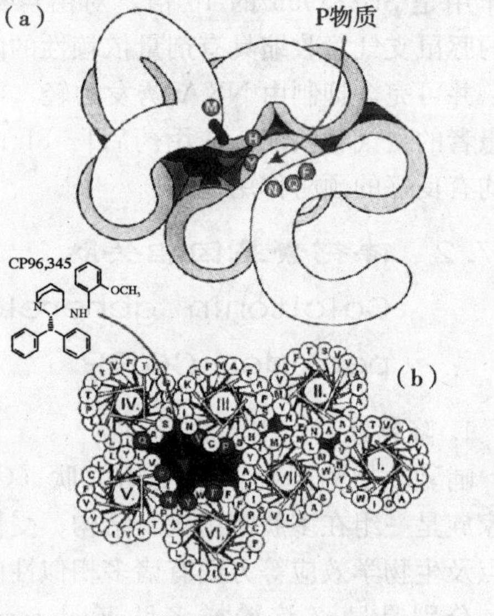

图6-9　SP（激动剂）(a) 和CP-96345（拮抗剂）(b) 与NK_1受体的相互作用

SP及选择性NK_1受体激动剂可刺激人及动物气道黏膜的分泌增加，使胆碱能神经功能增强。激活NK_1受体可导致肺血管快速扩张、通透性增高，从而微血管渗出增加和气道增生。NK_2受体激动导致支气管痉挛，气道收缩，并能促进某些动物的离体气管中胆碱能神经递质的传递，使气道上皮细胞释放NO和组胺，活化免疫炎症细胞，增加肺内血浆渗出。在豚鼠气道副交感神经节上存在着NK_3受体。研究显示，NK_3受体激活后可产生气道高反应性和微血管渗漏。激活NK_1和NK_3均可以产生奖赏行为，NK_1受体激动剂SP和NK_3受体激动剂animosenktide均可诱导大鼠形成条件性位置偏爱。侧脑室微量注射NK_3受体激动剂senktide，animosenktide，[MePhe7]NKB或PG-KⅡ，能够使嗜酒大鼠的乙醇摄入量下降约10%。此外，senktide和animosenktide具有一定的抗焦虑和抗抑郁药理活性。

速激肽受体的天然配体均属于肽类物质，在体内容易降解。虽然通过结构改造，如缩短序列，置换非天然氨基酸，构成环状衍生物，肽与非肽结构形成嵌合物等，可以降低酸对肽键的降解作用，但是，肽类物质难以通过血脑屏障的缺陷限制了速激肽受体肽类配体作为药物的应用。因此，寻找非肽类配体就显得非常重要。近年来，速激肽受体非肽类特异性拮抗剂的研究取得显著的进展。非肽类拮抗剂具有可以口服，容易通过血脑屏障，结构稳定，作用持久等优点。

根据对受体选择性的不同，可将速激肽受体拮抗剂分为：(1) 特异性拮抗剂，其中包括NK_1受体拮抗剂、NK_2受体拮抗剂、NK_3受体拮抗剂；(2) 非特异性拮抗剂，主要包括NK_1/NK_2受体拮抗剂和$NK_1/NK_2/NK_3$受体拮抗剂。

【NK_1受体拮抗剂】

NK_1受体拮抗剂的作用主要表现为抑制微血管渗漏、缓解气道平滑肌痉挛。包括FK888、SR140333、LY303870、MEN 11467等。FK888是一种选择性NK_1受体拮抗剂，能明显抑制激动剂所诱导的豚鼠气道收缩、血浆外渗和气道的黏液分泌。对哮喘患者由运动诱发的气道收缩有改善作用。SR140333 可明显抑制抗原诱导大鼠肺嗜酸性粒细胞、中性粒细胞和淋巴细胞的浸润，降低气道的高反应。LY303870 能与 NK_1 受体高度竞争性地结合，可抑制由 SP 诱导的兔支气管收缩和气管、支气管、肺微循环的渗漏。MEN 11467 是一种长效的 NK_1 受体阻滞剂，给豚鼠灌胃 2～3h 后，可剂量依赖性地抑制由 NK_1受体激动剂［Sar9，Met（O2）11］SP 引起的支气管痉挛；若静脉注射和鼻内给药，则可抑制由乙酰胆碱诱发的支气管收缩。

【NK_2受体拮抗剂】

NK_2受体拮抗剂能阻断速激肽引起的气道平滑肌痉挛和气道阻力增高。SR48968 是 NK_2受体拮抗剂中选择性最高、作用最强的非肽类化合物，它能减少中性粒细胞和淋巴细胞在肺中的浸润，口服 100 mg 即可明显抑制由 NKA 诱导的支气管收缩。MEN11420 可显著减轻由抗原引起的动物急性支气管痉挛，对由 NKA 诱发的支气管痉挛亦能起到显著抑制作用。

【NK_3受体拮抗剂】

NK_3 受体拮抗剂有 SR142801、SB223412、SB223956 等。SR142801 可抑制抗原诱导的小鼠气道炎症细胞的募集，并能抑制胆碱能性气管条收缩，也可抑制食管反流型豚鼠及兔哮喘模型的气道微血管渗漏。SB223412 可抑制抗原诱导的气道高反应和微血管渗漏，也可抑制 NK 类似物所致的支气管胆碱能基础张力增高。SB223956 可对抗由甲安非他明诱导的气道高反应，但对抗原诱导的支气管痉挛和嗜酸性粒细胞聚集没有影响。

【NK_1/ NK_2受体拮抗剂】

FK224 是一种环肽类物质，动物体内试验显示其具有强大的 NK_1 和 NK_2 受体拮抗效应，对两种受体的作用强度相似。但在用离体平滑肌进行的试验中，其对 NK_2 受体的亲和力比对 NK_1 受体低。临床试验表明：FK2224 可抑制由吸入缓激肽引起的哮喘支气管收缩，但对 NKA 诱发的支气管收缩则不起作用。DNK333 也是一种 NK_1/NK_2受体拮抗剂，它可明显改善由 NKA 诱发的轻、中度哮喘患者的支气管收缩，但由于作用时间短，影响了它的药用价值。ZD6021 是一种高效的 NK_1/NK_2受体拮抗剂，在动物实验和临床研究中均显示良好的对抗神经激肽的作用。给豚鼠灌胃使用 ZD6021 后，可剂量依赖性地减轻 NK_1受体激动剂所致的支气管血浆蛋白渗漏和 NK_2受体激动剂所致的气管收缩。

【NK_1/NK_2/NK_3 受体拮抗剂】

SCH206272 和 CS2003。SCH206272 对人 NK_1、NK_2 和 NK_3 受体的选择性分别相当于 CP99994、SR48968 和 SR142801。对由 NKA 诱发的豚鼠微血管渗漏和支气管收缩的抑制作用为 CP99994 和 SR48968 的 1/5。CS2003 现已进入临床研究，结果显示其对 NK_1受体的拮抗作用相当于 FK888 的1/10；对 NK_2的作用与 SR48968 相当；对 NK_3受体的作用是 SB223956 的 10 倍。对由辣椒素诱发的豚鼠支气管收缩具有剂量依赖性的防护作用，并可完全抑制由 NKA 诱发的轻、中度哮喘患者的支气管收缩，在用药后1～8h 内对哮喘均有良好的预防作用。

6.7.2　降钙素基因相关肽 Calcitonin generelated peptide，CGRP

1. 降钙素基因相关肽超家族

哺乳动物的降钙素基因相关肽（CGRP）超家族是一组在多肽链组成、结构、受体结合特点及生物学效应等方面有诸多相似性的神经肽，分别是胰岛淀粉样多肽（islet amyloid polypeptide，IAPP；或称淀粉素，amylin）降钙素基因相关肽（calcitonin generelated peptide，CGRP）、降钙素（calcitonin，CT）和肾上腺髓质素（adrenomedullin，ADM）。它们在进化上有同源性，蛋白质序列相似，结构上有关联，被统称为降钙素基因相关肽

(CGRP) 超家族（见表 6-10)。

作为最早发现的 CGRP 超家族成员，降钙素（calcitonin，CT）广泛存在于哺乳动物体内，它是一种 32 个氨基酸多肽，主要作用于骨和肾。由 CT 衍生出了其他三种降钙素基因相关肽超家族的成员——胰岛淀粉样多肽（淀粉素)、降钙素基因相关肽（CGRP）和肾上腺髓质素（ADM)。

CGRP 是一种含有 37 个氨基酸残基的多肽，可分为生物活性相似的 α 和 β 两型。在人的两型 CGRP 中，仅仅有第 3、22 和 25 位的氨基酸序列不同。CGRP 虽来自 CT 基因，但其分子结构和生理作用却有所区别。

胰岛淀粉样多肽（islet amyloid polypeptide，IAPP；或称淀粉素，amylin）也由 37 个氨基酸残基组成，它与 CGRP 有 46%的氨基酸序列相同，可作用于 CGRP 受体并与 CGRP 在许多效应上有相似性。肾上腺髓质素（adrenomedullin，ADM）是 CGRP 家族的最新成员，它的 16～52 位氨基酸残基与 CGRP 有 27%的相似性，因此推测其属于 CGRP 超家族。

表 6-10 降钙素基因相关肽（CGRP）超家族的序列

人 CGRP 家族	氨基酸序列
Human α CGRP	Ala-Cys-Asp-Thr-Ala-Thr-Cys-Val-Thr-His-Arg-Leu-Ala-Gly-Leu-Leu-Ser-Arg-Ser-Gly-Gly-Val-Val-Lys-Asn-Asn-Phe-Val-Pro-Thr-Asn-Val-Gly-Ser-Lys-Ala-Phe-NH_2
Human β CGRP	Ala-Cys-Asn-Thr-Ala-Thr-Cys-Val-Thr-His-Arg-Leu-Ala-Gly-Leu-Leu-Ser-Arg-Ser-Gly-Gly-Met-Val-Lys-Ser-Asn-Phe-Val-Pro-Thr-Asn-Val-Gly-Ser-Lys-Ala-Phe-NH_2
Human CT	Cys-Gly-Asn-Leu-Ser-Thr-Cys-Met-Leu-Gly-Thr-Tyr-Thr-Gln-Asp-Phe-Asn-Lys-Phe-His-Thr-Phe-Pro-Gln-Thr-Ala-Ile-Gly-Val-Gly-Ala-Pro-NH_2
Human amylin	Lys-Cys-Asn-Thr-Ala-Thr-Cys-Ala-Thr-Gln-Arg-Leu-Ala-Asn-Phe-Leu-Val-His-Ser-Ser-Asn-Asn-Phe-Gly-Ala-Ile-Leu-Ser-Ser-Thr-Asn-Val-Gly-Ser-Asn-Thr-Tyr-NH_2
Human ADM	Ser-Phe-Gly-Cys-Arg-Phe-Gly-Thr-Cys-Thr-Val-Gln-Lys-Leu-Ala-His-Gln-Ile-Tyr-Gln-Phe-Thr-Asp-Lys-Asp-Lys-Asp-Asn-Val-Ala-Pro-Arg-Ser-Lys-Ile-Ser-Pro-Gln-Gly-Tyr-NH_2

2. CGRP 的生物学特征

（1）CGRP 的生物合成与贮存　CGRP 在外周的背根神经节和中枢的三叉神经节的感觉神经元胞体内合成。CGRP 在神经元内的合成过程相当复杂，它与 CT 来自同一个由 6 个外显子组成的基因，并共用前 3 个外显子，与第 5 个外显子和第 6 个外显子一起编码 CGRP 序列，转录为 mRNA 前体后，再经过加帽、切割、聚腺苷酸化和剪接等加工过程，最终生成成熟的 mRNA。成熟的 mRNA 从细胞核运到胞质，在核糖核蛋白体中由翻译和翻译后修饰，最终形成稳定的 CGRP。其中，mRNA 前体的加工过程是调控 CGRP 基因表达的最关键环节。

CGRP在初级感觉神经细胞胞体合成，以轴突方式运送到外周以及中枢神经末梢贮存在突触小泡里。CGRP广泛分布于中枢、外周和其他系统中，α CGRP大量分布于中枢和外周神经系统，β CGRP主要位于外周（内脏、肠道神经及垂体）。

大多数学者认为，CGRP主要存在于对辣椒素敏感的感觉神经C纤维中。在中枢神经系统，CGRP主要分布于杏仁核、尾核、脊髓脊角和三叉神经束，垂体、下丘脑、延髓和海马等也有一定分布，脊髓中含量最高，大脑皮层含量则极低。在外周，含CGRP的感觉神经C纤维广泛分布于各种组织和器官，例如在胃幽门平滑肌中的含量很高，血液中的CGRP主要来自支配心脏和外周血管的神经。CGRP也常与速激肽共存于中枢与外周感觉神经以及支配骨骼肌的神经末梢中。而在消化系统中，CGRP不仅来源于感觉神经，也来源于壁内神经丛。此外，在甲状腺髓质瘤和肺癌细胞中CGRPmRNA也有很高表达。

(2) CGRP的释放与灭活　CGRP的释放是指神经末梢受到某种刺激后，聚集于囊泡内的CGRP向细胞外排出的过程。CGRP以旁分泌的形式从CGRP神经纤维释放入血液，高浓度的钾，缺血、缺氧，哇巴因、乳酸增高，渗透压升高和免疫刺激物质（如内毒素、前列腺素、缓激肽、组胺、血小板激活因子、5-HT等）都能刺激神经肽CGRP的合成和释放，相反，当免疫耐受时，全身内毒素引起CGRP的释放也消失；肾上腺素、神经肽Y、去甲肾上腺素以及阿片肽可以通过突触前抑制，明显减少CGRP的释放；内皮素、尼古丁等也可以引起CGRP释放增加。除尼古丁外，CGRP释放都是由于刺激对辣椒素敏感的感觉神经兴奋所致。

钌红可以特异性拮抗辣椒素作用，它与生物膜结合，阻断细胞膜表面由辣椒素引起的非特异性阳离子通道的开放，干扰钙离子从钙池的释放，从而抑制辣椒素敏感的感觉神经释放CGRP，提示刺激CGRP从对辣椒素敏感的神经中释放这一过程，依赖于细胞外Ca^{2+}的释放，因此，无钙液灌流也能明显阻断低pH或高乳酸刺激的CGRP释放。

此外，组织周围电刺激引起高K^{+}通过非选择性神经除极，触发CGRP释放；Na^{+}通道阻断剂河豚毒素可以抑制CGRP释放；在胃肠道，给予胃蛋白胨（peptone）或扩张结肠等，可使胃肠道释放增加。

生理条件下，神经递质与血管局部活性物质共同调节CGRP释放。CGRP可被肽链内切酶分解为1～16和17～37两个片断，表明内切酶抑制剂可增强CGRP的生物学效应。CGRP也可在肝、肺和肾组织中降解，肝脏中降解最快，血浆中降解最慢。

3. CGRP的生物活性

CGRP具有广泛的生物学效应，是目前已知在体内作用最强的扩张血管活性多肽物质，它广泛存在于心血管系统，参与许多心血管功能的调节，具有降低血压、降低外周阻力、舒张肾动脉、抑制平滑肌细胞增殖和内皮细胞凋亡、增加肾血流量的作用（见表6-11）。CGRP还能改善内皮，促进内皮细胞的分化增殖，参与血管新生，维持血管内环境的稳态。另外，CGRP对肠道免疫功能也有调节作用，并同时介导神经-免疫系统的相互调节功能。

CGRP在身体许多组织器官起着重要的调节作用，特别是对心血管系统具有很强的作用。在内脏神经，主要使对辣椒素敏感的Aδ和C类感觉纤维；在血管，除胸主动脉及主动脉弓含量较少外，其他大、中、小动脉和各种大静脉中含量都很高；在心脏，则主要分布于窦房结、房室结等传导系统；在血浆中，CGRP的含量具有昼夜节律。

表 6-11 降钙素基因相关肽（CGRP）的生物学效应

效应	靶细胞
舒张血管	血管内皮细胞、平滑肌细胞
变时作用	心肌细胞
变力作用	心肌细胞
抑制骨吸收	骨细胞
生长因子样作用	多种细胞参与
神经再生	中枢及外周神经元细胞
体温调节	多种细胞参与
炎症反应	多种炎症细胞参与
胃黏膜保护	胃黏膜细胞、胃肠道平滑肌细胞
对β细胞的作用	胰岛β细胞
对骨骼肌的作用	骨骼肌细胞
糖代谢	多种细胞参与
影响食欲	多种细胞参与

对于血管，CGRP能够舒张外周血管和冠状血管，静脉注射CGRP可以产生明显的血压降低、外周阻力降低，并引起较持久的心动过速，极大剂量的CGRP还可导致持续低血压；调节微血管通透性，有助于血脑屏障的维持，大大减少蛛网膜下隙出血后的脑组织损伤；抑制平滑肌细胞的增殖，促进新生血管的生成，应用CGRP可以改善外科手术后缺血组织的存活。对于心脏，CGRP有正性变时和正性变力的作用，静脉注射CGRP可以引起多种动物及人的心率加快，其机制被认为与增加细胞内钙有关，L型钙通道拮抗剂维拉帕米（verapanmi）可以抑制低剂量的CGRP；哇巴因间接调节$Na^{+}-Ca^{2+}$交换机制，抑制高剂量CGRP的正性肌力作用。CGRP对心脏功能的激动作用，在多种疾患所致充血性心力衰竭的治疗中有一定的应用前景。对于中枢，CGRP通过兴奋交感神经系统而使血压上升。

CGRP与高血压有密切的关系。在冠心病、心肌缺血、心力衰竭、心肌梗死、心机肥大、雷诺综合征等疾病中，CGRP的减少和代偿性升高均参与疾病的进展。CGRP的抗高血压作用，与它的内源性直接舒张血管效应，尤其是针对阻力血管，改善血流，增加心输出量有关；也与它的舒张肾动脉，增加肾小球滤过率，促进钠盐排泄有关；还与它的抗VSMC增殖，促进内皮生长和修复有关。在高血压的发生发展中，Na^{+}、Ca^{2+}等离子有着重要的作用，研究表明，口服钙剂后，血压的下降至少部分地与CGRP合成和释放增加有关，此外，与高血压相关的多种体液也可与CGRP相互作用，例如类固醇激素就与CGRP存在一定的交互作用。因此，在高血压的治疗中，CGRP有着广阔的应用前景，目前，一种脂质体包裹的CGRP注射液（商品名：血捷活素）已进入临床研究，其疗效正在观察中。

除了对心血管系统的调节作用外，CGRP还对神经、呼吸、消化、骨骼肌、泌尿、生殖以及免疫等多种系统具有重要作用。对于呼吸系统，CGRP直接引起气道平滑肌收缩，趋化嗜酸性粒细胞，增加黏液分泌，可能介导哮喘和气道高反应等的发病；在消化系统，CGRP

可能具有维持胃肠道的完整，抵御外来伤害的作用；对于免疫系统，CGRP 可以作为神经内分泌与免疫系统的共用调节分子，可明显抑制多种免疫功能；在其他方面，CGRP 作为重要的内源性保护物质之一，对机体具有保护作用或是参与机体防御反应。

此外，CGRP 也可以作为神经调质发挥作用，参与痛觉传导、神经递质释放、神经营养、体温调节和神经递质受体调节等过程。

4. CGRP 受体及其作用机制

（1）CGRP 受体　CGRP 受体（CGRP-R）广泛分布在人和哺乳动物的中枢和外周组织中：在中枢，CGRP-R 高度分布在小脑。其次是大脑皮质、下丘脑以及脊髓等组织中。在外周，CGRP-R 广泛分布于心血管、消化、骨骼肌和免疫等系统中。

CGRP 受体基因定位于第二号染色体（2q37），编码由 362 个氨基酸组成的 G 蛋白耦联受体 CGRP。CGRP 受体的识别与 CGRP 的 C 末端相关，它是受体结合的主要部分，而二硫键在其中起一定作用。根据 CGRP 受体对其特异拮抗剂 $CGRP_{8\sim37}$ 的亲和力不同，可以将 CGRP-R 分为两个亚型：对 $CGRP_{8\sim37}$ 亲和力高，可被 $CGRP_{8\sim37}$ 完全拮抗的受体被称为 $CGRP-R_1$；而亲和力低，只部分被 $CGRP_{8\sim37}$ 拮抗的受体定义为 $CGRP-R_2$。有学者提出还存在 $CGRP-R_3$，位于脑的特定区域，但在哺乳动物的研究未证实其存在。

$CGRP-R_1$ 是一种由降钙素受体样受体（calcitonin receptor-like receptor，CRLR）和受体活性调节蛋白 1（receptor activity modifying protein1，RAMP1）复合而成的异源二聚体（也有说法认为 CGRP-R 可能是由 CRLR、RAMP 和受体组分蛋白 RCP3 个分子构成的复合体）。有学者提出，$CGRP-R_1$ 可以再进一步分为 A 和 B 两种亚型，B 亚型的亲和力较 A 亚型高 10 倍以上。

（2）CGRP 的作用机制　关于 CGRP 受体猴信号转导机制，目前研究证实较为确定的途径是：CGRP 与受体结合后，耦联细胞膜上的 G 蛋白，激活腺苷酸环化酶（AC），使细胞内 cAMP 水平升高，通过第二信使 cAMP 的中介作用，磷酸化 PKA 产生一系列生物学效应（见图 6-10）。也有学者提出，CGRP-R 还可以通过激活其他的信使系统，如磷脂酶 C 系统发挥作用。

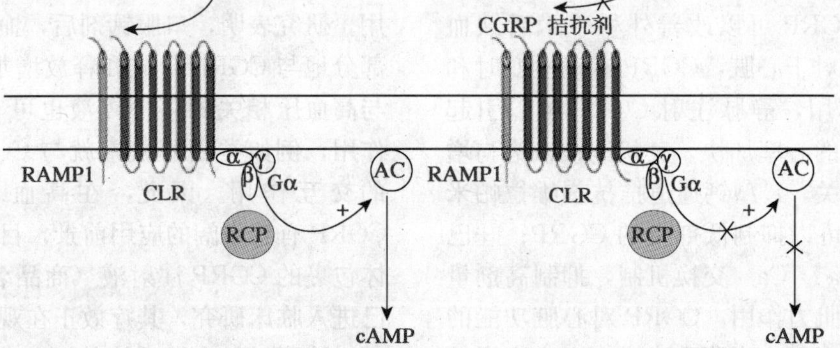

图 6-10　CGRP 受体的信号转导
（a）激动剂　（b）拮抗剂

CGRP 受体发挥功能至少需要 3 种蛋白：7 次跨膜的 G 蛋白耦联的降钙素受体样受体（calcitonin receptor-like receptor，CRLR）、受体活性修饰蛋白（receptor activity modifying proteins，RAMPs）、受体组分蛋白（receptor component protein，RCP）。功能分工

上，RAMPs是CRLR伴侣蛋白质，以分子伴侣的形式介导了CRLR的膜转位。它有三种同源异构体，不同的RMAPs与CRLR耦联可产生不同的配体亲和性；CRLR介导与配体的结合，它通过RAMPs和RCP使CGRP发挥生物学效应，CRLR需与RCP耦联后才能启动细胞信号转导通路。

5. CGRP受体的激动剂与拮抗剂

最初确定的CGRP受体拮抗剂是一种CGRP截短片段$CGRP_{8\sim37}$，在此基础上，通过改变CGRP氨基酸序列发现了CGRP的特异性抗体，包括了人〔Tyr^0〕$CGRP_{28\sim37}$、鼠〔Tyr^0〕$CGRP_{28\sim37}$、人$CGRP_{12\sim37}$以及人$CGRP_{28\sim37}$，它们和近年来报道的SK-N-MC细胞表达的〔Asp31、Pro34、Phe35〕$CGRP_{27\sim37}$和〔Pro34、Phe35〕$CGRP_{27\sim37}$同样，是一类有效而分子量小的肽类CGRP受体拮抗剂，可竞争性阻断CGRP的作用。

第一个有效的非肽类CGRP受体拮抗剂是BIBN4096BS，之后又研发出结构与之相似的非肽类CGRP受体拮抗剂化合物。BIBN4096BS对人CGRP受体有强大的选择性拮抗作用，目前在动物模型已发现BIBN4096BS能完全抑制三叉神经节因受刺激所致的血管扩张，提示可能对偏头痛有潜在的治疗作用。此外，还发现BIBN4096BS能阻断吗啡止痛作用耐受性的产生，支持CGRP在痛觉感受与阿片耐受中起作用。螺乙内酰脲类小分子类似物也具有CGRP受体拮抗活性。

Anandamide（AEA）是一种内源性大麻素配基，palmitylethanolamide（PEA）是CB2激动剂，AEA和PEA均可抑制RTX（树脂毒素）诱导的CGRP释放。此外，AEA还能抑制辣椒素诱导的CGRP释放，且不能被CB1/CB2受体拮抗剂阻断；同样，应用CB1/CB2受体激动剂CP55940和CB2受体激动剂L768242（+）-AM1241也可抑制辣椒素诱导的CGRP释放。

另外，应用NGF抑制剂、自由基抑制剂、强啡呔抑制剂（如抗强啡呔A_{1-13}血清）以及促进GABA表达等方式都可以拮抗CGRP的释放。从信号转导角度出发，单独或联合应用RP-cAMPS、Ca^{2+}通道拮抗剂、iNOS抑制剂、AMPA受体拮抗剂（如硝基奎琳等）及NMDA受体拮抗剂（如MK801），也能够拮抗CGRP介导的信号转导。

6. 与CGRP有关疾病的基因治疗

（1）动脉粥样硬化以及再狭窄　研究显示，逆转录病毒载体能有效地将人αCGRPcDNA外源性基因导入内皮细胞并稳定表达。导入的CGRP基因可以促进内皮细胞的分裂增殖，从而加速损伤内皮的修复，改善动脉的内皮依赖性舒张功能，并且新生血管内皮细胞（EC）起到了正常EC的部分作用。在离体，CGRP能抑制血管平滑肌细胞的增殖。使用肌内电转导技术的大鼠大动脉损伤模型发现，CGRP表达的增加可增多新内膜细胞凋亡数目，增加iNOS和p53数量，减少增殖细胞核抗原（PCNA）和抗凋亡基因（Bcl-2）蛋白水平。总之，无论离体或是在体研究都显示，通过增多新内膜细胞凋亡和抑制血管平滑肌细胞增殖（部分机制），CGRP能有力地抑制新内膜增厚，因此，CGRP基因可作为动脉粥样硬化及再狭窄基因治疗的候选基因。

（2）高血压　使用pBPVCGRP质粒DNA直接注射自发高血压大鼠（SHR），可以导致其血压下降；国内的研究者应用含CGRP基因的裸露质粒，通过肌肉缝线或电针导入技术，将CGRP基因导入SHR体内，可以在局部稳定表达CGRP并维持血压正常达1个月。基因直接注射比CGRP本身的降压作用维持时间更久。此研究为CGRP基因治疗高血压开辟了喜人的前景。

（3）肺动脉高压　用腺病毒介导的CGRP基因经气管转染慢性缺氧小鼠，小鼠肺部CGRP表达增多，cAMP水平升高，减轻了慢性缺氧小鼠肺动脉压力上升、肺血管阻力增高、右室体积增大和肺血管重塑。用腺病毒介导的CGRP基因经气管转染慢性缺氧小鼠，减轻了慢性缺氧小鼠肺动脉压力上升、肺血管阻力增高、右室体积增大和肺血管重塑，但对全身循环影响很小，而且提示，腺病毒介导的CGRP基因转染肺组织，导致非神经组织表达基因产物，CGRP转基因可用于肺动脉高压的治疗。

（4）糖尿病　有研究者将CGRP基因与胰岛素启动子基因相融合，转入非肥胖糖尿病小鼠受精卵细胞，在出生后筛选表达CGRP阳性的品系，证明胰岛B细胞可产生CGRP并具有生物活性，同时，通过与未转入CGRP融合基因的非肥胖糖尿病小鼠比较，发现CGRP的转入，完全阻断了雄性小鼠非肥胖糖尿病的发生，并使雌性非肥胖糖尿病发病率也下降了2/3。此外，使用CGRP裸质粒直接注射和电针辅助导入转基因，均能获得CGRP持续高水平的表达，减低糖尿病的发病率，并预防小鼠自身免疫性糖尿病的发病，其机制之一可能为CGRP抑制了活性氧对胰岛B细胞的损伤，改善了胰岛B细胞的破坏。总之，CGRP转基因对糖尿病有治疗作用，且有可能应用于临床。

（5）蛛网膜下腔出血　Toyoda等将腺病毒介导的CGRP基因（Adprepro-CGRP）注射到兔脑池后，CGRP在脑脊液和周围血管组织中表达均增加，并调节血管紧张性，推测这一方法可用于防治SAH后血管痉挛。随后，Toyoda等将动脉血注射到兔脑池中，模拟SAH，5天后，再将Adprepro-CGRP注射到兔脑池中。结果显示，与对照组相比，脑脊液中的CGRP增加了400倍，基底动脉直径也增大，说明腺病毒介导的CGRP转基因可防止SAH后引起基底动脉收缩。后续的研究也进一步证实腺病毒介导的CGRP转基因可用于防治SAH后血管痉挛。

（6）阴茎勃起功能障碍　CGRP可调节阴茎和膀胱平滑肌的紧张性。与年轻大鼠相比，在老年大鼠阴茎海绵体局部CGRP浓度下调，cAMP和cGMP水平下降，神经刺激引起的阴茎勃起功能也下降，经腺病毒介导CGRP基因（AdRSVCGRP）转染后，老年大鼠阴茎海绵体CGRP、cAMP水平升高，cGMP水平未变，而神经刺激引起的阴茎勃起功能增强。这说明腺病毒介导CGRP转基因可改善老年大鼠阴茎勃起功能。进一步研究也表明，重组腺相关病毒基因转移系统可使CGRP在阴茎海绵体平滑肌细胞有效过表达，并影响该细胞的cAMP水平，可被应用于勃起功能障碍的基因治疗。

（7）其他　研究显示，CGRP对同种异体移植血管病变（Allograft Vasculopathy，AV）具有防治作用，其机制是移植血管组织CGRP升高后，通过抑制VCAM-1等途径，抑制了淋巴细胞、炎细胞和巨噬细胞的浸润，进一步抑制了iNOS的产生，减少了移植血管的细胞凋亡，使移植血管组织细胞得到保护，免遭排斥。这一创新性研究成果可以应用到心、肾等多种器官移植中，尤其是心脏移植，可能发挥多方面的有益作用，但有关机制尚需待进一步的研究证实。此外，腺病毒介导的CGRP基因还可转染到离体扩增的大鼠骨髓基质细胞（MSCs），从而使其高水平分泌CGRP，这一发现可用于基因工程生产生物活性的CGRP，同时对成年干细胞和基因治疗策略也具有重要的临床意义。

本节主要参考文献

1. 谢启文主编. 神经肽. 上海：复旦大学出版社，2004. 175-238
2. Na¨ssel DR. Tachykinin-related peptides in invertebrates：a review. Peptides，1999，20：141 - 158
3. Liu L，Burcher E. Tachykinin peptides and receptors：Putting amphibians into perspective. Peptides，2005，26：1369 - 1382
4. Brain SD. Sensory neuropeptides：their role in inflammation and wound healing. Immunopharmac，1997，37：133 - 152
5. 陈莉莉，张洪泉. 速激肽受体拮抗剂在哮喘治疗中

的作用. 药学进展，2007，31（6）：254-250

6. Pin S S，Xu Cand Bahr B A. Desensitization and resensitization of CGRP receptor function in human neuroblastoma SK-N-MC cells. Euro J of Pharmac，2007，577（1-3）：7-16

7. Adwanikar H，Ji G C，Li W D，et al. Spinal CGRP1 receptors contribute to supraspinally organized pain behavior and pain-related sensitization of amygdala neurons. Pain，2007，（1-2）：53-66

8. Tröltzsch M，Denekas T，Messlinger K. The calcitonin gene-related peptide（CGRP）receptor antagonist BIBN4096BS reduces neurogenic increases in dural blood flow. Euro J of Pharmac，2007，562（1-2）：103-110

（张敏 梁建辉）

6.8 谷氨酸 Glutamic acid

兴奋性氨基酸谷氨酸（glutamic acid，Glu）是哺乳动物脑内含量最高的氨基酸。在20世纪50年代，乙酰胆碱被确认为神经肌肉接头突触的神经递质，然而，之后的研究发现，中枢大部分的兴奋性突触并非由乙酰胆碱、去甲肾上腺素或5-羟色胺所介导。因此，寻找新的中枢神经系统兴奋性递质成为研究者们关注的焦点；在1954年，Hayashi将谷氨酸钠注入脑中运动皮层诱发强惊厥活动，首次报道了谷氨酸对大脑皮层具有兴奋作用。1960年，Curtis等发现在猫脊髓神经元微电泳谷氨酸、天冬氨酸等酸性氨基酸可使神经元激烈放电，并引起去极化反应。1963年，Krnjevic等根据在猴脑内微电泳研究的结果，首先明确提出谷氨酸可能是中枢神经系统内的兴奋性递质，这是一个具有开创性的成果。1969年，Olney报道了谷氨酸具有神经毒性作用。1971年，Wofsey等发现神经末梢具有谷氨酸和天冬氨酸的高亲和性摄取机制，为研究谷氨酸和天冬氨酸的神经末梢及胞体的分布创造了条件。

谷氨酸是脊椎动物中枢神经系统的主要兴奋性递质，20世纪80年代以来，由于氨基酸免疫组化、单通道记录、分子克隆和表达、单细胞PCR等新技术的广泛应用，中枢神经系统兴奋性突触传递的研究取得重要进展。1981年，Watkins和Evans根据几种高亲和性激动剂的特性，对兴奋性氨基酸受体进行了初步的分型；1989年，Heinemann研究组从大鼠cDNA库中筛选了第一种谷氨酸受体亚基，谷氨酸受体的分型有了新的发展。此后，有关谷氨酸受体的克隆和表达，以及结构和功能关系的研究进展十分迅速，大大促进了谷氨酸的研究。

6.8.1 谷氨酸的合成与代谢 Synthesis and metabolism of glutamic acid

谷氨酸是哺乳动物和人脑中含量最高的兴奋性氨基酸，但它不能透过血脑屏障，而必须由葡萄糖或其他前体化合物经多条途径在脑内合成，其中最主要的是三羧酸循环（tricarboxylic acid cycle，也称Krebs cycle）。谷氨酸作为三羧酸循环的组成部分，可由中间产物α-酮戊二酸通过转氨酶的转氨基作用生成。此外，谷氨酸也可经谷胺酰胺脱氨产生，或在鸟氨酸转氨酶的作用下，由Δ^1-二氢吡咯-5-羧酸和谷氨酸半醛产生。

谷氨酸在神经末梢贮存于囊泡中，当末梢兴奋时，囊泡内的谷氨酸以胞裂外排的形式释放，释放至突触间隙内激活受体的同时向周围弥散，大部分被毗邻的胶质细胞摄取，其余部分被突触前神经末梢摄取，迅速终止其作用，这就是谷氨酸能突触传递的灭活。谷氨酸灭活的主要机制是重摄取，神经细胞具有很强的氨基酸摄取能力，它们含有谷胺酰胺合成酶，能将摄取的谷氨酸转变成谷胺酰胺，后者再转运到神经末梢，在突触前神经末梢中经谷胺酰胺脱氨成谷氨酸，然后贮存，就是所谓的“谷氨酸-谷胺酰胺循环（glutamate - glutamine cycle)”。在神经末梢、突触后神经元及神经胶质细胞存在高亲和性和低亲和性两种摄取系统，它们之间的特性和功能有很大区别。胶质细胞以及神经末梢的质膜上存在的高亲和性摄取系统，每摄入一个谷氨酸阴离子，同时摄入3个钠离子（或2个钠离子加一个质子），并泵出一个钾离子，能迅速从突触间隙内摄取释放的谷氨酸，使静息状态下胞外体液中谷氨酸含量维持在1μmol/L的水平，终止递质的作用；突触囊泡膜上存在的低亲和性摄取系统则依赖于Cl^-，起进一步的浓缩作用，使囊泡中的谷氨酸含量保持在100mmol/L。

谷氨酸以依赖钙离子的方式释放，大脑皮层突触体释放的谷氨酸与突触体胞浆内游离钙的浓度密切相关。在某些病理状态下，如缺氧引起的胞外高钾逆转质膜上高亲和摄取系统的功能，产生不依赖钙离子的非囊泡性谷氨酸释放，这种病理性释放的谷氨酸会使神经元过度兴奋，导致变性死亡的兴奋性毒性（excitotoxicity）作用。

谷氨酸在脑内的含量很高，含有氨基酸能的神经元系统存在于脊椎动物脑和无脊椎动物中枢神经系统中，各脑区之间的差别也不大，很少超过两倍。其中，在人类大脑皮层可以达到9～11μmol/g，在额叶、颞叶、枕叶、小脑、胼胝体、丘脑、苍白球、尾核、杏仁核、黑质、红核和下丘脑含量也较高，黑质和红核的谷氨酸含量则要低于胼胝体。当刺激中枢如大脑皮层-纹状体通路、小脑平行纤维通路、外侧嗅束通路以及传入海马，或由海马传出等几条兴奋性传导通路时，脑内谷氨酸释放量增加，损毁这些通路则释放量明显减少。

6.8.2 谷氨酸受体

Glutamate receptors

谷氨酸受体属于膜受体，按其配体、下游信号转导机制以及分子同源性的不同，可以分为两个主要类型，一类为离子型谷氨酸受体（ionotropic glutamate - receptor，iGluR)，包括NMDA受体、AMPA受体和KA受体，能引起细胞膜对特定离子通透性的改变进而改变膜电位；另一类为代谢型谷氨酸受体（metabotropic glutamate - receptor，mGluR)，通过信号转导机制改变细胞内生化进程，介导多种细胞功能。这两大类受体根据分子结构上的不同，还可分为不同的亚型和亚单位。

1. 离子型谷氨酸受体（ionotropic glutamate receptors，iGluR）

（1）分型　离子型谷氨酸受体（iGluR）是非特异性阳离子通道，其受体亚基分为6组：GluRα（GluR1 - GluR4)，GluRβ（GluR5 - GluR7），GluRγ（KA1、KA2），GluRδ（δ1、δ2)；GluRε（NR2A、2B、2C、2D）和GluRζ（NR1)。GluRα组亚基构成α-氨基-3-羟基-5-甲基-4-异恶唑丙酸（AMPA）受体；GluRβ和GluRγ组亚基构成海人藻酸（KA）受体；GluRε和GluRζ组亚基构成N-甲基-D-天门冬氨酸（NMDA）受体；GluRδ组亚基的功能尚待阐明。目前，由于AMPA和KA受体能被相同的激动剂激活，且缺乏特异性的激动剂和拮抗剂，所以常笼统将它们合称为非NMDA受体。

NMDA受体是由NMDAR1和NMDAR2两个亚单位共同构成的受体通道复合体，这两个亚单位分别由两个同源序列的基因家族编码决定了NR1和NR2A - 2D表达（见图6 -11)。其中，NMDAR1是该受体的主要功能单位；NMDAR2伴随NMDAR1存在于特定脑区，增强 NMDAR1 对兴奋性氨基酸的反应，NMDAR2 独立存在时并不表达受体活性，只起辅助 NMDA 受体形成多元化结构的作用；NR3A（也称 NRDA－RL）受体，则常与 NR1 和 NR2B 亚单位蛋白产物一起表达而抑制全细胞的电流和单通道的信号传递。NMDA 受体广泛分布于中枢神经系统。

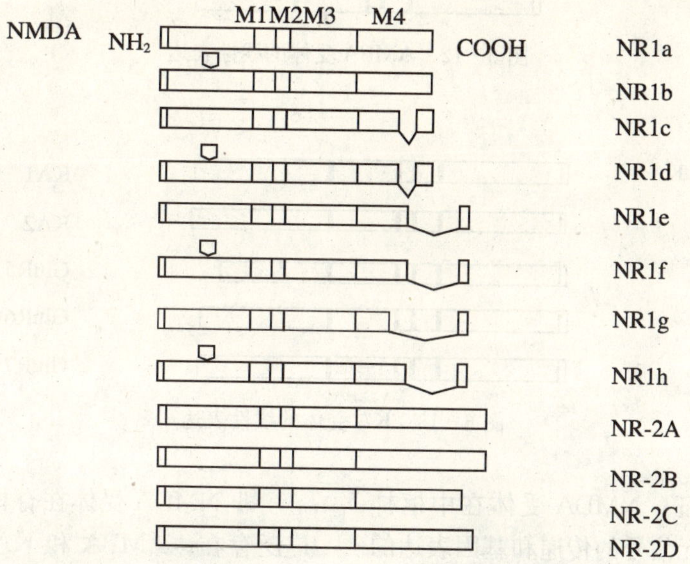

图 6－11　NMDA 受体的线性表达

AMPA 受体是由 GluR1－GluR4 四个亚基组成的复合体，每个亚基都包括 1 个大的 N 末端的细胞外结构域、3 个跨膜结构域和 1 个 C 末端的细胞内域组成（见图 6－12）。GluR2 亚单位 AMPA 受体异聚体呈现低 Ca^{2+} 通透性，而由 GluR1/3/4/亚单位构成的同聚体和异聚体对 Ca^{2+} 的通透性很高。造成这种差异的原因是一个氨基酸残基的差异，这种编辑机制具有特异性和高效性，而 GluR1/3/4 亚单位显然不受编辑机制支配，这说明大多数的天然 AMPA 受体是异聚体形式。此外，AMPA 和 KA 受体亚单位的 N 端和 C 端都存在多种形式的剪接变异力；其次，通过 RNA 编辑（RNA editing）也能改变 AMPA 和 KA 受体的功能特性。

KA 受体在人和大鼠已克隆出 5 种亚型，分别为 GluR 5－7 、KA1 和 KA2，与 AMPA 受体 GluR1－4 亚型约有 40％的序列同源性。根据 KA 受体的结构同源性以及［^{3}H］kainate 的亲和力，KA 受体又可分为二类，即低亲和力亚型 GluR 5－7 和高亲和力亚型 KA1 和 KA2，二类亚型间的同源性为 45％（见图 6－13）。此外，GluR5 还存在 GluR 5－1 和 GluR 5－2 两种变体。

KA 受体广泛地分布于中枢和外周神经系统，但根据亚型的不同，分布也有不同。GluR5 主要存在于背根节（DRG）细胞、大脑下脚、伏核、扣带皮质以及小脑的浦肯野细胞中，GluR6 大多分布在小脑颗粒细胞中，于纹状体和海马的齿状回以及 CA3 区也有存在，GluR7mRNA 则在全脑都呈低水平表达；KA1 几乎局限于海马的 CA3 区，但在海马齿状回、杏仁核、内嗅皮质中也有低水平表达，而 KA2 在神经系统中的分布则最为广泛。一般认为，KA 受体常与其他谷氨酸受体特别是 AMPA 受体共同存在于突触后膜。

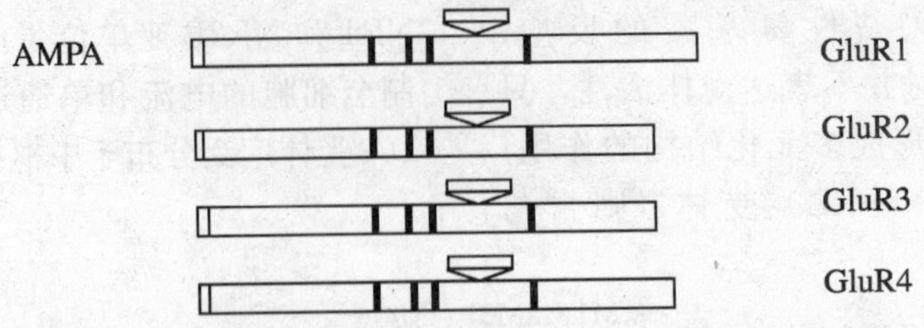

图 6-12　AMPA 受体的线性表达

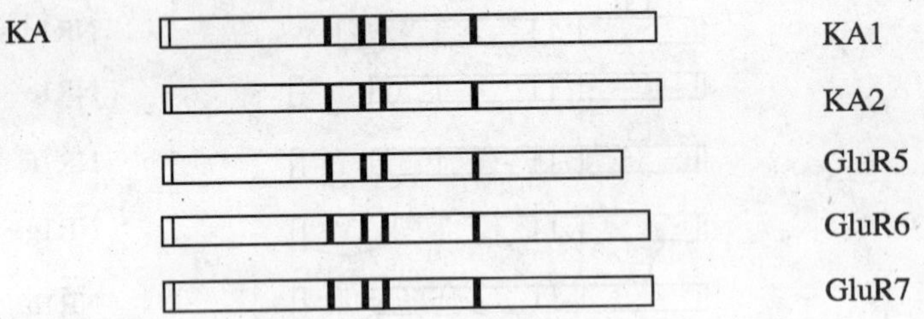

图 6-13　KA 受体的线性表达

（2）生物学特征　NMDA 受体在中枢神经系统不仅对神经元信号的传递和基因表达的调控起着重要作用，而且还影响大脑的认知功能和脑细胞的生长发育，NMDA 受体激活后可引起神经元细胞膜对 Na^+、K^+ 和 Ca^{2+} 通透性增强，产生兴奋性突触后电位，使大脑产生包括神经元坏死和细胞凋亡在内的神经损害，导致多种急性神经损伤，如缺氧-局部缺血，低血糖或持续性癫痫发作等，一些神经退行性疾病包括亨廷顿病，帕金森病，肌萎缩性硬化病以及阿尔茨海默病等也可能与此有关。

NMDA 受体与神经元可塑性的产生密切相关，大量试验证据显示 NMDA 受体参与神经系统的发育和突触形成。在中枢神经发育的过程中，NMDA 受体通过不同亚型的选择性表达，改变自身的结构和功能，进而影响 NMDA 受体介导的 Ca^{2+} 内流，调节神经元内 Ca^{2+} 依赖的第二信使系统，最终实现对中枢神经系统发育过程的复杂调控。内源性的强啡肽、渗透压、氧化剂、H^+、硫酸、类固醇和 Zn^{2+} 对 NMDA 受体可产生抑制作用，而花生四烯酸、组胺和多胺类则可产生增强作用。

非 NMDA 受体在脊椎动物的神经系统中广泛存在。AMPA 和 KA 可分别激活独立的单通道电导，但有关不同的单通道电导水平与非 NMDA 受体之间的功能联系仍不清楚。外源性谷氨酸类似物激活 AMPA 受体通道后，引起 Ca^{2+} 内流，近期的研究证明，Ca^{2+} 通透性 AMPA 受体可能在突触传递中具有重要的生理意义。对于中枢神经系统的许多突触传递，NMDA 和非 NMDA 谷氨酸受体都可被激活，尤其是其中的快速成分，几乎全部由非 NMDA 受体传递，如 AMPA 受体介导的突触电流，是兴奋性突触传递中快速成分的主成分。AMPA 受体功能的调节对突触可塑性也发挥十分关键的作用。此外，在神经系统发育中，非 NMDA 受体的表达很早，胚胎发育早期表达的 KA 受体对树突的生长有调节作用。

非 NMDA 受体还有一个显著特征就是对谷氨酸的快速脱敏反应。非 NMDA 受体的这一特性可能与“修饰”突触电流和抑制某些突触传递有关。它还可能参与了保护谷氨酸介导的兴奋性毒性作用。在同样谷氨酸浓度下，AMPA 受体部分脱敏而 KA 受体完全脱敏。

KA使AMPA受体产生不脱敏电流而使KA受体产生脱敏电流。这是两类非NMDA谷氨酸受体在功能上的区别点。

此外，有试验证据提示，在依赖性药物的作用下，中脑边缘多巴胺系统及相关脑区神经元上AMPA受体的功能或数量早期即发生改变，这种变化进而介导了许多后续效应的发生和维持，说明AMPA受体的改变可能是药物依赖形成的始动环节。

2. 代谢型谷氨酸受体（metabotropic glutamatereceptor，mGluR）

（1）分型　代谢型谷氨酸受体（metabotropic glutamatereceptor，mGluR）属于G蛋白耦联受体（G proteincoupled receptors，GPCRs）超家族中第3家族成员，但是，除具备7个特征性的跨膜区外，和其他各种G蛋白耦联受体的同源性均很低。到目前为止，已从哺乳动物脑内克隆出8个成员，根据其氨基酸序列相似性、激动剂作用强度及所耦联的胞内第二信使的不同分为三组：Ⅰ组：mGluR1和mGluR5，主要通过活化磷脂酶C（PLC），将膜内的PIP2水解为甘油二脂（DAG）和1，4，5-三磷酸肌醇（IP3）；Ⅱ组：mGluR2和mGluR3；Ⅲ组：mGluR4、mGluR6、mGluR7和mGluR8（见图6-14）。原位杂交证明这8种受体在脑内分布不同，且有重叠。

Ⅰ组代谢型谷氨酸受体：mGluR1（mGlu1 a、b、c），在脑内主要表达部位在小脑浦肯野细胞，嗅球僧帽细胞和蓬头细胞，齿状回颗粒细胞，CA2-CA4椎体细胞和丘脑神经元等；mGluR5（mGluR5a和b）则主要见于纹状体、大脑皮层、嗅球内颗粒细胞层神经元，齿状回颗粒细胞，CA1-CA4椎体细胞等。Ⅰ型的激动剂强度次序为QA≥Glu＞Ibo＞L-CC G-I＞Tacpd，拮抗剂的强度次序为4C3HPG＞4CPG＞NCPG＞3CHPG。

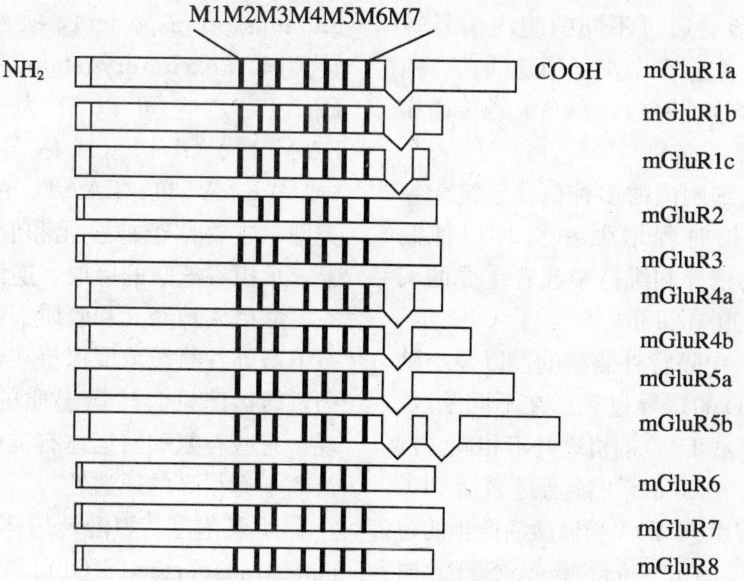

图6-14　代谢性谷氨酸受体的线性表达

Ⅱ组代谢型谷氨酸受体：mGluR2主要分布在小脑高尔基氏细胞，齿状回颗粒细胞，大脑皮层和嗅球神经元等部位；mGluR3在脑内主要分布于大脑皮层，丘脑网状核神经元，齿状回颗粒细胞以及各脑区的胶质细胞。Ⅱ型的激动剂强度次序为DC G-IV≥L-CC G-I＞Glu＞t-ACPD＞Ibo＞QA，拮抗剂分别为MCPG和MCCG。

Ⅲ组代谢型谷氨酸受体：mGluR4（mGluR4a 和 b），在脑内分布在小脑颗粒细胞、丘脑和嗅球内颗粒层神经元；mGluR6 集中于视网膜内核层；mGluR7（mGluR7a 和 b）多见于大脑皮层、丘脑、上下丘、纹状体、嗅结节和嗅球；mGluR8（mGluR8a 和 b）则分布在嗅球，乳头体和视网膜。Ⅲ型代谢型谷氨酸受体各个亚型的激动剂强度略有不同，mGluR4 的激动剂强度次序为 L－AP4＞Glu≥L－CC G－I≥L－SOP；mGluR6 激动剂强度次序为 L－AP4＞L－SOP＞Glu≥L－CC G－I；mGluR7 激动剂的强度次序为 L－AP4＞Glu≥L－CC G－I≥L－SOP；mGluR8 为 Glu＞AP4＞t－ACPD＞QA＝Ibo。

（2）生物学特征 mGluRs 的发现是中枢兴奋性突触传递研究中的一项重要进展，它在哺乳动物中枢神经系统（CNS）介导的生理过程和病理均有重要作用。mGluRs 与膜内 G 蛋白耦联，如 M－AChR、GABABR、5－HT_1R、5－HT_2R 等，激活后通过不同的胞内信号转导系统产生效应，包括调节离子通道活动、神经元兴奋性和神经递质释放，参与突触传递和突触可塑性的诱导机理等。

mGluRs 通过细胞内的多种信使系统介导慢突触传递，在长时程增强和长时程抑制（LTP 和 LTD）的诱导和维持中起着重要的调节作用。文献报道 mGluRs 参与了 CA1 区、CA3 区、齿状回、中隔背外侧核的，以及小脑浦肯野细胞的 LTD 的诱导过程。在不同脑区，mGluRs 参与 LTP 或 LTD 的机理并不相同。例如在海马 CA1 区，mGluRs 可能通过激活 PKC 等蛋白激酶，促使由 NMDA 受体激活产生的短时程增强（short－term potentiation，STP）向长时程增强转变；而在海马 CA3 区，LTP 的诱导不需要 NMDA 受体参与。

Ⅰ组 mGluRs 与 Gq 蛋白耦联，主要是位于突触前，通过调节离子型谷氨酸受体而调节神经元的兴奋性。而Ⅱ、Ⅲ组与 Gi 蛋白耦联，mGluRs 主要是作为突触前受体来调节谷氨酸和其他神经递质的释放。三组 mGluRs 激活时都抑制 L 型钙电流，这种抑制作用包含了两种成分：快成分（胞内 Ca^{2+} 稳态水平为 1nmol/L）和慢成分（胞内 Ca^{2+} 稳态水平为 100nmol/L）；激活第一、第二组 mGluRs 还抑制 N 型钠电流。激活 mGluRs 还能调制介导信号传递的 iGluRs 和 $GABA_A$R 的活动，前者是通过 G 蛋白直接抑制钙通道的活动，后者由 G 蛋白介导，并有 PKC 参与。

6.8.3 谷氨酸转运体

Glutamate transporter

谷氨酸存在低亲和性和高亲和性两种转运体，低亲和性转运体分布在囊泡上，称为囊泡型谷氨酸转运体（vesicular glutamate transporter，VGluTs），它专一摄取 L－谷氨酸，在囊泡内积聚谷氨酸以备释放。高亲和性转运体属于依赖 Na^+（或 Na^+/k^+）的高亲和性谷氨酸转运体（Na^+－dependent high affinity glutamate transporter），被称为兴奋性氨基酸转运体（excitatory amino acid transporter，EAATs），它可以分为 GLAST（或称 EAAT1）、GLT1（或称 EAAT2）、EAAC1（或称 EAAT3）、EAAT4 和 EAAT5 等 5 个类型，主要位于神经元和胶质细胞的细胞膜上，承担谷氨酸的摄取，逆浓度梯度从胞外将谷氨酸摄入神经元和胶质细胞内，并使静息状态下胞外谷氨酸浓度保持在较低水平。一般认为，转运体只起转运递质的作用，但近来发现，有些谷氨酸转运体有类似通道的特性，对氯离子有很高的通透性。

1. 囊泡型谷氨酸转运体（vesicular glutamate transporter，VGluTs）

（1）分型 到目前为止，人们在哺乳类动物脑内已克隆出三种特殊的 Na^+ 依赖的无机磷酸转运体（brain－specific Na^+－dependent inorganic phosphate cotransporter），它们具有囊泡膜谷氨酸转运体（vesicular glutamate transporters，VGluTs）的特点，被分别命名

为 VG1uT1、VG1uT2 和 VG1uT3，构成了 VGluT 家族。基于氨基酸序列的同源性分析，VGluTs 均属于 SLC17 I 型磷酸转运体家族，具有 12 个跨膜蛋白。

研究表明，VGluTs 家族的三个成员在 CNS 内的分布存在一定的差异：VGluT1 和 VGluT2 仅表达于 Glu 能神经元内，其分布具有互补性，VGluT1 主要位于皮质、海马、杏仁核和小脑颗粒细胞（平行纤维），而 VGluT2 则主要位于间脑（丘脑、下丘脑）、脑干、新皮质的第Ⅳ层和小脑下橄榄核（攀缘纤维）以及脊髓；而 VGluT3 只在大脑的某些区域和它们相重叠。VGluTs 在分布上的差异表明这三种转运体在 CNS 内所发挥的作用可能有所不同。此外，VGluTs 也广泛分布于周围神经系统，如视网膜、三叉神经节（TG）、背根节（DRG）、食管和小肠壁内副交感神经节细胞的轴突终末。视网膜的 VGluT1 见于感光细胞和双极细胞，而 VGluT2 多见于节细胞 VGluT3 则位于无长突细胞。

（2）生物学特征　谷氨酸是初级传入纤维的重要的神经递质，延髓和脊髓背角内大部分投射神经元及部分中间神经元也以谷氨酸作为其递质，因此，VGluTs 作为谷氨酸能终末的特异性标识物，有助于我们对谷氨酸能初级传入纤维和兴奋性中间神经元参与痛信息传递和调控的研究。其中，已经初步推测出 VGluT1 可能与机械性或本体觉信息的传递有关，而 VGluT2 似乎与背角浅层尤其是终止于Ⅱ层内的伤害性信息的传递和调控密切相关。

2. 兴奋性氨基酸转运体（excitatory amino acid transporter，EAATs）

（1）分型　兴奋性氨基酸转运体（excitatory amino acid transporter，EAATs）属于依赖 Na^+ 的高亲和性谷氨酸转运体（Na^+ - dependent high affinity glutamate transporter），它位于细胞膜，目前已克隆出 5 种高亲和性的谷氨酸转运体，分别为 GLAST(EAAT1)、GLT1(EAAT2)、EAAC1(EAAT3)、EAAT4 和 EAAT5（见图 6 - 15）。这些转运体蛋白属于同一基因家族，但与其他已知的蛋白家族之间无任何重要同源性，而在哺乳动物的不同物种中，则具有 90% 的氨基酸序列同源性。所以，它们被认为是一类完全不同的蛋白家族，被称为 EAA 转运体家族（EAA transport，EAAT）。

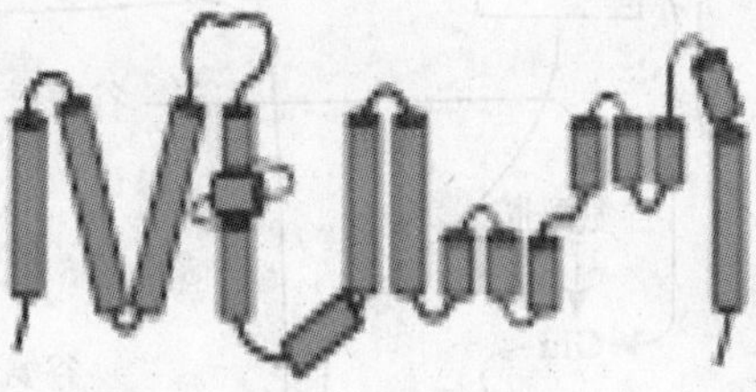

图 6 - 15　兴奋性氨基酸转运体

这5种谷氨酸转运体具有相似的分子结构和一些共同特征，它们都有8或10个跨膜区段，胞外环或胞浆内都有富含丝氨酸的基序(motif)，在胞质区或跨膜功能区有共同的FIAQ功能区；它们都具有相同的PKA和PKC磷酸化位点，第二个胞外环有一个糖基化位点；它们分子结构的近C末端都有一个大的疏水区，是其他神经递质转运体所不具备的结构特征。

谷氨酸转运体主要位于神经胶质和神经元的胞膜上，其中GLT1和GLAST主要表达于脑内的胶质细胞（见图6-16），GLT1尤其表达于前脑、海马、大脑皮层和纹状体等部位，而GLAST在小脑的Bergmann胶质细胞中含量丰富。此外，在某些脑区（如脊髓接收初级传入区域）的神经元，也有一定表达；EAAC-1在中枢神经系统（包括视网膜）普遍存在，主要表达于突触后神经元，特别是树突干和树突棘上，在突触前也有表达，如在海马的CA1-CA4区锥体层，大脑皮层的2～6层，脊髓灰质等区域；EAAT4的分布仅局限于小脑，在蒲肯野细胞树突的突触后表达；EAAT5则在主要分布于视网膜，如在光感受器、双极细胞、无长突细胞和胶质细胞中表达。另外，5种转运体在外周组织也有分布。

（2）生物学特征　EAATs可催化Na^+和K^+耦联的L-谷氨酸、L-和D-天冬氨酸的转运，不同亚型的转运体亲和力不同，且与转运体的表达系统有关。在谷氨酸能神经末梢，谷氨酸通过一种ATP依赖性的H^+离子梯度耦联机制被运送到突触囊泡中。随着神经末梢的去极化和囊泡与突触后膜的融合，谷氨酸被释放到突触间隙，进而激活位于突触前膜与突触后膜上的EAAT受体（见图6-16）。转运体每转运一分子谷氨酸，同向转运2个Na^+，反向转运1个K^+，再同向转运1个H^+或反向转运1个OH^-（近来的研究更倾向于H^+的同向转运）。整个转运过程是可逆和对称的，根据离子的需要，转运体可进行双向操作。并且，伴随着pH值的改变，如细胞外部的碱化和细胞内部的酸化，还存在着非耦联的离子流；摄取过程还具有温度敏感性，低温时转运能力下降。另外，转运过程对阴离子流不敏感。

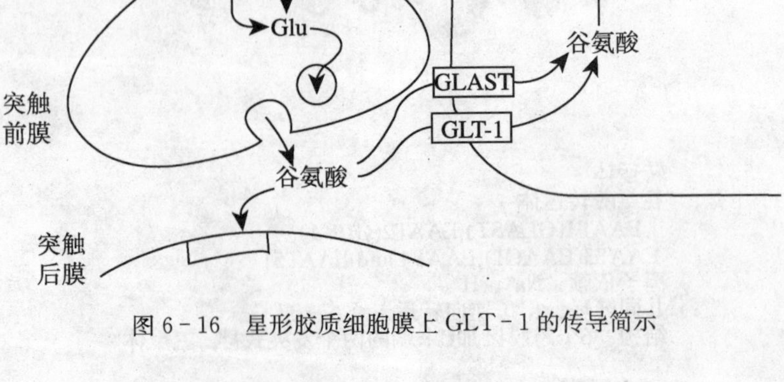

图6-16　星形胶质细胞膜上GLT-1的传导简示

EAATs还能保护神经元免受兴奋性毒性损伤，当谷氨酸转运体失表达、停止转运或反向释放谷氨酸时，均会引起突触间隙或胞外谷氨酸大量积聚，通过作用于相应的谷氨酸受体导致 Na^{+}、Ca^{2+} 内流增加、能量消耗、自由基大量形成，从而造成神经毒效应。研究表明，谷氨酸摄取功能障碍与脑缺血、ALS、AD、PD、癫痫、器质性脑综合征、AIDS、肝性脑病和创伤性脑损伤等许多病理状态有关。

6.8.4 谷氨酰胺转氨酶 Transglutaminase

在谷氨酸代谢中最主要是的谷胺酰胺合成酶，又称谷氨酰胺转氨酶（transglutaminase），全称 R－glutaminyl－pepide：amine－glutamyl transferase，简称 TGase。TGase 广泛分布于全身各种器官，除了脑、心、脾、肺、肾外，其他组织如血液、肝脏、毛囊、表皮层、前列腺等中也有分布。TGase 参与体内多种生理过程，在阿尔茨海默病（Alzheimer's disease，AD）、亨廷顿病（Huntington's disease，HD）、帕金森病（Parkinson's disease，PD）等多种神经退行性疾病中可能扮演了重要的角色，有试验也证明，AD 患者脑脊液中的 TGase 的活性比正常脑组织中高，TGase 可作为一些神经退行性病变的诊断指标。其他方面，TGase 也参与了血液凝固、伤口愈合、表皮分化、细胞黏附、细胞分化、细胞死亡以及维护细胞外基质稳定性等功能。

TGase 在诊断和治疗中的应用才刚刚起步，在大多数细胞中维甲酸 RA 都能有效的诱导 TGase 的表达，而且 TGase 的表达升高与 RA 信号途径中维甲酸受体的参与有关。在组织治疗中，最近用类维生素 A 作为特定的诱导剂，诱导 TGase2 的表达，用于恶性肿瘤及粉刺的治疗，虽然仍处于试验阶段，一些令人鼓舞的结果已在一些动物肿瘤的治疗中获得，例如在黑色素瘤中，通过诱导 TGase2 的表达而使肿瘤的转移扩散强烈抑制。早期的研究表明细胞转染将导致纤维肉瘤细胞中 TGase2 的过表达，会导致肿瘤细胞的生长下降，这可能将来被用于基因治疗，和传统的化疗相比，它减少了对正常细胞的毒性。

6.8.5 谷氨酸受体相关药物 Glutamate receptor related drugs

1. NMDA 受体激动剂和拮抗剂

NMDA 受体通道已发现存在多个作用位点，如谷氨酸作用位点、甘氨酸作用位点、Mg^{2+} 作用位点、Zn^{2+} 作用位点、H^{+} 作用位点、非竞争性拮抗剂作用位点和多胺作用位点。

谷氨酸、天冬氨酸、高半胱氨酸（homocysteic acid）和喹啉酸（quinolinic acid）等均是 NMDA 受体激动剂，其中天冬氨酸和内源性兴奋毒素喹啉酸为选择性激动剂。此外，还有人工合成的 NMDA 受体激动剂，如 N－甲基－D－天冬氨酸（N－methyl－D－aspartic acid，NMDA）、反式－2，3－哌啶二羧酸（t－2，3－piperidinedicarboxylic acid，t－2，3－PDA），反式－2－羧酸－3－吡咯烷乙酸（t－2－carboxy－3－pyrrolidine acetic acid，CPAA）和 2S，3R，4S－环丙谷氨酸（2S，3R，4S－cyclopropylglutamic acid，2S，3R，4S－CPG）等，这些选择性激动剂构象比较固定。

此外，甘氨酸被认为是激活 NMDA 受体的“辅助激动剂”，NMDA 受体上的甘氨酸结合位点和谷氨酸结合位点之间存在负变构效应；多胺是精氨酸降解中间产物精胺、亚精胺、腐胺的统称，应用体外重组 NMDA 受体发现多胺能产生两种增强 NMDA 受体活动的作用，即不依赖甘氨酸的增强作用以及减少受体对激动剂的亲和性。多胺的作用十分复杂，在脑缺血时，多胺的合成明显增强并大量释放至胞外，增强了 NMDA 受体-通道活动，因此，抑制多胺合成或者拮抗多胺作用的药物能减轻脑损伤程度。

D－2－氨酸－5－磷酸基戊酸（D－2－amino-5-phosphonovaleric acid，D-APV或D-AP5)、D-2-氨基-5-磷酸基庚酸（D-2-amino - 5- phosphonoheptanoic acid，D - AP7)、3-((R) -2-羧基哌嗪) -丙基-1-磷酸（3-((R) - 2 - carboxypiperazin - 4 - yl) -pripyl - 1 - phosphoric acid，CPP）和CGS19755等ω-磷酸基-α-羧酸类化合物是NMDA受体的竞争性拮抗剂。其中，D-AP5和D-AP7不能通过血脑屏障，仅用于实验研究；哌嗪衍生物CPP和CGS19755则可通过血脑屏障，且CGS19755治疗中风已完成Ⅱ期临床试验。

与竞争性拮抗剂相比，非竞争性拮抗剂只有在突触活动或外加激动剂时才产生拮抗作用，并具有电压依赖性，在膜电位较负时产生对抗作用，上述特点提示非竞争性拮抗剂类药物属于“开放通道阻滞剂”（open - channel blocker)，作用于膜电位敏感的NMDA受体-通道内部。NMDA受体非竞争性拮抗剂主要有解离麻醉药苯环已哌啶（phencyclidine，PCP)、氯胺酮（ketamine)、抗忧郁药去甲丙咪嗪（desipramine)，抗惊厥药MK - 801，σ-阿片剂SKF10047，右吗喃（dextrophan）等，它们的化学结构差别很大，但都能透过血脑屏障。其中，MK - 801的作用强度和选择性最高，已经广泛用于脑缺血的实验研究；苯环已哌啶（PCP）和氯胺酮能选择性阻断NMDA受体所联结通道的开放；H^+对NMDA受体的抑制作用也是非竞争性的，NMDA受体对胞外H^+浓度的变化极其敏感，当降低pH值时，NMDA受体-通道的开放频率明显降低，但单通道电导值和平均开放时间不变，这种作用不依赖于膜电位。

一些正价离子也对NMDA受体通道起阻滞作用：胞外液Mg^{2+}（1～2mmol/L）以电压依赖方式阻滞NMDA受体通道，在单通道记录中，Mg^{2+}的阻滞作用表现为明显缩短开放时间和降低开放频率。Co^{2+}、Ni^{2+}、Mn^{2+}等二阶阳离子也能对NMDA受体-通道产生类似于Mg^{2+}的电压依赖性阻滞作用。Zn^{2+}和Cd^{2+}则对NMDA-通道产生的阻滞作用无明显的电压依赖性。Zn^{2+}作用在NMDA-通道外口附近的另一个位点，同时，Zn^{2+}和Cd^{2+}也能产生类似与Mg^{2+}的作用特点，但作用微弱；5，5’-二硫双（2-硝基苯甲酸）（DTNB）等氧化剂也能抑制NMDA受体-通道的活动，脑内产生的NO、氧自由基、硫辛酸等都能拮抗NMDA受体的活动，二硫苏糖醇（DTT）等还原剂则可逆转DTNB的抑制作用。硝酸甘油、硝普钠、S-亚硝基半胱氨酸等，能在体内释放NO的药物，均可抑制NMDA受体，可能与NO和氧化还原调制位点的巯基形成S-亚硝基蛋白有关。

2. 非NMDA受体激动剂和拮抗剂

AMPA受体和KA受体统称为非NMDA受体，两者之间缺乏特异的激动剂和拮抗剂，目前用作命名的选择激动剂AMPA和海人藻酸仅仅是相对的。

谷氨酸是非NMDA受体的内源性激动剂，海人藻酸（kainic acid)、软骨藻酸（domoic acid)、使君子氨酸和AMPA都是构象固定的谷氨酸类似物，也能激动非NMDA受体。其中，AMPA受体的激动剂作用强度次序依次为软骨藻酸＝AMPA＞谷氨酸＞海人藻酸（对AMPA和海人藻酸的亲和性相差约1000倍)，KA受体激动剂的作用强度次序依次为软骨藻酸＞海人藻酸＞谷氨酸＞AMPA。

非NMDA受体的竞争性拮抗剂6-氰基-7-硝基喹喔啉-2，3-二酮（6 - cyano - 7-nitroquinoxaling - 2，3 - dione，CNQX)、6，7-二硝基喹喔啉-2，3-二酮（6，7 - dinitroquinoxaline - 2，3 - dione，DNQX）和6-硝基-7-氨磺酰苯（f）喹喔啉-2，3-二酮（6 - nitro - 7 - sulphamoylbenzo（f）- quinoxaline-2，3 - dione，NBQX）等都能选择性地阻断AMPA和KA受体的作用，但是这些拮抗剂均不能进一步区分究竟由AMPA

受体介导的反应还是由KA受体介导的反应。Zn^{2+}和Cd^{2+}对非NMDA受体通道也有阻断作用，但所需浓度达到mmol/L水平。

非竞争性拮抗剂可能充当非NMDA受体-通道的“开放通道阻滞剂”，呈现应用依赖性。从捕食昆虫的节肢动物的毒汁中分离出的多种低分子量的芳香多胺，例如ζ-PhTX，JSTX，NSTX等，在高浓度时则以非竞争方式抑制非NMDA受体的活动，拮抗微电泳AMPA或海人藻酸诱发的去极化反应，阻断兴奋性传递。

此外，也报道发现了一些化合物，可以相对特异地拮抗AMPA或KA受体的功能。2，3-苯二氮䓬类化合物GYK153655是AMPA受体的非竞争性选择性拮抗剂，对KA受体介导的反应则无影响；利尿药环噻嗪（cyclothiazide）和二氮嗪（diazoxide）以及促智药阿尼西坦（aniracetam）等，能选择性地抑制AMPA受体的失敏，增大由AMPA受体介导的电流反应，对KA受体介导的反应无影响，其中，环噻嗪能完全阻断AMPA受体的失敏，二氮嗪和阿尼西坦的作用则较弱，作用均可逆；伴刀豆蛋白A（concanavalin A，con A）、麦胚凝集素（wheat germ agglutinin）等植物凝集素能不可逆地抑制KA受体的失敏，明显增强由KA受体介导的电流反应，对AMPA受体介导的电流反应影响较小。后两类药物，被称为失敏抑制剂。

3. 作用于代谢型谷氨酸受体的药物

谷氨酸是代谢型谷氨酸受体的内源性激动剂，使君子氨酸（quisqulic acid）和鹅膏蕈氨酸（ibotenic acid）也有较强的激动作用，因此可以人工设计合成谷氨酸类似物作为代谢型谷氨酸受体。反式-1-氨基环戊烷-1，3-二羧酸（t-1-aminocyclopentane-1，3-dicarboxylic acid，t-ACPD），L-2-氨基-4-磷酸基丁酸（L-2-amino-4-phosphonobutyric acid，L-AP4），2S，3S，4S-α-羧基环丙基甘氨酸（2S，3S，4S-α-catboxycyclopropyl-glycine，L-CCG-I），2-2（2，3-二羧基环丙基）-甘氨酸［2-（2，3-dicarboxylcyclopropyl）glycine，DCG-IV］和L-丝氨酸-O-磷酸酯（L-serine-O-phosphate，L-SOP）等，都是代谢型谷氨酸的选择性激动剂，这些激动剂作用强度差别很大，可用于三组受体的区分：对于第一组受体，使君子氨酸＞谷氨酸≥鹅膏蕈氨酸＞L-CCG-I＞t-ACPD；第二组受体激动剂强度次序为DCG-IV＞L-CCG-I＞谷氨酸＞t-ACPD＞鹅膏蕈氨酸＞使君子氨酸；第三组受体则依次是L-AP4＞谷氨酸＞L-CCG-I≥L-SOP。

L-2-氨基-3-磷酸基丙酸（L-2-amino-3-phosphonopropionic acid，L-AP3）和L-天冬氨酸-β-羟肟酸（L-aspartic acid-β-hydroxamate）为代谢型谷氨酸受体的选择性弱拮抗剂；（+）-α-甲基-4-羧基苯甘氨酸（（+）-α-methyl-4-carboxyphenylglycine，MCPG）、（S）-3-羧基4-羟基苯甘氨酸［（S）-3-carboxy-4-hydroxyphenylglycine，3C4HPG］、（S）-4-羧基-3-羟基苯甘氨酸［（S）-4-carboxy-3-hydroxyphenylglycine，4C3HPG］、（S）-4-羧基-苯甘氨酸［（S）-4-phenylglycine，4CPG］等苯甘氨酸衍生物是非选择性拮抗剂。对于不同型的代谢型谷氨酸受体，4C3HPG、4CPG、3C4HPG等是第一组受体的竞争性拮抗剂，α-甲基-L-CCG-I（MCCG）和α-甲基-L-AP4（MAP4）则分别是第二组和第三组受体的竞争性拮抗剂。而MCPG对mGluR1和mGluR2有中等强度拮抗作用，（见表6-12）。

表 6-12 一些常用的 mGluRs 激动剂和拮抗剂

分型	Ⅰ组 mGluRs	Ⅱ组 mGluRs	Ⅲ组 mGluRs
激动剂	DHPG、QA、L-AP3	1S，3R-ACPD、t-ACPD 1S，3S-ACPD、 LY354740、LY379268、 DCG-Ⅳ	L-AP4、L-SOP
拮抗剂	AIDA、4CPG、EtCCCC、 CPCCOEt、MPEP、 4C3HPG、3C4HPG	MCPG ECLU、LY341495、MCCG、 PPG	CPPG、MAP4

6.8.6 谷氨酸转运体相关药物 Glutamate transporter related drugs

与谷氨酸受体相比，以谷氨酸转运体为靶点的药物研究仍不成熟。结构与谷氨酸类似的α-氨基二羧酸，能竞争高亲和性转运体的谷氨酸结合位点，抑制谷氨酸摄取。常用抑制剂有二氢海人藻酸（dihydrokainic acid）、苏式-3-羟基天冬氨酸（threo-3-hydroaspartic acid）、1-氨基环丁烷-反式-1，3-二羧酸（1-aminocyclobutane-trans-1，3-dicarboxylic acid）、2S，3S，4R-α-羧基环丙基甘氨酸（2S，3S，4R-α-carboxy-cyclopropyglycine，L-CC G-Ⅲ）和 L-反式-吡咯烷-2，4-二羧酸（L-trans-pyrrolidine-2，4-dicarboxylic acid，PDA）等。这些药物的激动剂活性弱，在生化研究中能有效地抑制 L-谷氨酸地摄取，另外，NMDA 受体激活后神经元释放的花生四烯酸（arachidonic acid）还能可逆地抑制神经胶质细胞摄取谷氨酸，低浓度花生四烯酸不影响高亲和性转运体对谷氨酸和 Na^+ 的亲和力，但能抑制其最大摄取速率，可能是影响膜的流动性。

对于谷氨酸高亲和性转运体各个分型，拮抗剂也有所区别，作为发挥主导作用的谷氨酸转运蛋白，EAAT2 可在小分子水平上被激活或可通过促进 EAAT2 蛋白的表达方法上调活性，而 EAAT1 和 EAAT3 在细胞外谷氨酸浓度调节上的作用以及其作为药物靶点的研究仍需进一步阐明。β-内酰胺类抗生素可使 EAAT2 蛋白表达水平增加；多种 DLTBOA 类似物虽然是一类针对全部 EAATS 亚型的抑制剂，但目前发现其具有更高的效能和选择性。TFB-TBOA 是现今发现的新药中最有效的，在 15～25 nmol/L 范围内对 EAAT1 和 EAAT2 具有选择性抑制作用，在海马持续应用 TFB-TBOA 可诱发自发性癫痫放电。由于 TFB-TBOA 对 EAAT1 和 EAAT2 没有选择性，所以不能用于这两种转运体功能的对比研究。

本节主要参考文献

1. 邹冈主编. 基础神经药理学. 北京：科学出版社，1999. 5；114-134
2. 韩济生主编. 神经科学纲要. 北京：北京医科大学中国协和医科大学联合出版社，1993. 399-406
3. Elias K. Michaelis. Molecular biology of glutamate receptors in the central nervous system and their role in excitotoxicity，oxidative stress and aging. Progr in Neurob，1998，54：69-415
4. Ulrik Gether1，Peter H. Andersen，Orla M. Larsson，et al. Neurotransmitter transporters：molecular function of important drug targets. TRENDS in Pharmac Sci，2006，27（7）：375-383

5. Randal X. Moldrich, Astrid G. Chapman, Giovambattista De Sarro, et al. Glutamate metabotropic receptorsh as targets for drug therapy in epilepsy. Eur J of Pharmac, 2003, 476: 3- 16
6. Roger F. Butterworth. Glutamate transporters in hyperammonemia. Neurochem Internat, 2002, 41: 81-85

（张 敏 梁建辉）

6.9 一氧化氮

Nitric oxide

一氧化氮（nitric oxide，NO）是一种结构简单、化学性质活泼的小分子无机化合物。早在19世纪60年代，人们就开始试用有机硝酸酯治疗心脏缺血，到19世纪末，硝酸甘油已在心脏缺血发作的治疗中广泛应用。尽管当时人们并不知道内源性NO的存在和其重要的生物学作用，但是可以产生NO药物却一直得到应用而发挥作用。自20世纪70年代起，美国弗吉尼亚大学的研究者，系统研究了硝酸甘油及其他具有扩张血管活性的有机硝酸酯的药理作用，发现硝酸甘油等有机硝酸酶都能够使组织内cGMP、cAMP等第二信使的浓度升高。1977年，又发现硝酸甘油等有机硝酸酯必须代谢为NO后才能发挥扩张血管的药理作用，由此认为NO可能是一种对血流具有调节作用的信使分子，即硝酸甘油类的扩血管作用来源于其活性代谢产物NO。20世纪80年代初，Furchgott和Zawadzki等在研究血管舒张作用中发现，Ach、缓激肽和ATP的舒血管作用都具有内膜依赖性，依赖于内膜细胞的覆盖，并由一种不稳定的体液因子所介导，提示了内皮衍生舒张因子（EDRF）的存在。1986年，经过对NO和EDRF的药理学比较，发现EDRF和NO存在很多共同点，由此，Furchgott等提出EDRF就是NO的假设。到了1987年，在上述工作的基础上，Moncada等采用瀑布式淋浴去内皮细胞的血管条进行生物检验EDRF，并同时使用化学发光法直接测定NO，证实EDRF的化学本质即为NO。

20世纪80年代以来，随着哺乳动物本身能够合成NO的证实，进一步揭示了NO在巨噬细胞免疫功能中的作用，以及在神经细胞传递功能和中枢神经疾病中的作用。1988年，Garthwaite等的实验结果显示，NO可能作为一种信息传递物质在神经系统中发挥作用，引起了许多神经科学工作者对NO的极大关注。大量的研究结果表明，NO是一种新发现的气体信号分子，在心血管、免疫系统和中枢神经系统发挥着重要的作用，有关NO的药理学研究更是展示了良好的前景。

6.9.1 NO的生物学特征

Biologic feature of NO

1. NO的生物合成与代谢

哺乳动物体内的许多组织都可产生一氧化氮（nitric oxide，NO），目前已证实可以产生NO的组织或细胞主要有血管内皮细胞、血小板、巨噬细胞、中性粒细胞、神经细胞、肝细胞和肿瘤细胞。脑组织也是内源性NO的合成部位，垂体后叶，视网膜自主神经纤维，小肠肌层神经丛的神经细胞体和神经纤维，肾上腺髓质也都含有NOS。体内NO的合成通过L-Arg-NO通路，左旋精氨酸（L-arginine，L-Arg）与O_2在一氧化氮合酶（nitric oxide synthase，NOS）催化下进行双分子反应，生成NO和L-瓜氨酸（citrulline）。此反应过程可分成两步进行：首先，NOS接受还原型辅酶Ⅱ（NADPH）提供的电子使酶分子中的

FAD/FMN还原呈还原型，接下来，还原型的NOS在Ca^{2+}/CaM的协助下，与O_2反应，羟化L-Arg末端瓜氨基的氮原子而生成中间产物N^{ω}-羟基-L-Arg，并紧密结合在NOS上；第二步，羟化的L-Arg在NADPH和四氢生物蝶呤（6R-5，6，7，8-tetrahydro-biopterin，BH_4）的协助下氧化生成终产物NO和L-瓜氨酸（见图6-17）。其中，BH_4有助于L-Arg稳定地结合到酶蛋白上。

在NO的合成中有两个显著的特点：剂量依赖性和专一性。离体试验表明，NO的生成量与底物L-Arg成剂量相关的关系，并且，右旋精氨酸不能作为底物产生NO，认为NO的合成有对底物有严格的立体构象专一性。

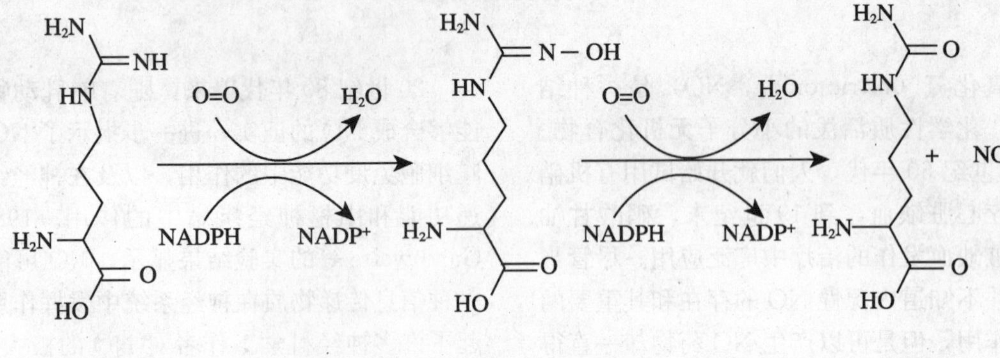

图6-17 L-精氨酸合成NO

体内的NO极不稳定，半衰期仅3～5s，可被氧自由基、血红蛋白、氢醌等迅速灭活。NO合成后很快被氧化成NO_2^-，以亚硝酸根（NO_2^-）和硝酸根（NO_3^-）的形式存在体内，而失去生物活性，此过程可能是NO灭活的生理机制。另外，分子氧可负调控NO生物合成和NO-cGMP信号系统的生物效应。

2. NO的作用机制与调节

NO分子小，半衰期短，具有独特的理化性质和生物学活性。靶细胞上NO的多少直接与NO的合成有关，而没有专门的贮存及释放调节机制。NO与Fe^{2+}亲和力高，具有水溶性和脂溶性，极易通过细胞膜，可在细胞内外自由扩散，不仅能对合成NO的自身细胞，也能对相邻细胞中的靶分子起作用，发挥细胞间或突触间的信息传递作用，称为NO的自分泌/旁分泌作用。因此，NO可被认为是1种兼具第一信使和第二信使特征的信使分子。

体内，NO发挥作用的主要机制是通过结合胞浆可溶性鸟甘酸环化酶（soluble guanylate cyclase，sGC）的血红素卟啉环中的Fe^{2+}，使GC构型改变而激活，引起cGMP的水平升高。NO-cGMP通路广泛存在于多种组织和细胞内，起着传递细胞信息和调节细胞功能的作用。在此通路中，虽然GC的基础活性不依赖于血红素的含量，但不含血红素的GC对NO呈无反应性，并且，由于亚甲蓝可将细胞内GC的Fe^{2+}氧化成Fe^{3+}而使GC失活，血红蛋白也含有Fe^{2+}能与NO结合，血红蛋白和亚甲蓝均可以阻断NO的作用，NO对sGC过度刺激，也会造成可逆性或不可逆性酶无反应性。此外，NO也可使细胞内另一个含血红素的酶-ADP核苷基转移酶发生糖基化，但上述的ADP-核糖基化的功能意义尚待进一步的研究。NO还能影响环氧酶（cyclooxygenase）的活性，通过激活环氧酶，可以使前列腺素E_2释放增加。

NO还可以介导许多不依赖于sGC和

cGMP活性的生理功能，比如说作为免疫效应分子。NO作用的其他靶分子包括氧、氧自由基、含铁蛋白、含血红素蛋白。

NO也发挥细胞毒作用，如杀伤细菌、寄生虫及肿瘤细胞等。NO的细胞毒作用主要通过几种机制进行。NO与体内的自由基，超氧阴离子（$O_2^{\cdot-}$），反应产生一种氧化性更强且稳定的自由基，过氧亚硝酸盐（$ONOO^-$），并能扩散到邻近细胞，引起强烈的细胞损伤；NO可使核酸亚硝酰化，导致DNA链断裂和损伤；NO也与一些酶分子中的铁硫中心结合，从而影响线粒体电子传递链，柠檬酸循环及DNA合成，引起一系列生化改变；NO还介导谷氨酸的细胞毒性。有研究发现，NO的这种生理和毒理双重作用取决于NO的生成量，nmol/L水平的NO主要引起细胞毒作用，而pmol/L水平或fmol/L水平的NO则主要发挥细胞信号传递作用。

体内的NO水平主要受四个因素的调控：底物L-Arg水平，NOS的活性，内源性NO消除剂（见图6-18）和NO供体，其中，以NOS的活性调节最为重要。

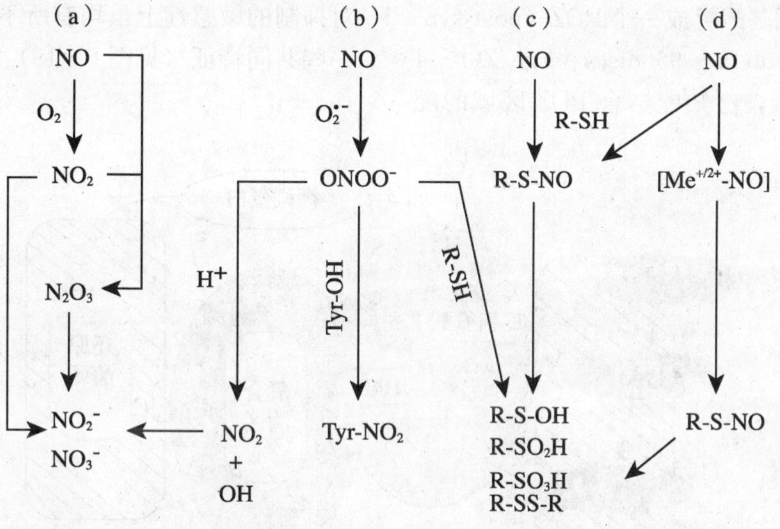

图6-18　体内NO的去路：(a) 在O_2存在下NO被氧化；(b) 在超氧化物存在下被超氧化；(c) 巯基取代；(d) 与某些活跃的金属离子反应

6.9.2　NOS的生物学特性 Biologic feature of NOS

1. NOS的结构与分布

一氧化氮合酶（nitric oxide synthase，NOS）是NO合成的关键因素，存在于体内多种组织中。NOS有多种异构体，最早根据酶的理化性质如亚细胞定位和游离钙离子浓度的调节，将其分为三种，即NOS-Ⅰ（来源于小脑）、NOS-Ⅱ（来源于巨噬细胞）和NOS-Ⅲ（来源于内皮细胞）。以后又根据其表达的调节以及精氨酸类似物对其抑制的IC_{50}值，将NOS分为原生型（或称固有型）（constitutive NOS，cNOS）和诱生型（inducible NOS，iNOS）。前者又可分为内皮型eNOS和神经型nNOS。NOS-Ⅰ和NOS-Ⅲ分别对应原生型NOS的nNOS和eNOS，NOS-Ⅱ则属于诱生型NOS。三型NOS相互之间有51%～57%的氨基酸序列同源性，其中，依赖于Ca^{2+}/CaM的NOS即nNOS和eNOS之间同源性更高，约为60%。

由此，目前认为，至少有3种基因编码NOS家族，即nNOS、eNOS、iNOS。比较3

种 NOS 结构可以发现：NOS 的羧基端 1/2 侧与细胞色素 P450 还原酶（CPR）相似，都含有 NADPH、FAD、FMN 的结合位点序列，体现在合成 NO 的反应中，还原的步骤与 P_{450} 的单氧酶反应相似。这一部分序列的同源性约 36%，在几种 NOS 异构体中相当保守；NOS 的氨基端 1/2 侧含有同样在不同 NOS 中保守的 Heme、CaM、BH_4、L－Arg 的结合位点序列，通过 CaM 的识别位点连接到羧基端部分，但这些位点的定位尚不是很明确，尤其是 BH_4 和 L－Arg。此外，比较几种 NOS 的基因序列还发现：nNOS 的羧基末端比其他 NOS 多出约 232 个氨基酸组成一个 PDZ（post synaptic density protein－95 discs large/ZO－1 homology）区域，已知能结合 PDZ 区域的配基 CAPON（carboxy－terminal PDZ ligand of nNOS）蛋白，可以调节神经元中 NO 的形成，nNOS 的氨基端还含有一个 89 个氨基酸组成的 NOS 蛋白抑制剂 PIN（protein inhibitor of NOS）的结合位点；人和牛的 eNOS 具有氨基酸十四烷基化，这在 NOS 家族中也是十分独特和少见的共翻译修饰，对于酶蛋白定位、酶对内源性底物的趋向以及对细胞信号的产生等都非常重要；除了来源于巨噬细胞的 iNOS 外，其他的 NOS 均带有 APK 的磷酸化位点。综上所述，三型 NOS 虽是由不同基因编码，在组织分布、调节机制、催化活性以及对抑制的敏感性上虽均有所不同，但还是拥有一些共同特征（见图 6－19）。

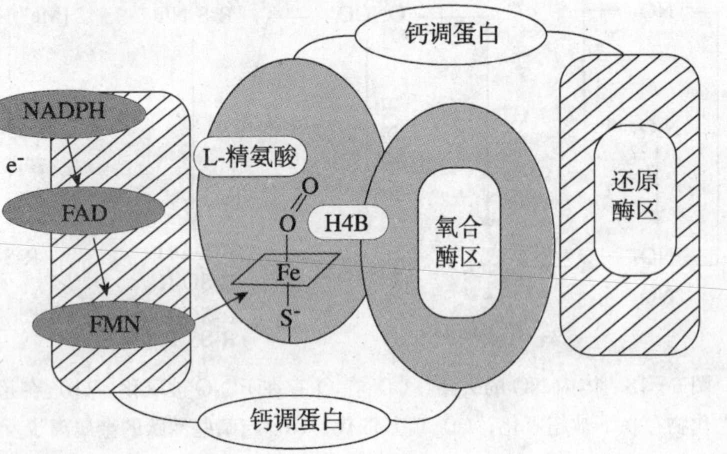

图 6－19　NOS 的理想结构

采用免疫组化技术及原位杂交方法，可以确定 NOS 的存在部位，并反映 NO 的分布。已经证实在中枢神经系统的不同脑区均有 NOS 的存在，以小脑和嗅球含量最高，髓质最低，脑皮层、海马和纹状体中也有一定的分布。在外周神经系统中，NOS 主要分布于整个胃肠道的肌间神经丛。另外，肾上腺髓质中的神经节细胞和神经纤维、视网膜视杆细胞外段、眼脉络神经纤维网和内核层的少突细胞也含有 NOS。此外，在神经系统中，NOS 还与某些神经递质或调质以共分布的形式存在。

cNOS 在正常组织中就存在，不需经诱导生成。早期认为 cNOS 的亚细胞定位是在胞浆中，但后来的分布研究表明，脑匀浆中高达 50%的 cNOS 的活性是在颗粒部分。cNOS 主要存在于内皮细胞、血小板、中枢和外周神经等细胞，在小脑、脑皮层、星形胶质细胞、肥大细胞、血液白细胞、胰岛 β 细胞、肾上腺皮质和髓质中也有大量分布。合成的 NO 具有生理意义，其作用以细胞信息传递为主，主要参与与机体内环境有关的某些快反应，如舒张平滑肌、调节神经传导和抑制血小板聚集。

iNOS的亚细胞定位于胞浆，主要分布于巨噬细胞、中性粒细胞、T淋巴细胞、枯否细胞、肝细胞、肾上皮细胞、视网膜上皮细胞、角化细胞、血管内皮细胞、肾小球细胞、脑内皮细胞、小神经胶质细胞以及肿瘤细胞、白血病细胞、胰癌细胞等。合成的NO具有病理生理意义，主要发挥细胞毒性作用，如杀伤细菌、寄生虫、肿瘤细胞以及造成组织坏死或细胞死亡。

2. NOS的表达与调节

（1）对NOS表达的调控　细胞可在多级水平上对NOS基因的表达、翻译和蛋白合成进行调节。在表达水平，cNOS通常以非活性形式存在，生理状态下，cNOS处于低表达水平，只生成少量NO，但是接受激动剂如乙酰胆碱、缓激肽、组胺、内皮素等作用后酶活性迅速增加，起效时间仅需几秒。其激活机制为激动剂与细胞上相应受体结合引起细胞内Ca^{2+}浓度升高，促进CaM和NOS结合而迅速激活，因此，cNOS的活性依赖于Ca^{2+}/CaM。某些情况下nNOA及eNOS也可经诱导合成，例如，用NGF处理PC12细胞可诱导nNOS的产生，脊髓损伤可引起脊髓背根神经节中nNOS mRNA的表达增加。对几种eNOS表达基因分析推测，在eNOS基因的5’区有AP1、AP2、核因子1、p53序列以及重金属、甾醇等调节因素和血管应切力的作用序列的存在，提示了很多因素都能影响eNOS基因的表达，而对于nNOS的表达调控，目前资料还较少。

iNOS基因在生理情况下一般不表达，只有在一些诱导剂，如免疫刺激因子等的作用下，巨噬细胞、中性粒细胞、肝细胞、血管平滑肌细胞等均可被诱导生成iNOS。但其起效时间较长，约几个小时后酶活性才可以增强。这类酶以二聚体形式发挥作用，其活性不依赖于Ca^{2+}/CaM，只需极少量的Ca^{2+}即可使之激活，因为iNOS合成时已牢固结合了CaM。在诱导剂作用下，此类酶一旦诱生，可持续合成NO，并保持最大活性，直至底物耗竭或细胞死亡。最近发现，巨噬细胞iNOS基因启动子区含有一些结合转录因子的位点，如IFN-γ反应元件、γ-活化位点、TNF反应元件及NF-κβ位点等，对这些区域的功能检测将会有助于进一步认识iNOS的其他调节机制。

在翻译水平，可对NOS进行进一步的调节，NOS的翻译后修饰如十四烷基化（myristoylation）、磷酸化（phosphorylation）、糖基化（glycosylation）等均可调节NOS的亚细胞定位。NOS的蛋白合成过程也调节酶活性。至今所发现的NOS都无跨膜氨基酸序列。

（2）对NOS活性的调节　NOS一旦表达，它的活性就受到多方面多水平的调节。在合成NO的过程中，NOS可被CaM及磷酸化调节，其产物NO也能够负反馈调节NOS。此外，NOS抑制剂也是调节的一大因素。

根据是否依赖于Ca^{2+}/CaM可以区别cNOS和iNOS。cNOS与CaM的结合依赖于Ca^{2+}浓度的升高，因此，CaM拮抗剂如卡米达佐（calmidazolium）和triflupernzine能阻止CaM的激活，抑制NO的合成，且两种化合物对eNOS的抑制作用明显高于对nNOS的作用；而对于iNOS，由于CaM和iNOS结合紧密，可以把CaM看成是iNOS的一个亚单位，并不依赖于Ca^{2+}的活化，CaM的调节特性明显区别于nNOS。

在三型NOS的结构上，都存在cAMP依赖蛋白激酶（APK）磷酸化核心序列。研究表明，APK、GPK、PKG、Ca^{2+}/CaM依赖的蛋白激酶以及磷酸化酶抑制剂Okadaic acid都能磷酸化NOS，造成NOS活性降低，但是用forskolin诱导APK水平升高时，未见NOS被磷酸化。最新的研究还证实，Akt蛋白激酶可引起eNOS的Ser1179的磷酸化反应，上调NOS活性：相反，Ca^{2+}/CaM依赖的蛋白激酶引起nNOS上的Ser849发生磷酸化，降低 NOS 活性。NOS 的磷酸化反应不仅调节酶活性，也调节酶的亚细胞分布，如磷酸化 eNOS 使其从膜结合型转换成胞浆可溶性，CaM 的拮抗剂可以阻止 eNOS 的移位。

Ca^{2+}/CaM 既能直接激活 NOS，又能通过 calcineurin 的作用，使 NOS 发生脱磷酸化反应，升高酶活性。因此，免疫抑制剂 FK506 和 cyclosporin A 可拮抗 calcineurin 的活性而抑制 NOS 的脱磷酸化，Ca^{2+}/CaM 蛋白激酶激活也能反馈抑制 NOS 活性，这可能构成了对 NOS 活性调节的磷酸化和脱磷酸化的调节机制。此外，试验表明，在体内只有 PKC 才能使 nNOS 磷酸化降低 NOS 活性，提示激动剂在升高 Ca^{2+} 浓度的同时也可通过 DAG 激活 PKC 而抑制 NOS 活性，说明 NOS 的磷酸化反应可能是终止 NO 合成的信号。

反应生成的 NO 能够作用于 NOS，参与介导 NOS 活性的负反馈调节作用。NO 的供体 SNAP、SNP 和 GTN 同样能有效地抑制酶活性，但与 NO 相比，所需要的浓度则较高。机制研究表明，NO 结合 NOS 中含铁血红素的铁，形成稳定的血红素-NO 复合体，阻断它作为电子受体的作用，降低 NOS 的活性。反应底物 L-Arg 和参加反应的 BH_4 也能影响酶活性，BH_4 可以促进 NOS 二聚体的形成，增加二聚体的稳定性；防止 NOS 进入失活状态或自身无活性状态；促进 NADPH 氧化耦联到 NO 合成，抑制超氧化物形成；以及在酶催化活性中起氧化还原反应的作用。

NOS 抑制剂作为一类调节 NOS 活性的物质，可以分为功能性抑制剂和诱导性抑制剂，具体内容在下文中会有详细介绍。

6.9.3 NO 的生物学作用 Biologic action of NO

NO 作为一种新型的气体信号分子，参与机体内多种重要的生理功能（见表 6-13）。NO 能够抗血小板聚集，抑制血管平滑肌增生、调节血管张力、稳定血液循环容积、介导细胞免疫和细胞毒作用，可以调节心血管系统、免疫系统和神经系统等的功能。

表 6-13 NO 的效应及靶部位

	生物学效应	靶部位
细胞质	升高 cGMP、扩张血管、抑制血小板聚集、神经传导	可溶性鸟甘酸环化酶
	俘获 NO、转运 NO 至微循环	血红蛋白
	抑制酶活性	铁硫蛋白
	细胞毒性	乌头酸酶
		NADH：泛醌氧化还原酶
	抑制 DNA 合成	核糖核苷酸还原酶
	增加活性	环氧化酶
	抑制	NOS
	去除过氧化物、合成过氧硝酸根离子	超氧阴离子
细胞核	激活	NF-κβ 和 Ap-1
	诱发突变、凋亡	DNA
细胞外	NO 活性的转运及延长	白蛋白
	激活	纤维蛋白溶酶原

在心血管系统，基础水平的NO参与心、脑、肺、胃肠道及肾的血流调节，具有重要的生理功能。NO是重要的内源性舒张因子，许多扩血管物质如Ach、缓激肽等的作用都是通过内皮细胞产生的NO所致。NO通过对血管平滑肌的舒张作用，改变血管基础张力，从而调节局部组织的血流和血压。以前人们认为控制血压的信号以缩血管因素为主，目前则认为主要是舒血管因素。

nNOS、eNOS和iNOS三型NOS在心血管系统中都有很重要的生理功能和病理意义（见表6-14）。

表6-14 NOS分型及作用

NOS分型	作用
nNOS（NOS-Ⅰ）	参与维持正常血压的生理性调节，维持脑血流正常，防止神经损伤。在脑血管损伤的神经退行性病变中起关键作用
eNOS（NOS-Ⅲ）	维持血管内环境稳定，舒张血管平滑肌，防止血小板聚集和白细胞黏附，阻止血管平滑肌增生
iNOS（NOS-Ⅱ）	在脑血管损伤的神经退行性病变中起关键作用

临床上，NO在心血管系统疾病如心肌缺血、冠脉痉挛、高血压、动脉粥样硬化等的发病中意义重大：NO不仅引起血管平滑肌舒张，而且对心肌细胞产生负性变时和负性变力效应；NO也参与血液凝固的调节，无论是由血管内皮细胞还是中性粒细胞释放的NO，均可使血小板黏附到血管内皮，抑制血小板聚集，并可翻转富含血小板血浆中的血小板聚集反应。此外，由于内皮细胞功能紊乱和内皮细胞介导的血管舒张功能障碍，NO与高胆固醇血症和糖尿病的发病机制也密切相关。

在神经系统，NO对神经系统具有保护和损伤的双重作用。现在已知，NO广泛存在于中枢和外周神经系统中，作为神经系统中独特的生物信使分子和效应因子，参与调节脑内许多生理功能和病理生理过程。NO是一种不典型的神经递质，它不贮存于突触囊泡中，而是以扩散的方式到达靶细胞，并且，不像典型的神经递质那样作用于细胞表面受体。

NO能调节神经递质释放，但其促进神经递质释放的确切机制尚不清楚，可能与激活GC、引起突触小泡蛋白磷酸化有关。在外周神经系统中，作为自主神经系统的神经递质，NO对消化、生殖、循环、呼吸系统的自主神经功能起重要的调节作用。NO还介导NANC神经元引起的大脑动脉舒张，调节脑血流，介导嗅觉、视觉及痛觉的神经传入，并可能与吗啡耐受有关。此外，由于NOS也存在于肾上腺髓质和皮质中，所以NO可能在肾上腺激素的合成和分泌中起一定的调节作用。

NO参与神经发育和基因表达的调控，并可能作为一种逆行信使物质，介导海马的长时程增强（long-term potentiation，LTP）和小脑的长时程抑制（long-term depression，LTD)，是小脑进行学习记忆相关活动的细胞机制。

正常含量时NO介导神经突触信息传递，但当其大量产生时，则具有神经毒性，与许多神经系统疾病有关，如Alzheimer病、Huntington病和AIDS等。对于NO的神经毒性，富含NOS的神经元具有较为独特的反应，当它们大量释放NO时可杀死非NOS神经元，但自身却能抵抗NMDA毒性，不受NO的毒性影响。这种含NOS的神经元能防止NO毒性可能与维持NOS活性的Ca^{2+}浓度对NO的抑制、富含锰SOD，抑制局部毒物以及神经元NOS的胞内移位有关。

在免疫系统，NO具有十分重要的免疫功能，它既有细胞保护作用，亦有细胞毒效应，参与感染性疾病、肿瘤和自身免疫性疾病等多种疾病发生发展的病理过程。NO的免疫功能主要有抗微生物作用、抗肿瘤作用、组织损伤作用、抗炎症作用和免疫抑制作用、调节细胞因子和化学因子的产物和功能以及T辅助细胞的失活。

NO细胞毒作用构成了机体“非特异宿主防御反应”的组成部分，发挥着抗微生物和抗肿瘤作用。最新的研究表明，NO可阻止病毒的复制，同时也在自身免疫性疾病中损伤正常的宿主细胞。枯否细胞可在IFN或LPS的诱导下合成NO，激活的枯否可诱导肝细胞产生NO；LPS在体内亦可诱导肝细胞产生NO，L-NMNA对此有明显的抑制作用。

除细胞毒作用外，NO还能在免疫细胞间发挥信号传递作用。研究显示，通过NO，巨噬细胞可下调淋巴细胞的免疫应答，抑制T淋巴细胞的增殖。此外，由于NO具有细胞内或细胞间信息分子的功能，可以防止发生过强过久的免疫反应，可能与器官移植的排斥有关。近期研究还表明，在某些感染性疾病的发病过程中，可以检测到iNOS。此外，nNOS和eNOS也参与介导某些重要的免疫过程如细胞凋亡、细胞黏附、自身免疫反应和抗微生物反应。

6.9.4 与NO或NOS相关的药物 NO or NOS related drugs

1. NOS抑制剂类药物

NOS有两种重要的抑制剂，分别为L-Arg类似物和黄素蛋白结合物。L-Arg是NOS反应的底物，其类似物可与L-Arg竞争性结合NOS，抑制酶活性，这种抑制作用是可逆的，增加底物L-Arg能够逆转其与NOS的结合，恢复酶活性。各种L-Arg衍生物对于cNOS和iNOS有选择性，抑制强度也不同。黄素蛋白结合物如二亚苯基碘及其同系物是NOS的共修饰物，其抑制作用可被高浓度的FAD、FMN、NADPH所阻断。但当二亚苯基碘的浓度高于抑制NOS作用所需浓度的10～100倍时，还可以抑制其他一些黄素酶，因此，不宜作为治疗药物。血红素结合剂CO也是一类NOS抑制剂，CO能够非竞争性地与NOS的血红素基因结合而抑制酶活性。此外，NOS的抑制剂还有CaM结合物、四氢生物蝶呤和诱导性抑制剂。在目前所发现的所有NOS抑制剂中，只有CaM结合物对cNOS的阻断作用可能是特异性的，但它对iNOS没有明显作用，且由于CaM功能多样，限制了这类抑制剂在临床上的应用。

目前人们正致力于选择性NOS抑制剂的研究，即对cNOS和iNOS选择性抑制，既抑制iNOS的活性，达到治病的效果，又不影响cNOS的活性，以保证NOS的正常生理功能（见表6-15）。

2. NO供体药物

内源性NO是在维持机体多个系统的生理功能中起重要作用，已知体内NO生成不足或NO信号传导通路发生异常与多种疾病的形成和发展密切相关，许多慢性疾病也会造成内源性NO的生成减少。因此，研究如何补充体内NO不足以及恢复正常的NO信号传导，就成为研究NO类药物的一条重要通路。这一类药物，被称为NO供体（NO-donor）药物。

NO供体是指那些在生理条件下能在体内释放NO的化合物。NO供体有多种结构类型，其中较为重要的有硝酸和亚硝酸的有机酯、亚硝基硫醇、偶氮鎓二醇盐、噁三唑-5-亚胺等，也有人将合成NO的底物L-Arg归为NO供体。NO供体药物是一类合成药物，它们以已知药物或活性化合物的结构为母核，与NO供体通过各种连接基团结合而成。NO供体型药物在体内经相关酶或非酶作用释放原药和NO，其疗效一般优于原药，且不良反应显著小于原药。

表 6-15 NOS 抑制剂

分类	cNOS 抑制剂	iNOS 抑制剂
功能性抑制剂（inhibitors of action）		
底物类似物（substrate analogs）	N-nitro-L-arginine（L-NNA） N-iminoethyl-ornithine N^{ω}-methyl-L-arginine（L-NMMA） N-amino-L-arginine N^{ω}-nitro-L-arginine methyl ester（L-NAME）	N^{ω}-nitro-L-arginine N^{ω}-methyl-arginine N^{ω}-amino-L-arginine
黄素蛋白结合物（flavoproteinbinders）	diphenylene iodonium	iodonium diphenyl di-2-thienyl iodoium
CaM 结合物（CaM binders）	calcineurin trifluroperazin N-（4-aminobutyl）-5-chloro-2-naphthalenesulfonamide	
血红素结合物（heme bindera）	CO	
四氢生物蝶呤消耗剂（depleter of tetra-hydro-bi-opterin）		2，4-diamino-6-hydroxypyri-midine
诱导性抑制剂（inhibitors of induction）		皮质类激素类 TGF-β-1，2，3 IL-4，IL-8，IL-10 EGF，PDGF 孕酮（progeterone）

现今，NO 供体药物受到了广泛关注和大力研究。有关 NO 供体的研究主要集中在新型 NO 供体的发现、NO 供体新的应用、NO 供体与已知药物的杂化、NO 供体释放系统的设计和具有靶向形的 NO 供体的研发。在研发心血管类疾病，如高血压、冠状动脉疾病、心力衰竭等治疗药物，肿瘤药物等方面，可以充分发挥 NO 供体药物的靶向设计性，以达到减少药物的副作用，保护机体正常的组织和器官的目的。

迄今为止，已有数百个新型 NO 供体被研发用于各种生物学研究。在新的 NO 供体药物中，已有1个于2005年7月在美国上市，商品名为Bidil，用于治疗心力衰竭。

（1）含硝酸和亚硝酸的有机酯　硝酸酯类（nitrate esters）类药物发现较早，主要包括硝酸甘油（glyceryl trinitrate，GTN）、戊四硝酯（pentaerithrityl tetranitrate，PETN）、硝酸异山梨酯（isosorbide dinitrate）和单硝酸异山梨酯（isosorbide mononitrate）等，均为临床常用的抗心绞痛药物，其防治心绞痛的作用基础是对血管平滑肌的直接松弛作用。硝酸酯类药物经肝脏代谢后，在血管平滑肌内释放NO，促进cGMP的合成，同时抑制细胞Ca^{2+}内流，降低细胞膜K^+通道的活性，从而使血管平滑肌松弛而产生抗心绞痛作用。

硝普钠（Sodium nitroprusside，SNP）是一种无机亚硝酸盐，临床作为降压药，其降压机制是通过释放NO，激活鸟苷酸环化酶，增加血管平滑肌细胞内cGMP水平，从而扩张血管，降低血压，一般在给予SNP后30秒内即可起效，2分钟内就获得最大降压效应。与其他NO供体不同的是，SNP的这一作用不具有cGMP依赖性。

（2）亚硝胺类（nitrosoamine）　本类药物为含硝基或亚硝基的胺类化合物，包括斯得酮亚胺（sydnonimine，SIN）和亚硝基联胺类（nitroso－hydrazine）。与其他NO供体相比，该类药物稳定性较强，部分品种已可以作为临床药物使用。

斯得酮亚胺是一类含有亚胺结构的过氧化硝基化合物，由于其在体内代谢过程中，可产生NO和$O_2^{\cdot -}$，有人将其称为ONOO－供体。目前研究比较多的有吗多明（molsidomine）和3－吗啉－斯得酮亚胺（3－morpholinosydnonimine，SIN－1）两种。吗多明已作为新型临床用药使用，主要用于稳定型心绞痛和急性心肌梗死患者的治疗。其作用机制是扩张容量血管、降低心脏前负荷、扩张阻力血管而降低心脏后负荷，从而降低心肌耗氧量；也能扩张冠状动脉，促进侧支循环开放，增加缺血区的血液供应。SIN－1是吗多明的酶代谢产物，尚未进入临床。

亚硝基联胺类（nitroso－hydrazine）是一类联胺结构上的H原子被亚硝基和其他集团取代后所形成的化合物。目前发现的主要有2，2－diethyl－1－nitroso－oxyhydrazine、3－(2－hydroxy－1－methylethyl－2－nitrosohydrazino)－N－methyl－1－propanamine（NOC7）、1－diethyl－2－hydroxy－2－nitroso－hydrazine等。其中，研究发现，1－diethyl－2－hydroxy－2－nitroso－hydrazine可在有氧状态下可形成N_2O_3和N_2O_4等硝基化反应因子，抑制GC的活性，而NOC7对胃肠道吸收功能具有明显的促进作用。

（3）亚硝基硫醇类（nitrosothiols）　本类药物是由亚硝基取代某些化合物上的巯基（－SH）H原子后形成的。亚硝基硫醇类化合物在体内可被迅速分解释放出NO，起到松弛血管平滑肌，降低血压的效果。目前对这类化合物的研究较多，新的品种不断涌现，但由于稳定性较差，形成制剂有一定难度，因此多用于实验室研究。

S－亚硝基半胱氨酸（S－nitrosocysteine，CysNO）和S－亚硝基乙酰半胱氨酸（S－nitroso－N－acetylcysteine，S－NO－NAC）具有抑制中性粒细胞在血管内壁的黏附、抑制平滑肌增生、抑制LDL氧化等作用，提示其可用于预防动脉粥样硬化和缺血再灌注损伤等疾病的治疗；S－亚硝基谷胱甘肽（S－nitrosoglutathione，GSNO）和SNAP的类似物S－亚硝基－N－戊酰基－D－青霉胺（S－nitroso－N－valeryl－D－penicillamine，D－SNVP）能在不影响血压变化的浓度下产生抑制血小板聚集的作用，具有明显的扩血管作用，可用于治疗某些血栓性疾病，有望发展成为抗高血压和治疗冠心病的临床用药；S－亚硝基卡托普利（S－nitrosocaptopril，CapNO）又称斯诺普利，是在带巯基的血管紧张素转换酶抑制剂卡托普利的基础上改造的一种新型NO供体，不仅可以在体内代谢产生NO，也能与卡托普利协同发挥扩张血管，抑制血小板聚集的作用，已作为新一代抗高血压药应用于临床；RIG200［N-（S-nitroso-N-acetylpenicillamine）-2-amino-2-deoxy-1，3，4，6，tetra-O-acetyl-beta-D-glucopyranose］与D-SNVP一样对硝酸甘油耐受的血管仍有扩血管作用。

（4）偶氮鎓二醇盐　本类药物又称NO-NO亲核复合体（NONOate），它不含硝基或亚硝基，N原子和O原子以不饱和键方式存在，在体内可转化为2分子NO，从而发挥扩张血管和抑制血小板聚集的作用。目前研究的主要有Spermine NONOate（SPNO）、Diethylamine NONOate（DEA NONOate）、DETA-NONOate（diethylenetriamine-nitric oxide）、PAPA-NONOate和MAHMA NONOate。

最近，美国国家肿瘤研究所（NCI）合成了偶氮鎓二醇盐JS-K。JS-K可在谷胱甘肽（GSH）和谷胱甘肽-S-转移酶（GST）作用下释放定量的NO，在杀灭癌细胞的同时不伤害正常细胞。研究表明，JS-K不仅抑制肿瘤的生长，而且还增加了其他抗癌药如砷酸钠和顺铂在肿瘤细胞内的积累，增强它们的细胞毒性，降低肿瘤细胞对它们的耐药性。因此，JS-K已作为抗肿瘤药，被NCI列入快速研发计划。

（5）其他　噁三唑-5-亚胺类药物的研究开始较晚，3-环已基-1，2，3，4-噁三唑-5-亚胺盐酸盐是第一个报道的此类化合物。在心血管系统，此类化合物可以用于降低血压，但并不产生耐受性，具有较好的抗血小板、溶纤维蛋白、溶血栓和舒张支气管等活性。

NO-非甾体抗炎药（nitric oxide releasing nonsteroidal anti-inflammatory drugs，NO-NSAIDS）是在传统非甾体抗炎药化学结构的基础上连接NO供体，从而减轻传统非甾体抗炎药的胃肠道副作用，是目前的研究热点。已改造成功的有NO-氟比洛芬（NO-Flurbiprofen）、NO-酮洛芬（NO-Ketoprofen）、NO-舒洛芬（NO-Suprofen）、NO-吲哚布芬（NO-Indobufen）、NO-依托度酸（NO Etodolac）、NO-阿司匹林（NO-Aspirin）等。

随着人们对NO供体药物的研究兴趣越来越高，新型的NO供体不断涌现，如SPM-5185、SP/W-5186、NCX-4016、NOC-7、NOC-18、OXINO、V-PYRRO/NO、FK409等。多数NO供体目前尚处于研究阶段，也有部分进入了临床试验，还有的已成为临床治疗药物，相信将来会有更多NO供体型新药问世。

3. 其他药物　机体内存在几种内源性的NO自由基消除剂，能与之反应生成稳定化合物，如血红蛋白、L-半胱氨酸、氧自由基等。目前，人们正致力于人工合成NO消除剂，以清除体内过量的NO，治疗因NO过量而引起的疾病。

此外，L-Arg是合成NO的底物，它虽然对基础水平的cGMP无明显作用，但可有效地抑制由胶原、花生四烯酸和ADP等诱导的血小板聚集，并使血小板内cGMP水平进一步升高，并可松弛离体血管平滑肌，在临床上用于防治多种心血管疾病。

综上所述，NO在机体的病理生理过程中具有广泛而重要的作用，其作用复杂多样，表现出生理性、病理性、药理性及毒性效应，具有广泛的应用前景。特异性NOS抑制剂、NO消除剂，特别是NO供体型药物，将有可能为一些慢性或危重症疾病提供新的治疗手段，带来新的希望。同时，由于NO在机体功能中呈现出双刃剑的作用特点，既有药理效应也有毒性作用，所以在临床上应用NO类药物时，需持谨慎态度。

NO与我们的健康息息相关。因此，我们应努力帮助体内形成足量的NO。例如有氧运动可以刺激内皮细胞产生 NO；饮食调养，补充天然的精氨酸，肉类、牛乳、鱼、坚果、家禽、蔬菜和谷类等含有天然的精氨酸。

本节主要参考文献

1. 邹冈主编. 基础神经药理学. 北京：科学出版社，1999. 5，345-359
2. 刘景生主编. 细胞信息与调控. 北京：中国协和医科大学，2003. 11，339-367
3. Li H Y，Poulos T L. Structure-function studies on nitric oxide synthases. J of Inor Biochem，2005，99：293-305
4. Bogdan C. Nitric oxide and the regulation of gene expression. TRENDS in Cell Biol，2001，11（2）：66-75
5. Sagami I，Sato Y，Noguchi T，et al. Electron transfer in nitric-oxide synthase. Coord Chem Rev，2002，226：179-186
6. Guix F X，Uribesalgo I，Coma M，et al. The physiology and pathophysiology of nitric oxide in the brain. Progre in Neurob，2005，76：126-152

（张敏　梁建辉）

6.10 其他活性肽 （肌酸、神经节苷脂、来普汀、褪黑激素、牛黄酸）

Other active peptides (creatine，gangliosides，leptin，melatonin，taurine)

6.10.1 肌酸 Creatine

肌酸（creatine，肌肉素，creatin，creatina，creatile）分子式 $C_4H_7N_3O$，分子量 131.1。常用其磷酸盐（分子量 211.1）。

【来源及生理作用】 肌酸是一种内源性氨基酸，在肌肉中以肌酸和磷酸肌酸的形式存在。主要生理功能是作为能量贮存（见图 6-20），肌酸结合 ATP 生成磷酸肌酸，需要时放出 ATP 后有又会变为肌酸。但肌肉中储备的磷酸肌酸数量有限，剧烈运动 10 几秒钟就会耗尽。补充肌酸会明显提高运动成绩。用离体骨骼肌细胞进行试验，加入 0.5mmol/L 的肌酸 48h 后，磷酸肌酸的含量增加 5.1 倍，CO_2产生增加 40%，而乳酸产生则降低 42%。说明补充肌酸能量储备增加，有氧代谢增强。肌酸对神经系统的发育有影响，用人胎儿脊髓体外培养，培养液中加用 5mmol/L 的肌酸，培养 1 周，结果发现总神经元密度不变的情况下，GABA 免疫反应阳性神经元密度增加 40%左右。20 名男性青年志愿者随机、双盲和对照设计，试验前 7 天服用肌酸组，每人每次 5g，每天 4 次，另一组受试者服用安慰剂。受试期间禁止食用鱼、肉等含有肌酸的食物。试验是在剥夺睡眠情况下外加中度运动，记录情绪、复杂运动能力、平衡、记忆和唾液中可的松含量等。结果发现服用肌酸组，在完成复杂运动和平衡能力方面，明显优于安慰剂组。

【临床应用】 运动员服用，提高运动成绩。早期曾试用于治疗心脏病心衰和运动神经元有关的疾病。也作为代谢障碍时营养添加剂使用。

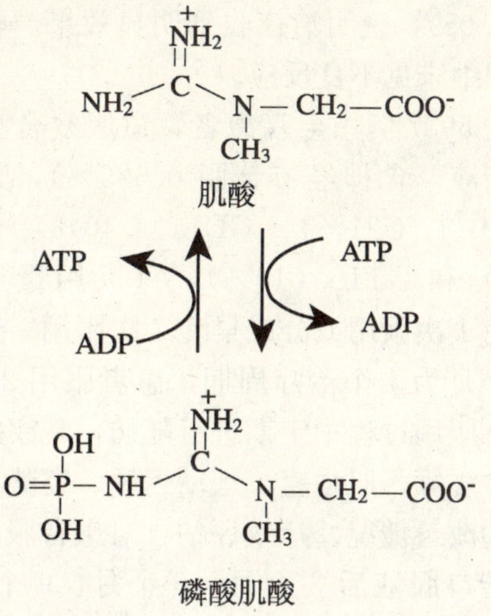

图 6-20 肌酸的能量贮存功能

【制剂及用法】 片剂或胶囊剂，每片（胶囊）1g，每次3～5g，每天3～4次。

6.10.2 神经节苷脂 Ganglioside

神经节苷脂（gangliosides,）是一类含有唾液酸的糖神经鞘脂，是哺乳动物细胞膜组成成分，尤其中枢神经系统含量最为丰富，占脑细胞膜总磷质的6%。最早是德国科学家Ernst Klenk在1942年从脑神经节细胞提取出来的。根据含有唾液酸数目和连接部位不同，可以进行分类，如含有1个唾液酸的叫GM，含2个唾液酸的叫GD，含3个唾液酸的叫GT，含4个唾液酸的叫GQ等，每一种又再分为亚型如GM1、GD1a、GD1b、GT1b等，数目多达近百种。高等哺乳动物神经节中80%～90%的神经节苷脂是GM1、GD1a、GD1b、GT1b，所以这4种常作为复合型神经节苷脂，用于治疗周围神经病变。外源性给予的神经节苷脂，只有GM1（见图6-21）容易透过血脑屏障，用于治疗中枢神经系统疾病。以下重点介绍GM1。

单唾液酸4己糖神经节苷脂（monosialotetrahexosyl ganglioside，施捷因，GM1）分子式 $C_{73}H_{131}N_3O_{31}$，为无色或淡黄色溶液。

【生理作用】 神经节苷脂既然是细胞膜的组成成分，很自然会想到它与离子通道、Na^+-K^+-ATP ase、Ca^{2+}-Mg^{2+}-ATP ase、受体、神经突触功能及可塑性等的关系。

突出可塑性可以表现为，当突出前神经元经受高频电刺激后，突出后神经元会表现出对单个刺激的反应增强-长时程增强（long-term potentiation，LTP）或反应抑制-长时抑制（long-term depression，LTD）两类突触可塑性变化，这对于学习和记忆非常重要。

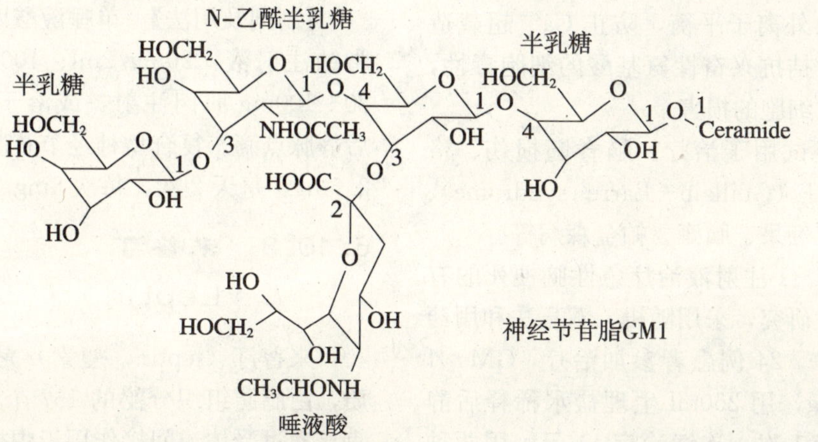

图 6-21 神经节苷脂 GM_1 的化学结构：半乳糖-N-乙酰半乳糖胺-半乳糖（N-乙酰神经氨酸）-葡萄糖

大量研究已经证实，铅中毒明显影响神经系统发育，使学习记忆能力降低。研究用大鼠，出生时给母鼠饮用含 0.2% 醋酸铅（lead acetate）水，21 天断奶后幼鼠继续饮用含醋酸铅的水，出生 60 天分成 2 组，1 组每天腹腔注射 1 次神经节苷脂（2 mg/kg），共 10 天；另一组给生理盐水作为对照。出生 70 天后进行电生理试验，因为海马是脑内与学习记忆关系最为密切的区域，高频刺激突触前神经纤维，然后测定海马齿状回神经元的 LTP。结果显示慢性铅暴露，严重损坏海马神经元 LTP 的形成，而给与 10 天神经节苷脂，可使 LTP 功能明显恢复。

现代医学研究表明，神经节苷脂在人脑中有着重要作用。一方面它可以通过帮助生长树突来修补脑神经细胞损伤，维护大脑神经网络健全和功能的正常运转；另一方面神经节苷脂可以通过对大脑离子通道进行有效调控，保障神经网络的信息传递，起到信息因子的作用。

【体内过程】 外源性给予 GM1 可以透过血脑屏障，2h 后脑脊液中浓度达到高峰，$t_{1/2}$ 4～8h，肝脏代谢，肾脏排泄。

【药理与应用】神经节苷脂具有神经保护、促进神经元修复、促进神经元再生和促进轴索及突触的形成。通过维持细胞膜上的 Na^{+}-K^{+}-ATP ase 和 Ca^{2+}-Mg^{2+}-ATP ase 活性，维持细胞膜内外离子平衡，防止 Ca^{2+} 超载造成细胞损害，拮抗兴奋性氨基酸的细胞毒性，减轻自由基对细胞的损害。

临床已经试用于治疗：脑脊髓损伤、格林-巴利综合征（Guillain - Barre' syndrome）、脑中风、老年痴呆、脑瘫、帕金森病等。

一项 GM - 1 注射液治疗急性脑梗死的有效性和安全性研究，采用随机、双盲法和用药前后对照方法，24 例患者参加治疗，GM - 1 注射液 100mg，用 250ml 生理盐水稀释后静脉滴注，每天 1 次，连续治疗 14 天。用两种评分法（NIHSS 评分和 BI 指数评分）进行治疗前后功能比较，结果均有显著性差异（$P<0.05$），说明治疗收到明显效果。整个试验过程中未见不良反应。

共 5937 例帕金森患者，口服复合型神经节苷脂液（含神经节苷脂 0.025%），其中含 GM - 1（21%）、GD1a（40%）、GD1b（16%）和 GT1b（19%），每天用量 10mg，临睡前 1 次服用或分成早晚 2 次服用。连续服用 3 个月为 1 个治疗周期，患者服用 2～4 个周期。服用过程中定期进行随访，观察帕金森患者在震颤、肌强直、运动迟缓、姿势异常等方面的改善情况。疗效评估：对患者服用神经节苷脂口服液后 3 个月、6 个月、9 个月、1 年的病情改善情况进行纪录和分析。显效标准为震颤和肌强直消失，姿势异常消失，减少甚至停用其他抗帕金森病药物。结果 1～3 个月显效患者 669 人，4～6 个月显效患者 941 人，7～12 个月显效患者 1713 人。按照有效率计算约为 56%。结论是神经节苷脂复合型口服液，对半数以上帕金森病患者具有减轻震颤和肌肉强直，改善动作迟缓和姿势异常，提高生活质量，长期治疗效果明显，无明显不良反应。

【不良反应】 少数人用药后出现皮疹样反应，应该立即停药。遗传性糖脂代谢异常（神经节苷脂异常聚集）者，如家族性黑蒙性痴呆和视网膜病变患者禁用。

【制剂及用法】 单唾液酸四己糖神经节苷脂钠注射液：20mg/2ml、100mg/5ml。每天 20～100mg 肌肉注射，或溶于生理盐水稀释后静脉点滴。复合型神经节苷脂口服液：每支 2.5mg，每天 2 次，每次 5mg。

6.10.3 来普汀

Leptin

来普汀（leptin，瘦素）是一种内源性物质，由脂肪组织分泌的 167 个氨基酸的多肽，直接通过受体或间接作用于中枢神经系统。减少食物摄取，增加能量消耗，影响神经内分泌激素功能，影响糖和脂肪代谢。因为具有减肥作用使人消瘦，所以称作“瘦素”。

【生理作用】 来普汀作用于下丘脑，可能主要是生理水平时控制食物的摄入量，如研究发现在几乎没有多余脂肪的正常动物，血浆中来普汀水平低于 5ng/ml，此时脑脊液浓度与外周血浆中浓度相关，主要作用于下丘脑发挥作用。但是肥胖动物，来普汀血浆水平持续性高于 15ng/ml 时，脑脊液中来普汀水平并没有随之增加，或者在功能上未见更明显抑制摄食。在这种催肥的动物，来普汀主要在外周起作用，通过加速脂肪酸 β-氧化来起到抗肥胖作用。

【药理作用】 来普汀是肥胖基因表达的产物，有抑制食欲、促进能量消耗的生理作用。来普汀水平的变化在临床上可作为早期高脂血症、脂肪肝等脂肪代谢率紊乱的判断指标。研究表明，循环中来普汀水平与体重指数(BMI)、年龄、性别、性激素及胰岛素内分泌等因素有关，特别是与 BMI 显著相关，提示多数肥胖个体存在来普汀抵抗。部分来普汀相对缺乏的肥胖者，将有可能成为来普汀治疗的对象。来普汀的发现和应用，使肥胖症及 2 型糖尿病等相关疾病的研究进入了一个新阶段。

来普汀的产生和调节有广泛而复杂的生理机制，国内外针对来普汀的研究涉及各个领域，这将对于揭示肥胖、糖尿病、高血压、肾衰竭、骨质疏松、多囊卵巢综合征、妊娠肥胖、胃肿瘤等疾病与来普汀基因多态性的关系，具有重要意义。

目前，来普汀正处于研究阶段，未见有价值的临床治疗报道。

6.10.4 褪黑激素

Melatonine

褪黑激素（melatonine，褪黑素，美乐托宁，melatol，melapure，transzone）是感受光的变化，由松果体分泌的激素。化学结构为 N-乙酰基-5-甲氧基色胺，分子式 $C_{13}H_{16}N_2O_2$，分子量 232.3。

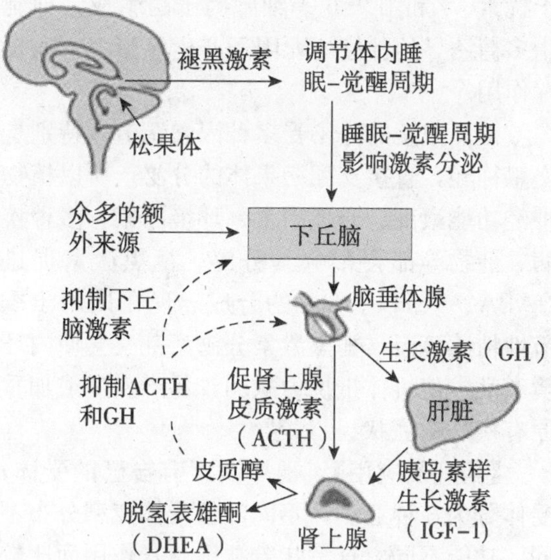

图 6-22 褪黑激素调节睡眠-觉醒和内分泌系统

【生理与病理生理】 褪黑激素是松果体正常环境时夜间分泌的激素。分泌的内在节律由视交叉上核（suprachiasmatic nuclei）控制，反映机体适应昼夜节律的变化。光的强弱可以调节褪黑激素的合成和分泌。通过反复测量血液中的褪黑激素浓度，或测定尿中氧化褪黑激素的硫酸结合物含量，就可以确定其分泌的节律。有实验证明除松果体外其他组织，如眼睛也可以合成褪黑激素（见图 6-22)。褪黑激素的主要生理功能是适应黑夜的长度，将光和暗的周期变化信号传达给机体。这种节律变化也反映机体对季节的变化，因为不同季节光照时间的长短不同。在人，这是调节睡眠和觉醒的内源性物质。通过作用于下丘脑的褪黑激素受体，进而调节内分泌和免疫功能。在动物界，季节对于繁殖影响很大，这是应为光照时间增加，褪黑激素分泌减少，对于性激素分泌抑制作用减弱。温热带的人口增长高于寒带生活的居民，可能也与日照时间的长短有关。随着研究的深入，发现褪黑激素在调整时差、改善睡眠、延缓衰老、稳定生物节律、清除自由基、通过调节淋巴细胞分泌的细胞因子而作用于免疫系统，能上调培养的人单核细胞IL-2、干扰素-γ和IL-6等细胞因子的生成，抑制脂多糖诱导的肿瘤坏死因子产生等诸多方面发挥作用。

褪黑激素的分泌受多种因素调节，特别是交感神经，直接支配松果体的分泌，所以植物神经功能紊乱、心理因素、环境因素、多种疾病、药物等都会影响其分泌。褪黑激素促进GABA、5-HT、DA的合成。现在试用于季节性情感障碍。褪黑激素分泌紊乱又会使内环境紊乱，使机体抵抗力减弱，易患疾病或加重原有疾病的症状。

【药理及应用】 褪黑激素有自己的受体，受体分为3种亚型，不同部位受体亚型分布不同、功能不同，这意味着褪黑激素作用面比较广泛，随着用药剂量不同，临床试用于治疗或辅助治疗多种疾病。

褪黑激素受体 哺乳动物3类褪黑激素受体为MT1、MT2、MT3。其中MT1和MT2属于7次跨膜G蛋白耦联受体家族成员（members of the 7-transmembrane G protein-coupled receptor family，GPCR）。MT1受体有350个氨基酸，分子量大约39 kDa，受体基因的染色体定位在4q3 5-1，受体的N端有2个潜在糖基化位点；MT2受体有362个氨基酸，分子量大约40 kDa，受体基因的染色体定位在11q21-22，与MT1受体基因有60%的同源性，N端只有1个潜在糖基化位点。MT3受体是酶-醌还原酶2（QR2），可能与褪黑激素的抗氧化作用和解毒作用（detoxification）有关，至今关于此受体的结构、功能、基因定位等尚处于探索中。

褪黑激素受体功能 MT1分布于视觉中枢，也分布于眼球结构（见图6-23）。分布于视交叉上核和结节部（pars tuberalis）的受体，与调节昼夜节律和生殖功能有关系。MT2在视网膜和功能与视网膜功能有关的脑区。褪黑激素与光刺激关系密切，而视觉系统是光信号感受器官，在眼睛各组成部位，分布着不同褪黑激素受体的亚型，共同参与眼睛的生长、发育、房水生成等功能。

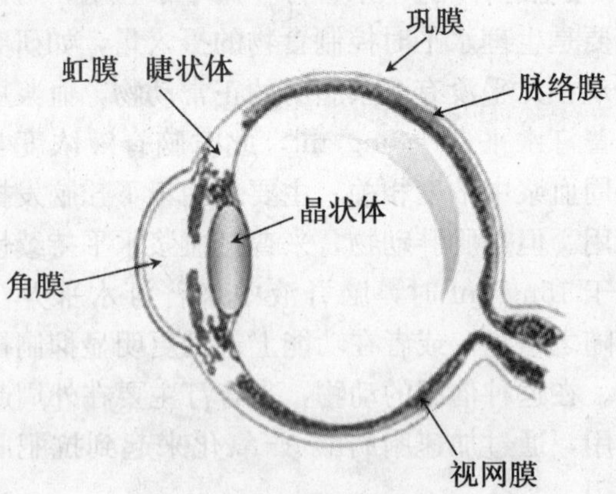

图6-23 人眼睛不同结构褪黑激素受体的分布

临床应用 除了常用于治疗失眠和时差综合征外，褪黑激素也试用于治疗阿尔茨海默症，抑郁症，应激环境，强烈暴露在电磁环境，肿瘤等。

褪黑激素不良反应少见，即使用到常规剂量的几十倍也没有明显不良反应发生。但有报道，在儿童可以诱发惊厥，使惊厥发作阈降低，停药后恢复。

【制剂及用法】 制剂 胶囊，每粒1mg，3mg，5mg，6mg，10mg. 通常睡前用药，剂量开始3mg，如果第二天早晨有困倦感，则剂量减半。如果当晚无明显效果，则剂量加倍。通常剂量是3～10mg，偶用到20mg。在我国褪黑激素作为保健食品用，并没有严格规定，用前需咨询医生的意见。

在预防心血管系统疾病、肿瘤及其他器官的功能紊乱等方面，褪黑素也起着重要作用。

6.10.5 食欲素

Orexins

食欲素（orexin，hypocretin）是1998年两个研究组几乎同时发现的2个新的肽类神经递质：hypocretin-1（orexin A）和hypocretin-2（orexin B），它们来自于共同的130个氨基酸构成的前体-食欲素前原分子（preproorexin)。名字的由来，1 是根据希腊词食欲“orexis”命名为 orexin，另一个则根据来源是下丘脑（hypothalamus），结构又类似促胰液素（secretin）家族，所以取名为两个词的前后拼合 hypocretin。食欲素在啮齿类、犬和人涉及广泛的功能，如睡眠-觉醒、内分泌功能、运动、自主神经功能调节、摄食行为、能量平衡等。在 2000 年又有重要发现：食欲素缺乏与发作性睡病-猝倒（narcolepsy – cataplexy）有关系。之后又相继发现食欲素的缺乏与多种疾病，如下丘脑损伤、急性外伤性脑损伤和格林巴利综合征（Guillain – Barré syndrome）等也有关系。不过比较公认的是，食欲素与睡眠-觉醒、与体重摄食、与发作性睡病-猝倒综合征之间的相关性。

【解剖和生理】 食欲素神经原（hypocretin neurons）存在于下丘脑的后部和外侧部，由其树突分泌兴奋性食欲素 1 和食欲素 2（hypocretin 1 and hypocretin 2），分别作用于两种相应的受体 HCRTR1 和 HCRTR2（也叫做 OX1R 和 OX2R）。两种受体都是属于 G 蛋白耦联受体，在中枢有不同的分布和功能。HCRTR1 见于下丘脑、腹侧被盖区、背侧缝核、蓝斑核和海马，主要受 hypocretin 1 激动，而对 hypocretin 2 亲和力相对低。HCRTR2 见于丘脑和下丘脑核、延髓、斜角带（diagonal band）、腹侧被盖区、背侧缝核、结节乳头体核，此受体对于两种食欲素有类似的亲和力。

食欲素神经原兴奋多处脑区，包括调节睡眠和觉醒的神经原系统，如基底前脑、结节漏斗核、腹侧被盖区、背侧缝核、局部谷氨酸能神经元和脊髓等。食欲素神经元内含有强啡肽原 mRNA（mRNA）。谷氨酸可以激动食欲素神经元。已经发现来自 5-HT 神经元、肾上腺素能神经元和 GABA 能系统支配到食欲神经元的多重反馈回路（Multiple feedback loops），起负反馈调节作用。

1. 食欲素与觉醒-睡眠关系　食欲素促进清醒和维持觉醒，特别是运动时的清醒状态。将食欲素经侧脑室给药或注射到蓝斑核，会刺激觉醒，这种作用还有组胺能神经元参与。视前区和基底前脑区的 GABA 能神经元对食欲素神经元起抑制作用，在 NREM 睡眠期间食欲素神经元与清醒时比较，活动性明显减弱。食欲素神经元在 REM 睡眠期间的状态尚无定论，有一项研究证明神经元活动是明显减弱，而另一研究显示 REM 睡眠期间食欲素的浓度却是明显增加。

2. 食欲素与体重关系　用恒河猴做试验，可以验证食欲素神经元、体重和身体活动之间的关系。下丘脑 orexin – A 免疫反应神经元数，在 18 只雄猴和 18 只雌猴进行量化检测。结果显示，在雌猴，体重和 orexin – A 神经元数之间无相关性；但在雄猴，体重与下丘脑中间部位 orexin – A 神经元的减少数明显相关（$P<0.05$），而与下丘脑外侧 orexin – A 神经元减少数的相关性稍差（$P=0.075$）。体重与身体活动之间，通过 21 天观察，只有雄猴呈负相关。此研究揭示，雄猴活动越少，体重越重，下丘脑中间部位的 orexin – A 神经元数越少。

3. 食欲素与发作性睡病　有一种理论认为，食欲素在睡眠和觉醒两种状态所起的作用，相当于是稳定者（stabilisers）的角色，防止像发作性睡病（narcolepsy）那样，两种状态间的突然转换。动物试验证明食欲素缺乏（神经元减少）与发作性睡病相关。临床资料也显示，脑脊液中 hypocretin – 1 浓度降低与发作性睡病的猝倒和白天过度睡眠有关系。但是临床所见有时是矛盾的，如食欲素浓度虽然降低但无发作性睡病，也见到虽有发作性睡病但食欲素浓度并不降低。特殊动物（基因敲除动物和转基因动物）试验结果可以部分解释上述矛盾现象，就是发作性睡病的猝倒是与食欲素神经元数目的减少，而并不是与食欲素含量的减少关系更为密切。

4. 食欲素与学习记忆　食欲素神经元轴索分布到海马的 CA1、CA2 和齿状回，自然会使人想到它与学习记忆的关系。将 orexin-A 和 orexin-B 直接注射到中枢神经系统，可以影响学习和记忆。将食欲素 1 受体（OX1R）选择性拮抗剂（选择性是 OX2R 的 50 倍）SB-334867-A 侧脑室注射，阻断许多脑区的 OX1R。注射 SB-334867-A 剂量（1.5，3，6 mg/0.5 ml），注射时间是在 Morris 水迷宫训练之前或训练之后，判断对于学习的获得、巩固和再现（记忆）的影响。结果与对照组相比，OX1R 拮抗剂 SB-334867-A 损害了学习的获得和巩固，但对空间记忆的再现（retrieval in spatial memory）没有影响。

目前食欲素尚不能直接用于治疗，而治疗发作性睡病的某些药物，如具有中枢兴奋作用的莫达非尼（modafinil），作用机制又似乎与食欲素无关。对于将来应用基因治疗，这的确是一重要领域。

6.10.6 牛磺酸 Taurine

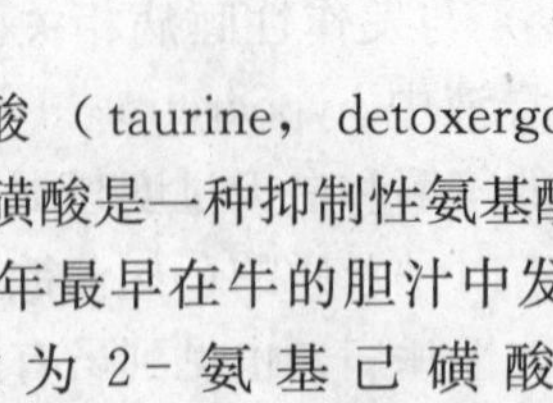

图 6-24 牛磺酸的化学结构

牛磺酸（taurine，detoxergone，taurobetina）牛磺酸是一种抑制性氨基酸（见图 6-24），1927 年最早在牛的胆汁中发现而得名，化学名称为 2-氨基乙磺酸，分子式 $C_2H_7NO_3S$，分子量 125.1，白色结晶，溶于水。

【生理作用】 牛磺酸是一种有条件的必需氨基酸，在大脑和视网膜发育期需要从食物供应，但它并不参与蛋白质的合成。牛磺酸在组织和血液是以游离形式存在。在心脏、肝脏、肾脏、骨骼肌、脑、视网膜、平滑肌、血小板和中性白细胞中，牛磺酸是含量最为丰富的氨基酸之一，主要存在于细胞内。内源性牛磺酸是由 L-半胱氨酸（L-cysteine）-半光亚磺酸-次牛磺酸-牛磺酸衍变而来。植物性食物含牛磺酸很少，而海藻类含量丰富。

激烈体力活动时，身体自己不能产生需要量的牛磺酸，不及时补充就会出现牛磺酸缺乏。牛磺酸最为人熟知的作用是在肝脏形成牛磺酸-胆汁酸轭合物，这是脂肪形成微粒并被肠黏膜吸收所必需的。牛磺酸可能作为一种代谢的递质（metabolic transmitter），发挥解毒效果。在幼儿出生前后，脑发育和视网膜发育需要丰富牛磺酸。牛磺酸参与细胞膜稳定作用和清除自由基作用。牛磺酸在脑起到重要作用，在神经细胞发育过程中对于细胞增殖、树突的分化有促进作用。新生儿及早产儿缺乏牛磺酸可导致脑发育障碍和视网膜异常。有学者认为躁郁症患者的营养成分中，应该补充牛磺酸。

【药理学】

牛磺酸大部分以游离形式存在于细胞内，兴奋性氨基酸激动剂、NO、A1 嘌呤受体激动剂和细胞内钙离子浓度升高和细胞受损时，促进牛磺酸释放。牛磺酸的作用点至今并不明确，$GABA_A$受体复合物是一个作用靶点。

1. 牛磺酸与心脏病 在日本牛磺酸用来治疗缺血性心脏病（ischemic heart disease）和特定的心律失常。患有充血性心衰的患者每天口服牛磺酸 3～5g，有治疗效果。治疗高血压和高胆固醇血症，使用牛磺酸也有效果。

2. 牛磺酸与 1 型糖尿病 试验证明牛磺酸对于药物诱发的 1 型糖尿病动物模型，具有治疗作用，作用机制：（1）是与抗氧自由基（oxygen free radicals）损伤有关；（2）是通过将胆固醇转化为胆酸而改善胰岛素抵抗（insulin resistance）。牛磺酸治疗 1 型糖尿病用量每次 500mg，每天 1～3 次。

3. 牛磺酸与婴儿 牛磺酸在婴幼儿发育

过程中是必需氨基酸，常作为婴儿营养配方加入。缺乏牛磺酸结果会减少胆汁酸的分泌，减少脂肪吸收，造成脂溶性维生素的缺乏和肝脏功能低下。

4. 牛磺酸与肝炎　一项随机双盲研究，急性肝炎患者每天 3 次，每次 4g 牛磺酸，明显降低血中胆汁酸和胆红素含量。

5. 牛磺酸与酒精中毒　牛磺酸对于酒精依赖者有益，对于戒酒也有帮助，戒酒者每天 3 次，每次 1g 牛磺酸，与使用安慰剂的对照组相比明显减轻了戒酒症状。3000 名使用牛磺酸帮助戒酒者，复发率明显低于对照组。

6.10.7 肉毒碱 Carnitin

肉毒碱（carnitine，卡尼汀，肉碱，康胃素 levocarnitina，levocarnitinum）分子式 $C_7H_{15}NO_3$，分子量 161.2。通常用左旋体，白色，吸潮性，结晶或粉末，自由溶于水和温热乙醇，不溶于丙酮。

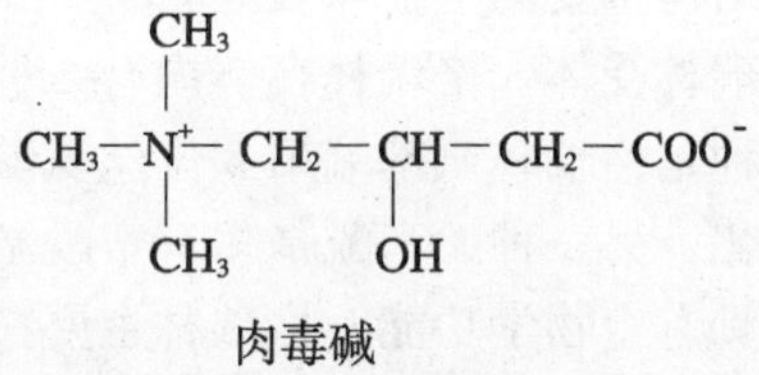

图 6－25　肉毒碱的化学结构

动物性食物富含肉毒碱，因为动物细胞能合成肉毒碱，内源性生物合成加上从膳食摄入可以满足人类对肉毒碱的需要。一般的膳食每天大约可提供 100～300mg 肉毒碱，每天体内可生物合成 300～600mg 肉毒碱。

【病理生理】　临床研究发现心血管系统疾病、糖尿病、肝病、肾病以及肌肉运动障碍、先天性肉毒碱缺乏综合征患者，都伴有体内肉毒碱缺乏现象。因此补充左旋肉毒碱能对上述

【生理作用】　左旋肉毒碱是一种内源性氨基酸，结构见图 6－25。肉毒碱是赖氨酸经甲基化后再进一步修饰而成的衍生物。长链脂酰辅酶 A（FA－CoA）被转运到线粒体的过程，需要肉毒碱作为载体协助，换句话说没有肉毒碱，长链脂肪酸就不能进入线粒体被氧化。这个过程是，肉毒碱脂酰转移酶催化脂酰 CoA 中的脂酰基转移到肉毒碱，脂酰化肉毒碱可以通过线粒体的内膜进入线粒体。在线粒体内，在肉毒碱脂酰转移酶催化下脂酰基脱离肉毒碱，重新与 CoA 结合生成脂酰 CoA，参与 β 氧化产生能量。肉毒碱脂酰转移酶分为两种亚型酶Ⅰ和酶Ⅱ（见图 6－26）。

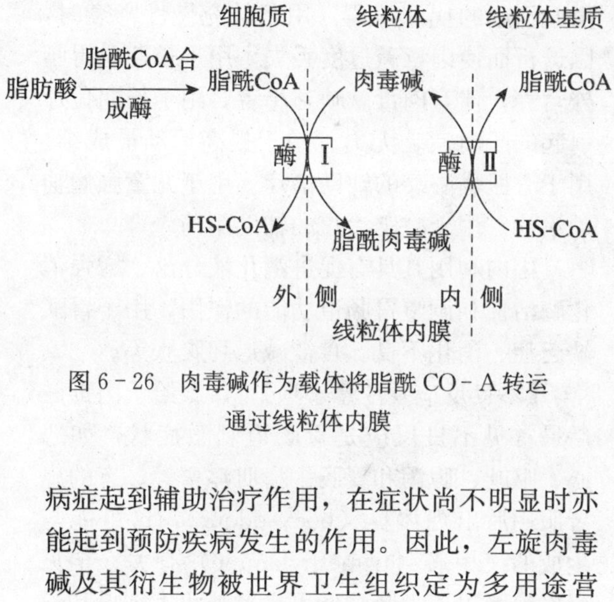

图 6－26　肉毒碱作为载体将脂酰 CO－A 转运通过线粒体内膜

病症起到辅助治疗作用，在症状尚不明显时亦能起到预防疾病发生的作用。因此，左旋肉毒碱及其衍生物被世界卫生组织定为多用途营养剂。

肉毒碱缺乏症可以导致肌肉坏死、肌蛋白尿、贮脂性肌病、低糖血症、脂肪肝、肌肉疼痛、疲倦及高氨血症。引起肉毒碱缺乏症原因有，生物合成能力减低，如严重肝病时肉毒碱合成减少；肉毒碱脂酰转移酶水平低；腹泻、

多尿或血液透析引起的肉毒碱过度丢失；酮症和肉毒碱需要量增高等。

【药理及应用】 口服给与L-肉毒碱，从小肠缓慢不规则吸收。口服后的血浆浓度，反应的是内源性和外源性肉毒碱的综合浓度。L-肉毒碱并不与血浆蛋白结合。经肾脏排泄，但在肾小管有广泛地吸收。静脉给药只有少量被代谢。但口服则在胃肠道则形成多种代谢物，如三甲胺和三甲胺-N位氧化物等。

肉毒碱可以促成黄体生成素和睾酮的合成，维持神经系统的良好功能，提高睡眠质量。肉毒碱可以缓解运动员的精神压力并减少过度训练带来的不利影响。肉毒碱的作用机理是刺激脑内四大神经递质之一的乙酰胆碱释放，稳定脑细胞膜，并对肌肉纤维（细胞）具有同样的作用。长期服用具有明显的神经保护作用，并延缓与衰老有关的病变。

L-肉毒碱临床用于肉毒碱缺乏症，以及由此引起的代谢障碍。用于补充慢性肾衰时，因透析而使肉毒碱过度丢失。用于长期全胃肠外营养，伴有肉毒碱缺乏患者。用于长期化疗引起的肌肉疲乏无力。用于提高运动员成绩。用于心肌病心衰的辅助治疗。用于儿童癫痫辅助治疗。用于减肥治疗的辅助用药。

国内利用其具有促进消化液分泌、增强消化酶活性和调整胃肠道功能的作用，用于胃酸缺乏症、消化不良、食欲减退和腹胀等。

【不良反应及注意事项】 口服给予肉毒碱后最常见不良反应是胃肠道刺激症状，如恶心、呕吐、腹泻和胃肠平滑肌痉挛等。有的患者服用后出现体臭（body odour），这可能与生成的三甲胺（trimethylamine）有关。罕见引发惊厥报道。肾功能不良者禁止大剂量和长期应用，因为其代谢物三甲胺和三甲胺-N位氧化物会在体内蓄积。糖尿病患者用肉毒碱时，应注意避免出现低血糖。

【制剂及用药】 片剂，每片50mg，100mg。成人，口服每天用量200mg，分为4次服用。最高剂量每天用到400mg。在腹腔透析造成肉毒碱缺乏者，有注射剂供静脉给药，透析后10～20mg/kg。维持剂量，分次口服，每天1g。节食减肥者，每天2g，空腹分次服用。国内主要用于胃酸缺乏症、消化不良、食欲减退及腹胀，每天100～600mg，分3～4次服用。

6.10.8 促生长激素释放肽（ghrelin，格瑞林）

促生长激素释放肽（ghrelin，格瑞林）Ghrelin是1999年由Kojima等在大鼠胃组织中发现的一种新的28个氨基酸多肽，分子量是3314，氨基端第3位丝氨酸辛酰基化（见图6-27），主要作用是促进生长激素释放，其英文名称（ghrelin）是“生长激素释放”的缩写组合（growth hormone-release—GHRE）衍化而来。格瑞林是生长激素促释放激素受体（GHS-R）的内源性配体，通过与其受体结合，能够强烈的刺激GH的释放，并能促进动物的摄食。除上述功能外，人们又陆续发现，Ghrelin在能量平衡、胃功能、心脑血管系统、记忆、睡眠，以及肿瘤生长方面都显示出结构重要的生物学效应。

格瑞林受体 格瑞林在体内有2种分泌结构，一种是格瑞林氨基端第3位丝氨酸发生了辛酰基化，另一种无辛酰基化，辛酰基化的格瑞林才具有生物学功能。格瑞林主要在胃内产生，而肠、胰腺、垂体、肾和胎盘也可以少量分泌。格瑞林受体是一种典型的G蛋白耦联受体，受体分为1α和1β，前者是其功能受体。1α型受体的mRNA，在下丘脑的弓状核（ARC），腹正中核和海马状突起都能表达。RT-PCR分析结果表明，格瑞林受体mRNA在许多外周器官也有表达，包括心脏、肝脏、肺、肾、胰腺、胃、小肠和大肠、脂肪组织和免疫细胞，结果提示格瑞林有着广泛的生物学作用。

【生物学作用】 格瑞林分布和功能广泛，以下仅就其几项主要功能加以论述。

1. 调节GH的分泌 给小鼠注射（腹腔、静脉或心室）格瑞林明显增加GH的释放，

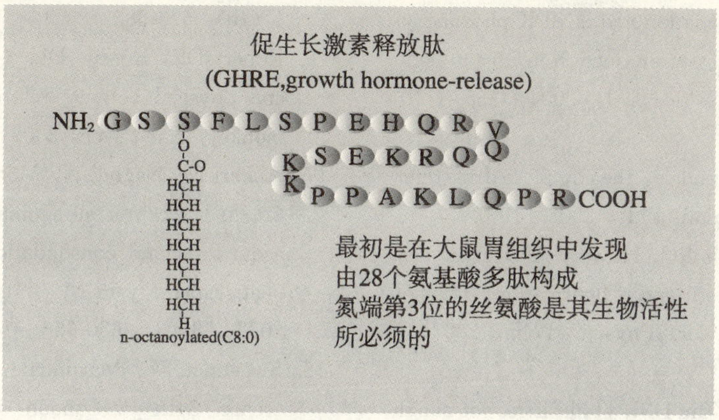

图 6－27　显示格瑞林 28 肽序列，N 端第 3 位的丝氨酸上有 8 碳脂链

人静脉注射格瑞林也可明显促进 GH 释放，但促肾上腺激素、皮质醇和催乳素水平也会略有升高。联合给格瑞林和 GHRH 对于 GH 的释放具有协同作用。格瑞林对于垂体前叶腺细胞释放 GH 有直接刺激作用，还可通过传入迷走神经系统来调节下丘脑 GHRH，进而促进 GH 的分泌。

2. 食欲和摄食　格瑞林是一种强烈的诱食肽，无论是中枢还是外周给药都能促进小鼠的摄食，使小鼠的体重增加，尤其是脂肪增加最为明显，格瑞林的拮抗剂可以翻转这种作用。免疫组化结果表明，下丘脑弓状核中也存在格瑞林神经元。神经肽 Y（NPY）和刺鼠相关蛋白（AgRP）也存在于弓状核中，格瑞林神经元的传入神经纤维可分布到 NPY、AgRP 的表达神经元，刺激其表达，达到进一步刺激摄食。使用 NPY、AgRP 的拮抗剂可抑制由格瑞林诱发的摄食行为，说明格瑞林促进摄食是通过NPY/AgRP来实现的。此外，格瑞林的诱食作用可被瘦素抑制，而多数的 NPY/AgRP 神经元中也表达 leptin 受体，说明格瑞林与瘦素可能共同作用 NPY/AgRP 系统来调节动物的采食。

3. 促进胃酸分泌及增强肠道功能　格瑞林可以增强啮齿动物胃肠道活动，增加胃酸分泌。研究发现格瑞林参与胃功能的中枢和外周调节。给大鼠静脉注射格瑞林（0.8～20 mg/kg）20 min 后胃酸分泌达到高峰，50 min 时基本恢复，此作用可以被阿托品或去迷走神经所阻断，但不被组胺受体（H_2－R）拮抗剂所阻断。格瑞林和胃动素（motilin）在肠道的激活方面可能扮演了重要的角色，并由此调节胃肠的活动，促进胃排空和肠蠕动。

4. 格瑞林和胰岛素抵抗　Ⅱ型糖尿病和（或）胰岛素抵抗的患者血浆中格瑞林水平较低，而且发现肥胖的Ⅱ型糖尿病患者血浆格瑞林水平明显低于非肥胖的Ⅱ型糖尿病患者。胰岛素抵抗患者和健康的糖尿病患者后代的格瑞林水平也较低。肥胖儿童和青少年的格瑞林水平和胰岛素敏感性之间也存在一个负相关的关系。其他Ⅱ型糖尿病的高风险人群如肥胖患者，呈现较低的格瑞林水平。研究发现多卵巢综合征患者多有较明显的胰岛素抵抗，这种患者的格瑞林水平也偏低。

【应用前景】　格瑞林已发现的生物学功能，展现了其相当广阔的应有前景。由于格瑞林可促进生长激素的分泌、促进动物的摄食、促进胃酸分泌及调节胃肠功能的作用，可用于促进生长发育，改善营养状态。格瑞林有可能成为心脏病、糖尿病及胃溃疡病的潜在治疗药物。

本节主要参考文献

1. Ceddia RB，Sweeney G. Creatine supplementation

increases glucose oxidation and AMPK phosphorylation and reduces lactate production in L6 rat skeletal muscle cells. J Physiol，2004，555（2）：409-421

2. Sweetman SC. Martindale：the complete drug reference. 34th ed. London：PhP，2005. 1677
3. McMorris T，Harris RC，Howard AN，et al. Creatine supplementation，sleep deprivation，cortisol，melatonin and behavior. Physi & Beha，2007，90（1）：21-28
4. She JQ，Wang M，Zhu DM，et al. Effect of ganglioside on synaptic plasticity of hippocampus in lead-exposed rats in vivo，Brain Research，2005，1060：162-169
5. Sweetman SC. Martindale：the complete drug reference. 34th ed. London：PhP，2005，1691
6. 孟宏涛，万琪，张巍，等. 单唾液酸四己糖神经节苷脂钠注射液急性脑梗死的有效性和安全性研究. 华南国防医学杂志，2005，2：6-8
7. 徐秀珍，田芳镇，蒲道学，等. 应用国产神经节苷脂改善帕金森病患者临床症状的时间及效果：多地区、多中心 6344 例回顾性分析. 中国组织工程与临床康复，2007，4：94-96
8. 库宝善主编. 神经精神药理学. 北京：北京大学医学出版社，2004. 404-405
9. Roger H. Unger M. D. Leptin physiology：a second look. Regulatory Peptides，92：87-95
10. Considine RV，Caro JF. Leptin and the Regulation of Body Weight. Int J. Biochem cell biol，29（11）：1255-1772
11. 赵明辉. 瘦素用于肥胖研究. 国外医学放射医学核医学分册，2001，5：3-8
12. Sweetman SC. Martindale：the complete drug reference. 34th ed. London：PhP，2005，1710-1711
13. Claustrat B，Brun J，Chazo C. The basic physiology and pathophysiology of melatonin. Sleep Medicine Reviews，2005，9（1）：11-24
14. Hourani S. Alarma-Estrany P，Pintor J. Melatonin receptors in the eye：Location，second messengers and role in ocular physiology. Pharmac & Therap，2007，113：507 - 522
15. Baumann R，Bassetti CL. Hypocretins（orexins）and sleep - wake disorders. The Lan Neur，2005，4（10）：673-682
16. RobertsDE，Rosene DL. Orexin-a，body weight，and physical activity relationships in the rhesus monkey. Eur Psych，2007，22：S316-317
17. Akbari E，Naghdi N，Motamedi F. The selective orexin 1 receptor antagonist SB-334867-A impairs acquisition and consolidation but not retrieval of spatial memory in Morris water maze • Peptides，2007，28（3）：650-656
18. Sweetman SC. Martindale：the complete drug reference. 34th ed. London：PhP，2005. 1572-1573
19. Huxtable RJ. physiological action of taurin. physiol Rev，1992，72：101-163
20. Oja SS，Saransaari P. Modulation of taurin release by glutamate receptors and nitric oxide. Prog nerobiol，2000，62：407-425
21. Sweetman SC. Martindale：the complete drug reference. 34th ed. London：PhP，2005. 1423-1424
22. Evans AM，Fornasini G. Pharmacokinetics of L-carnitine. Clin pharmacokinet，2003，42：941-967
23. 陈新谦，金有豫，汤光主编. 新编药物学. 第 15 版. 北京：人民卫生出版社，2003. 450
24. Kojima M，Hosoda H，Date Y，et al. Ghrelin is a growth - hormone - releasing acylated peptide from stomach. Nature，1999，402（6762）：656-660
25. KojimaM，Hosoda H，Date Y，et al. Ghrelin is a growth-hormone-releasing acylated peptide from stomach. Nature，1999，402：656-660
26. Date Y，Murakami N，Toshinai K，et al. The role of the gastric afferent vagal nerve in ghrelin-induced feeding and growth hormone secretion in rats. Gastroenter，2002，123：1120-1128
27. 耿春银，杨连玉. Ghrelin：一种新的 GH 释放肽. 吉林畜牧兽医，2006，16-19
28. Schwartz MW，Woods SC，Porte D Jr，et al. Central nervous system control of food intake. Nature，2000，404：661-671.
29. 徐伟，田成功. 生长激素释放肽——ghrelin 的研究进展. 医学综述，2007，13（5）：323-325

（库宝善）

7 细胞因子

Cytokines

7.1 白细胞介素

Interleukins

白介素最早见于白细胞分泌的表达产物（—leukin），起信号分子作用（inter—），故名。这个名字带有纪念意义。目前已经知道这类分子可由体内多种细胞产生。免疫系统的功能很大程度上依赖于白介素。已经报道的白介素有33种，分别命名为白介素-1—-33。

作为药物开发用于临床的还仅是少数几种。

7.1.1 重组人白介素-2 Recombinant human interleukin-2；Proleukin

白介素-2是第一个被发现的白介素家族成员，其基因及受体也是首先被发现的。被命名为白介素-2是因为巨噬细胞产生的白介素-1能够促进T细胞产生白介素-2。曾用名主要有：表皮细胞衍生的胸腺细胞激活因子（ETAF）；T细胞生长因子。

化学结构和理化性质

白介素-2（IL-2）是一种含有133个氨基酸的天然糖蛋白，其分子量约为15 000。目前在用的IL-2既可以是天然来源的，也可以是通过DNA重组得到的rIL-2。本品为白色疏松体冻干制剂，易溶于水，溶解后为透明液体。

常见的DNA重组白介素包括：阿地白介素（aldesleukin）、西莫白介素（celmoleukin）和替西白介素（teceleukin）等。

阿地白介素（人重组修饰的白介素-2）是以DNA重组技术使大肠杆菌获得人白介素-2基因而产生的。与天然白介素不同，阿地白介素N基端没有丙氨酸，而在125位上由丝氨酸替代了半胱氨酸，消除了二硫键错配的可能；新型白介素-2分子结构均一，比活性提高、热稳定性增加；药物分子体内药理作用时间延长，临床疗效增强，副作用降低。

稳定性：当白介素与5%葡萄糖或0.9%生理盐水溶液混合持续缓慢静脉给药24h以上时，阿地白介素的活性下降75%甚至全部。如果阿地白介素只与纯水混合或额外加入白蛋白，其活性则不会下降。混合低浓度的白蛋白被认为可以解决失活问题，不过不推荐用于目前批准上市的制剂中。

对于短期静脉注射，药物浓度稀释超出特定的范围（低于30mg/ml或高于70mg/ml）会增加药物释放的变数。由于会增加聚集作用，所以不推荐0.9%生理盐水溶液稀释阿地白介素制剂。

【体内过程】

白介素-2通过静脉推注给药，其血浆分布和消除半衰期分别为13和85min。通过皮下给药则吸收半衰期为45min，消除半衰期为5.3h，其生物利用度范围从35%～47%。白介素-2被代谢分解为氨基酸。

【药理作用及机制】

正常情况下白介素-2在机体免疫反应时产生。当环境中的一些特定物质（分子或微生物，被称为抗原）与机体接触，被机体淋巴细胞表面上的抗原受体识别为外来物。抗原与T细胞受体结合，刺激白介素-2的产生和白介素-2受体的表达。白介素-2与相应白介素-2受体的相互作用，通过特定基因的表达，刺激抗原选择性细胞毒性T细胞的生长、分化和生存。此过程中，白介素-2对T细胞免疫记忆的产生是必需的。

白介素-2在胸腺的一类独特性T细胞亚类的产生中也起重要作用，这类细胞被称为调节性T细胞。在离开胸腺后，调节性T细胞起到防止其他T细胞识别自身抗原并与之反应的作用，从而防止自身免疫发生。这样，白介素-2在免疫系统区别自我和非自我中起重要作用。

白介素-2还具有与白介素-15相同的作用。这两种细胞因子能够促进B细胞产生免疫球蛋白，诱导天然杀伤细胞的分化和增殖。但两种细胞因子作用的主要差别见于适应性免疫反应。例如，白介素-2参与维持调节性T细胞功能，减少自身反应T细胞数目。而白介素-15通过支持CD8记忆性T细胞的生存而维持高特异性T细胞的反应。这种差别源于不同的受体结合及信号转导机制。

从药理学角度看，在较大剂量下，白介素-2是一种淋巴因子，它可以刺激T-淋巴细胞增殖并因此放大对抗原的免疫反应，显著地增强T细胞、巨噬细胞的功能；它对B-淋巴细胞也有作用，从而诱导干扰素-γ的产生和自然杀伤（NK）细胞的激活。还能诱导LAK细胞和激活肿瘤浸润性淋巴细胞（TIL）。此外，白介素-2与其他多种细胞因子之间有协同增强免疫功能的作用，限制肿瘤、感染病灶扩展。

白介素-2属于包括白介素-4、7、9、15、21的细胞因子家族。其信号转导途径是通过受体复合物（含IL-2受体α、β、γ侧链）实现的。其他几种同家族的细胞因子也作用于此受体复合物。白介素-2结合于受体后，激动Ras/MAPK，JAK/Stat和PI 3-激酶/Akt信号分子。

与原型白介素-2相比，改构白介素-2比活性和热稳定性增高，体内药理作用时间延长。

药物相互作用：肾上腺皮质激素（可以减少白介素-2的一部分不良反应）可能会降低白介素-2的抗肿瘤作用：共同使用的现象在绝大多数情况下应该避免。在白介素-2治疗给药后使用碘化造影剂可能会导致类似白介素-2急性不良反应的症状。大多数这种不良反应被报道发生在停药后的2到4周内，还有少数发生在停药几个月之后；与非甾体抗炎药的相互作用。非甾体抗炎药可以防止或减少由白介素-2引起的发热和肌肉疼痛。然而，这种相互作用却可以影响到肾脏。有报道吲哚美辛可以造成使用白介素-2的患者出现严重的体重增加，少尿和氮质血症。但另一个研究却提出合用异布洛芬可以减少白介素-2的毒性。

【临床应用】

1. 肿瘤　转移性黑色素瘤和肾细胞癌，这是20世纪90年代后期美国FDA批准白介素-2用于临床的主要适应证。也尝试用来治疗非霍奇金氏淋巴瘤、肝癌、癌性胸腹水和急性骨髓性白血病。还用于肿瘤患者手术、放疗及化疗后的免疫功能的恢复。

吸入性制剂也试用于肾细胞癌和转移性肺癌等。

脂质体包裹的白介素-2已被研制出来并在考察其对肾、脑和其他中枢部位肿瘤的治疗作用。

2. HIV感染和艾滋病　HIV感染造成的免疫缺陷和艾滋病引起白介素-2产生不足有关。白介素-2能够刺激淋巴细胞的增殖，激活自然杀伤细胞，因此，一些研究开始试验把白介素-2用于治疗HIV感染患者的潜在可能性。经过一些初步研究之后，试验表明抗逆转录病毒疗法（抗 HIV 治疗）与白介素-2合并用药，比单独采用抗逆转录病毒疗法能大大增加 CD4 细胞的数目。用目前治疗手段的效价强度来说明它们对生存和疾病恶化情况方面的好处仍然是很困难的，确切结果有待进一步评价。

聚乙二醇修饰的白介素-2也有研究，但结果令人失望，因为它在增加 CD4 细胞数目方面不如比阿地白介素。

3. 用于某些病毒和细菌性感染疾病的综合治疗，如乙型肝炎、结核病、白色念珠菌感染等。

【不良反应及注意事项】

不良反应很常见，尤其是高剂量时。该制剂的毒性与剂量和给药途径有关，静脉输注比皮下给药不良反应更常见，而且常有死亡病例出现。

循环系统　给予白介素-2后，常引起病人血管阻力下降、毛细血管通透性增加，出现低血压、器官血液灌流减少和水肿等症状。如果改用皮下注射，这些症状的发病率和严重度都比静脉注射低。对于继发性的低血容积应该及时补液，同时可以给予多巴胺或其他加压药物以维持器官的灌流。毛细血管渗漏综合征还与许多病症有关，如心动过速、心绞痛、心肌梗死等。

呼吸系统　呼吸困难、肺水肿、呼吸衰竭等呼吸系统症状。

泌尿系统　有报道指出在 99 名接受阿地白介素静脉注射化疗的患者中，几乎所有的人出现了不同程度的肾功能障碍，表现为尿毒症、少尿症、无尿症等肾功能异常。尤其是那些年龄高于 60 岁和曾经接受过肾脏切除手术的患者，在给予白介素-2后其肾脏功能障碍表现更为严重，需要更长的恢复时间。使用吲哚美辛缓解白介素-2造成的发热或寒战可能加重肾脏损伤，因为吲哚美辛会降低肾脏内前列腺素的量。同样，在给 15 名儿童静脉输注阿地白介素时也发现了类似的肾脏不良反应。对这一现象的进一步研究发现：白介素-2可以通过改变肾脏前列腺素的合成，从而减少肾血流量，具有肾血管收缩剂的作用。用药时多喝水，以避免肾脏功能受损。

神经系统　躁狂、抑郁、精神错乱和嗜睡等精神状态改变。如果病人发生严重的嗜睡症，治疗应该及时停止，否则会导致患者昏迷。

消化系统　肝酶升高、肠胃紊乱。

因此，对于有心脏或肺部既往病史的患者，以及有严重肾脏和肝脏损伤的患者，需要在给药的过程中严格监控。有中枢转移肿瘤或癫痫病史的患者禁用。

血液系统　贫血、白细胞减少、血小板减少。

其他　发烧流感样症状（不适、寒战、关节痛）、皮疹、瘙痒等也较常见。对乙酰氨基酚（而不是非甾体抗炎药）可用作预防发热，哌替啶可用以控制寒战。可能也会需要止吐药和止泻药。对于出现瘙痒皮疹的病人，可用抗组胺药治疗。皮下注射部位经常会出现症状，甚至有可能出现坏死。感冒、接种、口服疫苗等情况下避免使用。

白介素-2还可造成中性粒细胞功能损伤以及增加细菌感染的风险，如：败血症和细菌性心内膜炎。尽管有些人不支持这一观点，但研究还是发现，白介素-2静脉或皮下给药可能增加病人的败血症与菌血症的发病率。艾滋病人在使用白介素-2后，非条件致病菌感染率上升也是特别需要注意的问题。引起以上这些问题的具体机制不清，但猜测可能与白介素-2会损害中性粒细胞功能有关。上述不良反应主要发生于静脉注射的患者，所以预防性的抗菌治疗可能有必要。

对内分泌功能的影响。已有报道建议有肾上腺转移瘤的患者慎用白介素-2，因为这类患者在接受白介素治疗时，容易肾上腺出血并最后导致肾上腺功能衰竭。同时内源性类固醇分泌不足也可能增加患者产生白介素-2早期重症毒性。在对甲状腺功能的影响方面，也有报道指出白介素-2可能导致甲状腺功能减退和甲状腺肿。

白介素-2可能会加重自身免疫性疾病，所以这一类患者在使用时应该注意；白介素-2会使浆膜表面渗出加重，所以这些症状应该在使用白介素-2前得到妥善处理；重要的生理体征，血细胞技术，肾功能和肝功能，血浆电解质以及心肺功能都需要在给药前和给药过程中严格监控。

【制剂及用法】

制剂：注射用重组人新型白介素-2（125Ala IL-2；欣吉尔）。冻干制剂，使用20mmol/L PB，pH7.0的缓冲体系，并含有5%甘露醇及0.2%人白蛋白和125Ala IL-2 10、20、50、100万单位。

白介素-2通过经由静脉输注或皮下注射给药，常用剂型是其重组蛋白，如阿地白介素。每安瓿含100国际单位人白介素-2。白介素-2的活性也用Nutley和Cetus单位表示：100国际单位白介素-2约为83.3 Nutley单位或16.7 Cetus单位。根据生产厂商的数据，1800万国际单位的阿地白介素相当于1.1 mg蛋白质。

1. 胸腹腔注射　125Ala IL-2 100～200万单位/次，每周1～2次，2～4周为一疗程。

2. 局部注射　根据病灶大小决定剂量，每次每个病灶不少于610万单位，隔天一次，4周为一疗程。

3. 皮下注射　125Ala IL-2 60万～100万单位/平方米，每天一次，每周5次，4周为一疗程。

4. 静脉滴注　125Ala IL-2 40万～80万单位/平方米，每天一次，缓慢滴注，每周5次，4周为一疗程。

抗HIV治疗　普通剂量通常为每天600万～1800万单位的静脉输注，或者是每天300万～3000万单位的皮下注射，在大多数每周5天（周期）持续8周给药方式。皮下给药与静脉给药同样有效，但是前者更加方便，而且毒性更小。有证据表明在5天一个周期的治疗中，每天皮下注射给药两次，每次给药剂量为300、450或750万单位有效，而每次给药150万单位一天两次给药的疗程则无效。但是有报道说在治疗晚期病人时，每天给药300万单位联合高效抗逆转录病毒疗法是有效的。连续低剂量每天给药疗法在经过几个月后似乎能够加快T细胞的正常化速度和提高自然杀伤细胞的浓度。

转移性肾细胞癌　推荐使用剂量是1800万单位/天，通过皮下注射，连续给药5天后停药休息两天。在接下来的3周时间里，每周的第1、2天仍然给予1800万单位/天的剂量；第3～5天给予减半剂量，即900万单位/天；剩余的两天停药休息。以这样4周的给药时间为一个疗程，在休息完一周后又开始下一个疗程。如果在给药过程中患者不能耐受则可以把给药时间推迟或把剂量减小。

白介素-2最早的给药方式是静脉滴注，这种给药方式在英国已经不再应用。在美国，静脉滴注白介素-2治疗转移性肾细胞癌或黑色素瘤的方法仍然广为采用。用于静脉滴注的推荐剂量是60万单位/公斤体重，以超过15min的时间滴完，每8h要滴注14个剂量。静脉滴注以5天为一个疗程，中间停药休息9天再开始下一个疗程。药物剂量要保证不能产生毒性。

禁忌证　既往对白介素-2过敏者，其他严重疾病不能耐受本药者禁用。

配伍禁忌　33 800 U/ml的阿地白介素在5%的葡萄糖溶液中与包括更昔洛韦、劳拉西泮、戊烷脒、氯丙拉嗪和盐酸氯丙嗪等在内的药物混合，会显著降低前者的活性。不过，除了劳拉西泮外，其他药物与阿地白介素的配伍禁忌，都不能通过分光光度法观察，因此不能用于评价其可配伍性。

7.1.2 重组人白介素-3 Recombinant human interleukin-3

化学结构和理化性质

天然白介素-3含152个氨基酸，以糖基化形式存在。由激活的T细胞和肥大细胞产生。重组人白介素-3含133个氨基酸，无糖基化，分子量15 000。其他名称有多重集落刺激因子（multipotential colony-stimulating-factor）、血细胞生长因子（hematopoietic growth factor）等。药用以无菌冻干粉剂形式存在，由1mg/ml内含5mg白蛋白和4.3mg氯化钠溶液冻干而来。贮存于-18℃。一旦稀释后，4℃下可保存2～7天。

【药理及应用】

白介素-3是一种造血系统和免疫系统调节剂，能够促进骨髓多向祖细胞和定向祖细胞的存活、增殖和分化，使外周血白细胞、血小板和网织红细胞增加；能调节免疫细胞的增殖和分化，增强肿瘤细胞对化疗药物的敏感性，能选择性地诱导白细胞中的病变细胞进入细胞周期，使周期特异性化疗药物对急性粒细胞白血病的细胞毒性增强，同时还能使非周期特异性化疗药物如4-羟环磷酰胺、柔红霉素等的细胞毒性增强，从而提高化疗效果。作用与粒-巨噬细胞集落刺激因子相似。

临床用于化疗所致的骨髓抑制、骨髓移植后造血功能衰竭、骨髓增生不良综合征、再生障碍性贫血及先天再生不良性贫血。

【不良反应及注意事项】

本品的毒副作用与剂量相关，当剂量大于20μg/kg时可出现震颤、注射部位肿胀、皮肤红肿、淋巴结和脾大、关节炎、皮疹、恶心、头痛等不良反应。剂量≤10μg/kg时，一般耐受性良好。

【制剂及用法】

粉针剂：0.25毫克/支。

静注或静滴：5～10μg/(kg·d)，一疗程2～3周。

7.1.3 重组人白细胞介素-11 Recombinant human interleukin-11

白介素-11（欣美格；依星；迈格尔；Neumega）是1990年从骨髓间质分离到的一种细胞因子，也被称为脂肪生成抑制因子。目前国内临床应用的产品为基因重组产物。

化学结构和理化性质

重组白介素-11，含177个氨基酸残基的多肽，分子量19 047。天然白介素-11含178个氨基酸残基，仅在N-端多一个脯氨酸，两者生物学活性无明显不同。缓冲体系为10mmol/L磷酸缓冲液，pH7.0，内含0.3mol/L甘氨酸。本品系无菌冻干制剂、类白色疏松体，加注射用水后能迅速溶解。

国外重组产品名为奥普瑞白介素(oprelvekin)，商品名为Neumaga。

【药理及应用】

白介素-11属于白介素-6超家族。白介素-11是人生长因子家族的成员之一，这个家族包括人生长激素、粒细胞集落刺激因子和其他生长因子。

能够激动B细胞和巨核祖细胞。除改善化疗引起的血小板减少外，还能调制抗原-抗体反应、参与调节骨细胞增殖和分化，可用于骨质疏松症。对脑、肠和睾丸等还有一定作用。

主要的作用：可直接刺激造血干细胞和巨核祖细胞的增殖，诱导巨核祖细胞的成熟分化，增加体内血小板的生成，从而提高血液血小板计数，而血小板功能无明显改变。

临床前研究表明，体内应用本品后发育成熟的巨核细胞在超微结构上完全正常，生成的血小板的形态、功能和寿命也均正常。

临床上用于实体瘤、非髓性白血病化疗后Ⅲ、Ⅳ度血小板减少症的治疗；实体瘤及非髓性白血病患者，前一疗程化疗后发生Ⅲ/Ⅳ度血小板减少症（即血小板数≤5×10^9/L）者，下一疗程化疗使用本品，以减少病人因血小板减少引起的出血和对血小板输注的依赖性。同时有白细胞减少症的病人必要时可合并使用粒细胞集落刺激因子（rh G-CSF）。

药动学方面，文献报道：重组人白介素-11 50μg/kg单剂量皮下注射给药，血浆药物浓度的峰值（Cmax）为17.4±5.4ng/ml，T_{max}为3.2±2.4h，终末半衰期为6.9±1.7h。25μg/kg单剂量皮下注射或静脉注射，结果提示男性和女性健康受试者在药代动力学参数上没有差别。皮下注射，生物利用度65%～80%，未观察到药物体内蓄积或清除率降低的现象。

在大鼠模型中，放射标记的重组人白介素-11给药后，从血浆中很快被清除并分布到一些血液灌流量大的组织器官。肾脏是主要的药物清除途径。但尿液中以原型排泄的重组人IL-11量很少，提示药物在排泄前经过代谢处理。

【不良反应及注意事项】

除了化疗本身的不良反应外，重组人IL-11的大部分不良反应均为轻至中度，且停药后均能迅速消退。

约有10%的临床病人在观察期间有下列一些不良事件出现：乏力、疼痛、寒战、腹痛、感染、恶心、便秘、消化不良、淤斑、肌痛、骨痛、神经紧张及脱发等。其中大部分事件的发生率与安慰剂对照组相似，发生率高于安慰剂对照组的临床不良反应：全身性水肿、头痛、发热及中性粒细胞减少性发热。使用期间应注意毛细血管渗漏综合征的监测，如体重、水肿、浆膜腔积液等。

心血管系统　心动过速、血管扩张、心悸、晕厥、房颤及房扑。器质性心脏病患者，尤其充血性心衰及心房纤颤、心房扑动病史的患者慎用。

消化系统　恶心、呕吐、黏膜炎、腹泻、口腔念珠菌感染。

神经系统　眩晕、失眠。

呼吸系统　呼吸困难、鼻炎、咳嗽次数增加、咽炎、胸膜渗出。

其他　皮疹、结膜充血，偶见用药后一过性视力模糊。

此外，弱视、感觉异常、脱水、皮肤退色、表皮剥脱性皮炎及眼出血等不良反应，治疗组病人中的发生率也高于安慰剂对照组。除了弱视的发生率，治疗组显著高于对照组外，两组间其他一些严重的不良反应事件的发生率大致相当。

用药组患者最常见的化验指标异常，为因血浆容量的扩张引起的血红蛋白浓度降低。血浆容量的扩张还引起白蛋白等其他一些血浆蛋白如铁蛋白和γ-球蛋白浓度的降低。血钙浓度虽然也相应地降低，但无临床表现。

每天皮下注射给予重组人IL-11可以引起血浆纤维蛋白原浓度升高2倍，停药后可恢复正常。此外，健康受试者中，观察到重组人IL-11可以引起血浆中，以正常多聚体形式存在的Von Willebrand因子浓度升高。

禁忌　同类产品国外曾发生严重过敏反应。因此，对白介素-11及本品中其他成分过敏者禁用，对血液制品及大肠杆菌表达的其他生物制剂有过敏史者慎用。

注意事项

1. 本品稀释后应立即皮下注射。溶解时，将注射用水直接沿壁注入，轻微振荡，不可过度或剧烈振晃。

2. 本品应在化疗后使用，不宜在化疗前或化疗疗程中使用。

3. 使用本品过程中应定期检查血象（一般隔天一次），注意血小板数值的变化，在血小板升至100×10^9/L时应及时停药。

4. 该药仅供医嘱或在医生指导下使用。

对妊娠期妇女目前尚没有合适的临床对照试验。因此，除非临床意义超过对胎儿的潜在危险，妊娠期一般不宜使用。尚不能确定重组人白介素-11是否可以从母乳中分泌，因此哺乳期妇女应慎重使用。

儿童使用本品的疗效及安全性尚未确定。

【制剂及用法】

600万单位（0.75毫克/支）；1200万单位（1.5毫克/支）；2400万单位（3毫克/支）。

根据临床研究结果，推荐本品应用剂量为25μg/kg，于化疗结束后24～48h开始或发生血小板减少症后皮下注射，每天一次，疗程一般7～14天。血小板计数恢复后应及时停药。

在本品耐受性试验中，50μg/kg剂量组5例受试者2例出现心房纤颤，1例出现呼吸困难而停药，因此，临床应用中应注意控制剂量。

本节主要参考文献

1. Tepler I. A randomized placebo-controlled trial of recombinant human interleukin-11 in cancer patients with severe thrombocytopenia due to chemotherapy. *Blood*, 1996, 87: 3607-3614
2. Kirchner GI. Pharmacokinetics of recombinant human interleukin-2 in advanced renal cell carcinoma patients following subcutaneous application. *Br. J. Clin. Pharmacol*, 1998, 46: 5-10
3. Waldmann TA. The biology of interleukin-2 and interleukin-15: implications for cancer therapy and vaccine design. *Nature Rev Immun*, 2006, 6: 595-601

（殷　明）

7.2 干扰素

Interferons

干扰素（IFN）是一组由白细胞、成纤维细胞或T细胞在对病毒、细菌等微生物感染或其他免疫激发物（如肿瘤抗原）发生反应后产生的糖蛋白。其名称的由来是因为它们能够干扰新的病毒颗粒的产生。

目前把干扰素分为三类：α、β、γ。α和β干扰素称为I型干扰素，由白细胞和成纤维细胞产生。γ-干扰素称为II型干扰素，由T细胞产生。现在利用基因工程技术可从大肠杆菌来源获得大量重组的干扰素。α-干扰素有二十多种亚型，β-干扰素有两种亚型，γ-干扰素有一种亚型。

目前三种干扰素都有不同类型的制剂用于临床。除这些以外，美国FDA于2001年批准了聚乙二醇化干扰素用于临床。聚乙二醇与干扰素分子的结合，可以使干扰素在体内作用时间延长，每周注射一次即可，而不是通常的每周三次或每天一次。

干扰素的活性大都用单位表示，以细胞致病效应抑制为测定基础。一个单位表示以每毫升干扰素检品的最高稀释度仍能保护半数细胞（50%）免受病毒攻击的稀释度的倒数定为一个干扰素单位。国际上通常采用感染疱疹性口炎病毒的MDBK细胞进行试验。

干扰素与细胞膜受体结合发挥作用，结合后的信号机制为JAK-STAT通路（图7-1）。

7.2.1 干扰素α-2b

Interferon alfa-2b

干扰素α-2b（赛若金；罗荛愫）化学结构和理化性质：分子量15 000～27 600之间。化学性质稳定，在56℃ 1h不被灭活，对酸稳定。

【体内过程】

本品口服易被蛋白酶破坏，一般采用肌内或皮下注射。健康志愿者单次皮下注射60μg，4h达C_{max}。α-干扰素的吸收率可达80%，吸收半衰期1.9h，清除半衰期4.5h，个体差异

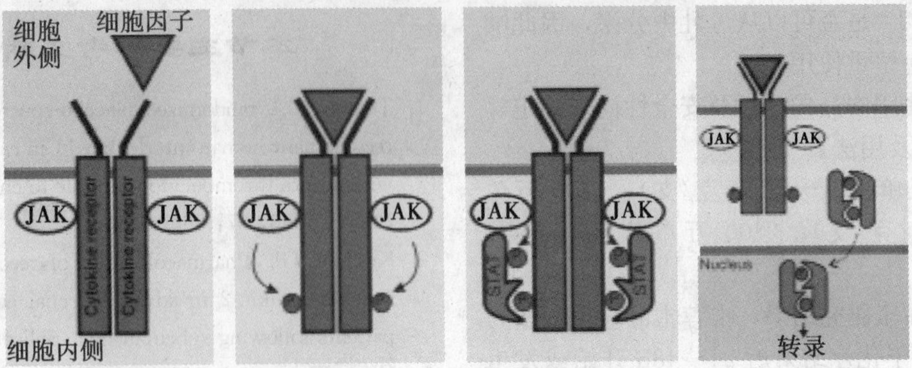

图 7-1 Jak-STAT 通路的关键步骤

很大。血浆浓度与疗效并不相关，但与毒性相关。大部分不与血浆蛋白结合，分布于各脏器，浓度较高的脏器见于肾、脾、肺、肝、心、脑、脂肪。基本不能透过血脑屏障和胎盘。

主要由肝代谢，尿、粪、胆汁排泄较少。

【药理作用及机制】

α-干扰素与β-干扰素的生物学活性大致相同，但也有不同之处。这种差别反映与细胞膜表面受体结合的不同。

干扰素最初的主要作用是抗病毒，后来发现其有很重要的免疫调节作用。干扰素作用的确切分子机制仍未完全阐明。干扰素结合到特异性细胞表面受体上，启动一系列细胞内过程：诱导某些酶活性；抑制细胞增殖；增强免疫活性，包括提高巨噬细胞的吞噬活性和T细胞的特异性细胞毒性。

1. 抑制病毒的复制与增殖　本品与细胞膜上特异性受体结合，激活抗病毒蛋白的基因，转录相应的 mRNA，进而转译为抗病毒蛋白。这些蛋白实际上是一些酶类，如蛋白激酶、2’—5’寡腺苷酸合成酶、磷酸二酯酶等，可从不同环节抑制病毒蛋白的合成，从而抑制病毒的复制与增殖。干扰素与受体的结合也阻止肝炎病毒进入和感染宿主细胞。

2. 免疫调节活性　可调节 T、B 淋巴细胞功能；促进巨噬细胞的活性，增强干扰素的产生和白细胞介素-1 的分泌；促进 NK（自然杀伤细胞）细胞的活性，增强分泌干扰素和白细胞介素-2 的能力；促进细胞表面组织相容性抗原的表达等。从而起调控免疫应答的作用。

3. 抑制细胞分裂和抗肿瘤活性　干扰素可以使肿瘤表面暴露的抗原更加能够刺激免疫系统，进而引起 T 细胞免疫系统更大的反应。干扰素通过介导对供应肿瘤的营养物质的血细胞的损伤而使肿瘤生长减慢或迟滞。

本品是正常和恶性细胞生长的有效抑制剂，动物试验表明干扰素可抑制致癌病毒和化学致癌物引起的肿瘤。

4. 抑制肝纤维化　可直接或间接抑制成纤维细胞、Ito 细胞与胶原合成。

【临床应用】

1. 淋巴或造血系统肿瘤

(1) 毛状细胞白血病。

(2) 低度恶性非霍奇金淋巴瘤。

(3) 慢性髓性白血病。

(4) 多发性骨髓瘤。

(5) 皮肤 T-细胞淋巴瘤。

(6) 与骨髓增生性疾病相关的血小板增多。

2. 实体肿瘤

(1) 无机会性感染史病人的与艾滋病相关的卡波济肉瘤。

(2) 复发性或转移性肾细胞癌。

(3) 转移性恶性黑色素瘤。

3. 病毒性疾病

(1) 伴有 HBV - DNA、DNA 多聚酶阳性或 HBeAg 阳性等病毒复制标志的成年慢性活动性乙型肝炎病人。

(2) 伴有 HCV 抗体阳性和谷丙转氨酶(ALT)增高，但不伴有肝功能代偿失调(Child 分类 A)的成年慢性丙肝(非甲、非乙型肝炎)肝炎病人

4. 具有以下特点者可期望有较好疗效。

慢性乙肝病毒感染者应用干扰素治疗有效性的预测因素，在干扰素疗法开始前：

(1) HBV(乙型肝炎病毒)感染的病程4年。

(2) 有急性黄疸型肝炎史。

(3) 谷丙转氨酶和谷草转氨酶活力中等度升高。

(4) 血清肝炎病毒 DNA(HBV - DNA)与肝炎病毒 DNA 多聚酶(DNAP)低值。

(5) 肝病理组织学检查显示慢性活动性肝炎。

(6) 血清抗- HIV 阴性。

5. 干扰素疗程的早期，在治疗最初 2 周出现以下特点者可望获得满意疗效

(1) 血清与外周血单个核细胞 2’-5’寡腺苷酸合成酶活力明显升高者。

(2) 谷丙转氨酶活力一过性升高。

(3) 血清 β2 -微球蛋白明显升高或外周血单个核细胞四人抗原增多。

(4) CD4/CD8 比显著升高。

(5) NK 活性低下者。

【不良反应及注意事项】

干扰素- α 的不良反应具有多样性，大多数与剂量相关，且多为可逆性，停止治疗后可以恢复。剂量小于 300 万国际单位时，在多数患者不良反应轻或无。

1. 干扰素- α 的不良反应

(1) 流感样综合征　在开始使用干扰素时大多数患者可出现发热、寒战、心动过速、头痛、关节痛、乏力、不适。一般在第一次注射后 2～6h 出现发热，体温可升至 38～39℃，6～12h 达高峰，24h 内自然消退。流感样症状的反应强度与干扰素的类型、剂量、给药途径及患者年龄有关。

(2) 神经系统反应　常见疲劳，多出现在用药 4～7 天内，且疲劳程度及持续时间与干扰素剂量有关。约 10%病人出现短暂的感觉异常、手脚麻木。少数病人可出现嗜睡、失眠、眩晕、注意力不集中、定向障碍，偶见抑郁、焦虑、癫痫发作、昏迷。

(3) 血液系统反应　常见的为粒细胞减少及血小板计数减少，少数可伴有轻度贫血，减少剂量或停药后可迅速逆转。

(4) 消化系统反应　常见食欲减退、恶心、呕吐、腹泻；部分病人可出现谷丙转氨酶与谷草转氨酶活性升高，但继续用药多可自行回复到正常。

(5) 泌尿系统反应　约 20%治疗者出现暂时性尿蛋白，偶可出现可逆性的肾功能不全和肾病综合征。

(6) 心血管系统反应　少见，可出现心动过速、期前收缩、低血压或高血压，偶可出现心房纤颤、充血性心力衰竭、脑血管意外。

(7) 内分泌系统反应　偶见甲状腺功能异常、高血糖、低血钠，偶见高血钾、低血钙。

(8) 皮肤反应　局部疼痛、硬结，长期应用后少数病人可能出现脱发。

(9) 免疫系统反应　部分病人可产生抗干扰素抗体。此抗体可拮抗干扰素的疗效；在治疗过程中可诱发自身抗体，是否可引起自身免疫性疾病，尚待观察。

(10) 其他　口干、出汗增加、体重降低、偶见咳嗽、呼吸困难等。

2. 注意事项

(1) 为预防或减轻不良反应发生，用量不宜超过 1000 万国际单位/天。如反应过重应减量，甚至停止应用，或采取间断给药。用干扰素前 1h 口服醋氨酚(扑热息痛)可预防与控制发热。用醋氨酚、阿司匹林、吲哚美辛或糖

皮质激素可控制流感样症状。给予利他林可减轻中枢神经系统症状。应用干扰素期间应适当补充水分，预防低血压。夜间注射干扰素，有助于耐受不良反应。

（2）对干扰素任何一组分有过敏史的患者禁用，如出现急性过敏反应，应立即停药。孕妇、授乳妇女及18岁以下患者慎用。有中枢神经系统疾患者慎用。严重肾、肝及骨髓功能不全者，严重心脏病患者忌用。

（3）患者对治疗耐受之前，不要驾车或操纵机器。

（4）在使用干扰素期间禁用小柴胡汤，因二者合用可发生间质性肺炎。

【制剂及用法】

1. 制剂

（1）国产人白细胞干扰素-α：粉针剂：100万国际单位。

（2）国产重组干扰素-α-1b（赛若金、干扰灵）：粉针剂：100万国际单位、300万国际单位、500万国际单位。

（3）国产或中外合作生产重组干扰素-α2a（因特芬）：粉针剂：100万国际单位、300万国际单位、500万国际单位。

（4）国产或中外合作生产重组干扰素-α2b（安特芬、因特龙）：粉针剂：100万国际单位、300万国际单位、500万国际单位。

（5）美国产重组干扰素-α2b（干扰能）：粉针剂：100万国际单位、300万国际单位、500万国际单位、1000万国际单位。

（6）古巴产重组干扰素-α2b（英力克）：粉针剂：100万国际单位、300万国际单位。

（7）瑞士产重组干扰素-α2a（罗扰素，R0feM—A）：粉针剂：300万国际单位、450万国际单位。

（8）英国产类淋巴细胞干扰素（惠福仁，Wellferon）：天然干扰素，含22种α亚型。注射液：1毫升含300万国际单位。

（9）美国产复合干扰素（干复津）：粉针剂：9μg、15μg。

2. 使用方法

干扰素-α：肌注或皮下注射，药物剂量，疗程依病情而定。

（1）治疗慢性乙型肝炎　干扰素-α，每次300万～600万国际单位，每天1次，连用2～4周后改为每周3次，疗程12周；或300万～500万国际单位，每周3次，疗程16周。如在1个月后病毒复制没有下降，可考虑增加剂量。如在3～4个月未获改善，可考虑停药。

（2）治疗慢性丙型肝炎　干扰素-α，300万～600万国际单位，每周3次，疗程6个月以上。

（3）治疗急性丙型肝炎，降低慢性丙肝的发生率　干扰素-α：300～600万国际单位，每周3次，疗程6个月。

（4）治疗慢性丁型肝炎　干扰素-α，500万国际单位，每天肌注1次，连用2个月，如有效，继续用至HDVRNA消失。

（5）治疗慢性粒细胞性白血病　30～60μg，每天一次，皮下或肌肉注射。连续应用6月以上。可根据病情适当调整剂量，病情缓解后隔天注射一次。

（6）治疗毛细胞白血病（Hairy-cell leukemia）30～60μg，一天一次，皮下或肌肉注射。连续应用6月以上。可根据病情适当调整剂量，病情缓解后隔天注射一次。

（7）治疗尖锐湿疣　10～30μg，皮下或肌肉注射，或10μg，疣体下局部注射，隔天一次。3周一个疗程，可重复治疗。

（8）治疗肿瘤　30～60μg，一天一次或隔日一次，皮下注射。疗程6个月以上。

7.2.2 干扰素-β1a Interferon-β1a，IFN-β1a

干扰素-β1a（利比，Rebif）化学结构和理化性质：IFN-β为165个氨基酸残基，分子量为20 kD的糖蛋白，分子中有一个糖基化位点。体内主要由RNA病毒和天然或人工合成的双股 RNA 诱导成纤维细胞后分泌产生。其与 IFN-α 只有 20%的同源性，其识别的受体与 IFN-α 大致相同，具有相似的生物学活性，但由于与受体的结合不同，生物学效应也有差别。

细菌表达系统产生的 IFN-β 被称为 IFN-β1b，哺乳细胞产生的称为 IFN-β1a。这两种形式在氨基酸序列和转录后修饰上有些不同，但转录反应是相同的。

1993 年名为 Betaseron 的 IFN-β 被 FDA 批准用于临床，Avonex 和 Rebif 分别于 1996 和 2002 年批准上市。

制剂中包含 pH 约为 7.2 的缓冲剂、重组 β-干扰素和 15mg/ml 人血白蛋白的液体组合物，提高了药动学和药效学特性。

【体内过程】

本品口服易被蛋白酶破坏。健康志愿者静脉给药后，干扰素-β1a 血清水平以多指数方式与注射剂量呈比例迅速下降。初始半衰期约数分钟，终末半衰期为数小时到 10h。皮下或肌肉注射后，血清中干扰素-β 保持低水平，但在注射后 12～24h 仍可检出。单剂量注射 60μg 后 3h 达 C_{max}（6～10U/mL）。同样剂量皮下注射，48h 重复一次，4 次后出现中度蓄积。

血浆浓度与疗效相关不明显，但与毒性相关。大部分不与血浆蛋白结合，基本不透过血脑屏障和胎盘。主要通过肝脏代谢和肾脏排泄。

【药理及应用】

天然的干扰素分子中含有 3 个半胱氨酸，分别在 17、31 和 141 位，第 31 和 141 位的半胱氨酸之间形成的二硫键，对干扰素的生物学活性非常重要。体外研究发现，第 17 位的半胱氨酸对干扰素的分子空间结构无明显作用，用其他的氨基酸如丝氨酸替代后，不但对其活性无影响，反而增加了稳定性及活性。基因工程重组的 IFN-β 多为 ^{17}Ser-IFN-β，它是将 17 位的半光氨酸由丝氨酸取代后在大肠杆菌中表达的，它在体外能正确折叠形成具有高活性的重组 ^{17}Ser-IFN-β，表观分子量为 18 kD。

与 IFN-α 一样，IFN-β 也有抗病毒和抗增殖作用。IFN-β 与干扰素受体的结合引起复杂的转录反应。在免疫细胞（IFN-β 在多发性硬化发挥治疗效应最可能的靶标），IFN-β诱导抗原递呈和 T 细胞增殖；改变细胞因子和基质金属蛋白酶表达；恢复抑制细胞功能。

IFN-β1a 和 IFN-β1b 随剂量和给药途径不同，产生的生物学反应和临床作用确有差别。在临床试验时，IFN-β1a 肌内注射一周一次，仅产生短暂的生物学反应，而 IFN-β1b 皮下注射，隔天一次或 IFN-β1a皮下注射，每周三次，产生明显的作用。这个结果提示：更频繁的 IFN-β 给药可能产生更好的临床反应。

IFN-β 能提高淋巴细胞的活性，同时抑制其他免疫细胞的激活。此外，IFN-β 能够调节 IFN-γ 的产生。

IFN 治疗多发性硬化是基于它的抗炎作用，其中包括 IFN-β 对 IFN-γ 合成的抑制作用，能显著降低该疾病的恶化率。研究表明，IFN-β 可以改善血脑屏障的完整性，这在多发性硬化时被破坏，多种不应有的物质能够进行中枢，造成神经元损伤。免疫反应的诱导能够减轻多发性硬化时神经细胞的损伤。这种疾病时，免疫系统被激活，对神经细胞的髓鞘发生损害，这称为脱髓鞘。脱髓鞘产生神经冲动由神经元向肌肉的神经传递的功能障碍。

许多肿瘤细胞表面均表达 IFN-β 受体，体外试验表明，IFN-β 可直接抑制肿瘤细胞的生长。

20 世纪 80 年代后期，在美国进行的双盲对照的临床试验显示，IFN-β 可以显著减少多发性硬化症状的再发和脑部神经元的损害。

应用：主要用于治疗多发性硬化。IFN-β 对某些肿瘤也有一定的治疗作用。另外，

IFN-β也可应用于某些病毒感染性疾病的治疗，如丙型肝炎等。

【不良反应及注意事项】

最常见的不良反应：流感样症状和注射部位反应。可能发生的不良反应为：抑郁、腹痛、肝药酶活性升高、血细胞数降低、过敏反应。

【制剂及用法】

重组人干扰素-β1a 注射液：每支含 pH 约为 7.2 的缓冲剂、重组 β-干扰素 22 μg 或 44μg 和人血白蛋白 15mg/ml，另带有静滴用液体。

推荐剂量：最初 2 周内给予 8.8 μg，3 次/周；第 3～4 周，22 μg，3 次/周；第 5 周起，44 μg，3 次/周。大剂量不能耐受的患者，22 μg，3 次/周。

7.2.3 干扰素 γ-1b

Interferon γ-1b

干扰素 γ1b 化学结构和理化性质：一种由 143 个氨基酸组成的多肽，分子量约 17165。由 T 细胞和 NK 细胞产生。干扰素单体在结构上由 6 个 α-螺旋的中心与一个 C-端外延的未折叠序列组成（图 7-2）。易被酸、碱、热破坏。最初称之为巨噬细胞激活因子。具有生物活性的干扰素-γ 通常以二聚体形式存在。

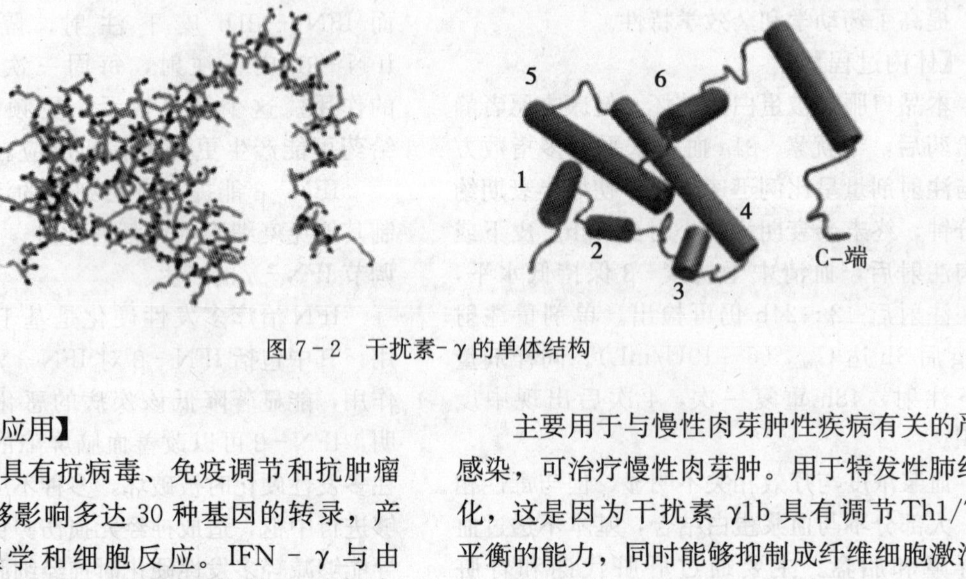

图 7-2　干扰素-γ 的单体结构

【药理及应用】

IFN-γ 具有抗病毒、免疫调节和抗肿瘤作用。它能够影响多达 30 种基因的转录，产生多种生理学和细胞反应。IFN-γ 与由 IFN-γ1 和 IFN-γ2 两种受体亚型组成的异质二聚体受体结合，激动 JAK-STAT 通路。此外，IFN-γ 还能激动抗原递呈细胞；通过上调转录因子 Tβ 促进 Th1 分化。

与其他干扰素不同的是，此种干扰素主要激活巨噬细胞的吞噬活性，促进这些细胞产生活性氧对多种微生物发挥毒性作用。此外还有抗真菌作用。

本品口服不吸收，皮下注射吸收率不到 80%，一般在注射后 4～8h 达到血药浓度峰值，$t_{1/2}$ 为 4～12h。

主要用于与慢性肉芽肿性疾病有关的严重感染，可治疗慢性肉芽肿。用于特发性肺纤维化，这是因为干扰素 γ1b 具有调节 Th1/Th2 平衡的能力，同时能够抑制成纤维细胞激活。

【不良反应及注意事项】

不良反应可有发热、头痛、皮疹、疲劳、胃肠道不适、食欲不振、体重丢失、肌痛、抑郁。

【制剂及用法】

重组干扰素-γ：粉针剂：100 万国际单位。

注射液：100μg/0.5ml。

用法：干扰素-γ 一般静脉滴注，亦可皮下注射。

皮下注射：体表面积＞0.5m²，50μg/m²。

体表面积≤0.5m²，15μg/kg，每周3次。

7.2.4 其他干扰素 Other interferon

干扰素脂质体

脂质体是一种由类脂质双分子层组成的类似生物膜结构的封闭小囊，可包裹药物，为一种定向药物载体。

【药理及应用】

除具有干扰素的各项功能外，还具有靶向作用、免疫增强作用、保护肝细胞作用等。

1. 靶向作用 易被单核巨噬细胞吞噬，将所包被的药物带到靶器官，如肝脏，提高局部的药物浓度。

2. 免疫增强作用 可作为免疫佐剂，增强体液免疫和细胞免疫，诱生干扰素和白细胞介素-2。

3. 保护肝细胞作用 用于制备脂质体的多种天然磷脂是肝细胞的保护剂，脂质体包被干扰素后，使干扰素的作用增强，而且克服了干扰素易被机体体液中胰酶破坏，半衰期很短的缺点，可减少用药剂量，减轻不良反应。

应用：用于慢性乙型肝炎。

【制剂及用法】

注射剂：100万国际单位。

用法：肌注，每次100万～300万国际单位，每周2～3次，疗程3个月。

口含α-干扰素（肝灵素）

本品主要成分为α-干扰素，含有16种天然人类干扰素亚类。

【药理及应用】

本品仅含有低剂量的干扰素，进入体内如何发挥作用尚不清楚。可能是因口腔黏膜存在干扰素受体，本品舌下含化后干扰素通过口腔淋巴组织吸收，或通过一种未知途径激活免疫机能发挥干扰素的治疗作用。干扰素具有抑制病毒繁殖，抗细胞分裂和免疫调节作用。用于治疗多种病毒性疾病，如慢性乙型肝炎及丙型肝炎、阿弗他口腔溃疡（复发性口炎）、艾滋病病毒阳性者等。

【不良反应及注意事项】

1. 不良反应少见，部分病人可出现暂时性鼻腔分泌物过多。若每天用量大于500国际单位，可能发生恶心、呕吐、食欲不振。

2. 病人将药片含在口内让其逐渐溶化，持续5min以上，以便口腔黏膜吸收，切勿咀嚼或吞下药片。若整片吞下则干扰素会被胃中蛋白酶水解失效。在含服前后30min内不要进食或饮水。

3. 曾有干扰素过敏的患者忌用本品。

4. 有严重心脏病、肾脏病患者、有癫痫发作或中枢神经功能障碍、有骨髓抑制病者，均应慎用。

5. 因尚无妊娠期及儿童含用干扰素的报道，孕妇及儿童是否应用本品，应由医生评估利弊后决定。宜存放于4～8℃冰箱内，如室温保存，温度不宜超过25℃。

【制剂及用法】

口含片：每片含200国际单位α-干扰素。

用法：舌下含服，成人每次1～2片，每天1次，6个月1疗程，丙型肝炎患者可用2个疗程。

参考文献

1. Lino S. Interferon therapy for hepatitis B and C. Nippon Rinsho，2007，28：65（Suppl. 2 Pt.）1：559-563
2. Markowits CE. Interferon-beta：mechanism of action and dosing issues. Neurology，2007：68（24 Suppl 4）：S8-11
3. Gattoni A，Interferon-gamma：biologic functions and HCV therapy（type I/II）（1 of 2 parts）. Clin Ter，2006，157（4）：377-386
4. Gattoni A，Interferon-gamma：biologic functions and HCV therapy（type I/II）（2 of 2 parts）. Clin Ter，2006：157（5）：457-468

（殷 明）

7.3 集落刺激因子 Colony stimulating factor

早在 1965 年，Pluznik 等研究发现，某些生长因子能刺激肥大细胞形成集落。据此就将这类因子称为集落刺激因子（colony stimulating factors，CSF）。骨髓造血干细胞体外半固体培养技术的建立和重组集落刺激因子的问世，给集落刺激因子的研究提供了方便条件。根据细胞因子刺激不同造血细胞系或不同分化阶段的细胞，在半固体培养基中形成不同细胞集落，后来将集落刺激因子分为四类：多集落刺激因子（multipotential CSF，又称白介素-3）、粒细胞-巨噬细胞集落刺激因子（granulocyte-macrophage CSF，GM-CSF）、粒细胞集落刺激因子（granulocyte CSF）、巨噬细胞集落刺激因子（macrophage CSF）。此外，白介素-1、白介素-6 和白介素-11 在骨髓多能干细胞早期的分化中也有重要的作用。

7.3.1 重组人粒细胞集落刺激因子 Recombinant human granulocyte colony stimulating factor

重组人粒细胞集落刺激因子（非格司亭，Filgrastim）化学结构和理化性质

本品是由 DNA 重组技术产生的人粒细胞集落刺激因子（G-CSF），与天然的G-CSF的氨基酸序列和糖链完全相同，不同的是重组人G-CSF 链的 N 端含有蛋氨酸。重组的 G-CSF由 174 个氨基酸组成，分子量19 600。

【药理及应用】

本品可与靶细胞膜受体结合而起作用。G-CSF 受体存在于骨髓的前体细胞上，与G-CSF 结合后促进前体细胞增殖、分化。

主要刺激粒细胞系造血，也可使多能造血干细胞进入细胞周期；促进髓系造血祖细胞的增殖、分化和成熟，调节中性粒细胞系细胞的增殖与分化成熟；驱使中性粒细胞释放至血流，使外周中性粒细胞数量增多，并提高其功能吞噬活性，针对肿瘤细胞的抗体依赖细胞细胞毒（ADCC）活性等。

静脉滴注后 30min 达血药峰浓度。$t_{1/2}$ 约 1～5h。

临床用于：

1. 肿瘤化疗引起的血液细胞减少。
2. 骨髓发育不良引起的中性粒细胞缺乏。
3. 再生障碍性贫血伴中性粒细胞缺乏症。
4. 先天性、原发性中性粒细胞减少症。
5. 骨髓移植后重建造血功能。
6. 艾滋病患者血细胞减少。
7. 烧伤。

【不良反应及注意事项】

1. 少数患者有轻度骨痛、腰痛、胸痛、关节痛的情况发生，亦有少数出现暂时性的血清尿酸、乳酸脱氢酶及碱性磷酸酶增高，停药后可恢复。有时会有恶心、呕吐、谷草转氨酶、谷丙转氨酶升高；皮疹偶有发生。

2. 对本品有过敏反应的患者禁用。为了防止过敏反应发生，使用前须详细询问病史，必要时要预先进行皮试。

3. 本品使用中，需定期进行血液检查，要特别注意不可让中性粒细胞增加到必需数量以上，否则需采取适当的减量或停药措施。

4. 对进行化疗的中性粒细胞减少的患者，应先给予化疗药物后再注射本品，需避免在化疗前使用。

5. 儿童使用本品时，应谨慎并仔细观察。

6. 孕妇、早产儿、新生儿、婴儿均不宜使用。

7. 静脉注射时，应与5%葡萄糖注射液或等渗盐水混合使用，但不宜与其他注射液混合注射。

【制剂及用法】

冻干粉针剂，每支50μg；75μg；100μg；150μg；250μg；300μg；460μg。贮藏于2～8℃，避光保存。

皮下注射或静脉滴注，开始剂量每天2～5μg/kg，或50～200μg/m²，以5%葡萄糖注射液稀释。根据中性粒细胞数升高的情况增减剂量或停止用药，用药期间宜定期检查血象。本品不能与癌症化疗药同时应用，必须在化疗停止后1～3天使用。

1. 骨髓移植患者　于骨髓移植手术后第2天至第5天内开始，每日1次皮下注射或静滴本品300μg。

2. 实体瘤（肺癌、乳腺癌、卵巢癌、恶性淋巴瘤、睾丸肿瘤、神经母细胞瘤）　于化疗完成24h后开始每天皮下注射75μg，每天1次。

3. 白血病患者　于化疗完成24h后开始每天皮下注射或静滴300μg，每天1次。

4. 伴随骨髓发育不良综合征的中性粒细胞减少症，静滴100μg，每天1次。

5. 伴随再生不良性贫血的中性粒细胞减少症：通常成人的白细胞数10 000/mm³以下时，静滴本品400μg，每天1次。

7.3.2 重组人粒细胞巨噬细胞集落刺激因子 Recombinant human granulocyte/macrophage colony-stimulating factor

1977年Burgess等从小鼠肺条件培养液中发现一种能刺激粒细胞和巨噬细胞形成集落的因子，命名为粒细胞-巨噬细胞集落刺激因子（granulocyte-macrophage colony stimulating factor，GM-CSF)。1984年和1985年小鼠和人GM-CSF的cDNA分别克隆成功。T细胞、B细胞、巨噬细胞、肥大细胞、内皮细胞、成纤维细胞等均可产生GM-CSF。其中T细胞和巨噬细胞一般在免疫应答或炎症介质刺激过程中直接产生；而内皮细胞、成纤维细胞可能通过IL-1和TNF的诱导而产生。

化学结构和理化性质

临床用重组人粒细胞-巨噬细胞集落刺激因子（rhGM-CSF，赛皑尔；利百多）。本品为白色或乳白色疏松体。

【药理及应用】

重组人粒细胞-巨噬细胞集落刺激因子（rhGM-CSF）作用于造血祖细胞，促进其增殖和分化，其重要作用是刺激粒细胞、单核巨噬细胞成熟，促进成熟细胞向外周血释放，并能促进巨噬细胞及嗜酸性细胞的多种功能。

志愿者皮下注射3、10、20μg/kg和静脉注射3～30μg/kg可观察到血浓度峰值和曲线下面积（AUC）随剂量的增大而增高。皮下注射本品，在3～4h血浓度达到峰值。静脉注射本品的清除半衰期为1～2h，皮下注射则为2～3h。

小鼠皮下注射^{125}I-GM-CSF后，肾脏含量最高，其次是胃和血液，心脏和骨骼中含量较低。在24h内有45%药物经尿液排出，其中20%以原型排出，48h内66%～86%的药物经尿液排泄。

临床应用

1. 预防和治疗肿瘤放疗或化疗后引起的白细胞减少症。

2. 治疗骨髓造血机能障碍及骨髓增生异常综合征。

3. 预防白细胞减少可能潜在的感染并发症。

4. 使感染引起的中性粒细胞减少的恢复加快。

【不良反应及注意事项】

本品的安全性与剂量和给药途径有关。大

部分不良反应多属轻到中度，严重的反应罕见。最常见的不良反应为发热、寒战、恶心、呼吸困难、腹泻。一般的常规对症处理便可使之缓解；其次有皮疹、胸痛、骨痛和腹泻等。据国外报道，低血压和低氧综合征在首次给药时可能出现，但以后给药则无此现象。不良反应发生多于静脉推注和快速滴注以及剂量大于32μg/(kg·d)有关。

禁忌：对rhGM-CSF或该制剂中任何其他成分有过敏史的病人，自身免疫性血小板减少性紫癜病人。

注意事项

1. 本品应在专科医生指导下使用。病人对rhGM-CSF的治疗反应和耐受性个体差异较大，为此应在治疗前及开始治疗后定期观察外周血白细胞或中性粒细胞，血小板数据的变化。血象恢复正常后立即停药或采用维持剂量。

2. 本品属蛋白质类药物，用前应检查是否发生浑浊，如有异常，不得使用。

3. 本品不应与抗肿瘤化疗药同时使用，如要进行下一疗程的抗肿瘤化疗，应停药至少48h后方可继续治疗。

4. 孕妇、高血压患者及有癫痫病史者慎用。哺乳期妇女使用本品的安全性尚未建立，应慎重使用。

5. 使用前仔细检查，如发现瓶子有破损，溶解不完全者均不得使用，溶解后的药剂应一次用完。

6. 儿童慎用。

7. 老年人应观察患者的状态，注意用量和间隔，慎重给药。

【药物相互作用】

1. 本品与化疗药物同时使用，可加重骨髓毒性，因而不宜与化疗药物同时使用，应于化疗结束48h后使用。

2. 本品可引起血浆白蛋白降低，因此，同时使用具有血浆白蛋白高结合的药物，应注意调整药物的剂量。

3. 注射丙种球蛋白者，应间隔1个月以上再使用本品。

文献报道，本品剂量达30μg/kg时，其不良反应的发生明显增加，一般停药后可自行缓解。

【制剂及用法】

50微克/支、75微克/支、100微克/支、150微克/支、300微克/支。

用法

肿瘤放、化疗后：放、化疗停止48h后方可使用本品，用1ml注射用水溶解本品（切勿剧烈振荡），在腹部、大腿外侧或上臂三角肌处进行皮下注射（注射后局部皮肤应隆起约1cm²，以便药物缓慢吸收），3～10μg/(kg·d)，持续5～7天，根据白细胞回升速度和水平，确定维持量。

骨髓移植：5～10μg/kg，静脉滴注4～6h，每天1次，持续应用至连续3天中性粒细胞绝对数≥1000/ml。

骨髓增生异常综合征/再生障碍性贫血：3μg/(kg·d)，皮下注射，需2～4天才观察到白细胞增高的最初效应，以后调节剂量使白细胞计数维持在所期望水平，通常＜10 000/μl。

本节主要参考文献

1. Bell SG. Immunomodulation, part II: granulocyte colony - stimulating factors. *Neonatal Netw*, 2006, 25 (1): 65-70

2. Yannaki E, Anagnostopoulos A, Kapetanos D, et al. Multiple infusions of G-CSF-mobilized peripheral blood stem cells can reverse the clinical course of decompensated alcoholic cirrhosis. Blood Cells Molecules and Diseases, 2008, 40 (2): 293

3. Nomura K, Kuroda S, Yoshikawa H, et al. Inflammatory osteoclastogenesis can be induced by GM - CSF and activated under TNF immunity. Bioch Biophy Rese Communi, 2008, 367 (4): 881-887

4. Jian Min Lin J M, Li B, Rimmer E, et al. En-

hancement of the anti - tumor efficacy of a GM - CSF - secreting tumor cell immunotherapy in preclinical models by cytosine arabinoside. Exper Hemat, 2008, 36 (3) (Issue 3): 319 - 328

(殷 明)

7.4 促红细胞生成素 Erythropoietin

促红细胞生成素（erythropoietin, EPO），亦简称红细胞生成素，是一种糖蛋白，为促进骨髓红系祖细胞生长、增生、分化和成熟的主要刺激因子，主要由肾脏产生，能促进红细胞生成，EPO又称红细胞生成刺激因子（erythropoietic - stimulating facor, ESF）。1984年重组人红细胞生成素（rhEPO）成功应用于临床，大大加速了人们对EPO的基础及应用研究。

7.4.1 EPO的结构和特点 Constitution and feature of EPO

人EPO基因定位于7号染色体长臂22区，编码EPO的基因约长2.1 kb，有4个内含子和5个外显子。在ATG翻译起始点前没有发现启动子样的序列，EPO的mRNA约长1.6 kb，编码193个氨基酸的前体蛋白，其中27个是信号肽，成熟的EPO分子由166个氨基酸组成，分子量为18 kD，在中国仓鼠卵巢（CHO）细胞表达的人EPO为30 kD，糖约占39%，人尿中的EPO为34 kD糖蛋白。EPO有两个活性必需的链内二硫键，有3个N糖基化位点和1个O糖基化位点，EPO分子中40%是糖链，糖基化的EPO具有最大的活性。重组EPO在治疗疾病时与天然EPO等价，且副反应较低。

EPO对胰蛋白酶、糜蛋白酶、蛋白内切酶Lys C、蛋白内切酶Arg C敏感。EPO在4℃可保存2年以上，在56℃的半衰期是136h，在pH 5.5～8.5范围内保持稳定。

7.4.2 EPO的产生和调节 Production and regulation of EPO

肾脏是EPO产生的主要来源，产生EPO细胞为肾小管基底膜外侧的肾小管周围间质细胞，除肾脏外，肝脏以及一些肿瘤细胞如肝癌细胞系、肾癌细胞系如血管网状细胞瘤细胞也能产生EPO。组织氧利用率下降所引起的组织缺氧和贫血是诱导EPO产生的主要刺激因素，钴盐、锰盐、雄激素也能诱导EPO产生。相反高氧血症和红细胞血症以及机体代谢率下降时，EPO产生减少。

早期，人源的红细胞生成素由再生障碍性贫血患者的尿液中纯化获得，但这种方式获得的红细胞生成素产量有限，无法满足临床及科研的需求。重组DNA技术的发展，为大量生产人红细胞生成素提供了一条新的途径。

人们从基因文库中克隆并测序了编码红细胞生成素的DNA片段，同时，以核酸探针从λ噬菌体cDNA文库中筛选得到了编码红细胞生成素的cDNA片段，以此构建了SV40病毒启动子驱动表达的载体，在猴肾成纤维细胞（COS-1）中进行瞬时表达，测得了红细胞生成素的生物活性。1985年人基因组中获得编码红细胞生成素的基因，将其转入CHO细胞系中，获得了稳定的表达。

后来有人利用昆虫SF9细胞中的杆状病毒系统表达rhEPO，虽然经转化的SF9细胞生产的rhEPO的产率有所改善，但是目标产物rhEPO的糖基化程度较天然红细胞生成素为小，因而其分子量亦较小。Mori 等构建了一个含有干扰素-α基因启动子的 rhEPO 表达载体，并利用该 rhEPO 表达载体转化 B 细胞白血病 BALL-1 细胞，经以仙台病毒转染后，转化的 B 细胞白血病 BALL-1 细胞，比现有技术所得的转化株能产生较高量的 rhEPO。

重组红细胞生成素在大肠杆菌中也得到表达，但所得 rhEPO 仅具有体外抗原结合活性，而在哺乳动物细胞 CHO、BHK 细胞系统中表达，获得的重组红细胞生成素与天然红细胞生成素相似，故现在工业生产中多采用动物细胞培养表达红细胞生成素进行大规模生产。

7.4.3 EPO 受体与信号转导 Receptor and signal transduction of EPO

EPO 受体（EPOR）是特异性结合 EPO 的糖蛋白，其平衡解离常数为 0.1～1 nmol/L，EPOR 属于造血生长因子受体超家族，其受体亚单位除了 66 kD 的糖蛋白以外，还有分子量 85 kD 和 100 kD 两种，有证据表明该两种蛋白是非常相似的分子。EPOR 与生长激素、集落刺激因子及一些白细胞介素的受体同属于一个受体家族，该家族受体的信号传导具有一定的共性。

早期红细胞前体表面的 EPO 受体很少，随着细胞的分化，受体逐渐增加，后期的红细胞样细胞和母红细胞都表达 EPO 受体，可接受 EPO 刺激进一步增殖分化，成熟的红细胞不再结合 EPO，许多造血系统疾病患者的骨髓细胞都表达 EPO 受体，正常巨噬细胞、一些单核细胞、未成熟的髓系细胞也能表达 EPO 受体。

人 EPO 受体基因位于染色体 19p，长 6 kb，有 8 个外显子，其 mRNA 约长 2 kb，编码 508 个氨基酸，其中胞外部分 226 个氨基酸，有一个 N 糖基化位点，穿膜区 22 个氨基酸，胞内部分有 236 个氨基酸残基，没有酪氨酸激酶活性。受体的胞浆区有两个序列是造血生长因子受体共有的保守序列，胞浆区接近膜的部分与 EPO 诱导的细胞分裂、蛋白磷酸化和即早基因（c-myc、c-fos、egr-1）的表达有关。小鼠 EPO 受体有 507 个氨基酸，与人类有超过 80%的同源性，其中胞外部分 223 个，穿膜区 24 个，胞浆区 236 个。

EPO 结合受体后被内化和降解，研究表明，尽管尚未证明 EPOR 具有内源性酪氨酸激酶活性，但 EPO 能诱导许多蛋白酪氨酸磷酸化，其中有 7 个最显著的磷酸化物：①与 Shc 相连的 p145，这是一种含有 SH2 结构的四磷酸肌醇和磷脂酰肌醇的 5’磷酸酶；②与 EPOR 相连的酪氨酸激酶 JAK2；③信号转导和转录激活子 5（STAT5）；④诱导 EPOR 本身的 C 末端的酪氨酸磷酸化；⑤p70，这是一种重要的磷酸酶，它具有使 JAK2 脱磷酸化；⑥Syp 与激活的 EPOR 受体相连，促进有丝分裂；⑦SHC 的异构形式：p52、p46。

EPO 能诱导细胞内钙离子增加，但增加较迟不足以诱导细胞增殖，cAMP 也不参与 EPO 诱导的信号转导。

7.4.4 EPO 的生物学特性 Biological feature of EPO

EPO 的作用没有种属特性，人 EPO 能作用于啮齿动物的骨髓细胞，相反也有类似的作用。

EPO 主要作用于红系祖细胞阶段，其作用可能是通过对决定血红蛋白合成的遗传基因去阻遏因子的作用而实现的。EPO 对红细胞生成的作用可归结为：刺激有丝分裂，促进红系祖细胞的增生；激活红系特异基因，诱导分化；显著减缓红细胞样爆发形成单位（CFU—E）的降解速率，抑制 CFU—E 的程序性死亡，以及加速网织红细胞的释放和提高红细胞膜的抗氧化功能。现有的研究表明 EPO 的作用要比以前所认识到的广泛：

1. EPO和EPO受体表达在不同的非红细胞生成组织；2. EPO能促进内皮细胞和神经元的存活；3. EPOR可能在正常胚胎的脑发育中起作用，它的表达见于海马、皮质和中脑区域的神经元，可以在缺氧条件下促进生存。此外，EPO还有抗氧化稳定红细胞膜的作用，改善红细胞膜脂流动性和蛋白质构象，促进膜 Na^{+} - K^{+} ATP 酶的活力，维持膜内外正常渗透压以及对多向祖细胞（CFU - GEMM)、巨核系祖细胞（CFU - Meg)、粒单系祖细胞（CFU—GM）有一定的刺激作用。

EPO的活性检测

得到红细胞生成素纯品后，测定纯度、蛋白含量、分子量等物理化学性质和体内生物学活性。

红细胞生成素的体外活性即免疫学活性，用酶联免疫分析试剂盒检测。试剂盒内含有标准重组人红细胞生成素。将待测品稀释后，进行酶联免疫分析，依照其A值，以内标法计算样品相对于标准品的活性。

红细胞生成素的体内生物活性测定：采用网织红细胞计数法。选用6～8周龄的同性别BALB/C小鼠分为三个计量组，每组两只。分别于腹部皮下注射红细胞生成素标准品和稀释样品以2国际单位/只，4国际单位/只，8国际单位/只剂量注射；连续注射3天后，眼眶取血，染色，涂片计数1000个红细胞中的网织红细胞数，同时也计算原血中的红细胞数，计算原血中网织红细胞绝对数。以注射剂量为横坐标，网织红细胞绝对值为纵坐标，求得待测样品的体内生物学活性，并计算样品稀释前的浓度。

7.4.5 EPO的临床应用 Clinical use of EOP

1. 治疗贫血

EPO作为促进红细胞生成，增加红细胞容量的主要激素，已广泛应用于临床，特别是贫血症的治疗。EPO在正常人血液中的浓度接近0.01nmol/L，半衰期期为4～6h，低氧血症EPO的血液水平增加，慢性肾衰患者血液中EPO的半衰期约为4～9h。EPO水平过高见于：原发性红细胞增多症，继发性红细胞增多症，如高原居住者、慢性阻塞性肺部疾病、再生障碍性贫血、血友病性贫血、肾脏肿瘤、地中海贫血、肝癌、肾上腺肿瘤等。EPO水平过低主要见于肾衰或晚期肾病引起的贫血，慢性感染、类风湿性关节炎、艾滋病及其他原因引起的贫血等。此类患者体内产生IL-1，TNF-α，这些细胞因子可能是EPO活性的抑制剂。

红细胞生成素的促进红细胞生成作用已得到大量动物试验和临床试验的证实，主要作用于红系集落生成单元（CFU - E)，通过与CFU - E中的红细胞生成素受体结合而加速CFU - E的分化和增殖，促进其产生红细胞，维持外周血的正常红细胞水平。

已获批准的适应证主要有肾性贫血、艾滋病患者贫血、癌症相关贫血等。除以上已获批准的适应证外，红细胞生成素尚有潜力用于自体供血、术后贫血、早产儿贫血、骨髓移植、再生障碍性贫血、类风湿关节炎患者贫血、骨髓增生异常综合征患者贫血、镰刀形红细胞性贫血、地中海贫血等。

2. 神经元保护

除肾脏外，体内其他组织也能生成EPO，近来大量研究表明脑组织中也有EPO和EPOR的表达，同时发现EPO的生成量与脑组织的供血供氧情况相关，脑缺血时EPO的生成量成倍增加，并对神经元起保护作用。

EPO生成增多是机体生理性自我保护机制的一个重要组成部分。脑缺血时，局部会生成一种缺氧反应因子（HIF-1)，HIF-1进入细胞后在核内与染色体上的缺氧反应成分（hypoxia response element，HRE）相结合，启动一系列基因的转录，包括葡萄糖转运蛋白，糖酵解酶系，血管内皮生长因子（VEGF）以及EPO。随着EPO生成量的增加，缺血区内神经细胞 EPOR 的表达也明显上调，这样就进一步加强了EPO 的作用效果。除了在代谢异常条件下的神经元保护作用，EPO 在正常生理条件下具有使神经元增生、树突增多、分化等一系列营养性作用。另外，EPO 对于胚胎期神经系统的发育也有重要作用，而且其作用随胚胎发育阶段不同而不同。

国际奥委会已将 EPO 列为禁用药，因为短期内其可增加红细胞数，增加携带 O_2 的能力和体力。

3. 其他

长期大量使用 EPO 也会产生一些副作用如血管反应性下降，血压升高，血黏度增加，血栓形成等，情况严重的还会造成脑部供血不足，甚至可能引发脑缺血。综上所述，EPO 的众多生理功能，如促进造血细胞前体增生分化，应激时保护神经元等，归根结底就是 EPO 强大的抗凋亡作用在不同受体细胞、不同情况下的具体表现。

自从 1989 年美国 FDA 批准红细胞生成素 Amgen 公司 Epogen、Ortho Biotech 公司 Procrit 用于临床慢性肾衰患者以来，很多国家也已经批准红细胞生成素上市和生产。重组红细胞生成素是目前临床上治疗慢性肾衰性贫血，疗效最显著的生物技术药物，销售额一直排在生物医药类产品的前三名，在 2000 年红细胞生成素的全球年销售额就达到了 42 亿美元。

【制剂及用法】

EPOGEN，每支 1ml 含有 2000，3000，4000，或 10 000 单位的 EPOETIN alfa，2.5mg 白蛋白（人），5.8mg 枸橼酸钠，5.8mg 氯化钠，0.06mg 枸橼酸。用等渗氯化钠/枸橼酸钠缓冲液配制成无菌液，供静脉或皮下注射用。每天单次剂量注射，每次剂量范围 50～300U/kg 体重，至少 2～6 周才显效果。

本节主要参考文献

1. 戴毅，刘绛光. 红细胞生成素研究进展，国外医学临床生物学与检验学分册，2002，23（3）：144-146
2. Österborg A，Aapro M，Cornes P，et al. Preclinical studies of erythropoietin receptor expression in tumour cells：Impact on clinical use of erythropoietic proteins to correct cancer-related anaemia. Euro J of Can，2007 43（3）：510-519
3. Kilicv U，Kilic E J Soliz J，et al. Transgenic erythropoietin（Epo）protects from focal cerebral ischemia by a dual pathway involving both ERK-1/-2 and Akt. Clin Neuro，2008，119（1）：13-14
4. Juul S，Felderhoff-Mueser U. Epo and other hematopoietic factors Seminars in Fetal and Neonatal. Medicine，2007，12（4）：250-258

（刘景根）

7.5 神经营养因子

Neurotrophic factors

1952 年，Levi - Montalcini 等发现了神经生长因子（nerve growth factor，NGF），其后人们不断探索，发现有特异性的神经营养作用或促进神经突起生长作用的各类因子，至少有 30 种以上，它们统称为神经营养因子（neurotrophic factors，NTFs），包括有神经生长因子、胶质细胞源性生长因子（glia cell line - derived neurotrophic factor，GDNF）、脑源性神经营养因子（brain - derived neurotrophic factor，BDNF）、睫状节神经营养因子（ciliary neurotrophic factor，CNTF）和神经营养素（neurotrophins，NTs）等，这些因子

具有不同的结构特征和受体信号机制，生物学效应也不尽相同。

神经营养因子是机体产生的，能促进神经细胞存活、生长和分化的一类多肽或蛋白质，它不仅在发育过程中调节神经元存活，在生化和生理上激活酶的活性发挥生理功能，而且还能阻止成年后神经元损伤所致的死亡，促使神经元修复、轴突再生、调节突触可塑性和神经递质等神经系统的活动。

7.5.1 神经营养因子的结构和特点 Constitution and feature of NTFs

目前神经营养因子家族对 NGF 的结构了解得最为透彻，其他成员的结构虽不明确，但是由于神经营养因子成员间可形成异源二聚体，因此利用 NGF 的结构可大致推测出别的成员的结构。

NGF 广泛存在于人和多种动物体内，由 2 个 α，2 个 β 和 2 个 γ 亚单位构成。α 亚单位具有胰蛋白酶样活性，β 亚单位的结构与胰岛素相似，而 γ 亚单位则为丝氨酸蛋白酶。其活性功能中心是同源 β 二聚体，每个单体由 118 个氨基酸残基组成，含三对分子内二硫键。1991 年 McDonald 等成功地用 X 射线衍射方法分析了 NGF 分子的三维结构，NGF 富含 β 折叠，每个单体的折叠由三条伸长的反平行的 β 折叠形成，整个分子呈长形，有一个平的疏水性很强的表面，该表面使两个亚基由疏水的非共价作用连结成二聚体。这些连结位于分子的上、中、下三个区域，由芳香性残基和三个二硫键起主导作用，每个单体的上部是三个 β 发夹环；分子的中部是二硫键核心，其中的两对及其相连的残基形成了一个环状结构，第三对穿过此环形成紧密包裹的“胱氮酸结”，这种结构使得两个 NGF 单体中的 β 链互相包裹。还有一些氨基酸残基通过氢键和盐键，辅助支持三维结构的稳定性。

7.5.2 神经营养因子的产生与调节 Production and regulation of NTFs

无论是传入或传出神经纤维功能的维持，都离不开神经营养因子。神经营养因子是神经元细胞增殖、分化和存活所必需的一大类因子，神经元能生成营养性因子，维持所支配组织的正常代谢与功能。反过来，神经元也接受一类称为神经营养因子的蛋白质分子的支持，以维持其正常的形态和功能。NTFs 可产生于神经所支配的组织（如肌肉）和星形胶质细胞，它们在神经末梢经由受体介导入胞的方式进入末梢，再经逆向轴浆运输抵达胞体，促进胞体生成有关的蛋白质，从而发挥其支持神经元生长、发育和功能完整性的作用。也有一些 NTFs 由神经元产生，经顺向轴浆运输到达神经末梢，发挥其对突触后神经元形态和功能完整性的支持作用。

7.5.3 神经营养因子受体与信号转导 Receptor and signal transduction of NTFs

神经营养因子家族通过与其特异性受体结合而发挥生物学效应，如在中枢和周围神经系统中起存活和分化效应。该家族成员在氨基酸序列上具有高度的同源性，其生物学活性形式均为非共价连接的同源二聚体，具有相似的生物学活性，都与低亲和力受体 p75（p75NTR）相互作用，但是与高亲和力受体 Trk 的反应各不相同。

1. p75NTR 及其信号转导

p75NTR 是相对分子质量约 75kD 的跨膜糖蛋白受体，该受体为低亲和力受体，能与所有的神经营养因子家族成员结合，解离常数为 10^{-9} mol/L。该受体细胞外结构域有 4 个半胱氨酸重复序列，而在细胞内近膜端保守半胱氨酸被十六烷酰化；p75NTR 存在于视神经节细胞、运动神经元、基底前脑胆碱能神经元等细胞。

p75NTR 的功能是增加 NGF 与 TrkA 结合的亲和力，增强 TrkA 的自身磷酸化作用，从而影响信号转导。许多试验表明低亲和力受体 p75NTR 不能传递神经分化增殖的信号，但是最近的研究表明它可导致细胞程序性死亡，p75NTR 凋亡信号转导途径有 2 条：一是 JNK－p53－Bax 途径，这一途径可被活化的 p75NTR 所激活，其中 p53 是关键的凋亡蛋白，其水平高低与神经元凋亡密切相关；另一条凋亡途径是神经营养因子受体相互作用因子介导的，在一些细胞中 p75NTR 可经该因子发出凋亡信号。

2. Trk 受体及其信号转导

Trk 即原肌球蛋白受体激酶（tropomyosin receptor kinase，Trk），是原癌基因 trk 的产物，具有酪氨酸激酶区结构，Trk 是相对分子量约 140 kD 的跨膜糖蛋白受体，它们是受体酪氨酸激酶家族的成员，在细胞外配体结构域包含多个富含亮氨酸基序、2 个半胱氨酸群、2 个免疫球蛋白结构域和 1 个跨膜结构域。

Trk 可分为 3 种类型，即 Trk A、Trk B 和 Trk C，它们选择与不同的 NTFs 特异性结合。Trk A 主要在胚胎和幼年动物的感觉神经元和交感神经元表达；Trk B 在神经系统和外周如肌肉和肺组织也有表达；Trk C 主要在大脑皮质、海马和小脑中表达，外周组织表达很少。

目前在对该家族的信号转导研究中，只有 NGF 研究得较为透彻。当 NGF 与细胞膜上的 Trk A 受体结合后，形成 Trk 受体的二聚体，并激活受体酪氨酸激酶活性，导致受体自身酪氨酸磷酸化，活化的受体激活各种蛋白酶，将信息转至核内，又可分为两条信号途径：磷脂酰肌醇－3－激酶/丝氨酸-苏氨酸激酶（PI－3K/AKt）和 MEK/丝分裂原激活蛋白激酶（MEK/MAPK），它们是 NTs 和 Ras 刺激存活的主要效应器，共同调控细胞的存活。

两类受体常在同一神经元同时表达，共同调节神经元对 NT 的反应。无论是对发育中的神经元，还是对成熟神经元的存活和损伤后再生，两类受体的功能都有很大差异。Trk 受体转导一般是“正性”信号，如维持神经元存活、生长；而 p75NTR 转导可以是“负性”信号，如诱导凋亡，也可以是“正性”信号。这两类受体产生的效应可相互促进或相互拮抗。NT 信号转导的关键是这两类受体结合 NT 后怎样相互作用及其细胞内信号转导途径怎样发挥生物学效应。

7.5.4 神经营养因子的生物学活性 Biologic activity of NTFs

神经系统的发育过程经历了 3 个时期：第一期，自然死亡前期：神经元存活所需的营养因子来自于其自身或邻近的细胞；第二期，自然死亡期：此时神经元所需的神经营养因子来源于靶组织，但其分泌有限，导致大量神经元死亡，只有少数可以存活；第三期为自然死亡休止期，此时神经元更加成熟，其存活可以不依赖靶组织，所以神经营养因子及其受体表达下降。神经系统也与其他器官组织一样，发生、生长与退化的关系，神经元的自然死亡是神经系统发育中的普遍现象和必须经历的过程，以保证神经系统对机体有效、准确、经济的调控。

神经营养因子家族的作用方式有：逆行信号传递，是经典的作用途径，支配神经元的靶细胞合成 NTFs 后，分泌到细胞外空间，然后与其受体结合发挥作用；自分泌和旁分泌形式，许多神经元不仅合成 NTFs，还表达相应的 NTFs 受体，与自身或邻近细胞分泌的 NTFs 结合起作用；顺行信号传递。顾名思义，神经营养因子的主要生物学功能是促进多种靶神经元的存活和轴突生长、分化和成熟，但是具体每个神经营养因子又有其特异性作用。

神经营养因子家族虽然在氨基酸序列上有很高的同源性，在生物学方面有一定的交叉性，但又有很明显的特异性。β亚单位是NGF促进神经生长的主要活性部分。若将NGF的抗血清注入新生动物，可使几乎所有的交感神经节受损；而将抗血清注入母鼠则可导致胎鼠感觉神经系统缺失，可见NGF对交感神经元和感觉神经元的生长和存活是必需的。在中枢神经系统中，NGF的效应神经元是隔区、楔束核和基底核的胆碱能神经元以及纹状体的胆碱能中间神经元，其轴突投射到海马和皮质，构成胆碱能通路，其功能与学习记忆关系密切。实验研究表明，NGF能阻止损伤后的基底前脑胆碱能神经元变性，可用来治疗早老性痴呆。在啮齿动物纹状体奎宁酸损伤模型中，NGF能减少胆碱能和非胆碱能神经元变性，提示NGF在舞蹈症治疗中的潜力。急性或慢性脊髓损伤后，通过移植能分泌NGF的细胞可显著诱导感觉神经元轴突生长。

GDNF能促进多种外周和中枢神经元的存活，对发育的胆碱能神经元有保护作用。可使面神经运动神经元，免受由于切断新生或成年大鼠面神经而引起的死亡，迄今为止是最强的胆碱能运动神经营养因子。此外，GDNF对成神经细胞轴突生长方向有诱导作用。

BDNF基本功能是促进感觉神经元存活和突起生长，此外，还对中枢神经系统中的许多神经元，如大脑皮质感觉神经元、基底前脑胆碱能神经元、黑质多巴胺能神经元和视网膜神经节细胞等起一定的营养作用。近年来的研究发现，BDNF能促进中脑多巴胺能神经元存活和分化，对治疗帕金森病具有一定的潜在价值。

NTF－3可影响海马神经元、运动神经元、中脑腹侧多巴胺能和GABA能神经元和小脑颗粒细胞的存活。动物实验表明，NTF－3能促进皮质脊髓束神经细胞轴突生长，且在脊髓损伤后能促进运动功能的修复。NT－4/5对神经元的影响与BDNF的功能重叠，因为这2种NTFs共用TrK受体进行信号转导。动物实验表明，NT－4/5能改善运动神经元功能的失调，促进发育或成熟大鼠脊髓损伤后皮质脊髓束细胞再生，减少成年大鼠脊髓损伤后红核神经元逆行性损伤。

各种NTF在保护神经元和阻止细胞凋亡中有不同的作用，但也有一些交叉和重叠，如剔除NT－3基因可引起皮肤触-压觉感受器明显缺失；BDNF缺乏的小鼠，其周围感觉神经元数量减少，前庭神经节严重变性。

7.5.5 神经营养因子与疾病 NTFs and diseases

1. 老年性痴呆

老年性痴呆是以进行性认知障碍和记忆能力损害为主的中枢神经系统退变性疾病。AD患者脑内主要的病理生理改变有两大特征：第一是皮质、海马及皮质下区等多个部位，出现广泛性的老年斑和神经纤维缠结；第二是神经元变性和丢失及突触数量的减少，其中基底前脑胆碱能神经元变性和丢失最为明显。

基底前脑胆碱能神经元是神经营养因子敏感细胞，其表面有神经营养因子受体，给基底前脑胆碱能神经元损害的大鼠脑内提供外源性神经营养因子，能够保护胆碱能神经元免受损害，可以促进损伤的神经纤维再生长，并且大鼠的学习和记忆能力也有明显的改善。有人用神经生长因子基因修饰成纤维细胞，使其分泌NGF，然后将此细胞移植至老年鼠基底核(NBM)。观察到NGF基因修饰的成纤维细胞在脑内存活6周并且持续表达NGF mRNA，大鼠的空间记忆障碍得到明显的改善，基底前脑中NGF低亲和力受体阳性细胞数明显地增多。显示NGF基因修饰的成纤维细胞能够使残存的胆碱能神经元产生一种代偿能力，从而改善宿主的空间学习记忆能力。

另外动物实验证明，脑室内给予BDNF或将富含BDNF的小鼠颌下腺植入大鼠隔区-

嗅斜束核，都可以明显减少隔区和纹状体胆碱能神经元的死亡。最近的研究表明，NGF 和 BDNF 可调节长时程增强（LTP），后者被认为是学习和记忆的基础。因此，采用 BDNF 及其相关的药物治疗 AD 是可行的。

神经营养因子治疗 AD 一直是多年来研究的重点课题，但是目前仍存在许多问题：一是药用神经营养因子的来源，虽然基因工程合成神经营养因子已经问世，但价格昂贵，有待降低成本提高产量以满足临床的需求；二是给药的途径和方式，存在的一个重要障碍是神经营养因子不易通过血脑屏障。相信从基因工程改造药物入手，可以在不久的将来有理想的治疗 AD 的药物问世。

2. 帕金森病

帕金森病（Parkinson disease，PD）是一种以黑质纹状体多巴胺能神经元变性为特征的慢性进展性疾病。神经营养因子能为神经系统提供营养微环境，具有神经保护功能。基因修饰大鼠纹状体星形胶质细胞，使其分泌胶质细胞源性神经生长因子（GDNF），可改善 PD 大鼠的旋转行为、抑制黑质多巴胺能神经元的破坏和纹状体多巴胺的耗竭。此外，神经营养素还具有促进多巴胺能神经元突触再生的作用。黑质 DA 能神经元中存在 BDNF 自分泌和旁分泌通路表明，BDNF 对于维持黑质 DA 系统的正常生理功能具有重要作用，同时纹状体正常功能的维持可能也依赖于由黑质转运而来的 BDNF。BDNF 对 DA 能神经元的神经营养作用表现在能够促进其存活、分化和生长。BDNF 还能使 DA 能神经元轴突新分支的形成增加，并能促进其向纹状体生长，增加神经末梢在纹状体中的分布。DA 能神经元在体外培养状况下的进行性丢失与细胞凋亡有关，BDNF 可能通过一种抗细胞凋亡机制直接促进了 DA 能神经元存活。

3. 癫痫

近年来，对神经营养因子在癫痫发作时的表达及其在脑靶组织区域特征改变的研究，提示其在癫痫发作时脑组织结构、生化、神经元再生方面起重要作用。尤其是 BDNF 在癫痫发生、发展的分子机制中其意义更为突出。BDNF 可减缓和阻止癫痫发作及发作引起的神经元的长期改变。Tahdon 等在用 KA 注射诱发大鼠癫痫模型中，预先 24h 用针对 BDNF 的反义寡核苷酸脑内注射，阻断 BDNF 的表达，则大鼠癫痫发作时程，明显较对照组增加。病理结果发现接受反义寡核苷酸处理组的大鼠海马内，CAI 和 CA3 区椎体细胞和门区联络神经元缺失，BDNF 在癫痫发作中是最活跃的一种神经营养素，它的产生时间、脑区分布、对癫痫发作的影响以及对癫痫发作后神经元的保护研究均证明它在癫痫中有较强的生物学作用，尤其是对神经元的再生和重塑有积极的作用，并在一定程度上参与了突触的功能变化。

4. 脑缺血

脑缺血损伤是脑功能失调的主要原因，是一种严重危害人类身心健康的神经系统疾病。最近的研究表明脑缺血后神经营养因子在神经元损伤和修复过程中起着重要作用，有利于促进神经的生长、发育、再生以及突触功能的维持和递质的释放。虽然成年后脑组织中 BDNF 水平较低，但是在诸多因素影响下，如脑缺血，其表达水平发生很大变化。目前已有不少实验证实给予外源性 BDNF、NGF 等可保护缺血神经元，利用脑室内注射外源性 BDNF 发现，足量的外源性 BDNF 能够对海马损伤后的神经元死亡起到保护作用，且外源性 BDNF 能提高突触效应和海马的 cAMP 水平。

NTFs 可以保护海马和皮层神经元免受缺血，低血糖及兴奋毒素的损伤，主要作用机制为：拮抗兴奋性氨基酸毒性，稳定细胞内钙浓度；阻断 NMDA 所致的 PKC 失活；诱导有神经保护作用的蛋白的表达；促进轴突生长；抗神经元凋亡。NTFs 从多方面对抗缺血性脑损伤并促进损伤后神经元的修复，应用 NTFs 治疗脑缺血损伤具有广阔的前景。

5. 运动神经元疾病

运动神经元疾病如肌萎缩侧索硬化（Amyotrophic lateral sclerosis，ALs）、脊索肌肉萎缩综合征，都是由上行或下行运动神经元或两者同时不同程度的退行性病变所致，目前对这些致命性疾病还没有治疗性药物。研究表明脑源性神经营养因子，在损伤神经局部和远处靶组织分泌增加，协同促进周围神经的再生。脑源性神经营养因子能被再生神经纤维摄取，逆轴索运输至神经元胞体发挥其营养作用，有利于功能性突触联系的成功重建及促进运动神经元存活。将 BDNF 注入神经断端，观察神经再生和功能恢复效果，结果表明 BDNF 能促进损伤面神经再生，改善神经功能恢复，对早期的面神经再生有重要影响。面神经主要是运动神经，但也含有感觉和分泌神经纤维，BDNF 具有感觉和交感神经元保护作用。再生有髓轴索，可能与生理功能的恢复有关。以往研究认为再生轴索直径越大，神经功能越明显，粗大轴索能增加神经传导速度和恢复靶器在神经支配的可能性，研究发现 BDNF 明显增加轴索直径和神经传导速度，由此推测局部应用外源性 BDNF 能及时补充损伤造成的不足，加快面神经纤维再生及髓鞘化，促进面神经损伤的修复。近年试验发现 BDNF 对发育的和成熟的运动神经元都具有支持作用。

6. 外周感觉性神经病

糖尿病、抗癌药、酒精中毒和某些遗传因素常可引起继发性外周感觉神经元退变。糖尿病的神经病变部位通常具对称性，下肢部位的神经病变较上肢严重，电生理检查有感觉和运动神经传导减慢的表现，植物性神经病变也较常见。糖尿病导致的系统性多发性神经病变除因代谢障碍外，与神经营养因子缺乏及过度的氧化应激亦有关联。BDNF 对糖尿病性外周神经病变有治疗作用，可保护糖尿病鼠的感觉神经元，并可促进糖尿病性病变神经的轴索再生。外源性 BDNF 可改善运动神经纤维传导速度及腹侧神经根轴突髓磷脂变性，对感觉神经元有明确的保护作用。与 NGF 不同，BDNF还对运动神经元有保护作用，另外，外源性 BDNF 可透过血脑屏障，或通过轴突逆行转运来对神经元保护。BDNF 对外周感觉神经元有保护作用，同时外周神经元也表达 Trk 受体，且不需要通过血脑屏障，这为 BDNF 在外周神经病应用的可行性提供了基础。

本节主要参考文献

1. 唐娟，吴亮生，黄瑾. 神经营养因子的研究进展，国际脑血管病杂志，2006，5（14）：390－393
2. 魏尔清主编. 药理学前沿——信号、蛋白因子、基因与现代药理. 北京：科学出版社，1999.
3. Simonato M，Tongiorgj E，Kokaia M. Angels and demons： neruotrophic factors and epilepsy. TRENDS in Pharma. Scien，2006，27：631－638
4. Schor NF. The p75 netrotrophin receptor in himum development and disease. Prog Netrobiol，2005，7：201－214

（刘景根）

7.6 肿瘤坏死因子

Tumor necrosis factor

早在 20 世纪 70 年代，人们就发现卡介苗攻击小鼠后再注射脂多糖（LPS），小鼠的血清中出现一种能诱导肿瘤组织出血坏死的蛋白质物质，故命名为肿瘤坏死因子（tumor necrosis factor，TNF），又称恶液素（cachectin），这是因为它能引起感染动物的恶液质状态。后来把巨噬细胞产生的 TNF 命名为 TNF－α，把 T 淋巴细胞产生的淋巴毒素命名为 TNF－β，目前在大多数情况下，肿瘤坏死因子就指 TNF－α。

7.6.1 肿瘤坏死因子的结构和特点 Constitution and feature of TNF

人类和小鼠 TNF-α 基因结构非常相似，与 MHC 紧密连锁，定位于 6 号和 17 号染色体上。人成熟 TNF-α 有 157 个氨基酸残基，无糖基化位点，有一个二硫键，分子量为 17 kD。TNF-α 前体是 233 肽，其中 N 端 76 肽能将 TNF-α 前体固定在细胞膜表面。小鼠 TNF-α 有 156 个氨基酸残基，人 TNF-α 与小鼠 TNF-α 有 79%氨基酸同源性。

TNF-α 的二级结构主要是 β 片层，结晶学分析天然 TNF-α 是非共价键连接的三聚体，以三重轴对称构成一个铃形结构，三聚体形成的三个结构域结合三个相邻的或成簇的受体，进而诱导生物学活性。TNF-α 的 N 末端与活性相关，除去前 10 个氨基酸后活性降低，与受体的亲和力下降。

7.6.2 肿瘤坏死因子的产生与调节 Production and regulation of TNF

TNF-α 是一种单核因子，体内主要是由单核细胞和巨噬细胞产生的，LPS 是很强的刺激剂，其他如卡介苗、病毒、寄生虫抗原、过敏毒素等都可以刺激 TNF-α 产生。LPS 诱导 TNF-α 释放的穿膜信号之一是由 LPS 与细胞膜上的 LPS 结合蛋白形成复合物后，再与 CD14 相互作用而调节的。此外，中性粒细胞、内皮细胞、星状细胞、平滑肌细胞都可产生 TNF-α。

细胞因子和其他细胞产物也能诱导产生 TNF-α，如 IL-1、IFN、P 物质、PAF、补体 C5a、缓激肽。而糖皮质激素、PGE_2、IL-4、环孢霉素 A、维生素 D3、脂氧化酶抑制物等对 TNF-α 的产生有抑制作用，体内应用 TNF-α 后引起 ACTH 和糖皮质激素及 PGE2 的升高，可能是一种负反馈调节作用。

7.6.3 肿瘤坏死因子受体与信号转导 Receptor and signal transduction of TNF

TNF-α 的生物学活性，主要是通过细胞膜上的特异性受体传递信号而实现的。TNF-α受体广泛分布在肝、肺、肾、肠道及肌肉组织中。人 TNF-α 的受体主要有两种，即相对分子质量分别为 55000 的 TNFRp55（也称 CD120α，Kd 值为 0.2 nM～0.5 nM）和分子质量为 75000 的 TNFRp75（也称 CD120β，Kd 值为 0.03 nM～0.07 nM）。两类受体均为糖蛋白，氨基酸序列分析显示两类受体胞外区域的氨基酸顺序高度相似，但胞内区域则完全不同。由于它们有不同的信号转导机制，二者除分子量和配体结合力不同外，在糖基化程度、免疫反应性和其他方面均有差异。

TNFRp55 受体含 426 个氨基酸，细胞外部分有 182 个氨基酸，含 4 个富含半胱氨酸的保守区域，有 3 个 N-连接糖基化位点，胞内有 223 个氨基酸残基，其中 326～413 位与诱导细胞凋亡有关，亦称死亡结构域。TNFRp55 受体分布广泛，一般呈低水平组成型表达，TNF-α 的大多数生物学活性与该受体有关，它的作用包括抗病毒，活化核因子-κB NF-κB，诱导 IL-6 的表达，促进成纤维细胞增殖以及细胞程序性死亡。

TNFRp75 受体有 439 个氨基酸，其中胞外部分含 235 个氨基酸，也有富含半胱氨酸的保守区域，其中第一、二个结构域中各有 6 个保守的半胱氨酸残基，第三、四个结构域只有 4 个半胱氨酸残基，此外有 3 到 4 个糖基化位点，胞内有 174 个氨基酸残基，有一个富含丝氨酸的区域和一个 TNF-α 受体相关因子区。TNFRp75 分布广泛，一般呈诱导型表达，与之有关的生物学活性有：激活 T 细胞，介导细胞毒作用，抑制造血和调节内皮细胞等。

TNF-α 受体还存在 2 种可溶性形式，它们是两种受体的N末端从细胞膜上通过蛋白酶水解下来，成为可溶性TNF-α受体（sTNFR1和sTNFR2）并存在于人的各种体液中。它们通过与TNF-α结合而影响TNF-α受体的功能，并能与TNF-α结合经肾脏排出体外。一些因素可诱导sTNFR的释放，包括TNF-α、某些细胞因子、脂多糖、肿瘤等。sTNFR结合TNF-α后的效应与sTNFR的量有关：低剂量sTNFR可稳定TNF-α，使其缓慢释放而发挥效应；而高剂量sTNFR则阻断TNF-α的细胞毒作用。

TNFRp55受体能介导一系列信号转导途径，包括诱导活化磷脂酶A2、G蛋白、蛋白激酶A、蛋白激酶C、神经鞘磷脂酶和一些转录因子等信号转导物质。TNFRp55可通过死亡区结合TNFR相关死亡蛋白，然后通过caspase级联途径活化诱导细胞凋亡。TNFRp55和TNFRp75受体也能结合多种TNFR相关因子，进而活化NF-κB和JNK激酶，诱导基因转录，引起细胞增殖。

7.6.4 肿瘤坏死因子的生物学活性 Biologic activity of TNF

TNF-α具有广泛的生物学活性，包括对造血、免疫和炎症的调节，对血管和凝血的影响和对多种器官的作用等。

1. TNF-α对肿瘤细胞的作用

TNF-α具有强大的抗肿瘤活性，是迄今为止发现的抗瘤作用最强的细胞因子。TNF-α体内、体外均能杀伤或抑制某些肿瘤细胞，而且不同的细胞株差异很大，对某些极少数肿瘤甚至有刺激作用。TNF-α杀肿瘤细胞作用可通过坏死和凋亡两种途径，后者是通过胞内的死亡结构域介导的信号转导途径引起细胞死亡的。某些因素可增加细胞对TNF-α的敏感性，如IFN、高温、转录或翻译的抑制剂、有丝分裂的抑制剂等，用放线菌素D、丝裂霉素C等处理肿瘤细胞可明显增强TNF-α杀伤肿瘤细胞的活性，此系统已作为检测TNF-α生物学活性的方法。

在体内，TNF-α还可通过对机体免疫功能的调节作用，促进T细胞及其他杀伤细胞而抑制肿瘤细胞。此外，TNF-α作用于血管内皮细胞，通过抑制血管新生造成肿瘤组织局部缺氧坏死。除内皮细胞外，TNF-α还可抑制平滑肌细胞、脂肪细胞的增殖。

2. TNF-α对血管和凝血的影响

TNF-α可以诱导血管内皮细胞和血管平滑肌细胞释放IL-1和PGE_2，诱导黏附因子的表达和活化，使白细胞和血小板易于黏附到血管表面，引起血管内凝血。TNF-α能引起血管内皮细胞结构改变，抑制内皮细胞生长和直接损伤内皮细胞，血管内皮细胞的损伤导致血浆蛋白和水大量渗透进入组织，于是机体发生血管渗透综合征。TNF-α也能抑制纤溶系统，它诱导纤维蛋白溶酶原激活剂抑制物的表达，并抑制组织纤溶激活剂基因的表达。

3. TNF-α对造血、炎症及免疫调节的作用

TNF-α活化单核细胞和巨噬细胞，提高其杀伤活性，并释放NO、超氧离子以及细胞因子IL-1、IL-6、IL-8等。TNF-α提高中性粒细胞的吞噬能力，增加超氧离子的产生，刺激细胞脱颗粒和分泌髓过氧化物酶。另一方面，TNF-α可诱导中性粒细胞的表达和构象的改变，并促进其黏附到内皮细胞上，从而参与炎症反应。

TNF-α能抑制造血，引起红细胞减少，体内输入TNF-α使血中淋巴细胞和粒细胞一过性增加，然后减少，可能是使细胞从血液循环中迁移到其他组织中。

4. TNF-α对器官系统的作用

大量TNF-α对心血管系统的主要作用是低血压休克和心肺衰竭，TNF-α引起外周血管阻力下降，心输出量减少，毛细血管渗漏和静脉血容量减少等是引起休克的主要原因。TNF-α能诱导内皮细胞产生NO，后者能减

弱外周血管的弹性和心脏的功能。TNF－α对肺也有强烈的毒性，TNF－α能诱导肺内皮细胞活化，白细胞迁移，粒细胞脱颗粒和毛细血管渗漏，引起成人呼吸窘迫综合征。

只有少量TNF－α能穿过血脑屏障，脑中的TNF－α作用于下丘脑体温调节中枢和食欲中枢，引起发热和厌食。TNF－α与脑炎时的炎症和水肿密切相关，其引起的炎症参与多发性硬化症患者脑中特征性空斑形成，另外脑肿瘤出现的水肿也与TNF－α相关。TNF－α对内分泌系统也有作用，动物体内输入TNF－α后几分钟即在血清中可见促皮质酮释放激素、皮质类固醇、儿茶酚胺、糖原和胰岛素的升高。

TNF－α能直接诱导肝脏产生急性期蛋白，抑制白蛋白的合成，刺激血循环中脂质增加，过度的脂肪生成引起急性期反应常见的高甘油三酯血症。TNF－α还增加肝脏氨基酸的清除，加速糖原介导的氨基酸转运进入肝细胞，因此加速外周组织中的氨基酸进入肝脏而被降解，引起氮缺失。

5. TNF－α与其他细胞因子

TNF－α在体内的作用与细胞因子网络密切相关，细胞因子在体内的作用就是它们相互作用的总和。TNF－α能诱导IL－1、IL－6、IL－8、NGF、PDGF、GM－CSF等细胞因子的产生，而IL－10、CNTF等可以抑制TNF－α的活性。

7.6.5 肿瘤坏死因子与疾病 TNF and diseases

TNF－α又称恶液素，可诱导机体发生恶液质（见图7－3），其机制是TNF－α促进脂肪细胞的分解代谢，一方面增加脂肪酶活性，同时又抑制成脂酶的活性。其实TNF－α在许多疾病，如心血管疾病、败血症休克所致的多器官功能衰竭、类风湿性关节炎、多发性硬化症、炎症性肠病和骨髓造血等的病理生理过程中，都起着重要的作用。

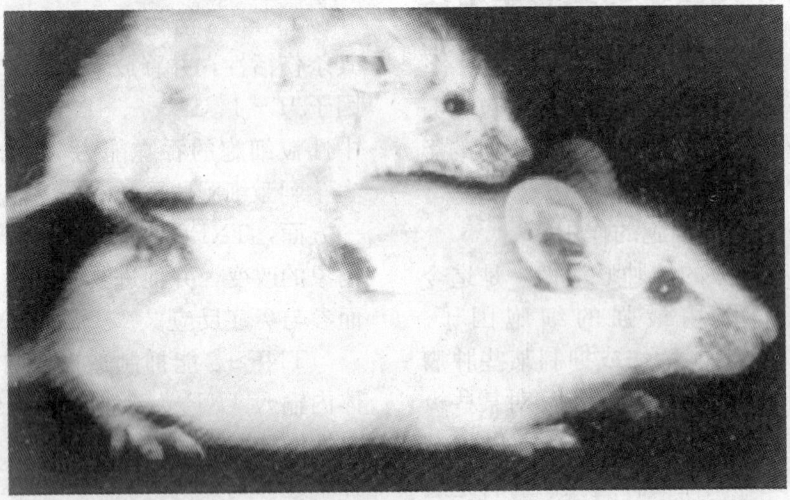

图7－3 大剂量TNF－α诱导的小鼠恶液质模型（上面同种同龄鼠）

1. TNF－α在抗肿瘤中的作用

TNF－α的全身副作用大，包括寒战、发热、流感样症状、低血压、毛细血管渗漏综合征和中枢神经系统症状，所以一般肿瘤部位局部给药，其疗效也好于全身给药。已经用TNF－α在临床上治疗了黑色素瘤、神经胶质瘤、B细胞淋巴瘤、结肠癌等晚期肿瘤患者，但是临床效果不是很理想。腹腔注射TNF－α

对控制癌性腹水有一定的疗效，有人用TNF－α、IFN－γ和苯丙氨酸氮芥三种制剂联合治疗转移黑素瘤和复发性软组织肉瘤取得较好的疗效，未见明显的副作用，说明联合应用细胞因子和化疗药物是一种很好的方向。

由于TNF－α通过不同的受体介导不同的作用，可以开发其突变体，使其只能与TNFRp55结合，从而减轻其副作用，但保持其抗肿瘤活性，目前已有报道开发出类似的药物。

2. TNF－α与心血管系统疾病的关系

TNF－α导致的心肌机能障碍包括钙平衡的改变、直接的细胞毒作用、氧化张力、兴奋-收缩耦联的破坏、心肌细胞凋亡等。有研究表明，严重的充血性心力衰竭、心肌梗死、心肌炎、扩张性心肌病和心脏移植排斥反应的患者，其血浆TNF－α水平显著升高。另外TNF－α可通过某种途径诱导心肌细胞凋亡。

3. TNF－α与移植排斥、自身免疫性疾病

器官移植后发生排斥的患者，其血清中常见TNF－α的升高，用CD3单克隆抗体作为免疫剂防治因器官移植而发生排斥的患者，可伴随某些副作用的产生，其原因与注射抗体诱导产生TNF－α有关，通过类固醇抑制内源性TNF－α的合成，可降低副作用。TNF－α转基因小鼠可诱导炎症性多发关节炎，该过程可被TNF－α单克隆抗体阻断，1999年FDA批准应用TNF－α嵌合抗体治疗类风湿性关节炎，TNF－α人源化单克隆抗体Fab段和人单抗分别进入临床Ⅱ期和Ⅲ期试验。

TNF－α系统与其他细胞因子系统一起，共同构成一个复杂的免疫网络，相互作用，相互影响，参与了类风湿关节炎、强直性脊柱炎、自身免疫性心肌炎、多发硬化症等许多自身免疫性疾病的发生发展。

4. TNF－α与脓毒症

TNF－α在脓毒症的发生过程中起着关键作用，目前认为中毒性休克和脑膜炎球菌等引起的弥漫性血管内凝血，是由于细菌内毒素刺激机体产生过量的TNF－α，后者引起发热、呼吸循环衰竭甚至死亡。TNF－α抗体在动物实验中均能有效地阻止内毒素引起的休克反应，应用抗TNF－α的单克隆抗体已进入临床试验中。

5. TNF－α与其他疾病

TNF－α在慢性阻塞性肺病患者的肺部组织中的炎性细胞聚集，介质释放等炎症过程中起着关键的作用，并且与气流阻塞程度有密切关系，可作为该病严重程度的指标之一。在变态反应中，TNF－α从肥大细胞和巨噬细胞中释放，通过IgE依赖的机制而增加哮喘病的气道高反应性等症状程度。

另外，TNF－α也参与了各种脑血管疾病、皮肤病、酒精性肝炎等疾病的发生发展。

7.6.6 肿瘤坏死因子的拮抗剂 TNF antagonists

TNF－α在许多疾病的病理过程中起着重要的介质作用，因此，探讨抗TNF－α的治疗途径就有重要的临床意义。总的来说，可以通过不同机制抑制TNF－α而达到治疗的目的。

1. 抑制TNF－α的转录

阻断TNF－α核酸表达通路的任一环节均可在转录和转录前水平上抑制TNF－α的合成。p38MARK抑制物通过选择性抑制p38MARK从而阻止巨噬细胞前炎症单核因子的产生。另外吡咯烷二硫氨基甲酸酯，维生素E和谷胱甘肽都是NF－κB的拮抗剂，它们通过选择性抑制NF－κB从而在转录水平上抑制TNF－α的合成。

2. 抑制TNF－α的活性

到目前为止，已开发的TNF－α拮抗剂主要有三类：抗TNF－α单克隆抗体，如Infliximab，CDP571，Adalimumab等；TNFR与IgG的Fc段形成的融合蛋白，如TNFR

Ⅱ-Fc融合蛋白 etanercept 和 TNFR Ⅰ-Fc 融合蛋白 lenerercept；其他拮抗剂有可溶性 TNF 受体：TNFR1，TNFR2 等；TNF 抑制蛋白：MnSOD，内生性 TNF，病毒蛋白等；TNF 信号转导阻滞剂。

3. 抑制 TNF-α的释放

金属蛋白抑制剂可抑制 TNF-α转移酶对 TNF-α的加工，并减少 LPS 刺激的 TNF-α释放，有人通过检测心肌生化功能及 TNF-α的释放、摄入和活性来保护心肌生化功能的作用。

4. 抑制 TNF-α的表达

有沙利度胺、格雷沙星、卖考酚酸、胺碘酮、雌激素、ACE 类、吡咯烷酮、维司力农、核苷酸等。

5. 抑制 TNF-α的产生

β受体激动剂如异丙肾上腺素、磷酸二酯酶抑制剂如己酮可可碱、氨力农等。

6. TNF-α基因转录抑制剂

N-乙酰半胱氨酸、鱼藤酮、白藜芦醇等。

7.6.7 肿瘤坏死因子-β和淋巴毒素-β TNF-β and LT-β

肿瘤坏死因子-β（TNF-β）是活化的淋巴细胞产生的，具有杀伤肿瘤细胞作用的细胞因子。TNF-β也称为淋巴毒素（lymphotoxin-α，LT-α）、分化诱导因子、细胞毒素等。TNF-β与 TNF-α在氨基酸序列上有 35%的同源性，同属于肿瘤坏死因子家族，该家族另一个成员称为淋巴毒素β（LT-β或 p33），因此 TNF-β又称为 LT-α。

1. LT-α和 LT-β的结构和特点

人和小鼠 LT-α基因分别定位于 6 号和 17 号染色体上，成熟人 LT-α分子为 171 个氨基酸，分子量为 25 kD，小鼠成熟 LT-α分子有 169 个氨基酸残基，与人 LT-α有 79% 同源性。人 LT-α与人 TNF-α在 DNA 水平有 56%同源序列，氨基酸水平上同源序列为 28%。LT-α没有跨膜形式，有生物学活性状态的 LT-α为同源三聚体，此外，还有与淋巴毒素β（LT-β）结合的三聚体形式存在。LT-α能抵抗胰蛋白酶、糜蛋白酶和羧肽酶的作用。

淋巴毒素β是分子量 33 kD 的膜结合蛋白，未见分泌性 LT-β，含 244 个氨基酸，与 TNF-α和 LT-α的同源性分别为 21%和 24%。LT-β的主要形式是两个跨膜的 LT-β亚单位，同一个非跨膜的 LT-α形成三聚体形式，还有少部分是一个 LT-β分子同两个 TNF-β形成三聚体。

2. LT-α和 LT-β的产生和调节

LT-α是一种淋巴因子，主要由免疫反应中的 $CD4^+$ T 细胞和 NK 细胞产生的，T 细胞在受到抗原或 MHC 分子活化后产生 LT-α，此外 $CD8^+$ T 细胞、骨髓瘤细胞、B 细胞和某些肿瘤细胞也能产生 LT-α。IL-2、IFN、LPS、抗 CD3 抗体、病毒和某些抗原均能诱导产生 LT-α。

LT-β与 TNF-α似乎平行表达于同样的细胞，同种异体抗原可活化 T 细胞产生 LT-β，PMA 和 IL-2 可增加某些细胞 LT-β的 mRNA 表达。

3. LT-α受体和 LT-β受体

LT-α与 TNF-α共用同样的受体，三聚体 LT-α与三个受体分子结合激活受体下游的信号转导，二者与受体的结合是相互竞争的，其亲和力也相似。虽然 LT-α的作用由其受体介导，但是细胞表面的受体数目似乎与细胞对 LT-α的敏感性无关，LT-α结合受体后即被内吞和降解，抑制溶酶体的物质可以抑制 LT-α的细胞毒作用。

LT-β受体是 75 kD 的膜蛋白，有 414 个氨基酸。LT-α与 TNF-α不结合该受体。LT-β受体结合配体后可活化 NFκB，然后通过激活 TNF 受体相关因子 3，介导细胞凋亡。LT-β受体主要表达于单核细胞、成纤维细胞、平滑肌细胞和骨骼肌细胞。

4. LT－α 和 LT－β 的生物学活性

LT－α 与 TNF－α 有许多共同的生物学活性，但是还是有差异的，LT－α 诱导细胞凋亡需要更长的时间。LT－α 基因敲除小鼠淋巴结缺陷，脾脏结构紊乱，生发中心形成缺陷，血清 Ig M 水平增加。LT－α 活化巨噬细胞，诱导 NO 产生，活化 PMN，LT－α 可杀伤肿瘤细胞和成纤维细胞。

LT－β 基因敲除小鼠淋巴样器官发育发生缺陷。LT－β 对某些肿瘤细胞也有杀伤作用，但此作用通过表达膜型 LT－β 效应细胞，同表达 TNF 受体的肿瘤细胞的直接接触所诱导。

7.6.8 肿瘤坏死因子超家族及其受体超家族 Superfamily of TNFs and their receptors

一些细胞膜分子或可溶性分子的氨基酸结构虽然互不相同，但结构与 TNF 或 TNF 受体十分相似，它们归类于肿瘤坏死因子超家族或肿瘤坏死因子受体超家族。

1. 肿瘤坏死因子超家族

肿瘤坏死因子超家族（TNF superfamily，TNFSF）包括 NGF、TNF－β、LT－β、Fas 配体、CD40 配体、CD134 配体、CD137 配体、CD30 配体和 TNF 相关凋亡诱导配体等。其成员虽然氨基酸组成不同，但有共同特点。除 NGF 和 TNF－β 外，TNFSF 成员都是Ⅱ型膜蛋白，它们的 C 末端在细胞外，而 N 末端在胞内，这些膜蛋白的胞浆区较短，胞外区则较长，单体主要由 β 串构成两个片层结构，大多以三聚体形式存在。TNFSF 成员大多是膜受体的配体，在表现活性时，这些配体使膜受体结合而簇化，进而活化和传递细胞内信号。

2. 肿瘤坏死因子受体超家族

肿瘤坏死因子受体超家族（TNFR superfamily，TNFRSF）成员包括 TNFR、NGFR、Fas、TRAMP、DR4、CD40、CD137、CD30、GITR、OPG 等。它们都是Ⅰ型膜结合蛋白受体，其中 N 末端在胞外，而 C 末端在细胞内。它们的共同特点是：这些膜受体的胞外区都有 1～6 个与结合配体有关的、约 40 个氨基酸组成的、富含 Cys 的结构域；功能性成员都是三聚体或多个三聚体的复合物，单体间由二硫键相连，它们大多有膜结合型和可溶性两种分子，且大多数能在不同的细胞中传递凋亡信号。

本节主要参考文献

1. 吕志敢，郭政．肿瘤坏死因子的研究进展．山西医科大学学报，2006，37（3）：311-314
2. 孙卫民，王惠琴主编．细胞因子研究方法学．北京：人民卫生出版社，1999
3. 金伯泉主编．细胞和分子免疫学．第二版．北京：科学出版社，2003
4. Mocellin S，Pilati P，Nitti D．Towards the Development of Tumor Necrosis Factor（TNF）Sensitizers：Making TNF Work Against Cancer，Current Pharmaceutical Design，2007，13：537-551
5. Pfeffer K．Biological functions of tumor necrosis factor cytokines and their receptors．Cytokine Growth Factor Rev，2003，14：185-191

（刘景根）

7.7 转化生长因子－β Transforming growth factor－β

转化生长因子－β（transforming growth factor－β，TGF－β）是属于一组新近发现的调节细胞生长和分化的 TGF－β 超家族。这一家族除 TGF－β 外，还有活化素（activins）、抑制素（inhibins）、缪勒氏管抑制质（Mullerian inhibitor substance，MIS）和骨形成蛋白（bone morpho-genetic proteins，BMPs）。近来又发现了一个胶质细胞源性神经生长因子家族。TGF的命名是根据这种细胞因子能使正常的成纤维细胞的表型发生可逆性转化而来的，后来发现TGF有两种活性，分别称为TGF-α和TGF-β，虽然二者都称为转化生长因子，但它们结构和功能完全无关，TGF-α在结构和功能上都与EGF相似，属于EGF家族；TGF-β除了能诱导细胞转化以外还有许多其他生物学活性。

7.7.1 TGF-β的分子结构和基因 Molecular constitution and gene of TGF-β

1985年TGF-β的基因成功在大肠杆菌内得到表达。在哺乳动物至少发现有TGF-β_1、TGF-β_2、TGF-β_3、TGF-$\beta_1\beta_2$四个亚型，在鸟类和两栖类动物还分别存在着TGF-β_4和TGF-β_5。

TGF-β是由两个结构相同或相近的、分子量12.5 kD的亚单位借二硫键连接的双体。人TGF-β cDNA序列研究表明，单体的TGF-$\beta_1$12氨基酸残基是由含400氨基酸残基的前体分子（pre-pro-TGF-β）从羧基端裂解而来。pre-pro-TGF-βN端含有一个信号肽，在分泌前被裂解掉，成为非活性状态的多肽链前体（pro-TGF-β），通过改变离子强度、酸化或蛋白酶水解切除掉，成为非活性状态的多肽链前体（pro-TGF-β），通过改变离子强度、酸化或蛋白酶水解切除N端部分氨基酸残基，所剩余的羧基端部分形成有活性的TGF-β。TGF-β_1与TGF-β_2有71%氨基酸同源性，TGF-β_1与TGF-β_3有77%同源性，TGF-β2与TGF-β_3有80%同源性。TGF-β与TGF-β超家族其化成员有30%～40%同源性。

7.7.2 TGF-β的产生和调节 Production and regulation of TGF-β

机体多种细胞均可分泌非活性状态的TGF-β。在体外，非活性状态的TGF-β又称为潜伏状态相关肽（LAP），体外多种因素可裂解而活化TGF-β，体内蛋白酶的裂解作用可使TGF-β复合体变为活化TGF-β，一般在细胞分化活跃的组织常含有较高水平的TGF-β，如成骨细胞、肾脏、骨髓和胚胎的造血细胞。活化后T细胞或B细胞产生的TGF-β水平明显比静止细胞多。

外周血单核细胞、中性粒细胞、内皮细胞和外膜细胞都能产生有活性的TGF-β，肿瘤细胞也能产生活性TGF-β，并且以自分泌的方式刺激自身增殖。TGF-β、甲状旁腺素、1，25-二羟维生素D3、IL-1等能诱导产生多种TGF-β的表达和分泌。

7.7.3 TGF-β受体及其信号转导 Receptor and signal transduction of TGF-β

许多细胞表面都有TGF-β受体，能与该受体结合的物质很多，大多不能或未检出能介导信号转导。TGF-β受体至少存在着Ⅰ、Ⅱ、Ⅲ型三种形式，分子量分别为53kD、70～85kD和250～350kD。Ⅰ、Ⅱ型TGF-β受体均为糖蛋白，它们和TGF-β_1的亲和力要比和TGF-β_2的亲和力大10～80倍；Ⅲ型受体是一种蛋白聚糖，又称β聚糖，含有共价交联的硫酸肝素和硫酸软骨素，但这些侧链不参与结合TGF-β，它与TGF-β_1、TGF-β_2、TGF-β_3的亲和力近似，是TGF-β主要的受体，可能在TGF-β发挥生物学功能中起着主要作用。

几种Ⅰ型和Ⅱ型TGF-βR胞浆区具有丝氨酸/苏氨酸激酶区，但氨基酸数目不同。Ⅰ、Ⅱ型TGF-βR共同组成有活性的TGF-β受体，但两者参与不同的信号转导传递，且与不同的功能相关：TGF-β抑制细胞增殖的作用必须有Ⅱ型 TGF-β受体的存在；而Ⅰ型TGF-β受体能介导 TGF-β对细胞外基质的作用，并与 TGF-β诱导的几种基因表达有关。目前生理状态下两种受体的相互关系也不清楚。Ⅱ型 TGF-β受体可能与肿瘤细胞的生长有关，约 70%的遗传性结肠癌患者的癌细胞中有Ⅱ型TGF-β受体基因的简单重复序列突变。

Ⅲ型 TGF-β受体本身缺乏蛋白激酶活性，对于其如何参与信号的传递还不清楚，当TGF-β诱导增殖时 G 蛋白可能参与诱导过程，此外，TGF-β促进 Ca^{2+} 内流和胞内 IP3 水平的升高，激活 PKC。

7.7.4 TGF-β的生物学活性 Biological activity of TGF-β

TGF-β的生物学活性十分广泛，几乎作用于所有细胞，其主要作用是抑制细胞生长和活性，但对某些细胞可促进增殖和增强活性，TGF-β还有趋化作用。起初对 TGF-β的生物学功能研究主要在炎症、组织修复和胚胎发育等方面，近年来发现 TGF-β对细胞的生长、分化和免疫功能都有重要的调节作用，而且 TGF-β_1、β_2和β_3功能相似。

1. 抑制细胞增殖的作用

TGF-β对大多数细胞的增殖具有抑制作用，尤其是上皮细胞、内皮细胞、淋巴样细胞和造血细胞。TGF-β是有效的免疫抑制剂，能抑制各类淋巴细胞增殖和发挥功能，包括：抑制 T 细胞、B 细胞、胸腺细胞、NK 细胞增殖；抑制免疫细胞分泌细胞因子，抑制细胞表达 MHC-Ⅱ类抗原，抑制 B 细胞分泌 IgG 和 IgM。

TGF-β还抑制成纤维细胞分泌蛋白酶，抑制中性粒细胞和淋巴细胞与内皮细胞之间的黏附，抑制内皮细胞生长和在单层中迁移，TGF-β对上皮组织类细胞的作用较一致，是这类细胞的高效应生长抑制剂。如 TGF-β可抑制角化细胞、肝细胞、肠或支气管上皮细胞、乳腺及肾小管上皮细胞的增生。TGF-β还可抑制细胞因子的产生，如抑制 PBMC 中 IFN-γ和 TNF-α的产生。

2. 促进细胞增殖的作用

TGF-β对充质类或中胚层起源的细胞具有双重的生长调节功能，如 TGF-β可抑制人脐静脉、牛主动脉及大鼠心脏内皮细胞的生长，对 T、B 淋巴细胞、胚胎成纤维细胞均有生长抑制作用；而对骨母细胞、外周神经施万细胞的增生则有促进作用。在 EGF 存在时，TGF-β可诱发正常大鼠肾成纤维细胞呈非静止性生长，加速细胞分裂。在体内损伤修复过程中，TGF-β对细胞生长期调节是 TGF-β及其产生细胞、反应细胞同自分泌及旁分泌作用相互协调的过程，结果维持细胞的正常生长状态。TGF-β对细胞增殖的促进作用有些是间接的，实验证明 TGF-β低浓度能诱导 PDGF 产生进而促进细胞增殖，而高浓度抑制了 PDGF 受体表达反而没有促进增殖的作用。

实验证明 TGF-β还能诱导许多细胞趋化，包括成纤维细胞、单核细胞、中性粒细胞等。

3. TGF-β对细胞外基质的作用

TGF-β在细胞外基质形成过程中起着重要作用，TGF-β可能通过以下 2 种途径促进细胞外基质的合成：(1) 刺激成纤维细胞和成骨细胞中蛋白酶抑制剂的产生；(2) 抑制成骨细胞中蛋白酶的产生以及抑制成纤维细胞中巯基蛋白酶和金属蛋白酶的产生。基于对细胞外基质合成的促进作用，现认为 TGF-β在创伤愈合、新骨形成、骨组织的修复与重建过程中都起重要作用。

实验性心肌梗死后 TGF-β表达显著增加，肝脏再生的后期 TGF-β也有大量表达，提示 TGF-β在心肌细胞修复时和部分肝脏代偿性再生中起一定的作用。

4. TGF-β的免疫抑制作用

抑制免疫功能的 TGF-β主要是 TGF-

$β_1$，TGF－β对各种淋巴细胞都有强烈的抑制作用：既能增强和控制单核细胞的功能，也能阻止T细胞、B细胞的增殖，抑制巨噬细胞的成熟与活性，还可抑制自然杀伤细胞和淋巴因子激活的杀伤细胞LAK活性，阻止细胞因子的产生。另外，TGF－β抑制IL－1β、IL－2受体的表达，阻止巨噬细胞产生过氧化物、NO，抑制中性粒细胞和T细胞黏附于内皮细胞，从而限制炎症细胞补充到损伤部位。

5. TGF－β对肿瘤细胞的作用

TGF－β可以使细胞完全阻滞在G_0期或延长G_0期进入S期的时间。TGF－β能诱导细胞周期素依赖性激酶（cdk）抑制因子p15、p21和p27的表达，P15、p21和p27激活后抑制cdk活性，阻滞细胞由G_1期到S期。

TGF－β在体外对许多肿瘤细胞有抑制作用，对另一些肿瘤细胞却有促增殖作用。一些肿瘤细胞（神经胶质瘤细胞和T细胞白血病细胞）能分泌TGF－β而抑制免疫功能，使肿瘤细胞逃避免疫监督。另外肿瘤细胞分泌的TGF－β通过诱导肿瘤组织中结缔组织和血管的形成等间接促进肿瘤的发展，因此在体内，TGF－β可以通过对肿瘤生长环境的影响而促进肿瘤细胞的生长、浸润和转移。

6. TGF－β调节炎症的作用

皮下注射TGF－β，能诱导与正常组织损伤后炎症反应相同的炎性细胞浸润、成纤维细胞积聚和血管生长。炎症时局部血小板释放的TGF－β使单核细胞和成纤维细胞趋化，进一步诱导单核细胞释放不同的生长因子和炎症介质，使炎症放大和损伤组织修复，TGF－β还能抑制TNF－α的表达，抑制中性粒细胞和淋巴细胞与内皮细胞的黏附，所以TGF－β具有抗炎的作用，并阻止炎症对机体的伤害。

7.7.5 TGF－β与疾病 TGF－β and diseases

1. 与肿瘤形成的关系

和上面讨论的一样，TGF－β对正常细胞及早期肿瘤通过调控细胞周期，抑制细胞增殖，诱导细胞凋亡等实现对它们的抑制作用。对进展期肿瘤则主要通过免疫抑制/逃逸、增加血管生成、增加肿瘤细胞与胞外基质的相互作用来促进肿瘤的侵袭和转移，肿瘤细胞分泌的TGF－β可抑制机体的免疫功能，帮助肿瘤细胞逃避宿主的免疫监视。

由于TGF－β对部分肿瘤细胞的增殖具有抑制作用，TGF－β/Smads信号转导途径是TGF－β诱导生长抑制和细胞凋亡的主要途径，该通路中任何异常都可能导致肿瘤发生。大量实体瘤的研究表明，TGF－β信号转导成员异常如TGF－β异常、TGF－β受体突变和其下游信号效应分子Smads异常是恶性肿瘤发生的重要机制。

多数肿瘤对TGF－β是耐受的，因此，治疗的策略是使TGF－β失活，或使肿瘤细胞恢复对TGF－β的敏感性。应用TGF－β抗体、TGF－β结合蛋白或反义TGF－β mRNA可中和TGF－β的作用，达到抗肿瘤侵袭转移的目的。此外，应用多肽或拟肽药物模拟Smads相关的转录复合体，可能会激活下游信号通路，抑制肿瘤细胞增殖。

2. 与器官纤维化关系

心脏、肝脏和肾脏的纤维化或炎症常伴有TGF－β水平的升高。在动物实验中，TGF－β拮抗剂或抗TGF－β抗体能减缓肾脏和其他脏器的纤维化进程。

3. 其他临床应用

TGF－β能直接刺激成纤维细胞外基质蛋白（包括纤维连接蛋白）、胶原、氨基葡糖等的合成，并对新合成的细胞基质的降解具有明显的抑制作用，局部注射TGF－β可以促进伤口愈合和典型肉芽组织形成，这说明TGF－β在伤口愈合过程中起着重要的作用。

在临床上，TGF－β可能对褥疮、糖尿病引起的溃疡、烧伤、外科创口、牙周疾病等有应用价值。此外，TGF－β抑制免疫的作用使其可能用于器官移植和皮肤移植。另外，体外研究发现，TGF-β_1与TGF-β_2均可促进神经元存活和轴突生长，具有良好的神经营养作用。

综上所述，TGF-β与全身多种组织器官的损伤修复密切相关，作为一类具有广泛生物学效应的分子，TGF-β在纤维化疾病、炎症性疾病、自身免疫性疾病、肿瘤等疾病的发生、发展中的作用日趋受到医学工作者的重视，其重要的病理生理意义，有着重要的诊断和治疗价值。但是，目前在临床对TGF-β的检测方法仅限于生物测活法和ELISA法，前者检测方法繁琐，后者试剂盒费用昂贵，而且受多种因素影响检测结果可能存在“伪象”，因此TGF-β在实验诊断中无法大规模开展。但随着对TGF-β研究的进一步加深、临床检测方法的不断提高，相信TGF-β在疾病的早期诊断甚至预测中会有更大的应用前景。

本节主要参考文献

1. 孙卫民，王惠琴主编. 细胞因子研究方法学. 北京：人民卫生出版社，1999.
2. 金伯泉 主编. 细胞和分子免疫学. 第二版. 北京：科学出版社，2003.
3. 田晓丽，杨杰. 转化生长因子β研究进展，解放军预防医学杂志，2006，24（2）：145-148
4. Atamas SP，White B. The role of chemokines in the pathogenesis of scleroderma. Curr Opin Rheumatol，2003，15：772-777
5. Massague J，Blain SW，Lo RS. TGF-β signaling in growth control，cancer，and heritable disorders. Cell，2000，103：295-309
6. Derynck R，Akhurst RJ，Balmain A. TGF-β signaling in tumor suppression and cancer progression，Nature Genet，2001，29：117-129

（刘景根）

7.8 趋化因子 Chemokines

趋化因子（chemokines）是能使细胞发生趋化运动的细胞因子，所谓趋化运动是指细胞向高浓度刺激物方向的定向运动。趋化因子能吸引免疫细胞到免疫应答局部，参与免疫调节和免疫病理反应。它们多为小于100个氨基酸的多肽。由组织细胞和微生物产生的趋化剂对白细胞的趋化作用（chemotaxis）是炎症发生过程中重要的起始步骤，也是机体防御和清除入侵病原体等异物先天性免疫功能的一个重要方面。1986年以前，经典白细胞趋化物质主要有补体片段C5a、白三烯B_4（leukotrinin B_4，LTB_4）、血小板激活因子（platelet-activating factor，PAF）和fMLP（N-formyl-methionyl-leucyl-phenyl-alanine，N-甲酰甲硫氨酰-亮氨酰-苯丙氨酸），这些趋化物质的受体同属于G蛋白耦联受体。但是这些经典的趋化剂不是本书讨论的内容，本书只讨论趋化因子，也有的书将后者称为趋化性细胞因子。

自从1987年第一个趋化因子IL-8被正式命名后，在10多年的时间内，近50种趋化因子得以发现，成为目前最大的细胞因子亚家族。

7.8.1 趋化因子的结构和特点 Constitution and feature of chemokines

大部分趋化因子最初是含有信号肽的前体蛋白，经剪切加工后成为成熟分子。趋化因子一级结构特点是含有四个保守的半胱氨酸残基，其中第一个与第三个Cys，第二个与第四个Cys形成二硫键，为其活性所必须，二硫键被还原后，趋化因子活性即消失。多数趋化因子以单体形式存在，但也有二聚体或四聚体的形式存在。根据其多肽链一级结构中第一、二个 Cys 排列方式分为 4 大类：

CXC 亚族（α 亚族）：在该家族趋化因子中，前两个半胱氨酸被一个非固定氨基酸隔开，根据该家族趋化因子第一个半胱氨酸前是否有谷氨酸-亮氨酸-精氨酸（Glu - Leu - Arg，ELR）功能区，可分为 ELR 趋化因子和非 ELR 趋化因子。大多数 CXC 家族趋化因子基因位于 4 号染色体 q11 - 21 上。

CC 亚族（β 亚族）：其前两个半胱氨酸紧密相连，趋化谱较宽，对单核细胞、嗜酸性粒细胞、嗜碱性粒细胞、T 淋巴细胞、树突状细胞、自然杀伤细胞均有趋化作用，大多数 CC 亚族趋化因子位于 17 号染色体。

C 亚族（γ 亚族）：其氨基酸序列中缺失保守序列中的第一和第三个 Cys。目前发现的 C 家族趋化因子成员有 lymphotactin α 和 lymphotactin β 两种，它们对 T 淋巴细胞、B 淋巴细胞和自然杀伤细胞有明显的趋化作用，其基因定位于 1 号染色体。

CX3C 亚族（δ 亚族）：其前两个 Cys 之间有三个其他氨基酸。例如 fractalkine，它吸引自然杀伤细胞。CX3CL1/ Fractalkine/neurotactin 是人 CX3C 家族趋化因子的唯一成员，属于膜结合型趋化因子。

4 类趋化因子一级结构十分相似，均至少有 3 个反向平行的 β 片层和 1 个 α 螺旋构成，氨基酸序列具有一定同源性。

几乎所有的细胞在一定条件下，均可产生趋化因子，根据产生模式不同，趋化因子又可分为组成性表达趋化因子/淋巴组织趋化因子，和诱导性表达趋化因子/炎性趋化因子。实验研究表明一种细胞可以分泌多种趋化因子，同一种趋化因子也可由不同的细胞分泌，它们相互协调、共同作用，组成一个复杂的网络系统。

7.8.2 趋化因子的产生和调节 Production and regulation of chemokines

趋化因子可由多种细胞产生，包括单核/巨噬细胞、T 细胞、B 细胞、血小板、成纤维细胞和内皮细胞等。趋化因子是可诱导蛋白，许多成员最初就是从诱导物刺激的细胞培养上清中发现的。趋化因子是可诱导蛋白，促炎细胞因子和生长因子如 IL - 1、IFN、TNF 和 EGF 等都是很强的诱导物，而氢化可的松、TGF - β 和环孢素 A 等可抑制趋化性细胞因子的产生。

7.8.3 趋化因子受体 Receptors of chemokines

与其他细胞因子相似，趋化因子通过与相应的受体结合而发挥作用，根据相应的趋化因子亚族的分类，趋化因子受体可分为 4 类：CXC 趋化因子受体（CXCR），CC 趋化因子受体（CCR），CX3C 趋化因子受体（CX3CR）及 C 趋化因子受体（CR）。一种趋化因子受体可结合不同的趋化因子，一种趋化因子也可与几种不同的趋化因子受体结合，但一般不跨越亚族范围。

目前发现的所有趋化因子受体都属于 7 次跨膜的 G 蛋白耦联受体，N 端在胞外，C 端在胞内，与经典的 G 蛋白耦联受体家族比较，趋化因子受体具有如下的特点：1. 其长度在该受体家族中最短，约为 350 个氨基酸；2. 氨基酸的同源性在 20%～90%；3. 靠近 C 末端的胞内环富含碱性氨基酸，带正电核；4. N 末端富含酸性氨基酸，带负电荷；5. 胞浆区含有多个丝氨酸和苏氨酸，可能是磷酸化位点；6. mRNA 主要表达于白细胞。

趋化因子受体通过 G 蛋白耦联磷脂酶 C，导致 1，4，5-三磷酸肌醇的产生、胞内钙离子水平的升高和蛋白激酶 C 激活。这些趋化因子引起的信号事件能被百日咳毒素抑制，提示该受体耦联的是抑制性G蛋白（Gi）。趋化因子受体信号转导途径也激活低分子G蛋白Ras与Rho家族，Rho蛋白通过对肌动蛋白依赖过程的调节而影响细胞的运动，研究报导，有些趋化因子能活化MEK和ERK-1/2，NF-κB，在有些趋化因子的活化过程中，发现$STAT_1$，$STAT_3$的转录水平明显升高。所以，趋化因子受体激活多种细胞内信号转导途径而产生生理效应，多种不同的信号转导途径也依赖不同的趋化因子受体及其配体。

7.8.4 趋化因子的生物学活性 Biologic activity of chemokines

趋化因子通过与靶细胞膜上相应的受体结合，引起靶细胞的定向迁移，迁移是淋巴细胞等免疫细胞完成在炎症组织中的浸润和淋巴细胞再循环的重要基础。趋化因子按其表达大致可分为两类：炎症型或称诱导型，一般是由炎症因子诱导外周组织产生或表达明显上调；组成型，其参与淋巴细胞的成熟、归巢以及再循环。

趋化因子的作用没有种属特性，趋化因子的靶细胞主要有中性粒细胞、单核细胞、淋巴细胞、嗜酸性粒细胞、嗜碱性粒细胞、树突状细胞和成纤维细胞。

1. 对中性粒细胞和单核吞噬细胞的作用

趋化因子与受体结合后，数秒钟内即可观察到细胞形态的改变：如细胞骨架结构发生改变，伸出许多伪足，便于细胞游走。白细胞滚动时接触细胞表面的硫酸类肝素蛋白聚糖中的趋化因子，趋化因子的作用导致整合素表达上调，细胞活化，白细胞在进入组织前黏附到血管内皮细胞，成为募集的白细胞，募集的白细胞被局部促炎细胞因子激活，组织中白细胞浸润是由于趋化因子与其他细胞因子协同作用的结果。

2. 对淋巴细胞及免疫应答的作用

在机体抵御外来异物入侵的过程中，需要天然免疫应答和适应性免疫应答共同合作。趋化因子对于免疫细胞向感染部位的聚集是必不可少的。天然免疫刺激导致多种趋化因子的产生，调控树突状细胞表面趋化因子受体的表达。这些趋化因子和趋化因子受体表达水平的改变，彼此相互协调，使得负载抗原的树突状细胞从局部组织进入淋巴组织，活化天然T淋巴细胞和B淋巴细胞，启动适应性免疫应答。

除此之外，在再次免疫应答中，抗原特异性应答产生的趋化因子使天然免疫细胞进入炎症部位，通过天然免疫效应细胞进一步促进适应性免疫应答。因此，趋化因子及其受体，在协调天然性免疫应答和适应性免疫应答，使其成为一个整体的过程中发挥重要的作用。

3. 调节血管生成的作用

某些趋化因子如IL-1有血管生成作用，也有抑制新生血管生成的趋化因子，该作用可能是由于趋化因子滞留在内皮细胞表面的硫酸类肝素蛋白聚糖，并取代其他生长因子如成纤维细胞生长因子等。

4. 造血细胞

趋化因子对造血干/祖细胞的增殖和迁移发挥重要调控作用，某些趋化因子对髓系造血前体细胞有抑制作用，但是人MIP-1/CCL3与GM-CSF和M-CSF协同增加骨髓造血，对早期增殖潜能较高的干/祖细胞起抑制作用，而对相对成熟、增殖潜能低的造血干/祖细胞起促进作用或不起作用。如MIP-1α抑制干细胞增殖，减少抗癌药的干细胞毒性，使肿瘤患者能较好的耐受高剂量的化疗，故可作为癌化疗的辅助措施。

5. 其他作用

趋化因子除趋化和激活中性粒细胞、单核细胞或某些T细胞亚群外，有些成员还可趋化嗜酸性粒细胞，或趋化嗜碱性粒细胞并刺激其释放组胺。某些趋化因子还具有刺激造血细胞、成纤维细胞、角化细胞或黑素瘤细胞的生长。趋化因子除了以游离形式发挥作用外，还可结合到ECM或内皮细胞表面，从而趋化白细胞到相应的组成或血管内皮处，聚集并激活中性粒细胞或单核细胞。

7.8.5 趋化因子与疾病 Chemokines and diseases

1. 趋化因子和感染性疾病

机体在病毒、细菌脂多糖等外源刺激或IL-1、TNF、IFN等刺激作用下产生大量的趋化因子，趋化白细胞到炎性部位，并活化白细胞，因此趋化因子和趋化因子受体在抵御病原体感染过程中发挥着关键作用。在细菌性上呼吸道感染中细菌刺激呼吸道上皮细胞产生IL-8，IL-8趋化嗜中性粒细胞并使之活化，清除细菌。感染性疾病时病灶中浸润的炎症细胞类型决定于疾病组织中表达的趋化因子种类。例如细菌性肺炎和急性呼吸窘迫综合征的肺组织中，浸润大量的中性粒细胞，这些患者的支气管肺泡中IL-8的量是增加的。

趋化因子受体是人类2种病原体的协同因子，即疟原虫与HIV，在HIV-1病毒感染机体的过程中，CD4分子是HIV-1病毒的主要受体，但表达人CD4分子的小鼠细胞并不感染HIV-1病毒，说明在HIV-1感染过程中，除CD4分子外，还需要其他分子的协同作用。研究发现，CCR5和CXCR4（fusin）等趋化因子受体可作为HIV-1病毒的共受体，易化病毒进入细胞，这些受体决定病毒的向性，虽然HIV侵入宿主细胞的融合机制还不是很清楚，可是有报道趋化因子受体在其中发挥关键的作用。

2. 趋化因子和变态反应性疾病

早期研究发现，RANTES和MCP-3趋化嗜酸性和嗜碱性粒细胞，释放组胺和白三烯，在过敏性疾病中起重要作用。临床可见变态反应患者的鼻分泌物中MCP-1水平增加，在哮喘患者支气管活检标本的上皮细胞中也有MCP-1、PANTES和IL-8表达的增加，而且有实验动物证实CC趋化因子参与了哮喘的发病，致敏动物给予致敏原攻击诱导MCP-1、MCP-3、PANTES的产生，MCP-1、PANTES抗体预处理动物可抑制嗜酸性粒细胞与其他炎症细胞进入气道，趋化因子在变态反应中的重要作用使得开发针对该因子的拮抗剂可能对一些过敏性疾病有治疗意义。

3. 趋化因子和肿瘤

趋化因子在肿瘤的发生发展过程中发挥着重要而复杂的作用，有些趋化因子如IL-8能促进肿瘤的增殖，促进血管形成，诱导肿瘤细胞移动和黏附内皮细胞，加速肿瘤的扩散和转移；有的趋化因子如PF-4、IP-10抑制新生血管形成、肿瘤生长和转移，并激发机体特异性和非特异性免疫应答，抑制肿瘤的生长和转移。虽然趋化因子在肿瘤生物学中的作用还不完全清楚，但是肿瘤组织吸引的白细胞可能在其中发挥重要的作用。

4. 趋化因子与其他疾病

趋化因子与丙肝慢性化密切相关，多数学者认为HCV导致慢性化是肝脏对病毒产生免疫应答所致。T细胞是肝脏损害炎症区域内的优势细胞，且炎症局部产生的趋化因子表达增高，因此趋化因子及其受体在慢性丙型肝炎中对淋巴细胞的迁移和募集起到至关重要的作用。

趋化因子亦参与肾脏的炎症过程，其中MCP-1、IL-8和RANTES是重要几种。正常的肾组织这些趋化因子表达很少，但在肾脏炎症时，许多细胞如：巨噬细胞、系膜细胞、小管上皮细胞、内皮细胞等均可分泌趋化因子，说明这些趋化因子在肾脏病变过程中起到重要作用。已证实慢性肾盂肾炎活动期患者，其尿中IL-8水平明显增高，而且尿中白细胞数目与IL-8水平呈正相关。在肾缺血、药物性肾损害及肾积水时，肾间质内MCP-1明显增多，且与T淋巴细胞浸润有密切关系。

7.8.6 趋化因子及其受体拮抗剂 Chemokines and their receptor antagonists

1996年，美国 HGSI 公司通过大规模随机测序，在人类主动脉内皮细胞 cDNA 文库中，克隆到髓样造血祖细胞抑制因子（MPIF-1）的 cDNA 序列。对其编码蛋白质进行结构和功能分析表明，MPIF 与 MIP-1 有 51%的同源性，除了具有趋化功能外，更重要的是 MPIF-1 对骨髓定向造血干细胞有强烈的抑制作用，因此将 MPIF-1 定义为一种新的 CC 家族趋化因子，基于 MPIF-1 的造血抑制活性，推测其可能具有造血保护作用，在对肿瘤患者进行常规化疗时，MPIF-1 能够保护造血干/祖细胞免受化疗药物的毒性作用。目前，其作用机制还不清楚，可能是通过抑制造血干/祖细胞的增殖和分化而达到这一效果的。临床前研究表明，MPIF-1 对造血干/祖细胞的抑制作用是可逆的，化疗结束后，MPIF-1 能促进白细胞和血小板数量及功能的恢复，利于患者康复。

趋化因子受体是 HIV-1 病毒感染的共受体，因此，可设计相应的拮抗剂来阻断病毒感染。首先是基于蛋白质水平的拮抗剂，例如：对 RANTES 的 N 末端进行修饰，可强烈抑制 HIV-1 病毒的感染。趋化因子与受体结合后，能快速下调相应受体的表达，这与其抗病毒作用有关，因此，将趋化因子受体滞留在内质网，阻断其在细胞表面表达，可抑制病毒感染。

趋化因子能控制白细胞的运动，在许多病理生理过程中起着重要的作用，故趋化因子活性的抑制剂在抗炎、抗变态反应与免役调节方面发挥重要的治疗学的意义。

7.8.7 白细胞介素-8 IL-8

IL-8 是第一个被发现的趋化因子，又称为中性粒细胞激活蛋白-1（neutrophil-activating protein-1，NAP-1），其分子质量为 8.3 kD，单核细胞产生的成熟 IL-8 共 72 个氨基酸，含 2 个活性必需的二硫键，没有糖基化位点，等电点为 8～8.5，耐热、耐碱，但对巯基化合物敏感。IL-8 是中性粒细胞的强趋化因子。

1. IL-8 的结构和特点

人 IL-8 基因定位于第 4 号染色体，有 7 个外显子和 3 个内含子。5'端上游有典型的 CAT 和 TATA 盒以及 AP-1 结合序列和糖皮质反应元件（GRE）等结构。IL-8 基因与 CXC 亚族中 PF-4、GROα、γIP-10 基因相连锁成熟的 IL-8 分子的 N 端，是由蛋白酶水解的不同所致。在体外，凝血酶或血纤维蛋白溶酶可将 77 氨基酸形式裂解为 72 氨基酸形式的 IL-8，后者较前者的生物学活性要高 2～10 倍。

2. IL-8 的产生和调节

许多细胞在适当刺激后都能产生 IL-8，包括巨噬细胞、内皮细胞、单核细胞、成纤维细胞和表皮细胞等，PHA 等丝裂原活化的 T 细胞也可产生 IL-8。一些肿瘤细胞株也能产生 IL-8，如黑色素瘤细胞、纤维肉瘤细胞、骨肉瘤细胞等，而星状细胞瘤、肝癌、肾细胞癌等则需要 IL-1β 或 TNF-α 刺激，才合成和分泌 IL-8。

3. IL-8 受体及其信号转导

IL-8 是通过其受体发挥作用的，几乎所有细胞都有 IL-8 受体，IL-8 受体有两型：IL-8RA 型（或 CXCR1）和 IL-8RB 型（或 CXCR2），两型受体在氨基酸水平上有 77%同源性，都属于 G 蛋白耦联受体超家族。CXCR1 含 350 个氨基酸，胞外部分有 5 个糖基化位点，一个二硫键和两个游离的半胱氨酸巯基，糖基化后的分子量为 55～69kD；CXCR2 含 355 个氨基酸，有 5 个糖基化位点，分子量约为 59kD。

IL-8 与其受体结合后即被内吞，约

10min 后受体又能迅速再循环到膜表面。IL-8结合受体后产生跨膜信号，信号直接激活百日咳毒素敏感的 G 蛋白，催化产生三磷酸肌醇和二酰甘油，然后分别激活下游的钙离子浓度和蛋白激酶 C 的活性。

4. IL-8 的生物学特性

趋化和激活中性粒细胞：IL-8 的这种效应无明显种属特性。动物腹腔或静脉注射 IL-8可引起外周血中性粒细胞数量的增加。IL-8可使中性粒细胞外形改变，促进其脱颗粒，激活中性粒细胞并使其产生呼吸爆发、释放超氧化物（$O_2^{\cdot -}$ 和 H_2O_2）和溶酶体酶。局部注射 IL-8 可趋化中性粒细胞，并刺激中性粒细胞产生白三烯 B_4（LTB_4），IL-8 还能诱导中性粒细胞上调 Macl 抗原的表达，促进中性粒细胞黏附并穿过内皮细胞。

趋化嗜碱性粒细胞，并刺激其释放组胺，可能与速发型超敏反应的发生有关。

趋化 T 淋巴细胞：可趋化部分静止的 $CD4^+$或 $CD8^+$ T 细胞，而且这种作用需要单核细胞的同时存在，局部注射 IL-8 可使局部和引流区淋巴结 T 细胞明显增多。

5. IL-8 的临床研究

IL-8 是较早发现的 CXC 家族趋化因子，能趋化嗜中性粒细胞、T 淋巴细胞和嗜碱性粒细胞。在银屑病、风湿性关节炎等多种炎性疾病中，IL-8 趋化嗜中性粒细胞等多种免疫细胞到病变部位，促进这些细胞活化，引起过度炎症反应。已发现牛皮癣皮屑中和类风湿性关节炎关节滑液中 IL-8 的含量增加，IL-8 可诱导中性粒细胞产生软骨降解酶，引起关节组织损伤，皮质激素能抑制非特异性炎症可能与抑制 IL-8 的产生有关。此外，某些炎症和呼吸系统疾病局部或血清中 IL-8 水平往往升高，如胃炎、炎症性结肠炎、肺纤维化或成人呼吸窘迫综合征、酒精性肝炎等。IL-8 参与缺血再灌注引起的心肌损伤，利用 IL-8 单克隆抗体可降低损伤程度和梗死的范围。

IL-8 与 IL-1、TNF-α、G-CSF、GM-CSF 或 IFN 等联合应用有可能治疗中性粒细胞减少症以及 HIV 所致的免疫缺陷症等。肿瘤局部注射 IL-8 可趋化中性粒细胞、T 细胞和 NK 细胞，在治疗肿瘤中可能有应用前景。

本节主要参考文献

1. 金伯泉主编. 细胞和分子免疫学. 第二版. 北京：科学出版社，2003.
2. 王健，赵金红. 趋化因子研究进展，现代预防医学，2006，33（2）：165-168
3. Laing KJ，Secombes CJ. Chemokines. Dev. Comp Immunol，2004，28：443-460
4. Fernandez EJ，Lolis E. Structure，function，and inhibition of chemokines. Ann Rev Pharmacol Toxicol，2002，42：469-499
5. Aquilante CL，Kosmiski LA，Knutsen SD，et al. Relationship between plasma resistin concentrations，inflammatory chemokines，and components of the metabolic syndrome in adults. Metabolism，2008，57（4）：494-501
6. Berbaum K，Shanmugam K，Stuchbury G，et al. Induction of novel cytokines and chemokines by advanced glycation endproducts determined with a cytometric bead array. Cytokine，2008，（3）：198-203

（刘景根）

8 维 生 素

Vitamins

维生素（vitamin）又名维他命，是维持人体生命活动必须的一类有机物质，也是保持人体健康的重要活性物质。维生素在体内的含量很少，但在人体生长、代谢、发育过程中却发挥着重要作用，具有广泛的生物化学功能。各种维生素的化学结构以及性质虽然不同，但它们却有着以下共同点：1. 维生素均以维生素原（维生素前体）的形式存在于食物中。2. 维生素不是构成机体组织和细胞的组成成分，它也不会产生能量，它的作用主要是参与机体代谢的调节。3. 大多数的维生素，机体不能合成或合成量不足，不能满足机体的需要，必须经常通过食物中获得。4. 人体对维生素的需要量很小，日需要量常以毫克或微克计算，但一旦缺乏就会引发相应的维生素缺乏症，对人体健康造成损害。维生素与碳水化合物、脂肪和蛋白质 3 大物质不同，在天然食物中仅占极小的比例，但又为人体所必需。

人体有如一座极为复杂的化工厂，不断地进行着各种生化反应。其反应与酶的催化作用有密切关系。酶要产生活性，必须有辅酶参加。已知许多维生素是酶的辅酶或者是辅酶的组成分子。因此，维生素是维持和调节机体正常代谢的重要物质。可以认为，维生素是以“生物活性物质”的形式，存在于人体组织中。

食物中维生素的含量较少，人体的需要量也不多，但却是绝不可少的物质。膳食中如缺乏维生素，就会引起人体代谢紊乱，以致发生维生素缺乏症。如缺乏维生素 A 会出现夜盲症、眼干燥症和皮肤干燥；缺乏维生素 D 可患佝偻病；缺乏维生素 B_1 可得脚气病；缺乏维生素 B_2 可患唇炎、口角炎、舌炎和阴囊炎；缺乏 PP 可患癞皮病；缺乏维生素 B_{12} 可患恶性贫血；缺乏维生素 C 可患坏血病。

维生素是个庞大的家族，就目前所知的维生素就有几十种，按其理化性质分可分为脂溶性和水溶性两大类。属于水溶性维生素的有 B 族维生素、维生素 C、叶酸等。属于脂溶性的维生素有维生素 A、D、E、K 等。

维生素类药物的制剂种类较多，除单方以及多种维生素复方制剂外，尚有很多维生素与微量元素的复方药，用于预防和治疗维生素缺乏症，以及作为胃肠外营养输液中的组成部分，满足患者每日对各种维生素的生理和病理状态下需求。

8.1 水溶性维生素

Hydrosoluble vitamins

水溶性维生素包括维生素 C 和维生素 B 族。它们在结构上差别较大。除维生素 B_{12} 外，它们均可以在植物中合成，因为它们均可以溶于水，在体内无一定贮存，一旦体液中超过其肾阈时，即从尿中排出，因此必须经常由膳食供应，也很少有中毒现象发生。

除维生素 C 外，水溶性维生素作为辅酶或辅酶的组成，分别参加能量释放或造血过程的许多生化反应。与能量代谢相关的每种维生素缺乏时，病人的症状交叠难分，并难以确定由何种反应引起，但快速生长的组织总是首先表现出来症状。典型的症状包括：皮炎、舌炎、唇角炎和腹泻。在不少情况下，由于能量需要较大或维生素的特殊效用，缺乏时甚至神经组织髓磷脂减少和退化。缺乏参与造血过程的维生素当然会导致缺血，如巨细胞性贫血，甲基丙二酸尿症恶性贫血，恶性贫血等。而维生素 C 则在一些氧化还原及某些重要羟化反应中起作用。

人类食物中必需的 B 族维生素有：维生素 B_1、维生素 B_2、尼克酸（烟酸，烟酰胺）、维生素 B_5、维生素 B_6（吡哆醇，吡哆醛，吡哆胺）、生物素、维生素 B_{12} 以及叶酸。

维生素 B_1
Vitamin B_1

【化学本质及性质】 维生素 B_1 分子中含有一个嘧啶环和噻唑环，在嘧啶环上带一个氨基，噻唑环上带一个硫，故又称硫胺素（thiamine）（见图 8-1）。

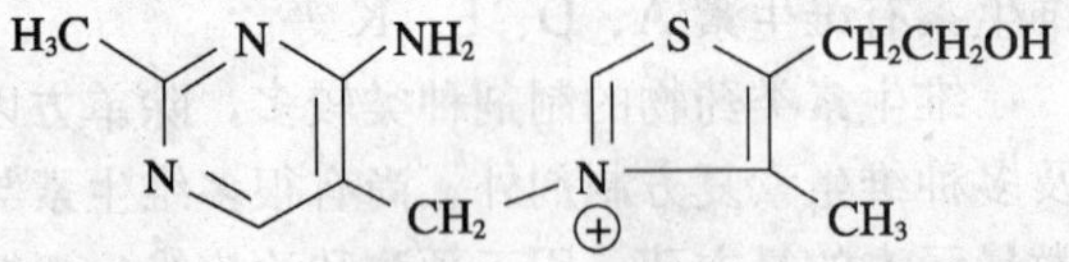

图 8-1 硫胺素

硫胺素为白色结晶，耐热、酸中稳定，碱中加热易破坏，有氧化剂存在时易被氧化产生脱氧硫胺素（硫色素），后者在紫外线照射下呈现蓝色荧光，利用这一特性可进行定性定量分析。焦磷酸硫胺素（thiamine pyrophosphate，TPP）是其在体内的活性形式。

【吸收及转变】 维生素 B_1 主要存在于种子外皮和胚芽中，米糠、麦麸、豆类中含量最为丰富，酵母、瘦肉、动物脏器及中药车钱子、防风中也含有。烹饪过程可能导致维生素 B_1 的部分丢失。

口服小剂量维生素 B_1 易被胃肠道吸收，但超过约 5mg 剂量后吸收受限。肌肉注射亦能快速吸收。维生素 B_1 在体内分布广泛，并能在乳汁中测到。吸收后主要在肝及脑组织中经硫胺素焦磷酸激酶催化转变为 TPP。全血中的维生素 B_1 绝大部分存在于红细胞内，是与蛋白质结合的焦磷酸酯；血浆中则是以易于扩散的 B_1 自由型存在。自由型维生素 B_1 进入组织细胞后被磷酸化。TPP 的焦磷酸酯键易被组织中的磷酸酶水解，放出自由的维生素 B_1；但当 TPP 与酶蛋白结合后就不能再被磷酸酶水解，而只能通过蛋白水解酶的作用方可水解释放出 B_1。维生素 B_1 不在体内贮存，以原形或代谢产物形式经尿液排出。

【生理功能及缺乏病】 维生素 B_1 能抑制胆碱酯酶的活性，缺乏时胆碱酯酶活性加强，乙酰胆碱水解加强，导致神经冲动传导障碍。

维生素 B_1 缺乏时，轻度缺乏会影响糖代谢，引起厌食、体力下降、疲劳、忧郁、急躁、生长迟缓、脚麻木和心电图反常等。严重缺乏时可引起多种神经炎症，如脚气病。维生素 B_1 缺乏所引起的多发性神经炎，患者的周围神经末梢有发炎和退化现象，并伴有四肢麻木、肌肉萎缩、心力衰竭、下肢水肿等症状。18～19 世纪脚气病在中国、日本，尤其在东南亚一带广为流行，当时每年约有几十万人死于脚气病。中国古代医书中早有治疗脚气病的记载，中国名医孙思邈已知用谷皮治疗脚气病。在现代医学上，维生素 B_1 制剂治疗脚气病和多种神经炎症有显著疗效。

维生素 B_1 的需要量直接与碳水化合物的摄取和代谢率相关。每日饮食摄取的推荐量，健康男性为 0.9～1.5mg，健康女性为 0.8～1.1mg。由于发烧、外伤、妊娠或哺乳，糖类摄入量增加或代谢率增强，应增加维生素 B_1 的供给。咖啡和茶中某些成分可破坏维生素 B_1，但在常量饮料此影响不大。

【临床应用】 主要用于防治维生素 B_1 缺乏症（脚气病）。对多发性神经炎、小儿麻痹后遗症以及小儿遗尿症、心肌炎、食欲不振、消化不良等参与辅助治疗，对解除某些药物如链霉素、庆大霉素等引起的听觉障碍有帮助。

【不良反应及注意事项】 维生素 B_1 的摄取极少产生副反应，但胃肠外给药常可产生高敏反应，严重可致过敏性休克。

药物相互作用 维生素 B_1 在碱性溶液中易分解，与碱性药物如苯巴比妥钠、碳酸氢钠、枸橼酸钠等配伍使用时易引起变质。

【制剂和用法】 片剂：5mg，10mg；注射剂：10mg/ml，25mg/ml，50mg/2ml，100mg/2ml。成人 10～20 毫克/次，3 次/天，口服，或 50～100 毫克/次，1 次/天，肌注。儿童 5～10 毫克/次，3 次/天，口服，或 10～20毫克/次，1 次/天，肌注。不宜静注。

丙舒硫胺

Prosultiamine

【临床应用】 本品作用同维生素 B_1，但口服吸收较维生素 B_1 好，与组织亲和力较强，不易被硫胺分解酶分解，代谢和排泄较缓慢，作用较强且较持久分子式：$C_{15}H_{24}N_4O_2S_2$，分子量：356.50（见图 8-2）。

【用法与用量】 口服：5～10 毫克/次，3 次/天。肌注或静注：5～10 毫克/天。

【不良反应与注意事项】 有头晕、眼花、焦躁不安等，临产孕妇大量注射可引起出血不止。因毒性较大，现已少用。

【规格】 片剂：5mg；注射剂：10mg/2ml。

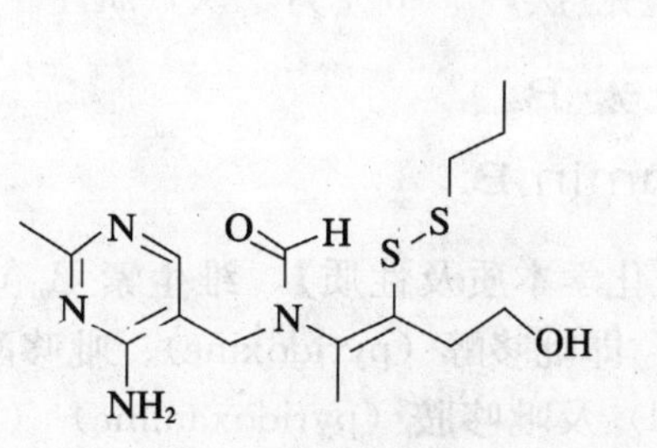

图 8-2 丙舒硫胺

呋喃硫胺

Fursultiamine

【别 名】 Thiamine tetrahydrofuryl disulfide，TTFD

【药理作用】 本品为目前维生素 B_1 新衍生物中疗效较好、毒性较低的一种长效化合物，在体内能迅速转变成活性型硫胺（辅脱羧酶），不被体内硫胺分解酶所分解。同时对组织的亲和力强，脏器内浓度高。

【临床应用】 同丙舒硫胺，但作用较持久，毒性较低。

【不良反应与注意事项】 个别病例有头昏、乏力和呕吐感，停药后即可以消除。

【用法与用量】 口服：25～50mg/d，3 次/天；肌注：20～40mg/d。

【规格】 片剂：25mg；注射剂 20mg/2ml。

维生素 B_2

Vitamin B_2

【化学本质及性质】 维生素 B_2 为一橙黄色针状结晶，又名核黄素（riboflavin）。它是核醇与 7，8-二甲基异咯嗪的缩合物。能接受氢而被还原成无色产物，还原后很容易再脱氢，因此具有可逆的氧化还原特征（见图 8-3）。

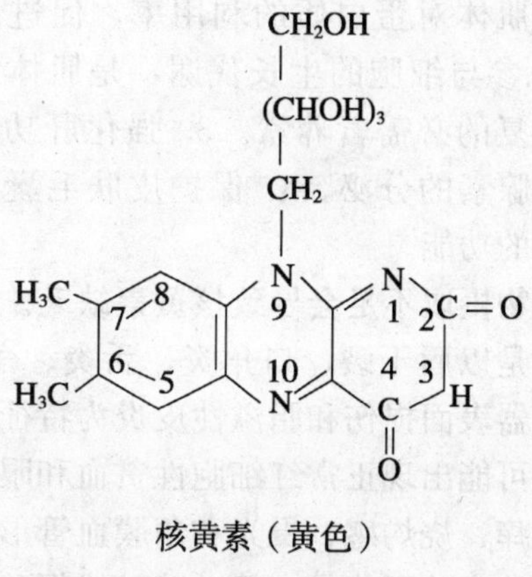

核黄素（黄色）

图 8-3 核黄素（黄色）

核黄素在酸性和中性溶液中对热稳定，在碱性环境易于破坏；游离核黄素对光敏感。核黄素溶于水中呈黄绿色荧光，依此可作为定性定量分析的依据。

【吸收及转变】 维生素 B_2 分布很广，在酵母、肝、肾、蛋、奶及大豆中含量丰富，食物过分暴露于阳光可能会导致维生素 B_2 的一定损失。食物中的维生素 B_2 在小肠黏膜中黄素激酶的催化下生成辅酶黄素单核苷酸（flavin mononucleotide，FMN）后，易被吸收。机体细胞中也能进行这种转变，FMN 还进一步在焦磷酸化酶催化下，从 ATP 分子中接受 AMP 形成另一辅酶黄素腺嘌呤二核苷酸（flavin adenine dinucleotide，FAD）。FMN 和 FAD 是核黄素的活性形式。约 60% 的 FMN 和 FAD 与血浆蛋白结合。核黄素虽然在体内分布广泛，但不在体内贮存，而部分以代谢物的形式经尿液排泄。随着剂量的增加，大部分以原形排出。核黄素能穿过胎盘屏障，进入乳汁。

【生理功能及缺乏病】 核黄素对食物中能量利用是必需的。其磷酸化的活性形式 FMN 和 FAD 是氧化还原反应中的重要辅酶。核黄素作为氢的传递体，也是吡哆醇和烟酸发挥作用所必需的。维生素的主要生理功能是：1. 参与碳水化合物、蛋白质、核酸和脂肪的代谢可提高肌体对蛋白质的利用率，促进生长发育。2. 参与细胞的生长代谢，是肌体组织代谢和修复的必需营养素。3. 强化肝功能、调节肾上腺素的分泌。4. 保护皮肤毛囊黏膜及皮脂腺的功能。

食物摄取不足会导致核黄素缺乏。核黄素缺乏病是以唇干裂、口角炎、舌炎、角膜炎、外生殖器表面损伤和脂溢性皮炎为特征的综合征，也可能出现正常红细胞性贫血和眼部症状包括搔痒、烧灼感、畏光和角膜血管形成。其中的一些症状可能是由于吡哆醇或烟酸在缺乏核黄素的情况下无法正常发挥作用而引起的。核黄素缺乏症也可能与缺乏复合维生素 B 的疾病如糖皮病有关。

【临床应用】 用于防治口角炎、舌炎、阴囊炎、结膜炎、脂溢性皮炎等维生素 B_2 缺乏症。因全胃肠道外营养或因摄入不足所致营养不良、进行性体重下降时补充维生素 B_2。

【不良反应及注意事项】 无明显不良反应。大量服用时尿呈黄色。

药物相互作用。

1. 维生素 B_2 能使链霉素、红霉素、短杆菌素、碳霉素或四环素的抗菌活性下降。

2. 肝炎及肝硬化的患者同时服用丙磺舒，可减少维生素 B_2 的吸收。

3. 长期使用吩噻嗪及其衍生物、三环类抗抑郁药的患者，维生素 B_2 的需要量增大。

【制剂和用法】 成人维生素 B_2 的每天需要量为 1.1～1.7mg。通常口服 1～2mg 核黄素用于预防性给药，每天分次给予共 30mg 用于治疗。核黄素，作为磷酸钠盐，是维生素 B 和 C 肌肉给药和静脉给药的成分之一。核黄素磷酸钠 1.27g 大约相当于 1g 核黄素。

核黄素月桂酸酯

Riboflavin Laurate

【别名】 长效维生素 B_2

【药理作用】 本品为核黄素的月桂酸酯，在体内经酶分解，缓慢分离出游离型核黄素，因而长效作用，一次给药其作用可维持 60～90天。

【临床应用】 同维生素 B_2。

【用法与用量】 注射剂：150mg/1ml。150 毫克/次，2～3 个月一次，肌注。

维生素 B_6

Vitamin B_6

【化学本质及性质】 维生素 B_6 包括 3 种物质，即吡哆醇（pyridoxine）、吡哆醛（pyridoxal）及吡哆胺（pyridoxamine）（见图 8－4），均属于吡啶衍生物。它们易溶于水和酒精，对光和碱均敏感，高温下迅速被破坏。

吡哆醇分子式 $C_8H_{11}NO_3 \cdot HCl$ 分子量 205.64

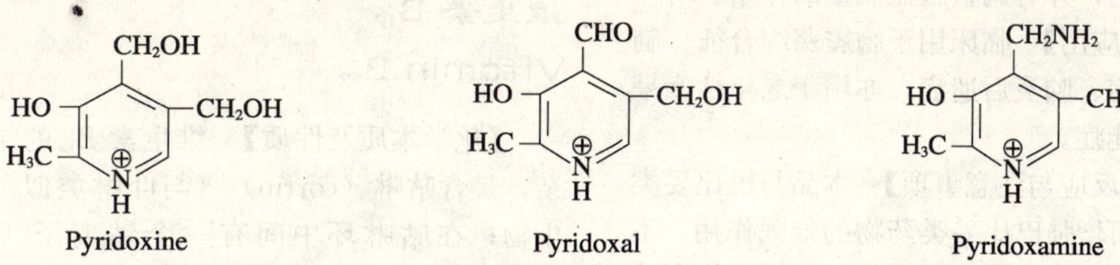

图 8-4 维生素 B_6

维生素 B_6 在体内以磷酸酯形式存在，磷酸吡哆醛和磷酸吡哆胺是其活性形式。

【吸收及转变】 自然界中的维生素 B_6 存在于种子、谷类、肝、肉类及绿叶蔬菜中。三种形式的维生素 B_6 都容易在肠内被吸收。主要以 4-吡哆酸的形式随尿液排出。随着剂量的增加，多数以原形经尿液排出。维生素 B_6 能穿过胎盘屏障，分布于乳汁。

维生素 B_6 在体内以磷酸酯形式存在，磷酸吡哆醛是血浆中的主要转运形式。在体内大多数组织中含有吡哆醛激酶，能催化吡哆醛转变为磷酸吡哆醛，二磷酸吡哆醛与磷酸吡哆胺又可以互变。

【生理功能及缺乏病】 维生素 B_6 主要参与氨基酸的代谢，也参与碳水化合物和脂肪的代谢及血红蛋白的形成。

由于食物中维生素 B_6 的分布很广泛，B_6 的缺乏非常罕见。而药物如异烟肼的治疗可能导致 B_6 缺乏，出现铁粒幼细胞贫血、皮炎、唇干裂及神经系统症状如外周性神经炎和惊厥。

【临床应用】 1. 防治因大量或长期服用异烟肼、肼屈嗪等引起的周围神经炎、失眠、不安；减轻抗癌药和放射治疗引起恶心、呕吐或妊娠呕吐等。2. 治疗婴儿惊厥或给孕妇服用以预防婴儿惊厥。3. 白细胞减少症。4. 局部涂搽治疗痤疮、酒糟鼻、脂溢性湿疹等。

【不良反应及注意事项】 维生素 B_6 不良反应较少，如静脉注射剂量过大（1 次 200～250mg）可引起头痛、腹痛，偶可引起皮疹等过敏反应甚至过敏性休克。如每天服用 200mg 持续 300 天以上，可产生维生素 B_6 依赖综合征，孕妇大量服用，可致新生儿产生维生素 B_6 依赖综合征和致畸胎。

药物相互作用 1. 不能与左旋多巴同用，因本品是多巴脱羧酶的辅酶，可促进左旋多巴在外周即转变成多巴胺，从而减少能通过血脑屏障的左旋多巴浓度，减弱左旋多巴对中枢的作用。2. 与维生素 B_{12} 合用，可促进维生素 B_{12} 的吸收。3. 与呋喃妥英同服，可改善呋喃妥英对胃肠道的反应。4. 雌激素可使维生素 B_6 在体内的活性降低。5. 环丝氨酸、乙硫异烟胺、氯霉素、盐酸肼酞嗪、异烟肼、青霉胺及免疫抑制剂包括糖皮质激素、环磷酰胺、环孢素等药物可拮抗维生素 B_6 或增强维生素 B_6 经肾排泄，甚至可引起贫血或周围神经炎。

【制剂和用法】 成人维生素 B_6 的每天需要量为 1.5～2mg。蛋白质摄取增加时，B_6 的摄取量也应增加。维生素 B_6 通常口服给药，但也可皮下给药，肌肉注射和静脉给药。对于普通缺乏症状，通常可给予 150mg 的盐酸吡哆醇，但对于铁粒幼细胞贫血或某些代谢性疾病如高胱氨酸尿症或原发性高草酸尿症可每天给予 400mg。

吡硫醇

Pyritinol

【别名】 脑复新，Pyrithioxine，Neuroxin。

【药理作用】 本品为维生素 B_6 的衍生物。

参与体内代谢，似有促进脑内葡萄糖及氨基酸代谢的作用，并有调整脑血流量的作用。

【临床应用】 临床用于脑震荡综合征、脑外伤后遗症、脑炎后遗症，亦用于老年性痴呆及神经官能症。

【不良反应与注意事项】 本品与巴比妥类药合用，可增强巴比妥类药物的催眠作用。不良反应为恶心、皮疹、失眠等。经过动物实验发现有引起“胎儿”唇裂的倾向，故孕妇禁用。

【用法与用量】 口服：100～200 毫克/次，3 次/天。

【规格】 片剂：100mg。

维生素 B_{12}

Vitamin B_{12}

【化学本质及性质】 维生素 B_{12} 的结构复杂，是含咕啉（corrin）（与卟啉类似）的衍生物；在咕啉环中间有一个钴离子（cobalt ion），是目前所知唯一含有金属元素的维生素，故又称钴胺素（cobalamine）（见图 8-5）。

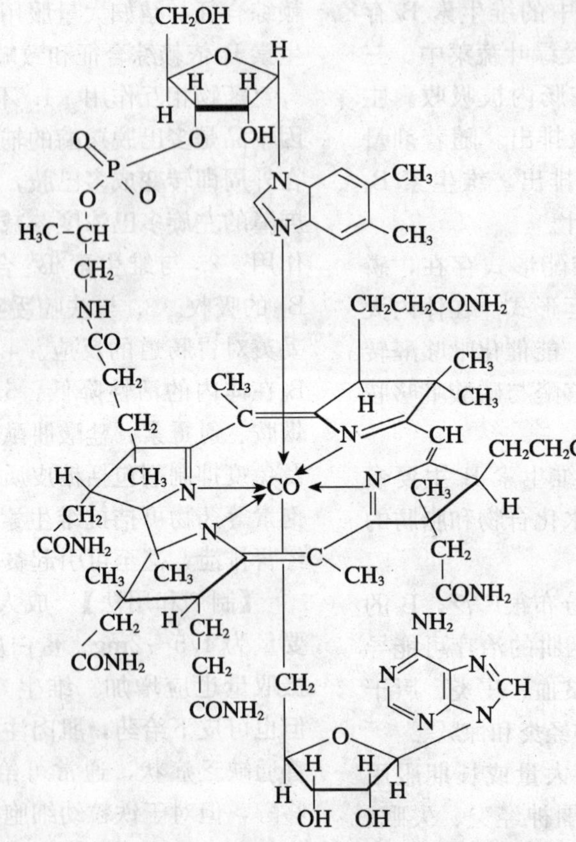

图 8-5 维生素 B_{12}

它由微生物合成，植物则不能合成。进入体内钴离子可以与不同的基团结合，如与甲基结合形成甲钴胺素（methylcobalamin）、与5’-脱氧腺苷结合形成5’-脱氧腺苷钴胺素（5’-deoxyadenosyl cobalamin）、与羟基结合形成羟钴胺素（hydroxycobalamin）等，它们多贮存于肝中；从细菌发酵中制备出最稳定的氰钴胺素（cyanocobalamin）。其中羟钴胺素比较稳定，是药用维生素 B_{12} 的常见形式，且疗效比氰钴胺素好；甲钴胺素与5’-脱氧腺苷钴胺素在核苷酸合成过程中具有辅酶功能，后者又称辅酶 B_{12}（CoB_{12}）。甲钴胺素也参与叶酸某些重要的代谢过程。

维生素 B_{12} 为粉红色结晶，它的水溶液在 pH4.5～5.0 弱酸环境下是相当稳定的，在强酸、碱环境下则极易分解。日光、氧化剂及还原剂均易破坏维生素 B_{12}。

【吸收与转变】 食物中的 B_{12} 常结合于蛋白质上，必须在胃中经酸水解或在肠内由胰蛋白酶使其与蛋白质分开；然后再与胃黏膜细胞分泌的、高度特异的糖蛋白-内因子（intrinsic factor，IF）结合后才能在回肠中被主动吸收。胃切除术或胃肠疾病引起 IF 缺失的患者会出现 B_{12} 的吸收障碍。B_{12} 的吸收形式还存在被动扩散，但仅在治疗大剂量给药时有重要意义。B_{12} 和 IF 结合物通过回肠黏膜时，B_{12} 与 IF 分开后又与一种血浆转移蛋白，转钴胺素Ⅱ（transcobalaminⅡ，TCⅡ），结合而存在于血液中。B_{12}-TCⅡ复合物与细胞表面受体结合后，即进入细胞。在细胞质中转变成为自由的羟钴胺素、甲基钴胺素或进入线粒体而转变成 5'-脱氧腺苷钴胺素。肝中还有其他钴胺素结合蛋白，如转钴胺素Ⅰ（transcobalaminⅠ，TCⅠ）；B_{12} 结合 TCⅠ后，单独贮存于肝，而不与其他水溶性维生素一起贮存。维生素 B_{12} 可分泌至胆汁中，形成一肠-肝循环。如果这一循环受到干扰，B_{12} 的需要量即将增加。B_{12} 可扩散至胎盘，出现在乳汁中。经鼻给药后，钴胺素在 1～2h 内达到血浆峰浓度。经鼻给药的生物利用度约为肌内注射的 7%～11%。

【生理功能及缺乏病】 成人维生素 B_{12} 的每天需要量约为 1～2mg。维生素 B_{12} 作为辅酶参与体内许多生化代谢反应。1. 参与甲基的传递。当维生素 B_{12} 缺乏时，N^5-甲基四氢叶酸不能转变为四氢叶酸，妨碍了四氢叶酸的循环利用，从而阻碍胸腺嘧啶脱氧核甘酸的合成，使 DNA 合成受阻，血细胞的成熟分裂停滞，造成巨幼细胞性贫血。2. 促使脂肪代谢的中间产物甲基丙二酰辅酶 A 转变成琥珀酰辅酶 A 进入三羧酸循环，这种作用对于神经髓鞘中脂肪的合成、保持中枢和外周的有髓鞘神经纤维的功能完整性非常重要。若该代谢过程紊乱，则可以引起神经系统发生病变出现神经症状。3. 使含巯基的酶维持于活性状态，参与蛋白质及脂肪的代谢。

维生素 B_{12} 常出现于吸收不良综合征或代谢障碍，一氧化二氮诱发的巨成红细胞症，或胃切除术后及回肠广泛切除术后等情况。严格的素食者可能由于多年饮食摄取不足出现维生素 B_{12} 缺乏。B_{12} 缺乏导致巨成红细胞性贫血，脱髓鞘及其他神经损害。缺乏 IF 的患者可能出现一种特异的恶性贫血。

氰钴胺素和羟钴胺素通常肌肉途径给药，氰钴胺素也可口服和经鼻给药。胃肠外给药极少引起过敏性的高敏反应。羟钴胺素一转钴胺素Ⅱ复合物的抗体已经制备成功。初期胃肠外给予羟钴胺素常导致低钾血症，其次是心律不齐。经鼻给予氰钴胺素可能导致鼻炎，恶心和头痛。

【临床应用】 主要用于治疗恶性贫血及其他巨幼细胞性贫血，也用于神经系统疾病（如神经炎、神经萎缩等）、肝炎等，但疗效不肯定。

【不良反应及注意事项】 有些患者对本品有过敏反应，甚至过敏性休克，使用时应注意。

药物相互作用 与氯霉素合用，可抵消维生素 B_{12} 具有的造血反应。体外实验发现，维生素 C 可破坏维生素 B_{12}。氨基糖苷类抗生素、对氨基水杨酸类、苯巴比妥、苯妥英钠、扑痫酮及秋水仙碱等可减少维生素 B_{12} 从肠道吸收。

【制剂和用法】 片剂：25μg；注射剂：0.05mg/1ml，0.1mg/1ml，0.25mg/1ml，0.5mg/1ml，1mg/1ml。250 微克/次，3 次/天，口服（由于缺乏内因子所致的恶性贫血，口服无效）；0.05～0.1 微克/次，每天或隔天 1 次，肌注 2 周以后，每周 2 次，待血象恢复正常后，每月肌注1次，作为维持治疗。用于神经系统疾病，剂量可适当增加。

▲复合维生素B片：每片含维生素B_1 3mg，维生素B_2 1.5mg，维生素B_6 0.2mg，烟酰胺10mg。肌注2毫升/次，1次/天。

▲复合维生素B注射剂：每支含维生素B_1 20mg，维生素B_2 2mg，维生素B_6 0.2mg，烟酰胺30mg/2ml。肌注2毫升/次，1次/天。

干酵母
Dried yeast

【别名】 本品含多种B属维生素。

【药理作用】 用于防治脚气病、多发性神经炎、糙皮病等。

【用法与用量】 口服：0.5～4克/次，3次/天，服时嚼碎。

【规格】 片剂：每片0.3g，0.5g。

维生素C
Vitamin C

【化学本质及性质】 维生素C是一种含有6个碳原子的酸性多羟化合物，能防治坏血病。其立体结构与L系的己糖相似，故又称L抗坏血酸（ascorbic acid）（见图8-6）。

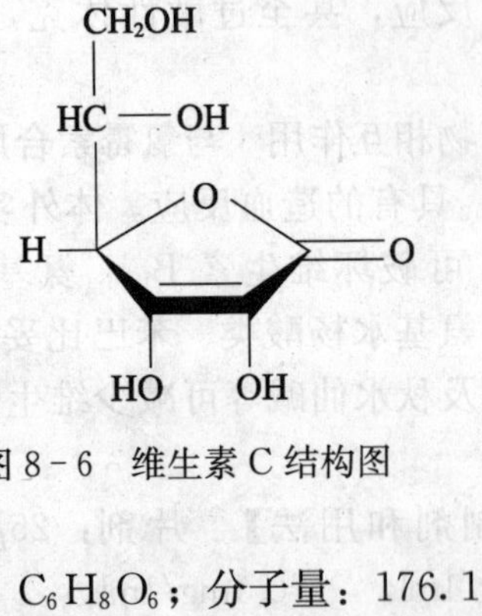

图8-6 维生素C结构图

分子式：$C_6H_8O_6$；分子量：176.12u；

维生素C是无色的片状结晶体，有酸味，易溶于水，不溶于脂类溶剂。维生素C具有很强的还原性，故极不稳定，容易为热或氧化剂所破坏，在中性或碱性溶液中尤甚；光、微量重金属（特别是Fe、Cu）或荧光物质（如核黄素）更能促进其被氧化。在低于pH5.5的溶液中，维生素C较为稳定。

【吸收及转变】 维生素C广泛存在于新鲜水果及绿叶蔬菜中，尤以番茄、桔子、鲜枣、山楂、刺梨及辣椒等含量丰富。中草药如醋柳果、苍耳子等也含有很多维生素C。松针含维生素C极为丰富，新鲜松针是最早用来防治坏血病的主要药物。食物中的维生素C易被胃肠道吸收，并广泛分布于体内组织。维生素C的血浆浓度随给药剂量的增加而增加，每天剂量达90～150mg后血浆浓度达到平台。健康成人维生素C的贮存量约为1.5g，当每天摄取大于200mg时贮存量亦增加。白细胞和血小板中的浓度较红细胞和血浆中要高。缺乏维生素C时，白细胞中的浓度下降较晚，速度较慢，较血浆浓度更能反应缺乏情况。

抗坏血酸可氧化转变成脱氧抗坏血酸（dehydroascorbic acid），此反应是可逆的；部分代谢为无活性的抗坏血酸-2-硫酸盐和草酸经尿液排出。过量（每天超出200mg）的抗坏血酸可快速地以原形经尿排出。维生素C可通过胎盘屏障，分布进入乳汁。血液透析可移除维生素C。

【生理功能及缺乏病】 成人维生素C的每天需要量约为30～100mg。个体间的需要量存在差异。人体自身无法合成维生素C，必须通过食物摄取获得。维生素C在胶原和胞内物质合成中是必需的。维生素C具有广泛的生理功能，主要包括：1. 是体内重要的氧化还原系统之一，在细胞氧化还原反应中发挥传递氢的作用。2. 体内许多物质的合成和分解，都需要经过羟化反应，例如作为结缔组织基础物质之一的胶原纤维和细胞间黏合质（如透明质酸、硫酸软膏素等）的形成、类固醇激素和其他固醇化合物的合成或分解，以及各种有机药物或毒物的生物转化等羟化反应都需要维生素C的参与。3. 促进抗体形成，增强巨噬细胞的吞噬功能，从而提高机体对某些病原体的抵抗力。4. 从食物中摄入的亚硝酸盐与体内蛋白质分解产生的胺类，结合形成致癌性亚硝胺类，维生素 C 能抑制亚硝酸盐与胺类结合，故有一定的防癌作用。5. 使食物中的 Fe^{3+} 还原为 Fe^{2+}，促进肠道对铁的吸收；使血浆运铁蛋白中的 Fe^{3+} 还原为 Fe^{2+}，供给幼红细胞合成血红蛋白，并使叶酸还原为四氢叶酸，参与 DNA 的合成。6. 大量维生素 C 能促进胆固醇转化为胆汁酸和胆固醇硫酸酯，从肠道排出，从而降低胆固醇。

缺乏症称为坏血症，常发生于婴儿，酗酒者和老人，以毛细血管脆性增加，出血（小血管和胃肠道尤甚），正常红细胞性或巨红细胞性贫血，软骨和骨骼损害及创面愈合缓慢等为特征。给予维生素 C 可治疗。通常以口服为主，儿童可给予适当的水果汁如桔汁，红醋栗或玫瑰果糖浆。抗坏血酸或抗坏血酸钠盐可胃肠外给药，肌内注射为宜，静脉注射或皮下给药也可。每天 25～75mg 可预防缺乏病，每天分次给予共 250mg 或以上可用于治疗缺乏病。

【临床应用】 用于防治坏血病，牙龈出血，也可用于各种急、慢性传染病及紫癜等辅助治疗。用于慢性铁中毒的治疗，因维生素 C 可促进去铁胺对铁的螯合，使铁的排出加速。用于维生素 C 缺乏症的补充治疗。

【不良反应及注意事项】 大剂量的维生素 C 可引起腹泻和其他胃肠功能紊乱，以及高草酸尿症和肾脏草酸钙结石形成。故对于高草酸尿症患者应谨慎给予维生素 C。大剂量注射维生素 C 可引起血栓形成或血管内溶血。长期大量应用突然停药，可引起类似坏血病症状，故停药时宜逐渐减量后停药。此外，静脉给药偶有过敏反应。

药物的相互作用　1. 不宜与碱性药物、维生素 B_2、维生素 K、铁离子等的溶液配伍，以免影响疗效。2. 与肝素或华法林合用，可引起凝血酶原的时间缩短。3. 可破坏食物中的维生素 B_{12}，与食物中的铜、锌离子络合，阻碍其吸收，从而可能产生维生素 B_{12} 或铜、锌的缺乏症状。

【制剂和用法】 片剂：每片 20mg，25mg，50mg，100mg，250mg。咀嚼片剂：每片 100mg。泡腾片：每片 500mg。注射剂：100mg/2ml，250mg/2ml，500mg/5ml，2.5g/20ml。口服：每次 100～200mg，每天 3 次。

维丙胺

Diisopropylamine Ascorbate

【别名】 抗坏血酸二异丙胺

【药理作用】 本品为维生素 C 的胺盐，分子式：$C_{12}H_{23}O_6N$ 分子量：275.30，对于肝细胞有一定的解毒保护作用，此外尚有降血脂作用。

【用途】 主要用于急性肝炎、慢性迁延性肝炎和高脂血症。

【不良反应与注意事项】 注射后可引起头晕、恶心、血压下降等。

【用法与用量】 口服：每次 50mg，3 次/天；肌注每次 80～160mg，1 次/天。

【规格】 片剂：每片 50mg；注射剂：40mg/ml。

维生素 PP

Vitamin PP

【化学本质及性质】 维生素 PP 包括尼克酸（nicotinic acid）及尼克酰胺（nicotinamide），又称“抗糙皮病因子（pellagra preventing factor）”，二者均属于吡啶衍生物（见图 8-7）。

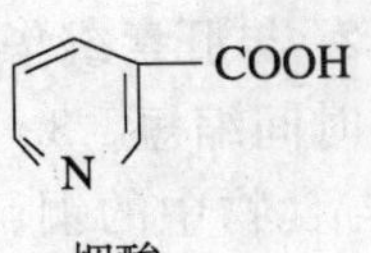

烟酸
（β-吡啶甲酸）

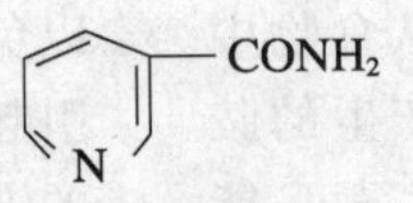

烟酰胺
（β-吡啶甲酰胺）

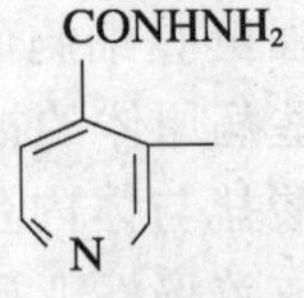

异烟肼
（γ-吡啶甲酰肼）

图 8-7　维生素 PP 结构图和异烟肼结构图

尼克酸（烟酸）为白色针状结晶，微溶于水；尼克酰胺（烟酰胺）为白色结晶，易溶于水。维生素 PP 的性质比较稳定，不易被酸、碱或加热破坏，是各种维生素中性质最稳定的一种。

【吸收及转变】 维生素 PP 广泛存在于自然界，以酵母、花生、谷类、豆类、肉类和动物肝中含量丰富。在体内色氨酸能转变为维生素 PP，其转变率为 1/60，即 60mg 色氨酸转变为 1mg 烟酸。玉米中结合型的烟酸不易被机体吸收，若以玉米为唯一食物，则易发生维生素 PP 缺乏。

食物中的尼克酸和尼克酰胺由小肠吸收，主要以 N-甲基尼克酰胺的形式随尿排出体外。在体内尼克酰胺与核糖、磷酸、腺嘌呤组成脱氢酶的辅酶，主要有尼克酰胺腺嘌呤二核苷酸（nicotinamide adenine dinucleotide, NAD^+）和尼克酰胺腺嘌呤二核苷酸磷酸（nicotinamide adenine dinucleotide phosphate, $NADP^+$）。

【生理作用及缺乏病】 NAD^+ 和 $NADP^+$ 在体内作为多种不需氧脱氢酶的辅酶，广泛参与体内的氧化还原反应。在反应中它们是递 H 物质。除此以外，烟酰胺尚有防治心脏传导阻滞和提高窦房结功能的作用，能显著改善维拉帕米引起的心率减慢和房室传导阻滞。尼克酸缺乏病称为糙皮病（pellagra），主要表现为皮炎、腹泻及痴呆等。皮炎常对称出现于暴露部位，而痴呆则是神经组织变性的结果。这些症状的出现可能是缺乏多种维生素的结果，但给予尼克酸可见效。

【临床应用】 尼克酸用于预防和治疗因烟酸缺乏所引起的燥皮病等。用作血管扩张药，治疗高脂血症。对于接受肠道外营养病人因营养不良体重骤减、妊娠期和哺乳期、服用异烟肼或酗酒、吸毒者，补充尼克酸需要量的不足。

尼克酰胺用于防治燥皮病及口炎、舌炎。也用于防治心脏传导阻滞。

【不良反应及注意事项】 给予大剂量（每天 2～4g）尼克酸时，很快会引起血管扩张，皮肤潮红、搔痒及胃肠不适等反应。抗结核药异烟肼的结构与维生素 PP 十分相似，因此二者有拮抗作用，长期服用可引起维生素 PP 缺乏。肌注烟酰胺可引起疼痛。妊娠初期过量服用有致畸的可能。动脉出血、糖尿病、青光眼、痛风、高尿酸血症、肝病以及溃疡病等患者慎用。

药物相互作用　1. 异烟肼可阻止烟酸与辅酶Ⅰ结合，导致烟酸缺乏。2. 与胍乙啶等肾上腺素受体阻滞剂型抗高血压药合用，其血管扩张作用协同增强，并可产生直立性低血压。3. 烟酰胺与异烟肼有拮抗作用，长期服用异烟肼时应适当补充烟酰胺。

【制剂和用法】 烟酸：片剂：50 毫克/片，100 毫克/片。注射剂：20mg/2ml，50mg/1ml，100mg/2ml。口服：每次 50～100mg，500mg/d。肌注：每次 50～100mg，5 次/天。静注：每次 25～100mg，2 次或多次/天。抗高血脂：口服每次 100mg，3 次/天。

烟酰胺：片剂：50 毫克/片，100 毫克/片。注射剂：50mg/1ml，100mg/1ml。防治

燥皮病，口服每次 50～200mg，150～600mg/d；肌注或静注每次 50～200mg。

泛酸

Pantothenic acid

【化学本质及性质】 泛酸广泛存在于自然界，又名遍多酸（pantothenic acid）。它是由β-丙氨酸借肽键与α，γ-二羟-β，β二甲基丁酸缩和而成的一种有机酸。泛酸为淡黄色黏稠的油状物，易溶于水和乙醇，在中性溶液中对热稳定，对氧化剂还原剂也极为稳定，但遇酸、碱易破坏。

【生理功能】 泛酸在食物中普遍存在，尤其动物组织、谷物及豆类等含量丰富，因此单纯的泛酸缺乏症极为罕见。泛酸在体内吸收转化后广泛参与糖、脂、蛋白质代谢及肝的生物转化作用。

生物素

Biotin

【化学本质及性质】 自然界中存在的生物素（biotin）至少有两种：α-生物素（存在于蛋黄中）和β-生物素（存在于肝中）（见图8-8），他们的生理功能基本相同。生物素结晶为无色长针状，溶于热水而不溶于乙醇、乙醚及氯仿，常温稳定而高温或氧化剂可使其丧失生理活性。

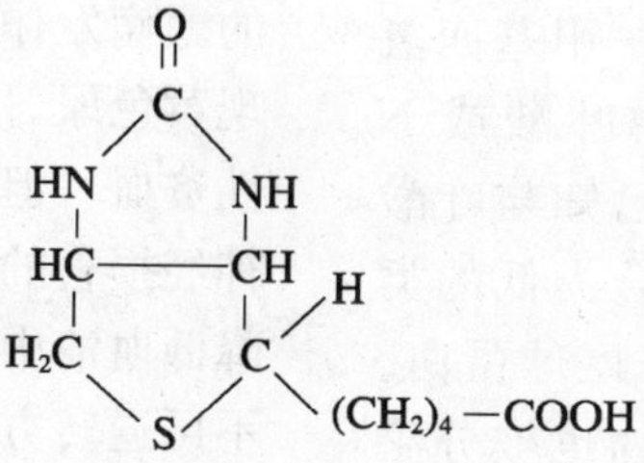

β-生物素

图8-8 生物素结构图

【吸收及转变】 在小肠内吸收良好，用药后大部分以原形由尿中排出，仅小部分代谢为生物素硫氧化物和双降生物素。

【生理功能及缺乏病】 生物素是体内多种羧化酶的辅酶，参与体内的脂肪酸和碳水化合物的代谢；促进蛋白质的合成；还参与维生素 B_{12}、叶酸、泛酸的代谢；促进尿素合成与排泄。生物素的来源广泛，如花生、可可、玉米、大豆、酵母等；肠道细菌也能合成供人体需要，故一般很少出现缺乏症。但新鲜鸡蛋中含有抗生物素蛋白（avidin），它能与生物素结合成无活性又不易消化吸收的物质，鸡蛋加热后这种蛋白质即被破坏，故大量食用生鸡蛋清可引起生物素缺乏。另外，长期用抗生素治疗可抑制肠道正常菌群，也可造成生物素缺乏。其症状是疲乏、食欲不振、恶心、呕吐、贫血、肌痛及皮肤发炎、脱屑等。注射生物素可得到治疗。

【临床应用】 1. 用于生物素缺乏症，帮助脂肪代谢。2. 协助代谢氨基酸及碳水化合物。3. 促进汗腺、神经组织，骨髓、男性性腺、皮肤及毛发的正常运作和生长，减轻湿疹、皮炎症状。4. 预防白发及脱发，有助于治疗秃顶。5. 缓和肌肉疼痛。

【制剂和用法】 片剂：50mg～100mg/d；注射液：50mg/1ml，100mg/1ml。生物素酶缺失儿童，口服 10mg/d。成人建议摄取 25～300μg/d。生物素和维生素 A、B_2、B_6、烟酸

一起使用功效更佳。

叶酸

Folic acid

【化学本质及性质】 叶酸（folic acid）最初是由肝中分离出的，后来发现绿叶中含量十分丰富，因此命名为叶酸，又名维生素 M。它为黄色结晶，微溶于水，易溶于烯乙醇，不溶于脂溶剂，在酸性溶液中不稳定，在中性及碱性溶液中耐热，对光照敏感。食物在常温下贮存时，所含叶酸很容易损失。

【吸收及转变】 动物必须由膳食供应叶酸。叶酸广泛存在于肉类、鲜果及蔬菜中，人类肠道细菌也能合成叶酸。四氢叶酸是叶酸的活性形式，其四个氢分布在 5，6，7，8 位置上。四氢叶酸可再甲基化生成 N 5-甲基四氢叶酸（N 5-CH_3FH_4）。在血液中叶酸或 N 5-CH_3FH_4 与蛋白质结合运输，已知与叶酸结合的蛋白质有两种，一种为结合力低的类清蛋白；另一种亲和力高的是 α_2-巨球蛋白。叶酸随尿排出，但其一些分解产物也被分泌于胆汁中，还可随脱落的上皮细胞离开机体。

【生理功能及缺乏病】 叶酸用于治疗巨幼红细胞性贫血、白细胞减少症；与维生素 B_{12} 合用治疗恶性贫血（单用叶酸只能纠正血象异常，不能改善神经损害的症状）。吸收不良、代谢失常或组织需要量过多、长期使用肠道抑菌药物，皆可造成叶酸缺乏。抗惊厥药及口服避孕药干扰叶酸的吸收；口服避孕药和雌激素在靶组织中还阻碍叶酸的代谢，故长期服用这些药物时，应注意叶酸的补充。

当叶酸缺乏时，影响 dTMP 的合成，dTMP 是细胞合成 DNA 的关键物质，叶酸缺乏使细胞造成巨幼细胞性贫血，其他增殖迅速的组织如消化道黏膜及其他部位的上皮细胞的增殖也受到影响，引起舌炎、腹泻等。

甲氨蝶呤的结构与叶酸相似，是叶酸的拮抗剂，它能抑制二氢叶酸还原酶的活性，使四氢叶酸的合成减少，从而抑制体内胸腺嘧啶核苷酸的合成，因此甲氨蝶呤可作为抗癌药。

【临床应用】 1. 妊娠期，婴儿型巨细胞性贫血。2. 恶性贫血（与 B_{12} 合用）。3. 铅、苯、化学物质中毒引起的贫血等。

【不良反应及注意事项】 1. 不良反应较少，罕见有过敏反应。静注易致不良反应，故不宜采用。2. 大剂量叶酸能拮抗苯巴比妥、苯妥英钠和扑米酮抗癫痫作用，并使敏感儿童的癫痫发作次数增多。3. 大量服用叶酸可出现黄色尿。4. 口服叶酸虽可改善巨幼红细胞性贫血，但不能阻止因维生素 B_{12} 缺乏所致的神经损害的进展，且大剂量服用叶酸可进一步降低血清中维生素 B_{12} 含量，反使神经损害向不可逆转方面发展。

药物相互作用 1. 维生素 C 可使还原酶维持于活性状态，有利于四氢叶酸的合成，可增加本品的疗效，但两者的注射液不应该混合注射，因维生素 C 可使本品破坏失效。

2. 维生素 B_1、B_2 也可破坏本品，其注射液也不能混合注射。

3. 抗癫痫药苯妥英钠、去氧苯巴比妥可抑制本品的吸收，不宜同服。

【制剂和用法】 叶酸片：5 毫克/片。注射液：15mg/1ml。复方叶酸注射液：1 毫升/支，含叶酸为 5mg。口服：成人 5～10 毫克/次，3 次/天；儿童，5 毫克/次，3 次/天。肌注：10～20 毫克/次。1 次/天，20～30 天为 1 疗程。小儿 15 毫克/次，1 次/天。

8.2 脂溶性维生素
Fatsoluble vitamins

维生素 A、D、E 及 K 均为非极性疏水的异戊二烯衍生物，可溶于脂类或脂肪溶剂，而不溶于水，故总称脂溶性维生素。在食物中它们多与脂类共同存在，因此它们在肠道吸收时与脂类的吸收有密切关系。在血液中，脂溶性维生素与脂蛋白或特殊的结合蛋白结合运输；其排泄主要是通过胆汁由粪便排出。当胆道阻塞、胆汁酸盐缺乏或长期腹泻造成脂类吸收不良时，脂溶性维生素的吸收也大为减少，甚至会引起缺乏症；当摄入量超过机体需要量时，可在体内，尤其在肝内贮存；若长期摄入量过多，则可出现中毒反应。

维生素 A
Vitamin A

【化学本质及性质】 维生素 A 又名视黄醇（retinol）是含有 β-白芷酮环的多聚异戊二烯复合物，含有四个共轭双键。天然维生素 A 包括 A_1 及 A_2 两种。A_1 即视黄醇，存在于哺乳类动物及咸水鱼的肝中；A_2 即 3-脱氢视黄醇，多存在于淡水鱼的肝中。A_1 和 A_2 的生理功能相同，但 A_2 的生理活性只有 A_1 的一半。临床应用 A_1 酯。（见图 8－9）

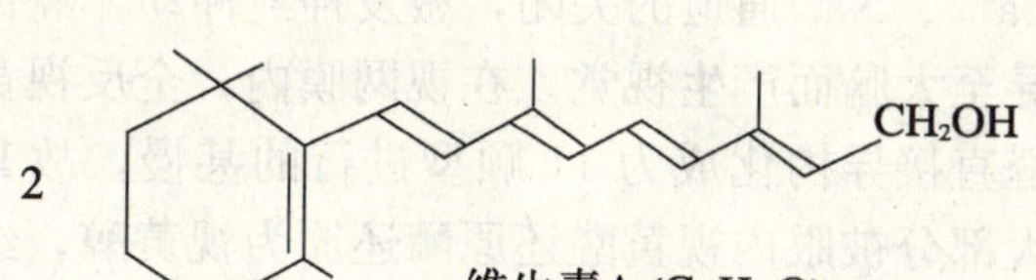

维生素 $A_1(C_{20}H_{30}O)$

图 8－9

由于维生素 A 的侧链含有 4 个双键，故可形成 8 种顺、反异构体。天然维生素 A 是全反型，在体内视黄醇可被氧化成视黄醛（retinal），后者可被进一步氧化成视黄酸（retinoic acid）。视黄醛中最重要者为 9 及 11 顺视黄醛。上述视黄醇、醛、酸、酯及人工合成的视黄醇类似物，近年来统称为类视黄醇（retinoids）。

视黄醇为黄色片状结晶体，通常与酸形成酯存在于食物中。A_1 和 A_2 均可与三氯化锑起反应，呈深蓝色，此外，由于视黄醇可发出强黄绿色荧光，故以上性质全可作为维生素 A 定量、定性分析的依据。

维生素 A 的化学性质活泼，易被空气氧化而失去其生理作用。紫外线照射也可使之破坏，故维生素 A 的制剂应装在棕色瓶内避光贮存。但在无氧条件下它可耐热至 120℃，所以一般烹调及罐头加工对食物中的维生素 A 无严重破坏作用。

【维生素 A 原】 自然界中的黄红色植物（胡萝卜、红辣椒、红薯、黄玉米等）含有类胡萝卜素（carotenoids），如 α、β、γ-胡萝卜素及玉米黄素。最重要者为 β-胡萝卜素（β-carotene），它可被小肠黏膜的 β-胡萝卜素 15，15’加氧酶作用，从其碳链中间断裂，生成两分子的视黄醇。因此，β-胡萝卜素是维生素 A 原（provitamin）。α、β-胡萝卜素以及玉米黄素仅含一个 β 白芷酮环，故只能转变成一分子维生素 A。实际上胡萝卜素在体内的利用率较低，β-胡萝卜素仅相当于 1/6 维生素 A 活性，而 α 和 γ-胡萝卜素的活性为 β 型的一半。

【吸收与转变】 食物中的维生素 A 在小肠黏膜细胞内与脂肪酸结合成酯后，掺入乳糜微粒，通过淋巴转运，并被肝摄取。脂肪吸收不良，低蛋白饮食，肝脏或胰腺功能损害会导致维生素 A 的吸收减少。维生素 A 酯在肝细胞内贮存，应机体需要向血中释放。维生素 A

酯被胰酶水解成视黄醇；视黄醇又能被吸收而重新酯化，部分在肝脏贮存。血浆中的维生素A是非酯化型的，与特异的 α_1 球蛋白－视黄醇结合蛋白（retinol binding protein，RBP）结合而被转运。不在肝脏贮存的视黄醇与葡萄糖醛酸苷共轭结合，然后被氧化成视黄醛和视黄酸。这些代谢产物经尿液和排泄物排出。维生素A不易扩散通过胎盘屏障，但可以分布进入乳汁。（见图8-10）

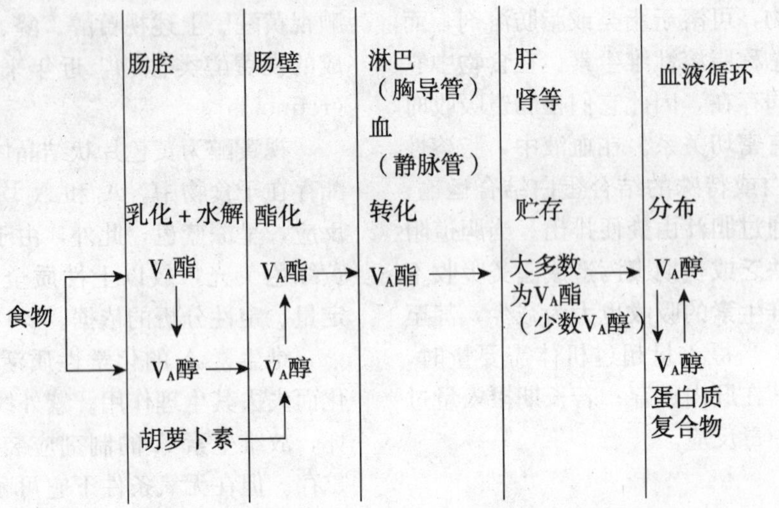

图8-10 V_4 的吸收与分布

【生理功能及缺乏病】 维生素A在体内有许多生理功能。类胡萝卜素、视黄醛、视黄醇及其磷酸酯、视黄酸等均有其单独的生理功能。维生素A对于上皮细胞的生长及暗视力的维持非常重要。

1. β胡萝卜素的抗氧化作用 β-胡萝卜素和其他某些类胡萝卜素，作为抗氧化剂在体内起重要作用。它能捕捉自由基（free radicals），尤其在氧分压较低的情况下，效果更为明显，因而可弥补维生素E抗氧化作用的不足。β-胡萝卜素的抗氧化作用与其分子中所含共轭双键有关。它能与过氧自由基反应生成共扼稳定的碳核自由基，后者可再与另一过氧自由基反应形成稳定非自由基结合物。因此，β-胡萝卜素可能会降低自由基和其他强氧化剂所引起肿瘤的发生。

2. 11顺视黄醛构成视觉细胞内感光物质 在感强光的视锥细胞和感弱光的视杆细胞内均含有感光物质——视色素。视锥细胞中有视红质、视青质和视蓝质，可以感红光、绿光和蓝光；视杆细胞中有视紫红质（rhodopsin），它们都是由11顺视黄醛与不同的视蛋白(opsin)组成。视杆细胞中11顺视黄醛的醛基与视蛋白分子中赖氨酸侧链结合成视紫红质。视紫红质一经感光，其中的11顺视黄醛便发生光异构作用而转变成全反视黄醛，因与视蛋白分离而失色。同时，这一过程引起视杆细胞外部 Ca^{2+}、Na^{+}通道的关闭，激发神经冲动，经传导至大脑而产生视觉。在视网膜内，全反视黄醛直接异构化成为11顺型进行的甚慢，故其大部分被眼内视黄醛还原酶还原为视黄醇，经血流至肝，异构化成为11顺视黄醛，再回到视网膜细胞供合成视色素。其他视色素感光过程与视紫红质类似。

当维生素A缺乏时，11顺视黄醛得不到足够的补充，视紫红质合成减少，对弱光敏感性降低，暗适应能力减弱；严重缺乏者，可出现夜盲症。

3. 维生素A酯参与糖蛋白合成，维持上皮细胞的分化与健全 维生素A缺乏可引起上皮组织干燥、增生和角化；如皮脂腺角化出现毛囊、丘疹；泪腺上皮不健全可出现泪液分泌减少，进而发展成干眼症，甚至角膜软化、溃疡导致失明。视黄醇（酸）在体内可转变成视黄醇磷酸酯（retinyl phosphate），它和长醇磷酸酯（dolichol phosphate）相类似，可作为寡糖穿过双脂层的载体，通过顺反异构酶催化顺反异构作用进行，此异构作用类似于上述视紫红质分解与合成。缺乏维生素A可导致糖蛋白合成中间产物（异常低分子多糖脂）的积累。

维生素A还能增强与糖蛋白合成有关的ATP硫酸化酶和硫酸转移酶的活性。而糖蛋白的合成对维持上皮细胞、尤其是黏液细胞的正常功能甚为重要。糖蛋白又是每个细胞的重要结构物质，当其合成因缺乏维生素A而进行不顺利时，细胞的正常生长及功能自然会受到阻碍。

4. 视黄醇、视黄酸具有固醇类激素样的作用，影响细胞分化，促进机体生长和发育 视黄醇和视黄酸在细胞内均有特异的受体蛋白（CRBP，CRABP），它们和受体蛋白结合后被转运并结合到染色质的特定部位，参与某些基因的表达，从而影响细胞生长、分化和调控蛋白的合成。视黄醇和视黄酸的这种行为与固醇类激素作用相似。缺乏维生素A时，生殖功能衰退，骨骼生长不良及生长发育受阻等，可能与视黄醇的固醇类激素样作用异常有关。

5. 维生素A的其他功能 有人认为，维生素A能增强机体抵抗力，当缺乏时机体的免疫功能会降低。流行病学表明，膳食中的维生素A摄入量与癌症的发生呈负相关。缺乏维生素A的动物，对化学致癌物诱发肿瘤更为敏感。此外，还有人认为，维生素A能抑制癌基因的表达并能增加细胞内cAMP含量，而cAMP有抑制细胞增殖和促进细胞分化作用。故认为维生素A还有预防癌症的作用。

【维生素A的需要量与中毒】 正常成人每天维生素A生理需要量为800～1000视黄醇当量（retinol equivalents，RE），或2600～3300IU。1RE＝1μg视黄醇＝6μgβ-胡萝卜素＝12μg其他类胡萝卜素。1IU维生素A＝0.3μg视黄醇。

维生素A可在肝内贮存，故长期大量服用维生素A会引起中毒，表现为疲劳、易激惹、食欲缺乏和体重减轻、呕吐及其他胃肠功能障碍，低烧，肝脾肿大，皮肤改变如变黄、干燥及光敏感，脱发，唇部破裂出血，贫血，头痛、高钙血症、皮下肿胀、夜尿及骨骼关节疼痛。慢性中毒的症状还可包括颅内压升高，视神经乳头水肿，耳鸣及严重的视觉障碍。停止摄取维生素A后，症状可消失，但儿童长骨骨骺的过早闭合可导致骨骼生长停滞。

急性维生素A中毒表现为镇静、眩晕、恶心、呕吐、红斑、瘙痒、脱皮及颅内压升高，可导致婴儿囟门膨出。大剂量给予类胡萝卜素并不导致维生素A过量。伴肝脏疾病的患者和儿童对维生素A的敏感性增加。妊娠妇女应避免摄取过量维生素A，以免致畸胎。

药物的相互作用 1. 新霉素降胆固醇树脂，液状石蜡可减少维生素A的吸收。2. 大剂量的维生素A可以对抗糖皮质激素的抗炎作用。3. 与口服避孕药同时服用，可使血清中维生素A浓度升高。4. 与抗凝药双香豆素同服可导致凝血酶原降低。5. 制酸药氢氧化铝可使小肠上段胆酸减少，影响本品吸收。

【制剂和用法】 胶丸剂：每粒1000U，2500U、2.5万U。溶液剂：每1g含有维生素A5000U和维生素D500U；每1g含有维生素A5万U和维生素D5000U；每1g含有维生素A1万U和维生素D5000U。用于治疗，口服2.5万～5万单位/次，3次/天。不能口服者5万～10万单位/次，1次/天，肌注。

倍他胡萝卜素

Betacarotene

【别名】 β-胡萝卜素（β-Carotene）。

【临床应用】 1. 防治肿瘤，用于肿瘤的辅助治疗。2. 防治血管硬化，防治冠心病、中风、白内障、老年性痴呆。3. 维生素A缺乏症。4. 红细胞生成性原卟啉症引起的光敏性皮炎。5. 免疫性疾病辅助用药。

【用量用法】 口服，1粒/天。

【规格】 软胶囊：15毫克/粒。

维A酸

Tretinoin

【别名】 维甲酸，全反维生素A酸。

【用途】 维生素A酸能刺激上皮组织，加速产生角细胞和使角质层脱落。主要用于治疗普通痤疮，对鱼鳞癣和牛皮癣亦有一定疗效。近年来研究认为，维A酸对细胞生长和分化具有广泛的生理作用，可用于人类肿瘤尤其是急性早有幼粒细胞性白血病的治疗。

【用量用法】 霜剂、凝胶剂：0.025%～0.1%，1～2次/天，涂擦。

异维A酸

Isotretinoin

【别名】 异维甲酸。

【用途】 维A酸衍生物，促进角质溶解，改善角化过度，抑制表皮细胞的增生和皮脂腺的分泌。主要用于严重而顽固的痤疮，尤其是囊肿性痤疮。此外也具有诱导细胞分化和细胞凋亡作用，可用于早幼粒细胞性白血病治疗。本品主要在肝内代谢，代谢物经胆汁和肾脏排泄。

【不良反应和注意事项】 可使血甘油三酯增高，高脂血症、肝肾功能不全者慎用；因有致畸胎作用，孕妇及哺乳期妇女禁用。

【用量用法】 20～40毫克/次，2次/天，餐后口服，连续服用3～6个月，好转后改为每天0.2～0.5mg/kg，连服3个月。

【规格】 胶囊剂：10毫克/粒。

维生素D

Vitamin D

【化学本质及性质】 维生素D为类固醇衍生物，具有抗佝偻病作用，故称为抗佝偻病维生素。其种类很多，以维生素D_2（麦角钙化醇，ergocalciferol）及维生素D_3（胆钙化醇cholecalciferol）为重要。两者的结构十分相似，其差别只是D_2比D_3在侧链上多一个甲基和一个双键（见图8-11）。

维生素D_3主要含于肝、奶及蛋黄中，以鱼肝油含量最丰富。烹饪过程并不影响维生素D的活性。人体内可由胆固醇转变成7脱氢胆固醇，并贮存于皮下，在阳光或紫外线照射下，后者B环裂开可转变为维生素D_3，故称7脱氢胆固醇为维生素D_3原。所以，多晒太阳是预防维生素D缺乏的主要方法之一。植物油和酵母中含有不被人体吸收的麦角固醇，在日光或紫外线照射下B环断裂转变为可被人体吸收的维生素D_2，因此称麦角固醇为D_2原。

维生素D_2及D_3皆为无色晶体，其性质比较稳定，耐热，对氧、酸及碱较稳定，不易被破坏。D_2与D_3对人类有相同的生理功能，但在体内代谢中其作用的是1，25（OH）$2D_3$。

【吸收及转变】 维生素D易经胃肠道吸收。胆汁对其充分吸收起重要作用，故脂肪吸收减少的患者会出现维生素D的吸收降低。皮下经紫外线照射转变的D_3可缓慢的渗透到血液。食物中的各种维生素D，85%参入乳糜微粒中由淋巴吸收。在血液中维生素D主要与其特异的α球蛋白-维生素D结合蛋白（DBP）结合后而被运输。维生素D可长期贮存在脂肪及肌肉组织，并缓慢释放。

与DBP结合的维生素D运送到肝，不论来自皮肤或膳食，均可为肝细胞微粒体中的维生素D_{25}羟化酶（vitamin D 2 5-hydroxylase）

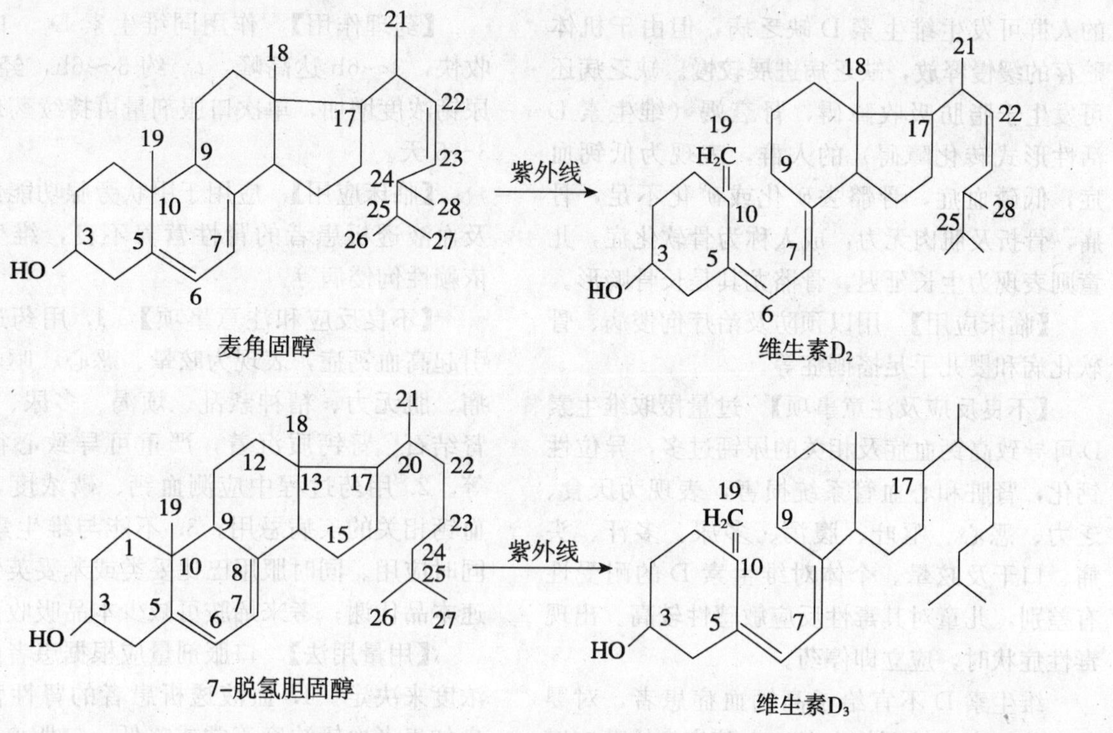

图 8-11 维生素 D 的结构

维生素 D 分子式 $C_{28}H_{44}O$ 维生素 D_3 分子式 $C_27H_{44}O$

所催化，在 C_{25} 加氧而成为 25 羟维生素 D。25（OH）D_3 是维生素 D_3 在肝内的存在形式，也是在血中的运输形式，但对靶细胞无直接作用。25（OH）D_3 经肾小管上皮细胞线粒体内 25（OH）D31α 羟化酶催化生成 1，25（OH）$2D_3$，它是一种具有高度生理活性的形式。25（OH）D_3 可在肾或小肠黏膜细胞、胎盘、软骨中经 24 羟化酶催化羟化成为 24，25（OH）$2D_3$，后者可再转化为 1，24，25（OH）$3D_3$。同样，1，25（OH）$2D_3$ 也可经 24 羟化酶作用转变成 1，24，25（OH）$3D_3$。1，24，25（OH）$3D_3$ 的活性远不及 1，25（OH）$2D_3$。但它的生成对调节血中 1，25（OH）$2D_3$ 的浓度还是起重要作用。1α 羟化酶不仅存在于肾小管细胞中也存在于胎盘和骨骼中，妊娠妇女血中 1，25（OH）$2D_3$ 水平较高。维生素 D_3 在肝内主要与葡萄糖醛酸或硫酸结合，通过胆汁排出体外。

维生素 D 及其代谢产物主要经胆汁和排泄物排出（仅小部分由尿液排出），存在部分肠-肝循环，但对维生素 D 的生理功能不起促进作用。某些维生素 D 可分布进入乳汁。

【生理功能及缺乏病】成人每天维生素 D 的需要量很小，约 200～400 单位（5～10mg 维生素 D_2 或维生素 D_3），主要通过晒太阳和/或食物获得。儿童、青少年和妊娠期及哺乳期妇女，包括不能经常晒太阳的人群的需要量相对增加。

1，25（OH）$2D_3$ 是维生素 D 的活性形式，其主要靶细胞是小肠黏膜、骨骼和肾小管，主要生理功能是：1. 提高肌体对钙、磷的吸收，使血浆钙和血浆磷的水平达到饱和程度。2. 促进生长和骨骼钙化，促进牙齿健全。3. 通过肠壁增加磷的吸收，并通过肾小管增加磷的再吸收。4. 维持血液中柠檬酸盐的正常水平。5. 防止氨基酸通过肾脏损失。维生素 D 和甲状旁腺素、降钙素等共同调节机体内的钙、磷平衡。不能经常晒太阳或饮食不当的人群可发生维生素D缺乏病，但由于机体贮存的缓慢释放，缺乏病进展较慢。缺乏病还可发生于脂肪吸收障碍，肾衰竭（维生素D活性形式转化障碍）的人群，表现为低钙血症，低磷血症，骨骼去矿化或矿化不足，骨痛，骨折及肌肉无力，成人称为骨软化症，儿童则表现为生长延迟，骨骼尤其是长骨畸形。

【临床应用】 用以预防及治疗佝偻病、骨软化病和婴儿手足搐搦症等。

【不良反应及注意事项】 过量摄取维生素D可导致高钙血症及相关的尿钙过多，异位性钙化，肾脏和心血管系统损害，表现为厌食、乏力、恶心、呕吐、腹泻、多尿、多汗、头痛、口干及眩晕。个体对维生素D的耐受性有差别，儿童对其毒性反应敏感性较高。出现毒性症状时，应立即停药。

维生素D不宜给予高钙血症患者，对婴儿，肾损害或结石的患者，心脏疾病给药应谨慎。给药期间，应监测血磷浓度，以减少异位性钙化。接受维生素D治疗的患者包括哺乳母亲接受治疗的婴儿宜定期监测血钙浓度，尤其在初始阶段或出现类似中毒的症状。

药物相互作用 1. 长期大量服用液状石蜡、新霉素、考来烯胺，均可减少维生素D的吸收。2. 苯巴比妥类、苯妥英钠等肝药酶诱导药均能加速维生素D的代谢，如必要时可增加补充维生素D。3. 与噻嗪类利尿药同时使用，可致高钙血症。4. 腹泻药可增加维生素D的排泄。

【制剂和用法】 维生素D_2：片剂：5000单位；胶丸：1万单位；注射剂：40万单位/1毫升。维生素D_3：片剂：1万单位；注射剂：30万单位/1毫升；60万单位/1毫升。口服：1万单位/次，2～3次/天，肌注：30万～60万单位/次，1次/2～4周，连用2～3次。

骨化三醇

【别名】 罗钙全（1，25-Dihydroxycholecalciferol，Rocaltro）。

【药理作用】 作用同维生素D_3。口服吸收快，3～6h达高峰，$t_{1/2}$约3～6h，经7h后尿钙浓度增加，单次口服剂量可持续药理活性3～5天。

【临床应用】 应用于甲状旁腺功能低下症及血液透析患者的肾性营养不良，维生素D依赖性佝偻病等。

【不良反应和注意事项】 1. 用药过量可引起高血钙症，表现为眩晕、恶心、呕吐、腹痛、肌无力、精神紊乱、烦渴、多尿、骨痛、肾结石、肾钙质沉着，严重可导致心律不全等。2. 用药过程中应测血钙、磷浓度，与高血钙相关的疾病忌用。3. 不能与维生素D类同时应用。同时服用巴比妥类或苯妥英钠可加速本品代谢；考来烯胺可减少本品吸收。

【用量用法】 口服剂量应根据患者的血钙浓度来决定。1. 血液透析患者的肾性营养不良如患者血钙浓度正常或略低，口服0.25μg/d。如2～4周内生化指标及病情无明显改变，则一天剂量可达到0.5μg。每周应测两次血钙浓度，随时调整剂量。大多数血透患者用量在0.5～1μg/d。2. 甲状旁腺功能低下儿童1～5岁0.25～0.75μg/d，6岁以上和成人，0.5～2μg/d（用量需个体化）。

阿法骨化醇

【别名】 阿尔法D_3；阿尔法骨化醇（1α-羟基维生素D_3）。

【用途】 适用于防治骨质疏松症、肾原性骨病（肾病性佝偻病）、甲状旁腺功能亢进（伴有骨病者）、甲状旁腺功能减退、营养和吸收障碍引起的佝偻病和骨软化症、假性缺钙（D—依赖型Ⅰ）的佝偻病和骨软化症等。

【不良反应和注意事项】 一般无不良反应、但长期大剂量服用或患有肾损害的患者可能出现恶心、头昏、皮疹、便秘、厌食、呕吐、腹痛等高血钙征象，停药后可恢复正常。服药初期必须每周测定血钙水平，当剂量稳定后，每2～4周测1次；若出现高血钙应停药，直至血钙恢复正常（约1周），然后按末次剂量减半给药。对有维生素D中毒或过敏者不宜用。

【用量用法】 口服：骨质疏松症患者初始剂量为0.5μg/d，维持量为0.25～0.5μg/d。其他指征患者初始剂量为成人及体重在20kg以上的儿童1μg/d，老年人0.5μg/d，维持量为0.25～1μg/d，服用时请遵医嘱。

【规格】 胶囊剂：0.25μg。

胆维丁乳

【临床应用】 适用于防治骨质疏松症、肾原性骨病（肾病性佝偻病）、甲状旁腺功能亢进（伴有骨病者）、甲状旁腺功能减退、营养和吸收障碍引起的佝偻病和骨软化症、假性缺钙（D—依赖型Ⅰ）的佝偻病和骨软化症等。

【不良反应和注意事项】 一般无不良反应，但长期大剂量服用或患有肾损害的患者可能出现恶心、头昏、皮疹、便秘、厌食、呕吐、腹痛等高血钙征象，停药后可恢复正常。服药初期必须每周测定血钙水平，当剂量稳定后，每2～4周测1次；若出现高血钙应停药，直至血钙恢复正常（约1周），然后按末次剂量减半给药。对有维生素D中毒或过敏者不宜用。

【用量用法】 将胆维丁乳倒入适量（3～5倍）的温开水、牛奶或豆浆中服用。预防：1次用15mg，间隔3个月后可酌情再服。1年总量不超过30mg（含维生素D360万单位）。治疗：15毫克/次，视病情轻重间隔1个月可再服1次，1年总量不超过60mg。

【规格】 胆维丁乳（英康利）：8ml：15mg。

鱼肝油丸

【别名】 鱼肝油丸，维生素A和维生素D。

【临床应用】 用于身体虚弱者、结核患者、病后恢复期及幼儿、产妇等作营养剂，也用于防治夜盲症、干眼炎、角膜软化症、佝偻病、软骨病等维生素A及维生素D缺乏病。

【用量用法】 口服：1～3丸/次，3次/天。

【规格】 胶丸：每丸含维生素A3000U（或5000U）、维生素D300U（或500U）。

维生素E

VitaminE

【化学本质及性质】 维生素E与动物生育有关，故称生育酚（tocopherol）。天然存在的有数种，均为苯骈二氢吡喃衍生物，根据其化学结构分为生育酚及生育三烯酚两类，每类又可根据甲基的数目和位置不同，分为α、β、γ和δ几种（见图8-12）。

维生素E中以α生育酚生理活性最高，若以它为基准，则β及γ生育酚和α生育三烯酚的生理活性分别为40%、8%及20%。其余活性甚微。但就抗氧化作用而论，δ生育酚作用最强，α生育酚作用最弱。

维生素E为黄色油状物，无氧条件下对热稳定，但对氧十分敏感。市售食品经高压、高温等加工，包括深冻冷藏均可将其破坏。在空气中维生素E易被氧化使颜色加深。因为它极易被氧化，故可保护其他易被氧化的物质，如维生素A和不饱和脂肪酸等，并常用做抗氧化剂添加到食品中。维生素E主要存在于麦胚油、玉米油、葵花子油、大豆油和蔬菜中；鱼肝油中虽含维生素A、维生素D丰富，但维生素E的含量甚微。天然维生素E为右旋型，而人工合成为消旋型，较天然者生物活性弱。

【在体内的代谢】 胃肠道对维生素E的吸收依赖于胆汁和胰腺的正常功能。吸收的维生素E的含量约为20%～80%，含量随剂量的增加而减少。维生素E通过淋巴的乳糜微粒进入血液，并与β脂蛋白结合。它广泛分布在体内组织，贮存在脂肪组织。某些维生素E在肝内转化成生育酸的葡萄糖苷酸及γ内酯。部分经尿排出，但多数经胆汁缓慢排泄。维生素 E 可进入乳汁，但不易通过胎盘屏障。

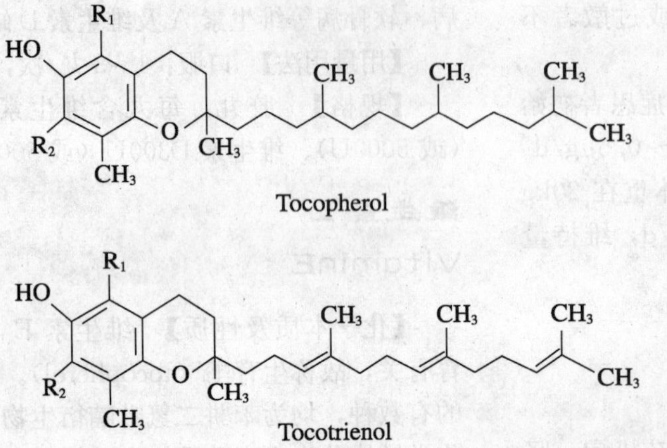

R_1	R_2	
CH_3	CH_3	α
CH_3	H	β
H	CH_3	γ
H	H	δ

图 8-12　天然维生素 E 结构图

【生理功能及缺乏病】　维生素 E 可预防多不饱和脂肪酸的氧化。它与引起生物膜氧化损害的自由基发生反应，且反应过程不产生另外的自由基，从而保护生物膜的结构和功能。维生素 E 能提高血红素合成过程中的关键酶 δ-氨基-γ-酮戊酸 δ-（ALA）合成酶和 δ-ALA 脱水酶的活性，从而促进血红素的合成。另外，维生素 E 还能抑制血小板凝集，其作用与维生素 E 在体内能调节前列腺素和凝血噁烷（血栓素）形成有关。维生素 E 还能维持肌肉与周围血管正常功能，防止肌肉萎缩。成人维生素 E 的每天需要量并没有明确规定，约为 3～12mg 生育酚。其需要量随饮食中的多不饱和脂肪酸的含量增加而增加。

维生素 E 的缺乏病较少见，可见于囊性纤维病或胆管闭锁的儿童和脂肪吸收不良的人群，还可见于脂质转运障碍的儿童。极低体重早产儿可发生维生素 E 浓度偏低。成人的缺乏病发病较缓慢，主要表现为肌病和神经系统功能障碍。

【临床应用】　维生素 E 用于因其摄入不足导致的维生素 E 缺乏症，也用于非维生素 E 缺乏的其他疾病，包括：1. 习惯性流产、先兆流产、月经失调、男女不育症及更年期综合征等。2. 血液系统疾病　巨幼红细胞性贫血、早产儿溶血性贫血、阵发性血红蛋白尿。3. 心血管疾病　动脉硬化、心功能不全。4. 皮肤病　冻疮、下肢溃疡、色素性紫癜性皮肤病、红斑狼疮、多形红斑、系统性硬化症、银屑病、毛囊角化病、带状疱疹后遗症等。5. 骨骼肌痉挛及间歇性跛行。6. 神经系统性疾病　运动神经元疾病、神经痛、肌肉营养不良、肌萎缩性脊髓侧索硬化症、面部抽搐及不宁腿综合征等。7. 急、慢性肝炎、肝硬化、溃疡病的辅助治疗。8. 与维生素 A 同用，抵御大气污染，保护肺脏。9. 调节免疫功能、抗衰老等。10. 预防和治疗血栓形成。调节脑功能等。

【不良反应及注意事项】　维生素 E 通常口服给药，也可肌内注射和静脉给药。维生素 E 的耐受性较好。大剂量可引起腹泻、腹痛及其他胃肠功能障碍，也有报道视力模糊、眩晕、乏力和无力的症状。局部用药可出现接触性皮炎的副反应。大剂量的维生素 E 可增加维生素 K 缺乏的患者的出血倾向，如服用口服抗凝药的患者。然而，维生素 E 可促进某些患者的血栓形成，如服用雌激素的患者。有报道称，体重低于 1.5kg 的早产儿给予维生素 E 可增加坏死性小肠结肠炎的发病率。

药物的相互作用 1. 液状石蜡、新霉素、降胆固醇树脂均能减少本品的吸收。2. 无机铁破坏维生素 E，不能同用。3. 大量氢氧化铝可降低维生素 E 吸收。4. 避免双香豆素及其衍生物与大量本品同用，以防止低凝血酶原血症发生。5. 与维生素 A 同服时，可防止维生素 A 氧化，增加维生素 A 的作用。

【制剂和用法】 片剂：每片 5mg、10mg、100mg。胶丸：每粒 5mg、10mg、50mg、100mg、200mg。粉剂：每克粉剂中含维生素 E 0.5mg。注射剂：5mg/1ml，50mg/1ml。预防量：10～100 毫克/次，2～3 次/天，口服；治疗量：100～400 毫克/次，2～3 次/天，口服；或 50～400 毫克/次，1～3 次/天，肌注。

维生素 E 烟酸酯

【别名】 α-生育酚烟酸酯。

【用途】 本品可作用于血管，增加血流量；能特异性地抑制胆固醇的生物合成，并促进其排泄，降低血脂，常用于脂代谢失常、动脉硬化等。

【不良反应】 较少见，偶有胃肠道不适、面部潮红、皮肤瘙痒等。

【用量用法】 胶囊剂：0.1 克/粒。0.1～0.2 克/次，3 次/天，口服。

维生素 K

Vitamin K

【化学本质及性质】 维生素 K 具有促进凝血的功能，故又称凝血维生素（coagulation vitamin）广泛存在于自然界中，常见的有 K_1 和 K_2。K_1 存在于绿叶蔬菜中；K_2 是人体肠道细菌的代谢产物。它们都是 2-甲基-1，4-萘醌的衍生物。维生素 K 的凝血活性几乎都集中于 2-甲基萘醌这一基本结构，故称其为 K_3（见图 8-13），已有人工合成。人工合成的维生素 K_4 的凝血活性比 K_1 高 3～4 倍（见图 8-14）。

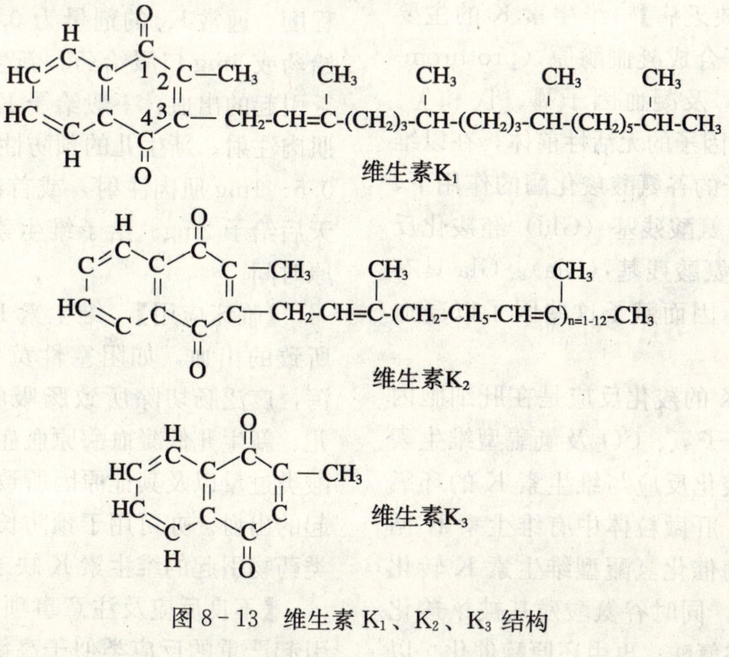

图 8-13 维生素 K_1、K_2、K_3 结构

维生素K_4

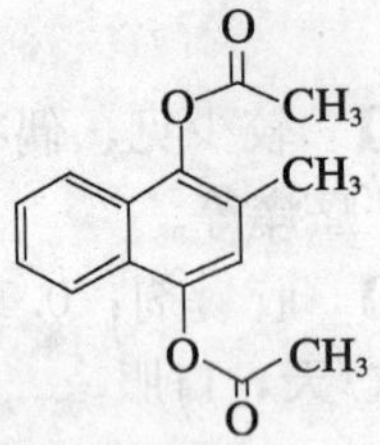

图 8-14 维生素 K_4 结构图

K_1和K_2在其甲基萘醌的C_3上都有一个较长的烃链，故不溶于水，溶于脂肪溶剂，对热稳定，易受光线和碱的破坏。人工合成的K_3和K_4溶于水，可口服和注射给药。

【体内的代谢】 脂溶性维生素 K 的吸收经胃肠道吸收依赖于胆汁的存在。水溶性的维生素 K 的吸收可以不依赖于胆汁。维生素 K 的积存主要在肝脏，但仅短期在体内贮存。维生素 K 不易穿过胎盘屏障，不同程度地分布在乳汁。它较快地转变成极性较大的代谢产物，并以葡萄糖醛酸和硫酸的共轭物的形式经胆汁和尿液排出。

【生理功能及缺乏病】 维生素 K 的主要生理功能是促进肝合成凝血酶原（prothrombin，凝血因子Ⅱ）及凝血因子Ⅶ、Ⅸ和Ⅹ。肝微粒体合成凝血因子的无活性前体，在以维生素 K 为辅助因子的谷氨酸羧化酶的作用下，将其分子中多个谷氨酸残基（Glu）经羧化反应成为 γ-羧基谷氨酸残基（Gla）。Gla 具有强的螯合钙能力，因而赋予这些因子以凝血性质。

依赖维生素 K 的羧化反应是在肝细胞内质网进行，需要分子氧、CO_2及氢醌型维生素 K 参加，并认为羧化反应与维生素 K 的环氧化物生成相耦联。肝微粒体中有维生素 K 循环。首先加单氧酶催化氢醌型维生素 K 转化成 2，3 环氧化物，同时谷氨酸残基被 γ 羧化酶羧化为 γ 羧基谷氨酸；再由还原酶催化、以二硫苏糖醇为还原剂将维生素 K 的 2，3 环氧化物转变成其醌型；后者再被 NADPH 还原为活性氢醌型维生素 K，完成这一循环反应。双羟香豆素（dicumarol）能抑制环氧化物还原酶，从而抑制这一循环的进行，故双羟香豆素为一抗凝血剂。

维生素 K 的每天需要量没有明确规定，但成人约为 1mg/kg。健康成人可以由平均饮食和肠内细菌合成K_2获得。维生素 K 在食物中广泛存在，尤其是带叶绿色蔬菜如卷心菜和菠菜，以及动物肝脏、牛奶、蛋黄和一些谷物。

维生素 K 缺乏多见于新生儿，成人不常见，但可见于吸收不良，阻塞性黄疸和肝脏疾病的患者。维生素 K 的缺乏是由于脂肪的吸收障碍造成的，这可能是与胰腺的功能障碍、胆道疾病、肠黏膜萎缩或任何原因的脂肪痢有关。另外，当使用抗生素造成了大肠的杀菌作用，如食物的摄取是有限的，则会出现维生素的缺乏。缺乏病可引起凝血时间延长和自发性出血，可被 K_1 逆转。但 K_1 不能逆转肝素的作用。维生素 K 的剂量应参考国际标准比率（International normalized ratio，INR）和出血程度。通常 K_1 的剂量为 0.5～5mg 缓慢静脉给药或 5mg 口服给药。新生儿的维生素 K 缺乏引起的出血，一般给予 K_1 1mg 剂量静脉或肌肉注射。新生儿的预防性给药，给予单剂量 0.5～1mg 肌肉注射，或首次口服 2mg，4～7 天后给予 2mg。给予维生素 K 应观察凝血酶原时间。

【临床应用】 维生素 K 用于防治其缺乏所致的出血，如阻塞性黄疸、胆瘘、慢性腹泻，广泛肠切除所致肠吸收不良患者，早产儿、新生儿低凝血酶原血症，香豆素类或水杨酸类过量以及其他原因所致凝血酶原过低等引起的出血。亦可用于预防长期口服广谱抗生素类药物引起的维生素 K 缺乏症。

【不良反应及注意事项】 静脉给予 K_1可引起严重的反应类似于高敏状态和过敏反应，表现为面部潮红、出汗、胸闷胸痛、呼吸困难、发绀及心血管塌陷，甚至致死。过敏反应通常是由于注射速度过快及特异溶剂。

药物相互作用 1. 口服抗凝剂干扰维生素 K 代谢，两药合用作用相互抵消。2. 较大剂量水杨酸类、磺胺药、奎宁、奎尼丁等可影响维生素 K 效应。

【制剂和用法】 维生素 K_3 片：2 毫克/片。注射剂：2mg/ml、4mg/ml。口服，2～4 毫克/次，3 次/天。日服剂量：婴儿因肠内尚无细菌可合成维生素 K，建议自食物中摄取每公斤体重 2mg 的量。

本节主要参考文献

1. Sweetman SC. Martindale：the complete drug reference. 34th ed. London：PhP，2005. 1417-1451
2. Murray RK，Granner PA，Mayes PA，et al. Happer's Biochemistry，London：McGraw-Hill，2000. 575-598
3. 库宝善主编. 神经精神药理学. 北京：北京医科大学出版社，2006. 415-424
4. 杨藻宸主编. 药理学和药物治疗学. 北京：人民卫生出版社，2000. 1453-1464
5. Katzung BG，Basic and clinical pharmacology，10 th ed. Boston：Mc Graw Hill，2007. 527-556
6. 金有豫主译 古德曼 吉尔曼 治疗学的药理学基础. 人民卫生出版社，第十版. 2003，1357-1377

（潘建春）

9 实体器官移植用药

Solid Organ Transplantation Medication

免疫抑制是指采用物理、化学或生物的方法或手段，来降低机体对抗原物质的反应性。免疫抑制药物，是一组具有抑制机体免疫应答能力药物的总称。免疫抑制药物在预防和治疗器官移植术后，移植物排斥反应、移植物抗宿主病（GvHD）及诱导器官移植受者产生针对供器官特异性免疫耐受的过程中发挥重要作用，使真正意义上的临床器官移植成为可能。

在钙调神经蛋白抑制剂（calcineurin inhibitors，CNIs）环孢素 A（Cyclosporine A，CsA）问世以前，临床免疫抑制主要依赖于抗增殖的抑制性药物，包括抗代谢剂、烷化剂和毒性抗生素等，这类药物因具有细胞毒性作用常用于肿瘤治疗。CsA 和抗 CD3 单克隆抗体（OKT_3）的广泛应用从根本上改变了免疫抑制的机制，开创了以抑制 T 淋巴细胞为主的特异性免疫抑制时代。

免疫抑制药物按其药物类型和作用机制、途径可分为下列 7 类。

1. 皮质类固醇常用药物包括甲泼尼龙（methylprednisolone，MP）、地塞米松（dexamethasone，DXM）和泼尼松龙（prednisolone，Pred）。

2. 烷基化药物环磷酰胺（cyclophosphamide，CTX）、苯丁酸氮芥、美法仑。

3. 抗生素类药物　丝裂霉素 C、放线菌素 D、氯霉素、嘌呤霉素。

4. 抗代谢药物

嘌呤类似物：6－巯基嘌呤（6－MP）、硫唑嘌呤（azathioprine，Aza）、咪唑立宾（mizoribine，MZR）。

嘧啶类似物：胞嘧啶、5－氟尿嘧啶（5－FU）、溴化脱氧尿嘧啶、阿糖胞苷、布累奎那（brequinar，BQR）。

非核苷类似物：吗替麦考酚酯（Mycophenolate mofetil，MMF）。

叶酸拮抗剂：甲氨蝶呤，氨蝶呤钠（白血宁）。

5. T 细胞导向的免疫抑制药物

环孢素 A（cyclosporine A，CsA）、他克莫司（tacrolimus，Tac，FK506）、西罗莫司（sirolimus，SRL）、脱氧精胍素（deoxyspergualin，DSG）、来氟米特（leflunomide）。

6. 生物制剂

多克隆抗淋巴细胞抗体：抗淋巴细胞血清（antilymphocyte serum，ALS）、抗淋巴细胞球蛋白（Antilymphocyte globulin，ALG）、抗胸腺细胞球蛋白（antithymocyte globulin，ATG）。

抗 CD3 单克隆抗体（anti－CD3 Mab，OKT_3，HuM291。

抗 T 细胞亚群单克隆抗体：抗 CD2Mab、抗 CD4Mab、抗 CD8Mab。

抗细胞因子受体单克隆抗体：抗 IL－2R Mab［巴利西单抗（Basiliximab），达利珠单抗（Daclizumab）］。

抗黏附分子单克隆抗体：抗 LFA－1 Mab、抗 ICAM－1 Mab。

抗细胞间信号传递因子单抗：抗 IL－1 Mab、抗 IL－2 Mab、抗 IL－6 Mab、抗 TNF－α Mab、抗 TNF－γ Mab。

融合蛋白和免疫配体：CTLA4－Ig、IL－2/FC。

免疫毒素：抗－Pan－T 细胞 ricinA 链免

疫毒素、[90] Y－抗 CD_{25} 免疫毒素、抗 Tac－(Fv)－PE40、抗 $CD_{3\varepsilon}$－白喉毒素。

反义核酸：抗－ICAM－1 反义核酸、反义 ICAM－1 寡脱氧核肽。

7. 二十烷类（eicosanoids）、前列腺素 E_1（PGE_1）、前列腺素 E_2（PGE_2）、前列腺素 D_2（PGD_2）。

免疫抑制药物的品种繁多，新的免疫抑制药物正在不断的研究、开发、改良并被广泛应用于临床器官移植，不仅极大地提高了各种器官移植的临床效果，同时也为移植医师针对患者的临床特点，进行个体化治疗提供了更多的选择空间。因此，深入了解不同免疫抑制药物的作用机制、药理特性及与其他药物的相互作用具有重要意义。

9.1 皮质类固醇 Corticosteroids

皮质类固醇与硫唑嘌呤（Aza）联合使用，曾经作为器官移植经典免疫抑制方案，沿用至 20 世纪 80 年代初，才被以 CsA 为基础的免疫抑制方案所取代。现在，皮质类固醇仍然在器官移植的免疫抑制治疗中占有重要地位。

【体内过程】 临床上使用的皮质类固醇均为人工合成，与天然类固醇激素相比，其抗炎活性增强，而水钠潴留副作用减弱。常用药物包括：

1. 甲泼尼龙（methylprednisolone，MP） 既可注射，也可口服，抗炎强度最强，水钠潴留最弱，为急性排斥反应冲击治疗的首选药物。因其口服制剂价格昂贵，故不用作维持治疗。

2. 泼尼松（prednisone，Pred） 为口服制剂，其生物利用度约 80%，在肝中代谢成为活化形式——泼尼松龙。为免疫抑制维持治疗的基本药物。

3. 泼尼松龙（prednisolone） 其口服生物利用度为 100%，进入肝脏后不需代谢，直接以原型发挥作用，故口服和注射剂量相同。

皮质类固醇主要在肝内代谢，由肾脏排泄，经胆汁及粪便的排泄量极微。凡可诱导肝脏 P450 酶系统的药物（如巴比妥类等）均可缩短其半衰期。

【药理作用及机制】 皮质类固醇经血循环到达靶组织后，进入细胞质并与其内的特异性受体结合，形成类固醇-受体复合物进入细胞核，与特异性靶基因启动区—糖皮质激素反应元件（glucocorticoid reaction element，GRE）上特异序列结合并产生作用，影响基因转录。DNA 与受体复合物之间的相互作用可下调或上调基因表达，也可干扰特异性调节分子的结合，如干扰 Jun－Fos 的结合，后者构成活化因子蛋白－1（activitor protein－1，AP－1）的转录元件。上述作用导致 RNA 转录及相应蛋白质合成和释放，再通过靶细胞上受体起作用，调节靶组织、细胞对各种调节因子的反应性。

皮质类固醇通过抑制淋巴细胞活性及抗原递呈细胞（APC）功能，达到其抑制同种异体免疫反应及炎性反应的作用。其具体作用机制包括：

1. 可通过下列途径抑制巨噬细胞中细胞因子基因的转录和分泌，干扰其吞噬、处理和递呈抗原的作用：降低细胞因子 IL－1 和 IL－6活性；减少致炎症分子，如血小板活化因子（PAF）、前列腺素、白三烯的合成，并减少 TNF－α 释放；减少突发性化学毒物和氧自由基产生，降低非特异性细胞毒活性；稳定处于缺血性损伤和免疫刺激下的靶细胞膜。

2. 可阻断巨噬细胞对来源于淋巴细胞的刺激信号，如巨噬细胞移动抑制因子（MIF）和巨噬细胞活化子（MAF）的反应，是其显著抑制迟发型超敏反应（DHR）的基础之一。

3. 通过促进抑制性因子-κB（I-κB）的产生和稳定，抑制作为炎性细胞因子基因转录的重要调节因子——活化T细胞核因子（NF-AT）的产生，从而抑制IL-2产生及IL-2与其受体的结合。皮质类固醇对NF-κB生成的干扰可抑制CD28共刺激通路。皮质类固醇还可抑制由十四酸佛波酯引起的CD40L表达上调，上述作用均可阻止T细胞产生细胞因子并被活化。

4. 冲击治疗剂量的皮质类固醇可改变淋巴细胞的分布，促使循环淋巴细胞重新分布至淋巴组织，从而有助于减少淋巴细胞在移植物中的浸润和抑制直接抗原识别。淋巴细胞再分布的可能机制是皮质类固醇引起淋巴细胞表面分子构相变化，改变其与内皮细胞的黏附性所致。

5. 可通过下调IL-1β和TNF-γ的表达而促进淋巴细胞凋亡。

【临床应用】 皮质类固醇仍是器官移植中抗排斥诱导、维持和急性排斥反应治疗的主要药物之一。通常的诱导治疗方案采用：移植术中静脉注射MP250～800 mg（5～15 mg/kg）；术后前3天每天静脉注射MP250～600 mg；术后第4天起改为泼尼松口服，起始为50～60 mg，逐渐递减，至10～14天时为15～20 mg，Qd，进入维持治疗。目前，维持治疗剂量通常为2～3个月时12.5～15 mg，Qd；半年时10～15 mg，Qd；1年时7.5～10 mg，Qd；2年时5～7.5 mg，Qd。少数医师对维持治疗的患者采用隔日服药方案，但此法无肯定临床益处，故大多数中心均采用每天顿服的方法。

急性排斥反应冲击治疗通常采用甲泼尼龙250～500 mg（5～10 mg/kg），静脉滴注3～5天，以后改为口服泼尼松60～100 mg/d，逐渐递减至冲击前用量，也有少数中心直接回复到冲击前用量。

【不良反应及注意事项】 由于皮质类固醇对单核细胞、粒细胞和巨噬细胞的全面抑制，因此其免疫抑制指数较低。大剂量、尤其是长期应用可明显增加患者对细菌及真菌感染的易感性。可损害成纤维细胞及胶原合成功能，导致伤口愈合延迟，且易发生消化道溃疡（平均发生率2%），甚至引起出血、穿孔，也可使原有的消化道溃疡不易愈合，发生再出血。

皮质类固醇可引起水钠潴留、高血压、低血钾和低钾性碱中毒；可通过抑制垂体-肾上腺轴而引起Cushing综合征，易生痤疮和易发生皮肤痈疖等感染性并发症；少数患者（约2%）可在出现生理、病理负荷时发生急性肾上腺皮质功能不全；也可引起糖耐量降低，甚至发生移植后糖尿病（PTDM）。皮质类固醇还可引起脂代谢异常，发生高脂血症、高胆固醇血症，并可在高血压的共同作用下加速动脉粥样硬化。

皮质类固醇可引起骨代谢异常，造成骨质疏松、脱钙、无菌性坏死、病理性骨折。皮质类固醇可增加白内障的生成，通过增加眼球内压而加大发生青光眼的危险性，还可影响中枢神经系统，引起躁狂或抑郁、失眠等情感异常。儿童使用皮质类固醇可引起发育迟缓。

9.2 抗增殖类药物

Antiproliferation drugs

硫唑嘌呤

Azathioprine，Aza，依木兰，Imuran®

【体内过程】 Aza 为 6－MP 的硝基咪唑衍生物，避免了 6－MP 上未被遮盖的巯基经口服时因暴露而被水解，增加了生物利用度。Aza 口服的生物利用度约 80%。Aza 进入体内后，在肝药酶作用下首先转化为 6－MP，再通过数种途径转化为活性代谢产物 6－巯代次黄嘌呤核苷酸（6－TGN）。Aza 的消除途径为，经次黄嘌呤氧化酶作用及巯基甲基化后而被氧化代谢，失活的代谢物经尿液排泄。肾功能与 Aza 排泄无相关性，故肾功能不全不影响其使用，亦不需要调整剂量。

【药理作用及机制】 Aza 在肝药酶作用下首先转化为 6－MP，进一步转化为 6－巯代次黄嘌呤核苷酸，整合进入细胞内的 DNA 分子，竞争性反馈抑制嘌呤合成酶，尤其是阻止次黄嘌呤核苷酸转变为 AMP 或 GMP，使染色体断裂，核酸扭曲，干扰 DNA 修复，从而抑制淋巴细胞的增殖。

【临床应用】 Aza 对初次免疫反应具有很强的抑制作用，但对再次反应几乎无任何作用，故其仅适用于器官移植术后排斥反应的预防治疗，对已发生的排斥反应则无治疗价值。多于术前 2～3 天开始给药，也可手术当天开始用药。别嘌呤醇也同为强有力的次黄嘌呤氧化酶抑制剂，可减少 6－MP 的代谢。因此使用 Aza 的移植患者若同时服用别嘌呤醇时，应将 Aza 的用量减少 1/4～1/2，以防止 Aza 毒性作用增加。Aza 与奥昔嘌醇或巯嘌醇合用时，同样减量。

药物监测 由于 Aza 和 6－MP 及其主要代谢产物在血浆中被迅速清除，且其治疗效果与血浆药物浓度缺乏相关性，因此，普遍认为不需要进行浓度检测。在过去 40 年中，应用 Aza 的初始量均根据体重而定，其后用量根据提示骨髓毒性的标志——外周血白细胞和/或血小板计数来调整。因此，即使对长期稳定服用维持剂量的患者，也应常规做全血计数监测。

【不良反应及注意事项】 通常呈剂量相关性。最常见的不良反应是白细胞减少、血小板减少和巨幼红细胞性贫血，可引起恶心、呕吐等消化道症状及脱发，还可引起药物性肝炎、胰腺炎，前者可与病毒性肝炎并存。当发生少见但后果严重的肝静脉阻塞性疾病时，可导致不可逆的肝损害。胰腺炎据认为是继发于超敏反应，Aza 在其发病中的确切作用尚有争议。Aza 可增加感染和肿瘤发生的危险性，此外可通过抑制精母细胞分化引起少精症或无精症。由于 Aza 可能的致畸效应，孕妇应禁用或权衡利弊后使用。

【制剂及用法】 片剂：每片 50mg；100mg。起始剂量一般为 2～3mg/（kg·d），用药后约 5 天获稳态浓度。维持剂量为1～2 mg/(kg·d)。

吗替麦考酚酯

Mycophenolate mofetil，MMF、霉酚酸酯、骁悉、Cellcept

吗替麦考酚酯（以下简称 MMF）为一嘌呤合成抑制剂，是霉酚酸（mycophenolic acid，MPA）的合成酯类前体药。MPA 于 1896 年由 Gosio 从青霉菌培养液中发现，1969 年，Mitsui 和 Suzuki 证实其具有潜在的免疫抑制活性。1990 年，Sollinger 和 Klupp

分别将其应用在临床同种异体尸肾移植和肝移植中取得明显疗效。尽管已有许多新的嘌呤（MZR）和嘧啶（BQR）类抗增殖抑制剂被开发并用于器官移植，但由于MMF具有相对高效、低毒性的特性，目前仍是Aza的首选替代品。

【体内过程】 MMF口服吸收后迅速完全地被血浆酯酶水解并转换为活性原药MPA，在血浆中不能检测到MMF的存在。在肾移植患者MPA的平均生物利用度接近94%，几乎完全（>99%）与血浆清蛋白结合。口服后血浆MPA达峰时间约为1 h，服药后6～1 2 h及24 h，其药动学曲线又出现两个继发性吸收峰。

MPA在肝脏中通过二磷酸尿苷葡萄糖醛酸转移酶（UDP—glucuronosyl transferase）代谢成为无活性产物葡萄糖苷MPA（MPAG），后者87%经尿液排出，6%经粪便排泄。MPA可进行肠-肝循环，经胆汁排入肠道的MPAG可经肠黏膜上的酶类及肠道菌群转化为MPA而被重吸收，构成药动学曲线中两个继发性吸收峰，使MPA的表观半衰期接近18h。

MPA血浆浓度不受血液透析和腹膜透析的影响，也不受肾功能减退的影响。但当肾功能明显减退时，MPAG可在血浆中积聚，游离MPA也增加。MPA虽然经肝脏代谢，但肝功能不全患者，并无必要调整用药剂量。MPAG的AUC_{0-24}与MMF口服剂量相关，随服药时间延长，血浆MPA浓度增加（稳定期血药浓度比移植术后早期血药浓度高）。排斥反应发生率与MPA的血药浓度-时间曲线下面积AUC及血浆药物浓度峰值（peak concentration，C_{max}）呈负相关，与MMF剂量无关。若按体重调节用药剂量，儿童的MPA的AUC低于成人，而按体表面积调整用药剂量，儿童与成人的AUC相近。

MMF不影响CsA或Tac的药动学特性，但CsA可减低MPA的谷值浓度。MMF加Tac联合治疗与MMF加CsA相比，前者MPA的代谢显著减慢，血MPAG浓度显著降低。

【药理作用及机制】 MPA是次黄嘌呤单核苷酸脱氢酶（IMPDH）的非竞争性可逆性抑制剂。IMPDH是尿嘌呤核苷酸合成的限速酶，由于淋巴细胞缺乏补救合成途径，加之MPA相对于其他尼克酰胺腺嘌呤二核苷酸物质对IMPDH具有更高的特异性，因此MPA可作为淋巴细胞的高特异性和高选择性抗增殖抑制剂。

MPA对IMPDH-Ⅱ的亲和力明显高于对IMPDH-Ⅰ的亲和力，而IMPDH-Ⅱ在增殖淋巴细胞中呈高表达；IMPDH-Ⅰ多见于非复制期的细胞。淋巴细胞中IMPDH-Ⅱ受到抑制，可导致鸟嘌呤核苷酸缺乏，DNA合成受阻，使细胞停留于S期而不能大量增殖。

毫微摩尔浓度的MPA，即能可逆性抑制受有丝分裂原和同种异体抗原刺激，所激活的人外周血T淋巴细胞和B淋巴细胞的DNA合成和增殖，但不影响淋巴细胞激活后的早期反应，包括IL-1、IL-2的分泌及L-2R表达。在淋巴细胞受同种异体抗原刺激后72 h内加入MPA，仍能抑制淋巴细胞的增殖，显示MPA作用于淋巴细胞激活后的晚期反应。

MMF对抗体合成亦具有抑制作用。MMF可抑制人抗马淋巴细胞球蛋白的抗体形成，从而减少用其诱导治疗时可能发生的免疫反应。MMF可抑制人脾细胞产生对破伤风毒素刺激后形成抗体的能力，还能抑肾移植患者对流感病毒疫苗产生体液免疫。因此，接受MMF治疗的患者，常规免疫接种方案不能奏效。

鸟嘌呤核苷酸为淋巴细胞和单核细胞糖蛋白糖基化所必需，抑制IMPDH可使黏附分子糖基化作用受到抑制，从而使这类细胞黏附与侵袭移植物血管内皮细胞的能力下降。黏附分子表达的变化，还可阻断淋细胞向发生排斥反应或炎症部位的迁徙，从而阻断克隆增殖后的排斥反应。

高浓度（1 000～10 000 nmol/L）MPA可抑制成纤维细胞、血管内皮细胞及平滑肌细胞的增殖，上述细胞的增殖与慢性移植物肾病的病理改变有关。

【临床应用】 MMF适用于预防和治疗肾、肝、心等脏器移植的排斥反应。MMF与Aza相比可减少排斥反应发生率近50%，与安慰剂相比，可减少排斥反应近70%。且发生排斥反应的严重程度降低。与对照组相比，服用MMF 2 g/d组患者术后1年内，因排斥反应而丢失移植物的相对危险性，减少将近60%。随访资料显示：与安慰剂和Aza相比，MMF可明显改善移植后的人/肾长期存活率，减少后期急性排斥的发生率。

大剂量MMF（3 g/d）还可用于持续性或难治性急性排斥反应的挽救性治疗，其逆转疗效优于大剂量皮质类固醇，而与Tac疗效相当。可减少移植肾丢失，改善肾脏功能，降低患者死亡或其他治疗失败的发生率。但应注意，随剂量加大，药物不良反应也相应增加。

近年来，以MMF为主的无肾脏毒性的免疫抑制方案日益受到重视，尤其在移植稳定期，采用低剂量或撤除CNIs或者皮质类固醇的方案中，MMF更是起着核心作用。近期较多的研究显示，MMF虽然不能逆转慢性排斥反应或慢性移植物失功能，但使用MMF可使部分患者的肾脏功能得到稳定或改善。

药物监测 骁悉胶囊、片剂、注射剂均能够快速吸收，且不受胃排空影响，具有稳定的药动学特性。监测MPA浓度的必要性尚未被认可。但不少研究指出，骁悉的药效与药动学特性之间存在关系，因此监测药动学可能具有临床价值。研究发现，移植后早期急性排斥的发生率与MPA-AUC存在相关性。

HPLC是检测MPA的常用方法，多元酶免疫测定法（EMIT）检测MPA也已建立。与HPLC相比EMIT的测定值要高30%～50%，这主要是因为MPA与乙酰葡萄糖苷M-2之间存在交叉反应所致。后者也具有药理活性，能抑制IMPDH-Ⅱ。因此，EMIT进行药效学检测可能更为精确。

选择恰当的药效学检测指标也很重要。MPA峰值、谷值、AUC、IMPDH活性，哪种指标更能反映MMF药效学特性？哪种指标与临床效果的相关性更佳？目前尚无定论。最近的研究显示，MPA-AUC与急性排斥反应具有较好的相关性，且3点简化AUC的结果与标准AUC的结果具有良好的相关性。

【不良反应及注意事项】 胃肠道毒性、某些血液毒性（特别是白细胞减少）和某些种类感染的发病率增加是MMF的主要不良反应。不良反应的发生率及因不良反应而中断治疗的发生率在3 g/d剂量组明显升高，因此，目前临床推荐使用1 g，Bid方案。此外严重的肾功能损害者（如术后肾功能延迟恢复及发生慢性排斥）对MMF的耐受性降低，但对这类患者目前尚无可推荐的剂量调整方案。

1. 胃肠道不良反应 常见的不良反应包括：腹泻（大剂量或敏感人群）、恶心、呕吐和胃肠炎等。有应用MMF后发生消化道溃疡、出血或穿孔的报道。现有研究显示胃肠道不良反应与剂型无关。

2. 骨髓抑制 MMF对骨髓的抑制作用弱于Aza，但仍较安慰剂高。主要表现为白细胞减少（2 g/d组发生率为19%，3 g/d组为30%～35%）、血小板减少及贫血。约2%的患者可能发生重度中性粒细胞减少（$<0.5\times10^9$/L），多见于术后1～6周。

3. 感染 MMF可增高机会性感染的发生率，接近或高于使用Aza者。服用MMF 3g/d者比Aza更易发生病毒（CMV、带状疱疹病毒等）感染。

4. 肿瘤 早期关于服用MMF后肿瘤发生的研究结论不一，但近期对使用骁悉长达10年的研究显示，与Aza相比，MMF不增加或者略为减少包括淋巴增殖病在内的各种肿瘤的发生率。

5. 其他　对照实验显示，服用 MMF 者其血 K^+ 和血糖代谢紊乱发生率低于服用 Aza 者。服用 MMF 3 g/d 组咯血发生率明显高于服用 Aza 者（分别为 4.5% 和 0.7%，$P \leqslant 0.007$），但程度均较轻。已发现 MMF 对动物有致畸作用，因此育龄妇女服用 MMF 前 6 周、服药期间及停药后 6 周内均应采取有效避孕措施。

【制剂及用法】　MMF 剂型有胶囊和片剂，分别为 250 mg 和 500 mg，临床肾移植推荐剂量为 1.0 g，Bid，于移植后立即或 72 h 内服用。肝移植患者推荐术前 4h 服用 1g，术后 0.75 Bid。静脉骁悉的剂量为 500 毫克/瓶，建议使用骁悉 1 g，静脉滴注，Q12 h（总剂量 2 g/d）。采用 5%GS 两步稀释法配制。建议稀释浓度为 6mg/ml，静脉缓慢输注超过 2 h，速度约为 84 ml/h。静脉骁悉的疗程一般为 7～14 天，如无禁忌，应即刻改为口服。

咪唑立宾

Mizoribin，MZR，Bredinin，布累迪宁

咪唑立宾（MZR）是从真菌 Eupenicillium brefeldianum 的培养液中分离出来的一种咪唑类核苷，早期作为抗真菌药物开发，后发现其具有免疫抑制效应。

【体内过程】　MZR 口服后迅速吸收人血，服药后 1.5 h 达到血浆峰值浓度，血浆半衰期 2.2 h，24 h 内基本被清除。85%以原形经尿液排出，仅 1%经胆道排出。MZR 的清除明显受肾功能的影响，肾功能不全的患者即使服药 24 h 以后，血中仍有高浓度的药物存在。MZR 可通过血液透析被清除。MZR 与现有免疫抑制药物之间无药物相互作用。

【药理作用及机制】　MZR 在细胞内通过腺苷激酶（AK）被磷酸化成为其活性形式 5’-磷酸 MZR（MZR－5’－P），后者是 IMPDH 和鸟苷酸合成酶（GMPs）的竞争性抑制物。由于淋巴细胞缺乏补救合成途径，MZR 可对淋巴细胞产生选择性抗增殖作用。此外 Aza 与 MZR－5’－P 不同，不被高分子核酸所摄取，不能被整合进入 DNA 或 RNA。当细胞外药物浓度降低时，MZR－5’－P 可通过去磷酸化而进入细胞外。在体外 MZR 可阻断受同种抗原刺激后人淋巴细胞的增殖及 T 淋巴细胞表面活性分子表达。

【临床应用】　主要用于抑制肾移植的免疫排斥反应，效果与 Aza 相当，而骨髓抑制等不良反应较 Aza 小。也可用于肝移植。MZR 使用方案包括与其他免疫抑制药物联合使用，作为器官移植后初始免疫抑制治疗；也可在发生 Aza 引起的白细胞减少或/和肝功能异常时，作为 Aza 的替代药物进行治疗。与 Aza 类似，MZR 不要求进行药物浓度监测，主要根据耐受性来调整剂量。

【不良反应及注意事项】　动物实验显示有厌食、体重下降等不良反应。临床研究显示有轻度胃肠道反应及骨髓抑制作用，且呈剂量相关性。日本及欧洲 MZR 临床研究采用 MZR＋CsA＋Pred 三联方案时，白细胞减少发生率约 10%，而采用 Aza 的对照组为 45%。MZR 不在肝脏代谢，经胆汁排泄率不超过 1%，故无肝脏毒性。

MZR 主要通过肾脏排泄，有肾功能明显障碍的患者可能出现不良反应增加。动物实验显示，治疗剂量与产生致畸和染色体畸变的浓度接近，但治疗剂量无致突变及致癌活性。

【制剂及用法】　片剂：每片 25mg；50mg。通常采用移植当天或次日起口服治疗。初始剂量为 2～3 mg/(kg・d)，每天早餐后顿服，以后逐渐减量至维持剂量 1～2 mg/(kg・d)。

9.3 钙调神经蛋白抑制药物
Calcineurin antagonists

钙调神经蛋白信号通路，在调节对T细胞激活和分化中，起关键作用的细胞因子的产生起主要作用。钙调神经蛋白（calcineurin，CN）是一个二聚体的丝氨酸/苏氨酸磷酸化酶，由具有催化活性的A亚基（CNA）和含有四个钙结合位点的B亚基（CNB）组成。CNA除具有催化活性外，还具有自我抑制作用，其上含有钙调素（calmodulin，CM）的锚着位点。当与CM结合后，CNA释放出自我抑制区，从而使催化位点暴露。当由APC递呈的同种抗原信号与位于T细胞表面的TCR-CD_3复合体连接后，产生激活信号。该信号通过一种水溶性分子IP3与位于内质网上的特异性受体IP3R相结，改变IP3R的构象，从而使内质网上钙通道开放，使贮存于内质网内的钙离子迅速进入细胞质。细胞质内迅速升高的钙离子水平可通过钙离子与CNB结合及钙离子依赖性CM与CNA的结合而活化CN的磷酸化酶活性。活化后的CN可通过直接和间接途径激活一系列T细胞活化因子。CN可使活化T细胞核因子的细胞质形式（NF-ATp）去磷酸化而向胞核内转位，从而激活一系列细胞因子的基因转录。CN还可对其他T细胞因子起活化作用，包括Jun和NF-κB，促进T细胞活化、增殖和分化。

所有上述的CN依赖性过程均可通过钙调神经蛋白抑制剂（calcineurin inhibitors，CNIs），包括CsA和Tac而受到抑制，从而阻断T细胞的活化、增殖过程。

环孢素A
Cyclosporine A，CsA，山地明，Sandimmun Neoral

CsA于1970年由Thiele和Kis从采自挪威南部Hardanger Vidda地区的土壤中获得的多孢子木霉菌（Tricoderma polysporum，又称Tolypocladium inflalum gams）中提取获得。1971年，发现其具有免疫抑制潜力，1973年成功地用柱状色谱吸收法将混合物24～556分离，获得两种纯物质：CsA和CsB。1975年，Petcher采用单晶体X光衍射和化学降解法成功地绘出了CsA的化学结构。同年稍晚些时候，Wenger合成了CsA。

【体内过程】 CsA是由11个氨基酸构成的环状多肽，相对分子质量为1202，不溶于水，但溶于许多有机溶剂及酯类。CsA口服液或硬胶囊（山地明，Sandimmun）口服后由上段小肠吸收，吸收缓慢、不完全、变异大，并且受胆汁、进食及脂质食物的影响。肾移植患者术后早期吸收率较低，为4%～26%，随时间延长及肾功能恢复可明显上升至50%以上，可能与尿毒症纠正后肠道吸收功能改善有关。由于CsA理化性质的限制，CsA的生物利用度个体差异十分明显，从1%～89%不等，平均口服生物利用度约30%，故口服用量为静脉用量的3倍。口服后2～4 h（平均2.8 h）血药浓度达到峰值，吸收半衰期0.5～3 h。经肠道吸收的CsA广泛分布于体内各种组织，尤以富含脂肪的肝、胰、肾、甲状腺、肺、皮肤以脂肪组织及富含淋巴的脾、胸腺、淋巴结组织中浓度较高。血循环中50%～70%的CsA与血细胞成分相结合，血浆中仅约4%；细胞结合部分，与红细胞结合占80%，与淋巴细胞结合仅占4%～9%，血浆中CsA主要与脂蛋白相结合（21%），8%与其他血浆蛋白相结合。

CsA口服液及硬胶囊剂量与血药浓度间不呈线性关系，可预测性低；个体间及个体内变异度较大。与口服液及硬胶囊相比：微乳化软胶囊的药动学特性明显改善，达峰时间（T_{max}）缩短为1～2 h；峰浓度（C_{max}）及相对生物利用度较同等剂量的硬胶囊增加74%以上；AUC增加约30%。

CsA在肝脏经内质网及细胞色素P450同工酶（CYP3A4及CYPHPCN3）水解、去甲基化、硫化及1位环化等作用，代谢产物超过30种，大部分（>90%）经胆汁排泄，仅6%由尿中排泄，其中原药仅0.1%。CsA生物半衰期为14～27 h。

CsA可透过胎盘进入胎儿，并在此聚积，其浓度可达母体外周血浓度的4～6倍。对服用CsA母亲所哺乳的婴儿外周血CsA浓度的研究发现，母体血药谷值浓度为50～227 ng/ml时，乳汁中CsA浓度与母亲血药浓度相当，胎儿平均接受CsA<0.1 mg/(kg·d)。

【药理作用及机制】 与传统非特异性免疫抑制药物不同，CsA对在急性排斥反应中起重要作用的T细胞，具有高度选择性地抑制作用，但确切作用机制尚未阐明。目前认为，主要与其抑制CN所引起的细胞因子转录、分泌，从而阻止T细胞激活和分化有关。

CsA进入细胞质后，在Ca^{2+}协同下与环啡啉（cyclophilin，CyP，又称免疫啡啉，immunophilin）相结合，构成CyP-CsA复合物。CsA-CyF复合物与CNA和CNB结合构成异源性三聚体，进一步再与Ca^{2+}和CaM8形成具有抑制CN作用的五聚体，后者通过抑制NF-AT的去磷酸化，抑制其向胞核的转位和促使其从细胞核上脱落，从而抑制由NF-AT所引发的细胞因子（以IL-2为主）的转录过程，阻断T细胞的活化。

CsA主要作用于细胞周期中G_1早期。其主要作用靶细胞为T辅助细胞（Th）和细胞毒性T细胞（CTL）。而T抑制细胞（Ts）因其为Ca^{2+}非依赖性，故不受CsA影响。另外，CsA对B细胞增殖也有一定影响，不仅可阻止B细胞增殖，还可诱发或促进B细胞凋亡。CsA在活体内，可通过抑制Th的功能而间接影响B细胞产生抗体的功能。

【临床应用】 1976年，Borel首次报告了CsA在大鼠心脏移植、兔和狗的肾移植，特别是同源猪心脏移植中，具有强烈的免疫抑制效果。1978年，Calne首先在剑桥大学将CsA用于临床肾移植。1980年Starzl在临床上采用CsA+Aza+Pred三联免疫抑制方案，使临床肾、心、肝、胰腺移植1年存活率由50%提高到80%，5年存活率由25%提高到60%，并发症发生率明显下降。1983年，美国FDA批准CsA，从此器官移植领域正式进入了“CsA时代”。1995年，采用微乳化技术的Neoral获得美国FDA批准，进一步改善了CsA的药动学特性，提高了临床疗效。

【不良反应及注意事项】 CsA最显著的不良反应为肾毒性，发生机制与其阻断CN的效应有关。当CSA与CN作用后可通过CNAs诱导产生肾血管收缩效应，从而减少肾内血流量、降低GFR。在肾移植初期出现的为急性可逆性肾毒性损害。移植中后期，CsA可上调致纤维化因子TGF-β的表达，后者可促使动脉中层及间质平滑肌细胞增生，系膜细胞增殖和局灶性乃至广泛性间质纤维化等不可逆病变，最终导致移植肾丢失。

其他常见的不良反应如下。

1. 高血压 发生率可高达68%～96%，与CsA激活肾素-血管紧张素-醛固酮系统引起血管收缩有关。

2. 血脂代谢异常 包括高胆固醇血症（16%～78%）和高甘油三酯血症（15%）。

3. 高尿酸血症 发生率30%～84%，痛风性关节炎发生率4%～11%。此不良反应与CsA影响肾小球滤过及近曲小管重吸收功能，导致血浆尿酸排泄减少，重吸收增加有关。

4. 肝毒性 发生率10%～50%，表现为伴有高胆红素血症的胆汁淤积以及ALT增高。慢性药物诱导引起肝功能障碍与胆囊结石和胆管结石病的发生率增加有关。

5. 神经毒性　表现为肢体震颤、失眠、烦躁，偶尔可出现惊厥、抽搐、白质改变等脑病综合征的症状，与大剂量甲泼尼龙联合应用时更易发生，一般减量后症状即可缓解。

6. 糖尿病　服用CsA与类固醇激素的患者中，约10%在术后1年内可发生移植后糖尿病，其中50%以上为胰岛素依赖型。CsA可直接抑制胰岛细胞的功能和胰岛素的释放。

7. 其他不良反应还有多毛、齿龈增生、痤疮以及对感染和肿瘤易感性增加等。

【制剂及用法】　胶囊剂：每胶囊25mg；100mg。微乳化软胶囊：每胶囊10mg；25mg；100mg。

口服液：100mg/ml（50ml）。微乳化口服液：100ml（50ml）。

静脉注射浓缩液：250毫克/支。

早期临床应用起始量通常为静脉制剂3 mg/(kg·d)，按1∶20～1∶100稀释于0.9%氯化钠溶液或5%葡萄糖溶液，葡萄糖氯化钠溶液中缓慢滴注，时间不少于4 h，也可用微量泵持续给药。由于静脉滴注容易引起血药浓度过大波动，影响疗效和增加肾毒性，加之微乳化CsA明显改善了药动学，使吸收对胆汁和进食的依赖减少，故现已较少使用静脉途径给药，静脉输注仅用于不能口服、早期口服吸收极差或发生明显腹泻者。

口服用药起始量通常为4～10 mg/(kg·d)，分2次服用，用量因选用不同的剂型（口服液或硬胶囊或微乳化软胶囊），及不同免疫抑制方案（如采用骁悉替代Aza的三联方案，乳化软胶囊的起始用量可减为4～6 mg/(kg·d)）而异。由于儿童CYP3A4代谢率强于成人，且排泄迅速，因此儿童患者需加大用量来达到与成人相似的血药浓度。初始用量根据血药浓度调节，一般维持2～3周后逐渐递减，维持用量为3～4 mg/(kg·d)。

药物浓度监测

CsA药物治疗窗相对较窄，药物吸收、代谢变异度较大，为确保免疫抑制效果，同时避免药物过量或过度免疫抑制带来的不良反应，应定期监测患者血药浓度，包括谷值浓度（C_{min}，C_0）测定和近年来兴起并广泛开展的峰值浓度（C_{max}，C_2）测定。

他克莫司

Tacrolimus，Tac，FK－506，普乐可复，Prograf

Tac是由Kino等于1984年从筑波链霉菌（streptomyces tsukubaensis）的培养液中分离获得的。Tac是难溶于水的大环内酯类化合物，相对分子质量822。其作用机制与CsA相似，但化学结构完全不同。Tac与除SRL以外的其他大环内酯类化合物结构也不相同，其结构中含有一个半酮缩醇（hemiketal masked），A、B二酮酰胺基并与其母核（23元环）相结合。Tac仅微溶于水，故其静脉制剂被制成醇性表面作用剂，口服制剂则是以羟丙基甲基纤维素为基质的分散体胶囊。

【体内过程】　Tac口服吸收不完全，生物利用度为10%～60%，平均为20%左右。口服后被迅速吸收，达峰时间1～2 h，平均1.5 h，半衰期12～24 h。与CsA不同，胆盐对其生物利用度影响较小，因而该药不需静脉与口服联合应用。经静脉给药后，Tac呈快速分布，Tac高度结合于清蛋白等血浆蛋白及红细胞、淋巴细胞等。当达稳态时，药物在血液外的实质器官，特别是肺、心、肾、胰腺、脾和肝脏等器官内高浓度分布。Tac主要在小肠壁和肝脏内代谢，经肝脏细胞色素P4503A4（CYP3A4）同工酶代谢。其代谢产物占血循环中药物相关物质的20%以下，且大部分不具有药理活性。Tac主要通过胆汁清除。Tac是一种低清除率的药物，其清除也随移植后的时间而变化。

【药理作用及机制】　研究显示，Tac产生免疫抑制作用的细胞内机制与CsA相似。Tac与胞质中的免疫啡啉，又称Tac结合蛋白（FKBPs）的特异性受体相结合，形成具有生物活性的Tac－FKBPs复合物，后者可干扰在T细胞活化过程中起关键作用的Ca^{2+}依赖性信号传导通路。FKBPs的同系物FKBP 12被认为与介导Tac的免疫抑制作用有关。

Tac－FKBP复合物的生物作用靶是钙离子及钙调素依赖性蛋白磷酸化酶，后者通常被称为钙调神经蛋白。钙调神经蛋白属丝氨酸－苏氨酸磷酸化酶，是在T细胞活化过程中将细胞膜信号转运传导至细胞核，从而刺激IL－2合成这一信号传导通路的必需的限速调节分子。另一个从细胞质向细胞核内传导信号，从而活化IL－2的基因转录的重要蛋白质，是活化T细胞核因子（NF－AT）。NF－AT是T细胞特异性转录因子，当TCR被激活后，NF－AT的活性程度可调节IL－2的转录水平。Tac－FKBPs复合物可通过抑制NF－AT亚基的功能性聚合，从而抑制其转录活性。

Tac还具有其他免疫抑制效应，包括在体外抑制T细胞增生，抑制原发性和继发性细胞毒性T细胞增殖，但对直接细胞毒性作用和钙非依赖性的T细胞刺激作用无明显影响。Tac在体外实验中还可抑制B细胞的活化，包括抑制诱导B细胞免疫球蛋白的产生和抑制受刺激后B细胞的增殖。体内研究显示，Tac可抑制由同种异体抗原所引起的T细胞增殖和细胞毒性反应；也可抑制针对T细胞依赖性抗原所产生的原发性抗体反应；但对T细胞依赖性的继发性抗体反应，由IL－2刺激的细胞增殖及对NK细胞和抗体依赖性细胞毒细胞的功能无抑制作用。

【临床应用】 1987年Ochiai等首次证实，该药对大鼠同种异体心脏移植有免疫抑制作用，1989年，Starzl首次将Tac应用于器官移植临床，并取得了显著的效果，1991年Fung等报告，对140例肝移植患者采用Tac成功地逆转了CsA治疗无效的排斥反应。Tac于1994年被美国FDA批准用于肝移植临床，1997年被批准用于肾移植临床。

现在Tac已被广泛应用于各种实质器官的临床移植。

【不良反应及注意事项】 Tac与CsA同属于CNI，两者不仅作用机制相同，不良反应也类似。根据文献报道Tac最常见的不良反应如下。

1. 神经毒性 常见症状包括震颤（54%）、失眠（50.8%）、头痛（40.2%）、肢体感觉异常（22.8%）。其大多数都是剂量相关性的，在药物减量后症状可减轻。

2. 肾毒性 肾毒性是影响其临床价值的重要不利因素。Tac可引起肾小球和皮质小动脉痉挛，使肾血管阻力增高，肾小球及皮质血流量减少。肾血管阻力增加常伴有血栓素A_2和内皮素产生及刺激肾内肾素分泌等病理生理变化，长期可致肾血管病变；通过刺激TGF－β转录，分泌活跃，促进肾间质纤维增生，引起慢性移植物肾病改变。

3. 诱发糖尿病 早期研究显示，使用Tac的患者中，糖尿病发生率及需要使用胰岛素的比例均明显增高，移植后糖尿病（PTDM）的发生率为10%～37%。研究认为，如此高的PTDM发生率与早期Tac用量偏大有关。随着近年来Tac起始及维持剂量的降低，PTDM的发生率也相应降低，近期美国多中心研究显示发生率仅为7%。可能机制是因为胰岛细胞上存在有FKBP，大剂量Tac可引起胰岛素分泌减少。

4. 消化道毒性 常见表现为腹泻（40.9%）、恶心（35.2%）、呕吐。少见的症状包括：便秘、消化不良等。通常症状为轻到中度，多不影响治疗。

5. 感染及肿瘤发生 尽管早期Pittsburgh报道一组儿童受者移植后淋巴细胞增生异常（post-transplantation lymphoproliferative disease，PTLD）的发生率高达17%。但美国多中心的研究显示，与CsA相比Tac的感染和PTLD的发生率并不高。

6. 其他 包括心肌病、贫血、过敏等。与CsA比较，Tac较少引起高胆固醇血症和高血压，在长期用药的患者中也没有发现牙龈增生、多毛等表现。

【制剂及用法】 Tac 胶囊：每粒 0.5mg；1mg；5mg。

静脉注射液：每支 5mg/1ml，用时稀释在 5%葡萄糖和生理盐水中。

静脉途径的起始用量通常为 0.01～0.1 mg/(kg・d)，经静脉持续滴注。口服起始用量为 0.1～0.3mg/(kg・d)，分 2 次，间隔 12 h 服用。

我国用量较小，起始用量为 0.08～0.15 mg/(kg・d)。若由 CsA 改为本药，通常在停用 CsA12～24h 后开始使用本药，若 CsA 全血谷浓度过高（>300ng/ml），应进一步延缓 Tac 给药时间，直至 CsA 血药浓度低于 300ng/ml。

药物浓度监测

由于 Tac 吸收存在明显的个体间和个体内差异，治疗指数较低，安全范围相对较窄，故应对其进行严密的血药浓度监测。测定方法可选用酶联免疫吸附法（ELISA）或放射受体分析法。目前，尚无公认用于诱导治疗、急性排斥预防治疗、免疫抑制维持治疗及难治性排斥的挽救治疗的最佳浓度。肾移植通常采用由 Laskow 等 1996 年报告的全美多中心研究所推荐的谷值浓度 5～15ng/ml。肝移植早期目标谷浓度为 10ng/ml，术后 3 个月为 8～10ng/ml，“三联治疗”方案维持期较适合浓度为 5ng/ml。

凡能抑制或诱导 CYP3A4 同工酶活性的药物或化合物，均可影响 Tac 的血药浓度。强力抑制剂包括酮康唑、伊曲康唑和氟康唑，而强力诱导药物有利福平和苯妥英。在与 MMF 联合应用时，MMF 的肠肝循环不会受到影响，MMF 活性代谢产物的血浆浓度要比 MMF 与 CsA 联合应用时高 2 倍。

9.4 mTOR 抑制药物

mTOR inhibiters

西罗莫司

Sirolimus，SRL，雷帕鸣，Rapamune

SRL 又名雷帕霉素（rapamycin，RAPA），是由 Sehgal 等于 1975 年从采自复活节岛上土壤中的吸水链霉菌（streptomyces hygroscopicus）中分离获得的大环内酯类化合物，目前被认为是一个很有发展前景的免疫抑制药物。

【体内过程】 SRL 口服给药后吸收迅速，正常人单剂给药后达峰时间约为 1 h，肾移植患者多剂给药后血药浓度达峰时间约为 2 h。SRL 的口服生物利用度在肾移植患者中约为 14%，平均半衰期为 6.2±1 6 h。SRL 在血中绝大部分（>92%）与血浆蛋白相结合，其中主要与血浆清蛋白（97%）相结合，其余与 α_1-酸性糖蛋白和脂蛋白相结合。

SRL 是小肠和肝脏 P450 系统（CYP3A4）的底物，主要是以 *O*-去甲基化和/或水解方式被代谢，部分代谢物在体外具有低免疫抑制活性。SRL 是全血中的主要有效成分，占免疫抑制活性的 90%以上。主要经粪便排出（91%），尿液排除部分甚少（2.2%）。

【药理作用及机制】 1. SRL 主要作用机制 SRL 与 FK 结合蛋白（FKBP）相结合，形成抑制性复合物，从而抑制钙依赖性和非依赖性的 IL-2R 后的转导信号，包括由细胞因子 IL-2、IL-4、IL-7、IL-15 及由非淋巴性细胞因子，如纤维母细胞生长因子（FGF）、干细胞因子（SCF）、血小板源性生长因子（PDGF）、克隆刺激因子（CSF）以及胰岛素生长因子（IGF）所传递的增殖信号，在 G_1 中后期阻止细胞周期的进展，从而阻止 T 细胞从 G_1 向 S 期进展。

2. SRL 的其他作用机制包括 （1）通过抑制哺乳类雷帕霉素靶分子 mTOR 与其靶分子 P70S6 激酶的作用，干扰细胞周期蛋白产物的表达和细胞周期依赖性激酶（CDK），尤其是 CDK2 和 CDK4 的活性，从而阻止在 G_1 向 S 期进展中，起重要作用的核糖体蛋白超磷酸化以及延长因子 ETF4 的分泌。（2）可抑制 T 细胞中，由 CD28 共刺激通路所介导的 IL－2 的转录增加。（3）可通过阻断 B 细胞增殖及生成可产生抗体的成熟浆细胞，而抑制抗体产生和抗体依赖性的细胞毒性作用。（4）还可抑制 NK 细胞、LAK 细胞的活性。

3. SRL 与 CNI 的重要区别 SRL 只影响 IL－2R 的信号传递，并不像 CNI 那样干扰 IL－2 的转录与合成。因此 SRL 虽可抑制由 IL－2 介导的 T 细胞增殖，但并不抑制由 IL－2 所介导的 T 细胞凋亡过程，而后者对于免疫耐受或免疫低反应性的诱导和维持，起着重要的作用。因此，SRL 在免疫耐受的诱导中也将起重要作用。

4. SRL 防止慢性排斥的机制 动物模型及临床研究初步显示，SRL 可能通过下列途径防止慢性排斥或慢性移植肾肾病的发生，或者延缓其进展：（1）体外实验证实，SRL 可抑制 T、B 淋巴细胞的增殖，还可抑制由生长因子和细胞因子促进的成纤维细胞、内皮细胞、平滑肌细胞增殖。（2）在对体内移植主动脉研究中发现，SRL 对血管损伤期间内皮细胞及平滑肌细胞具有保护作用。（3）许多研究发现，SRL 可对抗或缓解小鼠肾移植模型中慢性排斥的发生。（4）临床肾移植中，SRL 与 CsA 联合应用可明显降低急性排斥反应发生率及严重程度，研究证明急性排斥反应的发生及其严重程度，是慢性排斥反应发生的主要危险因素之一。（5）使用 SRL 后，CsA 应减量直至撤除。

SRL 无肾毒性，在移植后早期可促进肾功能恢复，在中长期可减轻或对抗由 CsA 引起的肾脏纤维化、小动脉内膜增生等慢性移植肾肾病的病理变化。关于 SRL 对移植物长期效果的影响尚需继续进行随访和观察。

【临床应用】 可用于器官移植抗排斥反应。由于 SRL 可抑制由生长因子和细胞因子促进的成纤维细胞、内皮细胞、平滑肌细胞增殖，故对预防慢性排斥反应也有效。

【不良反应及注意事项】 SRL 常见不良反应包括高脂血症/高胆固醇血症（38%～46%）、高血压（39%～49%）、腹泻（35%～42%）、贫血（33%～37%）、泌尿系感染（23%～33%）、关节疼痛（27%～31%）、痤疮（22%～31%）和血小板减少（20%～30%）。其他不良反应包括伤口愈合障碍、淋巴囊肿、肝功能异常、感染（包括 CMV 肺炎和卡氏肺囊虫肺炎）、低磷/低钾血症、白细胞减少、溶血尿毒综合征、皮疹等。

【制剂及用法】 口服液 1mg/1ml。片剂：每片 1mg。

SRL 由于其半衰期长，通常采用每天 1 次给药方案。为降低药物暴露的变异度，建议应固定采用饭前或饭后服药。首剂给药应采用 3 倍于维持量的负荷剂量。SRL 单药方案负荷量为 15 mg，以后 10 mg/d，调节血药浓度 10～20 ng/ml，若出现药物不良作用，可对症治疗或逐渐递减药量。

在采用 SRL＋CsA＋Pred 三联方案时，首剂负荷量 6 mg，此后 2 mg/d 维持，调节谷值浓度 5～15 ng/ml。普通低危患者微乳化 CsA 的起始量为 5～7 mg/（kg·d），维持平均药物浓度 350 ng/ml，6 个月后调节 SRL 浓度 5～10 ng/ml，CsA 150ng/ml。

关于药物相互作用的研究显示，所有影响 CYP3A4 同工酶的药物都可能影响 SRL 的代谢。常见升高 SRL 浓度的药物包括：钙通道阻滞剂（尼卡地平、地尔硫卓、维拉帕米等）、抗真菌药物（酮康唑、伊曲康唑等）、大环内酯类抗生素、胃肠动力药等。常见降低 SRL 浓度的药物包括：抗惊厥药（卡马西平、苯巴比妥、苯妥英）、抗生素（利福平、利福喷汀）等。

药物浓度监测 大多数患者不需常规监测血药浓度，仅在下列情况时需要监测：儿童患者、肝功能不良者、同时使用 CYP3A4 诱导剂或抑制剂者及 CsA 需大幅减量或停药者。血药浓度监测通常采用 Napadi 和 Kahan 于 1996 年推荐的 HPLC/紫外测定法（HPLC/UV）。

依维莫司

Everolimus

(SDZ RAD，山莱恩，Certican)

【体内过程】 everolirnus 又名 SDZ RAD，是 SRL 的 25-羟乙基衍生物，亲水性较其母体稍有改善，药物清除率明显加快，生物活性提高。Everolirnus 与 SRL 相比，半衰期明显缩短（16～19 h），故采用每天 2 次给药。Everolimus 口服后迅速吸收，肾移植患者单剂量给药后平均 1 h 达血药浓度峰值，多剂量给药后 2 h 达血药浓度峰值。药动学研究显示，7 天后达到稳定血药浓度，各项指标均呈较好的剂量相关性，其谷值浓度与 AUC 之间显示良好的相关性。Everolirnus 在肝脏内代谢，在体外不足 5%转化成 SRL。中等程度的肝损害可能与 Everolimus 清除减少 53%，AUC 增加 114%，半衰期延长 79%有关。

大环内酯类药物可减少 Everolimus 的清除，利福平则可促进其清除。Everolimus 与微乳化 CsA 或非微乳化 CsA 合用可使后两种药物的 AUC 分别增加 168%和 74%。

【药理作用及机制】 同 SRL 一样，Everolimus 通过抑制 P70S6 激酶和周期素依赖性蛋白激酶的活性，导致细胞阻滞在 G_1/S 期、抑制生长因子介导的 IL-2、IL-15 驱使下的 T、B 细胞及非造血细胞增生。

【临床应用】 用于肾移植和心脏移植，可与 CsA 和皮质激素合用。

【不良反应及注意事项】 一期临床验证结果初步显示，Everolimus 的不良作用谱与 SRL 相似。高脂血症和血小板减少症在 Everolimus 组更容易发生，高胆固醇、高甘油三酯及白细胞减少的发生与 C_{min} 无明显相关。

【制剂及用法】 片剂：每片 0.25mg，0.5mg，0.75mg。用法：0.75mg，一天 2 次。4～5 天后根据血药浓度和耐受性调节剂量。

9.5 生物性免疫抑制药物

Bio-immunosuppressive drugs

此类药物主要是各种特异性抗体制剂，通常采用人淋巴细胞（包括胸腺细胞、淋巴母细胞、外周血 T 细胞或 JurKat T 细胞）免疫马、羊、兔等动物后，经提取、分离和纯化而制成。最初采用的是抗淋巴细胞血清（ALS），以后为了尽量减少血清病的发生而在临床上采用纯度更高的 γ-球蛋白成分，包括抗淋巴细胞球蛋白（antilymphocyte globulin，ALG）和抗胸腺细胞球蛋白（antithymocyte globulin，ATG）。近年随着基因工程技术的日趋成熟，一批高效、低毒的嵌合型/人源化单克隆抗体面世，为临床免疫抑制治疗提供了新的选择。

多克隆抗体

抗淋巴细胞球蛋白（antilymphocyte globulin，ALG）是以人的淋巴细胞免疫动物后，从免疫动物马、兔等体内采血，分离抗淋巴细胞血清，再由血清分离纯化免疫球蛋白，经冷冻干燥制成。以前使用较多的是由美国明尼苏达大学制备的 ALG（MALG）。而抗胸腺细胞球蛋白（antithymocyte globulin，ATG）是以人的胸腺细胞免疫动物制得，其作用、用途和不良反应与 ALG 相似，现在主要在美国使用的是 ATGAM（普强公司），是一种马抗人胸腺细胞球蛋白。最近才批准上市的 anti thymoglobulin（即复宁，sangstat），这是一种兔抗人胸腺细胞球蛋白。

ATGAM

【体内过程】 研究显示，使用 ATGAM 10～15 mg/d，马血浆 IgG 峰值浓度为（727±310）μg/ml，与用量及总剂量浓度相关。用药后约 6 天血浆水平达到平台期。平均半衰期为 5.7±3 天（1.5～12 天），峰浓度水平个体差异较大的原因，可能与个体对异源性 IgG 的清除率不同有关。约 1/3 患者 ATGAM 清除速率快，平均清除半衰期＜3.5 天。一部分 IgG 以原形经尿液排出。

【药理作用及机制】 ATG 是淋巴细胞选择性免疫抑制药物。大量研究显示，这类多克隆抗体可干扰由细胞介导的免疫反应，可去除已经发生的迟发型高敏反应（DHR），大剂量应用时可延长一些种系的异种移植物的存活。

多克隆抗体 IgG 对 T 细胞表面的共有抗原分子（包括 CD2、CD3、CD4、CD8、CDl-la、CD18、HLA－DR 等）具有抗体特异性。当 IgG 与上述细胞表面分子结合后，可通过下面两条途径产生作用，清除循环 T 细胞：通过补体协助的抗体依赖性细胞介导的细胞毒性作用；通过由存在于脾、肝、肺等淋巴网状系统中的网状内皮细胞依赖性的吞噬作用将 T 细胞消化（调理作用）。除与循环 T 细胞结合外，多克隆抗体还可与胸腺内和移植物内的 T 细胞产生黏附，从而发挥清除作用。

多克隆抗体还可低水平地抑制抗体生成。ATGAM 本身还含有低滴度，针对巨噬细胞、内皮细胞及其他可能作用的靶细胞的抗体，可能引起一些副作用的发生，如静脉炎和低滴度内皮细胞抗体与内皮细胞相结合后所发生的抗体反应。

【临床应用】 多克隆抗体应用的适应证包括：

1. 主要用于治疗耐糖皮质激素性急性排斥反应，即经激素冲击治疗未逆转的排斥反应。此外，若活检证实为急性血管性排斥反应（Banff 2 级或 3 级）、血清肌酐迅速增高或出现无尿，也是考虑选用的指征。2. 部分移植中心将其作为抗急性排斥反应的初始治疗。3. 与其他免疫抑制药物联合应用，以推迟首次急性排斥反应的发生时间或减少药物肾毒性，如 CsA 对移植肾功能恢复的影响。4. 对使用 OKT_3后发生复发性急性排斥反应的患者，应用 ALS 类制剂是最有价值的治疗措施。

【不良反应及注意事项】 多克隆制剂的不良反应大多由于大量异源性蛋白输入所致，常见包括发热（51%）、血小板减少（30%）、皮疹（27%）、寒战（16%）、白细胞减少（14%）、全身感染（13%）。其他还包括：血尿、关节肌肉疼痛、恶心、呕吐、腹泻及血清病样症候群等。此外，使用多克隆制剂还可明显升高 CMV 感染及移植后淋巴细胞增生异常（PTLD）的发生率。

使用禁忌证包括 既往使用同类制剂发生严重的全身性过敏反应；存在严重感染的患者。

【制剂及用法】 注射液：50mg/ml×5ml。使用方法 抗排斥治疗通常采用 ATGAM 10～20 mg/(kg·d)，将药物用 0.9%氯化钠溶液或 5%葡萄糖溶液稀释（1～2 mg/ml），通过滤器（过滤在配制或存放过程中可能产生的固体悬浮物）经中央静脉或动静脉外瘘/内瘘的静脉端缓慢输注，时间＞4 h。严禁通过外周静脉输注 ATGAM，否则将会发生严重的血栓性静脉炎。ATGAM 诱导治疗疗程对肾、肝、胰腺移植患者通常为 7～21 天，心脏移植患者 3～10 天。诱导治疗可不经药物递减而直接停药；抗排斥治疗疗程通常为 7～14 天，待临床症状及生物学指标明显改善后递减停药或维持治疗至 21 天，维持期也可采用隔天用药方案。

ATG 为异种血清产品，具有强烈的抗原性，可能引起严重的过敏反应，故除了询问既往过敏史外，使用前均应做皮肤过敏试验（1∶1 000 盐水稀释，皮内注射 0.1 ml）。注射前预防性应用抗组胺药物、退热药及皮质类固醇，可避免或减轻过敏反应的发生。使用期间及停药后 2 周内均应密切观察患者。通常通过监测循环 T 细胞的数量来调节剂量，以控制 $CD3^+$ 细胞（成熟 T 细胞）在外周血中占淋巴细胞比例＜10％为宜。当外周淋巴细胞数目＜0.05×10^9/L，或/和血小板＜50×10^9/L 时应停止用药，以防发生严重感染或出血。外周细胞数目监测还可用于预测疗效和发现患者对药物出现耐受。当 ALG 用药达 20 mg/(kg・d)，$CD2^+$、$CD3^+$ 细胞数持续＞0.25×10^9/L 时提示患者对药物产生耐受，最常见的原因是患者产生针对多克隆抗体的抗体，在撤药期间出现 $CD2^+$、$CD3^+$ 细胞数迅速反跳（＞0.25×10^9/L）的患者，为复发性排斥的高危患者。

即复宁

Thymoglobuline，Sangstat

【药理及应用】 Thymoglobulin（即复宁），是一种兔抗人胸腺细胞球蛋白（rabbit anti－human thymocyte globuline）。

同 ATG，是淋巴细胞选择性免疫抑制药物。即复宁和 ATGAM 效果对比研究结果显示，即复宁对排斥反应的逆转率为 88％，高于 ATGAM 的 76％（$P=0.027$）。移植物 1 年存活率前者为 83％，后者为 75％；不良反应发生率分别为 93.9％和 93.8％；两者间差异均无显著性。

【不良反应及注意事项】 即复宁是异源性蛋白，同样会引起过敏反应、白细胞减少，必须在医院中严格的医疗监护下使用。治疗结束 2 周内必须监测血细胞、血小板。在器官移植中，如血小板计数＜80×10^9/L、或白细胞计数＜2.5×10^9/L，需考虑降低剂量；如果发生持续性、重度血小板减少（＜50×10^9/L）或白细胞减少（＜1.5×10^9/L），需停药。在预处理方案中，感染的风险、原发恶性疾病复发的风险增加。

【制剂及用法】 制剂：5 毫克/毫升×5 毫升/瓶。即复宁® 预防肾、肝、胰腺、心脏移植急性排斥反应的用量为 1～1.5 mg/(kg・d)，疗程2～9 天。治疗排斥反应剂量为 1～1.5mg/(kg・d)，疗程 3～14 天。预防移植物抗宿主病（GVHD）用量为 2.5mg/(kg・d)，疗程第－4 天到第－2 天或－1 天，治疗 GVHD 的剂量为 2～5mg（kg・d），经同样方式稀释后从外周静脉输注，时间＞6 h，疗程同 ATGAM。

单克隆抗体

Monoclonal antibody

单克隆抗体（monoclonal antibody，MAb）是由杂交瘤细胞产生的，只针对某一特定抗原决定簇的抗体。MAb 具有纯度极高、性质均一、特异性高、无限可重复的特点，避免了多克隆抗体各批次之间效价不一的缺点。

莫罗单抗－CD3

Muromonab－CD3

Muromonab－CD3，鼠单克隆抗体－CD3，ORTHCLONE，OKT3

【药理及应用】 1981 年，Cosimi 等首先将抗 $CD3^+$ T 细胞的 MAb 用于肾移植临床。1986 年，鼠抗 CD3 单克隆抗体 OKT3（莫罗单抗－CD3）被美国 FDA 批准在临床移植中正式应用，其在免疫抑制的历史和现实临床使用中均占有重要地位。OKT3 为鼠 IgG2 的免疫球蛋白，具有一重链（分子量约 5 万）及一轻链（分子量约2.5万），能特异性地与T细胞的抗原CD3结合，从而阻断T细胞的再生和及其功能，起到免疫抑制作用。

主要用于器官移植后的急性排斥反应，逆转耐类固醇性排斥反应。Aza及半剂量CsA联用有助于抑制抗OKT3抗体的产生，可有效的预防肾移植术后急性排斥反应。

【不良反应及注意事项】 不良反应有细胞因子释放综合征，主要表现为寒战、发热、呼吸困难、呕吐、腹泻和震颤等。用药前先静脉注射甲泼尼松龙（1mg/kg），或可服用对乙酰氨基或抗组胺类药物，防止早期反应。OKT3与Pred、OKT3有肾毒性，若肾移植术后与全剂量CsA同时立即使用，大量细胞因子的释放可使移植肾对CsA的肾毒性更加敏感，使早期肾功能延迟恢复的发生率增加。禁用于对本药过敏的患者。

【制剂及用法】 常用的制剂为注射液，每支5mg（5ml）。静脉注射，5mg Qd，连续10～14天。可与皮质激素或硫唑嘌呤合用。

阿仑单抗

Alemtuzumab

(CAMPATH-1H)，阿仑单抗

【药理及应用】 阿仑单抗（Alemtuzumab）是一种抗CD52的单克隆抗体。

CD52在人类除分化终末期以外的所有淋巴细胞中广泛表达，还在红细胞、单核细胞、树突状细胞、NK细胞及巨噬细胞中表达。动物实验和临床研究均显示：Alemtuzumab可去除受者体内的T细胞、B细胞和树突状细胞，从而抑制体内排斥反应发生和骨髓移植后GVHD的发生，并降低其严重程度，是器官移植具有潜在应用前景的，强力淋巴细胞清除剂。早期制剂为鼠IgM抗体（CAMPATH-1H），体外实验证实，其可与人补体共同作用清除T细胞。其后开发的制剂为鼠IgG2b单克隆抗体（CAMPATH-1G），虽然对淋巴细胞有较强抑制活性，但由于是异源性抗体，药动学指标不佳，尤其半衰期较短。此外，还有引起血清病和产生中和性抗体的危险。

Alemtuzumab是由葛兰素-威康（Glaxo-Weelkcome）公司采用基因工程技术研制的人源化IgG1抗CD52单克隆抗体。与CAMPATH-1G相比，除保留良好的淋巴细胞抑制活性外，其生物半衰期明显延长。

Alemtuzumab在肝、肾和胰腺移植中的应用处于起步阶段。关于实体器官移植免疫抑制诱导治疗的初步结果显示：Alemtuzumab可诱导快速有效、完全的周围和中枢性淋巴细胞清除，淋巴细胞的数目需要数周才能恢复到移植前水平，是皮质类固醇抵抗性排斥反应治疗的新选择。单独使用不能诱导耐受，急性排斥反应在缺乏T淋巴细胞情况下仍可发生。

Alemtuzumab对GVHD也有较好的治疗效果。骨髓移植证实，移植前5天（—8～—4天）给予Alemtuzumab 20 mg/d，则移植后Alemtuzumab在体内通过补体装配和抗体依赖性细胞介导的细胞毒作用（ADCC），导致T细胞溶解的效应可持续28天，但其最佳作用剂量尚无定论。目前，Alemtuzumab在减低预处理毒性（非清髓性）异基因造血干细胞移植中预防和减轻GVHD中应用较多，已完成了二期临床研究。

利妥昔单抗

Rituximab

(Rituximab，Rituxan，美罗华)

利妥昔单抗是一种直接对抗B淋巴细胞上CD20抗原的单克隆抗体。动物及临床研究显示经静脉使用可迅速、持久地清除循环和组织中的B细胞，清除持续时间可长达6个月。

该药已被批准用于非霍奇金淋巴瘤的治疗。近期也被用于治疗一些自身免疫性疾病，以抑制抗体生成。

在器官移植临床中，目前主要试用于下列情况：降低已形成的高抗HLA抗原水平；在ABO血型不符或交叉配型阳性的活体供器官移植中使用；治疗急性体液性排斥反应；治疗移植后淋巴细胞增殖病，这类患者通常CD呈阳性。

推荐剂量为375 mg/m²，每周1次，连续4周。输注时可能产生一过性低血压，建议用药前使用乙酰氨基酚和二苯基羟基胺。

IL－2R阻断剂

IL－2R blocking agents

近年来，器官移植术后排斥反应发生机制的研究显示，IL－2必须通过与活化T淋巴细胞表面IL－2R结合，才能诱导T淋巴细胞的快速增殖。IL－2和IL－2R通路在T淋巴细胞增殖过程中的重要作用和CD25在活化T淋巴细胞表面的选择性表达，使得CD25成为单克隆抗体疗法的靶目标。

巴利昔单抗

Basiliximab

Basiliximab 舒莱，simulect

【药理及应用】 巴利昔单抗（Basiliximab）是一种直接针对淋巴细胞表面IL－2Ra分子链的单克隆抗体。它采用基因转染、DNA重组等基因工程技术，将小鼠IL－2R抗体的可变区和人抗体（lgG_1）的恒定区Fc段嵌合为一体。这种嵌合型单克隆抗体不仅免疫原性低，而且对淋巴细胞具有较高的亲和性。它可以特异地与活化的T淋巴细胞表面的IL－2R的亚单位（Tac/CD25）相结合，竞争性抑制IL－2R依赖的T细胞的增殖，来发挥作用。成人采用两剂用药后，90%以上外周血中的T细胞上的IL－2R在术后30～45天不能与IL－2结合，因而可产生较强的抗排斥效果。

临床应用于预防肝、肾移植术后急性排斥反应。本品通常与环孢素微乳剂及含皮质激素为基础的免疫抑制剂联合使用。据美国UNOS 38519例肾移植的统计资料，应用传统的OKT3或ATG诱导治疗，其人/肾存活率均无显著改善，而采用IL－2R单抗作诱导治疗者，其移植物丢失率减少17%，死亡率降低21%。目前国内巴利昔单抗应用于肾移植患者的文献报道较多，均获得不错的疗效，且患者有较好的耐受性。但肝移植中应用巴利昔单抗进行诱导治疗的报道并不多见。实验证明，肝移植术后早期，在常规三联免疫抑制方案基础上加用巴利昔单抗（总剂量为40mg，分2次给予，每次20mg；首次剂量于术中移植肝下腔静脉开放时，静脉推注；第2次给药时间为移植后第4天）是安全的，能够减低急性排斥反应发生率，但长期疗效仍在进一步观察中。国内一项巴利昔单抗诱导预防肝移植排斥反应的临床对比研究，结果发现巴利昔单抗组患者，随访1年时的急性排斥反应发生率为8.5%，比对照组降低了19.9%，两者差异显著。与FK506＋MMF＋PRED三联免疫治疗方案相比，加用巴利昔单抗作免疫诱导，可更有效地降低肝移植术后急性排斥反应发生。首次排斥发生平均时间，巴利昔单抗组比对照组推迟了11.5天，两组之间有显著差异。这说明加用巴利昔单抗后可有效推迟首次排斥发生的时间，有助于术后移植物功能的早期恢复。虽然两组在同一病例发生急性排斥次数和平均排斥活动指数均无显著差异，但巴利昔单抗组在这两方面均比对照组有减少、减轻的趋势。

【不良反应及注意事项】 罕有皮疹、荨麻疹、喷嚏、喘息、支气管痉挛、肺水肿、心衰和呼吸衰竭的报道。

【制剂及用法】 冻干粉剂：20mg×1瓶。临床应用标准总量为40 mg，每次20 mg，分2次配置后静注或在20～30min内静滴。体重＜35 kg的儿童：推荐总量为20 mg，每次10 mg，分2次给药。首剂于移植术前2h给予，第2剂于移植术后第4天给予。如术后出现对本药的严重高敏反应或移植物失功能，应停止第2次给药。

达利珠单抗

Daclizumab，达克珠单抗，赛尼哌，zenapax

【药理及应用】 人源化单克隆抗体（赛尼哌，zenapax），是以 MAT（一种小鼠 IgG2a 单克隆抗体）通过基因工程合成的，第一个抗白介素-2 受体（IL-2R）的人源化单克隆抗体，与活化的人 T 细胞和 B 细胞所表达的 IL-2R中的 Tac 亚单位结合。由于 zenapax 与高亲和力的 IL-2R 结合，阻断了 IL-2 的活化效应，抑制 IL-2 介导的 T 淋巴细胞激活和增殖，从而抑制了细胞性排斥反应。Zenapax $t_{1/2}$ 约 6 天，用药方案简单且疗程短，明显降低急性排斥的发生，并且临床用药安全，耐受性良好，用于预防肾移植后急性排斥反应的发生，可与包含环孢素和皮质类固醇激素的免疫抑制方案一起使用。

【不良反应及注意事项】 胃肠道紊乱。

【制剂及用法】 注射液：25 毫克×5 毫升/支。推荐剂量及用法：1mg/kg 术前 24h 内用药 1 次，术后 2 周内用 1 次，共 2 次。

研究表明，赛尼哌和舒莱的疗效与 ATG、OKT3 相当，甚至更优；安全性方面，ATG、OKT3 的不良反应发生率均比较高，有些还比较严重，而赛尼哌和舒莱都是高度人源化的单克隆抗体，而且只作用于活化淋巴细胞而不干扰其他淋巴细胞，不良反应很少；由于 ATG、OKT3 都是异源性蛋白，患者体内可产生相应的抗体，使患者在排斥反应发生时可能失去应用这些抗体进行治疗的机会，而赛尼哌和舒莱免疫原性低，不易产生抗体，可反复应用。因此在临床应用抗体诱导治疗时越来越多的专家选择赛尼哌或舒莱。

其他新型免疫抑制药物

FTY-720

是从从子囊菌亚门赤僵菌（Isaria sinclarii）培养液中提取的 ISP-1，经化学修饰而成的一种新的免疫抑制药物，化学名｛2-amino-2-［2-（4-octyl henyl）ethyl］-1，3-propanediol hydrochloride｝，分子式为 $C_{19}H_{33}NO_2HCl$，相对分子质量为 343.94，取名为 FTY-720。

【体内过程】 FTY-720 易溶于水和乙醇，具有较高的生物利用度。FTY-720 降低外周淋巴细胞的程度与其血浆浓度无关，提示其组织利用度高。FTY-720 半衰期为（95±2）h，峰浓度 0.1～0.7 μg/L，血浆 AUC 为（28±3）μg/L。其代谢产物在大、小便中均有发现，比较而言大便中更多，提示其主要在肝脏代谢。

【药理作用及机制】 大量体内及体外动物实验表明，FTY-720 能诱导淋巴细胞凋亡，且不依赖于 Fas-Fasl 途径。它通过影响 Bcl/Bax比值，激活磷脂酶 C 引起细胞内 Ca^{2+} 释放，或直接降低线粒体跨膜电位，从而诱导凋亡，并可选择性地促进成熟淋巴细胞，尤其是 $CD4^+$ T 淋巴细胞凋亡。研究还发现，FTY-720 有调节外周循环成熟淋巴细胞向周围淋巴器官转移（淋巴归巢）的作用。实验中、小剂量［0.1 mg/(kg·d)］FTY720 即可使大鼠外周血、胸淋巴导管和脾脏内的 T、B 淋巴细胞数量显著降低，而外周淋巴结（PLN）、肠系膜淋巴结（MLN）及派尔集合淋巴结（Peyer's patches）中的淋巴细胞显著增加。FTY-720 对细胞黏附因子，如选择素、整合素、趋化因子的调节作用可能是这种转移发生的机制。FTY-720 还可通过作用于与 G 蛋白耦联的 EDG-6（内皮细胞分化基因）的膜受体，而改变细胞的移动活性。而 EDF 家族共用的相同天然配体——磷酸鞘氨醇（S1P）与 FTY-720 具有高度的同一性，因此，作为 S1P 受体拮抗剂的 FTY-720 可限制淋巴细胞从淋巴器官中游出，并隐藏其中，从而阻断了产生免疫应答的必备条件——淋巴细胞通过淋巴器官的再循环。最近有报道 FTY-720 能呈剂量依赖性地抑制与急性排斥反应密切相关的穿孔素、颗粒酶B和FasL mRNA的表达，尤其是对FasL mRNA的抑制作用最强。近期研究显示，FTY-720在诱导免疫耐受方面也具有作用。

【临床应用】 已在肾脏移植患者中进行了一期和二期临床研究。二期临床研究表明：2.5 mg/d FTY-720与现有的常用免疫抑制药物，如CsA、Tac具有协同效应。联合使用时免疫抑制效果显著，与标准的MMF+CsA方案具有相同的安全性。5 mg/d FTY-720可减少这类传统免疫抑制药物的用量，从而降低其不良反应。FTY-720虽然通过肝脏细胞色素代谢，但不经细胞色素P450系统。因此不影响CsA、Tac、SRL等药物的代谢。使用FTY-720可较长时间地导致可逆性和剂量依耐性的外周血淋巴细胞减少，但是并不破坏免疫记忆，不影响粒细胞数目及功能，因此不会增加机会性感染发生率。其在临床器官移植中的地位，尚待正在进行的，大规模、多中心、随机、对照的三期临床研究来阐明。

【不良反应及注意事项】 研究显示，在首剂用药后48 h内，高达25%的患者可出现可逆性心动过缓，但无血流动力学异常。

细胞毒性T淋巴细胞相关抗原-4 CTLA-4

细胞毒性T淋巴细胞相关抗原-4（cytotoxic T lymphocyte associated antigen-4，CTLA-4），又称CD152，属于免疫球蛋白超家族，在激活的$CD4^+$和$CD8^+$T细胞及激活的B淋巴细胞和APC表面表达。

CTLA-4与CD28有相同的配体B7-1（CD80）和B7-2（CD86），CTLA-4可以通过限制B7与CD28结合而抑制T细胞活化。CTLA-4和B7结合后产生强烈的抑制信号，终止T细胞增殖与活化，使细胞间期停滞在G_0～G_1期。CTLA-4还可介导不依赖Fas途径的T细胞凋亡，减少细胞IL-2分泌，抑制IL-2R基因表达，促进T细胞分泌TGF-β，下调T细胞反应性和细胞因子的分泌。CTLA-4也能联结蛋白酪氨酸磷酸酶SHP-2、SHP-2在TCR-CD3复合物的聚集导致信号复合物组分脱磷酸，终止由TCR介导的细胞活化过程。

CTLA-4Ig是CTLA-4和Ig重链Fc段的融合蛋白，其可阻断CD28、CTLA-4与CD80、CD86之间所有的相互作用，从而抑制T细胞充分活化，导致T细胞无反应。CTLA-4Ig对混合淋巴细胞反应（MLR）的抑制作用与其剂量成正比，最大抑制率可达100%。动物实验显示，移植后短程给予甚至单次注射均能诱导移植耐受。对供肾者进行CTLA-4转基因处理，不仅可以延长移植物的存活期，且能诱导供体产生特异性免疫耐受。用含CTLA-4Ig基因的腺病毒载体，通过静脉注射给药，大鼠心脏移植物存活可达27天左右。CTLA-4Ig也能抑制同种异基因猪混合淋巴细胞反应，诱导抗原特异性T细胞的低反应性。用CTLA-4Ig治疗的移植心脏在受者体内存活期明显延长，这些受者排斥第三者的皮肤移植，但接受同源供者的皮肤移植。Kirk等用猕猴建立肾移植模型，发现用CTLA-4Ig、抗CD40L阻断CD40-CD40L和CD28/CTLA4-B7-1/B7-2通路，对阻止和逆转移植肾急性排斥反应有益。

CTL-4Ig　CTL-4Ig通过阻断共刺激通路，影响T细胞的活化和应答及阻止CD28的活化，降低IL-2R的表达和IL-2等细胞因子的生成，同时诱导Th1、Th2型细胞的分化偏移，诱导树突状细胞介导的免疫耐受，从而发挥其特异性的免疫抑制作用。近几年，常用基因工程的重组载体和基因转移技术将CTL-4Ig基因转导入目的细胞，使其表达CTL-4Ig而发挥作用，并发现FTY-720与CTL-4Ig联用能显著增强CTL-4Ig的效应，诱导免疫耐受的产生。二者联合可能是未来有效的免疫诱导治疗方案。

9.6 免疫抑制药物的应用

Immnosuppressive drugs use

预防和治疗排斥反应是实体器官移植取得成功的长期和重要的任务，而合理应用免疫抑制药物，避免排斥反应导致移植器官失功能，是其中的关键因素。

1. 免疫抑制药物使用原则　最大限度地发挥免疫抑制药物的效应，减少不良反应。所有免疫抑制药物均具有下列三种效应。

（1）免疫抑制效应。

（2）免疫抑制过度所导致的不良反应（如感染、肿瘤等）。

（3）非免疫性不良反应（如肝、肾、骨髓毒性，高脂血症、高血糖、高血压等）。

在临床实体器官移植实践中，合理地使用免疫抑制药物，就是要最大限度地发挥其免疫抑制效应，同时尽可能地降低发生免疫性和非免疫性不良反应的危险，以达到长期生存的目的。

合理应用免疫抑制药物方案的核心，是联合应用不同作用机制、不同作用时相及不同作用效应的免疫抑药物，以充分发挥其协同作用，达到增强总体免疫抑制效应，减少单一药物的用量，减少药物不良反应的目的。

基本用药原则包括：联合、适量、阶段化、个体化和低毒性。

2. 免疫抑制药物临床应用要点　免疫抑制药物的种类日益增多，其作用机制各不相同。同一免疫抑制药物在不同器官移植类型或不同免疫抑制方案中的用法不尽相同。且不同的国家和地区，不同移植中心通过长期临床实践和经验的积累，也形成了各自的一套方案和常规。因此，迄今尚无公认的最佳免疫抑制方案。但免疫抑制药物的应用应该遵守下列一些基本要点：

（1）根据手术时间及时给予免疫抑制药物　带血管的实体器官移植一旦开放循环，供、受者组织、细胞、抗原接触，立即启动排斥反应的过程。因此，为了尽可能地避免和减少排斥反应的发生，有必要及早使用免疫抑制药物。部分中心选择在移植手术前 3 天即开始给予骁悉/Aza 进行治疗，期望在移植术前即达到一定的免疫抑制水平。非清除性抗体（达利珠单抗/巴利昔单抗）的首剂使用时间，也应该在移植术前 2～24 h 内给予。所有移植中心在术中和术后早期均会经静脉给予大剂量糖皮质激素，进行免疫抑制治疗。之后会转为口服制剂快速减量至小剂量维持。如果采用术后给药方案，骁悉也应该在术后 72 h 内及时给予。CNIs 的给药时间取决于是否使用诱导治疗及移植器官功能有无延迟恢复。

（2）根据移植术后时间长短选择适量药物种类和剂量　移植术后早期，尤其是术后 1～3 个月内，免疫抑制药物的用量宜大。因为此期间受者体内主要矛盾，是同种异体移植器官和受者免疫系统之间的强烈反应。在术后 3 个月以后，尤其是半年、1 年以后，受者体内供器官和受者免疫系统逐渐趋于互相包容。此时主要的矛盾从排斥反应转化为各种药物的直接和间接不良反应（例如，感染，肝、肾功能异常，造血系统异常、肿瘤等）。近年来，越来越多的证据显示，CNIs 类药物对移植物长期功能的保持具有不良影响。因此，随着移植时间的延长，除了在严密的随访和相关的监测指标的指导下，谨慎地逐渐减少免疫抑制药物的剂量和种类外，还应将免疫抑制药物逐渐地从以 CNIs 为基础的方案，转换为以骁悉/雷帕霉素这类无肾毒性的免疫抑制药物为基础的方案，减少，甚至停用 CNIs，以防止或减少 CNIs 导致的肝、肾、心脑血管毒性，促进移植器官的长期存活和良好功能的发挥。

(3) 根据是否发生急性排斥调整免疫抑制药物　随访期中，如果发生急性排斥或程序性活检时发现亚临床急性排斥反应，提示免疫抑制不足，应在急性排斥纠正后的一个阶段里，适当加大免疫抑制的强度，待各种指标和临床表现稳定后，再逐渐调整到合适用量维持。

(4) 根据是否发生药物不良反应调整免疫抑制药物　用药期间，如发生某种免疫抑制药物相关的不良反应，首先应结合药物用量、浓度监测及辅助用药情况确定不良反应原因，包括个体高敏性、用药过量、个体代谢差异及药物协同作用等，根据不同原因采取相应措施。其次应明确不良反应的程度，并给予对症治疗。在保守治疗无效情况下，应逐渐降低免疫药物剂量，甚至停药。发生感染时，提示整体免疫抑制过度，应全部或选择性减少免疫抑制药物剂量或种类，坚持优先减少或撤出非特异性免疫抑制药物的原则。在大幅度或快速减少免疫抑制药物用量时，容易诱发急性排斥反应。必要时，可同时加大联合免疫抑制方案中与不良反应无关的其他免疫抑制药物的用量，以防急性排斥反应发生。

(5) 根据患者的年龄、生理状态调整免疫抑制药物　儿童、成年人、老年人的免疫系统功能强弱不等。儿童对药物的吸收利用率与成年人并无太大差别。但儿童肝脏内单胺氧化酶的活性远强于成人，所以对各类免疫抑制药物的代谢和清除速度显著快于成人。所以，儿童免疫抑制药物的剂量和用药频率应高于成年人。

老年人的胸腺已被脂肪替代，不能哺育新生细胞毒性 T 细胞（Tc）前体产生成熟的 T 细胞。虽然周围淋巴器官的 T 细胞克隆的功能仍然存在，但由于老年人 T 细胞分泌 IL－2 和 IL－2R 的能力下降，对外来抗原反应较弱，造成老年人的免疫功能降低，容易发生感染。此外，由于老年人肝脏药酶 P450 系统活性明显下降，对免疫抑制药物的代谢能力下降，因此，老年人心、肝、肾等重要脏器对药物毒性极为敏感。所以，老年人的免疫抑制药物用量应低于成年人。

(6) 根据有无排斥高危因素调整免疫抑制药物　ABO 血型不相容的移植、HLA 明显错配、高 PRA 滴度、再次移植、多器官移植及发生移植器官功能延迟恢复等情况，均属于高排斥风险，这类患者的免疫抑制强度应该加强，并推荐使用诱导治疗。

诱导治疗是指在器官移植前或移植后，早期应用一些药物来降低患者的免疫敏感性，达到降低排斥反应发生率，提高人、移植物存活率的目的。诱导治疗能降低术后排斥反应的发生率，提高人、移植物存活率，临床应用取得了较满意的效果。以往应用的诱导治疗药物主要是多克隆抗体，包括抗胸腺细胞球蛋白，以及多克隆抗淋巴细胞球蛋白（ATG)，或是单克隆抗体 OKT3。这些产品都是动物源性抗淋巴细胞抗体球蛋白，在阻断 T 淋巴细胞的活化和增殖、产生免疫抑制作用的同时，会诱导机体产生中和抗体，不良反应严重。如 OKT3 作用于所有的 T 淋巴细胞，导致广泛而严重的免疫抑制，从而使感染发生率增高，因此目前已广泛采用 IL－2R 阻断剂作为诱导治疗药物，明显降低不良反应。

3. 器官移植免疫抑制方案

临床上可供选用的免疫抑制方案众多，各种组合超过 20 种以上，目前尚无公认的最佳方案。迄今尚无真正意义上的高选择性免疫抑制药物的存在。现有临床常规使用的免疫抑制药物尚不具有促进免疫耐受形成和维持的作用，有些免疫抑制药物甚至可以阻碍免疫耐受诱导和维持。因此，对新一代免疫抑制药物的开发和评价目标中，已将是否有利于免疫耐受的形成和维持作为重要指标。现临床常规使用的免疫抑制方案包括：

(1) 单药使用方案　例如单独使用 CsA。但这种方案仅限于极少数移植中心或者特定的患者群体。单药方案中药物剂量明显大于联合用药的剂量，因此，增加了药物相关不良反应的几率。

（2）两联用药方案　联合使用两种免疫抑制药物。可以一直使用两联方案，也可以是因为对三联方案中某种药物不耐受，停用后变成两联用药。常用的方案包括：

①Aza＋Pred；

②CsA/Tac＋Pred；

③CsA/Tac＋Aza；

④CsA/Tac＋MMF。

（3）三联用药方案　三联用药方案是目前使用最为广泛的免疫抑制方案，尤其是用于维持治疗。常用的方案包括：

①CsA/Tac＋Aza＋Pred；

②CsA/Tac＋MMF＋Pred；

③CsA/Tac＋Rapa＋Pred。

（4）四联用药方案　四联免疫抑制方案由诱导性抗体（包括清除性抗体和非清除性抗体）＋不同的三联用药方案组合而成。

常用的方案包括：

①ATG/ALG/OKT3/达利珠单抗/巴利西单抗＋CsA/Tac＋Aza＋Pred；

②ATG/ALG/OKT3/达利珠单抗/巴利西单抗＋CsA/Tac＋MMF、＋Pred；

③ATG/ALG/OKT3/达利珠单抗/巴利西单抗＋CsA/Tac＋Rapa＋Pred；

④CAMPATH－1H＋CsA/Tac＋Aza＋Pred；

⑤CAMPATH－1H＋CsA/Tac＋MMF＋Pred；

⑥CAMPATH－1H＋CsA/Tac＋Rapa＋Pred。

长期以来，器官移植受者在经验性的免疫抑制药物“控制”下，可能“蒙受”着“免疫抑制过度”或“免疫抑制不足”的“错误”治疗，器官移植受者免疫抑制药物个体化应用是对不同个体“量体裁衣”，应用最适免疫抑制药物组合和剂量，使免疫抑制药物应用达到剂量，副反应与疗效的最优化，免疫抑制药物个体化应用是目前及未来器官移植临床发展的趋势。然而真正意义上的实施，需要解决的核心问题是建立器官移植受者免疫状态，以及免疫抑制剂药代动力、基因多态性及药物毒理动力的监测、识别与评价指标体系；显然，单独采用治疗药物浓度的监测，似乎已不能成为一项预示排斥反应，以及避免免疫抑制药物慢性毒性的可靠策略。近年来药物基因组学、药物蛋白组学、药物代谢组学、药物毒理动力学以及系统生物学研究的蓬勃兴起，与介入为器官移植免疫抑制药物个体化应用，提供了更多的科学依据。

近年来免疫学基础研究发现，调节性T细胞（regulatory T cells，Treg）在维持机体免疫耐受状态，防止自身免疫性疾病的发生，抗移植物排斥方面有重要作用，Treg因而成为近年来移植免疫耐受研究的热点。而具有抑制功能的调节性T细胞，在免疫耐受的形成过程中可能具有关键作用。未来免疫抑制药物将由单纯的“强效免疫抑制”转向“免疫调节”，最终目的是诱导产生特异性免疫耐受。根据器官移植后免疫应答淋巴细胞动力学的变化，在移植后不同时段，应用不同的抗体诱导及不同的免疫抑制药物组合，促进Treg的形成，向诱导免疫低反应或免疫耐受方向发展，从而促进器官移植受者及移植物的长期存活，是未来器官移植领域研究的新趋势。

本章主要参考文献

1. 李幼平主编. 移植免疫生物学. 北京：高等教育出版社，2006. 157－182
2. 陈新谦、金有豫、汤光主编. 新编药物学. 第15版. 北京：人民卫生出版社，2003. 698－706
3. 王战. 免疫抑制剂在器官移植中的应用及进展. 中国医刊，2006，41（10）：626－628
4. 倪之嘉，丁国善，于勇，等. 巴利昔单抗在预防肝移植术后排斥反应中的应用. 第二军医大学学报，2007，28（6）：678－680
5. 王祥慧. 免疫抑制剂对肾脏移植长期存活的影响——现状及新策略. 上海交通大学学报（医学版），2006，26（6）：568－574

（虞冠锋）

10 疫苗和免疫球蛋白
Vaccines and Immunoglobulines

10.1 疫苗概论
General introduction

疫苗（vaccines）为由感染因子中具有抗原性的组分所做成的制剂，目的在于使机体产生针对感染因子或者其毒素的特异性主动免疫力。疫苗中的抗原成分有多种类型，包括减毒的活微生物或者杀死的微生物，细菌类毒素或微生物的某些组分。疫苗又分单一抗原疫苗和多种抗原成分混合的复合疫苗。

尽管我国古代文献中，有过关于用人痘预防天花的记载，但是把这种方法通过实验发展成安全的传染病预防手段的是英国乡村医生 Edward Jenner，他在 1796 年用于预防天花的牛痘病毒就成了人类发展出的第一个疫苗。那时 Edward Jenner 听说得过牛痘的人不会得天花，就对这个现象产生了兴趣，决定通过人体实验加以证实。Edward Jenner 从患有牛痘的挤奶女工 Sarah Nelmes 手上的痘疱中抽取脓汁，将其接种到一位 8 岁男孩 James Phipps 的前臂。2 个月后，Edward Jenner 对 James Phipps 再次接种，这次他加了些从天花患者的患处取下的组织。结果，James Phipps 没有患天花。用这个方法，人类最终从地球上消灭了天花。

疫苗是抵御微生物感染最理想的手段，成本最低，对机体的损害最小。迄今人类消灭的传染病，都是通过疫苗实现的，世界上尚无借化疗方法消灭某种传染病的先例。然而，用疫苗能够预防的感染还不是很多，大多数感染还要通过抗微生物制剂来控制。例如，人类对 HIV 和由其引起的艾滋病的认识已有 20 多年，而在研制有望能够预防 HIV 感染的疫苗方面，人类也已经做了 20 多年的努力。1997 年 5 月 18 日，当时的美国总统克林顿仿照 20 世纪 60 年代美国总统肯尼迪雄心勃勃地宣布登月计划的样子，宣布了 10 年研制出艾滋病疫苗的国家目标。这一天就成了美国疫苗日。如今，10 年过去了，尽管针对艾滋病的化学疗法已经有了长足进步，而 HIV 疫苗却依然是个空白。这一方面反映了 HIV 的确是一种非常奇特的病原体，人类必须以前所未有的角度对其进行全方位的了解，另一方面也反映了人类对自身免疫系统的了解尚不够深入。迄今，已有大量证据表明，人体内存在着潜在的抗 HIV 免疫机制，其强度应能足够抵御 HIV 的感染。如何把这潜在的抗 HIV 免疫机制调动起来，是人类尚未解决，但是必须尽快解决的重大课题。世界卫生组织预测，今后若干年内，很可能发生新的传染病，其规模可能很大，历史上曾经有过的死亡上千万人甚至上亿人的大瘟疫可能重演。引起这样瘟疫的病原体，最有可能的是病毒，而针对新出现的病毒病原体，现有的化学疗法通常难以奏效，那么疫苗的作用就尤其突出了。然而，人们还不完全清楚，为何针对某些病原体，疫苗的免疫预防效果非常好，例如天花和甲型肝炎，而针对另外一些病原体，有效的疫苗却迟迟研制不出来，例如上述的 HIV。概括起来，针对这些病原体，影响疫苗效果的主要原因包括下列因素：1. RNA病毒的高突变率导致抗原的极大多样性；2. 病毒基因组整合到人基因组导致免疫系统难以将其清除；3. 缺乏适合的动物模型将使研发中的疫苗难以及时得到安全性和有效性的评估；以及4. 最关键的是人类对病原体的免疫特性和对自身的免疫系统缺乏足够的了解。因此，为了成功地抵御未来新病原体可能引起的大范围流行的传染病，人类必须对疫苗引发免疫反应的机制，从新的角度进行深入的探讨。

10.1.1　疫苗的种类
Kind of vaccines

目前广泛应用的疫苗大致分为4类：1. 灭活全微生物疫苗；2. 减毒活微生物疫苗；3. 微生物组分（无细胞）疫苗，包括微生物亚单位、多糖、类毒素等；4. 重组疫苗。

代表性灭活病毒疫苗包括流感、狂犬病、甲型肝炎疫苗等；代表性灭活细菌疫苗包括霍乱弧菌、百日咳鲍特菌、鼠疫耶尔森菌疫苗等。与减毒活疫苗相比，灭活全微生物疫苗每次投与的量要大，投与的次数要多。一些灭活病毒疫苗非常有效。例如，甲型肝炎疫苗的预防效果几乎是100%，而流感疫苗则由于抗原性漂移和转换，需要经常加以改变以保证其免疫预防效果。灭活百日咳鲍特菌等全菌细胞疫苗效果也非常好，但是在很多发达国家已经由亚单位（无细胞）疫苗取代，以避免全菌细胞所带来的副作用。灭活全微生物疫苗通常可诱导体液免疫反应，特别是中和抗体，但是不能诱导MHC-I限制性细胞毒T细胞反应，因此对细胞内寄生的病原体（很多病毒及一些细菌和寄生虫）不起作用。

减毒活微生物疫苗具有许多优点，包括所需投与量小、投与的次数少，可提供长期的免疫力等。用于生产减毒活病毒疫苗的方法主要有4种：1. 用天然的动物病原体预防人类某种病原体的感染，例如用牛痘病毒预防天花；2. 用组织培养或动物传代的方法使病原体减毒但保留免疫原性，例如脊髓灰质炎、麻疹、黄热病疫苗；3. 筛选和利用病原体的天然低毒株，例如2型脊髓灰质炎病毒、某些轮状病毒的低毒株等；4. 筛选出在较低温度下生长良好、但是在37℃生长不良的变异株，例如在25℃生长的流感病毒变异株。与减毒活病毒疫苗相比，减毒活细菌疫苗难度要大一些。卡介苗是第一个、也是相当长的一段时间内唯一的减毒活细菌疫苗，而且其免疫预防效果并不可靠。伤寒沙门菌（*Salmonella typhi*）Ty21a株是用于肠伤寒预防的减毒活细菌疫苗，其半乳糖代谢途径有缺陷。近些年来，很多实验室用减毒的鼠伤寒沙门菌（*Salmonella typhimurium*）作为载体来克隆和表达其他病原体的抗原，例如HIV某些抗原表位；也有人用来表达肿瘤抗原。减毒的做法通常是选择性地删除或灭活某些基因。自从1995年人类完成第一株细菌的全基因组测序以来，已经有数百株细菌完成全基因组测序。在基因组序列上寻找和选择适合的基因予以删除或灭活，在很大程度上克服了以往细菌减毒方法的盲目性。

亚单位疫苗是把病原体的抗原表位分离出来或进行人工合成而制成的疫苗，例如流感病毒的血凝素和神经氨酸酶、乙型肝炎病毒的表面抗原（HBsAg）等。细菌类毒素以往是把细菌毒素经化学处理后使其失去致病性但是保留了免疫原性制成的，现在则是通过遗传工程手段制备。细菌荚膜多糖是很好的抗体表位，其对应的抗体能起到有效的保护作用。由于多糖属于半抗原，因此要连接到载体蛋白上，才能刺激辅助性T细胞以协助特异性B细胞产生抗体。

第一代乙型肝炎病毒亚单位疫苗是由HBV感染者的血液中分离出来的HBsAg，目前的做法则是把编码HBsAg的DNA转染到酵母细胞中去使其产生HBsAg，这就是重组疫苗。细菌的重组疫苗也在发展中，有些已经进入到应用阶段，例如用于预防莱姆病的*Borrelia burgdorferi* 重组疫苗。

10.1.2 疫苗新方法 New method for vaccine production

疫苗新方法包括合成肽疫苗、外源抗原表位基因的细胞内表达、活病毒或细菌疫苗载体、DNA 疫苗等。合成肽疫苗可以包含 B 细胞表位、T 细胞表位或两者都包含。其中，B 细胞表位可连接到载体蛋白上以激发辅助 T 细胞反应，或根据具体需要而设计成不同的 3 级结构。合成肽疫苗的主要优点包括：1. 多个表位密集排列可加强疫苗的免疫原性；以及 2. 原有抗原中有可能激发自身免疫的序列可以被绕过。

外源抗原表位基因的细胞内表达可采用原核细胞、低等真核细胞（酵母）或哺乳动物细胞，可以是原代细胞（例如猴肾细胞）、细胞株（培养过程中繁殖能力有限）或细胞系（永生细胞，例如 CHO）。不同细胞各有其优点，但是使用时要遵循一条基本原则，那就是细菌蛋白应该用细菌细胞表达，而人类病毒抗原（特别是糖蛋白）应该用哺乳动物细胞表达，以免在翻译后修饰阶段出现问题。

活病毒或细菌疫苗载体近来用得很广泛。最常用的是由痘病毒派生出来的病毒株，包括 Ankara。这些病毒株主要特点是宿主广泛，带有多个不同的启动子，容量大，最多可容纳 10 个平均大小的蛋白分子。有些病毒载体在哺乳动物体内很快停止复制，因此作为疫苗载体非常安全。沙门菌的菌毛、鞭毛、Ⅲ型分泌系统等均已被用于疫苗构建。近来有人用活微生物载体表达细胞因子以评价其在免疫反应中的作用。

DNA 疫苗是指把克隆有某抗原基因的质粒用基因枪直接注射到肌肉中或者把 DNA 包被在微细的金珠表面注射到皮肤中。树突状细胞捕捉到这种 DNA，将其所表达的蛋白中的抗原表位与 MHC 分子相结合，并把结合后的复合物陈列在细胞表面。在淋巴结里面，树突状细胞表面携带的这些复合物被 T 细胞识别，T 细胞因此被活化。DNA 疫苗可诱导 I 型 T 细胞反应，最终导致抗体和特异性 T 细胞（$CD4^+$ 和 $CD8^+$）的产生。

10.2 疫苗各论 Vaccines

预防接种是采用疫苗抗原性物质免疫机体，使机体产生特异性免疫应答，从而产生抵抗相应病原体感染能力的措施，其特点是机体接种某种传染病的疫苗后 1～4 周产生针对该疾病的特异性免疫力，并可维持数月至数年，甚至终身免疫，主要用于预防各种传染性的疾病。计划免疫是根据某些特定传染病的疫情监测和人群免疫状况分析，按照规定的免疫程序有计划地进行人群预防接种，提高人群免疫水平，达到控制以至最终消灭相应传染病的传播而采取的重要措施。目前，我国实施的计划免疫是 5 苗防 7 病，即接种卡介苗、脊髓灰质炎疫苗、白百破三联疫苗、麻疹疫苗和乙肝疫苗，使儿童获得针对结核病、脊髓灰质炎、白喉、百日咳、破伤风、麻疹和乙肝等 7 种疾病的抵抗力（程序见表 10－1），有些地区还根据其具体的情况增加流脑和乙型脑炎疫苗的免疫接种，达到 7 苗防 9 病；而美国目前的计划免疫则是在我国计划免疫的基础上增加接种甲肝灭活疫苗/腮腺炎/风疹减毒活疫苗三价疫苗、水痘减毒活疫苗和b型流感嗜血杆菌结合疫苗，实现了7苗防11病。根据我国卫生部门的规划，我国将在今后增加甲肝疫苗等疫苗的接种，实现计划免疫预防15种传染性疾病的目标。

表10-1 我国实施的儿童计划免疫程序

接种时间	接种的生物制品
新生儿	卡介苗、乙肝疫苗
2个月	三价脊髓灰质炎疫苗第1丸
3个月	三价脊髓灰质炎疫苗第2丸、白百破三联疫苗第1针
4个月	三价脊髓灰质炎疫苗第3丸、白百破三联疫苗第2针
5个月	白百破三联疫苗第3针
6个月	乙肝疫苗
8个月	麻疹疫苗
1.5～2岁	白百破三联疫苗第4针
4岁	三价脊髓灰质炎疫苗第4丸
7岁	卡介苗、麻疹疫苗、白喉-破伤风二联疫苗
12岁	卡介苗

除了计划免疫的疫苗以外，其他为处于不同地区的人群及一些特殊的病原体暴露人群，接种的有针对性的疫苗称为计划外免疫疫苗，如乙脑、流脑、腮腺炎、黄热病、伤寒等疫苗主要用于流行或重点地区儿童的预防接种；狂犬病疫苗仅用于与动物密切接触的人员和被动物咬伤者；流感疫苗和肺炎球菌多糖疫苗多用于高龄人群。一般来说，计划免疫的疫苗是强制性接种的，是每个公民的义务，而计划外免疫疫苗则是接种者自愿接种并承担相应费用的疫苗。在这里，我们将对主要的计划免疫及计划外免疫的疫苗进行介绍。

10.2.1 计划免疫疫苗 Planned immuno-vaccines

计划免疫疫苗预防的疾病一般传染性强、危害大，国家强制要求一定要接种，并且免费接种。这些疫苗包括：卡介苗、乙肝疫苗、脊髓灰质炎糖丸、白百破疫苗和麻疹疫苗，有些省市还增加了乙脑疫苗和流脑疫苗。

乙型肝炎疫苗

乙型肝炎是由乙型肝炎病毒引起的，是全球性的传染病，我国为乙型肝炎的高流行区，全国无症状的乙型肝炎病毒表面抗原携带者约为12%，其中部分患者可转为慢性感染，甚至发生肝硬化或肝癌，其危害性远远超过其他肝炎，因此乙型肝炎是我国重点防治的传染性疾病之一。乙型肝炎的疫苗有血源性灭活疫苗和重组疫苗等，其中血源性疫苗存在潜在感染等安全性问题，因此目前我国计划免疫中使用的疫苗主要是重组（酵母）乙型肝炎疫苗。

1. 重组（酵母）乙型肝炎疫苗

类别　预防生物制品。

药品名称　通用名为重组（酵母）乙型肝

炎疫苗，英文名为 Recombinant Hepatitis B Vaccine (Yeast)。

组成和性状　该生物制品是由重组汉逊酵母表达的乙型肝炎病毒表面抗原（HBsAg）经纯化，加佐剂吸附后制成。疫苗为白色混悬液体，可因沉淀而分层，易摇散，不应有摇不散的块状物存在。

规格　每剂0.5ml，内含乙型肝炎病毒表面抗原（HBsAg）10μg。

质量标准　该疫苗依据《中国生物制品规程》2000年版标准生产和检定，质量符合要求。

作用和用途　接种该疫苗后，可刺激机体产生抗乙型肝炎病毒的免疫力，用于预防乙型肝炎。

接种对象　该疫苗适用于乙型肝炎易感者，尤其适合下列人员：(1) 新生儿，特别是HBsAg，HBeAg双阳性母亲所生的新生儿。(2) 从事医疗工作的医护人员及接触血液的实验人员。

用法和用量　该疫苗注射前要充分摇匀，注射部位为上臂三角肌肌肉注射，新生儿在出生后24h内注射第1针，1个月及6个月后注射第2针和第3针；其他人群免疫程序为首次接种后0、1、6个月。免疫剂量每人每次均为10μg/0.5ml。

接种禁忌证　患有发烧、急性或慢性严重疾病者及对酵母成分过敏者。

副作用及其处理　该疫苗引起的不良反应比较少见，少数人可能有中、低度发烧或注射局部微痛，24h内即自行消失。

注意事项　该疫苗在使用前应将疫苗摇匀；如发现玻璃瓶破裂，或有摇不散块状物时不能使用；接种地点应备有肾上腺素及相应的急救措施，以备偶有发生的过敏反应时发生时使用。

保存，运输及使用期限　该疫苗应该在2～8℃下避光保存和运输，并严防冻结。该疫苗的有效期为2年，必须在标明的有效期内使用。

2. 乙型肝炎血源疫苗

类别　生物制品。

药品名称　通用名为乙型肝炎血源疫苗，英文名为 Hepatitis B Vaccine From Human Plasma。

主要成分　本品系从带毒者血浆中提纯的22nm小颗粒乙型肝炎表面抗原，经灭活后加入氢氧化铝吸附剂制成，并含有硫柳汞作防腐剂。本品为有微量乳白色沉淀的液体。

质量标准　《中国生物制品规程》中乙型肝炎血源疫苗制造及检定规程。

用法与用量　上臂三角肌肌肉注射，用量照说明书的规定。

注意事项　肝炎、发热及有急性或慢性严重疾病患者，或有过敏史者等禁用。

储藏　在2～8℃的暗处保存，严防冻结。

卡介苗

人类结核病是由人型结核分枝杆菌和牛型结核分枝杆菌引起的传染性疾病，人类对结核分枝杆菌的感染率很高，但发病率较低，因为人类对结核分枝杆菌具有较强的抵抗力。尽管如此，由于艾滋病和免疫抑制剂的使用等原因，目前结核病已经成为世界上最重要的传染病之一，每年的新发病例数超过百万人。在我国，结核病至今仍是每年新发病例数及病死人数最多的传染性疾病。1908年开始，Leon Calmette 和 Camile Guerin 将一株牛型结核杆菌在含有胆汁的培养基上进行连续培养，经历13年共传代213代后，终于在1921了获得减毒的结核杆菌——卡介苗（BCG）。最初的卡介苗为口服，20世纪20年代末被改为皮内注射。自1928年至今，卡介苗一直被广泛地用于计划免疫接种，目前已有40多亿人接种过卡介苗。现在，预防结核病的主要手段仍然是接种卡介苗。

结核菌是细胞内寄生菌，因此人体抗结核的特异性免疫主要是细胞免疫。接种卡介苗是用无毒卡介菌（结核菌）人工接种进行初次感染，经过巨噬细胞的加工处理，将其抗原信息传递给免疫活性细胞，使T细胞分化增殖，形成致敏淋巴细胞，当机体再遇到结核菌感染时，巨噬细胞和致敏淋巴细胞迅速被激活，执行免疫功能，引起特异性免疫反应。释放淋巴因子是致敏淋巴细胞免疫功能之一，其中趋化因子（MCF）能吸引巨噬细胞及中性多核白细胞，使其趋向抗原物质与致敏淋巴细胞相互作用的部位移动，巨噬细胞抑制因子（MIF）能抑制进入炎症区的巨噬细胞和中性多核白细胞的移动，使它们停留在炎症或病原体聚集的部位，利于发挥作用。MIF可使巨噬细胞发生黏着，并使吞噬反应显著增加。巨噬细胞激活因子（MAF）主要作用是增加巨噬细胞的吞噬与消化能力，并加强巨噬细胞对抗原进行处理的能力，从而提高抗原的免疫原性作用。因此在结核菌侵犯的部位，出现巨噬细胞的凝聚，大量吞噬结核菌。在分枝杆菌生长抑制因子的作用下，还能抑制细胞内的结核菌生长，消化并最后消灭结核菌，形成结核的特异性免疫。在卡介苗进入机体后，引起特异性免疫反应的同时，还产生了比较广泛的非特异性免疫作用，这与T细胞产生的淋巴因子，T细胞本身的直接杀伤作用及体液免疫因素相互作用有关。临床上卡介苗主要应用于出生3个月以内的婴儿及PPD（PPD为结核菌素纯蛋白衍化物）或旧结核菌素（OT）试验阴性的儿童（皮内注射5IU PPD或5IU稀释旧结核菌素后48～72h，局部硬结在5mm以下者为阴性），皮内接种以预防结核病。现在卡介苗也用于治疗恶性黑色素瘤或在肺癌、急性白血病、恶性淋巴瘤根治性手术或化疗后作为辅助治疗，可能有一定疗效。死卡介苗还用于预防小儿感冒、治疗小儿哮喘性支气管炎以及防治成人慢性气管炎等。卡介苗在接种后4～8周，机体才能产生免疫力，一般免疫力可维持3～4年。

1. 卡介苗

类别　预防生物制品。

药品名称　结核活菌苗，冻干皮内注射用卡介苗，英文名为BCG或BCG Vaccine。

主要成分　本品是用卡介苗菌种在综合培养液中培养后，收集菌膜，混悬于适宜的灭菌的保护液内，经冷冻干燥制成。所得到的活菌制剂，具有产生抗体、增强免疫力、诱导γ-干扰素产生的作用。冻干菌苗活菌数每毫克应在100万以上，皮内注射用稀释后，每1ml含0.5～1mg。

规格　该疫苗的冻干粉针剂为乳白色疏松固体或粉末，含0.5～0.75mg菌体，加入1ml注射用水应于2min内完全溶解为均匀混悬液，残余水分不应超过3%。冻干卡介苗注射剂10人份/支。该疫苗注射液为乳白色混悬液，pH值6.8～7.6，放置后菌体下沉，经轻摇能均匀分散。皮内注射用卡介苗（1）1ml：0.5mg；（2）1ml：0.75mg；（3）2ml：1.5mg。卡介苗口服混悬液10mg：1ml。口服用卡介苗1ml：50mg。划痕用卡介苗（1）0.5ml：37.5mg；（2）1ml：75mg。

用法用量　上臂三角肌外侧皮内注射0.1ml。儿童皮内注射。

接种对象　预防结核病，接种对象为出生3个月以内的婴儿或用旧结核菌素（OT）试验阴性的儿童。

不良反应　接种2周左右出现局部红肿、浸润、化脓，并形成小溃疡，严重者宜采取适当治疗处理。接种中偶可发生下列反应：（1）淋巴结炎症　接种后1～2个月左右，颈部、腋下、锁骨上下等淋巴结肿大（大于1.0cm）。反应过强者，淋巴结肿大明显，可形成脓疡或破溃，或在接种处有小脓疱。皮内注射者反应往往较划痕法者强，另外旧结核菌素（OT）试验呈阳性者，接种后也可产生较强反应。（2）类狼疮反应　与结核菌菌株剩余毒力有关。（3）瘢痕　因丰富的肉芽组织形成瘢痕突起，有时呈疤痕瘤，多见于不作OT试验而直接皮上划痕接种者。

与其他药物的相互作用　（1）免疫抑制

剂（如环孢霉素、来氟米特、西罗莫司、他克莫司等） 免疫抑制剂将导致免疫力降低，施以活菌免疫接种后将导致严重甚至致命的感染。（2）糖皮质激素 按常规，大剂量糖皮质激素（每日用量超过 10mg 强的松或等量的其他糖皮质激素，连续 2 周以上）致免疫力抑制患者，不应接受减毒疫苗免疫。大量类固醇所致的免疫抑制会产生对减毒疫苗的不完全应答反应。但糖皮质激素低-中剂量，短期（小于 14 天）全身使用；局部使用；或低-中剂量，短效糖皮质激素长期替代治疗及关节内、囊内、跟腱糖皮质激素注射不应视为疫苗接种的禁忌。替代疗法中类固醇剂量，诸如治疗阿迪森病，对免疫无抑制作用。（3）茶碱 卡介苗接种能显著延长茶碱平均血浆半衰期。大多数患者会经历一个短暂和轻微的血浆茶碱水平上升期。

注意事项 （1）本菌苗严禁皮下或肌肉注射。（2）卡介苗接种时不可使用同一注射器，避免传染肝炎等。安瓿有裂纹或过期失效者不可使用。（3）与其他疫苗同时使用时应不在同侧注射。（4）本菌苗接种后还要和结核病人隔离 2 个月，以免在这期间受到传染。2～3 月后再作结核菌素试验，阳性的表示接种成功，阴性的应再补种。以后每 3～4 年复种一次，复种前也应先作结核菌素试验。（5）对化疗后免疫力降低患者施以活菌免疫接种将导致严重甚至致命的感染。化疗停止及接受活疫苗接种之间的间隔期至少为 3 个月。（6）若注射后出现瘢痕，在处理时切忌手术切除，可采用局部封闭疗法，将醋酸氢化可的松 12.5mg，异烟肼 100～300mg，0.5% 普鲁卡因溶液适量，充分混合后用消毒注射器将混合液作局部注射，每周 2 次，连续 10 次后，停 2 周，再继续注射，直至瘢痕疙瘩变平为止。（7）接种后 2 周左右局部可出现红肿浸润，若随后化脓、形成小溃疡，可用 1% 龙胆紫涂抹以防感染，一般 8～12 周结痂；如遇局部淋巴结肿大可用热敷处理；如已软化形成脓疱，可用灭菌注射器抽脓；如已穿孔可用 10% 磺胺软膏或 20% 对氨基柳酸软膏处理。（8）使用时制品应注意避光，活菌苗用时不得日光暴晒。（9）皮内免疫注射时切不可注射到皮下，否则会引起严重深部脓肿，长期不愈。注射剂量过高可致接种处脓肿或淋巴结炎，应遵循推荐剂量。（10）接种对象必须详细登记姓名、性别、年龄、住址、菌苗批号及亚批号、制造单位和接种日期。（11）制备本品者应戴手套、口罩，穿隔离衣。盛装过疫苗的容器、注射器及其他物品不得用作他用。丢弃前应消毒处理。（12）冻干注射剂菌苗稀释方法，用灭菌的 1ml 注射器将随制品附带的稀释液按要求量精确吸至冻干卡介苗安瓿中，放置 1min 后摇动安瓿使之溶化，用注射器来回抽取数次，使之充分混匀。每支安瓿自稀释时起，必须在半小时内用完，以防污染。

禁忌证 患有结核病、急性传染病、心肾脑等疾病、极度营养不良、湿疹及其他皮肤病、HIV 感染者不予接种。使用前需先作结核菌素皮试，呈阴性者方可接种。

（1）结核病、急性传染病、肾炎、心脏病、免疫缺陷症、湿疹或皮肤病患者禁用。

（2）急性疾病、烧伤患者、疾病恢复期（疾病结束及健康恢复之间）、近期接种天花疫苗、泌尿道感染患者禁用。

（3）由于使用下列药物或治疗而致免疫应答抑制。烷化剂、抗代谢药、放射治疗、类固醇禁用。

（4）由于下列疾病导致免疫应答降低。全身恶性肿瘤、HIV 感染、γ-干扰素受体缺陷、白血病、淋巴瘤禁用。

（5）由感染性疾病导致的发热或未知病因的发热不得使用卡介苗禁用。

（6）免疫力降低的婴儿或儿童禁用。

（7）结核菌素反应强阳性的患者慎用。

（8）哮喘患者慎用。因为免疫原性物质可引起哮喘发作或过敏反应。

贮存方法 保存在 2～8℃暗处。

有效期：1年。

脊髓灰质炎疫苗

脊髓灰质炎是由脊髓灰质炎病毒引起的，根据病毒衣壳蛋白抗原性的不同，脊髓灰质炎病毒可以分为Ⅰ、Ⅱ、Ⅲ三型，三型病毒引起的症状都是相同的。由于在个别免疫系统存在缺陷的个体中，脊髓灰质炎病毒可以导致二次病毒血症，引起中枢神经系统的损伤，导致瘫痪，甚至造成患者的死亡，因此脊髓灰质炎曾经造成了世界性的灾难，导致成千上万的人致残或死亡。由于无论疫苗接种、隐性感染还是发病后，人体均能对同型病毒产生持久的免疫力，目前脊髓灰质炎的流行已经得到了很好的控制，世界卫生组织（WHO）已经将其列为天花之后的又一种可望被人类消灭的传染病。现在使用的脊髓灰质炎疫苗主要有口服减毒活疫苗和灭活疫苗两种。我国计划免疫采用的是口服减毒活疫苗，由于活疫苗对温度敏感，母乳中含有可结合病毒的SIgA，因此为保证免疫效果，在服疫苗时不宜用热水或母乳送服。对于幼时未免疫过的成人或免疫缺陷和使用免疫抑制剂的人，应该改用灭活疫苗。对未服用疫苗而又接触了患者的易感者，应及早给予人免疫球蛋白或胎盘球蛋白肌肉注射。

脊髓灰质炎减毒活疫苗糖丸

类别　预防生物制品。

药品名称　脊髓灰质炎减毒活疫苗糖丸。

主要成分　脊髓灰质炎疫苗糖丸为采用脊髓灰质炎Ⅰ、Ⅱ、Ⅲ型减毒株分别接种于人二倍体细胞培养制成的三价疫苗糖丸，颜色为白色。用于预防脊髓灰质炎。

规格　该疫苗剂型为糖丸，每人用剂量为1g重糖丸1粒，所含活病毒总量为5.95 lgCCID$_{50}$（或PFU），其中Ⅰ型为5.8 lgCCID$_{50}$（或PFU）、Ⅱ型为4.8 lgCCID$_{50}$（或PFU）、Ⅲ型为5.3 lgCCID$_{50}$（或PFU）。

质量标准　该疫苗依据《中国生物制品规程》2000年版标准生产和检定，符合质量要求。

作用与用途　本疫苗口服免疫后，可刺激机体产生抗脊髓灰质炎病毒免疫力，用于预防脊髓灰质炎。

接种对象　主要为2个月龄以上的儿童。

用法与剂量　首次免疫从2月龄开始，第一年连续口服3次，每次间隔4～6周。4岁再加强免疫1次。其他年龄组在需要时也可以服用。

禁忌证　发烧、患急性传染病、免疫缺陷症、接受免疫抑制剂治疗者及孕妇忌服。

副反应及其处理　口服后一般无副反应，个别人有发烧、恶心、呕吐、腹泻和皮疹。一般不需特殊处理，必要时可对症治疗。

注意事项　（1）本品只供口服，不能注射。（2）本品系活疫苗，切勿加在热开水或热的食物内服用。

保存、运输及有效期　自疫苗糖丸检定合格之日起，－20℃以下保存有效期为2年，4～8℃保存有效期为5个月。运输应在冷藏条件下进行。在盒签标明的有效期内使用。

百白破三联疫苗

百日咳为百日咳鲍特菌引起的，主要通过飞沫传播，可以引起支气管和间质性肺炎，其病程较长，故称百日咳。人体发生百日咳后可以获得持久的免疫力，主要为体液免疫。目前主要使用百日咳杆菌灭活疫苗（百白破三联疫苗）进行预防。

白喉是由白喉棒状杆菌（简称白喉杆菌）所引起的一种急性呼吸道传染病，白喉杆菌的外毒素（白喉毒素）可以引起细胞变性或死亡，引起全身中毒，主要表现为心肌炎、软腭麻痹、声音嘶哑和肾上腺功能障碍等。隐性感染、患病或预防接种后机体均可以获得持久的免疫力，主要为抗毒素免疫。目前主要使用白喉类毒素（百白破三联疫苗）进行预防。对接触白喉患者的易感人群可用白喉抗毒素进行紧急预防。

破伤风是由破伤风梭菌引起的一种以肌肉痉挛为特征的神经系统疾病，每年约有100万个病例发病，死亡率约为20%左右，在某些发展中国家，新生儿破伤风死亡率可以高达90%。破伤风梭菌是一种厌氧菌，其感染主要是机体受伤的伤口污染或分娩时使用不洁器械剪脐带等造成的。破伤风梭菌本身没有侵袭力，仅在局部繁殖，其致病作用完全依赖于其产生的外毒素。破伤风痉挛毒素毒性极强，仅次于肉毒毒素，对人的致死剂量小于1μg。破伤风免疫属于外毒素体液免疫，依赖抗毒素发挥中和作用。但是，由于破伤风痉挛毒素毒性太大，极微量的毒素即可致病，而这么少的毒素还不足以引起机体的免疫应答，所以自然感染病后一般很难获得牢固的免疫力。目前使用破伤风类毒素（百白破三联疫苗）进行预防。对于伤口严重污染而又未经过基础免疫者，可以立即注射破伤风抗毒素进行紧急预防，对于已经发病的破伤风患者可以早期足量破伤风抗毒素进行特异性治疗。

吸附无细胞百日咳疫苗

1. 吸附无细胞百日咳疫苗

类别　预防生物制品。

药品名称　吸附无细胞百日咳疫苗，英文名为Absorbed Acellular Pertussis Vaccine。

主要成分　由百日咳杆菌培养物中提取的百日咳毒素（PT）、丝状血凝素（FHA），经脱毒氢氧化铝吸附后制成，为白色浑浊悬液，含防腐剂，放置后佐剂下沉，摇匀后即为均匀悬液。

规格　本品规格为每安瓿5ml。每个人用剂量0.5ml，含百日咳保护性抗原不低于15～18μgPN/ml，含百日咳效价不低于4.0IU。

用法与用量　臀部外上方1/4处或上臂外侧三角肌附着处皮肤经消毒后肌肉注射。

免疫剂量　基础免疫接种　自3月龄开始免疫，至12月龄完成3针免疫，每次注射0.5ml，每针间隔3～8周。加强免疫接种　通常在基础免疫后18～24月龄进行，注射剂量为0.5ml。

禁忌证　1. 癫痫、神经系统疾患者及抽风史者禁用。2. 急性传染病（包括恢复期）及发热者，暂缓注射。

接种对象　3月到6周岁儿童。用于百日咳暴发流行时对儿童进行免疫接种，预防百日咳。

副反应及其处理　注射本品后一般无反应，有的接种部位可有轻度红晕、发痒、硬结或有低热，一般无需特殊处理，即行消退，如有严重反应及时诊治。

注意事项　1. 使用时应摇匀，如出现摇不散的凝块、异物、安瓿有裂纹、制品曾经冻结，标签不清和过期失效者不可使用。2. 注射后局部可能有硬结，可逐步吸收。注射第二针时应更换另侧部位。3. 应备肾上腺素，供偶有发生休克时急救用。4. 注射第一针后出现高热、惊厥等异常情况者，不再注射第2针。

保存、运输及有效期　于2～8℃避光保存和运输，不得冻结，有效期24个月，在盒签（或瓶签）标明的失效期前使用。

2. 吸附无细胞百白破联合疫苗

类别　预防生物制品。

药品名称　吸附无细胞百白破疫苗。

主要成分　由无细胞百日咳疫苗原液、精制白喉类毒素及精制破伤风类毒素用氢氧化铝吸附制成，为乳白色悬液，含防腐剂，放置后佐剂下沉，摇动后即成均匀悬液。

规格　每安瓿为0.5ml。每人用剂量0.5ml。含百日咳效价应不低于4.0IU；白喉效价应不低于30IU；破伤风效价不低于40IU。

质量标准　依据《中国生物制品规程》2000年版生产和检定，质量符合标准。

用途　本疫苗接种后，可使机体产生体液免疫应答，用于预防百日咳、白喉、破伤风。

接种对象　3个月到6周岁儿童。

用法与用量　（1）臀部外上方1/4处或

上臂外侧三角肌附着处皮肤用经消毒后肌肉注射。(2) 免疫程序与剂量　基础免疫自 3 月龄开始，至 12 月龄完成 3 针免疫，每次 0.5ml，每针间隔 4～6 周；加强免疫接种　通常在基础免疫后 18～24 月龄内进行，注射剂量为 0.5ml。

禁忌证　(1) 有癫痫、精神系统疾病及抽风史者禁用。(2) 急性传染病（包括恢复期）及发热者，暂缓注射。

副反应及其处理　注射本疫苗一般无不良反应，有的接种部位有轻度红晕、痒感或有低热，一般不需特殊处理，即行消退，如有严重反应及时诊治。

注意事项

(1) 使用时应充分摇匀，如出现摇不散之凝块、有异物、安瓿有裂纹、制品曾经冻结、标签不清和过期失效者不可使用。

(2) 注射后局部可能有硬结，可逐步吸收，注射第 2 针时应更换另侧部位。

(3) 应备肾上腺素，供偶有发生休克时急救用。

(4) 注射第 1 针后出现高热、惊厥等异常情况者，不再注射第 2 针。

保存、运输及有效期：于 2～8℃避光保存及运输，注意不得冻结。在盒签（或瓶签）标明的有效期内使用。

麻疹疫苗

麻疹是由麻疹病毒引起的一种儿童常见的急性传染病。麻疹病毒的传染性极强，主要感染儿童，但也能感染任何年龄段的易感人群，易感者初次接触发病率几乎达到 100%，隐性感染非常少见。麻疹感染（包括麻疹减毒疫苗）可以引起暂时性免疫功能抑制，一般感染可以自然康复，少数机体免疫功能低下者可因继发细菌感染，发生并发症，甚至导致死亡。约百万分之一的患儿在病后若干年可以出现急性感染后的迟发性并发症——亚急性硬化性全脑炎（SSPE），表现为大脑功能渐进性衰退，在 2 年内死亡。麻疹病毒的免疫原性强，且只有一个血清型，病后产生的抗体可以持续终生，免疫力比较牢固。麻疹减毒疫苗是目前最有效的疫苗之一，经免疫接种后，抗体的阳性率可以达到 90%以上，经复种后，免疫力一般可以维持 10～15 年。这使麻疹的发病率明显下降，发病年龄逐渐推迟，世界卫生组织（WHO）已经将麻疹列为要消灭的传染病之一。对接触麻疹患者的易感者，可以应用人免疫球蛋白或胎盘球蛋白进行紧急预防，以阻止发病或减轻症状。

麻疹减毒活疫苗

类别　预防生物制品。

药品名称　麻疹减毒活疫苗。

作用与用途　本疫苗免疫接种后，可刺激机体产生抗麻疹病毒的免疫力。用于预防麻疹。

主要成分　本品系用麻疹病毒减毒株接种鸡胚细胞，经培养、收获病毒液并加适宜稳定剂后冻干制成。冻干疫苗为乳酪色疏松体，经溶解后为橘红色澄明液体。

质量标准　依据《中国生物制品规程》2000 年版标准生产和检定，符合质量要求。

接种对象　年龄为 8 个月以上的麻疹易感者。

用法与用量　按瓶签标示量加灭菌注射用水，待完全溶解摇匀后使用。上臂外侧三角肌附着处皮肤用 75%酒精消毒，待干后皮下注射 0.2ml（可增至 0.5ml）。

禁忌证　严重疾病，急性或慢性感染，发热或对鸡蛋有过敏史者不得接种。

副反应及处理　注射后一般无局部反应。在 6～10 天内，少数儿童可能出现一过性发热反应以及散在皮疹，一般不超过 2 天可自行缓解，不需特殊处理，必要时可对症治疗。

注意事项　(1) 启开安瓿（或小瓶）和注射时，切勿使消毒剂接触疫苗。(2) 安瓿有裂纹、标签不清或溶解后不清晰者均不可使用。(3) 安瓿开封后，疫苗应在 1h 内用完。(4)

注射过免疫球蛋白者，应间隔1个月以后方可接种本疫苗。

贮藏 2～8℃避光保存。

乙型脑炎疫苗

流行型乙型脑炎是由乙型脑炎病毒（国际通称为日本乙型脑炎病毒）引起的一种虫媒传染性疾病。人群对该病普遍易感，但大多数为隐性感染或轻型感染，只有少数会发生中枢神经系统症状，引起脑炎。乙型脑炎病毒感染（包括隐性感染）后，可以引起机体产生抗体的细胞免疫，可以维持数年，甚至终生免疫。目前，主要使用乙脑减毒疫苗进行预防接种。在我国部分地区被列入计划免疫的范围。

1. 乙型脑炎减毒活疫苗

类别 预防生物制品。

药品名称 乙型脑炎减毒活疫苗。

作用和用途 本疫苗免疫接种后，可刺激机体产生抗乙型脑炎病毒的免疫力，用于预防流行性乙型脑炎。

主要成分 本品系用流行性乙型脑炎SAl4-14-2减毒株病毒接种原代地鼠肾单层细胞，经培养后收获病毒液，加保护剂冻干制成，为淡黄色疏松体，溶解后为澄明橘红色液体。

质量标准 依据《中国生物制品规程》2000年版标准生产和检定，符合质量要求。

接种对象 8月龄以上健康儿童和由非疫区进入疫区的儿童和成人。

用法与用量 （1）冻干疫苗使用前，于每安瓿内按标示量加入本品配置的稀释液。待完全溶解后使用。（2）上臂外侧三角肌附着处皮肤用75%酒精消毒，待酒精干后皮下1次注射0.5ml。（3）第1年8月龄儿童注射0.5ml；2岁时加强注射0.5ml；7岁时再注射0.5ml，以后不再免疫。

禁忌证 发热、患急性传染病、中耳炎、活动性结核，心、肾及肝脏等疾病，体质衰弱、有过敏史或癫痫者，先天性免疫缺陷者，近期或正在进行免疫抑制剂治疗者和孕妇均不可注射本疫苗。

副反应及处理 少数儿童可能出现一过性发热反应，一般不超过2天，可自行缓解。偶有散在皮疹出现，一般不需特殊处理，必要时可对症治疗。

注意事项 （1）启开安瓿和注射时切勿使用消毒剂接触疫苗。（2）本疫苗溶解后有摇不散的块状物，安瓿有裂纹或溶解前疫苗变红，均不可使用。（3）疫苗溶解后应在1h内用完，用不完的应废弃。

储藏 8℃以下避光保存。

2. 乙型脑炎纯化疫苗（Vero细胞）

类别 预防生物制品。

药品名称 通用名称为乙型脑炎纯化疫苗（Vero细胞），英文名称为Inactivated JE Vaccine Produced in Vero cells。

主要成分 本品系用Vero细胞培育的P3株乙型脑炎病毒经甲醛灭活后浓缩、纯化、冻干而成，为白色疏松体，溶解后为澄明液体。

规格 本品重溶后每安瓿为0.5ml，每次人用剂量为0.5ml。

质量标准 依据《乙型脑炎纯化疫苗（Vero细胞）制造及检定规程》的标准生产和检定，符合质量要求。

作用与用途 本疫苗免疫接种后可刺激机体产生抗乙型脑炎病毒的免疫力，用于预防乙型脑炎。

接种对象 主要为6个月至10周岁的儿童和由非疫区进入疫区的儿童和成人。

用法与用量 1. 将疫苗稀释液（灭菌注射用水）0.5ml加入冻干疫苗安瓿中，轻轻摇动，使疫苗充分溶解。2. 于上臂外侧三角肌附着处，经消毒后皮下注射0.5ml。3. 基础免疫应注射两针，间隔1周。在第二针注射后1个月至1年内注射第三针作为加强免疫。以后可根据当地流行情况3～4年加强一次。

禁忌证 发热、急性或严重慢性病、体质衰弱、对药物或食物有过敏史、有抽风史者不可注射本品。

不良反应及其处理　个别人注射后可有一过性发热，一般不超过 24h，如果体温超过 38.5℃或发热时间延长，应对症处理或请医生诊治。

注意事项　1. 安瓿有裂纹、标签不清、疫苗溶解不好或有摇不散的絮状物不得使用。2. 疫苗安瓿开启后立即使用。3. 注射疫苗时应备有肾上腺素，以备偶有过敏时急救用。

保存、运输及有效期　于 2～8℃避光保存和运输。疫苗自效力检定合格之日起有效期为 24 个月。在盒签或瓶签标明的有效期内使用。

流行性脑脊髓膜炎

流行性脑脊髓膜炎是由脑膜炎奈瑟菌引起的一种呼吸道传染病。脑膜炎奈瑟菌可以寄居在正常人的鼻咽部，在流行期带菌者可以高达 70%，但大多数人无症状或仅有轻微的呼吸道症状。免疫力低下者可以发生菌血症或败血症，甚至发生脑脊髓膜的化脓性炎症，严重者可以导致死亡。机体对脑膜炎奈瑟菌的免疫主要为体液免疫，目前主要使用 A 群荚膜多糖疫苗进行儿童的预防接种。在我国部分地区被列入计划免疫的范围。

1. A 群脑膜炎球菌多糖疫苗

类别　预防生物制品。

名称　A 群脑膜炎球菌多糖疫苗。

主要成分　该疫苗系用 A 群脑膜炎奈瑟菌培养液，经提纯获得多糖抗原并加入适宜稳定剂后冻干制成的多糖疫苗。成品外观为白色疏松体，加入所附 PBS 后可迅速溶解，溶液澄明无异物。

规格　规格为每安瓿 300μg 多糖。每人用剂量含 30μg。

质量标准　该疫苗依据《中国生物制品规程》2000 年版标准生产和检定，质量符合要求。

作用与用途　本疫苗接种后，可使机体产生体液免疫应答，用于预防 A 群脑膜炎球菌引起的流行性脑脊髓膜炎。

接种对象　6 个月到 15 周岁儿童。

用法与剂量　（1）启开疫苗瓶后，每支加入 5mlPBS 溶液溶解，摇匀立即使用。（2）将上臂外侧三角肌附着处消毒后，皮下注射 0.5ml（30μg）。（3）初次免疫儿童年龄从 6 月龄开始，基础免疫接种 2 针，每针间隔 3 个月。3 岁以上接种 1 针，接种应于流脑流行季节前完成。根据需要每 3 年复种 1 次。在遇有流行的情况下，可扩大年龄组作应急接种。

禁忌证　有下列情况者，不得使用本疫苗。（1）癫痫、抽风、脑部疾患及有过敏史者。（2）肾脏病、心脏病及活动性结核。（3）急性传染病及发热者。

副反应及其处理　本疫苗反应轻微，偶有短暂低热，局部稍有压痛感，可自行缓解。

注意事项　（1）使用前应检查安瓿，如安瓿有裂纹、瓶塞松动或瓶内有异物者，不得使用。（2）每一安瓿制品溶解后，应按规定人份（剂量）一次用完，不得分多次使用。

保存、运输及有效期　于 2～8℃避光保存和运输。自冻干之日起有效期为 2 年，在盒签或（瓶签）标明的有效期内使用。

2. A+C 群脑膜炎球菌多糖疫苗

类别　预防生物制品。

药品名称　中文名为 A+C 群脑膜炎球菌多糖疫苗。

主要成分　本品系用 A 群及 C 群脑膜炎奈瑟球菌培养液，经提纯获得 A 群及 C 群多糖抗原并加入适宜稳定剂后冻干制成的多糖疫苗。成品外观为白色疏松体，加入所附 PBS 后可迅速溶解，溶液澄明无异物。

规格　每安瓿/小瓶 100μg（1 人用剂量），含 A 群及 C 群多糖各 50μg。

质量标准　依据《A+C 群脑膜炎球菌多糖疫苗制造及检定规程》（试行）生产和检定，质量符合要求。

作用和用途　本疫苗接种后，可使机体产

生体液免疫应答。用于预防A群及C群脑膜炎球菌引起的流行性脑脊髓膜炎。

接种对象 2周岁以上儿童及成人，在流行区的2岁以下儿童可进行应急接种。

用法及剂量 (1) 启开疫苗瓶后，按瓶签或盒签标示量，加入所附PBS (0.5ml)，摇匀立即使用。(2) 注射途径 上臂外侧三角肌附着处消毒后皮下注射。(3) 剂量 每人100μg (0.5ml)。(4) 免疫次数 一次。接种应于流脑流行季节前完成，三年内避免重复接种

禁忌证 有下列情况者，不得使用本疫苗。(1) 癫痫、抽风、脑部疾患及有过敏史者。(2) 肾脏病、心脏病及活动性结核。(3) 急性传染病及发热者。

副反应及其处理 本疫苗使用后，偶有短暂发热，局部稍有压痛感，一般可自行缓解。如有严重反应及时诊治。

注意事项 (1) 使用前应检查安瓿或小瓶，如瓶子有裂纹，瓶塞松动或瓶内有异物者，不得使用。(2) 每一瓶（安瓿）制品溶解后，应按规定剂量一次用完。

保存、运输与有效期 于2～8℃避光保存和运输，有效期2年。在盒签（或瓶签）标明的有效期内使用。

10.2.2 计划外免疫疫苗 Out of planned immuno-vaccines

计划外免疫疫苗预防的疾病对人类的危害性相对较小，流行范围相对有限，需要使用者自费接种，而且种类很多，价格相对较高，可以根据需要自愿选择，但最好在医生和免疫学专家的指导下，选择使用，从而获得最佳的保护，并尽量避免或减少接种相关的不良反应。

甲型肝炎疫苗

甲型肝炎是由甲型肝炎病毒引起的一种消化道传染病，带毒的粪便污染食物、水源和海产品等可以造成散发或爆发流行，在我国、德国和美国均有相关的报道。甲型肝炎病毒感染可以造成隐性感染，隐性感染也是甲型肝炎的重要传染源。甲型肝炎病毒的抗原性稳定，只有一个血清型，可以刺激机体产生中和抗体，免疫力可以持续多年甚至终生。预防甲型肝炎可以采用灭活疫苗或减毒疫苗。

1. 甲型肝炎灭活疫苗

类别 预防生物制品。

药品名称 通用名为甲型肝炎灭活疫苗，商品名为维赛瑞安，英文名为Inactivated Hepatitis A Vaccine。

主要成分 该疫苗为甲型肝炎病毒株接种人二倍体细胞，培养、收获的病毒液，经纯化、灭活后加入氢氧化铝佐剂吸附制成，疫苗应为乳白色混悬液。

规格 本品分装规格为每西林瓶1人份，640EU/1.0ml（成人剂型）、320EU/0.5ml（儿童剂型）。包装规格为每盒1瓶。

质量标准 依据《甲型肝炎灭活疫苗制造和检定试行规程》标准生产和检定，符合质量要求。

作用和用途 接种本疫苗后可刺激机体产生甲型肝炎病毒的中和抗体，用于预防甲型肝炎。

接种对象 年龄为1周岁以上的甲型肝炎易感者。

用法与用量 注射前须摇匀。用75%的酒精消毒上臂外侧三角肌附着处皮肤经消毒后，待干后肌肉注射。1～15周岁使用儿童剂型，16周岁以上使用成人剂型。

免疫程序 基础免疫一次，6～12个月内加强免疫一次。

禁忌证 1. 身体不适，腋温超过37.5℃者。2. 急性传染病或其他传染病者。3. 过敏体质者。

副反应及其处理 注射疫苗后少数人可能出现轻度发热、局部疼痛、轻微发红，一般24～48h内自行缓解。

注意事项　1. 使用前检查疫苗外观是否有其他颗粒物或颜色，摇动疫苗使成轻微不透明的白色悬液。2. 西林瓶开封后，应及时注射。3. 西林瓶有裂纹、标签不清楚者或有异物者均不可使用。

保存、运输及有效期　疫苗必须在2～8℃避光保存和运输，严禁冻结，有效期3年。在盒签或瓶签标明的有效期内使用。

2. 甲型肝炎减毒活疫苗

类别　预防生物制品

药品名称　甲型肝炎减毒活疫苗。

主要成分　该疫苗为甲肝病毒减毒株接种人二倍体细胞，经培养、收获病毒液而制成。疫苗应为透明、澄明无异物液体。

规格　注射液：1ml。每次人用剂量为1ml，所含活病毒量应不低于6.5 lgC CID_{50}。

适应证　预防甲型肝炎。

接种对象　年龄为1周岁以上的甲肝易患者。

用法与用量　上臂三角肌处皮下注射，每次1ml。

禁忌证　（1）身体不适，腋温超过37.5度者。（2）急性传染病或其他严重疾病者。（3）免疫缺陷或接受免疫抑制剂者。（4）过敏体质者。

副反应及其处理　注射疫苗后少数人可能出现局部疼痛、红肿，一般在72h内自行缓解。偶有皮疹出现，不需特殊处理，必要时可对症治疗。

注意事项　（1）本品系减毒活疫苗，启开安瓿和注射时切勿使用消毒剂接触疫苗。

（2）疫苗应为透明、澄明液体。如有浑浊、异物或安瓿有裂纹者，均不得使用。

（3）注射丙种球蛋白者，应间隔1个月以上再接种本疫苗。

保存、运输及有效期　疫苗必须在2～8℃避光保存和运输，严禁冻结，有效期3年。在盒签或瓶签标明的有效期内使用。

狂犬病疫苗

狂犬病是由弹状病毒科狂犬病病毒引起的一种烈性传染病，其流行性广，病死率极高，对人民生命健康造成了严重的威胁，在发病后人的病死率几乎达到100%。人狂犬病主要被患病动物咬伤、抓伤或由黏膜感染引起，传染动物主要是犬（超过90%），其次是猫。人被动物咬伤后接种狂犬疫苗和抗狂犬病血清是预防感染狂犬病的主要方法。

1. 人用狂犬病纯化疫苗（地鼠肾细胞）

类别　预防生物制品。

药品名称　通用名为人用狂犬病纯化疫苗（地鼠肾细胞），英文名为 Rabies Purified Vaccine for Human Use（PGHKC)。

主要成分　该疫苗系用狂犬病毒固定毒aG株接种原代地鼠肾细胞，培养后收获病毒液，经浓缩、纯化而成。本品为澄清液体，无异物、不浑浊。

作用与用途　本疫苗免疫接种后，可刺激机体产生抗狂犬病毒免疫力，用于预防狂犬病。

接种对象　凡被狂犬或其他疯动物咬伤、抓伤时，不分年龄、性别均应立即处理局部伤口（用肥皂水反复冲洗后再用碘酊消毒数次），并及时按暴露后程序注射本疫苗，凡有接触狂犬病毒危险的人员的预防接种按暴露前程序接种。

用法与用量　本疫苗供上臂三角肌肌肉注射，儿童应在大腿前侧区肌肉注射。禁止臀部注射。暴露前预防注射3剂为1疗程，暴露后治疗注射5剂为1疗程。

（1）暴露后注射程序

一般咬伤者于0天（第1天，当天）、3天（第4天，以下类推）、7天、14天、28天各注射本疫苗1剂，共5针，儿童用量相同。严重咬伤者（头、面、颈、手指、多部位3处咬伤者，咬伤皮肤或舔触黏膜者），应按上述方法注射本疫苗，于0天、3天注射加倍量疫苗，并于0天注射本疫苗的同时，用抗狂犬病血清（40IU/kg）或抗狂犬病免疫球蛋白（20IU/kg）浸润咬伤局部和肌肉注射。联合使用抗狂犬病血清或免疫球蛋白者，必须在全程疫苗注射完毕后再加强注射2～3剂疫苗，即在全程注射后第15天、75天或第10天、20天、90天加强。

(2) 暴露前注射程序

对未咬伤健康者（在疫区有咬伤的高度危险或有接触病毒机会的工作人员，如疫区兽医、动物饲养管理人员、畜牧人员、屠宰人员、狂犬病毒实验人员、疫苗制造人员、狂犬病人的医护人员、岩洞工作人员，以及与其他哺乳动物接触频繁人员及严重疫区儿童、邮递员、去疫区旅游者，均应用狂犬病疫苗进行预防接种。）预防接种，可按0天、7天、21天接种程序注射3针。

禁忌证　由于狂犬病是致死性疾病，疫苗注射无禁忌证。

副反应及其处理　注射后有轻微局部及全身反应，可自行缓解。若有速发型过敏反应、神经性皮下水肿、荨麻疹等较严重副反应者，可做对症治疗。

注意事项　1. 西林瓶有裂纹、标签不清或溶液不澄清及有异物者均不可使用。2. 切忌饮酒、浓茶等刺激性食物及剧烈运动等。

规格　每支1ml（2.5IU），为一剂量。每盒装5支，西林瓶包装。

保存、运输和有效期　于2～8℃避光保存和运输。12个月，在有效期内使用。

2. 人用狂犬病纯化疫苗（Vero细胞）

类别　预防生物制品。

药品名称　通用名为人用狂犬病纯化疫苗（Vero细胞），英文名为Specification for Rabies Purified Veccine for Human Use.

主要成分　该疫苗是由狂犬病毒固定毒株接种原代Vero细胞，培养后收获病毒液，经浓缩、精制纯化并加氢氧化铝佐剂而成。液体佐剂疫苗呈乳白色浑浊液体，久放形成可摇散的沉淀。

规格　每安瓿为1.0ml。每次人用剂量1.0ml至少含2.5IU。暴露前预防注射3针为1个疗程，暴露后治疗注射5针为1个疗程。

质量标准　本品依据《中国生物制品规程》2000年版标准生产和检定，符合质量要求。

作用和用途　本疫苗免疫接种后，可刺激机体产生抗狂犬病毒免疫力，用于预防狂犬病。

接种对象　凡被狂犬或其他疯动物咬伤、抓伤时，不分年龄、性别均应立即处理局部伤口（用肥皂水反复冲洗后，再用碘酊消毒数次），并及时按暴露后程序注射本疫苗；凡有接触狂犬病毒危险的人员的预防接种按暴露前程序接种。

用法与剂量　本疫苗为上臂三角肌肉注射。儿童应在大腿前内侧区肌肉注射。禁止臂部注射。使用前将疫苗振摇成均匀悬液。暴露后注射程序：一般咬伤者于0天（第1天，注射当天）、3天（第4天，以下类推）、7天、14天、30天各注射本疫苗1剂（液体疫苗1.0ml），儿童用量相同。严重咬伤者（头、面、颈、手指、多部位3处以上咬伤者，咬伤皮肤或舔触黏膜者），应按上述方法注射本疫苗。且应于0、3天注射加倍量疫苗，并于0天注射疫苗的同时用抗狂犬病血清（40IU/kg）或抗狂犬病免疫球蛋白（20IU/kg）浸润咬伤局部和肌肉注射。联合使用狂犬病血清或免疫球蛋白者，必须在全程疫苗注射完毕后再加强注射2～3剂疫苗，即在全程注射后第15天、75天或第10天、20天、90天加强。暴露前注射程序：对未咬伤健康者预防注射，可按0天、7天、21天接种程序注射3针。

禁忌证　由于狂犬病是致死性疾病，所以本疫苗的注射无禁忌证。

副反应及其处理　注射后有轻微局部及全身反应，可自行缓解，偶有皮疹。若有速发型过敏反应、神经性皮疹等较严重副反应者，可作对症治疗。

注意事项 (1) 安瓿有破纹、标签不清或有异物者均不可使用。(2) 切忌饮酒，浓茶等刺激性食物反剧烈劳动等。

保存、运输及有效期 2～8℃以下避光保存和运输，有效期1年，在盒签或瓶签标明的失效期前使用。

水痘疫苗

水痘是由水痘-带状疱疹病毒在儿童期初次感染引起的疱疹性疾病。儿童发生水痘后，病毒可以长期潜伏在脊神经节或颅神经节中，成年后，在有害刺激或免疫低下时，潜伏病毒可以被激活，引起带状疱疹。对于免疫低下的儿童可以接种水痘减毒活疫苗进行预防。人免疫球蛋白对水痘及带状疱疹有一定的治疗效果。

水痘减毒活疫苗

类别 预防生物制品。

药品名称 通用名为水痘减毒活疫苗，英文名为 Live Attenuated Varicella Vaccine。

主要成分 水痘减毒活疫苗系用具有良好免疫原性的水痘-带状疱疹减毒株（OKa 株）。接种于二倍体细胞，经培养，收获病毒冻干制成，为乳白色疏松体，经溶解后为透明或乳白色澄明液体。

规格 本疫苗重溶后每安瓿为 0.5ml。每次人用计量为 0.5ml，所含活病毒量不低于 3.0LgPFU。

质量标准 本品依据《中国生物制品规程》2000 年版标准，参照《WHO 水痘活疫苗规程》(1993 年修订版)，制定注册标准和制造检定规程。按上述标准和规程生产及检定，符合质量要求。

作用与用途 本疫苗免疫接种后，可刺激机体产生抗水痘病毒的免疫力，用于预防水痘。

接种对象 年龄为 12 月龄以上的水痘易感者。

用法与用量 按瓶签标示量加入灭菌注射用水，待完全溶解摇匀后使用，上臂外侧三角肌附着处皮肤用 75%酒精消毒，待干后皮下注射 0.5ml。

禁忌证 (1) 患严重疾病、免疫缺陷者、对庆大霉素或卡那霉素全身性过敏者禁用；(2) 孕产妇禁用。

不良反应及其处理 注射后偶有轻微局部反应。罕见中度发热，伴有一过性出疹，一般不超过 3 天可自行缓解。通常不需特殊处理，必要时可对症治疗。

注意事项 1. 启开安瓿和注射时切勿使消毒剂接触疫苗。2. 安瓿有裂纹者、标签不清或溶解后有摇不散的凝块者不可使用。3. 凡发热、患急性传染病者应推迟接种。4. 接受免疫抑制剂治疗者应停止治疗 2 周以上再接种。5. 除麻疹、腮腺炎和风疹活疫苗外，在使用其他活疫苗 1 个月内，不应使用本疫苗。6. 注射过丙种球蛋白者 1 个月内，不应使用本疫苗。7. 白血病、肿瘤等高危患者，应在医生的指导下慎用。8. 对其他药物过敏者慎用。9. 疫苗溶解后应在 1h 内用完。10. 被接种者应保持注射部位的清洁。

保存、运输及有效期 应于 8℃以下避光保存和运输，有效期 18 个月，在盒签（或瓶签）标明的有效期内使用。

流行性腮腺炎疫苗

流行性腮腺炎是由腮腺炎病毒引起的一种世界性的疾病，可以引起单侧或双侧的腮腺炎症，也可以导致胰腺炎、睾丸炎和卵巢炎等其他腺体的炎症，腮腺炎病毒只有一种血清型，病后人体可以获得牢固的免疫力。接种减毒活疫苗是目前唯一有效的预防措施。我国使用的疫苗主要有单价疫苗，麻疹、腮腺炎二联减毒活疫苗及腮腺炎、麻疹、风疹三联减毒活疫苗等。

1. 冻干流行性腮腺炎活疫苗

类别 生物制品。

药品名称 通用名为冻干流行性腮腺炎活

疫苗，英文名为 Freeze Dried Mumps Vaccine, Live。

主要成分　本品系将流行性腮腺炎病毒减毒株接种鸡胚细胞，经培育、收获病毒液后冻干制成。本品为乳酪色疏松体，溶解后呈澄明橘红色液体。

质量标准　《中国生物制品规程》中冻干流行性腮腺炎活疫苗制造及检定规。

用法及用量　临用前加灭菌注射用水适量使溶解。上臂三角肌处皮下注射一次 0.5ml

禁忌证　发热、急慢性感染，有严重疾病患者，有过敏史者及孕妇禁用。

贮藏　在 2～8℃的暗处保存。

2. 麻疹、腮腺炎二联减毒活疫苗

类别　预防生物制品。

药品名称　通用名为麻疹、腮腺炎二联减毒活疫苗，商品名为武生思林，英文名为 Requirements for Measles and Mumps Combined Vaccine, Live。

主要成分　本品系用麻疹和腮腺炎病毒减毒株分别接种鸡胚细胞，经培养、收获单价病毒液以合适的比例混合并加适宜稳定剂后冻干而成。冻干疫苗呈乳酪色疏松体，经溶解后为橘红色澄明液。

规格　本品重溶后每安瓿 1.0ml（2 人份）。每次人用剂量为 0.5ml，所含麻疹活病毒量应不低于 3.0 lgC CID_{50}，腮腺炎活病毒量应不低于 3.7 lgC CID_{50}。

质量标准　本品依据《麻疹-腮腺炎二联减毒活疫苗制造及检定试行规程》标准生产和检定，符合质量要求。

作用和用途　本疫苗免疫接种后，可刺激机体产生抗麻疹和腮腺炎病毒的免疫力，用于预防麻疹和腮腺炎。

接种对象　年龄为 8 个月以上的麻疹和腮腺炎易感者。

用法剂量　按瓶签标示量加灭菌注射用水，待完全溶解摇匀后使用。上臂外侧三角肌附着处皮肤用 75%酒精消毒，待干后皮下注射 0.5ml。

禁忌证　患严重疾病，急性或慢性感染，发热或对鸡蛋有过敏史者不得接种，孕妇禁用。

副反应及其处理　注射后一般无局部反应。在 6～10 天内，少数儿童可能出现一过性发热反应以及散在皮疹，一般不超过 2 天可自行缓解，通常不需特殊处理，必要时可对症治疗。

注意事项　(1) 启开安瓿（或小瓶）和注射时，切勿使用消毒剂接触药品。(2) 安瓿有裂纹，标签不清或溶解后不清晰者均不可使用。(3) 安瓿开封后，疫苗应 1h 内用完。(4) 注射过免疫球蛋白者，应间隔 1 个月以后方可接种本疫苗。

保存、运输和有效期　于 8℃以下避光保存和运输。疫苗自病毒滴定合格之日起有效期为 1 年 6 个月，在有效期内使用。

肾综合征流行出血热疫苗

肾综合征出血热是由汉坦病毒引起的一种以微循环障碍和肾损害为特点的出血性疾病，该病病死率较高，隐性感染较少见。汉坦病毒有 14 个血清型，与人类疾病有关的主要有 6 型，在我国流行的主要是Ⅰ型（姬鼠型）和Ⅱ型（家鼠型或大鼠型）。本病病后，机体可获得持久的免疫力。我国主要应用汉坦病毒灭活疫苗进行预防接种。

1. 双价肾综合征出血热纯化疫苗（Vero 细胞）

类别　预防生物制品。

药品名称　通用名为双价肾综合征出血热纯化疫苗（Vero 细胞），英文名为 Hemorrhagic Fever with Renal Syndrome Bivalent Purified Vaccine (Vero-cell Derived)。

主要成分　该疫苗采用肾综合征出血热Ⅰ型和Ⅱ型病毒接种 Vero 细胞，经培养、收获病毒液，用 β-丙内酯灭活病毒，超滤浓缩、柱层析纯化，加氢氧化铝制成，用于预防肾综合征出血热。本品为白色微浑浊液体，久放形成可摇散的沉淀。

规格　本品规格每安瓿为1.0ml。每次人用剂量不分年龄均为1.0ml。全程免疫接种2剂。

质量标准　依据双价肾综合征出血热纯化疫苗（Vero细胞）制造及检定试行规程标准生产和检定，符合企业质量标准及《中国生物制品规程》（2000年版）质量标准。

作用与用途　本品免疫接种后，可刺激机体产生对Ⅰ型和Ⅱ型肾综合征出血热病毒的免疫力，用于预防Ⅰ型和Ⅱ型肾综合征出血热。

接种对象　肾综合征出血热疫区的居民及进入该地区的人员，主要对象为16～60岁的高危人群。

用法用量　初次免疫为2针，于上臂外侧三角肌注射，每次1.0ml，于0天、14天各注射1次，初次免疫后1年加强免疫1针，1.0ml。

禁忌证　发热、急性疾病、严重慢性病、神经系统疾病、过敏性疾病及既往对抗生素和生物制品有过敏史者，妇女哺乳期、妊娠期均不可注射本品。

副反应及其处理　个别有发热、头晕、皮疹者应注意观察，必要时给予适当治疗。因疫苗含有吸附剂，少数人在注射后局部可出现硬结、轻度肿胀和疼痛，一般在1～3天内自行消退。

注意事项　（1）疫苗注射前应充分摇匀。（2）安瓿有裂纹者或疫苗浑浊、变色、有异物及摇不散的块状物者，均不得使用。（3）应备有肾上腺素，以备偶有发生过敏反应时急用。

保存、运输及有效期　于2～8℃保存和运输，有效期20个月。在盒签或瓶签标明的失效期前使用。

2. 双价肾综合征出血热纯化疫苗

类别　预防生物制品。

药品名称　通用名为双价肾综合征出血热纯化疫苗，商品名为汉普威，英文名为Haemorrhagic Fever with Renal Syndrome Bivalent Purified Vaccine，Inactivated。

主要成分　本品系用Ⅰ型和Ⅱ型肾综合征出血热病毒分别感染原代地鼠肾细胞，培养后收获病毒液，用甲醛溶液灭活病毒后，经纯化，加入氢氧化铝制成。本品为无色半透明液体，久放形成可摇散的沉淀。

适应证与接种对象　用于预防肾综合征出血热。出血热疫区的居民及进入该区的人员，主要对象为16～60岁的高危人群。

用法与用量　基础免疫2针，于上臂外侧三角肌肌肉注射，每次1.0ml，于0天、14天各注射1次。基础免疫后1年应加强免疫1次。

不良反应　注射后个别有发热、头晕、皮疹者应注意观察，必要时给予适当治疗。因疫苗含有吸附剂，少数人在注射后局部可出现硬结、轻度肿胀和疼痛，一般在1～3天内自行消退。

禁忌证　发热、急性疾病、严重慢性病、神经系统疾病、过敏性疾病及既往对抗生素和生物制品有过敏史者，妇女哺乳期、妊娠期均不可注射本品。

注意事项　（1）疫苗注射前应充分摇匀。（2）安瓿有裂纹者、标签不清或疫苗浑浊、变色、有异物及摇不散的块状物者，均不得使用。（3）应备有肾上腺素，以备偶有发生过敏反应时急救用。（4）在盒签或瓶签标明的有效期内使用。

规格　本品规格每安瓿为1.0ml。每次人用剂量不分年龄均为1.0ml。全程免疫接种2剂。

贮藏及有效期　于2～8℃避光保存和运输。自效力检定合格之日起有效期1年6个月。

3. 双价肾综合征出血热灭活疫苗

类别　预防生物制品。

药品名称　通用名为双价肾综合征出血热灭活疫苗，商品名为汉必威，英文名为Haemorrhagic Fever with Renal Syndrome Bivalent Vaccine，Inactivated。

主要成分　本品系用Ⅰ型和Ⅱ型肾综合征出血热病毒分别感染原代地鼠肾细胞，培养后收获病毒液，用甲醛溶液灭活病毒，加入氢氧化铝制成。本品为橘红色微混液体，久放形成可摇散的沉淀。

规格　本品规格每安瓿为1.0ml。每次人用剂量不分年龄均为1.0ml。全程免疫接种3剂。

适应证和接种对象　用于预防肾综合征出血热。出血热疫区的居民及进入该区的人员，主要对象为16～60岁的高危人群。

用法与用量　基础免疫3针，于上臂外侧三角肌肌肉注射，每次1.0ml，于0天、14天、28天各注射1次。基础免疫后1年应加强免疫1次。

不良反应及其处理　注射后个别有发热、头晕、皮疹者应注意观察，必要时给予适当治疗。因疫苗含有吸附剂，少数人在注射后局部可出现硬结、轻度肿胀和疼痛，一般在1～3天内自行消退。

禁忌证　发热、急性疾病、严重慢性病、神经系统疾病、过敏性疾病及既往对抗生素和生物制品有过敏史者，妇女哺乳期、妊娠期均不可注射本品。

注意事项　(1) 疫苗注射前应充分摇匀。(2) 安瓿有裂纹者、标签不清或疫苗浑浊、变色、有异物及摇不散的块状物者，均不得使用。(3) 应备有肾上腺素，以备偶有发生过敏反应时急救用。(4) 在盒签或瓶签标明的有效期内使用。

储藏及有效期　于2～8℃避光保存和运输。自效力检定合格之日起有效期为1年6个月。

森林脑炎疫苗

森林脑炎又称苏联春夏脑炎、蜱传性脑炎或称远东脑炎，是由森林脑炎病毒经硬蜱媒介所致自然疫源性急性中枢神经系统传染病。临床特征是突然高热、意识障碍，头痛、颈强、上肢与颈部及肩胛肌瘫痪，后遗症多见。初次进入疫区的人应接种森林脑炎疫苗，以进行预防。

森林脑炎疫苗

类别　生物制品。

药品名称　通用名为森林脑炎疫苗，英文名为Tick-Borne Encephalitis Vaccine。

主要成分　该疫苗系用森林脑炎病毒“森张”株，接种于地鼠肾单层细胞上，培养后收集病毒液，经甲醛溶液杀灭病毒后制成。本品为红色澄明液体。不应有任何异物。

质量标准　《中国生物制品规程》中森林脑炎疫苗制造及检定规程。

用法和用量　皮下注射　用量照说明书的规定。

储藏　在2～8℃的暗处保存。

黄热病疫苗

黄热病是黄热病病毒引起的急性传染病，由伊蚊传播，主要流行于非洲和中、南美洲。临床特征有发热、剧烈头痛、黄疸、出血和蛋白尿等。可以分为城市型和丛林型，隐性及轻症感染较常见，感染后机体可获得持久免疫力，未发现有再感染者。接种减毒活疫苗是预防本病的有效方法。

冻干黄热活疫苗

类别　生物制品。

药品名称　通用名为冻干黄热活疫苗，英文名为Dried Yellow Fever Vaccine，Live。

主要成分　本品系用减毒的黄热病毒17D株接种鸡胚，经研磨、离心、取上清液冻干制成。为微带粉红色的疏松体，按规定量加氯化钠注射液后，应能迅速溶化成均匀的混悬液。

质量标准　《中国生物制品规程》中冻干黄热活疫苗制造及检定规程。

用法和用量　临用前，用氯化钠注射液按说明书规定稀释。皮下注射，一次0.5ml。

储藏　在－20℃的干燥处可保存1年半，在2～8℃可保存6个月。

流行性感冒疫苗（流感疫苗）

流行性感冒（流感）是由流行性感冒病毒（简称流感病毒）引起的一种呼吸道传染病，该病发病率高、传播快，在历史上曾经有数次大流行。流感病毒包括人类的甲乙丙三型及动物（如猪、禽等）的流感病毒。人群对流感病毒普遍易感，机体感染后，可以产生血清中和抗体及呼吸道黏膜的 SIgA，可以对同型流感病毒具有短暂的免疫力，一般能维持 1～2 年。我国批准使用的流感疫苗较多（有长春长生生物科技股份有限公司、北京科兴生物制品有限公司、常州药业延申生物技术有限公司、兰州生物制品研究所、上海葛兰素史克生物制品有限公司、浙江天元生物药业股份有限公司和北京天坛生物制品股份有限公司等许多公司生产，这些疫苗有各自不同的商品名，但均为甲 1 型、甲 3 型和乙型流感病毒三株抗原，型别相同，预防的范围也相同），在此以长春长生生物科技股份有限公司的产品为代表，进行初步的介绍。另外，流感亚单位疫苗的接种也可以作为预防流感的有效措施。值得注意的是，流感病毒容易变异，目前的疫苗仅为已流行过的病毒株，对新出现的病毒株（例如与禽流感病毒重组后的病毒）效果不佳或无效。

1. 流行性感冒裂解疫苗（长春长生生物科技股份有限公司生产）

类别　预防生物制品。

药品名称　通用名为流行性感冒裂解疫苗，英文名称为 Influenza Split Vaccine。

主要成分　本疫苗成分符合 WHO 推荐当年流行株。每 0.5ml 疫苗含甲 1、甲 3、乙型三株抗原：甲 1 型（A/新喀里多尼亚/20/99（H1N1））血凝素含量：≥12μg；甲 3 型（A/福建/411/2002（H3N2））血凝素含量：≥12μg；乙型（B/上海/361/2002）血凝素含量：≥12μg。本品为微乳白色澄清液体，无异物。

作用与用途　预防流行性感冒，接种本疫苗 2～3 周后可产生抗流行性感冒病毒感染的免疫力。

接种对象　流行性感冒病毒裂解疫苗推荐用于 6 个月以上婴儿、儿童、成人及老年人，于流行季节前接种。

用法与用量　上臂三角肌附着处肌肉或皮下接种。6 个月至 35 个月龄的儿童接种 2 针，间隔 4 周，每次注射半个剂量（0.25ml）。3 岁以上儿童、成人及老年人接种一次，注射一个剂量（0.5ml），使用前充分摇匀。

不良反应及其处理　（1）注射后 12～24h，少数人注射部位出现红、肿、痛、触痛和痒等，一般很快会消失，不影响正常活动。（2）接种者可能会出现一过性肌肉痛、关节痛、头痛、头晕、出汗、不适、发热和寒战等全身反应，一般无需治疗，一至两天后可自行缓解。（3）偶见过敏反应。（4）罕见神经痛（疼痛沿神经通路分布）、感觉异常（对触、疼、热或振动的感觉异常）、惊厥和一过性血小板减少。（5）极为罕见过敏反应导致休克、脉管炎，一过性累及肾脏，神经紊乱，如脑脊髓膜炎、神经炎和格-巴综合征。

禁忌证　有下列情况者，不得使用本疫苗：（1）患发热、急性疾病者、慢性疾病的急性发作者及感冒者。（2）对鸡蛋过敏者或有其他过敏史者。

注意事项　（1）免疫功能低下者在接种前需咨询医生。（2）本品严禁通过血管途径给药。（3）开后和注射时切勿使消毒剂接触疫苗。（4）壁有裂纹，标签不清及有异物、浑浊、不能摇散的凝块时均不得使用。（5）应备 1∶1000 肾上腺素，以防过敏反应时急救用。（6）在有效期内使用。（7）请放在儿童不易触及处。孕妇及哺乳期妇女用药尚无足够的有关方面研究，在怀孕和哺乳期间是否接种，请遵照医嘱使用。

药物相互作用　（1）流行性感冒裂解疫苗可以与其他疫苗同时使用，但应选择不同部位给药。（2）免疫抑制剂的应用可降低或抵消疫苗接种后的免疫应答。注射丙种免疫球蛋白者，应间隔1个月以上再接种本疫苗。

规格 0.5毫升/支。

有效期 自检定合格之日起有效期为12个月。

储藏 于2～8℃暗处保存，严禁冻结。

2. 流行性感冒亚单位疫苗

类别 预防生物制品。

药品名称 通用名为流行性感冒亚单位疫苗，英文名为 Subunit Vaccine of Influenza Virus。

主要成分 本制品系由WHO推荐的流行性感冒病毒当年流行毒株（或其抗原相似株）并经国家食品药品监督管理局许可，包括甲1型、甲3型及乙型，3株流感病毒分别接种10天龄健康鸡胚，在33℃～35℃培养48～72h后，收获尿囊液病毒，经甲醛灭活、超滤浓缩、纳米对撞机裂解病毒及柱层析纯化后制成的三价病毒亚单位疫苗。本品外观为微乳白色液体，无异物。

用途 用于预防流行性感冒（以下简称流感）。

剂型和规格 本品为注射液，每个剂量为0.5毫升/支。每剂量（0.5ml）中，含有至少45μg血凝素抗原，即甲1、甲3和乙型三株流感病毒的血凝素抗原均在15微克/人份以上。本疫苗每0.5ml中含25～45μg硫柳汞作为防腐剂，含不高于50μg的福尔马林（即甲醛）。

适应证 本疫苗用于预防流行性感冒，特别适用于感染流感后易于发生并发症者。

用法与用量 成人和3岁以上儿童于上臂三角肌注射1个剂量（0.5ml）。本疫苗在使用前可放置在室温处，注射前摇匀。流感疫苗最好在秋冬季注射，注射后10～15天产生免疫力。

禁忌证 对鸡卵蛋白或疫苗其他成分过敏者及急性发热或急性感染者禁用本疫苗。

注意事项 （1）本品为高纯度精制疫苗，注射后极少发生不良反应。个别注射部位有可能出现红肿和轻微疼痛，偶见中、低度发热，头痛和不适，短期内可自行消失。如发生其他不良反应，请向医生咨询。（2）如同其他生物制品一样，注射本疫苗时可能出现过敏反应，应备有肾上腺素，以防偶有过敏反应发生时使用。（3）遇有混浊或不能摇散的凝块者，不可使用。（4）本疫苗严禁注入血管。

不良反应及其处理 常见以下不良反应如下。局部反应 发红、肿胀、疼痛、淤斑、硬结等。全身反应 全身不适，中、低度发热，肌痛、关节痛、头痛、呕吐、腹泻及皮疹、寒战、疲劳、出汗等。上述局部和全身反应症状在1～2日内可自行消失，无需治疗。罕见以下不良反应。神经痛（疼痛沿神经通路分布）；感觉异常（麻木、刺痛等）、惊厥，一过性血小板减少。变态反应在极个别情况下可造成休克。严重过敏反应包括严重和突发性低血压或心率衰竭，异常疲劳或虚弱、焦虑、神经紧张、呼吸和吞咽困难。应备有肾上腺素，以防偶有过敏反应发生时使用。瘙痒（特别在足部或手掌）伴或不伴血管神经性水肿的皮疹（肿胀或瘙痒的皮肤区域多见于末端，外生殖器和面部，特别是眼周和口唇周围）。恶心、呕吐、胃灼痛、腹泻。极罕见报告血管炎并伴有一过性肾损害。极罕见报告神经系统紊乱，如脑脊髓炎、神经炎、吉兰-巴雷综合征。本疫苗对驾驶及机器操作能力未见任何影响。如发生其他不良反应，请向医生咨询。

药物相互作用 （1）本疫苗可与其他疫苗同时使用，但应在不同上臂注射。同时使用多种疫苗有可能增加不良反应。（2）因疾病引起的内源性免疫缺陷，或正在进行免疫抑制治疗的病人，使用本疫苗的免疫效果可能减低。（3）注射流感疫苗后，对HIVl、丙型肝炎和HTLVl的血清学诊断（酶联免疫试验）可能出现假阳性结果，使用免疫印迹试验可以鉴别上述假阳性结果，假阳性反应可能是IgM应答所致。

孕妇及哺乳期妇女用药 孕期禁止使用本

疫苗，如必须使用，则应在医生严格监督下进行注射。本疫苗可在哺乳期注射。

保存与运输　本疫苗应于2～8℃阴暗处保存和运输，不可冻结。

有效期　有效期为12个月。

痢疾疫苗

细菌性痢疾是由志贺菌属（痢疾杆菌）引起的一种肠道传染病，是人类最常见的肠道传染病。痢疾杆菌可以分成四群，在我国以福氏志贺菌多见，宋内志贺菌其次。人类对痢疾杆菌易感，仅食入10～200个就可以导致人类发病。痢疾病后，机体可以获得一定程度的免疫力，主要是消化道黏膜的SIgA，但痢疾杆菌不入血，且菌型很多，所以免疫力维持时间短且不稳定。口服痢疾减毒疫苗有一定的保护作用。

1. 冻干口服福氏、宋内痢疾双价活疫苗（FSM－2117株）

类别　预防生物制品。

名称　通用名为冻干口服福氏、宋内痢疾双价活疫苗（FSM－2117株），英文名为Oral Bivalent Live Vaccine of S. Flexneri 2α－S. Sonnei（FSM－2117）。

主要成分　本品系用可表达福氏2α和宋内痢疾双价菌体抗原的减毒痢疾菌株（FSM－2117），经培养收获菌体后，加入冻干保护剂，冷冻干燥后制成的乳白色或略带黄色的疏松体。本品所附疫苗稀释剂中主要含有碳酸氢钠、维生素等成分，用以中和胃酸和调节口感。

规格　本品每安瓿为2ml，含菌2000亿（2×10^{11} CFU），含活菌不低于4×10^{10} CFU。每人份疫苗（成人）为3支。稀释剂为每人份3袋。

质量标准　本品依据冻干口服福氏、宋内痢疾双价活疫苗（FSM－2117）制造及检定试行规程进行生产及检定，质量符合要求。

作用和用途　服用本疫苗后，可使机体产生分泌性抗体。用于预防细菌性痢疾。

适用对象　适于免疫的各年龄组人员均可服用此疫苗。

用法和用量　（1）全程免疫服用3次，每次间隔5～7天，成人首次服用半支，2次、3次各1支；6～13岁儿童服成人半量；5岁以下儿童服成人1/3量。（2）用50ml凉开水溶化1包稀释剂，制成稀释液。（3）取装有制品的安瓿并开启，用所配吸管吸取稀释液少许，加入安瓿溶化疫苗，将溶化后的疫苗液倒入或吸入稀释液中，混匀后服用。

禁忌证　有免疫缺陷或免疫功能不全；胃肠道及心、肝、肾疾患者；急性传染病和发热者忌服。

不良反应及其处理　偶有恶心、腹部不适等轻微反应，均为一过性，不治自愈。

注意事项　（1）本品应在空腹或半空腹时服用。（2）启开安瓿和服用时，切勿使消毒剂接触疫苗。（3）安瓿有裂纹、标签不清者，不可使用。（4）安瓿开启后，疫苗应及时用完。

保存、运输与有效期　于2～8℃暗处保存及运输。有效期1年，在盒签标明的失效期前使用。

2. 口服福氏、宋内痢疾双价活疫苗（胶囊）

类别　预防生物制品。

药品名称　通用名为口服福氏、宋内痢疾双价活疫苗（胶囊），英文名为Oral Bivalent Live Vaccine of S. Flexneriza－S. Sonnei Capsule。

主要成分　本品系用生物工程技术构建的，能表达福氏2a和宋内痢疾菌体抗原的减毒活菌菌株（FS）经培养收获菌体后，加入冻干保护剂，冷冻干燥制成菌粉，与适宜辅料混合并分装于肠溶性胶囊制成。胶囊内药粉为乳白色或灰白色粉末。

规格　每粒胶囊装量为0.45g，含活菌数不低于8.3×10^{9}CFU。每人份疫苗（成人）

为12粒胶囊。

质量标准 本品依据口服福氏、宋内痢疾双价活疫苗（胶囊）制造及检定规程（试行）进行生产及检定，质量符合要求。

作用和用途 服用本疫苗后，可使机体产生分泌性抗体。用于预防细菌性痢疾。

适用对象 适于免疫的各年龄组人员均可服用此疫苗。

用法和用量 全程免疫服用3次，每次间隔5～7天，成人每次服用4粒胶囊；6～13岁儿童服成人半量；5岁以下儿童服成人1/3量（第1、2次每次1粒，第3次2粒）。

禁忌证 有免疫缺陷或免疫功能不全；胃肠道及心、肝、肾疾患者；急性传染病和发热者忌服。

不良反应及其处理 偶有恶心、腹部不适等轻微反应，均为一过性，不治自愈。

注意事项 本品应在空腹或半空腹时服用。

保存、运输与有效期 于－20℃或2～8℃暗处保存，在冷藏条件下运输。－20℃保存，有效期1年；2～8℃保存，有效期6个月。在盒签标明的有效期内使用。

b型流感嗜血杆菌疫苗

b型流感嗜血杆菌属于嗜血杆菌属，可以引起脑膜炎、鼻咽炎、肺炎和心包炎等急性化脓性炎症，常在流感、麻疹、百日咳和肺结核等感染后发生，也可以有原发感染。有毒力的菌株有荚膜，因此可以接种b型流感嗜血杆菌荚膜多糖与破伤风类毒素共价结合进行预防。

b型流感嗜血杆菌结合疫苗

类别 预防生物制品。

药品名称 通用名为b型流感嗜血杆菌结合疫苗，英文名为Haemophilus Influenzae Type b Conjugate Vaccine。

主要成分 该疫苗系用纯化的b型流感嗜血杆菌荚膜多糖与破伤风类毒素共价结合而成。为无色透明液体，含防腐剂，不含异物或凝块。

规格 本品每瓶为0.5ml。每次人用剂量0.5ml，至少含10μg纯化b型流感嗜血杆菌荚膜多糖，包装规格为每单位（盒）3瓶。

质量标准 本品依照《b型流感嗜血杆菌结合疫苗制造和检定试行规程》生产和检定，符合质量要求。

作用与用途 本疫苗接种后，可使机体产生体液免疫应答。用于预防由于b型流感嗜血杆菌感染而引起的侵袭性感染（包括脑膜炎、肺炎、败血症、蜂窝组织炎、关节炎、会厌炎等）。不能预防由其他型别流感嗜血杆菌引起的感染，也不能预防由其他微生物感染引起的脑膜炎等。

接种对象 本疫苗适用于3月龄到2周岁婴幼儿。

用量及用法 臀部外上方1/4处或上臂外侧三角肌附着处皮肤经消毒后肌肉注射。免疫程序及剂量 自3月龄开始，每隔1个月或2个月接种一次（0.5ml），共三次。在18个月时进行加强接种一次。6～12月龄儿童，每隔1个月或2个月注射一次（0.5ml），共两次。在18个月时进行加强接种一次。2周岁儿童，仅需注射一次（0.5ml）。

禁忌证 在患儿发热、急性疾病，特别是感染性疾病或慢性疾病活动期应暂缓使用；已知对疫苗成分之一有过敏反应，特别对破伤风类毒素过敏者，严重心脏病、高血压、肝、肾脏病者禁用。本品仅限于婴幼儿接种，孕妇禁用。不能经由血管进行接种，务必确保注射针头不在血管内。

副反应及其处理 注射本品一般无副反应，有的接种部位有轻微红肿、硬结、压痛、低热或伴有皮疹，一般不须特殊处理，即行消退。如遇严重反应及时诊治。

注意事项 1. 使用前应充分摇匀，如出现摇不散的凝块，有异物，瓶有裂纹，制品曾经冻结，标签不清和过期失效者不可使用。2. 免疫抑制治疗或免疫缺陷可减少对疫苗的免疫反应。3. 本疫苗可与麻疹-风疹-腮腺炎疫苗、白喉-百日咳-破伤风疫苗、脊髓灰质炎疫苗同时接种但应在两个不同部位注射。

保存、运输与有效期　于2～8℃避光保存和运输，有效期24个月，不得冻结，在盒签（或瓶签）标明的有效期内使用。

肺炎疫苗

肺炎球菌多糖疫苗

类别　预防生物制品。

药品名称　中文名为23价肺炎球菌多糖疫苗，英文名为23 - Valent Pneumococcal Polysaccharide Vaccine。

主要成分　本品采用23种最广泛流行、最具侵袭性的血清型肺炎球菌，包括血清型1、2、3、4、5、6B、7F、8、9N、9V、10A、11A、12F、14、15B、17F、18C、19A、19F、20F、22F、23F和33F，经培养，提纯制成的多糖疫苗。成品为无色、透明的液体注射剂。含0.25%苯酚作防腐剂。

规格　本品规格为每瓶0.5ml，含纯化的23种血清型肺炎球菌荚膜多糖各25μg。

质量标准　本品依据经国家药品监督管理局批准的《23价肺炎球菌多糖疫苗制造及检定规程》生产和检定，质量符合要求。

作用和用途　23价肺炎球菌多糖疫苗由23种血清型肺炎球菌多糖抗原组成，能诱导机体产生体液免疫。对由23种最常见血清型引起的肺炎球菌感染性疾病产生保护，其免疫覆盖率占引起肺炎球菌感染血清型的90%。用于预防在疫苗中含有的肺炎双球菌型引起的肺炎、脑炎、中耳炎和菌血症等疾病。本品不对疫苗中所含荚膜型以外的肺炎双球菌型产生免疫作用。

接种对象　用于2岁以上的以下人群的接种：1. 选择性接种（1）50岁及超过50岁以上者。（2）患有可增加肺炎球菌感染性疾病危险的慢性疾病者，如心血管疾病、肺部疾患、肝及肾脏功能受损者。（3）免疫缺陷病人，如脾切除者或是由镰状细胞性疾病及其他原因引起的脾功能障碍者。（4）患有其他慢性疾病而可能感染肺炎球菌的高危人群（如酒精滥用）及并存如糖尿病、慢性脑脊髓液渗漏、免疫抑制等因此可引起更严重的肺炎球菌病患者，或是反复发作的上呼吸道疾病，包括中耳炎、副鼻窦炎等。（5）霍奇金病患者。2. 群体接种（1）群体接触密切者，如寄宿学校、养老院及其他相似场所。（2）具有发生流行性感冒并发症高度危险者，特别是肺炎。（3）当疫苗中含有的某型肺炎球菌在社区人群中发生爆发流行时，社区人群为高危人群。3. 再接种（1）一般无需对成年人常规再接种。（2）脾切除者。（3）10岁以下脾切除或患有镰状细胞性贫血症的儿童。

用法与用量　上臂外侧三角肌皮下或肌肉注射，每次注射0.5ml。1. 霍奇金病患者如需接种疫苗可在治疗开始前10天给予。如果进行放疗或化疗至少应在开始前14天给予，以产生最有效的抗体免疫应答。治疗开始前不足10天及治疗期间不主张免疫接种。2. 免疫缺陷病人，应于术前两周接种。3. 脾切除者，每5年加强免疫一次，每次注射剂量0.5ml。4. 对10岁以下脾切除或患有镰状细胞性贫血的儿童，应每隔3～5年加强免疫一次，每次注射0.5ml。

禁忌证　1. 对疫苗中任何成分过敏者禁用本品。2. 除接种对象项目中所列适用者外，均禁止接种本品。

不良反应及其处理　1. 可能在注射部位出现暂时的疼痛、红肿、硬结和短暂的全身发热反应等轻微反应，一般均可自行缓解。必要时可给予对症治疗。罕见的不良反应有头痛、不适、虚弱乏力，淋巴结炎、过敏样反应、血清病、关节痛、肌痛、皮疹、荨麻疹。对稳定的特发性血小板减少性紫癜的患者，会极偶然地在接种后的2～14天血小板减少复发，并可持续2周。在接种肺炎双球菌疫苗的人群中，也罕有神经系统异常的报道，如感觉异常、急性神经根病变等，但与其因果关系尚未被证实。2. 因对疫苗成分过敏而引起的急性反应，应注射 1∶1000 的肾上腺素。

注意事项 1. 疫苗浑浊、有异物、玻璃管制抗生素瓶有裂纹、过期失效等，均不可使用。2. 孕期和哺乳期妇女不应接种本品。3. 本品禁用于静脉和皮内注射。4. 本品可与其他疫苗，尤其是流感疫苗或属于计划免疫的疫苗进行联合接种，但应在不同部位进行。5. 不应给 2 岁以下儿童使用本品。6. 本疫苗用于正在进行免疫抑制治疗的病人，则血清中可能不出现所期望的抗体反应。7. 有严重心脏和肺部疾病的病人使用本品时应极为慎重，严密监测全身不良反应的发生。8. 任何发热性的呼吸系统疾病及一些活动性感染存在时，都应推迟本品的接种。除非医生认为不接种的危险更大。

保存、运输及有效期 于 2～8℃避光保存和运输，有效期 24 个月。在盒签（或瓶签）标明的有效期内使用。

10.3 抗毒素免疫血清和免疫球蛋白 Antitoxin antisera and immunoglobulines

抗体是体液免疫应答的产物，具有中和毒素、激活补体、免疫调理和 ADCC 等多种生物学效应，是进行被动免疫的主要生物制品。目前临床采用的治疗性抗体主要包括多克隆抗体，单克隆抗体和基因工程抗体。

10.3.1 多克隆抗体药 Polyclonal antibody drugs

主要包括用抗原多次免疫动物后获得的动物血清和从人血浆或血清中提取的免疫球蛋白。临床常用的多克隆抗体有抗毒素（抗血清）、人丙种球蛋白和抗淋巴细胞抗体等。抗毒素（antitoxin）是用类毒素对马进行免疫接种后获得的免疫血清，内含针对外毒素的抗体，对相应外毒素具有中和作用，故称抗毒素或抗血清。抗毒素主要用于治疗和紧急预防外毒素所致的疾病。常用的有白喉抗毒素、破伤风抗毒素、肉毒抗毒素和气性坏疽多价抗毒素等。人丙种球蛋白分为血浆丙种球蛋白和胎盘丙种球蛋白，它们分别从正常人血浆和孕妇胎盘组织中提取获得。人丙种球蛋白可用于麻疹、脊髓灰质炎和甲型肝炎等病毒感染性疾病的紧急预防，也可用于丙种球蛋白缺乏症及某些自身免疫性疾病的治疗。抗淋巴细胞抗体是用人外周血淋巴细胞作为抗原，免疫动物后获得的针对人淋巴细胞表面抗原的抗体。将其注入人体后，在补体和吞噬细胞参与下可使淋巴细胞溶解破坏。这种多克隆抗体可用来延长移植物存活时间，也可用来治疗某些自身免疫性疾病。

1. 人血免疫球蛋白

药品名称 通用名为人血免疫球蛋白，曾用名为人血丙种球蛋白。

主要成分和性状 本品为人血清中丙种球蛋白成分，本品为无色或黄色澄清液体，可带乳光。

药理作用 注射免疫球蛋白是一种被动免疫疗法。它是把免疫球蛋白内含有的大量抗体输给受者，使之从低或无免疫状态很快达到暂时免疫保护状态。由于抗体与抗原相互作用起到直接中和毒素与杀死细菌和病毒。因此免疫球蛋白制品对预防细菌、病毒性感染有一定的作用。人免疫球蛋白的生物半衰期为 16～24 天。

适应证 主要用于预防麻疹和传染性肝炎。若与抗生素合并使用，可提高对某些严重细菌和病毒感染的疗效。目前，也用于自身免疫性血小板减少性紫癜等自身免疫性疾病。

用法与用量　只限于肌肉注射，不得用于静脉输注。1. 预防麻疹　为预防发病或减轻症状，可在与麻疹患者接触7天内按每kg体重注射0.05～0.15ml，5岁以下儿童注射1.5～3.0ml，6岁以上儿童最大注射量不超过6ml。一次注射预防效果通常为2～4周。2. 预防传染性肝炎　按每kg体重注射0.05～0.1ml或成人每次注射3ml，儿童每次注射1.5～3ml，一次注射预防效果通常为一个月左右。

不良反应　一般无不良反应，少数人会出现注射部位红肿、疼痛反应，无需特殊处理，可自行恢复。

禁忌证　(1) 对免疫球蛋白过敏或有其他严重过敏史者。(2) 有IgA抗体的选择性IgA缺乏者。

注意事项　(1) 本品出现混浊，有摇不散的沉淀、异物或玻瓶有裂纹、过期失效、均不可使用。(2) 开瓶后应一次注射完毕，不得分次使用。(3) 运输及贮存过程中严禁冻结。(4) 本品应单独使用。(5) 由于本品为人血液制品，在生产中存在被HIV、HBV等病毒污染的潜在危险，应该加强这方面的检测和质控。

规格　150毫克/瓶、300毫克/瓶

储藏　2～8℃避光保存。

有效期　3年。

2. 冻干破伤风抗毒素

药品名称　通用名为冻干破伤风抗毒素，英文名为Lyophilized Tetanus Antitoxin。

主要成分　经胃酶消化后的马破伤风免疫球蛋白。本品为白色或乳白色的疏松体，按标签规定量加灭菌注射用水，溶化后呈无色或淡黄色的澄明液体。

药理作用　本品含特异性抗体，具有中和破伤风毒素的作用，可用于破伤风梭菌感染的预防和治疗。

适应证　用于预防和治疗破伤风。已出现破伤风或其可疑症状时，应在进行外科处理及其他疗法的同时，及时使用抗毒素治疗。开放性外伤（特别是创口深、污染严重者）有感染破伤风的危险时，应及时进行预防。凡已接受过破伤风类毒素免疫注射者，应在受伤后再注射1针类毒素加强免疫，不必注射抗毒素；未接受过类毒素免疫或免疫史不清者，需注射抗毒素预防，但也应同时开始类毒素预防注射，以获得持久免疫。

用法与用量　按标签规定量加灭菌注射用水，溶化后注射。皮下注射应在上臂三角肌附着处。同时注射类毒素时，注射部位需分开。肌肉注射应在上臂三角肌中部或臀大肌外上部。只有经过皮下或肌肉注射未发生反应者方可作静脉注射。静脉注射应缓慢，开始每分钟不超过1ml，以后每分钟不宜超过4ml。一次静脉注射不应超过40ml，儿童每1kg体重不应超过0.8ml，亦可将抗毒素加入葡萄糖注射液、氯化钠注射液等输液中静脉点滴。静脉注射前将安瓿在温水中加热至接近体温，注射中发生异常反应，应立即停止。用量：(1) 预防　1次皮下或肌肉注射1500～3000IU，儿童与成人用量相同；伤势严重者可增加用量1～2倍。经5～6天，如破伤风感染危险未消除，应重复注射。(2) 治疗　第1次肌内或静脉注射50 000～200 000IU，儿童与成人用量相同；以后视病情决定注射剂量与间隔时间，同时还可以将适量的抗毒素注射于伤口周围的组织中。初生儿破伤风，24h内分次肌内或静脉注射20 000～100 000IU。

不良反应　(1) 过敏休克　可在注射中或注射后数分钟至数十分钟内突然发生。患者突然表现沉郁或烦躁、脸色苍白或潮红、胸闷或气喘、出冷汗、恶心或腹痛、脉搏细速、血压下降、重者昏迷虚脱，如不及时抢救可以迅速死亡。轻者注射肾上腺素后即可缓解；重者需输液输氧，使用升压药维持血压，并使用抗过敏药物及肾上腺皮质激素等进行抢救。(2) 血清病　主要症状为荨麻疹、发热、淋巴结肿大、局部水肿，偶有蛋白尿、呕吐、关节痛，注射部位可出现红斑、瘙痒及水肿。一般系在注射后 7～14 天发病，称为延缓型。亦有在注射后 2～4 天发病，称为加速型。对血清病应对症疗法，可使用钙剂或抗组织胺药物，一般数日至十数日即可痊愈。

禁忌证　过敏试验为阳性反应者慎用，必须注射时应该用脱敏注射法。

注意事项　(1) 本品为冻干制品。按标签上规定的量加入灭菌注射用水，轻摇使完全溶解。有摇不散的沉淀、异物或安瓿有裂纹、标签不清，过期失效者均不能使用。安瓿打开后应一次用完。(2) 每次注射须保存详细记录，包括姓名、性别、年龄、住址、注射次数、上次注射后的反应情况，本次过敏试验结果及注射后反应情况，所用抗毒素的生产单位名称及批号等。(3) 注射用具及注射部位应严格消毒。注射器宜专用，如不能专用，用后应彻底洗净处理，最好干烤或高压蒸汽灭菌。同时注射类毒素时，注射器须分开。(4) 使用抗毒素需特别注意防止过敏反应。注射前必须先做过敏试验并详细询问既往过敏史。凡本人及其直系亲属曾有支气管哮喘、枯草热、湿疹或血管神经性水肿等病史，或对某种物质过敏，或本人过去曾注射马血清制剂者，均需特别提防过敏反应的发生。无过敏史者或过敏反应阴性者，也并非没有发生过敏休克的可能。为慎重起见，可先注射小量于皮下进行试验，观察 30min，无异常反应，再将全量注射于皮下或肌内。

过敏试验　用氯化钠注射液将抗毒素稀释 10 倍（0.1ml 抗毒素加 0.9ml 氯化钠注射液），在前掌侧皮内注射 0.05ml，观察 30min。注射部位无明显反应者，即为阴性，可在严密观察下直接注射抗毒素。如注射部位出现皮丘增大、红肿、浸润，特别是形似伪足或有痒感者，为阳性反应，必须用脱敏进行注射。如注射局部反应特别严重或除局部反应外并伴有全身症状，如荨麻疹、鼻咽刺痒、喷嚏等，则为强阳性反应，应避免使用抗毒素。如必须使用时，则应采用脱敏注射，并做好抢救准备，一旦发生过敏休克，立即抢救。

脱敏注射法　在一般情况下，可用氯化钠注射液将抗毒素稀释 10 倍，分小量数次做皮下注射，每次注射后观察 30min。第 1 次可注射 10 倍稀释的抗毒素 0.2ml，观察无发绀、气喘或显著呼吸短促、脉搏加速时，即可注射第 2 次 0.4ml，如仍无反应则可注射第 3 次 0.8ml，如仍无反应即可将安瓿中未稀释的抗毒素全量作皮下或肌肉注射。有过敏史或过敏试验强阳性者，应将第 1 次注射量和以后的递增量适当减少，分多次注射，以免发生剧烈反应。门诊病人注射抗毒素后，需观察 30min 后才能离开。

规格　预防用 1500 国际单位/瓶；治疗用 10 000 国际单位/瓶。

储藏　2～8℃避光干燥处保存。

有效期　抗毒素装 20%（应不低于 16%）超量者有效期为 7 年；抗毒素装 10%（应不低于 8%）超量者有效期为 5 年。

3. 破伤风抗毒素

药品名称　通用名为破伤风抗毒素，英文名为 Tetanus Antitoxin。

主要成分　经胃酶消化后的马破伤风免疫球蛋白。本品为无色或淡黄色的澄明液体，含少量防腐剂，久置可析出少量能摇散的沉淀。

药理作用　本品含特异性抗体，具有中和破伤风毒素的作用，可用于破伤风梭菌感染的预防和治疗。

适应证　用于预防和治疗破伤风。已出现破伤风或其可疑症状时，应在进行外科处理及其他疗法的同时，及时使用抗毒素治疗。开放性外伤（特别是创口深、污染严重者）有感染破伤风的危险时，应及时进行预防。凡已接受过破伤风类毒素免疫注射者，应在受伤后再注射 1 针类毒素加强免疫，不必注射抗毒素；未接受过类毒素免疫或免疫史不清者，需注射抗毒素预防，但也应同时开始类毒素预防注射，以获得持久免疫。

用法与用量 用法 按标签规定量加灭菌注射用水，溶化后注射。皮下注射应在上臂三角肌附着处。同时注射类毒素时，注射部位须分开。肌肉注射应在上臂三角肌中部或臀大肌外上部。只有经过皮下或肌肉注射未发生反应者方可作静脉注射。静脉注射应缓慢，开始每分钟不超过 1ml，以后每分钟不宜超过 4ml。一次静脉注射不应超过 40ml，儿童每 1kg 体重不应超过 0.8ml，亦可将抗毒素加入葡萄糖注射液、氯化钠注射液等输液中静脉点滴。静脉注射前将安瓿在温水中加热至接近体温，注射中发生异常反应，应立即停止。用量 (1) 预防 1 次皮下或肌肉注射 1500～3000IU，儿童与成人用量相同；伤势严重者可增加用量 1～2 倍。经 5～6 天，如破伤风感染危险未消除，应重复注射。(2) 治疗 第 1 次肌内或静脉注射50 000～200 000IU，儿童与成人用量相同；以后视病情决定注射剂量与间隔时间，同时还可以将适量的抗毒素注射于伤口周围的组织中。初生儿破伤风，24h 内分次肌内或静脉注射20 000～100 000IU。

不良反应 (1) 过敏休克 可在注射中或注射后数分钟至数十分钟内突然发生。患者突然表现沉郁或烦躁、脸色苍白或潮红、胸闷或气喘、出冷汗、恶心或腹痛、脉搏细速、血压下降、重者昏迷虚脱，如不及时抢救可以迅速死亡。轻者注射肾上腺素后即可缓解；重者需输液输氧，使用升压药维持血压，并使用抗过敏药物及肾上腺皮质激素等进行抢救。(2) 血清病 主要症状为荨麻疹、发热、淋巴结肿大、局部水肿，偶有蛋白尿、呕吐、关节痛，注射部位可出现红斑、瘙痒及水肿。一般系在注射后 7～14 天发病，称为延缓型。亦有在注射后 2～4 天发病，称为加速型。对血清病应对症疗法，可使用钙剂或抗组胺药物，一般数日至十数日即可痊愈。

禁忌证 过敏试验为阳性反应者慎用，必须注射时应该用脱敏注射法。

注意事项 (1) 本品为液体制品。制品混浊、有摇不散的沉淀、异物或安瓿有裂纹、标签不清，过期失效者均不能使用。安瓿打开后应一次用完。(2) 每次注射需保存详细记录，包括姓名、性别、年龄、住址、注射次数，上次注射后的反应情况，本次过敏试验结果及注射后反应情况，所用抗毒素的生产单位名称及批号等。(3) 注射用具及注射部位应严格消毒。注射器宜专用，如不能专用，用后应彻底洗净处理，最好干烤或高压蒸汽灭菌。同时注射类毒素时，注射器需分开。(4) 使用抗毒素须特别注意防止过敏反应。注射前必须先做过敏试验并详细询问既往过敏史。凡本人及其直系亲属曾有支气管哮喘、枯草热、湿疹或血管神经性水肿等病史，或对某种物质过敏，或本人过去曾注射马血清制剂者，均需特别提防过敏反应的发生。

过敏试验 用氯化钠注射液将抗毒素稀释 10 倍 (0.1ml 抗毒素加 0.9ml 氯化钠注射液)，在前掌侧皮内注射 0.05ml，观察 30min。注射部位无明显反应者，即为阴性，可在严密观察下直接注射抗毒素。如注射部位出现皮丘增大、红肿、浸润，特别是形似伪足或有痒感者，为阳性反应，必须用脱敏法进行注射。如注射局部反应特别严重或伴有全身症状，如荨麻疹、鼻咽刺痒、喷嚏等，则为强阳性反应，应避免使用抗毒素。如必须使用时，则应采用脱敏注射，并做好抢救准备，一旦发生过敏休克，立即抢救。无过敏史者或过敏反应阴性者，也并非没有发生过敏休克的可能。为慎重起见，可先注射小量于皮下进行试验，观察 30min，无异常反应，再将全量注射于皮下或肌内。

脱敏注射法 在一般情况下，可用氯化钠注射液将抗毒素稀释 10 倍，分小量数次作皮下注射，每次注射后观察 30min。第 1 次可注射 10 倍稀释的抗毒素 0.2ml，观察无发绀、气喘或显著呼吸短促、脉搏加速时，即可注射第 2 次 0.4ml，如仍无反应则可注射第 3 次

0.8ml，如仍无反应即可将安瓿中未稀释的抗毒素全量作皮下或肌肉注射。有过敏史或过敏试验强阳性者，应将第1次注射量和以后的递增量适当减少，分多次注射，以免发生剧烈反应。门诊病人注射抗毒素后，应观察30min后才能离开。

规格 预防用1500国际单位/瓶；治疗用10 000国际单位/瓶。

储藏 2～8℃避光干燥处保存。

有效期 抗毒素装20%（应不低于16%）超量者有效期为5年；抗毒素装10%（应不低于8%）超量者有效期为3年。

4. 精制破伤风抗毒素

类别 治疗性生物制品。

药品名称 通用名为精制破伤风抗毒素，又名精破抗，抗破伤风免疫血清，破伤风抗毒素，破伤风抗毒血清，精制破伤风抗毒素。英文名为 Purified Tetanus Antitoxin。

主要成分 本品系用破伤风类毒素免疫马匹，所得血浆或血清，经胃蛋白酶消化后，用硫酸铵盐析法制成的抗毒素球蛋白制剂。每1ml中含破伤风抗毒素不得少于2000U（预防用）或3000U（治疗用）。本品为无色或微带黄色的澄明液体；久置可析出少量能摇散的沉淀。

质量标准 《中国生物制品规程》中精制抗毒素制造及检定规程。

用量与用法 (1) 预防 凡5年内没有经过破伤风类毒素全程免疫而有发生破伤风危险的人，都可用本品1500～3000U皮下或肌肉注射作为预防；情况严重者用量可增加1～2倍。用本品1500U，类毒素0.5ml。同时分两处皮下注射。为提高免疫力，1个月后再注射0.5ml类毒素。(2) 治疗 病情严重可1次静注或静滴5万～10万U，滴速应慢，成人用量1次不超过40ml，儿童不超过每千克体重0.8ml。以后可每日静注3万～5万U，如有严重反应可改为肌注，1周后再根据病情肌注2万～5万U（用前应作皮试），直至病愈为止。病情较轻者肌注，第1天每12h注射5万U，第2天注射2万～3万U，第3天至第7天每天注2万U，第8天1万U，直至病愈。轻症者每天1万U，肌注或静注，共注5～7天。新生儿破伤风，可在24h内1次或分次肌注本品2万～10万U，重者可静注。重症者还可行鞘内注射，剂量为5千～1万U，1次即可。如有伤口时，可注射于其周围组织内。

注意事项 (1) 注射前必须作皮试。皮试法 取本品0.1ml，用生理盐水稀释至1ml，在前臂掌侧皮内注入0.1ml，10～30min内注射处如有红肿、皮丘，为阳性反应，否则为阴性。(2) 阳性反应而又必需注射者需按下法进行脱敏。将本品稀释10倍，分3～4次皮下或肌肉注完，每次观察10～30min，无反应再注第2次。(3) 总量1个疗程一般不超过40万U。目前趋向用较小的剂量。(4) 必须配合清创，以及镇静、冬眠等疗法。

储藏 在2～8℃的暗处保存。

5. 冻干精制破伤风抗毒素

药品名称 冻干精制破伤风抗毒素，英文名为 Dried Purified Tetanus Antitoxin。

主要成分 本品系用精制破伤风抗毒素经冷冻干燥制成。每1g中含破伤风抗毒素不得少于40 000U。本品为白色或乳白色的疏松固体；按说明书规定量加蒸馏水后，应于15min内溶解成无色或微黄色的澄明液体。

质量标准 《中国生物制品规程》中精制抗毒素制造及检定规程

类别 治疗用生物制品。

用法与用量 临用前，用灭菌注射用水按说明书规定稀释后应用。预防：皮下或肌肉注射一次1500～3000U。治疗：肌肉注射，一次5万～20万U，初生儿，2万～10万U一次或分次注射，如有伤口时，可注射于其周围组织内。

注意事项 使用前应作过敏性试验，有过敏反应者禁用或作脱敏处理后使用。

储藏 在2～8℃的暗处保存。

6. 精制白喉抗毒素

药品名称　通用名为精制白喉抗毒素，英文名为 Purified Diphtheria Antitoxin。

主要成分　本品系用白喉类毒素免疫马匹，所得血浆或血清，经胃蛋白酶消化后，用硫酸铵盐析法制成的抗毒素球蛋白制剂。每1ml 中含白喉抗毒素不得少于 2000U（预防用）或 3000U（治疗用）。本品为无色或微带黄色的澄明液体；久置可析出少量能摇散的沉淀。

质量标准　《中国生物制品规程》中精制抗毒素制造及检定规程。

用法和用量　临用前加灭菌注射用水按说明书规定稀释后应用。预防　皮下或肌肉注射1000～2000U，治疗：皮下或肌肉注射10 000～40 000U。

注意事项　使用前应作过敏性试验。有过敏反应者禁用或作脱敏处理后使用。

储藏　在 2～8℃的暗处保存。

7. 冻干精制白喉抗毒素

药品名称　通用名为冻干精制白喉抗毒素，英文名为 Dried Purified Diphtheria Antitoxin。

主要成分　本品系用精制白喉抗毒素经冷冻干燥制成。每 1g 中含白喉抗毒素不得少于30 000U。本品为白色或乳白色的疏松体；按说明书规定量加蒸馏水后，应于 15min 内溶解成无色或微黄色的澄明液体。

质量标准　《中国生物制品规程》中精制抗毒素制造及检定规程。

用法和用量　临用前加灭菌注射用水按说明书规定稀释后应用。预防：皮下或肌肉注射1000～2000U，治疗：皮下或肌肉注射10 000～40 000U。

注意事项　使用前应作过敏性试验。有过敏反应者禁用或作脱敏处理后使用。

储藏　在 2～8℃的暗处保存。

8. 人乙型肝炎免疫球蛋白

药品名称　通用名为人乙型肝炎免疫球蛋白。

主要成分　本品含有高效价的乙型肝炎表面抗体，能与相应抗原专一结合起到被动免疫的作用。本品为无色或淡黄色澄清液体，可带乳光。

适应证　主要用于乙型肝炎预防。适用于：(1) 乙型肝炎表面抗原（HbsAg）阳性的母亲及所生的婴儿。(2) 意外感染的人群。(3) 与乙型肝炎患者和乙型肝炎病毒携带者密切接触者。

用法与用量　本品只限肌肉注射，不得用于静脉输注。用量：(1) 母婴阻断 HBsAg 阳性的孕妇从产前 3 个月起每月注射 1 次，每次剂量 200IU～400IU。HBsAg 阳性母亲所生婴儿出生 24h 内注射本品 100IU；注射乙型肝炎疫苗的剂量及时间见乙型肝炎疫苗说明书或按医生推荐的其他适宜方案。(2) 乙型肝炎预防一次注射量儿童为 100IU，成人为 200IU，必要时可间隔 3～4 周再注射一次。(3) 意外感染者，立即（最迟不超过 7 天）按体重注射8IU～10IU/kg，隔月再注射 1 次。

不良反应　一般不会出现不良反应，少数人有红肿、疼痛感，无需特殊处理，可自行恢复。

禁忌证　(1) 对人免疫球蛋白过敏或有其他严重过敏史者。(2) 有选择性 IgA 缺乏者。

注意事项　(1) 本品应为无色或淡黄色可带乳光澄清液体。久存可能出现微量沉淀，但一经摇动应立即消散，如有摇不散的沉淀或异物不得使用。(2) 安瓿破裂、过期失效者不得使用。(3) 本品开启后，应一次输注完毕，不得分次使用或给第二个人使用。

规格　100 国际单位/瓶、200 国际单位/瓶、400 国际单位/瓶。

储藏　2～8℃避光保存。

有效期　2 年。

9. 精制抗狂犬病血清

药品名称　通用名为精制抗狂犬病血清。

主要成分　精制抗狂犬病血清是一种马血

免疫球蛋白制剂，系由狂犬病固定毒免疫马的血浆所制成。

使用对象 本品仅用于配合狂犬病疫苗对被疯动物严重咬伤如头、脸、颈部或多部位咬伤者进行预防注射。被疯动物严重咬伤后，使用本品愈早愈好。在 48h 内使用，可减少发病。对已有狂犬病临床症状的患者，注射本品无效。

用法与用量 （1）注射前必须做过敏试验。观察 30min，若无异常反应再将全量注射于皮下或肌内。（2）过敏者需要用脱敏注射法。本品的脱敏注射法为：10 倍稀释液按 1ml、2ml、4ml 观察 3 次，每次间隔 30min，无反应再注其余全量。（3）抗狂犬病血清的注射量均按体重计算，每公斤体重注射 40IU（特别严重者可酌情增至 80～100IU），在 1～2 天内分数次注射，注射完毕后开始注射狂犬病疫苗。亦可同时注射狂犬病疫苗。但抗狂犬病血清和狂犬病疫苗的注射部位必须分开。（4）门诊病人注射抗血清后须观察至少 30min 方可离开。

免疫效果 单独使用效果不好，应与狂犬病疫苗联合使用。

不良反应 抗狂犬病血清为异种血清，注射后可发生过敏性休克和血清病。

禁忌证 凡本人及其直系亲属曾有支气管哮喘、湿疹或血管神经性水肿等病史，或对某种物质过敏，或本人曾注射过马血清制剂者，均须特别注意过敏反应的发生。

注意事项 使用抗血清须特别注意防止过敏反应。注射前需详细询问既往过敏史，凡本人及其直系亲属曾有支气管哮喘、湿疹或血管神经性水肿等病史，或对某种物质过敏，或本人曾注射过马血清制剂者，均需特别注意过敏反应的发生。

10. 精制肉毒抗毒素

药品名称 通用名为精制肉毒抗毒素，英文名为 Purified Botulin Antitoxin。

主要成分 本品系用 A 型、B 型或 E 型肉毒类毒素分别免疫马匹，所得血浆或血清，经胃蛋白酶消化后，用硫酸铵盐析法制成的抗毒素球蛋白制剂。A 型、B 型或 E 型肉毒抗毒素每 1ml 不得少于 3000U。本品为无色或微带黄色的澄明液体；久置可析出少量能摇散的沉淀。

质量标准 《中国生物制品规程》中精制抗毒素制造及检定规程。

用法与用量 预防 皮下或肌肉注射，一次 1000～2000U；治疗 肌肉注射或静脉滴注一次 10 000～20 000U。

注意事项 中毒的毒素型别未确定前，可同时使用 2～3 个型的抗毒素。使用前应做过敏性试验，有过敏反应者禁用或作脱敏处理后使用。

储藏 在 2～8℃的暗处保存。

11. 抗炭疽血清

类别 治疗用生物制品。

药品名称 通用名为抗炭疽血清，英文名为 Anthrax Antisera。

主要成分 经胃酶消化后的马炭疽杆菌免疫球蛋白，含有特异性抗体，具有中和炭疽杆菌的作用，可用于炭疽杆菌的治疗和预防。本品为无色或淡黄色的澄明液体。含适量防腐剂，久置可析出少量能摇散的沉淀。

适应证 炭疽病人和有炭疽感染危险者。

用法与用量 预防 皮下或肌肉注射。治疗 根据病情肌肉注射或静脉滴注。预防 1 次 20ml。治疗 原则应是早期给予大剂量，第 1 天注射 20～30ml。待体温恢复正常，水肿消退后，临床医生可根据病情给予维持量。

不良反应及其处理 （1）过敏性休克 可在注射中或注射后数分钟至数十分钟内突然发生。患者突然表现沉郁或烦躁、脸色苍白或潮红、胸闷或气喘、出冷汗、恶心或腹痛、脉搏细速、血压下降、重者昏迷虚脱，如不及时抢救可以迅速死亡。轻者注射肾上腺素后即可缓解；重者需输液输氧，使用升压药维持血压，并使用抗过敏药物及肾上腺皮质激素等进行抢救。(2) 血清病　主要症状为荨麻疹、发热、淋巴结肿大、局部水肿，偶有蛋白尿、呕吐、关节痛，注射部位可出现红斑、瘙痒及水肿。一般系在注射后 7～14 天发病，称为延缓型。亦有在注射后 2～4 天发病，称为加速型。对血清病应对症疗法，可使用钙剂或抗组胺药物，一般数天至十数天即可痊愈。

禁忌证　过敏试验为阳性反应者慎用，详见脱敏注射法。

注意事项　(1) 本品为液体制品。制品混浊、有摇不散的沉淀、异物或安瓿有裂纹、标签不清或过期失效者均不可使用。安瓿打开后应一次用完。(2) 每次注射需保存详细记录，包括姓名、性别、年龄、住址、注射次数，上次注射后的反应情况，本次过敏试验结果及注射后反应情况，所用血清的生产单位名称及批号等。(3) 使用血清前须特别注意防止过敏反应。注射前必须先做过敏试验并详细询问既往过敏史。凡本人及其直系亲属曾有支气管哮喘、枯草热、湿疹或血管神经性水肿等病史，或对某种物质过敏，或本人过去曾注射马血清制剂者，均需特别提防过敏反应的发生。

过敏试验　用氯化钠注射液将血清稀释 10 倍 (0.1ml 血清加 0.9ml 氯化钠注射液)，在前掌侧皮内注射 0.05ml，观察 30min。注射部位无明显反应者，即为阴性，可在严密观察下直接注射本血清。如注射部位出现皮丘增大、红肿、浸润，特别是形似伪足或有痒感者，为阳性反应，必须用脱敏法进行注射。如注射局部反应特别严重或伴有全身症状，如荨麻疹、鼻咽刺痒、喷嚏等，则为强阳性反应，应避免使用抗血清。如必须使用时，则应采用脱敏法注射。并做好一切准备，一旦发生过敏休克，立即抢救。无过敏史或过敏反应阴性者，也并非没有发生过敏休克的可能。为慎重起见，可先注射小量于皮下，进行试验，观察 30min，无异常反应，再将全量注射于皮下或肌内。

脱敏注射法　在一般情况下，可用氯化钠注射液将本血清稀释 10 倍，分小量数次做皮下注射，每次注射后观察 30min。第 1 次可注射 10 倍稀释的血清 0.2ml，观察无发绀、气喘或显著呼吸短促、脉搏加速时，即可注射第 2 次 0.4ml，如仍无反应则可注射第 3 次 0.8ml，如仍无反应即可将安瓿中未稀释的血清全量做皮下或肌肉注射。有过敏史或过敏试验强阳性者，应将第 1 次注射量和以后的递增量适当减少，分多次注射，以免发生剧烈反应。

门诊患者注射血清后，需观察 30min 后方可离开。

储藏　2～8℃避光干燥处保存。

有效期　3 年。

12. 多价精制气性坏疽抗毒素

类别　治疗用生物制品。

药品名称　通用名为多价精制气性坏疽抗毒素，英文名为 Mixed Purified Gas gangrene Antitoxin。

主要成分　本品系用气性坏疽类毒素 (包括威氏、水肿、脓毒、溶组织) 分别免疫马匹，所得血浆或血清，经胃蛋白酶消化后，用硫酸铵盐析法制成的抗毒素球蛋白制剂。按下列效价比例进行混合，威氏：水肿：脓毒：溶组织＝2：2：1：1。每 1ml 中含多价气性坏疽抗毒素不得少于 1000U。本品为无色或微带黄色的澄明液体；久置可析出少量能摇散的沉淀。

质量标准　《中国生物制品规程》中精制抗毒素制造及检定规程。

用法与用量　皮下或肌肉注射。预防，一次 1 万 U；治疗，一次 3 万～5 万 U。如有伤口时，可注射于伤口周围组织内。

注意事项　使用前应做过敏性试验。有过敏反应者禁用或作脱敏处理后使用。

储藏　在 2～8℃的暗处保存。

13. 精制抗蛇毒血清

类别　治疗用生物制品。

药品名称　通用名为精制抗蛇毒血清。

主要成分　本品系用蛇毒免疫马的血浆所制成的球蛋白制剂。

适应证　供治疗蛇咬伤之用，其中蝮蛇抗血清对竹叶青和烙铁头咬伤亦有效。

用法与用量　(1) 常用静脉注射，也可肌内或皮下注射。(2) 用量　每次抗蝮蛇血清用6000U；抗五步蛇血清用8000U；银环蛇用1万U；眼镜蛇用2000U。上述用量可中和一条蛇毒，视病情可酌增减。(3) 儿童与成人同，不得减少。(4) 注射前先做过敏试验，阴性者方可注全量。过敏试验法　取0.1ml本品加1.9ml生理盐水（稀释20倍），前臂掌侧皮内注射0.1ml，经20～30min判定。可疑阳性者，可预先注射扑尔敏10mg（儿童酌减），15min再注本品。阳性者则采用脱敏注射法。脱敏注射法　用生理盐水将抗血清稀释20倍，分次皮下注射，每次观察20～30min，第1次注0.4ml，如无反应，酌情增量，3次以上无反应，即可静脉、肌内或皮下注射。注射前使制品接近体温，注射应慢，开始每分钟不超过1ml，以后不超过4ml。注射时如反应异常，应立即停止。

注意事项　(1) 遇有血清反应，立即肌注马来酸氯苯那敏（扑尔敏）。必要时，应用地塞米松5mg（或氢化可的松100mg或氢化可的松琥珀酸钠135mg）加入25%～50%葡萄糖液20～40ml中静脉注射，亦可稀释后静滴。(2) 不管是否毒蛇咬伤，伤口有污染者，应同时注射破伤风抗毒素1500～3000U。

14. 精制抗眼镜蛇血清

类别　治疗用生物制品。

药品名称　通用名为精制抗眼镜蛇血清，别名为精制抗眼镜蛇血清或抗眼镜蛇毒血清，英文名为Naja Antivenin。

主要成分　本品为抗毒血清，用蛇毒免疫马血浆制成。它可与相应的蛇毒产生特异性免疫反应，以中和蛇毒，达到解毒效果。

规格　注射剂，2000U/5ml。

适应证　用于治疗眼镜蛇咬伤。

用量与用法　皮下、肌内或静脉注射。每次2000U，儿童与成人剂量相同。

注意事项　(1) 可引起血清过敏反应、发热、荨麻疹、胸闷、气短、恶心、呕吐等。(2) 注射前应做皮试（用20倍稀释液）。过敏反应者，注射前先进行脱敏，并给以抗过敏药、肾上腺素或肾上腺皮质激素。(3) 静注时加40ml的25%～50%葡萄糖或生理盐水缓注（每分钟不超过4ml），注射过程中应密切注意血清过敏反应，如出现异常，立即停止注射，并滴注氢化可的松或地塞米松。

储藏　25℃以下（最好2℃～10℃）暗处保存。

15. 精制抗五步蛇毒血清

类别　治疗用生物制品。

药品名称　通用名为精制抗五步蛇毒血清，英文名为Refined Antivenene Agkistrodon Acutus (Guenther)。

主要成分　本品系用五步蛇毒素免疫马匹，所得血浆或血清，经胃蛋白酶消化后，用硫酸铵盐析法制成的抗五步蛇毒球蛋白制剂。每1ml中含抗五步蛇毒血清不得少于180U。本品为无色或微带黄色的澄明液体；久置可析出少量能摇散的沉淀。

质量标准　《中国生物制品规程》中精制抗蛇毒血清制造及检定规程的各项规定进行试验，均应符合规定。

用法与用量　皮下、肌内或静脉注射，一次8000U。

注意事项　使用前应做过敏性试验，有过敏反应者禁用或做脱敏处理后使用。

储藏　在2～8℃的暗处保存。

16. 精制抗蝮蛇毒血清

类别　治疗用生物制品。

药品名称　通用名为精制抗蝮蛇毒血清，英文名为Refined Antivenene Agkistrodon Halys。

主要成分　本品系用蝮蛇毒素免疫马匹，所得血浆或血清，经胃蛋白酶消化后，用硫酸铵盐析法制成的抗蝮蛇毒球蛋白制剂。每 1ml 中含抗蝮蛇毒血清不得少于 500U。本品为无色或微带黄色的澄明液体；久置可析出少量能摇散的沉淀。

质量标准 《中国生物制品规程》中精制抗蛇毒血清制造及检定规程。

用法与用量 皮下、肌内或静脉注射，一次 6000～12 000U。

注意事项 使用前应做过敏性试验，有过敏反应者禁用或做脱敏处理后使用。

储藏 在 2～8℃的暗处保存。

17. 精制抗银环蛇毒血清

类别 治疗用生物制品。

药品名称 通用名为精制抗银环蛇毒血清，英文名为 Refined Antivenene Bungarus Multicinctus (Blyth)。

主要成分 本品系用银环蛇毒素免疫马匹，所得血浆或血清，经胃蛋白酶消化后，用硫酸铵盐析法制成的抗银环蛇毒球蛋白制剂。每 1ml 中含抗银环蛇毒血清不得少于 800U。本品为无色或微带黄色的澄明液体；久置可析出少量能摇散的沉淀。

质量标准 《中国生物制品规程》精制抗蛇毒血清制造及检定规程。

用法与用量 皮下、肌内或静脉注射，一次 10 000U。

注意事项 使用前应做过敏性试验，有过敏反应者禁用或做脱敏处理后使用。

储藏 在 2～8℃的暗处保存。

10.3.2 单克隆抗体（McAb）药 Monoclonal antibody drugs

单克隆抗体是指单一克隆 B 细胞杂交瘤产生的针对一种抗原表位的抗体。单克隆抗体和多克隆抗体相比，具有特异性高，均一性好，无批间差异等优点。抗细胞表面标志性 CD 分子单克隆抗体（如抗 CD3 和 CD4 单克隆抗体）可分别与成熟 T 细胞表面的 CD3 分子和 Th 细胞表面的 CD4 分子结合，并在补体作用下，使上述单克隆抗体结合的 T 细胞溶解破坏，从而有效控制急性排斥反应的发生。在骨髓移植时，上述单克隆抗体还可用来清除骨髓中成熟的 T 细胞，以防止移植物抗宿主反应的发生。抗体导向药物治疗是将化疗药物、毒素、同位素等细胞毒性物质与特异性抗体（如针对肿瘤细胞抗原的抗体）相连接，利用抗体的导向作用，将细胞毒性物质携带至病灶局部（如肿瘤组织），特异性杀伤靶细胞（如肿瘤细胞）的治疗方法。这种治疗方法主要用于肿瘤的治疗，并在动物实验中取得了较好的疗效。抗体导向药物在 B 细胞淋巴瘤、非霍奇金淋巴瘤和急性髓样白血病的临床治疗中已得到应用，并取得了一定的疗效。但由于目前人类肿瘤特异性抗原发现的数目极少，以及鼠源性抗体可引起较强的免疫应答等一系列问题，限制和影响了单克隆抗体在临床的应用。

目前，绝大多数单克隆抗体为鼠源性抗体，人体应用后可产生人抗鼠抗体反应，从而使鼠源性单克隆抗体在体内的半衰期和功能受到严重的影响。通过制备基因工程抗体，可显著减轻鼠源性抗体诱发的免疫反应。基因工程抗体的种类很多，主要有嵌合抗体和人源化抗体等。嵌合抗体是将鼠源性抗体的可变区与人抗体恒定区嵌合组成的基因工程抗体，这种鼠-人嵌合抗体可减轻鼠源性抗体诱发的免疫反应，减少由此产生的副作用。互补决定区（CDR）是抗体识别抗原决定基的区域，可直接介导抗体与抗原的结合。将小鼠抗体分子的 CDR 序列移植到人类抗体可变区框架中形成的抗体称为人源化抗体，又称 CDR 移植抗体。该种抗体可进一步消除鼠源性序列引起的免疫反应。目前，为了解决鼠源性抗体的免疫应答问题，人们还采用转基因动物技术，将鼠的 Ig 基因敲除，再将人的 Ig 基因转给小鼠，利用这种转基因鼠，可以制备出具有人 Ig 抗原特点的人化单克隆抗体；同时，有人还开发了人-人杂交瘤技术或人-鼠杂交瘤技术，从而实现了制备人单克隆抗体的理想。这些技术都是近年来发展起来的，正在逐步的推广过程中，但其发展必然为抗体治疗带来新的革命。

目前，单克隆抗体类药物主要用于恶性肿瘤的治疗，也有向防治自身免疫性疾病和移植排斥反应等疾病中应用的趋势。

1. 巴利昔单抗（抗 CD25 单克隆抗体）

药品名称　通用名为巴利昔单抗，商品名为舒莱（巴利昔单抗）冻干粉针。

主要成分　巴利昔单抗的分子式为：$C_{6400}H_{8888}N_{1696}O_{2006}S_{52}$，分子量为150 000。本药除活性成分外，还含有以下赋形剂：亚磷酸二氢钾、磷酸氢二钠、氧化钠、蔗糖、甘糖醇、甘氨酸等。本品不含防腐剂。外观为白色冻干物。

药理作用　巴利昔单抗是一种鼠/人嵌合的单克隆抗体。它能定向拮抗白细胞介素-2（IL-2）的受体 α 链（CD25 抗原），CD25 抗原在抗原的激发反应中，表达于 T-淋巴细胞表面。激活的 T-淋巴细胞对 IL-2 具极高的亲和力，巴利昔单抗则能特异地与激活的 T-淋巴细胞上的 CD25 抗原结合，从而阻断 T-淋巴细胞与 IL-2 结合，亦即阻断了使 T-细胞增殖的信息。在血浆巴利昔单抗浓度超过 0.2μg/ml 时，就能完全和稳定地阻断 IL-2 受体。当血药浓度降至 0.2μg/ml 以下时，CD25 抗原的表达约在 1～2 周内回复到治疗前水平。本品不会造成细胞因子释放或骨髓抑制。

在多项安慰剂对照研究中，已证实了巴利昔单抗在肾移植中预防器官排斥的作用。二项重要的为期 12 个月的多中心研究显示，巴利昔单抗、环孢素微乳剂及皮质激素合用组与安慰剂组的对比表明，巴利昔单抗能显著减少急性排斥的发生。对 268 名接受巴利昔单抗的病人所作的抗个体基因型抗体的测试中，仅 1 例发生抗个体基因抗体反应。在另一项接受巴利昔单抗的 172 名患者的临床试验中，仅 6 例（3.5%）发生 HAMA（人体抗鼠抗体）反应。

吸收　在静脉推注巴利昔单抗 20 mg 后的 30min 内，其血浆峰浓度为 7.1±5.1 mg/L，随着单次剂量增加至 60mg 的最高量时，其血药峰浓度及曲线下面积均成比例地增加。

分布　巴利昔单抗的稳态分布容积为 8.6±4.1mg/L。其向人体各部位分布的范围和程度尚未全面研究。体外研究显示，巴利昔单抗仅与淋巴细胞以及巨噬细胞或单核细胞结合。

排泄　终未半衰期为 7.2±3.2 天，人体清除率为 41±19 ml/h。在成人患者中，体重或性别对分布容积或清除率无具临床意义的影响。消除半衰期不受年龄（20～69 岁）、性别或种族的影响。尚无巴利昔单抗用于新生儿或不足 2 岁幼儿的资料。一项对 8 名 2～12 岁的儿科肾移植患者的临床研究显示，其中央分布容积为 1.7±0.6L，半衰期为 9.4±4.9 天，清除率为 20±4 ml/h。清除率和分布容积不受年龄（2～12 岁）、体重（9～37kg）或体表面积（0.44～1.20m^2）的影响。本品在成人肝移植患者中的特点是呈稳态分布，其分布容积为 7.5±2.5 L，半衰期为 4.1±2.1 天，清除率为 75±24 ml/h，药物的消除，主要是药物经引流的腹水和手术后的出血而丢失。可以弥补这种较快清除率的是这些患者的受体饱和浓度阈值较低，为 0.1ug/ml。因此，在所推荐的巴利昔单抗剂量水平内，对 IL-2Rα 阻断的持续时间与在肾移植成人中所获得的时间相似。

对敏感兔模型静脉注射巴利昔单抗，剂量高至 4 mg/ml，未见局部刺激性。恒河猴静脉注射巴利昔单抗，剂量高达 5mg/kg，每周 2 次，共 4 周，未见毒性。而此最高剂量所产生的血药浓度已经是在肾移植病人中与其他免疫抑制剂联合应用的巴利昔单抗推荐剂量所产生的 Cmax 的 20 倍，在猕猴交媾后，即静脉推注巴利昔单抗，最高量达 5mg/kg，每周 2 次。于此用药后的 100 天胚胎器官发生期间，未见本品对母体、胚胎产生毒性或有致畸性。

巴利昔单抗用于预防肾移植术后早期急性器官排斥反应。本品通常与环孢素微乳剂及含皮质激素为基础的免疫抑制剂联合使用。

用法与用量 标准总剂量为 40 mg，分 2 次给予，每次 20 mg。首次 20 mg 应于术前 2h 内给予，第二次 20mg 应于移植术后 4 天给予。如果发生术后并发症，如移植物失功能等，则应停止第二次给药。体重≥40 kg 的儿童，总量为 40 mg，分 2 次给予，每剂 20 mg。体重＜40kg 儿童：总量为 20 mg，分 2 次给予，每剂 10mg。首次应于术前 2h 内给予，第二次用药应于移植术后 4 天给予。如果发生术后并发症，如移植物失功等，则应停止第二次给药。经配制后的巴利昔单抗，既可在 20～30min 内作静脉滴注，也可一次性静脉推注。

不良反应与处理 巴利昔单抗既不会增加因器官移植患者的基本疾病所导致的不良事件，也不会增加因同时服用免疫抑制剂或其他药物所发生的不良事件。在两项对照试验中，接受推荐用量的巴利昔单抗的 363 名患者的不良事件发生率与 359 名接受安慰剂的对照患者相比，两者无差别。两组最常见的不良事件（大于 20%）为便秘、尿道感染、疼痛、恶心、外周性水肿、高血压、贫血、头痛以及高血钾。该结果与 94 名接受巴利昔单抗推荐剂量的非对照性试验的结果相似。在静脉注射巴利昔单抗期间及以后，未见细胞因子释放综合征出现，故不必使用激素预防。

注意事项 对巴利昔单抗以及处方中其他任何成分过敏者均禁用。巴利昔单抗仅限于对器官移植术后进行免疫抑制治疗有经验的医师使用。除环孢素微乳剂及皮质激素外，巴利昔单抗与其他免疫抑制剂合用的经验有限。在所推荐的剂量范围内，巴利昔单抗在为数不多的患者中与硫唑嘌呤联合使用过。另外，一项应用巴利昔单抗的患者曾在移植术后的不同时间接受过马替麦考酚酯或抗体治疗，例如 OKT3 或 ATG/ALG，而这些患者并未出现过度免疫抑制的症状。不过，除了环孢素微乳剂及皮质激素外，巴利昔单抗与其他免疫抑制剂合用时，有增加过度免疫抑制的可能。

规格 每盒巴利昔单抗包装内另配 1 支 5 ml 注射用水，向瓶内加入 5 ml 注射用水，以配制静脉滴注/注射液，轻摇小瓶使粉末溶解。溶液一经配制，应尽快使用，在室温下可保存 4h；2～8℃冰箱可保存 24h。若配制液于 24h 内未被应用，则将其丢弃。所配制的巴利昔单抗溶液是等渗的，可用作一次性静脉推注，也可用生理盐水或 5% 葡萄糖将它稀释至 50 ml 或以上，以用作静脉滴注。因无巴利昔单抗与其他静脉注射物质的配伍禁忌资料，故巴利昔单抗不应与其他药物/物质混合使用，且通常应使用单独的输液系统给药。

储藏/有效期 冷藏条件下（2～8℃）运输和贮存。有效期 3 年。

2. 爱必妥（Erbitux）（抗 EGF 受体单克隆抗体）

药品名称 通用名为西妥昔单抗，商品名为爱必妥，英文通用名为 Cetuximab，英文商品名为 Erbitux。

用途 治疗转移性结直肠癌。

药理作用 本品可与表达于正常细胞和多种癌细胞表面的 EGF 受体特异性结合，并竞争性阻断 EGF 和其他配体，如 α 转化生长因子（TGF-α）的结合。本品是针对 EGF 受体的 IgG1 单克隆抗体，两者特异性结合后，通过对与 EGF 受体结合的酪氨酸激酶（TK）的抑制作用，阻断细胞内信号转导途径，从而抑制癌细胞的增殖，诱导癌细胞的凋亡，减少基质金属蛋白酶和血管内皮生长因子的产生。

用法与用量 本品单剂治疗或与化疗、放疗联合治疗时的药动学呈非线性特征。当剂量从 $20mg/m^2$ 增加到 $400mg/m^2$ 时，药时曲线下面积（AUC）的增加程度超过剂量的增长倍数。当剂量从 $20mg/m^2$ 增加到 $200mg/m^2$ 时，清除率（Cl）从 $0.08L/(m^2 \cdot h)$ 下降至 $0.02L/(m^2 \cdot h)$，当剂量＞$200mg/m^2$ 时，Cl

不变。表观分布容积（Vd）与剂量无关，接近 2～3L/m²。本品 400mg/m² 滴注 2h 后，平均最大血药浓度（Cmax）为 184μg/ml（92～327μg/ml），平均消除半衰期（$t1/2$）为 97h（41～213h）。按 250mg/m² 滴注 1h 后，平均 Cmax 为 140μg/ml（120～170μg/ml）。在推荐剂量下（初始 400mg/m²，以后一周 250mg/m²）到第 3 周时，本品达到稳态血药浓度，峰值、谷值波动范围分别为 168～235 和 41～85μg/ml。平均 $t_{1/2}$ 为 114h（75～188h）。本品单用或与伊立替康（irinotecan）联用于表皮生长因子（EGF）受体过度表达的，对以伊立替康为基础的化疗方案耐药的转移性直肠癌的治疗。

不良反应　本品耐受性好，不良反应大多可耐受，最常见的是痤疮样皮疹、疲劳、腹泻、恶心、呕吐、腹痛、发热和便秘等。其他不良反应还有白细胞计数下降、呼吸困难等。皮肤毒性反应（痤疮样皮疹、皮肤干燥、裂伤和感染等）多数可自然消失。少数患者可能发生严重过敏反应、输液反应、败血症、肺间质疾病、肾衰、肺栓塞和脱水等。在接受本品单药治疗和本品与伊立替康联合治疗的患者中，分别为 5%和 10%的患者因不良反应退出。

注意事项　使用本品前应进行过敏试验，静脉注射本品 20mg，并观察 10min 以上，结果呈阳性的患者慎用，但阴性结果并不能完全排除严重过敏反应的发生。本品常可引起不同程度的皮肤毒性反应，此类患者用药期间应注意避光。轻至中度皮肤毒性反应无需调整剂量，发生重度皮肤毒性反应者，应酌情减量。因本品能透过胎盘屏障，可能会损害胎儿或影响女性的生育能力，故孕妇及未采取避孕措施的育龄妇女慎用。因本品可通过乳汁分泌，故哺乳期妇女慎用。在本品对儿童患者的安全性尚未得到确认前，儿童禁用。严重的输液反应发生率为 3%，致死率低于 0.1%。其中 90%发生于第 1 次使用时，以突发性气道梗阻、荨麻疹和低血压为特征。因部分输液反应发生于后续用药阶段，故应在医生监护下用药。发生轻至中度输液反应时，可减慢输液速度或服用抗组胺药物，若发生严重的输液反应需立即停止输液，静脉注射肾上腺素、糖皮质激素、抗组胺药物并给予支气管扩张剂及输氧等治疗。部分患者应禁止再次使用本品。此外，在使用本品期间如发生急性发作的肺部症状，应立即停用，查明原因，若确系肺间质疾病，则禁用并进行相应的治疗。推荐起始剂量为 400mg/m²，滴注时间 120min，滴速应控制在 5ml/min 以内。维持剂量为一周 250mg/m²，滴注时间不少于 60min。提前给予 H_1 受体阻断剂，对预防输液反应有一定作用。西妥昔单抗可通过输液泵、重力滴注或注射器泵给药，必须使用单独的输液管。滴注快结束时必须使用 9 mg/ml（0.9%）的无菌氯化钠溶液冲洗输液管。本品为无色溶液，可能含有与产品有关的白色可见的无定形颗粒，这些颗粒不会影响产品的质量，但是，本品在给药期间必须使用 0.2μm 或 0.22μm 微孔径过滤器进行过滤。使用前勿振荡、稀释。本品可与以下物品配伍：聚乙烯、乙烯基乙酸乙酯或聚氯乙烯塑料袋；聚乙烯、乙烯基乙酸乙酯、聚氯乙烯、聚丁二烯或聚氨基甲酸酯输注装置；聚醚砜、聚酰氨或聚砜串联过滤器。准备输液过程中必须确保无菌操作。

规格　本品为注射剂。每 50ml 含有单克隆抗体 100mg。

储藏及有效期　本品应储藏在冰箱（2～8℃），禁止冷冻。有效期 24 个月。开启后应立即使用，2～8℃下可保存 12h 以上，20～25℃下可保存 8h 以上。

3. 利妥昔单抗（Rituximab，抗 CD20 单克隆抗体）注射液

药品名称　通用名为利妥昔单抗注射液，英文名为 Rituximab Injection，商品名为美罗华（MabThera）。

主要成分　本品主要活性成分为重组利妥昔单抗（抗 CD20 单克隆抗体），利妥昔单抗

是一种人鼠嵌合性单克隆抗体，能特异性地与跨膜抗原CD20结合。组成成分还包括枸橼酸钠，聚山梨醇酯80，氯化钠和注射用水。为无色或淡黄色澄明液体，无异物、絮状物及沉淀。

药理作用　利妥昔单抗是一种人鼠嵌合性单克隆抗体，能特异性地与跨膜抗原CD20结合。CD20抗原位于前B和成熟B淋巴细胞的表面，而造血干细胞、原前B细胞、正常浆细胞或其他正常组织不表达CD20。95%以上的B细胞性非霍奇金淋巴瘤细胞表达CD20。抗原抗体结合后，CD20不会发生内在化，或从细胞膜上脱落进入周围的环境。CD20不以游离抗原的形式在血浆中循环，因此不可能与抗体竞争性结合。利妥昔单抗与B细胞上的CD20抗原结合后，启动介导B细胞溶解的免疫反应。B细胞溶解的可能机制包括：补体依赖的细胞毒作用（CDC），抗体依赖细胞的细胞毒作用（ADCC）。第一次输注利妥昔单抗后，外周B淋巴细胞计数明显下降，低于正常水平，6个月后开始恢复，治疗完成后9～12个月恢复正常。体外实验显示，利妥昔单抗可以使耐药的人B淋巴瘤细胞株对某些化疗药物细胞毒作用的敏感性增强。

适应证　复发或耐药的滤泡性中央型淋巴瘤（国际工作分类B、C和D亚型的B细胞非霍奇金淋巴瘤），CD20阳性弥漫大B细胞性非霍奇金淋巴瘤（DLBCL）应与标准CHOP化疗（环磷酰胺、阿霉素、长春新碱、强的松）8个周期联合治疗。

用法与用量　在无菌条件下抽取所需剂量的利妥昔单抗，置于无菌无致热源的含0.9%生理盐水或5%葡萄糖溶液的输液袋中，稀释到利妥昔单抗的浓度为1mg/ml。轻柔的颠倒注射袋使溶液混合并避免产生泡沫。由于本品不含抗微生物的防腐剂或抑菌制剂，必须检查无菌技术。静脉使用前应观察注射液有无微粒或变色。利妥昔单抗稀释后通过一种专用输液管静脉滴注，适用于不卧床患者的治疗。利妥昔单抗的治疗应在具有完备复苏设备的病区内进行，并在有经验的肿瘤医师或血液科医师的直接监督下进行。对出现呼吸系统症状或低血压的患者至少监护24h。每次滴注利妥昔单抗前应预先使用止痛剂（例如扑热息痛）和抗组胺药（例如苯海拉明）（开始滴注前30～60min使用）。如果所使用的治疗方案不包括皮质激素，那么还应该预先使用皮质激素。每名患者均应被严密监护，监测是否发生细胞因子释放综合征。对出现严重反应的患者，特别是有严重呼吸困难，支气管痉挛和低氧血症的患者应立即停止滴注。还应该评估患者是否出现肿瘤溶解综合征，例如可以进行适当的实验室检查。预先存在肺功能不全或肿瘤肺浸润的患者必须进行胸部X线检查。所有的症状消失和实验室检查恢复正常后才能继续滴注，此时滴注速度不能超过原滴注速度的一半。如再次发生相同的严重不良反应，应考虑停药。利妥昔单抗绝不能未稀释就静脉滴注，制备好的注射液也不能用于静脉推注。滤泡性非霍奇金淋巴瘤：成年患者利妥昔单抗单药治疗的推荐剂量为375mg/m^{2}体表面积，每周静脉滴注1次，在22天内使用4次。弥漫大B细胞性非霍奇金淋巴瘤：利妥昔单抗应与CHOP化疗联合使用。推荐剂量为375mg/m^{2}体表面积，每个化疗周期的第一天使用。化疗的其他组分应在利妥昔单抗应用后使用。初次滴注：推荐起始滴注速度为50mg/h；最初60min过后，可每30min增加50mg/h，直至最大速度400mg/h。以后的滴注：利妥昔单抗滴注的开始速度可为100mg/h，每30min增加100mg/h，直至最大速度400mg/h。

不良反应及其处理　高肿瘤负荷者（病灶＞10cm）和循环肿瘤细胞计数＞25 000/ml者，严重（3～4度）不良反应的发生率增加。超过50%患者会出现输液相关不良反应，主要出现于第1次滴注，而且常常是在滴注开始的第1～2h内出现。这些不良反应大部分是轻微的流感样反应。通常症状包括发热，畏寒和寒战。其他症状有脸部潮红、血管性水肿、恶心、荨麻疹/皮疹、疲劳、头痛、咽喉刺激、鼻炎、呕吐和肿瘤疼痛。大约10%的患者症状加重伴随低血压和支气管痉挛。患者偶尔会出现原有的心脏疾病，如心绞痛和心衰的加重。减缓或中断利妥昔单抗的滴注并给予支持治疗（静脉输注盐水、苯海拉明和扑热息痛）后输液相关不良反应一般会消失。出现严重的细胞因子释放综合征的患者有死亡的报道，有时与引起包括呼吸衰竭和急性肾衰竭的多器官功能衰竭的肿瘤溶解综合征有关。在治疗期间（可延至最后一次输注后的30天）1.3%的患者出现了严重的血小板减少症，1.9%的患者出现了严重的中性粒细胞减少症，1.0%的患者出现了严重的贫血。利妥昔单抗治疗后有全血细胞减少（罕见）、一过性再生障碍性贫血（1例）和溶血性贫血（2例）的报告。肺部不良反应　利妥昔单抗上市后，在大量的使用过程中，有严重的输液相关肺部不良反应导致死亡的报道。肺部不良反应包括低氧血症、肺浸润和急性呼吸衰竭。这些不良反应中的有些可先表现为严重的支气管痉挛和呼吸困难。出现肺部不良反应或其他严重输液相关症状的患者应给予密切监护，直至症状完全消退。有肺功能不全病史的患者或那些有肺肿瘤浸润的患者可能出现不利后果的风险更大，对他们进行治疗应更加谨慎。患者症状和体征完全消退后再接受进一步治疗很少导致严重的输液相关反应再次出现。快速肿瘤溶解　利妥昔单抗可介导良性和恶性CD20阳性细胞的快速溶解。在具有大量循环恶性淋巴细胞的患者，首次滴注利妥昔单抗后的1～2h内出现与肿瘤溶解综合征（TLS）相关的症状和体征（例如高尿酸血症、高钾血症、低钙血症、急性肾衰和LDH升高）已有报告。应对有TLS高风险的患者密切监护，并进行适当的实验室检查。出现TLS症状和体征的患者应给予适当的治疗。在少数TLS症状和体征得到治疗并完全消退后的患者，利妥昔单抗可与TLS预防性治疗一起进行。免疫系统不良反应和感染　虽然利妥昔单抗可引起71%～80%患者的B淋巴细胞耗竭，并有一小部分患者的血清免疫球蛋白减少，但感染的发生率并不比这类患者群中预期的发生率高。在治疗期间，一项关键性研究中的50名患者出现了68次感染；其中6次（9%）是3度，但4度感染没有。6次严重感染中没有一次与中性粒细胞减少有关。严重的细菌感染包括李斯特杆菌引起的败血症（1例），葡萄球菌性菌血症（1例）和多种细菌引起的败血症（1例）。在治疗结束后的阶段（最后一次给药后的30天到11个月），细菌感染包括败血症（1例）；病毒感染包括单纯疱疹（2例）和带状疱疹（3例）。

禁忌证　已知对本药的任何组分和鼠蛋白过敏的患者禁用利妥昔单抗。

注意事项　循环中有大量恶性肿瘤细胞（>25 000/ml）或高肿瘤负荷（病灶>10cm）者，发生严重的细胞因子释放综合征或肿瘤溶解综合征的风险较高，使用利妥昔单抗应极其慎重，可给予其他治疗选择。应该考虑降低肿瘤负荷的预备治疗。这类患者在第1次滴注利妥昔单抗时应考虑减慢滴注速度。肺功能不全或高肿瘤负荷者出现严重的细胞因子释放综合征或肿瘤溶解综合征的风险增加。这些反应在临床上可能与超敏反应无法区别。严重的细胞因子释放综合征以严重的呼吸困难（常伴支气管痉挛和低氧血症）、发热（可能出现高热惊厥）、寒战、荨麻疹和血管性水肿为特征。还可伴随出现一些肿瘤溶解综合征的特征，例如高尿酸血症、高钾血症、低钙血症、LDH升高、急性肾衰竭以及危及生命的呼吸衰竭。急性呼吸衰竭可伴有胸部X线可见的肺间质浸润和水肿。出现严重细胞因子释放综合征的患者应立即停止滴注，并给予积极的对症治疗。少数患者在临床症状开始好转后再次出现恶化，所以应严密监护这些患者，直至症状和体征完全消失。在症状和体征完全消退后对患者继续进行治疗，很少导致严重的输液相关反应。预先存在肺功能不全或肿瘤肺浸润的患者用利妥昔单抗治疗必须极其谨慎，尤其是万一出现上述严重症状和体征时。静脉滴注蛋白可导致患者发生过敏样反应或其他超敏反应。与细胞因子释放综合征不同，典型的超敏反应常于开始滴注的几分钟内发生。在滴注利妥昔单抗的过程中发生过敏反应，应立即使用抗变态反应的药物，如肾上腺素、抗组胺药和皮质激素。由于滴注利妥昔单抗期间可能出现一过性低血压，所以滴注利妥昔单抗前12h以及滴注期间应该考虑停用抗高血压药。有心脏病史的患者（例如心绞痛、房扑和心房纤颤等心律失常或心衰）在利妥昔单抗滴注过程中应严密监护。虽然利妥昔单抗单药治疗不会导致骨髓抑制，但在中性粒细胞计数$<1.5\times10^9$/L和/或血小板计数$<75\times10^9$/L的患者接受治疗时，仍应谨慎，因为在这类患者中使用利妥昔单抗的临床经验有限。在单独利妥昔单抗治疗的患者中已有严重的皮肤黏膜反应的报道，有些甚至导致致命后果。这些反应出现在开始治疗后1周和13周之间。出现这种情况的患者应停止滴注利妥昔单抗，并且必须立即接受医疗检查。皮肤活检有利于区别不同的皮肤反应并决定随后的治疗。报道的皮肤黏膜反应包括副肿瘤性天疱疮和中毒性表皮融解坏死。在这些病例中再次使用利妥昔单抗治疗的安全性尚不清楚。

药物相互作用　目前，尚无关于利妥昔单抗的可能药物相互作用的资料。特别是利妥昔单抗与化疗（例如CHOP）合用的相互作用尚未研究。人抗鼠抗体（HAMA）或人抗嵌合抗体（HACA）滴定阳性的患者，在接受其他诊断性或治疗性单克隆抗体时可发生过敏反应。同时或序贯使用利妥昔单抗和其他倾向于引起正常B细胞耗竭的药物的耐受性尚未得到足够的研究。

规格　本品为注射液，玻璃瓶装，100mg/10ml：2瓶/盒；500mg/50ml：1瓶/盒。

储藏　瓶装制剂保存在2～8℃。未稀释的瓶装制剂应避光保存。配制好的本品注射液在室温下保持稳定12h。如配制好的溶液不能立即应用，在未受室温影响的条件下，在冰箱中（2～8℃）可保存24h。由于本品不含有抗微生物防腐剂，因此配制溶液保持无菌非常重要。超过药品包装盒上的有效期后不得再继续使用。

有效期　30个月。

4. 阿瓦斯汀（抗VEGF抗体）

药品名称　通用名为阿瓦斯汀，英文名为Bevacizumab，商品名为Avastin。

简介　Genentech公司的抗癌新药bevacizumab（商品名avastin）于2004年2月26日获得美国食品药品管理局（FDA）的批准上市用于一线治疗晚期结直肠癌，这是世界上首个批准上市的血管内皮生长因子（VEGF）抑制剂。

主要成分　bevacizumab（商品名avastin）是一种重组的人类单克隆IgG1抗体，通过抑制人类血管内皮生长因子的生物学活性而起作用。

规格　剂型：水剂，为置于一次性玻璃瓶中的无菌溶液，每瓶分别含100mg和400 mg的bevacizumab。剂量：两种，100mg/4ml或400mg/16ml。阿瓦斯汀有4ml和16ml两种规格。

适应证　Avastin适用于联合以5-FU为基础的化疗方案一线治疗转移性结直肠癌。

禁忌证　目前不知avastin的禁忌证。

用法与用量　推荐剂量为5 mg/kg，每2周静脉注射1次直至疾病进展。avastin应在术后28天以后使用，且伤口完全愈合。avastin需用100ml 0.9%的生理盐水稀释，不能用葡萄糖溶解。avastin不能静脉推注，第一次静脉滴注应在化疗后，滴注时间应超过90min。第一次滴注耐受性好，第二次静脉滴注时间应超过60min，仍然耐受好，以后滴注时间超过30min即可。

不良反应　最严重的不良反应为胃肠穿

孔/伤口并发症、出血、高血压危象、肾病综合征、充血性心力衰竭。最常见不良反应为无力、疼痛、腹痛、头痛、高血压、腹泻、白细胞减少、恶心、呕吐、食欲下降、口腔炎、便秘、上呼吸道感染、鼻衄、呼吸困难、剥脱性皮炎、蛋白尿。

注意事项　阿瓦斯汀不应使用糖溶液配制或与糖溶液混合使用。

储藏　avastin 必须贮存在原包装内，冷藏于 2～8℃，避光保存。不能冷冻，不能摇动。

5. panitumumab（人源化抗 EGFR 单克隆抗体）

药品名称　通用名为人源化抗 EGFR 单克隆抗体，英文名为 Panitumumab，商品名为 Vectibix。

药品介绍　结直肠癌治疗药 panitumumab 是第一个完全人源化单克隆抗体，其靶向作用于表皮生长因子受体（EGFR）。2005 年 7 月，panitumumab 获得 FDA 快速通道审批资格。2005 年底，安进公司及其合作伙伴 Abgenix 公司共同向 FDA 提交了该品生物制剂许可申请，用于治疗化疗失败后转移性结直肠癌。Vectibix 和称作生长因子受体基因（Epidermal Growth Factor Receptor，EGFR）的蛋白质相结合，根据 FDA 的统计，EGFR 可于 70％的大肠直肠癌患者身上找到。Vectibix 并非第一个针对大肠直肠癌的单株抗体，另外一种单株抗体 Erbitux 也是针对大肠直肠癌的 EGFR 作用。第三种单株抗体 Avastin 也是用来治疗大肠直肠癌，它被认为是针对不同的生长因子（血管内皮神经营养因子，Vascular Endothelial Growth Factor，VEGF）来作用。Erbitux 于 2004 年 2 月 12 日由 FDA 所核准，FDA 于两周后核准 avastin。

主要成分　panitumumab 是 IgG2 单克隆抗体，与 EGFR 具有高亲和性。panitumumab 运用 Abgenix 公司的 XenoMouse 技术研究而成，为完全人源化的单克隆抗体，没有任何鼠蛋白。

人体免疫系统可以识别嵌合抗体中的鼠蛋白，从而引起免疫应答，表现为输液反应、变态反应和过敏反应。而完全人源化单克隆抗体可以在提供有效治疗的同时减少此类免疫应答。

药理作用　EGFR 在正常情况下可帮助调节人体内细胞的生长，但其也会刺激癌细胞生长。EGFR 存在于癌细胞的表面，当体内出现蛋白质与 EGFR 相结合时，EGFR 会被激活，如表皮生长因子（EGF）或转化生长因子-α（TGF-α）。结合改变了 EGFR 的形态，刺激肿瘤细胞的生长。Panitumumab 与 EGFR 相结合，可阻止其与 EGF 或 TGF-α 结合，从而阻断癌细胞生长。

副作用　最严重的副作用包括肺纤维化（肺脏的纤维组织之形成），由感染所并发的严重皮肤疹，药物注射反应，腹痛、恶心、呕吐和便秘。与药物相关最常见的副作用，包括皮肤疹、疲惫、腹痛、恶心和腹泻。

规格　注射液，每支 10ml，药物浓度 20mg/ml。

6. 抗 Tac 单抗注射液

药品名称　通用名为达利珠单抗注射液（抗 TAC 单抗注射液），商品名为赛尼哌，英文名为 Zenapax Injection。

主要成分　达利珠单抗。每瓶注射液内含达利珠单抗（5mg/ml），并含有以下赋形剂：聚山梨醇酯 80，氯化钠，磷酸二氢钠，磷酸氢二钠，盐酸，氢氧化钠和注射用水。为澄清或淡乳白色液体。

药理毒理　达利珠单抗是一种重组并人源化的 IgGI（G 亚型免疫球蛋白）抗 TAC 抗体。其功能类似于白细胞介素-2（IL-2）受体拮抗剂，与高亲和力的 IL-2 受体复合物（在激活的 T 细胞表面表达）的 α-亚单位或 TAC 亚单位高特异性结合，从而抑制 IL-2 的结合和生物活性。使用本药可抑制 IL-2 介导的淋巴细胞激活，也即是抑制了移植排斥过程中细胞免疫反应的关键通道。采用推荐剂量时，达利珠单抗可使TAC受体饱和约120天。未发现影响其功效、安全性、血清达利珠单抗水平或任何其他临床相关参数的抗体。除了预期的暂时性TAC阳性细胞减少外，采用荧光活化细胞分检器（FACS）未观察到循环淋巴细胞总数或细胞表型的变化。临床试验显示，本药在降低由活检证实的移植后6个月内的急性排斥发生率方面明显优于安慰剂，具有统计学意义，并且未观察到反跳排斥。在一Ⅲ期临床研究中观察到，本药组患者的移植后6个月和12个月的存活率比安慰剂组显著增高，具有统计学意义。在移植后6个月时，以肾小球滤过率来评价肾功能，本药治疗组的肾功能明显优于安慰剂组。本药治疗组接受抗淋巴细胞抗体治疗急性排斥反应的患者少于安慰剂组。

适应证　适用于预防肾移植后急性排斥反应的发生，可与包含环孢素和皮质类固醇激素的免疫抑制方案一起使用。

用法与用量　推荐剂量为1mg/kg，加入0.9%生理盐水50ml中，由周围或中央静脉输入15min以上。本药首剂应在移植前24h内给药，以后每隔14天给药1次，5次为一疗程。每次给药必须在预定给药时间的前后一天内进行。严重肾损害的病人不必进行剂量调整。

不良反应及其处理　对本药安全性的研究是通过比较在原有的环孢素和皮质类固醇激素并加用硫唑嘌呤或霉酚酸酯的免疫抑制方案中，加用本药和安慰剂的两组患者而进行的。本药没有明显毒性，与安慰剂相比，它不增加免疫抑制方案的毒性。报道的不良反应与移植过程及免疫抑制方案中的药物有关。药物相关不良反应，可参照环孢素、皮质类固醇激素、硫唑嘌呤或霉酚酸酯的处方信息。根据报道，95%使用安慰剂治疗的患者及96%使用本药治疗的患者出现不良反应。据报道，44.4%使用安慰剂的患者及39.9%使用本药治疗的患者，发生严重不良反应。据报道，在移植术后的前6个月，3.4%使用安慰剂治疗的患者及0.6%使用本药治疗的患者死亡。移植后12个月的死亡率，使用安慰剂组为4.4%，本药治疗组为1.5%。最常报道的不良反应为胃肠道紊乱，其发生率在使用本药组（67%）和安慰剂组（68%）相仿。本药不增加感染发生率（安慰剂组成为72%，而本药治疗组为68%）。据报道，使用本药治疗组和安慰剂组发生感染的类型相似。据报道，安慰剂组发生巨细胞病毒感染的发生率为16%，而本药治疗组为13%。加用本药不会增加移植后淋巴组织增生紊乱的例数，该发生率在安慰剂组和本药治疗组均小于1%。使用本药后未观察到细胞因子释放综合征。

禁忌证　已知对达利珠单抗或此产品的任何成分具有高敏感性的患者禁止使用。作为一种免疫抑制蛋白，本药必须在合格的医疗监督下使用，患者应被告知使用免疫抑制剂治疗的潜在利弊，已观察到输注蛋白质后发生的过敏反应，但是在给以本药后并未观察到这些反应。对于严重高敏感性反应的治疗应在蛋白输注后立即进行。移植后进行免疫抑制治疗的患者发生淋巴组织增生紊乱（LPDs）和机会性感染的危险性增高，而本药作为一种免疫抑制剂，至今在其治疗的患者中尚未发现LPDs或机会性感染。给老年患者使用免疫抑制剂治疗必须慎重。

注意事项　严重肝损害的患者　没有关于严重肝损害患者的资料。本药不能直接注射，而应在静脉给药前用0.9%氯化钠溶液50ml稀释。当混合溶液时，不要摇荡，应轻轻翻转以防止起泡沫，因为药品不含有任何抗微生物防腐剂和制菌剂，所以必须小心保持本药配好溶液无菌。本药为一种无色液体，盛放于一次性瓶内，打开后，任何未使用的部分都应被丢弃。胃肠外药物制剂在给药前应肉眼检查是否有颗粒物质或变色，一旦灌注液准备好，应在4h内进行静脉输入。如果需保存更长时间

（最多24h），则应保存在2～8℃环境中。其他药物或物质不应加在本药稀释液中或和本药稀释液同时从同一条静脉通路输入。

药代动力学　临床试验中，每14天用1mg/kg本药治疗异体肾移植病人，总共5个剂量，平均血清峰浓度（平均值±标准差）在第1剂量（21±14mg/ml）和第5剂量（32±22mg/ml）间上升。第5次剂量前的血清浓度谷值为7.6±4.0mg/ml。5～10mg/ml的血清水平对于TAC受体的完全饱和和阻断激活的T淋巴细胞反应是必需的。为达到和维持使TAC受体饱和的血清水平，可每14天给1mg/kg的推荐剂量一次。推荐的给药方案保证了在移植后3个月内维持血清受体饱和浓度，这3个月也正是移植后最关键的时期。估计达利珠单抗的半衰期在异体肾移植病人中为270～919h（平均480h），与报道的人体IgG的半衰期相同，后者为432～552h（平均480h），这充分说明达利珠单抗是人源化蛋白质。人群药代动力学分析说明，达利珠单抗系统清除率受总体重、年龄、性别和种族的影响。体重对系统清除率的影响支持以毫克公斤为本药的剂量单位，推荐的剂量方案使药物暴露程度保持在有大范围人口学特性的患者群中参照暴露程度的30%以内，对于异体肾移植的患者不需要基于其他协变指数（性别、蛋白尿、种族和年龄）做剂量调整。

药物相互作用　在临床试验中，本药与下列用于移植的药物：环孢素、霉酚酸酯、更昔洛韦、阿昔洛韦、他克莫司、硫唑嘌呤、抗胸腺细胞免疫球蛋白、CD-3（OKT3）和皮质类固醇激素合用不会增加不良反应的发生。本药和霉酚酸酯的活性代谢产物霉酚酸之间，没有药代动力学的相互影响。

规格　注射剂，25mg/5ml。

储藏　贮存于2～8℃可保存24h，室温保存4h。

有效期　6个月。

7. 人源化抗人表皮生长因子受体单克隆抗体注射液

药品名称　通用名为重组人源化抗人表皮生长因子受体单克隆抗体注射液，商品名为泰欣生，别名为尼妥珠单抗（nimotuzomab），英文名称为Recombinant Humanized Anti-Human Epidermal Growth Factor Receptor Monoclonal Antibody Injection。

主要成分　每支10 ml含50 mg重组人源化抗人表皮生长因子受体单克隆抗体，4.5 mg磷酸氢二钠，18.0 mg磷酸钠，86.0 mg氯化钠，2.0 mg聚山梨醇酯80。外观澄清、无色，无不溶物液体。

药理作用　(1) 体外抑制细胞增殖实验显示，重组人源化抗人表皮生长因子受体单克隆抗体有抑制肿瘤细胞增殖的效应，实验采用h-125肺腺癌细胞株、a431外阴鳞状癌细胞株、mda-mb-435乳腺癌细胞株，增殖抑制率分别为66.97%、40.32%和42.28%。(2) 体内和体外实验均显示重组人源化抗人表皮生长因子受体单克隆抗体有减少血管内皮生长因子（VEGF）产生的能力，可以减少肿瘤新生血管的形成，从而起到抑制肿瘤转移的作用。体外实验采用h-125肺腺癌细胞株，VEGF表达抑制率为40%。体内实验采用小鼠接种a431外阴鳞状癌细胞株，免疫组化检测结果，40倍显微镜下观察10个任选阳性染色区平均对照组微血管数17.5，重组人源化抗人表皮生长因子受体单克隆抗体组微血管数5.4。(3) 采用h-125肺腺癌细胞株，体外细胞培养进行重组人源化抗人表皮生长因子受体单克隆抗体的抗体依赖细胞介导的细胞毒性（ADCC）和补体依赖的细胞毒性（CDC）实验，重组人源化抗人表皮生长因子受体单克隆抗体可以通过这些免疫学效应机制诱导肿瘤细胞的溶胞效应，对h-125肺腺癌细胞杀伤率分别为ADCC 28%，CDC 23%。(4) 重组人源化抗人表皮生长因子受体单克隆抗体对肿瘤细胞周期影响的研究显示，采用重组人源化抗人表皮生长因子受体单克隆抗体处理a431外阴鳞状癌细胞，经流式细胞仪检测发现S期合成降低，G_1 期停滞，引起大量肿瘤细胞凋亡。体内和体外试验结果均显示了重组人源化抗人表皮生长因子受体单克隆抗体有抗肿瘤增殖的功能，还具有抗血管生成和促进肿瘤细胞凋亡的特性。

药代动力学　古巴人体药代动力学研究中对 12 名晚期上皮源性癌症患者（11 名女性和 1 名男性，平均年龄 59.33 岁，卵巢癌 4 例、乳房癌 4 例、肺癌 2 例、胃癌 1 例、肾癌 1 例）进行了观察：各组病人通过静脉分别注射 50mg、100mg、200mg 和 400mg 的重组人源化抗人表皮生长因子受体单克隆抗体（其中每个剂量中均含有 3mg ^{99m}Tc-标记的重组人源化抗人表皮生长因子受体单克隆抗体）。血浆清除曲线与双指数方程显示：用药剂量 50mg、100mg、200mg 和 400mg 组对应的清除半衰期（$t_{1/2}$）分别为：62h、82h、302h 和 304h。生理条件下，不同剂量用药 24h 由尿路排出量占注射剂量的比例分别是，50 mg 排出 21.1%，100 mg 排出 28.20%，200 mg 排出 27.36%，400 mg 排出 33.57%。

生物分布研究显示　重组人源化抗人表皮生长因子受体单克隆抗体在人体内主要分布的器官为肝脏、脾脏、心脏、肾脏和胆囊，其中肝脏是单抗特异摄取最高的器官。动物药代动力学数据证实给药后 24h 以肿瘤组织药物浓度最高。尚缺乏在中国人种中进行药代动力学的研究数据。

适应证　本品与放疗联合试用于治疗表皮生长因子受体（EGFR）阳性表达的Ⅲ/Ⅳ期鼻咽癌。本产品拟在中国继续进行的非小细胞肺癌和转移性结直肠癌的研究。

用法与用量　必须有使用抗癌药物经验的医生指导下使用。在用药过程中及用药结束后 1h 内需密切监测患者的状况并必须配合复苏设备。所有患者采用前臂静脉输液给药。100 mg 重组人源化抗人表皮生长因子受体单克隆抗体稀释于 250 ml 生理盐水中静脉输液。输液进药过程在 60min 以上，第一次注射时间为放射治疗的第一天，于放疗前完成给药，以后每周一次，共 8 次。同时患者接受标准的鼻咽癌放射治疗。如果在放射治疗结束时或疗后第 5 周（放疗结束 1 个月后）确认是肿瘤残存，根据残存部位进行如下的挽救性治疗：原发部位残存：根据具体情况，继续给予外照射（如常规治疗、IMRT、3DCRT、X-刀）或腔内补量，补充剂量在 6-12Gy。颈部转移淋巴结残存：观察 3 个月，如仍有残存可根据具体情况行局部淋巴结切除或行功能性颈清扫。

不良反应及其处理　在中国人种中进行的晚期鼻咽癌临床研究中，该药所表现出的不良反应主要表现为轻度发热、血压下降、恶心、头晕、皮疹。在 70 例试验组晚期鼻咽癌患者中发现，Ⅰ度发热发生率 4.28%，最高体温 39 ℃，对症处理后缓解，不影响治疗；Ⅰ度血压下降、头晕发生率 2.86%，最低 80/50 mmHg，休息后缓解，不影响治疗；Ⅰ度恶心发生率为 1.43%，可自行缓解，不影响治疗；Ⅰ度皮疹发生率 1.43%，可自行缓解，不影响治疗。

注意事项　(1) 由于本品冻融后抗体大部分活性将丧失，故在储藏过程中严禁冷冻。配制在输液容器中的重组人源化抗人表皮生长因子受体单克隆抗体溶液于 2～8℃ 时 其物理和化学稳定性可保持 12 个 h，在室温下可保持 8 个 h。如果该溶液在输液容器中贮存超过上述时间，则应弃去不宜继续使用。(2) 使用本品前，患者应先通过 EGFR 检测试剂盒确认其肿瘤细胞 EGFR 表达水平，EGFR 中、高表达的患者推荐使用本品。(3) 本品必须在有经验的临床医师指导下使用。

禁忌证　对该药品或药品任一组分过敏者禁用。

规格　13.5ml 西林瓶装量 10ml（±0.5ml），重组人源化抗人表皮生长因子受体单克隆抗体浓度为 5mg/ml，每支含 50mg。

每个小包装内含 1 支西林瓶，每个中等包装含 4 个小包装，每个大包装含 16 个中包装。

储藏　本品在 2～8℃贮存，严禁冷冻。

有效期　24 个月。

8. 抗 CD33 单克隆抗体免疫毒素（Gemtuzumab Ozogamicin/Mylotarg）

药品名称　通用名为抗 CD33 单克隆抗体免疫毒素，商品名为吉妥单抗，英文名为 Gemtuzumab Ozogamicin，别名 Mylotarg、CMA676、GO。

主要成分　重组人源化抗 CD33 单抗与细胞毒药物卡奇霉素的复合物。其中单抗为人鼠源氨基酸序列，与细胞毒抗肿瘤抗生素（卡奇霉素）耦联而成。

作用机制　CD33 表达于 80%以上的急性髓性白血病（AML）患者白血病细胞上。本品静脉注射后，耦联屋中的抗体与复合物可被靶细胞胞饮。在细胞内，卡奇霉素从耦联物上水解游离，与 DNA 结合，使其双螺旋断裂，导致细胞死亡。本品对表达 CD33 抗原的细胞毒性是不表达该抗原细胞的 7 万余倍。另外，由于造血干细胞不受药物治疗的影响，因而骨髓抑制较轻。作为一线药物治疗老年 AML 和高危 MDS，Mylotarg 单药疗效不及化疗。目前正在进行 Mylotarg 与氟达拉滨＋阿糖胞苷、拓扑替康＋阿糖胞苷和 IL－11 联合用药的临床研究。

药动学　首次推荐剂量 $9mg/m^2$，静脉点滴持续 2h，半衰期 45h。第二次予以 $9mg/m^2$，半衰期延长至 60h，曲线下面积也比初次用药后增加一倍。

适应证　首次复发的 60 岁以上 CD33 抗原阳性的急性髓细胞性白血病或不宜用细胞毒性药物治疗的 CD33 阳性的 AML 患者。

不良反应及其处理　(1) 全身反应　腹痛、乏力、背痛、寒战、发热、头痛、败血症、肿瘤溶解综合征。(2) 循环系统　低血压、高血压、心律失常。(3) 消化系统　食欲不振、恶心、呕吐、便秘、腹泻、腹胀、消化不良、胃炎、肝毒性、肝静脉血栓。(4) 血液系统　骨髓抑制（较严重）、贫血、血小板减少、出血（鼻出血、脑出血、淤斑、颅内出血、血尿、阴道出血）、弥漫性血管内凝血。(5) 代谢系统　低钾血症、低镁血症、乳酸脱氢酶升高、高血糖。(6) 肌肉骨骼　关节痛。(7) 神经系统　抑郁、失眠、眩晕。(8) 呼吸系统　呼吸困难、低氧血症、肺炎、咳嗽加重、咽炎、鼻炎。(9) 皮肤及附属物　单纯疱疹、皮疹、局部反应、周围水肿。

禁忌证　禁用于对本品或者本品中其他组成成分过敏的患者。

规格　针剂，5mg/20ml；冻干粉剂。

9. 放射性同位素钇 90 标记的抗人 CD20 单克隆抗体

药品名称　通用名为放射性同位素钇 90 标记的抗人 CD20 单克隆抗体，商品名为 Zevalin，英文名为 Ibritumomab Tiuxetan。

主要成分　Zevalin 由放射性同位素钇 90 和 CD20 单抗组成，与其他放射性同位素相比，钇 90 放射纯 β 射线，具有更强的射线能量。同时，由于钇 90 不产生 γ 射线，对医护人员及患者家属非常安全，因此 FDA 批准 Zevalin 可用于门诊病人，并无需隔离防护。

耐药患者有效。

药理作用　Zevalin 是世界上第一个放射性标记的单克隆抗体，2002 年在美国上市，被批准用于难治复发 B 细胞非霍奇金淋巴瘤的治疗。以 Zevalin 为代表的放射免疫标志着人类对于非霍奇金淋巴瘤的治疗进入了一个新的时代，Zevalin 结合了单克隆抗体出色的靶向性和放射性同位素强大的放射治疗作用，因此可以最大程度地杀灭肿瘤细胞。单克隆抗体治疗（如利妥昔单抗）相比，Zevalin 显示出明显的优势。随机Ⅲ期临床对照研究表明，Zevalin 与利妥昔单抗（CD20 单抗）相比，总完全缓解率显著提高（80%：56%），对于达到完全缓解的病人，至疾病进展时间延长了近一倍。药中的单克隆抗体只能与肿瘤细胞结合，因此能准确地把放射源带到肿瘤细胞团中。由于90%的放射能量释放在放射源周围5mm范围内，放射线对正常组织的损害比较小。

副作用 白细胞降低，易发生感染。

适应证 B细胞淋巴瘤。

注意事项 采用泽娃灵治疗方案可能与出现严重的皮肤或皮肤黏膜反应有关，有些反应甚至会产生致命的后果。已产生严重皮肤或皮肤黏膜反应的患者不应该继续使用Zevalin治疗方案，同时应该寻求即时的药品评价。

10. 碘［^{131}I］肿瘤细胞核人鼠嵌合单克隆抗体注射液

药品名称 通用名为碘［^{131}I］肿瘤细胞核人鼠嵌合单克隆抗体注射液，商品名为唯美生（Vivatuxin），英文名为Iodine［^{131}I］Tumor Necrosis Therapy Monoclonal Antibody Injection。

主要成分 本品为放射性碘［^{131}I］标记的用基因工程方法由NSO细胞生产的嵌合型肿瘤细胞核人鼠嵌合单克隆抗体（TNT）注射液，放射性浓度约为370 MBq/ml（10 mCi/ml）。化学结构式为^{131}I-chTNT分子量chTNT分子量约为150 000，^{131}I的原子质量为127。辅料：0.02mol/L磷酸缓冲液（pH 7.4），0.15mol/L氯化钠，4%人血白蛋白。本品外观为淡黄色澄明液体，无臭无味。

适应证 试用于放化疗不能控制或复发的晚期肺癌的放射免疫治疗。

规格 每瓶1850 MBq（50 mCi）/5 ml。

质量标准 碘［^{131}I］肿瘤细胞核人鼠嵌合单抗注射液制造及检定规程（试行）。

用法与用量 用药前处理 每次治疗前3天开始口服复方碘液，10滴/次，3次/天，直到治疗结束后7天，以封闭甲状腺，减少放射性对甲状腺的损伤。为防止过敏反应发生，可在治疗前半小时肌注地塞米松5mg，非那根25mg。（1）全身给药 本品可以直接推注，或用生理盐水建立静脉通道后推注或滴注。（2）局部给药 在影像学引导下（CT、X线透视或DSA）经肺穿刺将药物注入瘤体。用量：每疗程用药二次，之间间隔2～4周。具体用量为：全身静脉注射：剂量为29.6 MBq（0.8 mCi）/kg。局部给药：每次剂量为18.5～37.0 MBq（0.5～1 mCi）/cm^{3}瘤体，最大给药量为1850 MBq（50 mCi）。

不良反应 骨髓抑制是^{131}I-chTNT最主要的不良反应，两种给药途径出现的所有严重不良反应（Ⅲ、Ⅳ）均为骨髓抑制，对于局部给药途径来说发生率在5%以上的不良反应均为骨髓抑制。^{131}I由反应堆生产，其放射数据为：^{131}I的物理半衰期为8.04天。

免疫原性 经^{131}I-chTNT治疗的肺癌患者的血清分别采用ELISA和BIACORE方法检测抗TNT抗体反应（HAMA反应），ELISA方法检测结果表明，接受治疗后，78例患者中共有4例患者血清中检测出抗TNT抗体，发生率为5.13%；用Biacore的方法检测上述78例患者的血清，结果共检测出7例阳性患者，发生率为8.97%；两种方法检测均为抗TNT抗体反应阳性的患者有4例，发生率为5.13%。患者进行下一个疗程治疗前应该检测抗TNT抗体反应，阳性患者禁止再次使用本品。

禁忌证 （1）肝、肾功能异常者、心肌损害或有充血性心衰者。（2）孕妇、哺乳期妇女、未成年患者。（3）碘过敏患者或抗TNT抗体反应阳性者。（4）曾用过鼠源性抗体者。（5）造血功能不良者。近期化疗、放疗患者，需要依靠造血恢复药物维持外周血患者。白细胞、血小板等血细胞计数低于正常范围者。（6）有明显胸腹水者，或者肿块表面红肿热痛伴有白细胞>10×10^9/L者。（7）各种急性或慢性炎症患者。

注意事项 （1）本品为放射性制剂，患者不得自行使用。（2）本品必须在有开放性核素工作许可证和核医学医师执业证的单位使用。（3）医生应按本说明书所推荐用量给药，严防过量。(4) 给药前必须排除禁忌使用患者。(5) 患者停用本药后请注意随访甲状腺功能。孕妇及哺乳期妇女不宜使用本品。儿童不宜使用本品。老年患者用药，80 岁以上患者不宜使用本品。(6) 尚无该药与放化疗联合使用的临床试验资料。本品不得与放化疗同时使用，亦不可在放化疗或其他因素造成的血象下降未完全恢复时使用。(7) 因本品为放射性药品，过量使用可能会造成机体造血功能抑制。

药理毒理　本品是一种用于实体瘤放射免疫治疗的[131]I 标记的人鼠嵌合型单抗，该单抗靶向作用于肿瘤坏死区中变性、坏死细胞的细胞核，将其荷载的放射性[131]I 输送到实体瘤坏死部位，通过其局部放射性而对实体瘤组织细胞产生杀伤作用。

药代动力学　动物实验表明，本品经静脉注射后，在血液内以二室模型分布和清除。荷瘤动物模型显像研究表明，[131]I - chTNT 对多种实体瘤均有亲和性，定位良好，肿瘤病灶中有放射性摄取。给药 3 天后，肿瘤/非瘤比值可达5～30 倍左右，正常器官无放射性抗体积聚。本品治疗 21 例晚期肺癌患者，其中 10 例全身给药，11 例局部给药，结果发现两种给药途径条件下本品在人体血液中分布均符合二室模型。全身给药 $t_{1/2}$（α）为 4.43 h、$t_{1/2}$（β）为 78.37 h；局部给药有明显的吸收过程，吸收相 $t_{1/2}$（α）为 0.891 h、$t_{1/2}$（β）为 86.88 h。经 HPLC 分析本品在血液中呈结合态，游离[131]I 主要经尿排出。经静脉注射或局部给药后对部分患者进行系列核素显像，结果显示肺癌患者静脉给药后肿瘤部位逐步浓聚放射性，并保持相当长时间。肿瘤局部给药后放射性药物持续浓聚于肿瘤组织，肿瘤/非瘤比值较静脉注射给药更高。内辐射吸收剂量：9 例静脉给药患者肿瘤组织的平均吸收剂量为 8.45±3.60 Gy（4.26～14.5 Gy），肿瘤/非瘤比值为 3.77±1.88；5 例肿瘤局部注射患者肿瘤组织的平均吸收剂量是 30.0±14.4Gy（13.7～46.3Gy），肿瘤/非瘤比值为 8.95±3.60；肺组织的平均吸收剂量静脉给药患者小于肿瘤局部注射患者，前者为 1.69 mGy/MBq，后者为 2.49mGy/MBq。此外，其他正常组织器官的平均吸收剂量均为静脉给药患者大于肿瘤局部注射患者。其中，静脉给药患者红骨髓的平均吸收剂量为 0.37±0.07mGy/MBq，实际吸收剂量为 0.51±0.11Gy（0.37～0.73Gy）；肿瘤局部注射患者平均吸收剂量为 0.19±0.11 mGy/MBq，实际吸收剂量为 0.23±0.12Gy（0.11～0.4Gy）。

储藏　存放于铅罐中，4±2℃冰箱或者冰箱冷冻室内保存，使用前取出。运输时将铅罐置入带有发泡塑料防震衬里的专用运输装置中，铅罐与防震衬里之间的空隙放入冰袋或干冰，使产品保持低温。运输装置表面贴上外标签和特殊标签。

有效期　(1) 产品为冰冻固态，有效期为生产后 5 天，约为 0.166 月。使用前从冷冻室取出，置于 4℃或室温，待固体完全溶解后使用。本品完全溶解后应在 24h 内使用。(2) 产品为液态，用户接收后存放于 4±2℃冰箱中，有效期为生产后 24h，约为 10 天。用前取出，室温放置半小时后使用。

本章主要参考文献

1. 国家药典委员会编. 中华人民共和国药典（2000 年版第 2 部）. 北京：化学工业出版社，2000.
2. 中国生物制品标准化委员会编. 中国生物制品规程. 北京：化学工业出版社，2000.
3. Sweetman SC. Martindale：the complete drug reference. 34 thed. London：PhP，2005. 1605
4. Baker DM，Nguyen-Van-Tam JS. BCG vaccine and leprosy. Lancet，1992，339：1236
5. Grange JM，Stanford JL. BCG vaccinatin and cancer. Tubercle.，1990，71：61-64
6. Vegnente A，IorioR，de RosaE. Universal hepatitis B immunization：the dose of HBIg that should be administered at birth. Pediatrics，1994，94：242-243
7. Douglas RG. The heritage of hepatitis B vaccine.

JAMA，1996，276：1796-1798

8. Lasky T，Terracciano GJ，Magder L，et al. The Guillain-Barre syndrome and the 1992-1993 and 1993-1994 influenza vaccines. N Eng J Med，1998，339：1797-1802
9. Cutts FT，clements CJ，Bennett JV. Alternative routes of measles immunization：a review. Biologicals，1997，25：323-338
10. Anonymous. Preventing meningococcal infection. Drug Ther Bull，1990，28：34-36
11. National Institutes of Health Consensus Conference. Intravenous immunoglobulin：prevention and treatment of disease. JAMA，1990，264：3189-3193
12. WHO. WHO expert committee on rabies：eight report. WHO Tech Rep Ser，824. 1992
13. Reid HA. Theakston RD. The management of snake bite. Bull WHO，1983，61：885-895
14. Presta LG，Chen H，O'Connor SJ，Humanization of an anti-vascular endothelial growth factor monoclonal antibody for the therapy of solid tumors and other disorders. Cancer Res 1997，57：4593-4599

（王月丹　刘树林）

11 内分泌和免疫疾病综合征

The Syndromes of Endocrine Diseases and Immune Diseases

11.1 内分泌疾病综合征

The syndromes of endocrine diseases

11.1.1 下丘脑综合征

下丘脑综合征（hypothalamus syndrome）系由多种病因累及下丘脑所致的疾病，主要临床表现有内分泌代谢功能失调，植物神经功能紊乱，以及睡眠、体温调节和性功能障碍，尿崩症，多食肥胖或厌食消瘦，精神失常，癫痫等症群。

治疗：1. 病因治疗　对肿瘤可采取手术切除或放射治疗。对炎症则选用适当的抗生素，以控制感染。由药物引起者则应立即停用有关药物。精神因素引起者需进行精神治疗。有垂体前叶功能减退者，则应根据靶腺受累的程度，予以补充替代治疗。2. 对症治疗发热。

11.1.2 抗利尿激素分泌失调综合征

抗利尿激素分泌失调综合征是指内源性抗利尿激素分泌异常增多，血浆抗利尿激素浓度呈不适当的高水平，从而导致水潴留、尿排钠增多，以及稀释性低钠血症等有关的一组综合征。可由多种原因引起，常见病因为恶性肿瘤、呼吸系统及神经系统疾病、炎症、外科手术以及特发性。临床表现取决于低钠血症的严重程度和发生的速度，患者血清钠低于130mmol/L，尿钠排出相对增高，一般超过30mmol/L。当血清钠低于120mmol/L时，可出现食欲减退、恶心、呕吐、软弱无力、嗜睡，甚而精神错乱。当血清钠低于110mmol/L时，出现肌力减退，腱反射减弱或消失、惊厥、昏迷，如不及时处理可导致死亡。

治疗：1. 病因治疗　及早治疗原发病。2. 对症治疗　限制水摄入。3. 抗利尿激素分泌抑制和活性拮抗药物。

11.1.3 多发性内分泌肿瘤综合征

多发性内分泌肿瘤综合征Ⅰ型

多发性内分泌肿瘤综合征Ⅰ型以甲状旁腺、胰岛细胞和垂体肿瘤组成为特征，导致该综合征的基因在11号染色体上，作为肿瘤抑制基因。临床表现取决于累及患者的肿瘤类型。甲状旁腺腺瘤是最常见的内分泌肿瘤，临床表现为甲状旁腺亢进症。

治疗　1. 甲状旁腺和垂体病主要是外科治疗。胰岛细胞瘤较难处理，常见多发性病变。如单个肿瘤不能找到，为了足够控制高胰岛素血症需作全胰切除。2. 二氮嗪可用于低血糖处理中的辅助治疗，而链脲霉素和其他细胞毒药物可通过使肿瘤缩小而改善症状。3. 胃泌素分泌非β细胞肿瘤的治疗复杂，对所有病人尽可能定位和切除肿瘤。4. 奥克肽、质子泵阻滞剂，常常能获得消化性溃疡症状的缓解。

多发性内分泌肿瘤综合征ⅡA型

该综合征以甲状腺髓样癌、嗜铬细胞瘤和

甲状旁腺功能亢进症组成为特征。最近遗传研究发现该综合征存在某些基因缺陷，在第10号染色体的着丝点周围区，识别的突变在特殊受体的酪氨酸激酶基因，这一显性肿瘤基因与该综合征有关。临床表现决定于肿瘤类型，几乎所有该综合征病人均有甲状腺髓样癌。

治疗 1. 如有嗜铬细胞瘤和甲状腺髓样癌或甲状旁腺功能亢进，应先作嗜铬细胞瘤切除。2. 放疗可延长存活时间。

多发性内分泌肿瘤综合征ⅡB型

该综合征以多发性黏膜神经瘤、甲状腺髓样癌和嗜铬细胞瘤为特征，常伴有马凡样体态。遗传研究已识别突变位于病人第10号染色体上 ret 肿瘤基因内。该综合征突出的症状是大多数有黏膜神经瘤。神经瘤像发亮小肿瘤，分布在唇、舌和口腔黏膜上，眼睑、巩膜和角膜亦常累及。厚眼睑和弥漫性厚口唇是其特征。

治疗：1. 已识别基因携带者，在婴儿期或儿童早期进行预防性甲状腺切除。2. 一旦诊断确立，所有病人应作甲状腺切除。3. 如有嗜铬细胞瘤，应先于甲状腺手术进行手术切除。

11.1.4 异位激素分泌综合征

正常情况下不产生激素的组织，在增生或转化为肿瘤时，分泌某些肽类或胺类激素或激素样化学物质，引起相应的激素过多综合征。目前已发现的非内分泌肿瘤分泌的异源激素及内分泌肿瘤分泌的异种激素共有27类、65种，所引起的类似相应激素过多综合征，可以出现在原发肿瘤症状之前、早期或晚期，诊断困难。临床较常见的异位内分泌综合征主要有以下几种。

异位促肾上腺皮质激素综合征

异位促肾上腺皮质激素综合征，是异位内分泌综合征中最常见者。在引起异位 ACTH 综合征的非内分泌肿瘤中，支气管肺癌（主要是肺燕麦细胞癌）占60%，胸腺肿瘤占15%，胰腺内分泌肿瘤占10%，其他如食管、胃、结肠、胆囊、肾、前列腺、乳腺、卵巢、肝和甲状腺的恶性肿瘤，嗜铬细胞瘤、神经母细胞瘤等均可引起。这种非内分泌瘤分泌的主要为大分子促肾上腺皮质激素，除原发肿瘤的症状外，还会出现库欣综合征，甚至其出现时间可早于原发肿瘤，突出的表现为皮肤色素沉着明显、血压高、水肿、多毛和痤疮，但向心性肥胖和皮肤紫纹则少见。实验室检查有明显的低血钾性碱中毒，血 ACTH 和皮质醇增高，尿17-羟类固醇和17-酮类固醇排量增加，大剂量地塞米松试验不能抑制皮质醇的分泌，预后不好。

治疗 主要是手术切除其原发肿瘤。

异位低血糖综合征

异位低血糖综合征是由于胰岛素分泌异常引起的低血糖综合征，也是临床常见的一种异位内分泌综合征。许多肿瘤都能引起低血糖，特别是来自中胚层的胸、腹腔巨大肿瘤如间皮细胞瘤、神经纤维瘤、平滑肌瘤，也有恶性肿瘤如纤维肉瘤、神经纤维肉瘤、平滑肌肉瘤以及肝癌、肾癌、肾上腺皮质癌和卵巢癌等。这些肿瘤细胞合成的生长介素，具有同胰岛素相似的降血糖作用。此外巨大肿瘤组织也消耗大量血糖，而产生低血糖症状。其临床表现与胰岛素瘤引起的低血糖发作相似。

治疗 切除肿瘤后低血糖发作即消失。

异位抗利尿激素综合征

异位抗利尿激素综合征也叫抗利尿激素分泌异常综合征，能引起异位 ADH 分泌的肿瘤，最多见的为肺癌（约占40%），其他有胸腺、胰、十二指肠、食管和乳腺的恶性肿瘤。异位 ADH 具有同精氨酸加压素相同的生物作用，刺激肾小管回收水分，因此患者主要表现为水中毒和稀释性低钠血症、低渗透压的症状，倦怠无力、头痛、厌食、恶心、呕吐，严重者当血钠低于120mmol/L时可出现精神症状，如嗜睡、精神恍惚乃至惊厥昏迷。实验室检查血钠水平低、血浆渗透压低、尿钠排泄增多、尿比重高、血浆ADH水平升高。

治疗　1. 治疗原发肿瘤。2. 有水中毒症状者应严格控制水入量，适当补以高渗盐水和加强利尿以迅速提高渗透压，防止发生脑水肿。

异位甲状旁腺激素综合征

异位甲状旁腺激素综合征主要表现为高钙血症引起的症状，如食欲减退、恶心、口渴、多饮、多尿，严重者可有顽固性呕吐、脱水、嗜睡和神志障碍。已发现能引起高血钙的，有肺、肾、膀胱、肝、结肠、睾丸和卵巢等恶性肿瘤，主要分泌PTH样多肽而引起异位高钙血症。

治疗　手术切除原发肿瘤。

11.1.5　肥胖-生殖无能综合征

该综合征的肥胖是由于下丘脑结节部的中部核群损害，生殖无能是由于垂体促性腺激素缺乏。病因多种多样，见于颅咽管瘤、嫌色细胞瘤、脑炎、结核性脑膜炎、神经胶质瘤、胆脂瘤或原因不明的特发性变性，少数发生于脑积水或颅底骨折。表现为体态不匀称肥胖，男孩呈女性脂肪分布，以颈、躯干及肢体近端为显著，尤其是乳房、耻骨联合及骨盆周围更明显。鼻、口、指、趾细小，皮肤苍白、细软，肌张力低，身材矮小、正常或过高。后者见于生长激素正常而骨骺融合延迟者。性幼稚和生殖无能，发育期前发病者性器官幼稚，发育期后发病者，阴、腋毛脱落，男性患者性功能减退，女性患者闭经。还有原发病症状，如下丘脑综合征、视交叉压迫引起偏盲、颅压增高症等。

治疗　1. 病因治疗，如属肿瘤需作放射治疗或外科手术治疗。2. 应用绒毛膜促性腺激素及性激素治疗。

11.1.6　空蝶鞍综合征

空蝶鞍综合征是由于鞍隔孔扩大、消失或垂体萎缩，蛛网膜下腔在脑脊液压力冲击下，疝入蝶鞍内，致使蝶鞍扩大，鞍内垂体组织被挤压、缩小而出现的系列症候群。其内充以含脑脊液的蛛网膜下腔。该综合征可分为两大类：发生于垂体手术和放射治疗后者，称为继发性空蝶鞍综合征；无手术和放射治疗史，无明显病因可寻的先天缺陷或遗传倾向者，称为原发性空蝶鞍综合征。在脑积水、脑瘤、良性颅高压、肥胖、慢性心衰时，则更有利于脑脊液挤入鞍内，促使空蝶鞍的形成。

治疗：1. 无任何症状者不必治疗，但需严密观察和随访。2. 若系脑脊液鼻漏，可行肌肉和移植骨片垂体窝填塞术。3. 若系视神经周围粘连，可行粘连松解术。4. 对非肿瘤性囊肿，可行囊肿包膜部分切除术。5. 如伴有明显垂体前叶功能减退者须酌情予以激素替代治疗。

11.1.7　多囊卵巢综合征

多囊卵巢综合征（polycystic ovary syndrome，PCOS）是女性最常见的内分泌紊乱性疾病之一。其临床表现多样化，典型的表现为卵巢多囊性改变、高雄激素血症和黄体生成素（LH）/促卵泡激素（FSH）比值增高，不同程度的月经异常（稀发、量少、闭经、功能失调性子宫出血）、不孕、多毛、痤疮、肥胖等，并常伴有随年龄增长日益明显的胰岛素抵抗，高胰岛素血症和高脂血症。

治疗　使用胰岛素增敏剂，如美迪康和曲格列酮，不仅可改善机体胰岛素抵抗，而且可明显改善排卵和受孕。

11.1.8　围绝经期综合征

围绝经期综合征是指妇女从生育年龄过渡到老年阶段（大约45～55岁），因卵巢功能减退给机体带来的一系列改变。主要症状是由于植物神经功能失调引起的心血管症状，精神症状及新陈代谢障碍。如高血压、面色潮红、眩晕、耳鸣、眼花、失眠、记忆力减退、焦虑、抑郁、神经过敏、易激动、情绪不稳、关节肌肉疼痛、月经紊乱等。

治疗：1. 性激素疗法，即雌/孕激素替代治疗。2. 药物疗法：α_2 受体激动剂、β 肾上腺素受体阻断剂、镇静-抗焦虑剂和抗抑郁剂等。3. 精神心理保健和全身疾病的防治。

11.1.9 经前期综合征

育龄妇女在月经前 7～14 天（即在月经周期的黄体期），反复出现一系列精神、行为及体质等方面的症状，月经来潮后症状迅即消失。表现为疲劳、乏力、易激动、腹胀气、四肢发胀、焦虑、乳房胀痛、情绪不稳定、抑郁、痤疮、渴求某种食物、食欲增加、过度敏感、水肿、烦躁、易怒、易哭、喜离群独处、头痛、健忘、胃肠道症状、注意力不集中、潮热、心悸及眩晕等。病因不明，可能由于卵巢激素、中枢神经和自主神经系统失调等综合作用引起。

治疗：1. 精神治疗。2. 抗抑郁药，如氟西汀。3. 利尿剂。4. 激素治疗，如可用孕激素作替代治疗。5. 溴隐亭治疗。6. 维生素 B_6 可调节自主神经系统与下丘脑-垂体-卵巢轴的关系，还可抑制催乳激素的合成。

11.1.10 多发性内分泌自身免疫性减退综合征

在同一个患者发生两个或两个以上的内分泌腺体自身免疫病，有的还合并其他自身免疫病，我们称其为内分泌自身免疫病。临床分多发性内分泌自身免疫综合征Ⅰ型和Ⅱ型，综合征与遗传、免疫遗传、器官特异性自身抗体、T 细胞异常有关。Ⅰ型主要包括肾上腺皮质功能减退、黏膜和皮肤念珠菌病、原发性甲状腺功能减退等。Ⅱ型表现为同一个体同时发生两个或两个以上的内分泌自身免疫病。

治疗：1. 激素替代治疗功能减退的内分泌腺体。2. 口服酮康唑可使黏膜皮肤念珠菌病好转。

11.1.11 类癌综合征

因代谢性肠类癌瘤过量分泌 5-羟色胺、缓激肽、组胺、前列腺素及多肽激素等作用于血管的物质，而引起皮肤潮红、发绀、肠痉挛、腹泻等，似在心瓣膜患者所出现的症状。临床表现最常见和最早出现的体征是皮肤潮红，典型的是在激动、摄食、热水及酒精后，在头部和颈部出现明显的皮肤颜色变化，可从苍白色或红斑到紫色。肠痉挛伴有再发性腹泻，一些病人有肠吸收不良综合征。许多病人发展至右心纤维化，引起肺动脉狭窄和三尖瓣反流。

治疗：1. 原发性肺癌可以实行有效的肺切除手术。2. 对肝转移的病人手术仅仅是诊断或缓解症状。3. 5-氟尿嘧啶、链脲霉素已被广泛应用，有时亦用阿霉素。4. 皮肤潮红和某些症状可以通过生长抑素得以缓解。5. 腹泻可以通过一些药物得到控制，如磷酸可待因、阿片酊、盐酸地芬诺酯、盐酸赛庚啶和二甲麦角新碱。6. 皮肤潮红可以用吩噻嗪治疗，也可用 H_2 阻滞剂如丙咪替丁或西咪替丁。皮质类固醇可用于治疗由支气管癌引起的严重的皮肤潮红。

11.1.12 倾倒综合征

倾倒综合征系指胃切除术后，因胃排空过速，餐后出现胃肠道和血管舒缩障碍的一组症候群。也可由于胰岛受刺激而致高胰岛素血症，导致低血糖症候群。本征以 BillrothⅡ式胃大部切除术后最常见。胃手术后 10～14 天发病，症状出现在餐后 30min 内者，称为早发型倾倒综合征，发病时多伴高血糖，故又称之为餐后早期高血糖综合征。临床表现有上腹饱胀、痉挛性腹痛、恶心、呕吐、肠鸣、嗳气和腹泻；并有血管舒缩障碍症状如心悸、眩晕、头痛、面色苍白、口干、多汗、体位性低血压等。餐后1～2h发病，伴有低血糖者称为迟发型倾倒综合征，又称之为餐后低血糖综合征。迟发型倾倒综合征主要表现为低血糖症候群，如眩晕、软弱无力、心悸、多汗、饥饿感、焦虑和神经质等。

治疗：1. 饮食管理，少量多餐、进固体食物、限制糖类食物摄入，进食高蛋白、高脂肪食物，缓慢进食，餐后平卧30min。迟发型发作时可少量饮用糖水以减轻症状。2. 对内科治疗无效者可将BillrothⅡ式胃切除术改为Ⅰ式，可使症状明显改善。

11.1.13 代谢综合征

体重超标或过度肥胖，并伴有高血压、高血脂、高血糖、动脉粥样硬化和高胰岛素血症等一系列病变，这种现象在医学上被称为代谢综合征。代谢综合征包括：向心性肥胖，糖代谢异常，2型糖尿病，脂代谢紊乱如高甘油三酯血症、高密度脂蛋白降低，高尿酸血症，高血压，微量白蛋白尿，冠心病，多囊卵巢综合征等。代谢综合征，又称胰岛素抵抗综合征，是指在同一患者身上出现多种代谢紊乱的现象。代谢综合征是一组以胰岛素抵抗、血脂紊乱、高血压为特点的综合征，与心血管疾病和2型糖尿病的高发生风险密切相关。

治疗　噻唑烷二酮类胰岛素增敏剂如罗格列酮可降低血糖、改善胰岛素抵抗。

11.1.14 Nelson综合征

Nelson综合征是垂体依赖性库欣综合征经双侧肾上腺切除后的综合征。由于双侧肾上腺切除后，下丘脑促肾上腺皮质激素释放激素（CRH）失去负反馈抑制而致CRH过多，刺激原有垂体促肾上腺皮质激素（ACTH）腺瘤或ACTH细胞增生，使肿瘤增大或新产生肿瘤，出现肿瘤压迫症状。除肿瘤压迫和侵袭症状外，主要表现为ACTH过多所致的皮肤和黏膜黑色素沉着，在皮肤皱褶处尤为明显。

治疗：1. 对于大腺瘤，可手术切除垂体ACTH腺瘤。2. 术后辅以放疗。3. 长期服肾上腺糖皮质激素，以调整对下丘脑CRH的负反馈抑制作用。

11.1.15 库欣综合征

库欣综合征（cushing syndrome）是由于体内糖皮质激素过多所引起的，临床主要表现为向心性肥胖、满月脸、水牛背、多毛、痤疮等。除此之外，患者在腹部和大腿上还可发现大致纵行分布的宽菱形的紫红色条纹，月经紊乱，高血压，骨质疏松，少数可伴有雄激素、盐皮质激素、泌乳素、ACTH过多分泌的表现，如男性化、电解质紊乱、溢乳、色素沉着等。糖皮质激素是由肾上腺分泌的，肾上腺这一功能又受垂体调节，皮质醇增多症常由垂体腺瘤和肾上腺瘤（或癌）所引起。垂体长了腺瘤，ACTH分泌增多，使得肾上腺皮质增生，分泌过量的糖皮质激素。肾上腺皮质腺瘤和癌也会造成糖皮质激素增多。其他较少见的病因还有异位ACTH分泌综合征和长期服用大量皮质激素所引起的药物性库欣综合征。

治疗　1. 手术疗法，如垂体肿瘤摘除、肾上腺皮质肿瘤摘除、双侧肾上腺摘除。2. 垂体放射治疗。3. 药物治疗：甲吡酮、氨基导眠能、赛庚啶等。

11.1.16 Bartter综合征

该综合征由Bartter于1960年描述，包括低钾性代谢性碱中毒、血浆肾素活力增高、血压对血管紧张素Ⅱ反应性降低等。本病较为罕见，病因不明。不少临床情况包括长期服用利尿剂、泻剂，神经性呕吐、慢性间质性肾炎等，也可出现类似综合征群。大多以疲乏、肌肉无力甚至出现周期性麻痹为首发症状，常伴有多尿、夜尿增多，主要由血钾过低引起。少数严重低钾病例可出现明显低钾所致心律失常症状。血压一般正常，不少病例呈发作性手足搐搦、或面部肌肉抽动。胃纳减退，常伴恶心、呕吐等，与碱中毒有关。如起病时年龄较小，可有发育障碍、智力低下、身材矮小等，但大多并无骨髓损害的表现。

治疗　氯化钾、消炎痛、安体舒通等综合治疗。

11.1.17　甲状腺激素抵抗综合征

甲状腺激素抵抗综合征（resistance to thyroid hormone syndrome，RTHS)，亦称甲状腺激素不敏感综合征，1967 年由 Refetoff 首先报道，是激素不敏感综合征中相对较为多见的一种。其病因可能为甲状腺激素受体或受体后缺陷，使甲状腺激素作用减低，产生一系列病理生理和临床表现。RTHS 是由于靶器官对甲状腺激素的反应性降低，而产生的以血清甲状腺激素水平升高，促甲状腺激素水平正常或升高为典型特征的一组疾病。甲状腺激素作用于全身各个器官、组织和细胞，由于各种靶器官对甲状腺激素依赖程度和反应不同，以及甲状腺激素受体缺陷的严重程度不同，导致甲状腺激素不敏感综合征的临床表现多种多样，诊断较为困难。凡是有甲状腺肿大，甲状腺激素水平升高，临床甲状腺功能正常或有甲减表现者均应怀疑此病。

实验室检查，血清游离甲状腺素（FT4）和游离三碘甲状腺原氨酸（FT3）升高，同时伴有 TSH 水平升高或正常。目前认为该病是一种常染色体显性或隐性遗传性疾病，有家族发病倾向。

治疗　1. 本病为遗传性疾病，目前尚无根治方法，对轻型无临床症状的患者不予治疗。2. 有症状的患者可根据疾病的严重程度和不同类型选择不同的治疗方法。对有甲亢表现的选择性垂体不敏感型患者，首选三碘甲状腺醋酸。有甲减的患者，需应用甲状腺激素治疗，剂量大小应个体化。

11.1.18　Kallmann 综合征

Kallmann syndrome（KS）又称卡尔曼综合征或性幼稚嗅觉丧失综合征，以先天性促性腺功能低下和嗅觉缺失联合出现为特征，多因性功能低下、男性不育等原因就诊。本病是由于 KAL1、FGFR1 等基因的微小缺失、杂合点突变引起的。以男性居多，临床表现个体差异较大。主要特征表现为因嗅球发育不全导致的嗅觉丧失或减弱，下丘脑 GnRH 缺乏导致的性腺发育不良，并伴有其他先天缺陷如面中线结构发育不良或肢体畸形等。患者无青春期发育或发育不全，缺乏阴毛和腋毛等第二性征，生长落后，骨龄延迟；X 连锁 KS 患者几乎均有不同程度的嗅觉缺陷，女性携带者也可部分甚至完全丧失嗅觉功能。先天缺陷多见于家族型 KS 患者，可见高腭弓、腭裂、鼻中隔缺如、隐睾或睾丸萎缩、单侧肾发育不全、双手运动共济失调、先天性心脏病、干皮病、痉挛性麻痹、弓形足、短掌骨畸形和臂展大于身高。颅内 MRI 证实部分患者无嗅球和嗅管，并存在不同程度的大脑嗅沟非对称性发育不良。患者血清黄体生成素和卵泡刺激素降低或在正常值下限，睾酮（男性）或雌二醇（女性）明显降低，其他内分泌激素水平在正常范围。

治疗　1. 采取激素替代治疗，疗效与患者年龄呈负相关，如早期发现、早期治疗，可望诱导青春发育和保存生育功能。2. 嗅觉缺陷无治疗方法。

11.1.19　西蒙-席汉综合征

西蒙-席汉综合征又称垂体前叶机能减退症，是多种病因所致腺垂体激素分泌不足，继发性腺、甲状腺、肾上腺皮质功能低下所呈现的临床征群。病因有垂体瘤，下丘脑病变，垂体缺血性坏死，蝶鞍区手术、放疗和创伤，感染和炎症，糖皮质激素长期治疗，垂体卒中等。表现为促性腺激素和泌乳素分泌不足症群，如产后无乳，闭经，阴、腋、眉毛脱落、稀疏、性欲减退、消失，外生殖器萎缩，子宫、乳房萎缩。促甲状腺激素不足症群，如表情淡漠、智力减退、动作迟缓、食欲减退、懒言、畏寒、少汗、皮肤干燥、面部虚肿苍黄、甚至出现黏液性水肿等。促肾上腺皮质激素不足症候群，如头晕、虚弱无力、恶心、呕吐、腹痛、腹泻、体重减轻、血压下降、易感染和晕厥甚至休克和昏迷等。还有垂体危象，各种应激、感染、手术、外伤、精神刺激、消化道疾病、某些药物（镇静、麻醉剂和降糖药等）均可使原发病加重而诱发危象。

治疗　1. 一般治疗，注意休息、保暖，给高热量、高蛋白、高维生素饮食。2. 病因治疗，如肿瘤考虑手术。3. 激素替代治疗。4. 对症、支持治疗。5. 垂体危象需祛除诱因，进行急救处理，补充所缺激素及加强对症支持治疗，禁用各种镇静、安眠、麻醉药。

11.1.20　Liddle综合征

Liddle综合征属常染色体显性遗传疾病，临床特征与原发性醛固酮增多症非常相似，表现为高血压、低血钾、代谢性碱中毒、低肾素血症，因血醛固酮较低，所以又称遗传性假性醛固酮增多症。该病的基因缺陷为远端肾小管上皮钠通道β亚单位（β ENaC）或γ亚单位（γ ENaC）的基因突变，突变发生在β或γ亚单位的羧基末端，表现为错义或移码突变造成PY基序（即ENaC的3个亚单位的氨基酸序列有共同保守区域，该区域的氨基酸残基富含脯氨酸）的序列改变或缺失，使之不能与某些泛素连接酶相互结合。后者对EnaC活性起负性调节作用。因此，PY基序改变最终导致EnaC半衰期延长，数目增多，表现为钠通道过度激活，引起钠重吸收增加，细胞外液容量扩张致血压升高，同时抑制了肾素及醛固酮分泌，导致低血钾。

治疗　氨苯蝶啶、阿米洛利治疗有效。

11.1.21　奥尔布赖特综合征

奥尔布赖特（Albright）综合征又称多发性骨纤维营养不良症及多发性骨纤维异常增殖症。本征为一较罕见的骨骼及内分泌系统先天性疾病，病因是在胚胎形成过程中的鸟嘌呤核苷酸结合蛋白α亚基基因的突变，导致刺激cAMP产生，可激活许多内分泌激素的受体。女性多见，临床特征有骨病，可累及全身骨骼，主要表现为弥漫性纤维性骨炎，可发生病理性骨折；皮肤褐色素沉着，往往发生在病变骨骼的相应区域；内分泌异常，以性早熟（尤其女性）及甲状腺功能亢进或肿大为多见。本症发病年龄范围较大，多数在5～15岁起病。

治疗　主要是对症治疗，尚无有效根治方法。

11.1.22　甲状腺功能正常性病变综合征

机体在严重疾病、创伤或应激时，甲状腺激素在转运和代谢，TSH分泌的调节以及有时甲状腺功能会发生改变。这些改变单独或共同作用，可导致甲状腺激素血浓度的改变，但并非甲状腺本身病变所致，故称之谓甲状腺功能正常性病变综合征。根据总的或游离的甲状腺激素血浓度的不同改变，又可分成以下不同变异型。

治疗　就是针对原发疾病的治疗。

正常T4，低T3变异型

由于末梢5′-单脱碘酶作用受抑制，T3产生减少。在某一疾病中，总T3血浓度的下降程度与疾病的严重度有关。在中等严重的患者中，总T4血浓度在正常范围内。由于蛋白结合强度的减少对T4的影响甚于T3，故FT4的比例增加，FT4血浓度和游离T4指数常增加。由于5′-单脱碘酶作用受抑制，血浆rT3的清除减少，rT3血浓度增高。TSH血浓度及其对TRH的反应一般是正常的。由于T4和TSH血浓度正常，T3血浓度对诊断甲状腺功能减退并无价值，因而此种SES变异型可以与内源性甲状腺疾病相区别。

低T4、低T3变异型

在病情更为严重的患者中，T3产率以及TT3和FT3血浓度进一步降低，部分由于蛋白与激素结合的降低更严重，T4血浓度可降低至甲状腺功能减退水平，部分则由于病情严重时TSH分泌减少所致，以灵敏的TSH测定法可发现TSH血浓度低于正常，对TRH的反应迟钝。这类SES变异型有总T4，FT4和TSH血浓度的降低，提示垂体性甲状腺功能减退，可能由于白介素1和肿瘤坏死因子等细胞因子作用于垂体所致。虽然T4减少，rT3产率降低，但因疾病严重时其降解减弱，rT3血浓结果是增高的，这对鉴别SES和垂体性甲状腺功能减退是非常有价值的。基础疾病好转后，TSH水平可升高，甚而一时性高于正常，直至T4和T3血浓度恢复正常。

高T4变异型

这是一少见的类型，约占1%。患者在疾病的急性期时，TT4和FT4血浓度增高，以后回复正常。此种类型在老年女性较常见，大多有服用含碘药物病史。

（注 TT3和TT4为血清总T3和T4，FT4为血清游离甲状腺素）。

11.1.23　糖尿病非酮症性高渗综合征

糖尿病非酮症性高渗综合征（Diabetic nonketotic hyperosmolar syndrome，DNHS）的基本病因是胰岛素绝对或相对不足，在各种诱因作用下，血糖显著升高，引起渗透性利尿，使水和电解质大量丢失。由于患者多有不同程度的肾功能损害和没能及时补充水分，使高血糖、脱水及高血浆渗透压逐渐加重，最后导致发病。患者有严重的高血糖、脱水、高血钠、血浆渗透压升高，但无明显的酮症酸中毒，患者常有意识障碍或昏迷。

治疗　1. 迅速补液、扩容、纠正高渗。2. 小剂量胰岛素静脉滴注。3. 补钾。4. 去除诱因，如有感染可采用足量抗生素，吸氧等。

11.1.24　肾上腺性征异常综合征

肾上腺性征异常综合征是由于肾上腺皮质增生，肿瘤使雄激素或雌激素合成和分泌过多引起的男性化或女性化，或者因性激素分泌减少而引起的性分化异常。包括先天性肾上腺皮质增生（CAH）和肾上腺分泌性激素的肿瘤。CAH患者由于肾上腺合成皮质醇的酶先天性缺乏，导致皮质醇合成障碍和血中ACTH分泌过多，性激素过高或过低，进而发生性器官形态及功能异常。按所缺乏酶的不同，CAH可分为多种类型，其中以21-羟化酶缺乏最为常见。11β-羟化酶缺乏次之，其他少见。21-羟化酶缺乏占CAH的80%以上，按其缺陷的程度，又可分为单纯男性化型和男性化伴失盐型。单纯男性化型为21-羟化酶部分缺乏所致，占21-羟化酶缺乏症的50%～80%，女性主要表现为外生殖器发育异常，男性化，青春期乳腺不发育，月经不来潮；男性则表现为早熟性生殖器巨大畸形，阴茎迅速长大而睾丸呈未成熟状，患者常有抵抗力低下和皮肤及黏膜色素沉着等临床表现。男性化伴有失盐型，是由于严重的21-羟化酶缺乏引起的，除了单纯男性化型的表现外，还可有高血钾、低血钠、低血压和代谢性酸中毒，严重者可出现循环衰竭等危象表现。11β-羟化酶缺乏约占CAH的5%左右，除男性化表现外，患者常因11-去氧皮质酮在血中堆积而引起和低血钾的症状。

治疗　1. 先天性或获得性的男性化的增生病，可用氢化可的松治疗。2. 肾上腺肿瘤的治疗：肿瘤尽可能以手术切除。

11.1.25 间脑综合征

间脑综合征是因下丘脑与垂体之间神经通路异常导致的内分泌、自主神经及精神活动异常，如间脑性木僵，表现为强直、姿势性紧张症以及缺乏情感和自发性运动。病因常为肿瘤、炎症、颅脑外伤等。近来发现颈椎病变压迫椎动脉，造成丘脑下部供血障碍亦可引起本综合征。临床表现为植物神经功能障碍，持续性植物神经功能障碍表现为多汗、血压不稳定、躯干两侧对称部位皮肤温度不等、毛发生长障碍、皮肤划纹症等；发作性症状，常以间脑癫痫为主要表现，发作性植物神经-血管障碍如心动过速或过缓，血压上升或下降，尿量过多或过少等；睡眠改变，嗜睡或倒错性睡眠；体温调节障碍，慢性低热为多见或上午体温较高，亦可为过高热或过低体温。用解热药或抗生素无反应；内分泌代谢障碍表现为肥胖、消瘦、贪食、烦渴、月经紊乱或性功能障碍；其他包括情绪障碍、瞳孔和视力改变。丘脑下部严重的急性损害时，可有胃或十二指肠应激性溃疡及出血。如为脑瘤所致，尚有颅内高压症及邻近组织的定位症状。

治疗　间脑综合征目前尚无特殊治疗，主要采取抗炎、对症及支持疗法，一般可治愈。

11.1.26 艾迪生综合征

艾迪生综合征又名肾上腺皮质功能减退症，多数是由于结核破坏了肾上腺皮质或双侧肾上腺皮质大部或全部切除所致。此外，还有自身免疫病、严重的精神创伤也可使肾上腺皮质毁坏或萎缩；其余为淀粉样变、肿瘤、梅毒、真菌、血栓等也能破坏肾上腺皮质而影响其功能。艾迪生病的皮肤表现为皮肤、黏膜出现棕黑色色素沉着，以暴露、压迫、摩擦部位最明显，如前额、眼周、四肢屈侧、肩、腋、腰、臀皱襞及掌跖皮纹等处。黏膜如口唇、颊黏膜、牙龈、乳头、乳晕、外生殖器等部位也会出现棕色素斑。除皮肤表现外，还有疲倦、精神委靡、食欲不振、头晕、心悸、血压降低、恶心、腹痛等症状，记忆力减退，思想不能集中，抑郁，烦躁等。常伴有其他内分泌障碍如低血糖，甲状腺机能减退，性机能减退等。

治疗　1. 基础治疗：进高钠饮食，替代疗法可以服氢化可的松或强的松，如不能纠正乏力、疲倦和低钠血症，则可以加用小剂量盐皮质激素。2. 急性皮质功能危象的治疗：在轻度应及时每天增加氢化可的松；重度急性肾上腺危象，多危及生命，必须及时抢救。3. 病因治疗，如免疫抑制剂，抗结核治疗等。

11.1.27 中老年男子部分性雄激素缺乏综合征

中老年男子部分性雄激素缺乏综合征(Partial androgen deficiency in aging male, PADAM)，是指体内睾酮水平部分降低或靶器官对睾酮或其活性代谢产物的敏感性降低的一种临床状态。究其主要原因是由于随年龄的老化，血中睾酮水平逐渐降低所致。中老年男性睾酮昼夜节律丧失，无早晨分泌高峰出现，晨勃减少或消失，男性性功能从各方面：如阴茎的敏感度、性交能力、性高潮频率以及性想象、性的欲望等都随年龄的增加而下降，同时，身体方面如肌肉量和肌肉力量降低，骨质随年龄增长而丢失，骨质密度迅速下降，心脏病、糖尿病和血管粥样硬化也与睾酮水平直接相关。由此可见，男性睾酮水平随年龄老化而降低是人本身生理上自然变化的规律而出现的一个现象，对各个系统的功能影响也不是单一的，而存在诸多方面的影响，临床上的表现也就不只是简单的症状，更多的是以症候群出现，概括起来主要为四大类表现：体能症状，血管舒张症状，精神心理症状，性功能减退症状。

治疗　1. 睾酮补充治疗。2. 中医药治疗。

3. 饮食疗法。4. 物理疗法（按摩、理疗、针灸等）。

11.1.28 卓-艾综合征

卓-艾综合征由胃窦G细胞增生或分泌胃泌素的肿瘤引起，其特点是高胃泌素血症伴大量胃酸分泌而引起的上消化道多发性，难治性消化性溃疡。消化性溃疡症状最常见，对治疗溃疡的反应差，按溃疡行胃大部切除后，很快出现吻合口溃疡、出血和穿孔。腹泻，排水样便或脂性腹泻，常伴有腹痛。多发性内分泌瘤综合征表现，如甲状旁腺功能亢进、糖尿病等。有腹部压痛、乏力、内分泌瘤体征。

治疗　1. 药物治疗，如抑制胃酸。2. 化疗。3. 手术治疗。

11.1.29 垂体柄阻断综合征

垂体柄阻断综合征（Pituitary stalk interruption syndrome，PSIS）是指垂体柄缺如和垂体后叶异位，下丘脑分泌的激素不能通过垂体柄输送至垂体后叶，所致的临床系列症候群。垂体柄阻断综合征在难产新生儿的发病率为1/4000至1/10 000，目前认为下丘脑垂体区的损伤为其常见病因，包括围产期异常因素如臀先露或足先露，剖宫产和外伤。此外，垂体柄及垂体先天发育异常或不发育也是病因之一。临床主要表现为垂体前叶激素内分泌异常或尿崩症，以生长激素缺乏最为常见。垂体柄阻断综合征的诊断以MRI为依据，标准为1. 缺乏可见的垂体柄；2. 垂体窝内无正常垂体后叶的高信号；3. 垂体后叶异位，第三脑室漏斗隐窝可见高信号。

11.1.30 胰岛素自身免疫综合征

胰岛素自身免疫综合征（IAS）又称自身免疫性低血糖症（AIH）或Hirata病，是指从未使用过胰岛素的患者发生严重的自发性低血糖症，血浆抗胰岛素抗体活性和免疫反应性胰岛素水平均明显升高，血中的胰岛素-胰岛素抗体复合物有时突然解离，产生过多的游离胰岛素引起严重的低血糖症，与伴发自身免疫性疾病及应用含巯基药物有关。Graves病是最常并发的自身免疫性疾病，此外，系统性红斑狼疮、桥本甲状腺炎、系统性硬皮病等自身免疫性疾病合并IAS也有报道。

治疗　1. 停用诱发药物为主，辅以少量多餐、低糖和高纤维饮食。2. 必要时应用小剂量泼尼松。

11.1.31 Walfram综合征

Walfram综合征是一种罕见的常染色体隐性紊乱症，目前已知有两个致病基因位点，一个在染色体4p上，另一个在线粒体上。临床主要表现为青少年发病的胰岛素依赖型糖尿病；神经萎缩、视野缩小、色盲等眼部病变；神经性耳聋；中枢性尿崩。其他神经及精神系统表现有共济失调、张力神经性膀胱、肾盂积水、输尿管积水、躁狂、抑郁等。

治疗　主要用胰岛素治疗糖尿病，其余对症处理。

11.2 免疫疾病综合征
The syndromes of immune diseases

11.2.1 赖特综合征

赖特综合征（Reiter's syndrome）是以关节炎、尿道炎和结膜炎，三联征为临床特征的一种特殊临床类型的反应性关节炎，常表现为突发性急性关节炎并且伴有独特的关节外皮肤黏膜症状。目前认为本病有两种形式：性传播和痢疾型。赖特综合征的发病与感染、遗传标记（HLA－B27）和免疫失调有关。滑膜的病理改变为非特异性炎症。本病多见于青年男性。

治疗　1. 一般治疗。2. 非甾类抗炎药。3. 免疫抑制剂，如柳氮磺吡啶。4. 皮质激素。5. 抗生素，如四环素。

11.2.2　干燥综合征

干燥综合征是一种全身外分泌腺的慢性炎症性的自身免疫病，侵犯泪腺和唾液腺，表现为眼和口的干燥；但腺体外的系统如呼吸道、消化道、泌尿道、神经、肌肉、关节等均可受损。原发性和继发性两种，前者指有干燥性角结膜炎和口腔干燥而不伴有其他结缔组织病；后者则指伴发其他结缔组织病。

治疗　1. 注意口、眼的卫生。2. 时常以枸橼酸溶液漱口以刺激唾液腺分泌功能及代替部分唾液。3. 在发生严重的功能改变及广泛的系统累及，以及伴有其他结缔组织病时，可采用皮质类固醇、免疫抑制剂或雷公藤制剂。4. 血浆转换治疗，可抑制腮腺肿大和改善外分泌功能。

11.2.3　抗磷脂综合征

抗磷脂综合征（Anti－phospholipid syndrome，APS）是一种非炎症性自身免疫病，临床上以动脉、静脉血栓形成、习惯性流产和血小板减少等症状为表现，血清中存在抗磷脂抗体（APL），上述症状可以单独或多个共同存在。APS可分为原发性抗磷脂综合征（PAPS）和继发性抗磷脂综合征（SAPS）。PAPS的病因目前尚不明确，可能与遗传、感染等因素有关。多见于年轻人，男女发病比率为1∶9，女性中位年龄为30岁。SAPS多见于系统性红斑狼疮或类风湿关节炎等自身免疫病。此外，还有一种少见的恶性抗磷脂综合征，表现为短期内进行性广泛血栓形成，造成多器官功能衰竭甚至死亡。临床表现为：动、静脉血栓形成：APS的静脉血栓形成比动脉血栓形成多见。静脉血栓以下肢深静脉血栓最常见，此外还可见于肾脏、肝脏和视网膜。动脉血栓多见于脑部及上肢，还可累及肾脏、肠系膜及冠状动脉等部位。肢体静脉血栓形成可致局部水肿，肢体动脉血栓会引起缺血性坏疽。胎盘血管的血栓导致胎盘功能不全，可引起习惯性流产、胎儿宫内窘迫、宫内发育迟滞或死亡。血小板减少。此外可有神经精神症状，包括偏头痛、舞蹈病、癫痫、格林-巴利综合征，一过性球麻痹等。

治疗　1. 抗凝。2. APL阳性、无症状患者：血清抗体为低滴度或一过性阳性无需治疗；中高滴度或持续阳性时，应密切观察、多休息。3. APL阳性、症状模糊患者，给予小剂量的阿司匹林。4. 静脉血栓形成者：用华法令使INR≥3.0。5. 动脉血栓形成者：给高剂量抗凝剂使INR≥3.0，如有促凝因素应使用肝素，继之大剂量的华法令，然后用阿司匹林；如没有促凝因素，应不定期用大剂量华法令。6. 治疗继发于SLE的动、静脉血栓应加用免疫抑制剂。7. 血管闭塞：足量抗凝剂，大剂量糖皮质激素，血浆置换，静脉给予免疫球蛋白。

11.2.4　高嗜酸粒细胞综合征

高嗜酸粒细胞综合征（Hypereosinophilaic syndrome，HES）是以外周血及骨髓中嗜酸粒细胞增高，多系统内有EOS浸润为特征的血液系统疾病。本病尚未找到明确的病因。随着病程的进一步发展，皮肤、神经系统、心脏受累的临床表现逐一体现。治疗目的在于抑制嗜酸粒细胞的生成，使用肾上腺皮质激素后患者临床症状基本缓解。高嗜酸粒细胞综合征常致多器官系统受累，最严重和常见的并发症是心脏病变，超声心动图可用于诊断和监测。神经系统受累来自于心脏的栓塞和弥漫性脑病，周围性神经炎（多发性单神经炎）等。皮肤、肝、脾、呼吸和消化系统也常受累，随其受侵犯的器官不同，损伤的程度轻重不一，症状及体征呈多样性，故临床确诊较困难，常有赖于外周血及骨髓穿刺，病变部位的组织学检查予以佐证。

治疗　肾上腺皮质激素。

11.2.5　费尔蒂综合征

费尔蒂综合征（Felty syndrome）是指除有典型的类风湿关节炎临床表现外，伴有脾脏肿大和白细胞减少的一种严重型类风湿关节炎。白细胞减少的原因与脾功能亢进，或存在针对中性粒细胞的特异抗体，或存在骨髓抑制因子等有关。

治疗　1. 脾切除对感染、下肢溃疡以及粒细胞减少情况都有改善作用，但对关节炎无效。2. 患者一旦出现症状，应在抗生素控制感染的基础上，加用肾上腺皮质激素和细胞免疫抑制剂治疗。

11.2.6　过敏性紫癜综合征

过敏性紫癜综合征（Allergic purpura syndrome）又称 Schonlein - Henoch 紫癜、出血性毛细血管中毒症（Hemorrhagic capillary toxicosis），是由于微血管变态所引起的全身性出血性疾病，可累及皮肤、关节、胃肠道和肾脏出现相应的症状。本病多见于儿童和青少年。

治疗　1. 去除病因：包括抗感染，去除感染灶，清除肠道寄生虫，避免应用过敏性食物和药物。2. 抗组织胺药物。3. 糖皮质激素适用于急性期和腹部、关节疼痛明显者，能迅速缓解症状。4. 其他如急性期应卧床休息，胃肠症状明显者应禁食。

11.2.7　肺出血-肾炎综合征

肺出血-肾炎综合征（Goodpasture syndrome）可能系病毒感染和/或吸入某些化学性物质引起原发性肺损害。由于肺泡壁毛细血管基膜和肾小球基底膜存在交叉反应抗原，故可以引起继发性肾损伤。发病前不少患者有呼吸道感染，以后有反复咯血，大多数出现在肾脏病变之前。咳血发生率 82%～98%，严重者可因大咯血窒息死亡，由咯血到出现肾病变的时间长短不一，可有数周至几年之久，平均为 3 个月。X 线检查见两肺有弥漫性或结节状阴影，自肺门向周围扩散，肺尖及近膈肌处清晰，常一侧较重，有的无咯血史，但经痰含铁血黄素及胸片检查证实有出血。在咯血时肺弥散功能减退，出现低氧血症，贫血常见。肾脏表现，患者均有蛋白尿、红细胞及管型，可有肉眼血尿。本病预后凶险，多数患者有永久性肾损伤，常由于肾衰竭、呼吸功能衰竭、咯血窒息死亡。

治疗　1. 采取综合疗法。血浆置换与皮质激素和环磷酰胺等合并使用，即可清除和降低血清抗肾基膜抗体浓度，同时可清除对体内组织有损伤的物质 α、β 补体等。2. 血浆置换和激素免疫抑制剂无效患者，可考虑双肾切除、肾移植。3. 肺出血明显者以血液透析或腹膜透析为宜。

11.2.8　福-小柳-原田综合征

福-小柳-原田综合征又称特发性葡萄膜大脑炎、色素膜-脑膜炎，是一种原因不明的累及全身多器官如眼、耳、皮肤、脑膜的综合征。Alfred Vogt（1906）和小柳美三（1941）先后报道了一种伴有毛发变白、脱发、皮肤脱色斑及听力损害的双眼葡萄膜炎，发病前有脑膜刺激症状，称为福-小柳综合征（Vogt - Koyanagi syndrome）。1926 年原田永之助报道了一种伴有视网膜脱离的双眼渗出性葡萄膜炎，发病前亦有脑膜刺激症状，称为原田病（Harada's disease）。此后，根据不断观察，发现两者之间并无明显界线，实际上均属于弥漫性渗出性葡萄膜炎，仅病变程度、主要受害部位和各种症状、体征出现的早晚略有不同而已，故被统称为 Vogt - Koyanagi - Halada 综合征（VKH）。本病多见于黄种人，容易反复再发，病程有长达数年至数十年者。发病年龄以30～40岁居多，50岁以后少见。发病率与性别无关。以双侧弥漫性葡萄膜炎，伴有头痛、颈项强直等脑膜刺激症状，以及耳鸣，听力下降，皮肤色素脱失，白癜风，全身毛发变白等全身情况为主要特征。典型病例临床容易诊断，但多数患者神经系统、皮肤、毛发的症状出现较晚或不全出现，因而多数患者早期容易被误诊。

治疗　1. 充分持久的散瞳。保持瞳孔活动，防止发生虹膜后粘连。2. 局部用皮质类固醇。3. 采用肾上腺皮质激素全身治疗。4. 联合应用环磷酰胺。5. 有明显颅内压增高者，应用20%甘露醇脱水治疗。6. 急性期可以考虑应用大剂量免疫球蛋白。7. 个别发病较早者，可加用广谱抗生素。8. 辅助药物：ATP、辅酶A、肌苷等全身应用。

11.2.9　原发性纤维化综合征

原发性纤维化综合征又称多灶性硬化症，是一种少见的非感染性肉芽肿病。原发性纤维化综合征病因不明，可能与遗传、射线照射以及创伤等有关，本病特征为多器官系统进行性纤维组织增生硬化，其中以输尿管周围纤维化所致肾盂积水最常见，纤维化可压迫附近脏器或影响患处器官功能。腹膜后纤维化是原发性纤维化综合征临床表现的一部分，腹膜后可出现弥漫性或局灶性纤维组织增生伴淋巴细胞、浆细胞浸润，在早期处于慢性炎症浸润阶段时可无症状，随着纤维化的进展，可出现背部、两肋部疼痛，全身不适，体重下降，发热，纤维化压迫等。

治疗　1. 本病压迫引起器官功能障碍，如输尿管受压致肾积水，手术切除松解纤维化组织并从腹腔拖出大网膜覆盖，可达到治疗目的，但术后易复发。2. 应用三苯氧胺，抗雌激素药物托瑞米芬、高舍林等治疗。非甾体抗炎药治疗本病有效。3. 放疗、化疗对腹膜后纤维化亦有效。

11.2.10　谢-希综合征

谢-希（Chediak - Higashi）综合征是一种常染色体隐性遗传性疾病。其特点为反复出现严重化脓性感染，部分眼、皮肤白化病，以及很多细胞（特别是中性粒细胞、垂体和肾上腺分泌细胞）有巨大的溶酶体颗粒（过氧化酶阳性）。其他表现尚有肝脾肿大、中枢神经系统异常和淋巴网状系统恶性肿瘤发生率较高。此病白细胞计数低，并有功能异常，对化学性刺激反应较差。由于吞噬细胞中的溶酶体酶释放到吞噬空泡中不足，所以不能迅速消灭入侵的细菌。尸检发现淋巴细胞增生，类似淋巴瘤。

治疗　无特殊治疗，预后不良。

11.2.11　POEMS综合征

POEMS综合征是一种与浆细胞病有关的多系统病变，进行性多发性神经病变（Polyneuropathy，P）、器官（肝脾）肿大（Organomegaly，O）、内分泌紊乱（Endocrinopathy，E）、M蛋白增高（M protein，M）、皮肤改变（skin changes，S），并常伴有全身凹陷性水肿、胸腹水、杵状指（趾）和心功能衰竭等症状，取其头一个字母组合并命名为POEMS综合征。POEMS综合征是多系统疾病，发病机制未明。

治疗　1. 手术治疗和放射治疗。2. 化疗。3. 自体外周血干细胞移植。4. 血浆置换术。5. Tamoxifen治疗。6. 细胞因子拮抗剂等。

11.2.12　噬血细胞综合征

噬血细胞综合征（hemophagocytic syndrome，HPS）亦称噬血细胞性淋巴组织细胞增生症，又称噬血细胞性网状细胞增生症。其特征是发热，肝脾肿大，全血细胞减少。本综合征分为两大类，一类为原发性或家族性，另一类为继发性，后者可由感染及肿瘤所致。原发性HPS，或称家族性HPS，为常染色体隐性遗传病，其发病和病情加剧常与感染有关；

继发性 HPS 分为感染相关性 HPS，此型多与病毒感染有关，由病毒引起者称病毒相关性 HPS；由肿瘤引起者称肿瘤相关性 HPS。

家族性噬血细胞综合征

一般早期发病，70%发生于 1 岁以内，甚至可在生前发病，出生时即有临床表现。多数在婴幼儿期发病，但也有迟至 8 岁发病者。症状多样，早期多为发热、肝、脾肿大，有的有皮疹、淋巴结肿大和神经症状。发热持续，亦可自行退热；肝脾肿大明显，且呈进行性；皮疹无特征性，常为一过性，往往出皮疹时伴高热；约有一半病人有淋巴结肿大，有的有巨大淋巴结。中枢神经系统的症状一般在病程晚期出现，但也可发生在早期，表现为兴奋性增高、前囟饱胀、颈强直、肌张力增强或降低、抽搐等。亦可有第Ⅵ或第Ⅶ对脑神经麻痹、共济失调偏瘫或全瘫、失明、意识障碍、颅内压增高等。肺部的症状多为肺部淋巴细胞及巨噬细胞浸润所致，但难与感染鉴别。家族性 HPS 免疫学检查常有自然杀伤细胞及 T 细胞活性降低。病理主要的发现是在单核-巨噬细胞系统发现良性的淋巴组织细胞浸润，组织细胞呈吞噬现象，吞噬最多的是红细胞，有时也吞噬血小板和白细胞。受累器官为脾、淋巴结、骨髓、脑和脊髓。此外，还可见于甲状腺、肺、心、肠、肾和胰腺。

治疗　1. 化学疗法。常用的化疗药物有细胞毒性药物，如长春花碱或长春新碱与肾上腺皮质激素联用，亦可应用反复的血浆置换，或 VP16 或 VM26 与肾上腺皮质激素合用。2. 免疫治疗。3. 造血干细胞移植。

继发性噬血细胞综合征

感染相关性噬血细胞综合征（IAHS）严重感染引起的强烈免疫反应，淋巴组织细胞增生伴吞噬血细胞现象，本病常发生于免疫缺陷者，由病毒感染所致者称病毒相关性 HPS（VAH），但其他微生物感染，如细菌、真菌、立克次体、原虫等感染也可引起 HPS。其临床表现除有 HPS 的共同表现（如前所述）外，还有感染的证据。骨髓检查有淋巴组织细胞增生，并有吞噬红细胞、血小板和有核细胞现象。

治疗　1. 应用免疫抑制剂治疗，多用肾上腺皮质激素和/或 VP16。2. 如能发现病原微生物，则应及时应用有效的抗微生物治疗。

肿瘤相关性噬血细胞综合征（MAHS）分为两大类：第一类是急性淋巴细胞白血病（急淋）相关的 HPS，急淋在治疗前或治疗中可能合并有感染或没有感染伴发的 HPS。除急淋外，纵隔的精原细胞瘤也常发生继发性 HPS。第二类是淋巴瘤相关的 HPS，淋巴瘤常为亚临床型，没有淋巴瘤的表现，故往往误诊为感染相关性 HPS，特别容易误诊为 EB 病毒相关性淋巴瘤。

治疗　治疗方案决定于疾病的类型。1. 如 HPS 发生于治疗前的免疫缺陷患者，则治疗主要是抗感染及抗肿瘤；如果 HPS 发生于化疗后，而肿瘤已缓解则应停止抗肿瘤治疗，同时抗感染，加用肾上腺皮质激素及 VP16。2. 对进展迅速的 MAHS 则应针对细胞因子所致的损害进行治疗。

11.2.13　斯－约综合征

斯-约（Stevens－Johnson）综合征，又称口腔-黏膜-皮肤-眼综合征或多形性渗出性红斑症。本病起病急，病情重，男多于女，发病多在 10～30 天之间。病因可能与药物过敏、变态反应和病毒感染有关。临床上眼部常表现为卡他性、化脓性或伪膜性大泡性结膜炎，慢性角膜混浊，角膜溃疡穿孔等；皮肤和黏膜重症多形红斑，常累及手足背部，为本病特征；阿弗他口炎为早期常见的显著症状。可伴有恶寒、高热、急性呼吸道感染、关节痛、肌肉酸痛等症状。

治疗　1. 皮肤病变使用杆菌肽软膏。2.

眼部病变用皮质类固醇和抗生素滴眼液并及时散瞳。重症者，全身应用抗生素和类固醇激素静滴。

11.2.14 迪乔治综合征

迪乔治（Di－George）综合征又称第三、第四对咽囊综合征。本症是胚胎期第1至第6对咽囊发育异常引起的先天性免疫缺陷。在胚胎第6～10周，胸腺、甲状旁腺、甲状腺和部分颜面、主动脉弓及心脏由第1至第6对咽囊的细胞成分发育形成。至妊娠第12周，胸腺移行至胸部，此前如这些胚胎组织发育异常便引起本征。本征均为散发，故推测不是遗传缺陷所致；极可能是胚胎环境异常造成，如母体酗酒。病理检查可见胸腺和甲状腺缺如或发育不全。临床表现为出生后即可出现的特殊面貌，如眼距过宽，下颌过小，耳廓低位等畸形。顽固的低血钙搐搦症，单纯补钙不能纠正之。主动脉弓异常，如右位主动脉、法洛四联征等。新生儿期以后，反复发生病毒、真菌或卡氏肺孢子虫感染，或感染呈慢性过程。对各种减毒活疫苗，如牛痘、卡介苗和麻疹疫苗等的接种往往发生严重反应，甚至致死。重症患者且易发生细菌感染。多数完全性迪乔治综合征患者在婴儿期死亡；不完全性者有的T细胞功能自发改善，生存期较长。

治疗 1. 对甲状旁腺功能减低及低钙血症，宜长时应用维生素D和钙制剂治疗。2. 严重病例可移植胎儿胸腺组织，以改善免疫功能。也可移植骨髓或淋巴组织。3. 对先天性心血管畸形可手术治疗。

11.2.15 尼药诺夫综合征

尼药诺夫（Nezelof）综合征也叫胸腺发育不全症，由于胸腺小且发育不全，易有病毒和真菌感染，但不合并甲状旁腺机能不全。由常染色体隐性遗传。病人血清免疫球蛋白水平和抗体反应能力基本正常或略低于正常。外周血淋巴细胞数低于正常。婴儿期念珠菌局部感染或全身感染连绵不断。可发生弥漫性红斑、匙状甲、淋巴结病，伴有发热、腹泻等。种牛痘后常引起全身性痘疹。死于水痘病毒感染或肺囊原虫感染。

治疗 用胎儿胸腺移植。

11.2.16 维-奥综合征

维-奥（Wiscott－Aidrich）综合征又称伴血小板减少和湿疹的免疫缺陷病，是一种X染色体隐性遗传性免疫缺陷病，多见于男孩，临床表现为湿疹、血小板减少及反复感染。免疫缺陷早期表现为对多糖类抗原的体液免疫应答不全，患儿对肺炎球菌和其他带多糖荚膜的细菌特别易感。随着年龄增长，逐渐出现细胞免疫缺陷，易患病毒和卡氏肺孢子虫感染。因血小板功能下降而常伴明显的出血倾向。血中IgM明显减少，IgG正常，在有些患者IgA、IgE可升高，淋巴细胞数通常正常。各种疫苗接种后，抗体形成反应微弱，T细胞功能欠佳，迟发型变态反应不良，患者中恶性淋巴瘤发病率较高。

治疗 可试用骨髓移植。也可用转移因子注射、输血小板和抗生素等对症治疗。

11.2.17 冷凝集素综合征

冷凝集素综合征是免疫球蛋白M（IgM）抗体引起的自体免疫性疾病，又叫“冷血凝集素病”或“冷凝集素病”。其特点是在较低的温度下，这种抗体能作用于患者自己的红细胞，在体内发生凝集，阻塞末梢微循环，发生手足发绀症或溶血。在体外，抗体与抗原发生作用的最适宜温度是0～4℃，在37℃或31～32℃以上的温度，抗体与红细胞抗原发生完全可逆的分解，症状迅速消失。本综合征可以是特发性的或继发于淋巴组织系统的恶性肿瘤或支原体属肺炎及传染性单核细胞增多症等病毒感染。

治疗 1. 唯一可靠有效的疗法就是注意保暖。2. 血浆交换对暂时减少血浆中冷凝集素和解除症状颇为有效，对有严重溶血的病例值得使用。

11.2.18 血清阴性滑膜炎综合征

血清阴性滑膜炎综合征，也有人称为缓和的、血清阴性的、对称性滑膜炎伴凹陷性水肿，是一种病因未明的特殊类型的以关节炎为主要表现的风湿性疾病。可能与环境因素、感染因素、遗传因素、季节因素、神经传导物质紊乱有关。该病表现为老年起病，急性发作，对称性关节炎伴肢端可凹性水肿，在6到18个月内缓解；属持续性良性疾病，无侵蚀、残余畸形或其他形式的关节损害。RF和ANA阴性；糖皮质激素治疗有良效。

治疗 主要为对症处理，可用小剂量激素、非甾体消炎药、甲氨蝶呤及羟基氯喹等药。

11.2.19 贝赫切特综合征

贝赫切特综合征（Behcet syndrome）又称白塞综合征，是一种病因不明的，以小血管炎与基本病变、多系统损害的炎症疾病。其典型表现为眼、口、生殖器三联征。其他的表现还有皮肤损害（假性毛囊炎及丘疹脓疱样皮损），关节、肾、神经系统、胃肠道、大血管受累。

治疗 1. 治疗口腔、外阴溃疡。2. 急性期治疗急性发作期高热、血沉加速时，可用肾上腺皮质激素及较大剂量的抗生素治疗。3. 眼及内脏系统受损可加用免疫抑制剂。4. 合并大血管血栓形成可用抗血小板聚集药物。5. 血栓性静脉类、关节痛可选用吲哚美辛、阿司匹林、丹参片等。6. 其他治疗可试用抗组胺药物、丙种球蛋白、小量输血及中医中药治疗。

11.2.20 格林-巴利综合征

格林-巴利综合征是指一种急性起病，以神经根、外周神经损害为主，伴有脑脊液中蛋白-细胞分离为特征的综合征。任何年龄和男女均可得病，但以男性青壮年为多见。病因与发病机制目前尚未完全阐明，一般认为与发病前有非特异性感染史与疫苗接种史，而引起的迟发型过敏反应性免疫疾病，其主要病变是周围神经广泛的炎症性节段性脱髓鞘。其临床症状为起病前1～4周，有上呼吸道或消化道感染病史，或有疫苗预防接种史。四季均可发病，夏秋季为多。其临床特点以感染性疾病后1～3周，突然出现剧烈以神经根疼痛（以颈、肩、腰和下肢为多），急性进行性对称性肢体软瘫，主观感觉障碍，腱反射减弱或消失为主症。其具体表现为运动障碍、感觉障碍、植物神经功能障碍、颅神经症状。

治疗 1. 综合治疗。2. 激素可早期短时应用。3. 大剂量丙种球蛋白静脉应用。4. 血浆交换治疗。5. 适当应用神经营养药物。

11.2.21 骨髓增生异常综合征

骨髓增生异常综合征（MDS）目前认为是造血干细胞增殖分化异常所致的造血功能障碍。主要表现为外周血全血细胞减少，骨髓细胞增生，成熟和幼稚细胞有形态异常即病态造血。部分患者在经历一定时期的MDS后转化成为急性白血病；部分因感染、出血或其他原因死亡，病程中始终不转化为急性白血病。多数起病隐袭，以男性中老年多见，约70%病例50岁以上。儿童少见，但近年青少年发病亦有增加。

治疗 1. 支持治疗。2. 维生素治疗。3. 肾上腺皮质激素。4. 分化诱导剂，如全反式维甲酸。5. 雄激素。6. 联合化疗。7. 骨髓移植。

11.2.22 埃文斯综合征

埃文斯（Evans）综合征是自身免疫性溶血性贫血，同时伴有血小板减少并能引起紫癜等出血性倾向的一种病症。本病的特点是自身抗体的存在，导致红细胞以及血小板的破坏过多，而造成溶血性贫血以及血小板减少性紫癜。病因可分为原发性或继发性两种。围产期埃文斯综合征患者死亡率高，同时新生儿死亡率亦高。

治疗　1. 糖皮质激素。2. 对耐药和复发的患者可选用脾切除术或细胞毒性免疫抑制剂。3. 特异性较高的免疫抑制剂，如环孢素A。

11.2.23　丘-斯综合征

丘-斯（Churg - Strauss）综合征又叫变应性肉芽肿性血管炎，是一类原因不明、主要累及中小动脉的系统性坏死性血管炎。患者常伴有哮喘或变态反应性鼻炎，主要累及肺、心、肾、皮肤和外周神经。一般预后较好，但侵犯重要脏器和治疗延误者预后不佳。病理变化示坏死性血管炎。血管壁及血管外肉芽肿形成，组织内嗜酸粒细胞浸润，病变累及全身，特别是肺、心和皮肤、比结节性多动脉炎更少见，各年龄均可发现，男性稍多。临床表现为呼吸道过敏史，有过敏性鼻炎、鼻息肉、哮喘、血嗜酸粒细胞增多，组织内嗜粒细胞浸润，表现为一过性肺浸润及胃肠炎，全身性血管炎。

治疗　糖皮质激素及环磷酰胺的联合应用。

11.2.24　重叠综合征

重叠综合征是指病人具有两种或两种以上结缔组织病之间病情的重叠，亦称为重叠结缔组织病。结缔组织病的重叠发生，通常以传统的几个结缔组织病最为常见，如系统性红斑狼疮、硬皮病、皮肌炎和多发性肌炎、类风湿性关节炎、结节性多动脉炎等。也有以其中的一种或两种与其他结缔组织病或自身免疫性疾病发生重叠。如干燥综合征、白塞病、韦格纳肉芽肿病、桥本甲状腺炎、免疫性血小板减少性紫癜、免疫性溶血性贫血、原发性胆汁性肝硬化等发生重叠。

治疗　治疗依据重叠病种类型决定，采用皮质类固醇、免疫抑制剂、中药或其他药物。

11.2.25　蓬塞综合征

蓬塞（Poncet）综合征即结核性风湿症，是由结核杆菌毒素引起的细胞介导的过敏性免疫反应，主要表现为多发性无菌性关节炎。青壮年多见，其中可见两种临床类型，一种为多关节性关节炎，具有明显的红肿热痛及活动受限，主要累及膝、踝、腕、指（趾）、肩、肘及髋关节，X线片一般无骨质变化，可有晨僵现象。另外一种为多发关节痛，局部无红肿症候，皮肤结节性红斑是本病最常见的皮损。

治疗　1. 合理抗结核治疗。2. 有高热等严重中毒症状及结核菌素试验强阳性者，应用激素治疗。

11.2.26　溶血尿毒综合征

溶血尿毒综合征是以微血管病性贫血、急性肾衰竭和血小板减少为主要特征的疾病。主要见于年幼儿童，发病者主要为小于2岁的小儿，也可见于学龄期儿童，男孩多于女孩，春、秋季发病率较高。本病确切病因不明，但与细菌或病毒感染、遗传因素、免疫因素等有关。本病患病初期患者有发热、乏力、食欲不振、呕吐、腹痛、腹泻等表现，大便可为血性。数日后病儿突然出现面色苍白、无力、烦躁不安或嗜睡。肝、脾肿大，贫血，小便呈葡萄酒色，少尿或无尿。有代谢性酸中毒时，出现呼吸加深加快。几乎所有的患儿有出血征象，大多为消化道出血，少数患儿并发颅内出血、眼底出血和皮肤紫斑。还可能出现神经系统症状，如易受刺激、嗜睡、震颤、抽搐、昏迷、肢体瘫痪，也可出现高血压、心律失常、心力衰竭等。慢性期以肾损害为主，重型者易发展为慢性肾衰竭。部分患儿有顽固性高血压，还可有神经系统后遗症，如智力减退、行为异常、癫痫发作和肢体瘫痪等。

治疗　本病无特效治疗方法，重点是抢救

急性肾衰竭和溶血性贫血。急性肾衰竭目前主张早期行透析疗法。输新鲜红细胞悬液，血小板明显减少者可输血小板，还要对症处理。

11.2.27 CREST 综合征

CREST 综合征是系统性硬化症的一种特殊亚型。临床表现为皮肤钙质沉着、雷诺现象、食管张力减低、指趾硬化和毛细血管扩张五联征。患者多具有其中的 3～4 个特征，少数患者五个特征全都具备。其标志性抗体为抗着丝点抗体，此抗体的突出特点是在细胞分裂间期定位着丝点及其相关蛋白与染色体的主缢痕区上，有明确的靶部位，大多数 CREST 综合征患者该抗体显示为阳性。

治疗 1. 去除感染病灶，加强营养，注意保暖，避免剧烈精神刺激。2. 局限性硬皮病的治疗：皮质激素制剂。3. 系统性硬皮病的治疗：青霉胺、秋水仙碱、皮质激素。4. 体疗、理疗。

本章主要参考文献

1. 孙玉安等主编. 实用内分泌代谢疾病药物治疗学. 北京：人民卫生出版社，2003.
2. 苏厚恒等主编. 免疫风湿病合理用药. 北京：人民卫生出版社，2004.
3. 赵武述等主编. 现代临床免疫学. 北京：人民军医出版社，1994.
4. 廖二天主编. 内分泌学. 北京：人民卫生出版社，2001.
5. 刘新民主编. 实用内分泌学. 第二版. 北京：人民军医出版社，1997.

（虞冠锋）

中文索引

Index

G

H

J

M

N

P

T

英文索引
Index

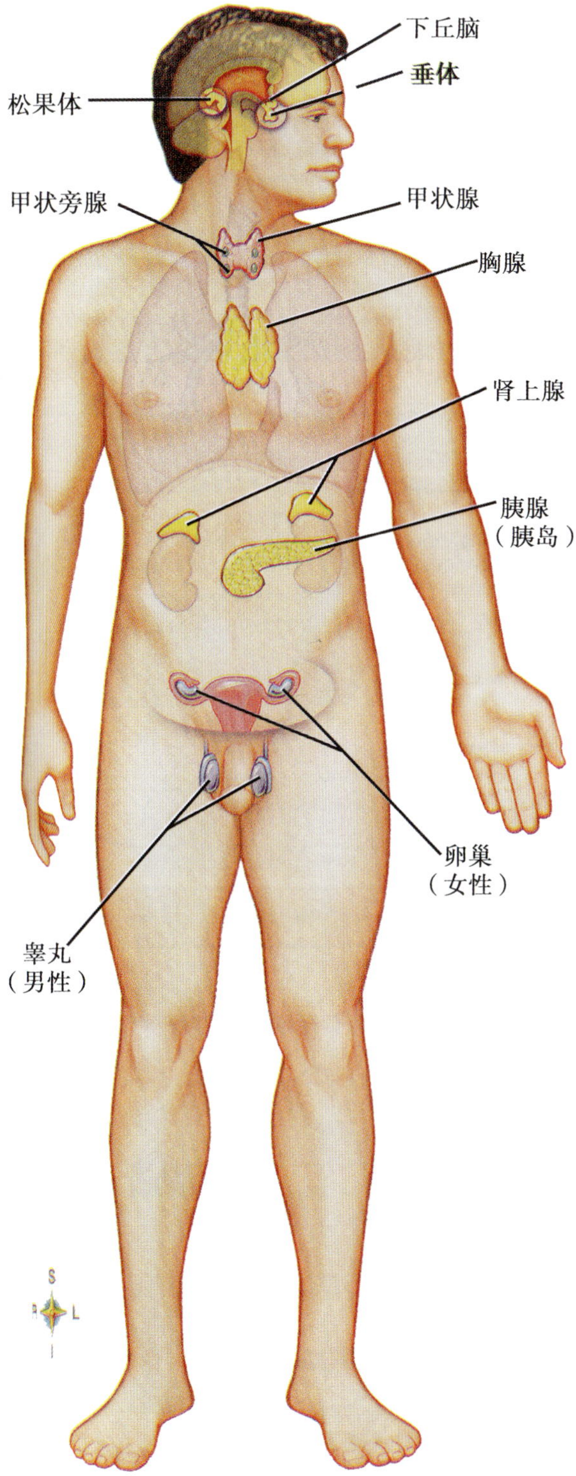

彩图 2-1　人体主要内分泌腺的解剖学位置示意图

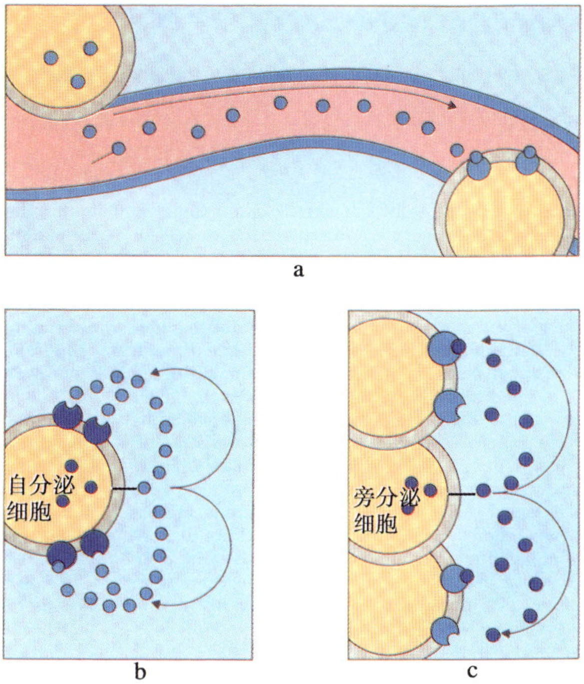

彩图 2-2　机体内分泌（a）、自分泌（b）和旁分泌（c）示意图

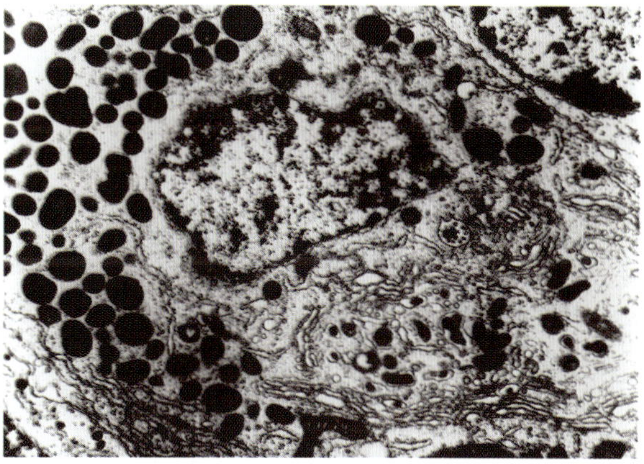

彩图 2-3　非类固醇激素分泌细胞的电镜像

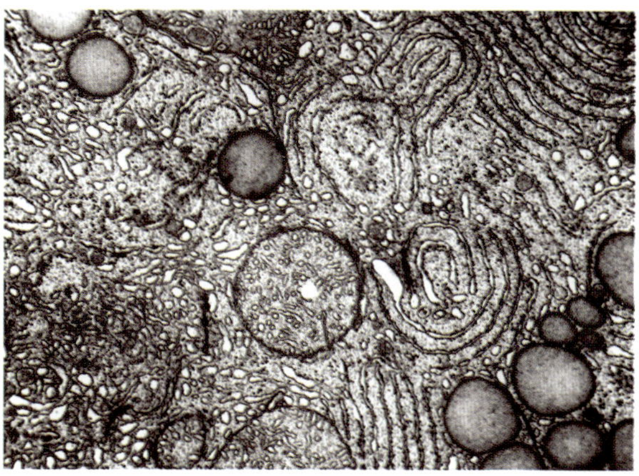

彩图 2-4　类固醇激素分泌细胞的电镜像

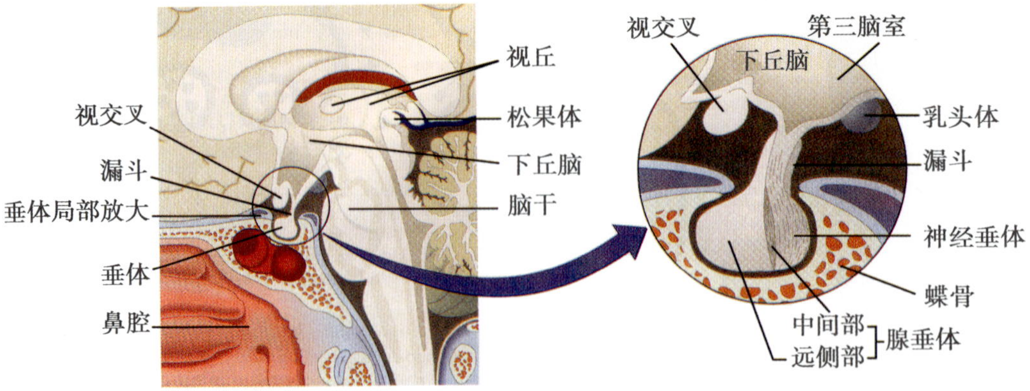

彩图 2-5　下丘脑、垂体和松果体解剖位置关系示意图

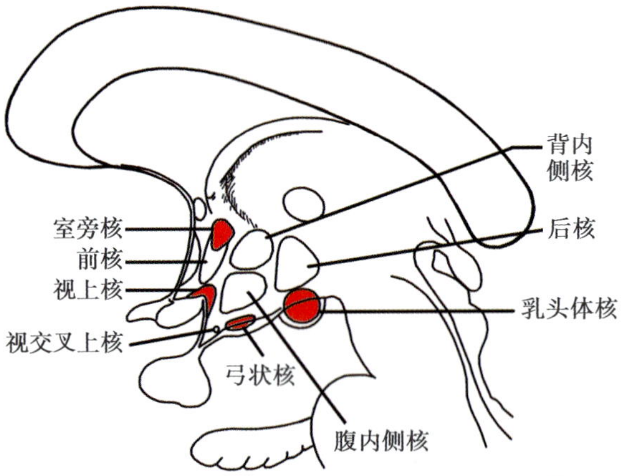

彩图 2-6　下丘脑的主要核团位置示意图（矢状位）

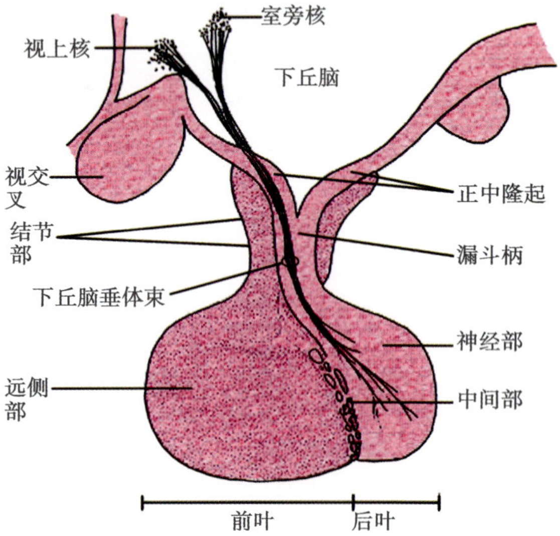

彩图 2-7　垂体结构模式图

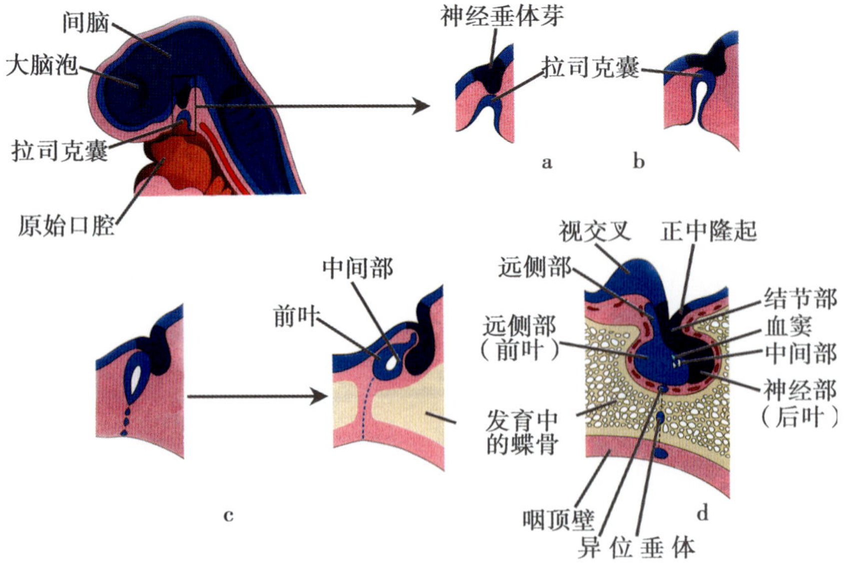

彩图 2-8　人垂体胚胎发生示意图

a．第 24 天　b．第 6 周　c．第 8 周　d．发育后期

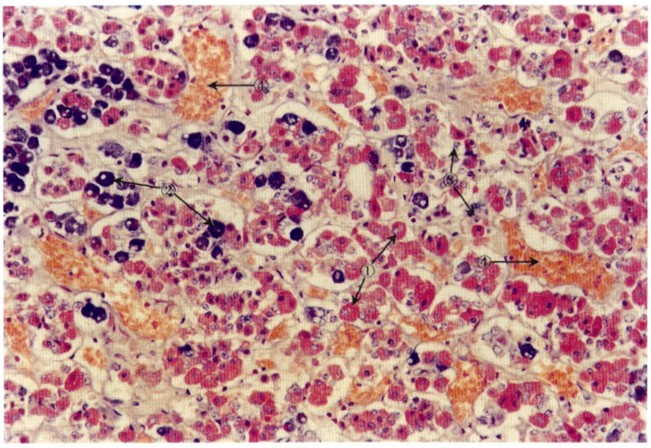

彩图 2-9　人垂体远侧部低倍光镜像

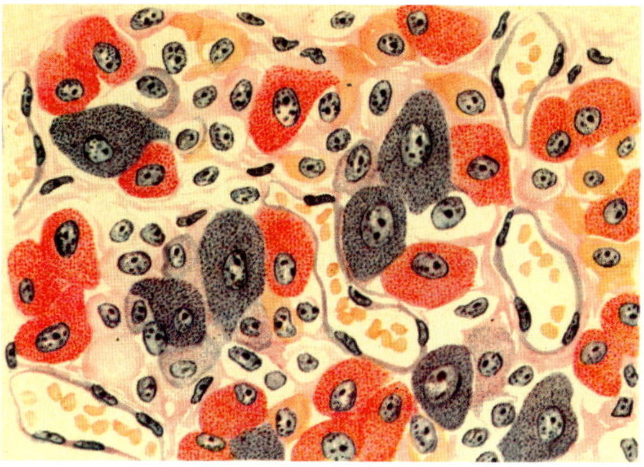

彩图 2-10　人垂体远侧部高倍光镜模式图

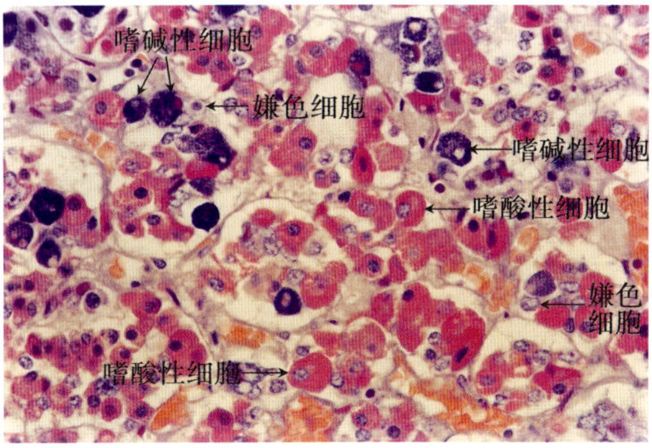

彩图 2-11　人垂体远侧部高倍光镜像

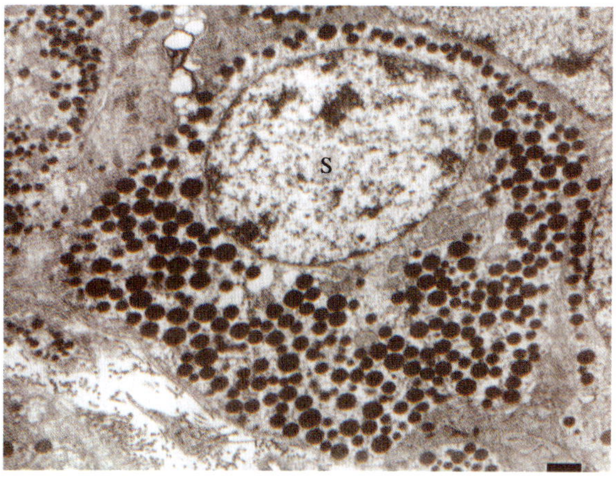

彩图 2-12　大鼠腺垂体远侧部生长激素细胞电镜像

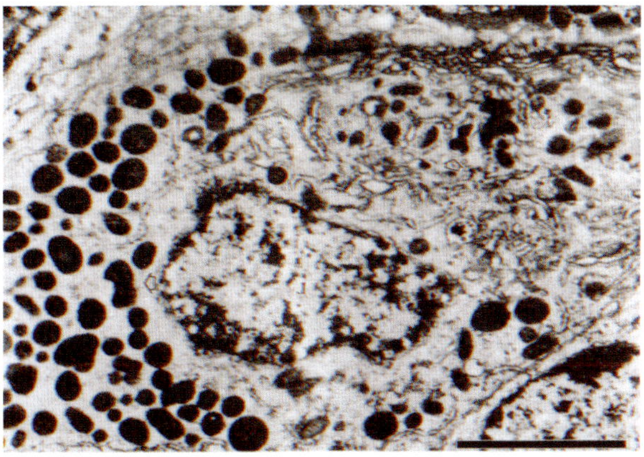

彩图 2-13　大鼠腺垂体远侧部催乳素细胞电镜像

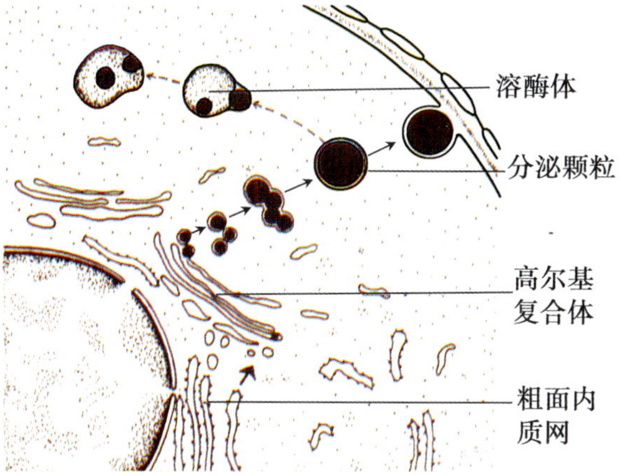

彩图2-14　远侧部催乳素细胞分泌颗粒形成
和分泌示意图

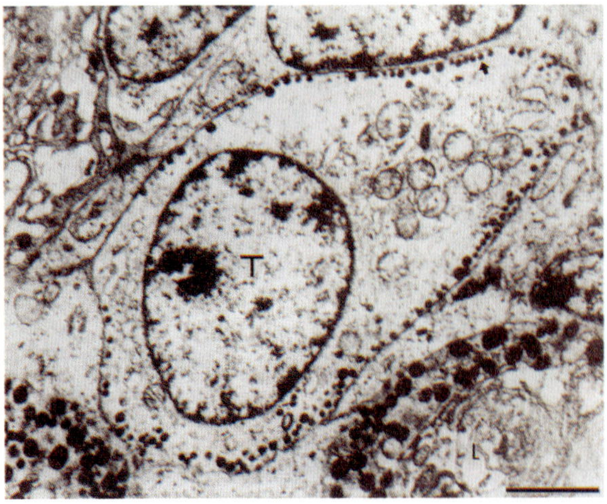

彩图 2-15　大鼠垂体远侧部促甲状腺激素细胞电镜像

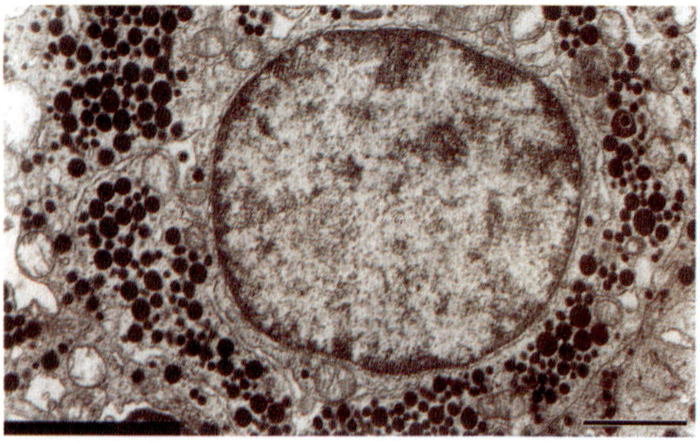

彩图 2-16　大鼠垂体远侧部促性腺激素细胞电镜像

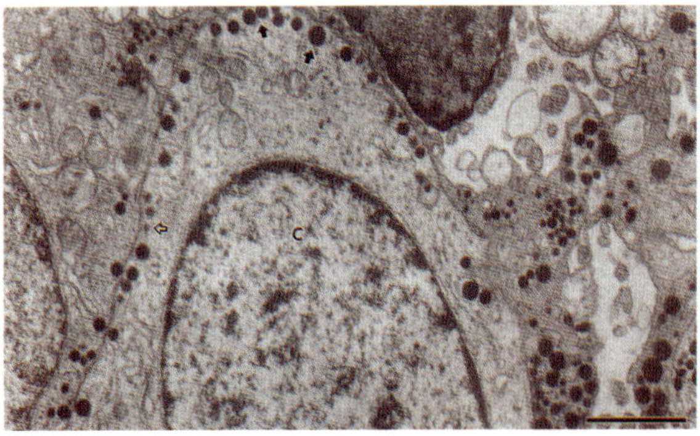

彩图 2-17　大鼠垂体远侧部促肾上腺皮质激素细胞电镜像

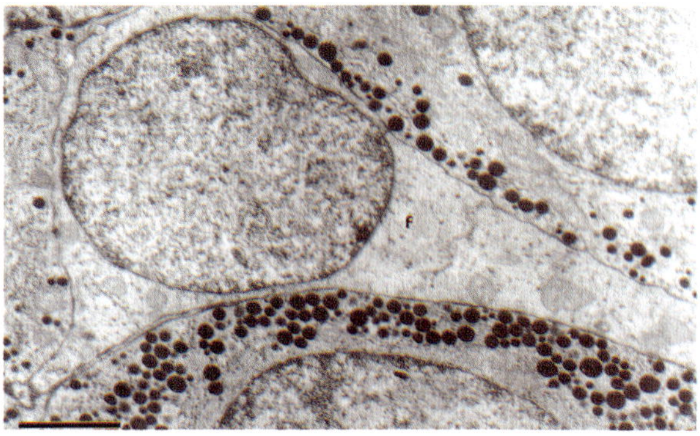

彩图 2-18　大鼠腺垂体远侧部滤泡细胞电镜像

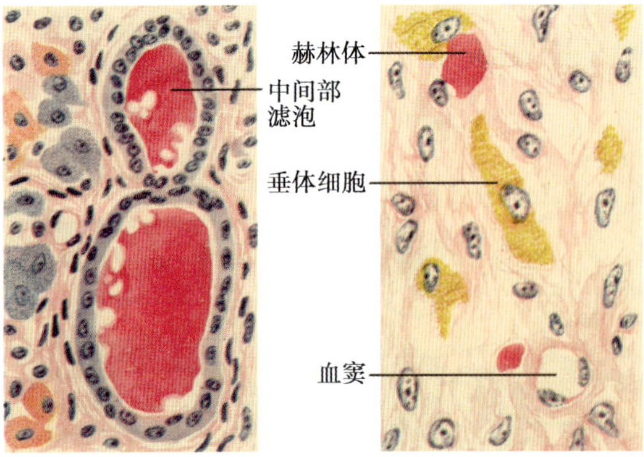

彩图 2-19　人垂体远侧部、中间部、神经部光镜结构模式图

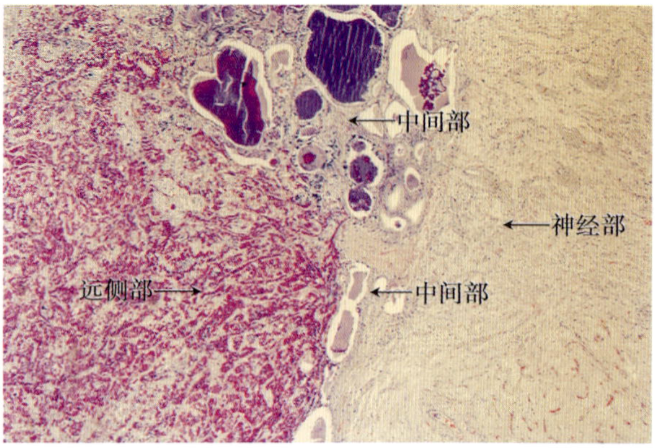

彩图 2-20　人垂体远侧部、中间部、神经部光镜像

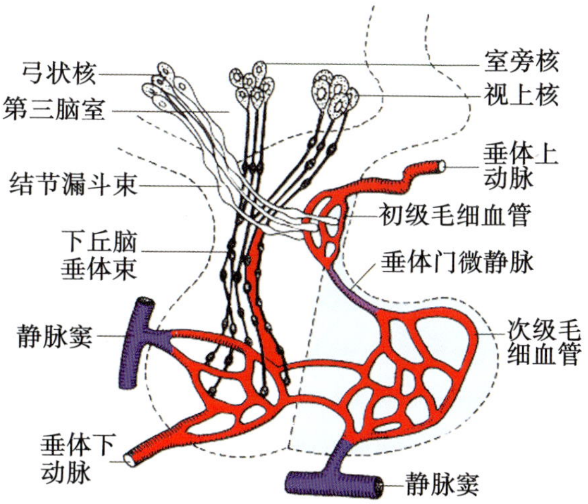

彩图2-21　下丘脑与垂体的关系及垂体血管分布模式图

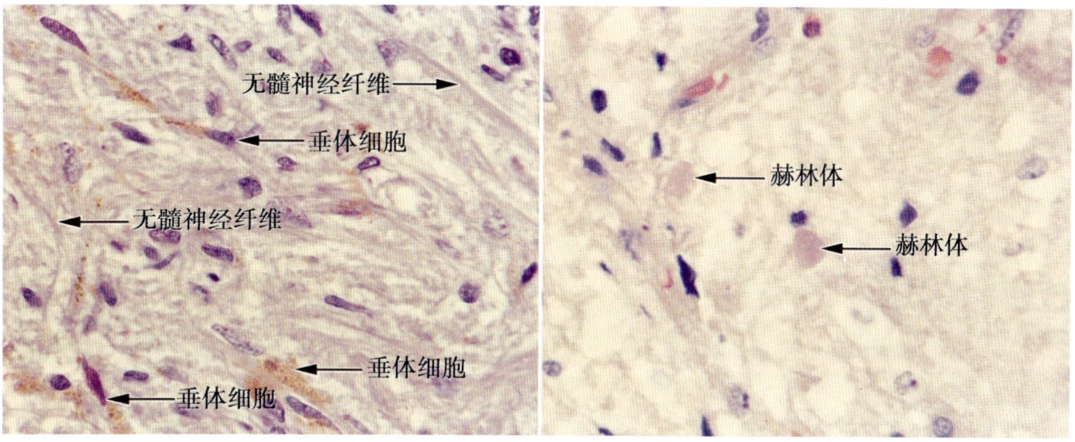

彩图 2-22　人垂体神经部光镜像

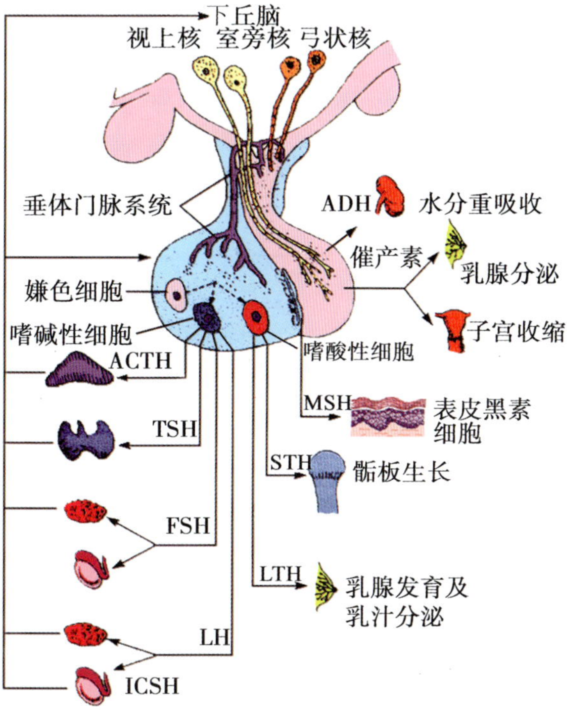

彩图 2-23　下丘脑与垂体的激素对靶器官作用示意图

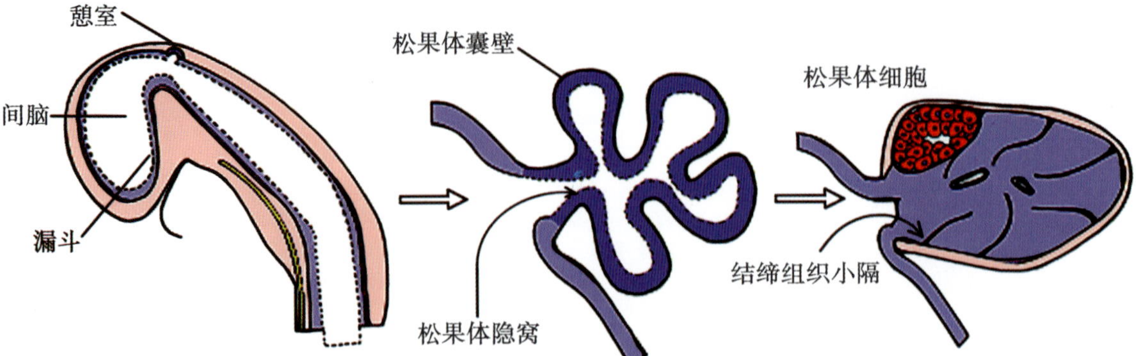

彩图2-24　人松果体发生示意图

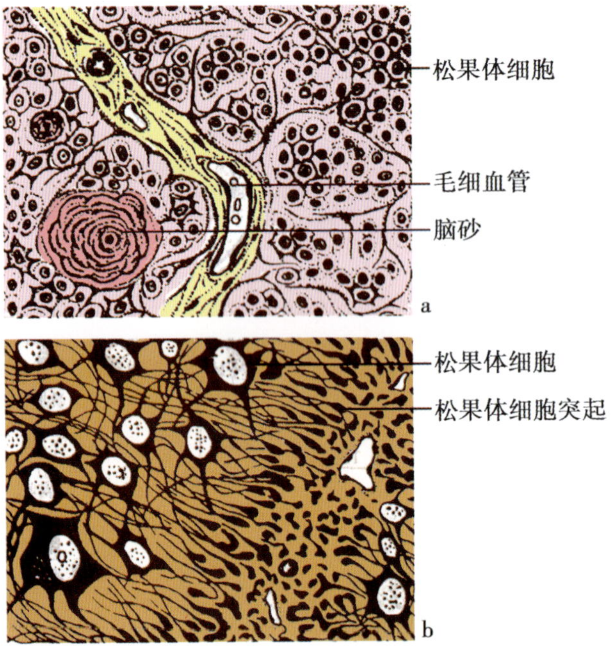

彩图2-25　人松果体HE染色低倍镜（a）和银浸染高倍镜（b）光镜结构模式图

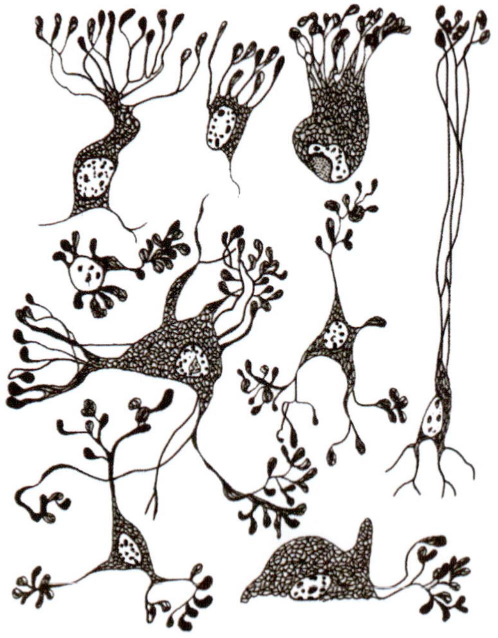

彩图2-26　人松果体细胞结构模式图

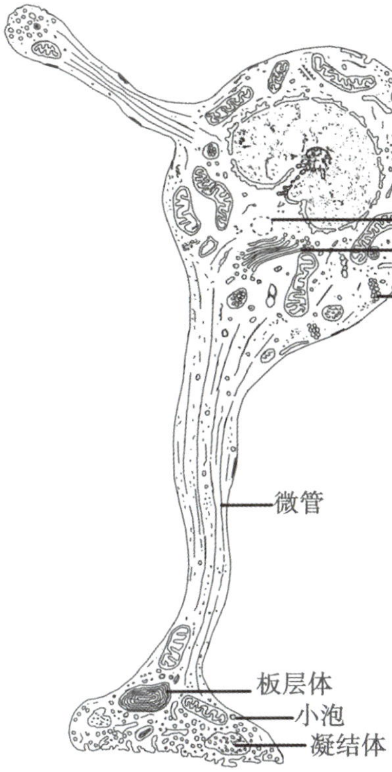

彩图 2-27　哺乳类动物松果体细胞超微结构模式图

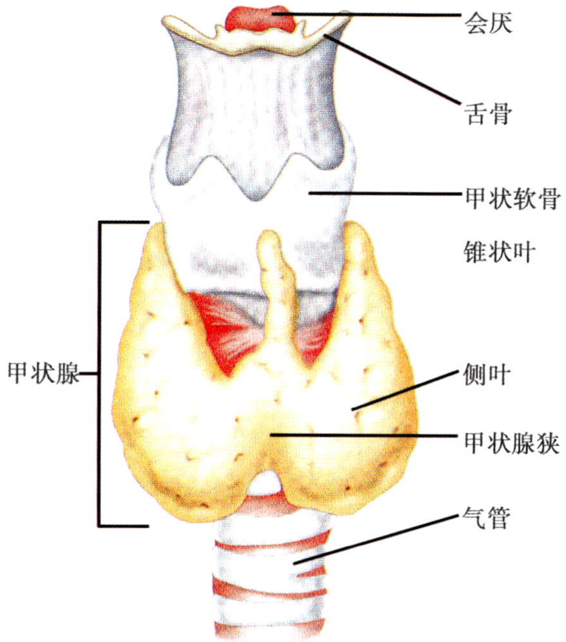

彩图 2-29　人甲状腺解剖位置示意图

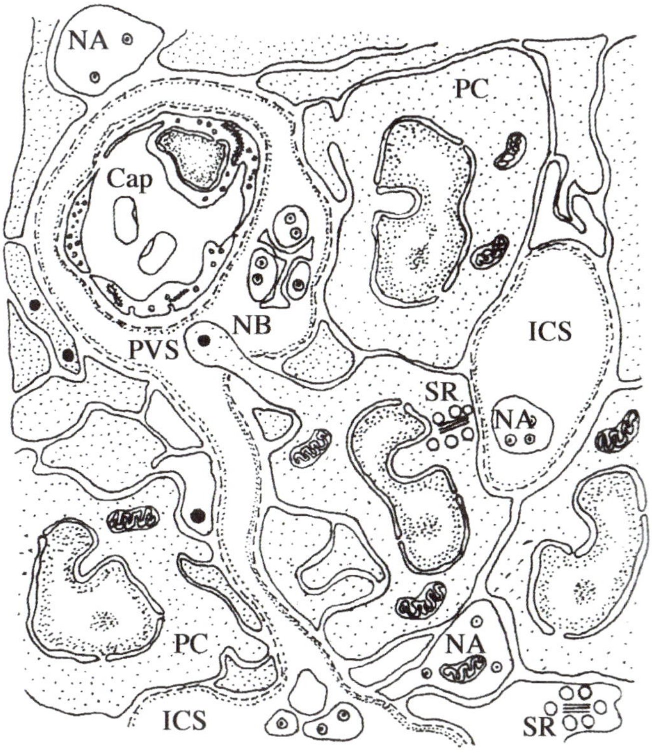

彩图 2-28　啮齿类动物松果体电镜结构模式图
PC 松果体细胞；ICS 细胞间隙；Cap 毛细血管
PVC 血管周间隙；SR 突触带；NA 去甲肾上腺素能神经末梢；NB 神经纤维束。

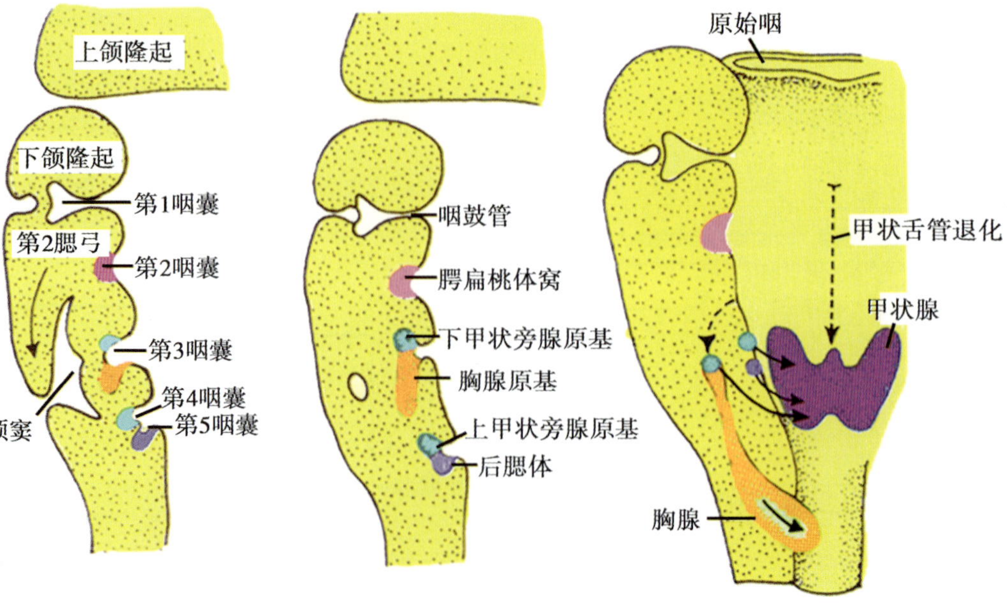

彩图 2-30　人咽囊演化与甲状腺、甲状旁腺胚胎发生示意图

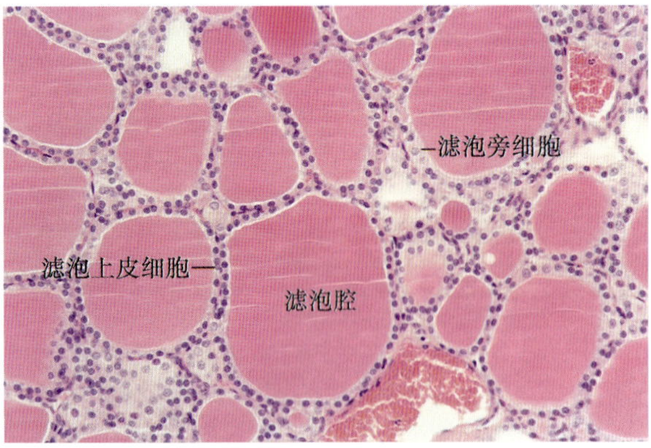

彩图 2-31　狗甲状腺低倍光镜像

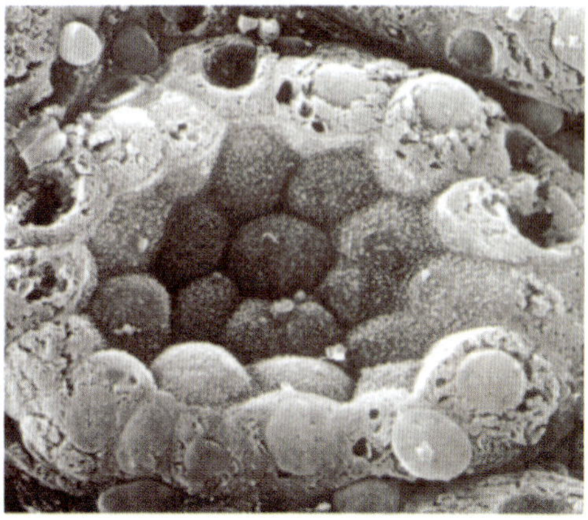

彩图 2-32　小鼠甲状腺滤泡上皮细胞扫描电镜像

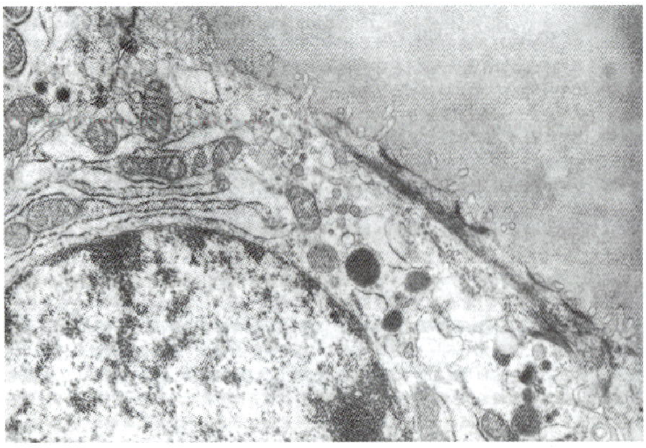

彩图 2-33　猴甲状腺滤泡上皮细胞透射电镜像

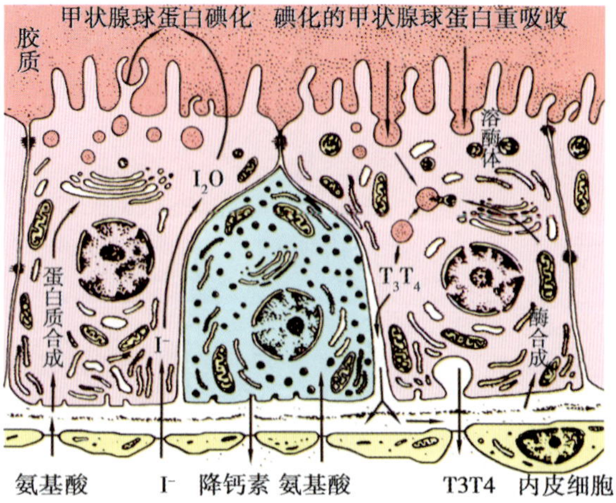

彩图 2-34　甲状腺滤泡上皮细胞和滤泡旁细胞电镜结构模式图及甲状腺激素合成与分泌示意图

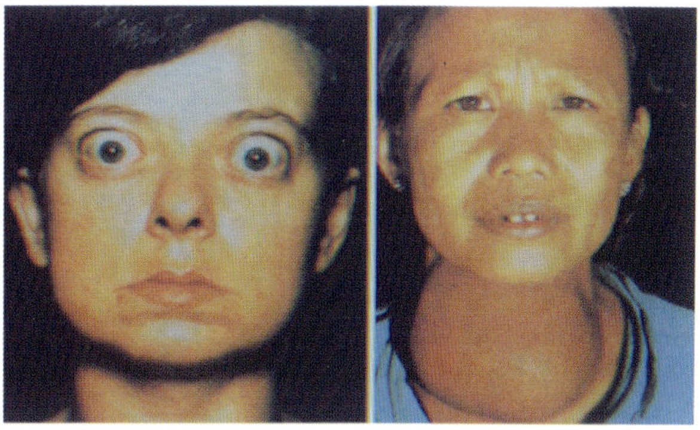

彩图 2-35 甲状腺功能亢进症和单纯甲状腺肿症

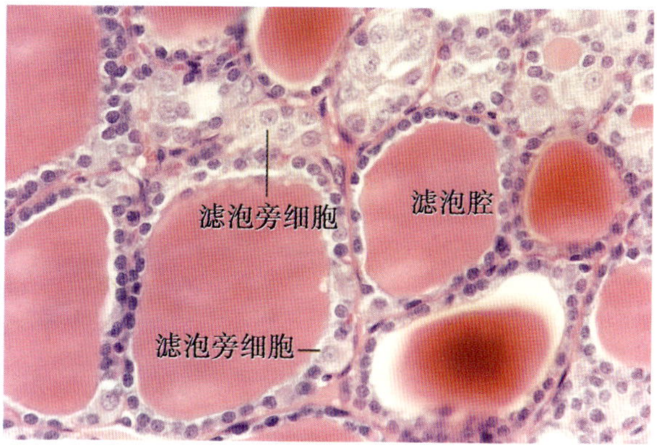

彩图 2-36 狗甲状腺高倍光镜像

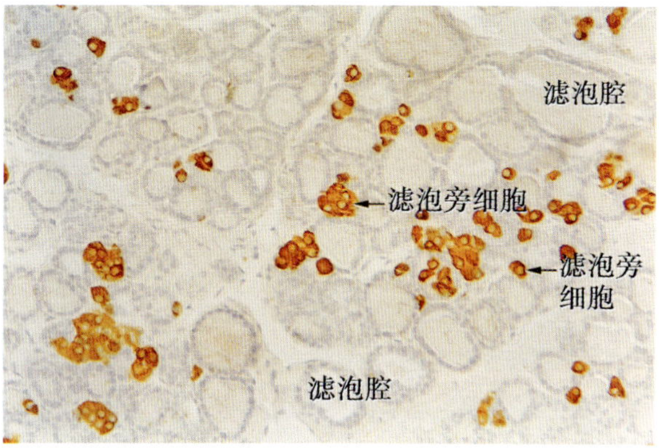

彩图 2-37 狗甲状腺镀银染色光镜像

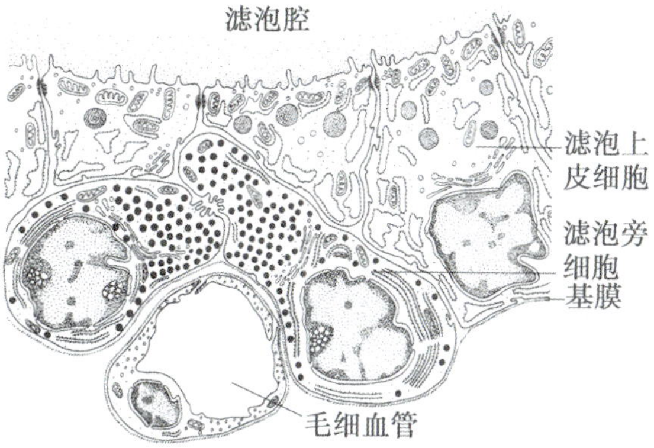

彩图2-38 滤泡上皮细胞和滤泡旁细胞电镜结构模式图

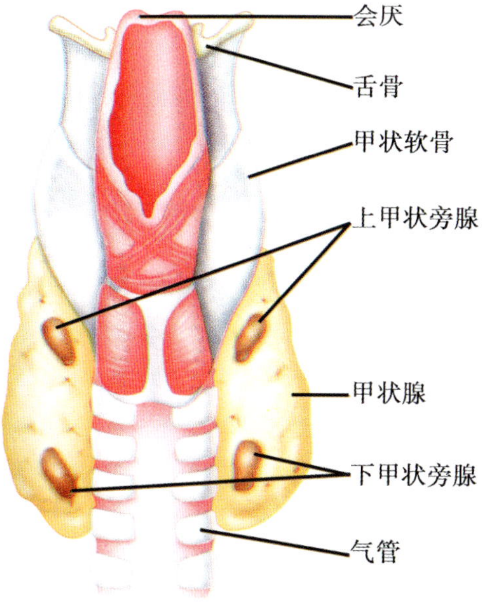

彩图 2-39 人甲状旁腺解剖位置示意图

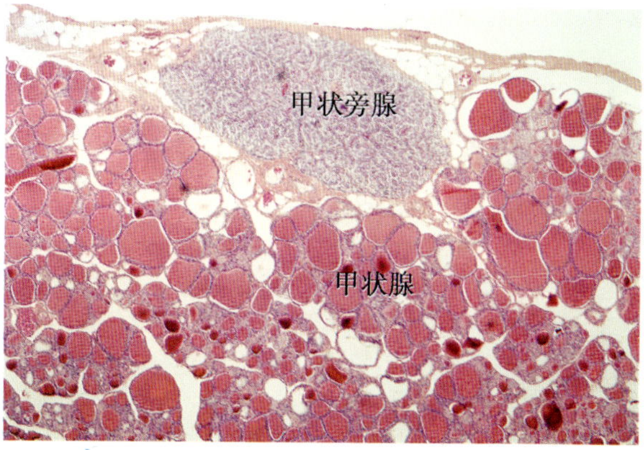

彩图 2-40 人甲状腺及甲状旁腺低倍光镜像

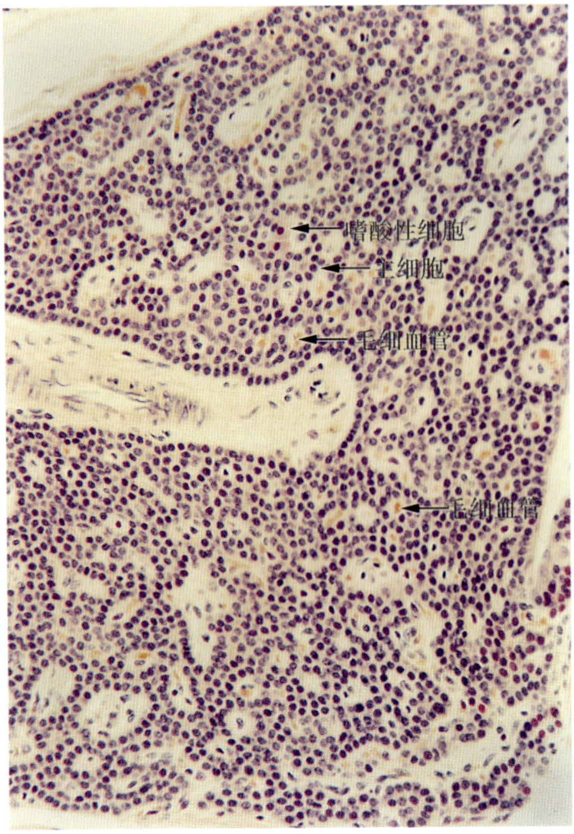

彩图 2-41　猴甲状旁腺低倍光镜

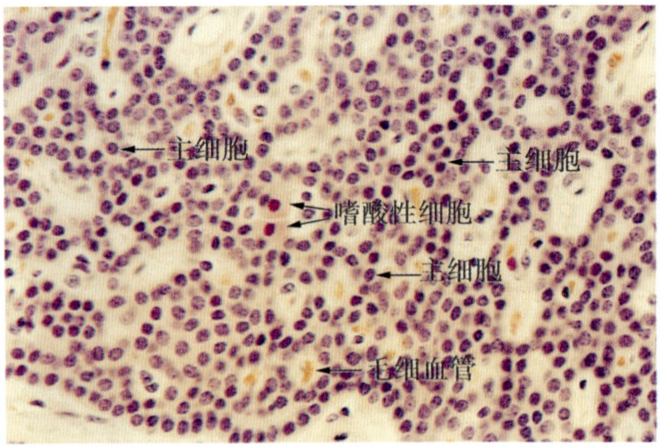

彩图 2-42　猴甲状旁腺高倍光镜像

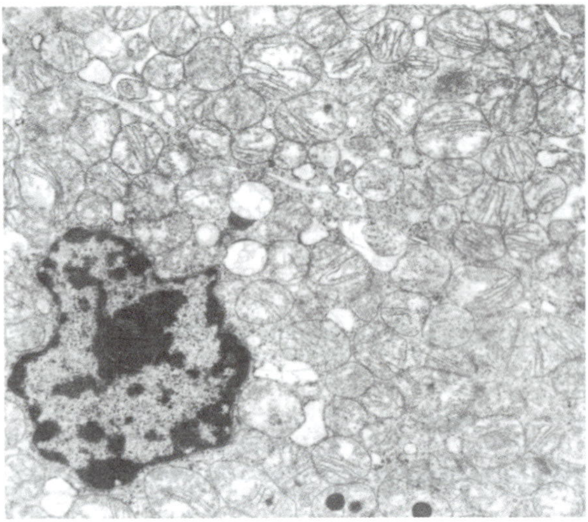

彩图 2-43　猴甲状旁腺主细胞电镜像

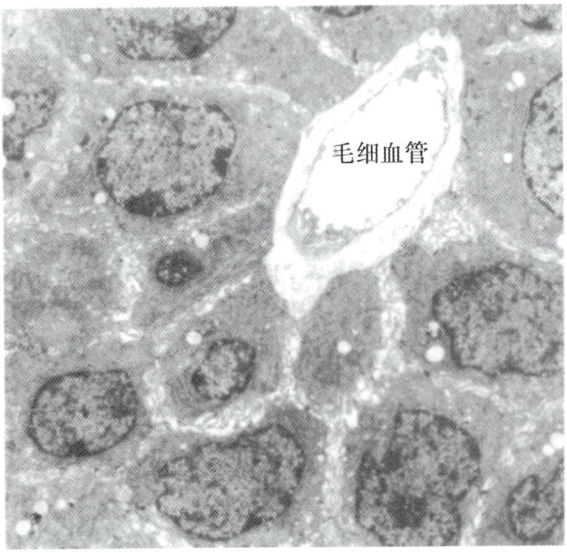

彩图 2-44　猴甲状旁腺嗜酸性细胞电镜像

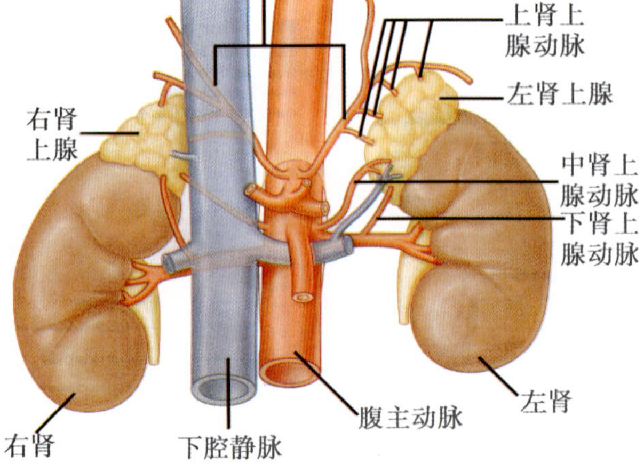

彩图 2-45　人肾上腺解剖位置及血液供应示意图

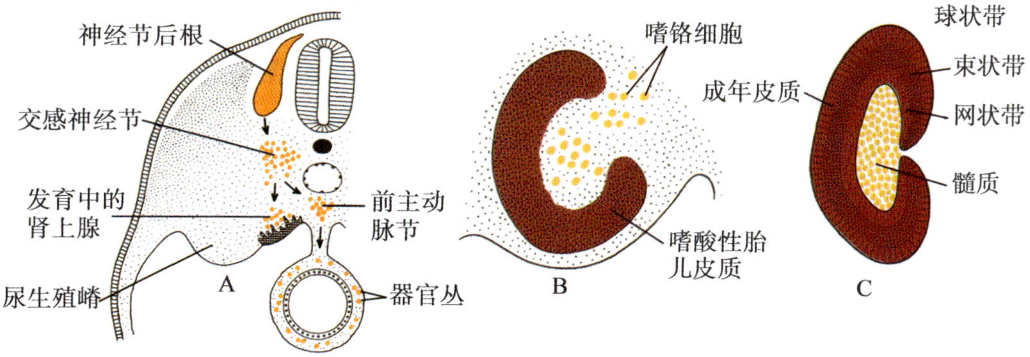

彩图 2-46　人肾上腺胚胎发育示意图

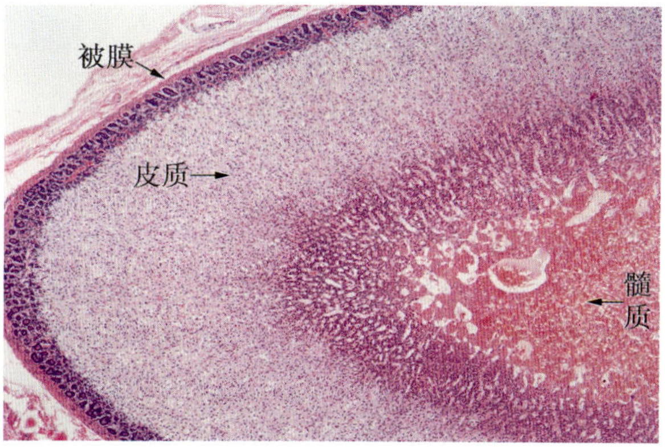

彩图 2-47　猴肾上腺低倍光镜像

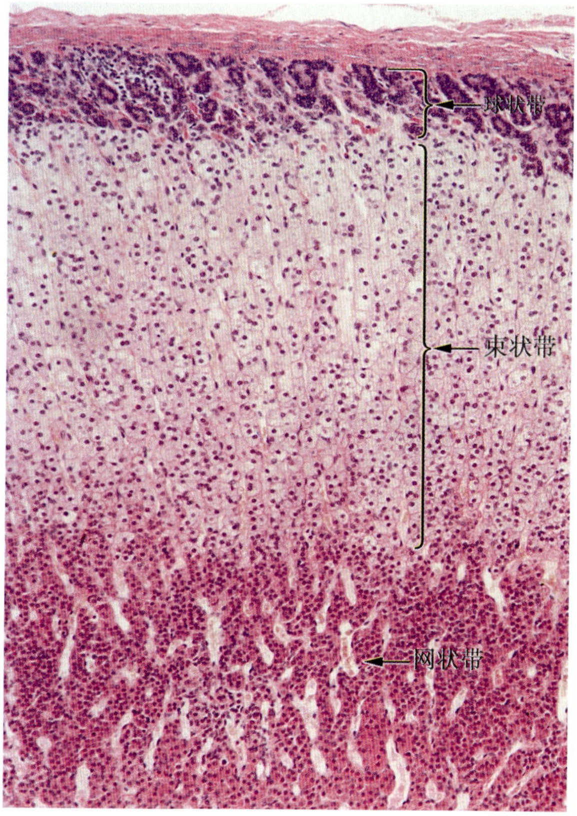

彩图 2-48　猴肾上腺皮质高倍光镜像

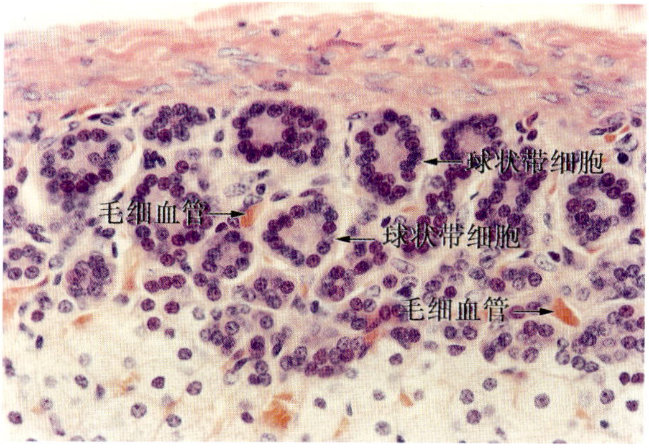

彩图 2-49　猴肾上腺皮质球状带高倍光镜像

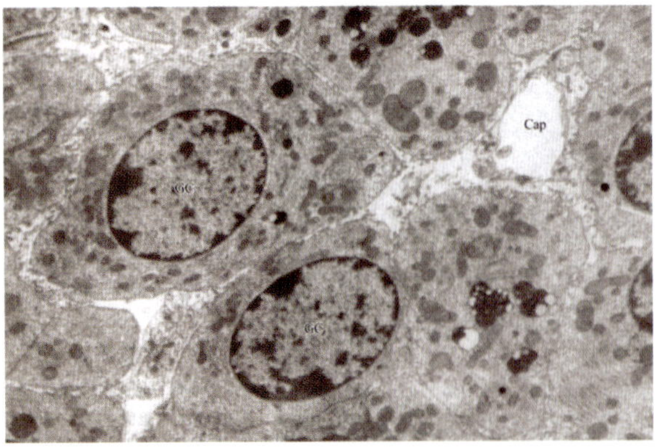

彩图 2-50　猴肾上腺皮质球状带电镜像

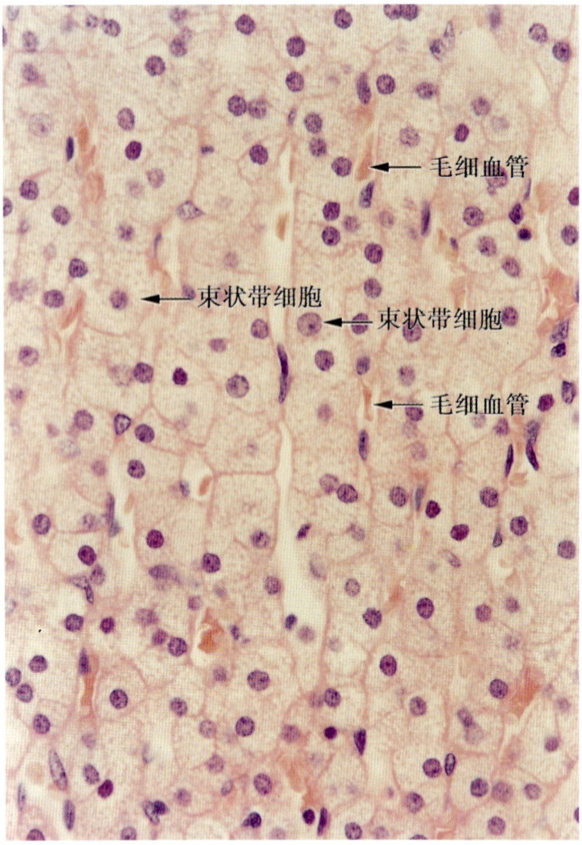

彩图 2-51　猴肾上腺皮质束状带高倍光电镜像

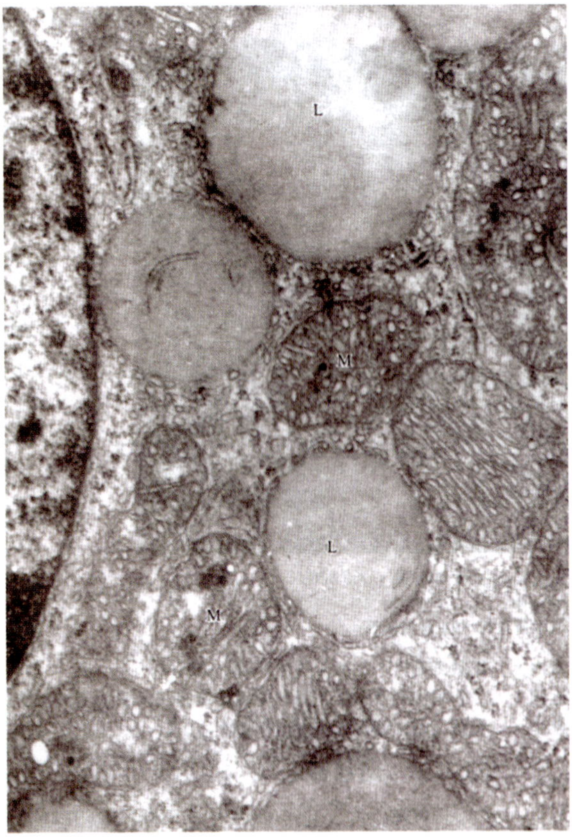

彩图 2-52　猴肾上腺皮质束状带细胞电镜像

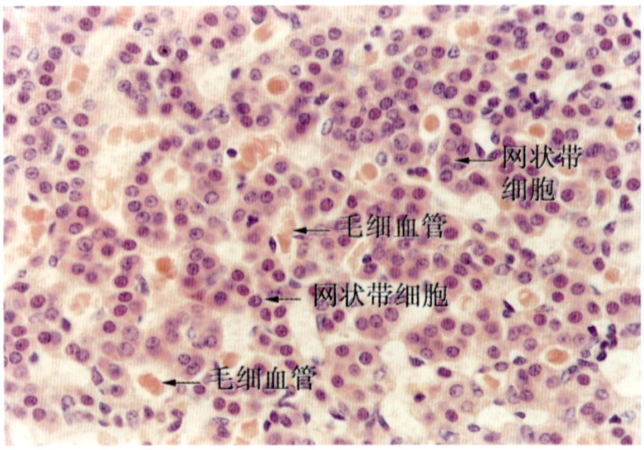

彩图 2-53　猴肾上腺皮质网状带高倍光镜像

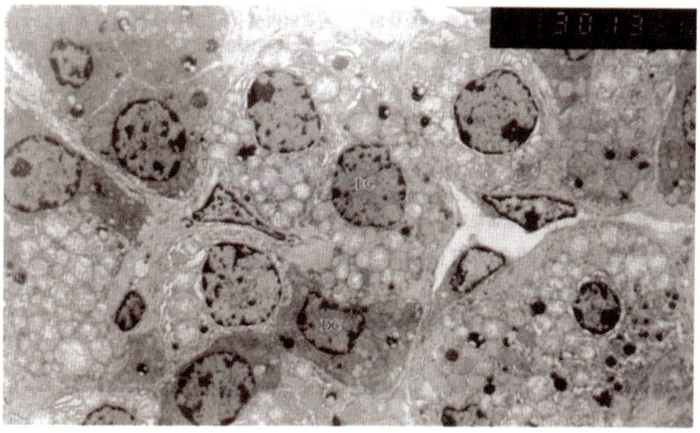

彩图 2-54　猴肾上腺皮质网状带电镜像

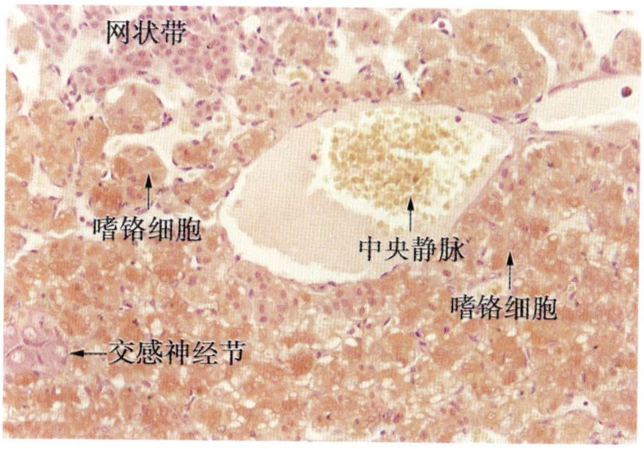

彩图 2-55　猴肾上腺髓质低倍光镜结构像
重铬酸盐固定　HE 染色

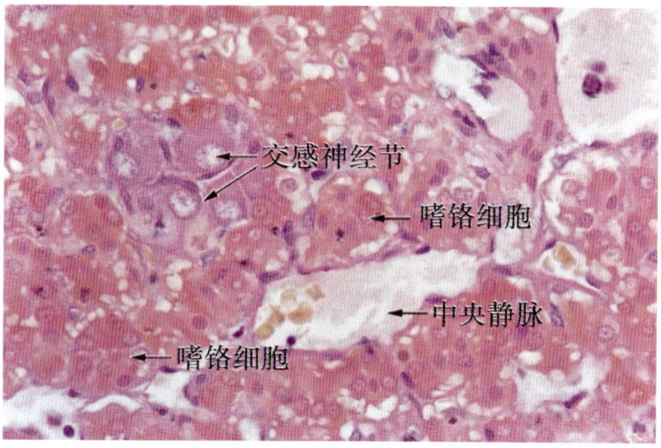

彩图 2-56　猴肾上腺髓质高倍光镜结构像

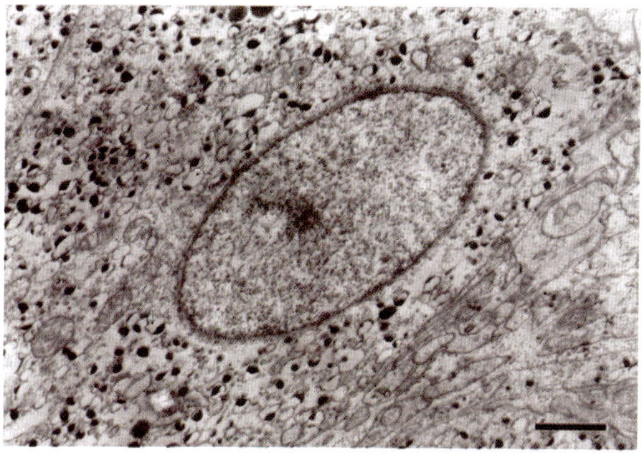

彩图 2-57　大鼠肾上腺髓质去甲肾上腺素细胞电镜像

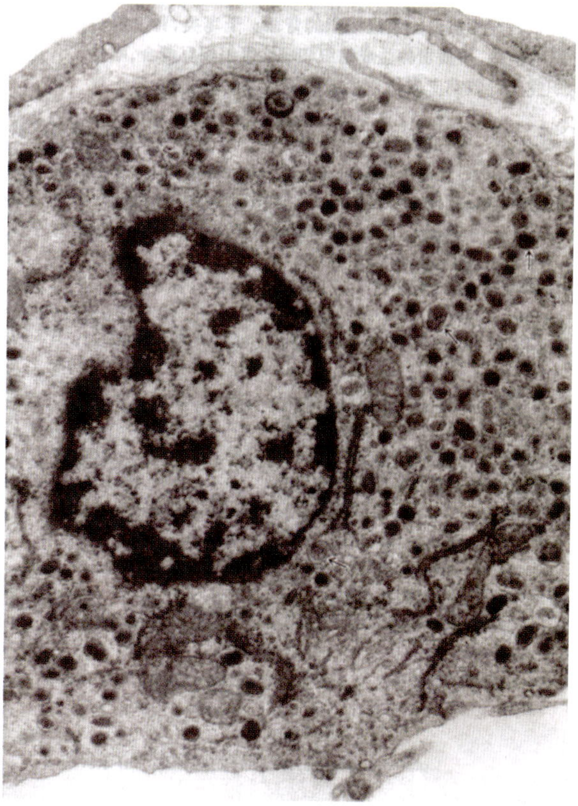

彩图 2-58　大鼠肾上腺髓质肾上腺素细胞电镜像

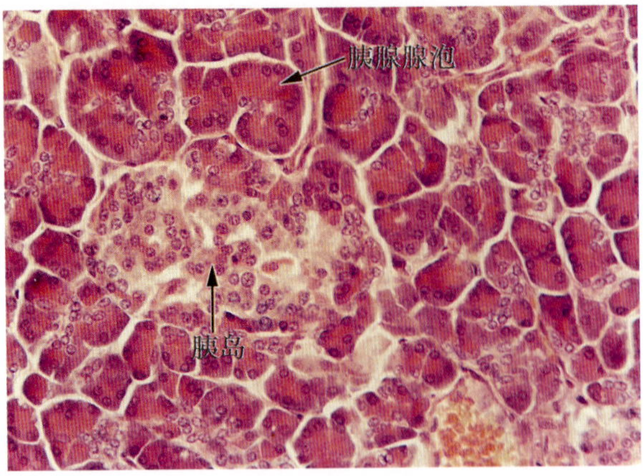

彩图 2-59　人胰腺及胰岛光镜像　HE 染色

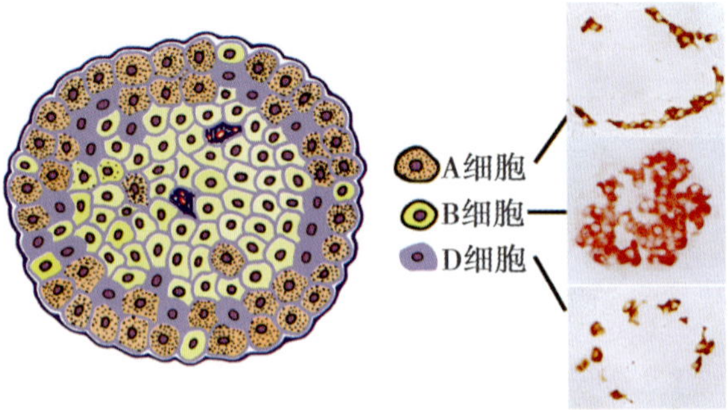

彩图 2-60　大鼠胰岛细胞分布模式图及免疫组织化学 PAP 法显示 A 细胞、B 细胞和 D 细胞

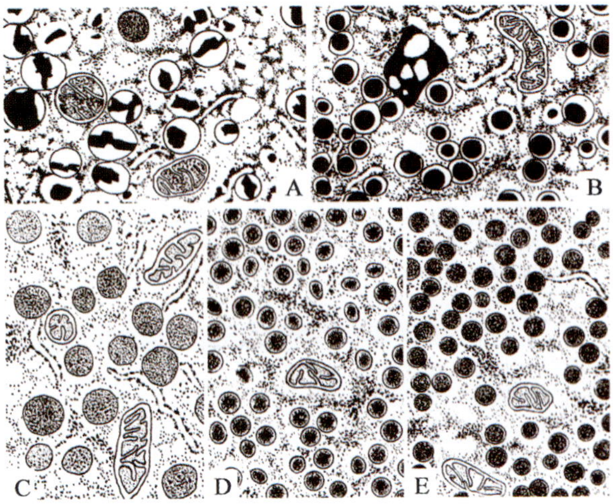

彩图 2-61　胰岛各类内分泌细胞分泌颗粒比较
A．B 细胞　　C．D 细胞
D．PP 细胞　　E．D 细胞

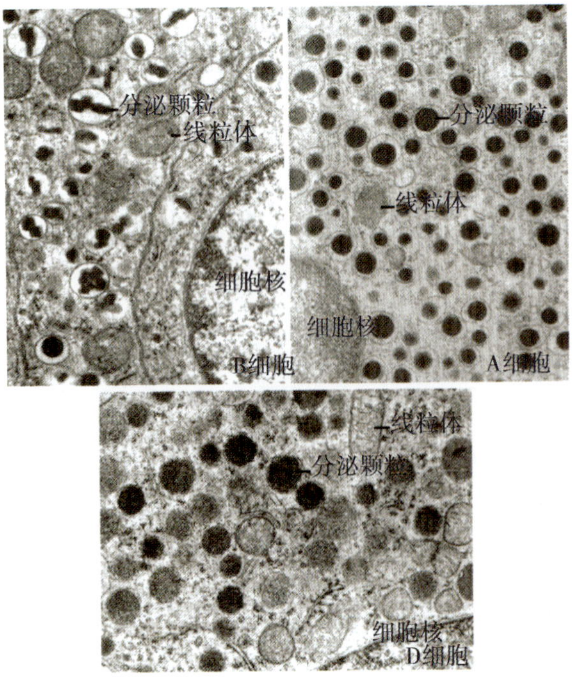

彩图 2-62　人胰岛各类内分泌细胞分泌颗粒电镜像

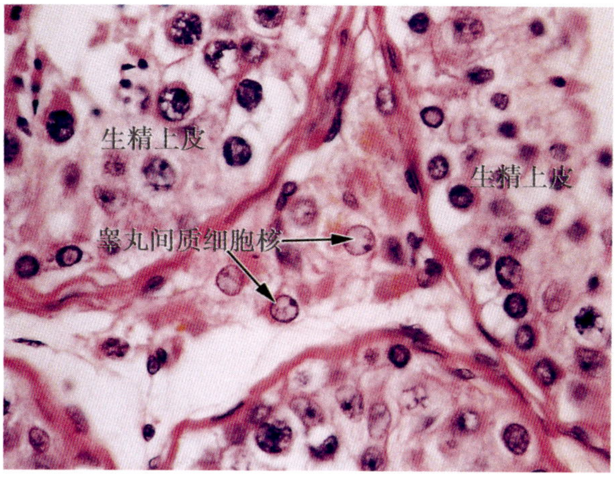

彩图 2-63　人睾丸生精小管及睾丸间质光镜像，显示睾丸间质细胞

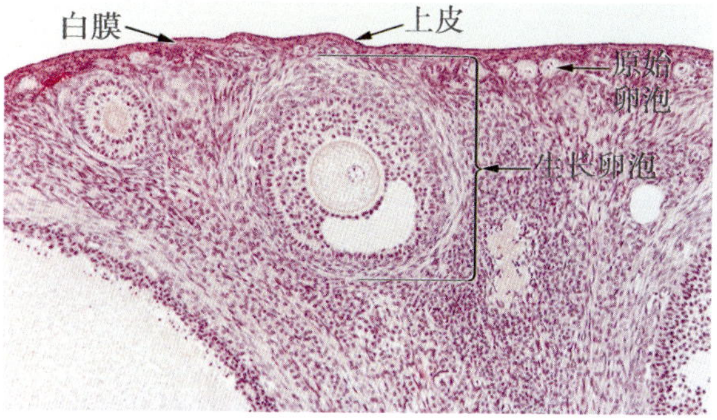

彩图 2-64　猫卵巢局部结构光镜像

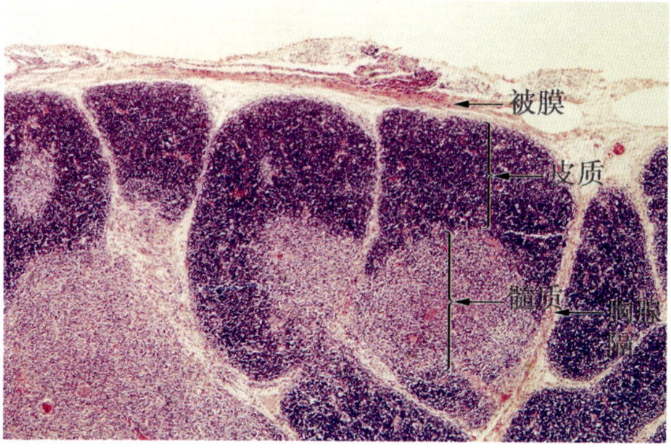

彩图 2-65　人胸腺光镜像

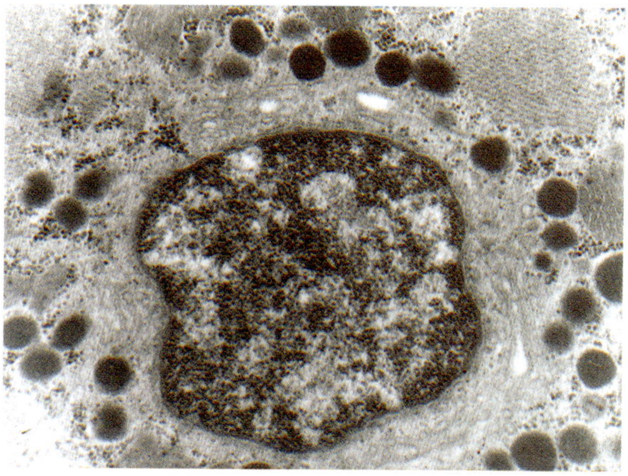

彩图 2-66　成人心房特殊颗粒电镜像

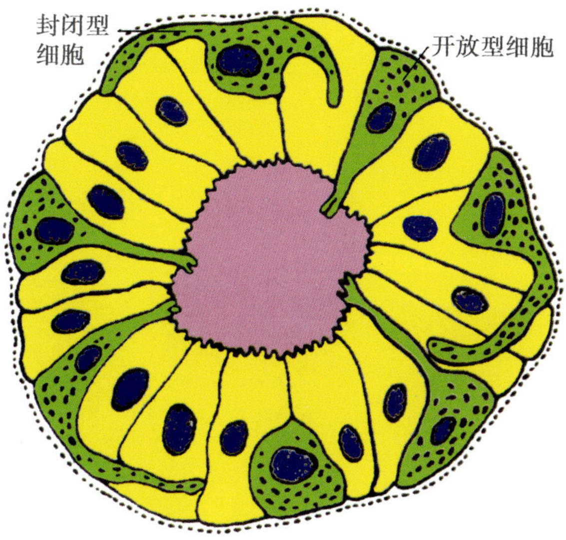

彩图 2-67　消化管内分泌细胞模式图

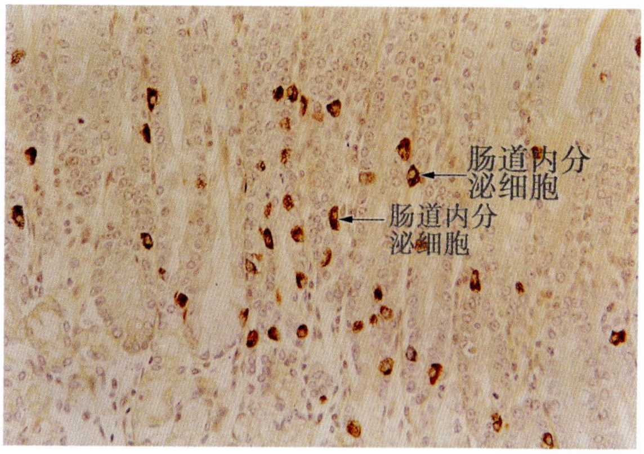

彩图2-68　消化管内分泌细胞光镜像，Fontana 法银液浸染